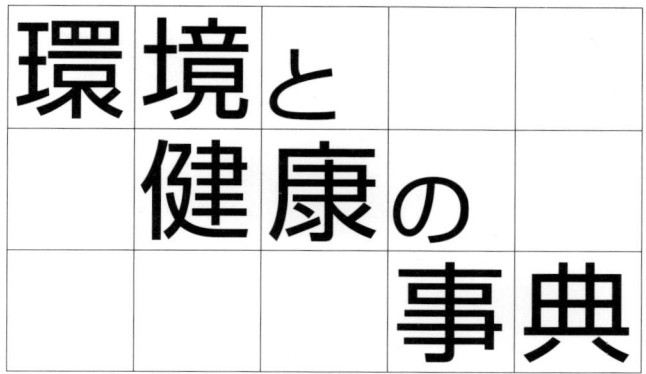

環境と健康の事典

牧野国義
佐野武仁
篠原厚子
中井里史
原沢英夫
著

朝倉書店

執筆者一覧

牧野国義	環境影響研究所
佐野武仁	昭和女子大学大学院生活機構研究科
篠原厚子	清泉女子大学文学部人文科学研究所
中井里史	横浜国立大学大学院環境情報研究院
原沢英夫	内閣府政策統括官付参事官 （環境・エネルギー担当）

はじめに

　「環境」という用語は私たち自身や私たちの生活の場をとりまく周囲全体の空間に存在するすべての物や事象という意味で、古くから用いられてきました．しかし、現在では、「環境」はひとつのメッセージをもった言葉として認識され、多用されています．たとえば、検索ソフトGoogleで「環境」を検索すると、1億6千万以上のヒットがあります．それだけ便利で重要な用語になっているのですが、用法として2種類に大別することができます．たとえば、語順が「環境ネットワーク」と「ネットワーク環境」とでは意味が大きく異なり、いずれも語順が前の用語の意味が主になります．環境を主にする場合には、多くの場合、自然や人間に関係した意味をもちます．また、「健康」とはWHO憲章の定義で、「肉体的、精神的、社会的に良好な状態」をいいます．この「環境」という用語が重要である理由は、「環境問題」、「環境保護」などの言葉で代表されるように、放置していては私たち自身の生命や生活という健康を脅かすいろいろな要因のあることが明らかになってきたからです．したがって、「環境」を述べるときには「健康」への関与が重要になってきます．環境にはさまざまな分野がありますが、それぞれに健康に関与する要因が存在するのです．したがって、その要因に対してどのような対策がなされ、将来展望はどのようになるかも重要です．本書はこの点を重視しています．
　「環境」の代表的な要因が「地球温暖化」で、マスメディアなどにより多くの人がこの言葉や報告を見聞きしたことがあるでしょう．昨年（平成19 (2007)年）12月にインドネシアのバリ島で開催された気候変動枠組み条約締約国会議（COP 13）では、京都議定書に続く枠組みについて、2013年以降の取組みを議論する新しいワーキンググループの設置などを合意した「バリ・アクションプラン」が採択されました．地球の健康を回復するための治療方法とみなすこともできます．今年は北海道洞爺湖サミットが開催されますので、地球温暖

化防止に向けたわが国の役割がますます増大しています．

　地球環境に警鐘を鳴らす出来事は地球温暖化だけではありません．人類の営みがオゾン層破壊をもたらし，砂漠化や森林の減少を促進しています．森林の減少には酸性雨もその一因になっていますが，酸性雨の増加も人類の営みが関与しています．地球レベルでの環境事象としては気象変動があります．気候は一定地域での気象状態で，私たちは気候の恩恵を享受して生活していますが，同時に，気候の状態が原因となって生命や生活を脅かされることもあります．その要因のひとつが異常気象で，想定範囲内の気象変動には対応が比較的容易ですが，異常気象に対しては容易とはいえません．しかも，近年異常気象の発現頻度が増加し，規模も増大していると思われます．その原因のひとつが地球温暖化で，ここにも人類の営みの影が見え隠れします．気象要素である温度，湿度，降水量などは私たちの生活に密接にかかわっていますので，それだけ健康とのかかわりも密接になります．

　国内問題としてとらえられてきた大気汚染や水質汚濁といった公害は 10 年，20 年単位で眺めると，その姿が大きく変容してきました．現在大気では粒子状物質，水では化学物質が注目されています．粒子状物質についてはこの 20 年来重要な大気汚染物質として取り上げられてきました．モータリゼーションの進行とともにディーゼル排気微粒子の健康影響が認識されたからです．環境基準では，従来は気道を通過する粒径 10 μm 以下の粒子を対象としましたが，現在は肺の深部まで到達する 2.5 μm 以下の粒子も問題になり，さらに 1 μm 以下，とくに 0.1 μm 以下のナノ粒子も検討されつつあります．その一方，20 μm をこえる花粉粒子もこの 20 年で被害を増大させました．アスベストも繊維型粒子で，現在使用が厳しく制限されていますが，平成 17（2005）年には被害が顕在化して社会問題になりました．粒子状物質は複合物質ですので，地域，時期などによりその構成が異なるため，因果関係を検証することは容易でありません．ただし，従来は国内問題であった大気汚染が，近年のグローバル化の進行で，次第に国内問題と言い難くなってきました．代表例が黄砂で，将来は地球環境の範疇に入るかもしれません．

　生活に不可欠な水も，汚染されて有害化学物質を体内に取り込めば，甚大な健康被害をもたらします．今年は国連ユニセフが定めた「国際衛生年」で，水の問題が取り上げられていますが，四大公害訴訟（水俣病，第 2 水俣病，イタイイタイ病，四日市ぜん息（公害ぜん息））のうち前者 3 つは水が媒介してい

ます．また，水は食物連鎖の中で重要な役割をしますので，飲料水だけを安全にしても健康被害は防止できません．飲料水にしても水溶性の化学物質は濾過では除去できないので，物質ごとに基準を決める必要があります．

20世紀最後に刊行された平成12年版『環境白書』では，「廃棄物の発生量の増大，最終処分場の逼迫，ダイオキシン問題などは社会問題化しており，廃棄物・リサイクル対策は，まさに『待ったなし』の緊急の国民的課題です」と危機感が述べられ，「『環境の世紀』に向けた足元からの変革を目指して」とのテーマを掲げています．21世紀は『環境の世紀』という認識ですが，21世紀に入った平成13年版からは『循環型社会白書』が刊行され，平成19年版は『環境白書』と『循環型社会白書』が合冊されて環境における循環型社会の重要性が述べられています．裏返していえば，廃棄物の問題はわが国では大気や水の問題と同等ないしそれ以上に深刻です．廃棄物にともなった健康影響や被害も発生しています．ただし，地域などの限定があって私たちの目や耳にそれほど届いていません．苦情件数で見れば，騒音・振動による苦情がこの20年間で最多です．発生源が自動車，航空機，電車，建設工事，工場の操業，生活音などさまざまですので，健康影響の種類や被害状況，さらにはその対策もまたさまざまで，重要な環境問題です．しかし，この重要さは取り上げ方の多さだけによるのではありません．内分泌攪乱化学物質やダイオキシンはある時期爆発的な取り上げ方がされました．これにはマスメディアが大きくかかわっていましたが，国や自治体もこれに同調した動きがありました．その後，明らかな影響が示されないとの報告で，急速に取り上げ方が減少しました．しかしながら，これらの環境要因が健康に有害な影響を及ぼしうることは事実です．過大も過小も評価として適切ではありません．つまりは正当な評価（アセスメント）が必要で，これを理解する方法として，リスクに関してのリスクアセスメント，リスクに関する正確な情報を住民などの間で共有し，相互に意思疎通を図るリスクコミュニケーションがあります．環境影響に関したアセスメント，いわゆる環境アセスメントは，開発事業による周辺環境への影響を事前に予測，評価することです．環境アセスメントも評価を誤れば健康などへの影響を引き起こします．

私たちは生活時間の多くを室内ですごしますので，室内環境も健康に密接に関係します．室内環境でよく知られた用語がシックハウスという造語です．室内で多種使用されている化学物質はその揮発物質が生活者を曝露することにな

りますので，健康影響の生じる恐れがあります．室内で発生するのは化学物質だけでなく，有害微生物も室内気候次第で増殖します．家屋の断熱化が進み，冬季でも一定の温湿度が保たれるようになれば，ダニやカビが越冬できるようになり，健康被害も生じます．電化の進んだ今日では，室内に数多くの電化製品が使用されるようになりました．ほとんどの電化製品は極超長波域の弱い電磁波を発生します．また，通信手段としていろいろな波長域で電磁波が利用されています．近年最も身近な通信手段に携帯電話がありますが，これも微弱な電磁波を発生します．ですので，至る所に電磁波発生源があります．この健康影響についてはまだ不明な点が少なくありませんが，軽視することはできません．室内を健康的にかつ快適にすごすためには温熱条件や換気方法などの管理や設定が必要になります．さらに，光や照明も室内環境の必須要素になり，これらが不適になれば健康にも有害な影響を生じます．温熱条件や換気と光や照明は私たちの毎日の生活をすごすうえで密接な環境要素ですので，肉体的健康だけでなく精神的健康との関連も密接といえるでしょう．

　本書は，環境と健康について以上の分野を網羅しました．列挙すると，第1編で「地球環境」（地球温暖化，オゾン層破壊，森林減少・砂漠化，酸性雨，気象・異常気象），第2編で「国内環境」（大気環境，水環境・水資源，廃棄物，音と振動，ダイオキシン・内分泌攪乱化学物質，環境アセスメント，リスクアセスメント・リスクコミュニケーション），第3編で「室内環境」（化学物質，アスベスト，微生物，電磁波，温熱条件・換気・空気調和，採光・照明・色彩）について最新の知見や情報を解説しています．また，各章末には各担当著者が本文以外にも強調したいことや私見をコラムとして掲載していますので，併せてご一読下さい．本書により環境問題とその健康影響について学び，関心を深める人が増えることを著者たちは切望しています．

　　平成20年春

　　　　　　　　　　　　　　　　　　　　　著者を代表して　牧　野　国　義

目　　次

第Ⅰ編　地球環境

1　地球温暖化 ………………………………………………………〔原沢英夫〕… 3
　1.1　地球温暖化とは ……………………………………………………………… 3
　　1.1.1　地球温暖化の原因　3
　　1.1.2　将来気候の予測　10
　　1.1.3　温暖化のもたらす深刻な影響　12
　1.2　温暖化の健康影響 …………………………………………………………… 22
　　1.2.1　健康影響の概要　22
　　1.2.2　健康影響　24
　　1.2.3　そのほかの影響　32
　1.3　温暖化防止の取組みと対策 ………………………………………………… 33
　　1.3.1　必要性と意義　33
　　1.3.2　温暖化防止の効果　37
　1.4　将来展望 ……………………………………………………………………… 42

2　オゾン層破壊 ……………………………………………………〔原沢英夫〕… 49
　2.1　オゾン層破壊のメカニズム ………………………………………………… 50
　　2.1.1　オゾン層破壊の原因と経緯　50
　　2.1.2　オゾンの特性とオゾン層破壊のメカニズム　53
　　2.1.3　オゾン層破壊の現状　56
　2.2　オゾン層破壊による健康への影響 ………………………………………… 59
　　2.2.1　紫外線の特徴　59
　　2.2.2　健康への影響　60
　　2.2.3　そのほかの影響　62
　2.3　オゾン層破壊問題への取組みと対策 ……………………………………… 63
　　2.3.1　取組みの必要性と意義　63

2.3.2　オゾン層破壊防止の効果など　67
　2.4　将来展望　68

3　砂漠化，森林減少　〔原沢英夫〕…72
　3.1　森林減少　72
　　3.1.1　森林減少問題の概要　72
　　3.1.2　森林減少と健康との関係　81
　　3.1.3　森林減少への取組みと対策　84
　　3.1.4　将来展望　88
　3.2　砂　漠　化　90
　　3.2.1　砂漠化とは　90
　　3.2.2　砂漠化の影響　98
　　3.2.3　砂漠化防止の取組みと対策　103
　　3.2.4　将来展望　107

4　酸　性　雨　〔原沢英夫〕…111
　4.1　酸性雨とは　111
　　4.1.1　酸性雨，湿性沈着，乾性沈着　111
　　4.1.2　酸性雨問題の経緯　112
　　4.1.3　酸性雨のメカニズム　112
　　4.1.4　酸性雨の現状：世界および日本の現状　114
　　4.1.5　酸性雨と地球温暖化，粒子状物質やオゾンとの関係　117
　4.2　酸性雨の影響　118
　　4.2.1　酸性雨の影響メカニズム　118
　　4.2.2　酸性雨の影響　120
　4.3　酸性雨への取組みと対策　128
　　4.3.1　必要性と意義　128
　　4.3.2　酸性雨の対策とその効果　130
　　4.3.3　将来展望　133

5　気象・異常気象　〔牧野国義〕…136
　5.1　気　　象　136
　　5.1.1　気象要素　137
　　5.1.2　気　候　144
　　5.1.3　気象観測　147
　　5.1.4　人体と気象　150
　　5.1.5　気象と環境　156

5.2 異常気象 …………………………………………………………… 159
　5.2.1 異常気象とは　159
　5.2.2 異常気象の原因　160
　5.2.3 エル・ニーニョ現象とラ・ニーニャ現象　162
　5.2.4 異常気象の発生状況　164
　5.2.5 異常気象による影響　167
　5.2.6 異常気象対策　171

第II編　国内環境

6 大気環境 ………………………………………〔牧野国義〕… 177
6.1 空　気 ………………………………………………………………… 177
　6.1.1 空気の組成と性状　177
　6.1.2 空気と人体　178
　6.1.3 空気の自浄作用　181
6.2 大気汚染 ……………………………………………………………… 183
　6.2.1 大気汚染の経緯　183
　6.2.2 発生源　188
　6.2.3 大気汚染物質の性状　190
　6.2.4 大気汚染の現状　199
　6.2.5 健康影響　203
　6.2.6 防止対策　212
6.3 花　粉 ………………………………………………………………… 222
　6.3.1 花粉症の経緯　222
　6.3.2 スギ花粉　224
　6.3.3 花粉による健康影響　227
　6.3.4 花粉症対策　230

7 水環境・水資源 ………………………………〔篠原厚子〕… 235
7.1 日本の水資源 ………………………………………………………… 235
　7.1.1 地球の水資源と水の環境　235
　7.1.2 日本の循環水の概要：河川・湖沼・地下水　235
7.2 水質汚濁：過去の事例 ……………………………………………… 236
　7.2.1 水俣病　236
　7.2.2 イタイイタイ病　237

7.2.3　慢性ヒ素中毒　237
　7.3　水質汚濁：現状と対策 …………………………………………………… 238
　7.4　上　水　道 …………………………………………………………………… 244
　　　7.4.1　歴史と現状　244
　　　7.4.2　水質基準　245
　　　7.4.3　水道の種類と水質　245
　　　7.4.4　浄　水　248
　　　7.4.5　水の消毒　249
　　　7.4.6　そのほかの消毒法　251
　7.5　下　水　道 …………………………………………………………………… 251
　　　7.5.1　歴史と現状　251
　　　7.5.2　下水処理　253
　7.6　飲　料　水 …………………………………………………………………… 253
　7.7　そのほかの水 ………………………………………………………………… 256
　　　7.7.1　機能水　256
　　　7.7.2　温　泉　259
　　　7.7.3　遊　泳：プール，海　261
　　　7.7.4　産業と水　262
　7.8　水と健康 ……………………………………………………………………… 262
　　　7.8.1　水分補給　263
　　　7.8.2　水に含まれる成分が健康に及ぼす影響　264
　　　7.8.3　皮膚と水　266
　　　7.8.4　透析と水　267

8　廃　棄　物 ……………………………………………〔篠原厚子〕… 273
　8.1　廃棄物とは …………………………………………………………………… 273
　8.2　廃棄物分類と法律 …………………………………………………………… 273
　　　8.2.1　特別管理廃棄物　276
　8.3　廃棄物排出の動向 …………………………………………………………… 276
　　　8.3.1　一般廃棄物　276
　　　8.3.2　産業廃棄物　277
　8.4　廃棄物処理 …………………………………………………………………… 277
　　　8.4.1　産業廃棄物　278
　　　8.4.2　特別管理廃棄物の処理　278
　8.5　廃棄物をめぐる諸問題 ……………………………………………………… 284
　　　8.5.1　不法投棄　284
　　　8.5.2　有害廃棄物の越境移動　285

8.6　廃棄物のリサイクル：循環型社会形成 …………………………………… 286
　　8.7　廃棄物と健康 ……………………………………………………………………… 287

9　音　と　振　動 ……………………………………………………〔篠原厚子〕… 292
　9.1　音の性質と特徴 …………………………………………………………………… 292
　9.2　騒　　　音 ………………………………………………………………………… 294
　　9.2.1　騒音の環境基準と騒音規制法　295
　　9.2.2　騒音の測定と評価　297
　　9.2.3　騒音の現状と対策　298
　9.3　騒音の健康影響 …………………………………………………………………… 299
　　9.3.1　聴　覚　299
　　9.3.2　難　聴　301
　　9.3.3　騒音性難聴の予防対策　304
　　9.3.4　そのほかの影響　306
　　9.3.5　低周波音　306
　9.4　振　　　動 ………………………………………………………………………… 307
　　9.4.1　振動の測定と評価　307
　　9.4.2　振動の規制　308
　　9.4.3　振動の現状と対策　309
　9.5　振動の健康影響 …………………………………………………………………… 310
　　9.5.1　健康障害の特徴　310
　　9.5.2　振動障害の診断と治療　311
　　9.5.3　振動障害の予防　311

10　ダイオキシン・内分泌攪乱化学物質 ………………………〔中井里史〕… 314
　10.1　ダイオキシン ……………………………………………………………………… 314
　　10.1.1　ダイオキシンとは　314
　　10.1.2　ダイオキシンの特徴　315
　　10.1.3　ダイオキシンの摂取　317
　　10.1.4　ダイオキシンの毒性　320
　　10.1.5　ダイオキシンの健康影響　322
　　10.1.6　今日の対策　327
　10.2　内分泌攪乱物質 …………………………………………………………………… 328
　　10.2.1　内分泌攪乱物質，内分泌攪乱作用とは　328
　　10.2.2　内分泌攪乱物質と量-反応関係　330
　　10.2.3　内分泌攪乱作用が疑われる物質とは　331
　　10.2.4　わが国における内分泌攪乱物質に対する取組み　333

10.2.5 現　状　335

11　環境アセスメント……………………………………………〔牧野国義〕…338
11.1　環境アセスメントとは……………………………………………338
　11.1.1　環境アセスメントの意義　338
　11.1.2　環境アセスメントの経緯　338
　11.1.3　環境アセスメントの目的　339
　11.1.4　環境アセスメントの考え方　340
　11.1.5　環境アセスメントの科学的性質　341
11.2　アセス法の手続き…………………………………………………342
　11.2.1　スクリーニング　342
　11.2.2　スコーピング　344
　11.2.3　準備書および評価書　346
　11.2.4　事後調査　347
11.3　環境アセスメントの施行状況……………………………………348
　11.3.1　施工事例　350
11.4　健康アセスメントの影響…………………………………………353
　11.4.1　健康影響　353
　11.4.2　社会経済的影響　355
11.5　環境アセスメントの課題と対策…………………………………358
　11.5.1　環境アセスメント制度の課題や問題点　358
　11.5.2　アセス法の手続き上の課題　359
　11.5.3　戦略的環境アセスメント　360

12　リスクアセスメントとリスクコミュニケーション…………〔中井里史〕…364
12.1　環境リスクアセスメントとは……………………………………364
12.2　健康リスクアセスメントに必要な尺度…………………………366
12.3　リスクアセスメントの考え方……………………………………369
　12.3.1　閾値のある場合　369
　12.3.2　閾値のない場合　370
12.4　リスクマネジメント………………………………………………370
12.5　リスクアセスメント方法の展開…………………………………373
　12.5.1　ベンチマーク用量または濃度　373
　12.5.2　損失余命　374
12.6　健康リスクアセスメントの例……………………………………374
　12.6.1　室内環境問題に関するリスクアセスメント　374
　12.6.2　分布を考慮したリスクアセスメント：メチル水銀の胎児への

　　　　リスクを例に　376
　12.7　リスクベネフィット分析とコストベネフィット分析 ……………………… 377
　12.8　リスクコミュニケーション ……………………………………………………… 378
　12.9　リスク認知 ……………………………………………………………………… 380

第III編　室内環境

13　化学物質 ……………………………………………… 〔中井里史〕… 385
　13.1　室内環境問題の推移 …………………………………………………………… 386
　13.2　室内環境問題としての室内空気汚染？ ……………………………………… 386
　13.3　室内空気汚染物質 ……………………………………………………………… 387
　　13.3.1　燃焼生成物による健康影響　387
　13.4　化学物質による室内環境問題 ………………………………………………… 390
　13.5　TVOC …………………………………………………………………………… 391
　13.6　室内環境濃度の実態 …………………………………………………………… 392
　13.7　室内空気汚染の実態 …………………………………………………………… 392
　13.8　化学物質過敏症，シックハウス症候群とは ………………………………… 394
　13.9　化学物質過敏症などの治療 …………………………………………………… 400
　13.10　室内（家庭内）の空気質問題に対する考え方 …………………………… 402
　13.11　室内環境指針値 ……………………………………………………………… 403
　13.12　指針値をどのように考えるか ……………………………………………… 404
　13.13　建築基準法 …………………………………………………………………… 405
　13.14　将来展望 ……………………………………………………………………… 407

14　アスベスト ……………………………………………… 〔中井里史〕… 409
　14.1　アスベストの種類・特徴 ……………………………………………………… 410
　14.2　アスベストの使用形態 ………………………………………………………… 411
　14.3　アスベストに関する規制 ……………………………………………………… 413
　14.4　アスベストの健康影響 ………………………………………………………… 413
　14.5　アスベストによる被害実態 …………………………………………………… 415
　14.6　環境中のアスベスト濃度 ……………………………………………………… 417
　14.7　事業場周辺住民に対する健康影響 …………………………………………… 419
　14.8　アスベストに関するリスクアセスメント …………………………………… 420
　14.9　アスベスト対策 ………………………………………………………………… 423

15 微生物—化学物質といたちごっこ— 〔中井里史〕… 426
　15.1 室内汚染としての生物の種類 … 427
　15.2 ダニの種類 … 427
　15.3 アレルギー … 428
　15.4 ダニアレルゲンの評価 … 430
　15.5 ダニアレルゲン対策 … 432
　15.6 真菌（カビ） … 433
　15.7 室内汚染としてのカビ … 433
　15.8 室内での真菌濃度 … 434
　15.9 カビの生育と対策 … 435
　15.10 そのほかの室内アレルゲン … 436

16 電　磁　波 〔牧野国義〕… 439
　16.1 電磁波とは … 439
　　16.1.1 電磁波の歴史　439
　　16.1.2 関連用語と電磁波の定義　439
　　16.1.3 電磁波の種類　440
　　16.1.4 電磁波の単位　441
　　16.1.5 遠方界と近傍界　441
　16.2 生活内の電磁波利用 … 441
　16.3 電磁波の健康影響 … 444
　　16.3.1 電磁波の人体への効果　444
　　16.3.2 電磁波の影響に関する実験的研究　446
　　16.3.3 電磁波の影響に関する疫学調査　448
　　16.3.4 電磁波過敏症　450
　16.4 電磁波問題の対策 … 452
　　16.4.1 電波防護指針　452
　　16.4.2 電磁波対策　453
　　16.4.3 WHO環境保健基準　456

17 温熱条件，換気・空気調和 〔佐野武仁〕… 459
　17.1 住まいの暖かさ，涼しさ … 459
　17.2 室内空気の汚れと健康影響 … 460
　17.3 住まいと日当たり … 465
　　17.3.1 住まいと日当たり　465
　　17.3.2 住まいと温熱条件　475
　17.4 住まいと風通し … 480

17.4.1　換気の方式　481
　　17.4.2　住まいと必要換気量　481
　　17.4.3　建築物における衛生的基準の確保に関する法律（ビル法）　484
　　17.4.4　特定建築物　484
　　17.4.5　シックハウス対策にかかわる改正建築基準法　485
　　17.4.6　改正建築基準法に対する対策　485
　　17.4.7　シックハウス対策（24時間換気）　486
　17.5　涼しい住まい，暖かい住まい ……………………………………… 487
　　17.5.1　涼しい住まい，暖かい住まいとは　488
　　17.5.2　涼しい住まい，暖かい住まいと空気調和　489
　　17.5.3　涼しさ，暖かさと人工的な制御のはじまり　489
　　17.5.4　涼しさ，暖かさと清浄な空気　490
　　17.5.5　涼しさ，暖かさのシステム　491
　　17.5.6　夏の湿った空気，冬の乾いた空気と湿度の表示　492
　　17.5.7　冷暖房・空気調和の方式　495
　　17.5.8　窓まわりの空調方式　500

18　採光・照明，色彩 ……………………………………〔佐野武仁〕… 507
　18.1　採光・照明・色彩とは ………………………………………………… 507
　　18.1.1　人の視覚と行動　507
　　18.1.2　住まいと光，熱　507
　　18.1.3　人の眼と光と物の見え方　508
　18.2　採光・照明と色彩の健康影響 ………………………………………… 512
　　18.2.1　人間の五感と照明　512
　　18.2.2　照明と健康影響　512
　18.3　住まいと採光・照明のデザイン ……………………………………… 514
　　18.3.1　採光と照明の用語　514
　　18.3.2　住まいと採光のデザイン　519
　　18.3.3　住まいと照明のデザイン　519
　　18.3.4　照明方式の分類　523
　18.4　住まいと色彩 …………………………………………………………… 528
　　18.4.1　色の表し方　528
　　18.4.2　色彩と調節　533
　　18.4.3　色の心理的，生理的効果と健康影響　534
　　18.4.4　安全色彩　536
　　18.4.5　色彩調和　536
　　18.4.6　建物内部とインテリアの色　536

付表　大きさの表現 ………………………………………………………… 541
索　　引 ……………………………………………………………………… 543

コラム目次

1	異常気象の被害は増えているのか？ ………………………………	〔原沢英夫〕…	45
2	地球温暖化に関する科学的知見（IPCC 第 4 次評価報告書）…	〔原沢英夫〕…	46
3	温暖化の経済評価：スターンレビューの概要 …………………	〔原沢英夫〕…	47
4	オゾン層破壊問題と地球環境問題への国際対応 ………………	〔原沢英夫〕…	70
5	黄　砂 ………………………………………………………………	〔原沢英夫〕…	108
6	森林認証ラベル ……………………………………………………	〔原沢英夫〕…	109
7	異常気象ということ ………………………………………………	〔牧野国義〕…	172
8	粒子状物質の複雑さ ………………………………………………	〔牧野国義〕…	233
9	おいしい水とミネラルウォーター ………………………………	〔篠原厚子〕…	268
10	水の値段 ……………………………………………………………	〔篠原厚子〕…	272
11	ごみの不法投棄 ……………………………………………………	〔篠原厚子〕…	289
12	騒音・振動と音楽・ボディソニック …………………………	〔篠原厚子〕…	312
13	PCB とカネミ油症事件 …………………………………………	〔中井里史〕…	336
14	環境アセスメント雑感 ……………………………………………	〔牧野国義〕…	362
15	リスクの高低 ………………………………………………………	〔中井里史〕…	381
16	室内濃度の測定について …………………………………………	〔中井里史〕…	408
17	リスクとその対応 …………………………………………………	〔中井里史〕…	425
18	生物汚染と化学物質汚染 …………………………………………	〔中井里史〕…	437
19	電磁波の健康影響 …………………………………………………	〔牧野国義〕…	458
20	暑さ，寒さと健康 …………………………………………………	〔佐野武仁〕…	505
21	採光・照明・色彩と健康 …………………………………………	〔佐野武仁〕…	539

第Ⅰ編
地球環境

1 地球温暖化

1.1 地球温暖化とは

　地球の大気中に二酸化炭素などの温室効果ガスが，非常に薄い濃度で存在するおかげで，地球が暖められ動植物や人間の生存にとって快適な環境を作り出している．地球の歴史46億年は気候など地球の環境が大きく変化していたことがわかっているが，現在のようにあらゆる生命の生存や活動にとって最適な環境を作り出していることは，奇跡といっても過言ではない．

　しかし，人間がこの絶妙なバランスを形作っている地球環境を破壊しつつある．人間は化石燃料からエネルギーを得ることにより産業革命を起こし，科学や技術に支えられた現代文明を築いた．一方，急激な人口増加，経済発展による環境破壊など人間活動の弊害が公害や環境問題として顕在化し，今日では，人間活動が地球の気候まで変化させる事態に至っている．現在問題となっている地球温暖化は，激しく寒暖をくり返してきた地球の気候システムの自然の変化を問題としているわけではなく，18世紀半ばにはじまった産業革命以降，人間がエネルギーを得るために，大量の石炭や石油などの化石燃料を使い，二酸化炭素などをごみとして大量に大気中に排出してきたことが原因となって起こっている「人為的な（anthropogenic）温暖化」である．

1.1.1　地球温暖化の原因

a．地球環境の変遷

1）自然の変動による気候変動（過去42万年の気温，二酸化炭素，メタンの変化）

　図1.1は過去42万年前までの，南極大陸氷床のアイスコアに封じ込められた空気の分析から得られた気温，二酸化炭素（CO_2）濃度，メタン（CH_4）濃度の変動を示したものである．ほぼ10万年おきに寒冷な氷河期と温暖な間氷期がくり返していることがわかる．また，気温の変動とともに，二酸化炭素とメタン濃度の変動は非常によくあっており，氷期-間氷期の超長期の気候変動と二酸化炭素やメタンなどの温室効果ガスの変動が深くかかわっていることがわかっている．現段階では，地球の軌道の変化にともなう日射の変化や二酸化炭素の変化が複合して起きていると考えられている．氷期において二酸化炭素が減少する理由としては，風化作用による炭酸カルシ

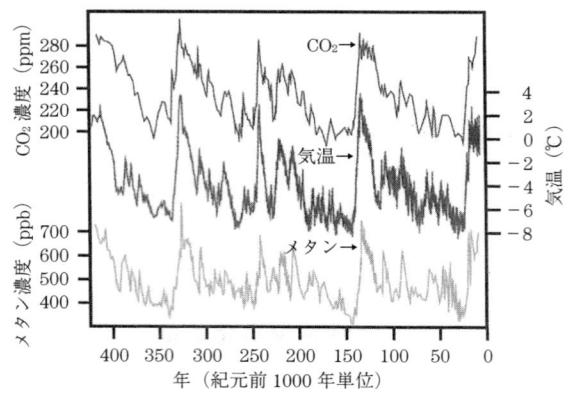

図 1.1 南極ボストークアイスコアから再現された過去 42 万年の二酸化炭素濃度,メタン濃度,気温の変化(IPCC, 1996)

ウム($CaCO_3$)の海洋への供給量の増加(緩衝作用をもたらす),鉄分の供給増加による海洋の植物プランクトンの光合成の増加,海水温・塩分濃度の変化,成層が強くなることによる深層水の供給量の減少(南極海)などが指摘されているが,不確実性も大きく,まだ定量的な評価ができる段階ではない.

こうした氷期・間氷期などの古気候の変動の現象解明と,現在問題となっている 100 年オーダーの人為的な気候変動とはメカニズムが異なることから,比較には注意が必要であるが,人為的な温暖化を抑制するために,長期の安定化濃度を検討したり,海面上昇の影響を検討する場合には,数世紀から 1000 年オーダーの気候変動が問題となることから,古気候の現象解明から得られる自然の長期的な変動も考慮する必要がある.

2) 過去 1000 年の地球の地上気温の変動

図 1.2 は,過去 1000 年の地球の地上気温の変動を示したものである.温度計による気温データは最近の 150 年ほどに限定されるので,それ以前は,年輪,サンゴ,氷床コアなどの分析から得られた気温の復元データである(代替データともよばれる).この図は,その形状からホッケースティック図とよばれている.1000 年から 1900 年頃までの減少トレンド(スティックの杖の部分)と 1900 年以降今日までの急激な上昇部分(スティックの板の部分)からそうよばれている.

この図から,20 世紀の気温上昇がそれ以前に比べるとかなり急激で大きく,また,1990 年代以降暖かい年が続いている.

ただし,1000 年から 1850 年までのデータは代替データであることから,その信頼性が,人為的な温暖化が本当に起きているかどうかの議論と関連して,問題となっていた(ホッケースティック論争とよばれる).年輪,サンゴ,氷床コアなど異なる媒体に記録されている過去の気温の痕跡から気温を再現しているために,ばらつきの大

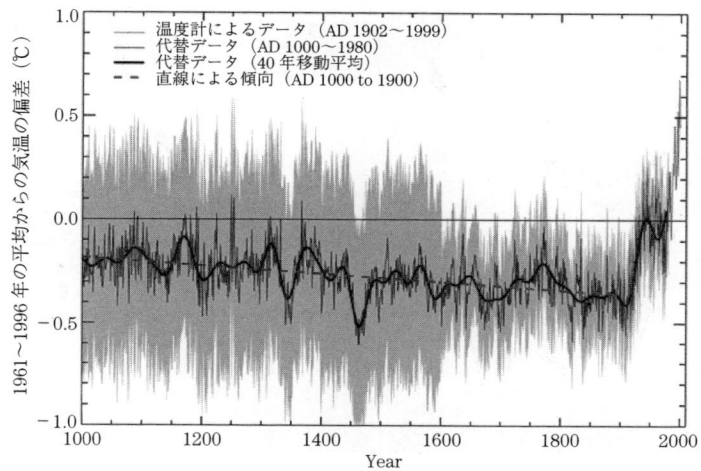

図1.2 過去1000年の地球の地上気温の変動（IPCC, 2001b）

きさから，その信頼性の度合いが問題となっていた．しかし，2006年全米科学アカデミーの研究評議会は報告書を提出して，不確実性はあるものの，図1.2で表されたように最近の温暖化傾向は過去2000年で見ても高いと報告している．

こうした過去の気候を再現して，分析することは，広い視点での20世紀の気候とその変動をよりよく理解することに役立つだけでなく，将来の気候の予測を改善することにも示唆を与えることから有用である．IPCCの第4次評価報告書（2007年に公表）第1作業部会報告書においても1章を古気候にあてている．

b．地球温暖化のメカニズム
1）温暖化のメカニズム

太陽の光（放射エネルギー）で地球は暖められ，暖まった地球から赤外線が大気に向けて放射される．大半は宇宙に逃げるが，その赤外線の一部は，大気中の二酸化炭素などの温室効果ガス（GHG：greenhouse gas）に吸収されて，ふたたび地表へ照り返す（再放射される）ことにより，地球全体が暖かく保たれている（図1.3）．大気に二酸化炭素などの温室効果ガスが存在するおかげで地球の平均気温は約15℃に保たれており，動植物や人間が生きていくにはちょうどよい気温となっている（この効果が温室効果であるが，自然の状態でも存在するものである）．もし大気がなく温室効果ガスがなかったならば，地球の平均気温は-18℃になり，非常に寒い星になっているはずである．

2）温暖化の原因
i）自然の要因と人為的な要因
気候を変化させる要因としては，自然の要因と人為的な要因に分けることができる．自然の要因としては，地球の軌道や地軸の変

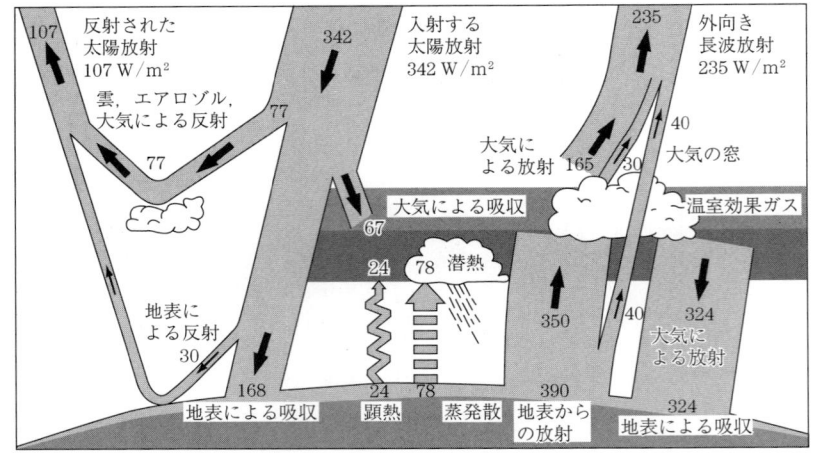

図 1.3 気候システムのエネルギー収支（IPCC, 1996）

化，太陽活動の変化，火山の噴火などが代表的である．とくに火山の大規模な噴火があると，成層圏まで微細な粒子状物質（エアロゾル）がふきあげられ，地球を覆い太陽光を遮ることにより地球を冷却する効果があり，地球の気候に影響する．

一方，人為的な要因としては，大量に排出される温室効果ガスがあげられる．石油や石炭などの化石燃料の燃焼や土地利用の変更，とくに森林伐採や焼畑などにより，二酸化炭素やメタンなどの温室効果ガスが大気中に放出される．

温室効果ガスは多数あり，京都議定書で指定されている6つのガス（CO_2，CH_4，N_2O，HFC，PFC，SF_6）のほかにフロン類（CFCs，HCFCs），オゾン（対流圏や成層圏），エアロゾル（二酸化硫黄，すす，有機炭素）などが主要なものとしてあげられる．表1.1は代表的な温室効果ガスの大気中濃度，寿命などの性質を示したものである．

これらの温室効果ガスは，二酸化炭素などのように温暖化する力をもつもの，逆に硫酸エアロゾル（大気汚染物質である二酸化硫黄から生成される．酸性雨の原因物質でもある）のように冷却化する力をもつものがある．こうした温暖化，あるいは冷却化する力をはかるために「放射強制力（radiative forcing）」という指標が使われる（単位は W/m^2）．この放射強制力を使って温室効果ガスなどの温暖化への寄与の程度を示したのが図1.4である．いろいろなガスや要因が温暖化に関与していることがわかる．

太陽活動の変化や土地利用が変化し，地球の反射率（アルベド）が変化した影響も考慮されている．二酸化炭素などの温室効果ガスに比べて，エアロゾルは反応性が高く寿命が短時間であり，また，排出も地域が限定されていることから挙動が不明な点も多く，その推定値についてはまだ不確実性が高い．たとえば二酸化炭素の寿命は

表 1.1 代表的な温室効果ガスとその特徴 (IPCC, 2007a)

	CO_2	CH_4	N_2O	CFC-11	HFC-23	PFC-14
	二酸化炭素	メタン	一酸化二窒素	クロロフルオロカーボン	ハイドロフルオロカーボン	パーフルオロカーボン
産業革命前の大気中濃度	278 ppm	715 ppb	270 ppb	存在せず	存在せず	40 ppt
2005年の大気中濃度	379 ppm	1774 ppb	319 ppb	251 ppt	18 ppt	74 ppt
濃度の変化 (1998-2005)	13 ppm	11 ppb	5 ppb	−13 ppt	4 ppt	—
大気中での寿命	5〜200年	12年	114年	45年	270年	50000年

注) ppm (parts per million): 100万分の1 (10^{-6}), ppb (parts per billion): 10億分の1 (10^{-9}), ppt (parts per trillion): 1兆分の1 (10^{-12}).

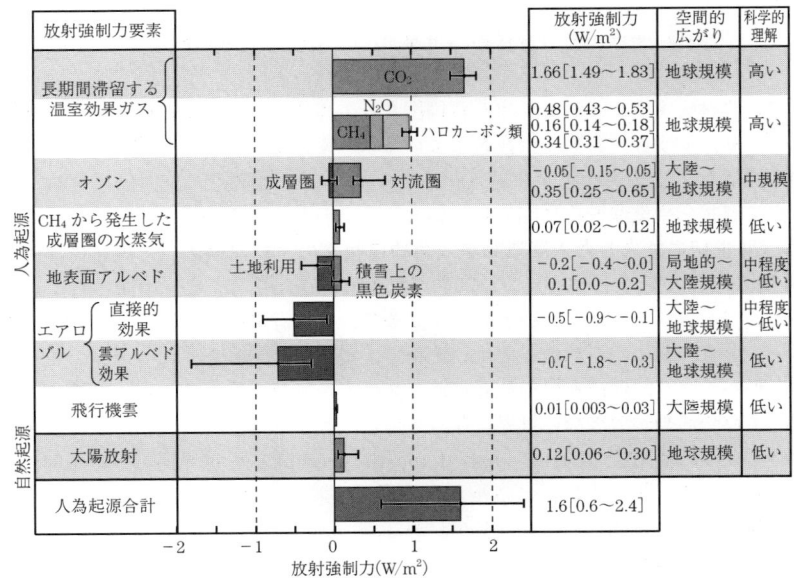

図 1.4 人為起源の二酸化炭素 (CO_2), メタン (CH_4), 一酸化二窒素 (N_2O) ならびにその他の重要な要素およびメカニズムの, 2005年時点で世界平均した放射強制力の推定値と推定幅 (IPCC, 2007a)

5〜200年であるのに比べて,二酸化硫黄は反応が早く1週間から10日のオーダーで変化し,また発生地域が限られることから,なかなか実態がわからないことがあげられる.

ガスや要因ごとの科学的理解のレベル(信頼性)については,右列に示している.

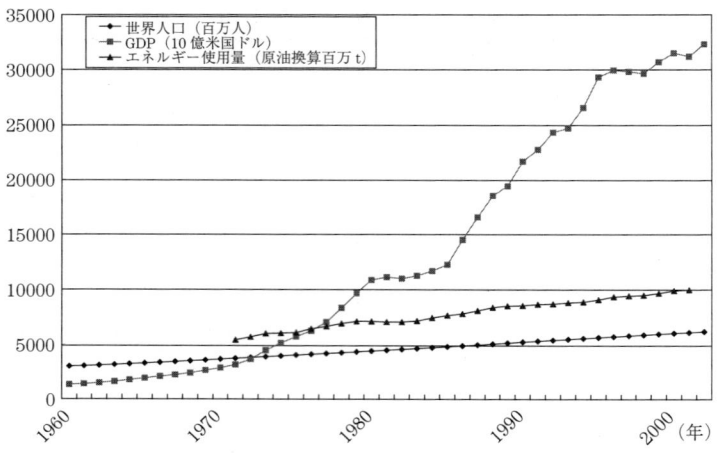

図1.5 世界人口，エネルギー使用量，および GDP の世界総額の経年変化

最近では森林火災やディーゼル車から排出される黒煙（すす，black carbon）が注目されている．すすは，大気中に浮遊している状態や，氷や雪に付着することにより太陽熱を吸収し，氷や雪を融かす働きがあり，氷や雪の太陽光の反射効果を減じるなど，直接温暖化や気候変化に関連していることもわかってきた．

ⅱ) **20世紀に拡大した人間活動が人為的温暖化の主要な原因**　現在世界の人口は66億人（2007年7月現在）で，2050年には90億人に達すると予測されている．多くの人口を養うためには，経済発展が必要で，その経済発展を支える原動力がエネルギーである．石炭や石油などの化石燃料で，電気を発電したり，ガソリンとして自動車を動かしたり，経済発展や社会経済システムを維持するためには化石燃料なくしては，生存や活動ができない世界になっている．図1.5は，世界人口，エネルギー使用量および国内総生産（GDP：gloss domestic product）の世界総額の経年変化を示したものである．世界人口，エネルギー使用量が着実に増加しており，GDPで見た世界経済が急速に発展していることがわかる．

3) 温暖化は進行している

図1.6は1880年から現在までの地球の年平均気温の推移を示したものである．温暖化の科学的知見を評価しているIPCCの第4次評価報告書によると1906～2005年の100年間に地球の年平均気温は0.74℃上昇したことがわかっている．20世紀後半の北半球の平均気温は，過去1300年間で最も高温で，1995～2006年のうち，1996年を除く11年の世界の地上気温は，1850年以降で最も温暖な12年に入ることがわかっている．

また近年，異常気象も世界各地で頻発して，多くの被害をもたらしている．2003年夏には，ヨーロッパで異常高温（熱波）が発生し，フランスでは約15000人に及ぶ

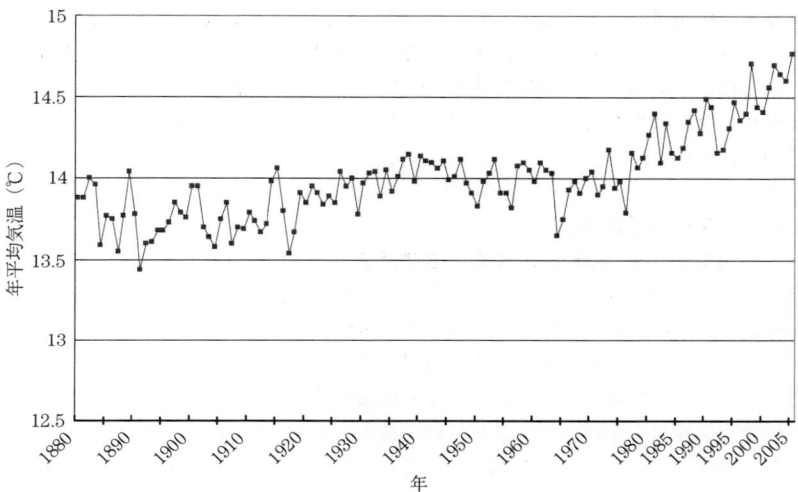

図 1.6 地球の年平均気温の変化 (1880-2005 年)
米国ゴダード宇宙科学研究所 (GISS) データから作成

多くの人が死亡した．2004 年は日本でも猛暑，集中豪雨，10 個の台風上陸と異常気象が多発した（5 章表 5.12，表 5.13 参照）．2005 年には最大規模のハリケーン・カトリーナが米国南部へ上陸して，ニューオリンズがほとんど浸水し，1300 人以上の死者が出るなど多大な被害をもたらした．

発生した個々の異常気象と，温暖化と関係があるかどうかは，まだよくわかっていない．しかし温暖化が進むと異常気象が頻発し，規模や強度が大きくなると予測されていること，またヨーロッパの熱波やハリケーンなどの異常気象については温暖化するとそのリスクが高まると温暖化との関係を示唆する研究も報告されている．

4) 将来，気温はどこまで上がるのか

将来の気温上昇や海面上昇を予測するには，将来の人口増加や石油・石炭の消費状況，太陽光や風力などの再生可能エネルギーの普及などを想定し，人間活動から排出される温室効果ガス量をもとに気候モデルを使って予測する．温暖化の将来予測を行った IPCC の第 4 次評価報告書では，2100 年に 1990 年に比べて，1.1〜6.4°C 地球の年平均気温が上昇し，18〜59 cm 海面が上昇すると予測している．IPCC 第 3 次評価報告書 (2001) の予測値が 1.4〜5.8°C であるから，気温の上限が高くなり，幅も大きくなった．

この幅が大きくなった理由としては，100 年後の将来の人口や経済，排出量などに関する世界の動向についていくつかの可能性を検討していること，すなわち現在のように石油・石炭を使い続けると仮定した場合や，今すぐに省エネ・省資源を徹底した循環型社会に変わると仮定した場合など 6 つの将来の世界の姿を見通したために温室

効果ガスの排出量が異なること，そして複数の気候モデルによる予測に基づいていることがあげられる．このまま石油・石炭を使い続ける社会では，2100年に4.0℃（最良の推定値，2.4～6.4℃の推定範囲）まで上がる可能性があり，逆に省エネ・省資源を徹底した循環型社会になれば，気温上昇は1.8℃（1.1～2.9℃）ぐらいで収まると予測されている．

1.1.2 将来気候の予測

a．排出シナリオ-気候予測-影響・適応評価（図1.7）

化石燃料の燃焼や森林伐採・土地利用改変など人間活動による温室効果ガスの排出量を推定し，地球上の炭素循環を考慮して大気中の温室効果ガスの濃度を推定し，それを入力条件として気候モデルにより気温や降水量の変化，海面上昇の変化を予測する．得られた将来気候値をもとに，農業や健康影響など影響モデルにより温暖化による被害量や影響量を予測する．これらの一連のプロセスについては個々の要素ごとにプロセス研究やモデル研究が進展しているとともに，これらの要因と相互関連を考慮した総合的なモデル化研究も進められており（統合評価モデルとよばれている），とくに温暖化問題解決のための有力なツールとしての役割を担っている．

b．気候予測の前提条件：世界の将来動向を示す排出シナリオ

温暖化による将来の気温上昇や降水量を計算するには，将来どれくらいの量の二酸化炭素などの温室効果ガスが排出されるかが問題となる．50年後，100年後の世界をどう見通して，温室効果ガスの排出量を計算するか．100年後の世界を確実に予測する方法はないので，世界の人口，経済，エネルギー利用，技術開発などを想定して，将来の温室効果ガスの排出量を推定するが，もとになる将来の世界発展の道筋を「排出シナリオ」とよんでいる．

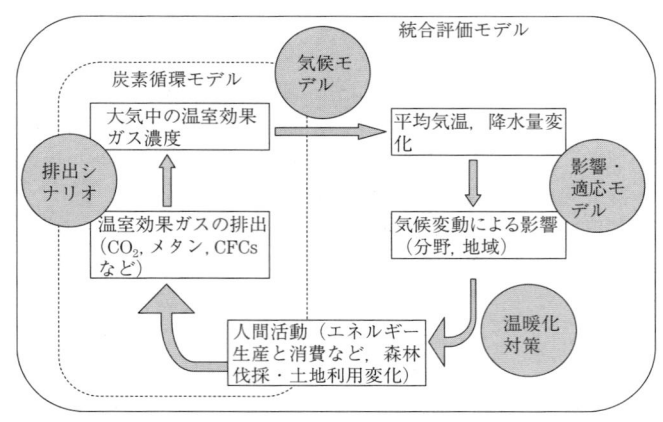

図1.7 排出シナリオ-気候予測-影響・適応評価

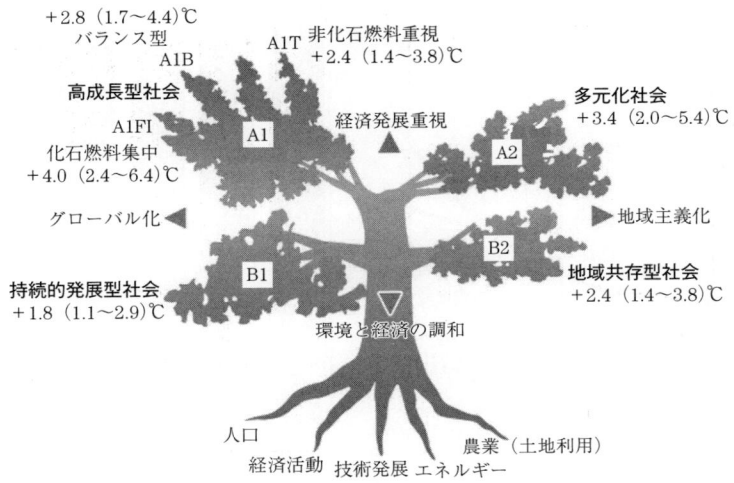

図 1.8 世界の将来（IPCC 排出シナリオ）の概念図（IPCC, 2001a, 2007a）

IPCC では気候の将来予測，影響や対策評価などの前提条件となる排出シナリオが重要な役割を担うことから，IS92 排出シナリオ，その後の SRES 排出シナリオの開発を行ってきた（SRES は，IPCC の特別報告書"Special Report on Emission Scenario"の略称）．現在多用されているのが IPCC が 2000 年に公表した SRES 排出シナリオである．このシナリオは，世界の発展の道筋として「グローバル化するか，地域ブロック化するか」，「経済中心か，環境中心か」の 2 つの軸で分類して，大きく 4 つの世界を描き，これらを A1，A2，B1，B2 シナリオとよんでいる（図 1.8）．

A1 は高成長型社会であり，今後も化石燃料を使い続ける社会（A1FI：fossil intensive，化石燃料集中利用），非化石燃料や新エネルギー技術（たとえば，太陽エネルギーやバイオマスエネルギー）を利用する社会（A1T：non-fossil energy sources），化石燃料と新エネルギーをバランスよく使う社会（A1B：balanced across all sources）の 3 つに分かれる．A2，B1，B2 はそれぞれ多元化社会，持続的発展型社会，地域共存型社会とよばれている．これらの 6 つのシナリオは，どれか 1 つがより確からしいということはなく，各シナリオを等しく扱うことを IPCC は推奨している．

この排出シナリオに基づき，二酸化炭素などの排出量を入力条件として，気候モデルを用いて将来の気温上昇を予測した結果が図 1.9 である．B1 シナリオのように循環型社会へ移行できれば，気温上昇は 1.8°C 程度で抑えることができるが，一方，石油や石炭を使い続ける場合は 4.0°C（最大で 6.4°C）まで気温が上昇してしまうと予測される．

IPCC の排出シナリオは，温暖化対策，たとえば京都議定書などの削減約束を達成

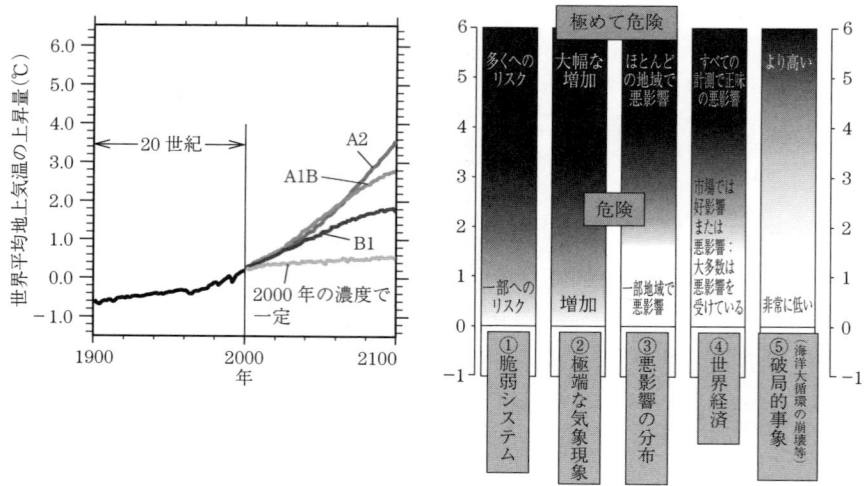

(a) 気候モデルを用いた予測（IPCC, 2007a）　　(b) 5つの分野で懸念される影響（IPCC, 2001）

図1.9　気温上昇の予測結果

できた場合などのように，温暖化対策の実現を仮定していないので，温暖化対策が加わると，より低い予測値になるはずである．現段階では対策といってもいろいろあるために，対策まで入れての検討は困難であることから，今後の世界の動向を対策の比較もできるような基礎（ベースライン）として位置づけている．

1.1.3　温暖化のもたらす深刻な影響
a．影響予測の概要
1)　温暖化のもたらす5つの心配事

気温上昇にともない影響が深刻化するが，対象とする影響分野や地域によってその影響の現れ方（範囲や程度）も異なる．たとえば，サンゴ礁の場合，1℃の水温上昇でも白化現象が発生して，サンゴ礁が死滅することが報告されている．図1.9（b）は，IPCC第3次評価報告書に引用されている5つの分野における影響（5 reasons of concern）の概要を示したものである．

①生態系など脆弱なシステム：わずかな気温上昇でも影響が出る．
②極端な気象現象：温暖化の初期の段階でも極端な気象現象（異常気象）が発生して，影響が現れる．
③悪影響の分布：2℃程度までの気温上昇では，利益を得る地域もある．たとえば，シベリアやカナダ北部など北方の寒い地域が温暖化で耕作が可能となるなど．しかし，2℃をこえると悪影響が卓越する．また小島嶼国や沿岸地域に位置

する発展途上国ではわずかな海面上昇でも甚大な影響を受けることから，2℃の気温上昇ではリスクが高い．

④世界経済：個々の分野の影響の総体として，世界経済を考えると温暖化の初期の段階では，好影響を得る場合もあるが，2〜3℃の上昇では，悪影響が卓越する．

⑤破局的な現象：海洋大循環が停止するなど，大規模な現象の発生は，21世紀中に発生する確率は大変小さいと見積もられているが，最近の研究では，速い温暖化では，その確率・リスクは高くなるという研究も現れている．こうした発生確率は低いが，その影響は甚大な現象について関心が高まっている．

2) **影響の閾値：影響の危険でない限界値**

生態系や人間，社会経済システムなど，どの程度のレベルの温暖化であれば，危険ではないのか．このレベルを温暖化影響の閾値，あるいは限界的な値とよぶことにする．温暖化の影響の閾値，限界的な値については，影響を受ける対象（exposure unit）が生態系か，社会経済システムなのかによって危険でないレベルが異なり，さらに地球システム全体が破局的な影響を受けるような場合を対象とするのか，によって考え方が異なる．Schneiderら（2005）は，温暖化のもたらす閾値，限界的な値を以下のタイプ1とタイプ2に分類している．

i) **タイプ1の閾値：社会経済的影響にかかわる限界値** ある点をこえると政策決定者が許容できないと考える被害をもたらす値と定義される．閾値の関数形は線形あるいはなめらかな変化を示す．

たとえば，気候変動による食料不足，水不足，健康悪化などのリスクにさらされる人口に関する許容可能な上限や，許容可能な生物多様性減少の程度などがあげられる．図1.9(b)の②，③，④の分野に相当する．

また気温上昇と影響閾値の関数形の例は，図1.10の(a)，(b)のような関数形が考えられる．(a)においては，気温上昇に比例して，影響が発現し，ある一定温度（危険な水準）をこえると影響が顕在化することを表している．もう一つの関数形は，

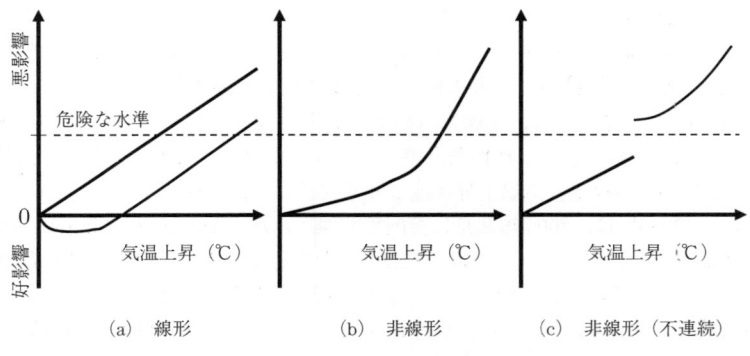

図1.10 気温上昇と影響閾値

気温上昇が小さい範囲では，好影響が現れるが，気温上昇が続くと悪影響に転じ，時間が経つと影響の閾値に達する．たとえば，これまで気温が低くて農業ができなかった地域で農業ができるようになり，海氷が融解することによって船舶の航行が可能となる，などがあげられる．

ii) **タイプ2の閾値：破局的影響にかかわる限界値** 気候システムの主要なプロセスを安定なものとして維持するためにこえてはならない値であり，地球物理学的，生物学的な限界値を表す．閾値の関数形は，非線形やジャンプする変化を示す．

たとえば，気候システムを不安定にする熱塩循環の停止，非可逆的な海面上昇を引き起こす西南極氷床・グリーンランド氷床の融解，急激な温室効果ガスの放出を引き起こす永久凍土の融解などがあげられる．図1.9（b）の①，②（一部），⑤の分野に相当する．図1.10（c）は，こうした破局的な場合での影響閾値を模式的に表した例である．

3) 温暖化の危険なレベル，影響閾値に関するアプローチ

温暖化の影響研究の成果をもとに，温暖化のもたらす危険なレベルや影響が発現する閾値について検討が行われている．とりあげている分野としては，生態系（沿岸湿地，動物種，陸上，森林，海洋生態系），農業，水資源，人の健康，エネルギー，経済などである．こうした分野における温暖化影響研究を危険なレベルの視点からまとめた研究も発表されている（表1.2参照）．

Smithら（2003）やHitzら（2004）は，分野別の影響研究を網羅的にレビューし，気温上昇と影響の関数としてまとめ，総括して温暖化の影響閾値は3〜4℃を提案している．Parryら（2001）は，4つの主要な分野（食料，洪水，水不足，マラリア）をとりあげ，気温上昇と影響を受けるリスク人口として両者の関係を示した．対象とする分野によって気温上昇と影響人口の関係が異なるが，水不足のリスク人口で見ると，1.5〜2℃の気温上昇を境にリスク人口が急激に増加することから，この温度範囲を閾値の目安と考えている．

Hareら（2003）は，種々の分野の影響・リスクを濃淡で表現する方法（burning embers diagram）を用いて影響や閾値を相互比較できるように工夫している．Schneider and Lane（2005）は，種々の分野における閾値を表として提示している（表1.3）．生態系の影響から，大規模な影響までを最近の事例をもとに提示している．Leemansら（2004）は，生態系への影響研究を綿密にレビューして，欧州連合が温暖化防止のために設定した長期目標としての2℃では，生態系の安全は確保できず，1.5℃に抑えるべき，気温上昇速度も0.05℃/10年にすべきと提言している．

Warren（2006）は，2005年2月に英国で開催された"Avoiding Dangerous Climate Change"の科学シンポジウムで発表された影響やそのほかの影響を網羅的に整理している．1℃では，海洋や北極の生態系へ影響，1.5℃では，グリーンランドの氷床の融解がはじまり，2℃では，農作物の生産量の減少，水不足人口の増加，食料不足人口の増加，海面上昇による沿岸人口の難民化，マラリアのリスクの増大，北極

表1.2 温暖化影響の閾値に関する研究

研究者	影響の閾値*	備考
IPCC第4次評価報告書 (2007b)	気温上昇が1〜3℃未満である場合，一部の地域や分野で便益をもたらす場合もあるが，一部の低緯度域および極域は，わずかな気温上昇でさえ悪影響をこうむる．気温上昇が約2〜3℃以上では，すべての地域は便益減少か被害増加のいずれかを被る可能性が非常に高い	
Smith *et al.* (2003), Hitz *et al.* (2004)	分野別の影響研究を網羅的にレビューして，気温上昇と影響の関数としてまとめた．社会経済影響では3〜4℃の気温上昇が閾値としている	
Parry *et al.* (2001)	4つの主要な分野（食料，洪水，水不足，マラリア）をとりあげ，気温上昇と影響を受けるリスク人口として両者の関係を示した．水不足リスク人口で見ると，1.5〜2℃の気温上昇を境にリスク人口が急激に増加する	
Hare *et al.* (2003)	種々の分野の影響・リスクを濃淡で表現する方法（burning embers diagram）を用いて影響や閾値を相互比較できるように工夫している	
Schneider *et al.* (2005)	種々の分野における閾値を表化．生態系の影響から，大規模・破局的な現象の研究事例を整理している	
Leemans *et al.* (2004)	生態系への影響研究をレビューして，欧州連合（EU）の長期目標2℃**では，生態系の安全は確保できず1.5℃に抑えるべきで，速度も0.05℃/10年に抑えるべきと指摘している	
Warren (2006)	温暖化による気温上昇量と影響について網羅的に研究事例をレビューし，生態系，社会経済システム，大規模・破局的現象について，気温上昇量ごとの知見を表として整理している	

* 1990年を起点とした気温上昇．産業革命前からの気温上昇量と比較するためには，+0.5℃する．
** 産業革命前からの気温上昇差．

圏の生態系の崩壊と各地の生態系の消失が起きる．さらに3℃の上昇では，水不足，食料不足，デング熱やマラリア患者が急増し，生態系はほとんど適応することはできない．また1〜5℃では，地球規模の海洋大循環（熱塩循環ともよばれる）が崩壊し，西南極氷床の融解がはじまる．また異常気象も増加すると予測される．
　熱塩循環は水温と塩分濃度の差によって引き起こされる海洋の大規模な循環であり，北大西洋では，表層の海流が，赤道域から極域に向かうにつれて冷え，高緯度で沈み込み冷たい深層の海流となる．極方向へ熱の輸送が行われるため，ヨーロッパは比較的温暖な気候となっている．温暖化すると表層の海流の水温が上昇するとともに，氷河などが融解して淡水が流入することにより塩分濃度も低くなることによっ

て，熱塩循環が弱くなったり，停止したりすると考えられている．

b． 温暖化影響の全体像

図1.11 は温暖化のもたらす影響の全体像を示したものである．温暖化が進むと，まず気温の上昇や降水量の増加，海面の上昇などが生じる．また，台風・ハリケーン，熱波やエル・ニーニョなどの異常気象も頻度が増加し，より強力になると予測されている（第5章，5.2.3項参照）．そして，自然環境への影響が現れ，続いて社会

表1.3　全球気温上昇レベルと影響

影　響	気温上昇*（安定化濃度）	研究者と文献
サンゴ礁の白化現象	>1°C	Smith $et\ al.$ (2001), O'Neil and Oppenheimer (2002)
生態系への影響（適応力小）	1〜2°C	Leemans and Eickhout (2004), Hare (2003), Smith $et\ al.$ (2001)
水不足人口の増加（脆弱な地域）	450〜650 ppm	Parry $et\ al.$ (2001)
ほとんどの経済分野で悪影響が増加	>3〜4°C	Hitz and Smith (2004)
海洋大循環（熱塩循環）の停止	3°C (100年), 700 ppm CO_2	O'Neil and Oppenheimer (2002), Keller $et\ al.$ (2005)
西南極氷床の崩壊	2°C, 450 ppm CO_2 2〜4°C, <550 ppm CO_2	O'Neil and Oppenheimer (2002), Oppenheimer and Alley (2004, 2005)
グリーンランド氷床の崩壊	1°C 1.5°C	Hansen (2004) IPCC (2001)

*　1990年比の気温上昇．

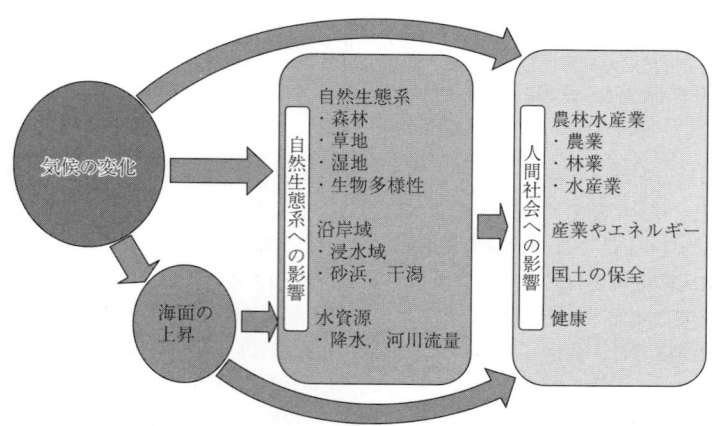

図1.11　温暖化の影響の全体像（日本への影響の例）

経済への影響が発生するなど，影響が伝播することを示している．
　温暖化のもたらす影響は広範な分野にわたるが，ここでは，雪氷や生態系への影響，農業への影響，海面上昇の影響について事例を示す．温暖化の健康への影響については，1.2節にくわしく紹介する．

c．予測事例
　影響の現状と予測について，例を示す．

1）雪氷や生態系の影響

i）顕在化してきた温暖化の影響　　1906～2005年の100年間に地球の年平均気温が0.74℃上昇し，すでに温暖化が進んでいることから，世界各地で温暖化の影響が顕在化している．すでに現れている温暖化の影響として，以下の現象があげられている．
・山岳の氷河の縮小や後退
・永久凍土の融解
・河川・湖沼の結氷期間の短縮
・中・高緯度地域の動植物の成長期間の延長
・動植物の生息域の極方向や高地への移動や拡大
・動植物の生息数の減少
・開花時期，昆虫の出現，鳥の卵生の早期化

ii）温暖化の生態系への影響　　すでに温暖化の影響が雪氷，動植物や生態系に現れており，今後温暖化がさらに進行すると深刻な影響が現れると予測されている．以下は代表的な事例である．

　植生の変化：　1℃気温が上昇すると，植物が現在の環境を維持しようとすれば，100 km北に，あるいは150 m高いほうに移動しないと現在の環境が維持できない．このため植物もゆっくりした気温上昇であれば，追いついていけると考えられているが，あまり温暖化のスピードが速いと，追いつけずに絶滅したり，温暖化により外から侵入してきた強い種に駆逐されて，結局は絶滅してしまうと予測されている．

　サクラの開花の早まり：　サクラの開花は気温変化に影響されるが，1953年から気象庁が観測を実施している生物季節の調査結果から，地域によって差はあるが，平均的には50年で5日開花や満開日が早くなっている．またイロハカエデの秋の紅葉は2週間ほど早くなっている．

　ブナへの影響：　ブナは日本全域で見られる樹木で，冷涼な環境で生育するため，九州では1000 m，東北日本では600 m以上の山に分布している．最近の研究では，2090年頃に約4℃気温が上昇するという気候モデルの予測結果を使って計算した結果，ブナが約90％消滅してしまうことが報告されている．世界遺産となっている白神山地のブナもほとんど消滅してしまう可能性が指摘されている．ブナ林は非常に豊かな生態系を形成しているので，ブナ林の消滅が生態系に与える影響は非常に大きいと考えられている．

高山植物への影響： 北海道のアポイ岳（標高約 800 m）に生息する高山植物のヒダカソウが，温暖化の進行とともに，下側に生育するハイマツやキタゴヨウなどの上昇に押されて，このままでいくと 30 年後には消滅すると予測されている．このため希少な高山植物をどのようにして保全するか，自然保護の問題ともなっている．

また，南アルプスの北岳の山頂付近に生育するキタダケソウについては，生育に適した温度条件の解析から，2050 年には生育上限の標高 3150 m 地点が生育下限の 2750 m と同じような条件になると推定されることから，50 年後には生育適地がほとんどなくなり，消滅する可能性もある．

昆虫の北上： 従来南方に生息していた昆虫も温暖化の進行とともに，北上していることが日本でも観察されている．かんきつ類の害虫として知られているナガサキアゲハは，1940 年頃には山口県，愛媛県などより南でしか見られないチョウであったが，温暖化の進行とともに分布が北に広がり，1995 年には近畿地方でも見られるようになり，最近では関東地方でも見られるようになった．

2） 農業や食料需給への影響

気温が上昇すると，これまで農業ができなかった寒冷な地域で農業ができるようになることから，温暖化のよい影響の事例としてとりあげられる場合が多い．IPCC の評価では，2～3℃ 以下の気温上昇では，一部の中～高緯度地域では穀物など農作物の収量は増加すると予測される地域もある．しかし，さらに温暖化が続き，それ以上の気温上昇になるとこうした地域でも農作物が悪影響を受け収量は減少すると予測されている．

一方，熱帯地域では，雨水によって栽培されているイネなどに障害が出る気温ぎりぎりで栽培されているので，さらに気温が上がると高温障害や水不足により，生産量が減少するおそれが大きいと予測されている．穀物生産地域で，農作物の収量が減少すると貿易を通じた食料供給が滞り，市場価格も上昇すると，食料を買えない発展途上国は，食料不足や最悪の場合飢饉などが発生する可能性も指摘されている．温暖化がもたらす異常気象の増加や発生地域や期間の変化などが発生すると，とくにアフリカの食料事情を悪化させると予測されている．

日本では，温暖化にともない米の生産地が北にシフトするが，米の種類を変えたり，耕作時期をずらしたり工夫することで，現在よりわずかな減収にとどまると予測されている．しかし，降水量も変化し，また害虫も温暖化すると発生する回数がより増加するなど，温暖化による被害が拡大することが懸念されている．たとえば米どころである北陸地方は，気温上昇，降水，害虫の面から見て温暖化による被害を受けやすくなり，また東北地方も，害虫や降水の面で被害を受けやすくなる可能性がある．米以外でも，麦，トウモロコシは北海道以外では，収穫が減るおそれがあると予測されている．

また果樹への影響も懸念されている．リンゴやミカンはほぼ気温によって栽培地域が限定されており，より良質の果物を生産するために従来いろいろな工夫を行ってき

た．すでに温暖化が進んでいることから，こうした果樹への影響も現れつつあり，今後温暖化が進むとリンゴの産地が本州から北海道に移るなど，果樹栽培にも大きな影響を与えると予測される．

温暖化の農業への影響を低減するために種々の工夫でその収量をなんとか維持できると考えられるが，温暖化は日本だけでなく世界各地の穀倉地帯にも影響を与える．穀倉地帯が温暖化の影響を受けると，現在食料や飼料を多く外国に依存している日本では，食料需給や貿易を通じて間接的な影響を受けることになる．

アジア地域では，タイやベトナムなどの一部の国を除いて，食料の自給率が下がっていること，また中国やインドなどの巨大な人口を擁する国々が経済発展の結果，食料需要が急激に増加する可能性も大きい．今後日本の食料確保のみを問題にするのではなく，アジア諸国の農業影響や食料需給の現状や予測なども考慮して，地域全体として，温暖化したあとに，いかにして食料を確保するか食料安全保障が重要な課題となってきた．

3) 沿岸地域の海面上昇の影響

i) 海面上昇の影響　温暖化が進むと，海水温が上昇するため海水が膨張する．また山岳や極域の氷河や氷床が融け，融けた淡水が海に流入するため海面が上昇する．20世紀の100年間に17cm海面が上昇したことが観測されており，とくに小島嶼国やアジア地域の沿岸低地では，海岸が侵食したり，沿岸の土地が減少するなどの影響が現れている．

温暖化が進むと2100年には1990年に比べて18〜59cm海面が上昇すると予測されているが，海面上昇によって深刻な影響を受けるのは，小島嶼国や沿岸域の都市や人々である．たとえば，サンゴ礁や環礁の島国は標高が低く（たとえば，モルジブのマレでは，1〜2m），このためわずかな海面上昇でも被害が発生する．また，バングラデシュや東南アジアの低沿岸地域では，都市に人口や資産が集中してきたことも被害を拡大した要因であるが，海面上昇に台風やサイクロンによる高潮が重なると深刻な被害が発生している．

先進国・発展途上国を問わず沿岸低地の急速な都市化により，人口が急速に増大しており，台風・サイクロンなどに曝露される資産価値が増大していることも被害が増大している原因の一つとなっている．2080年までに約40cm海面が上昇する中位シナリオを用いた予測によれば，沿岸の高潮により水害影響をこうむる人々の年平均人口は，適応策（防護，順応，撤退）によって異なるが，7500万〜2億人増加すると予測されている（IPCC, 2001c）．

ii) 海面上昇の日本への影響　海面上昇の日本への影響については，いろいろな研究がなされている．たとえば，1mの海面上昇では自然の砂浜が約90%消失したり，東京の0m地帯（土地が平均満潮位以下にあり，堤防で守られている）が拡大したりすると予測されている．砂浜は，豊かな生態系を形成しており，水質浄化や魚類の生育域として重要な機能を果たしており，砂浜や干潟の減少や消失は生態系や

人間活動に大きな影響を及ぼすと予測される．

　日本は島国で四方を海に囲まれている．アジアの先進国として，経済的に豊かな国なので，堤防を作って日本の国土や都市を守ってきた．海面上昇が進むと，現在の堤防の高さでは防げなくなるので，堤防の嵩上げなどの対応が必要となる．

　現在，平均満潮位以下の土地が 861 km² あり，そこに約 200 万人が居住しており，54 兆円の資産が集中している．1 m の海面上昇が生じると，これらの値がそれぞれ 2339 km²，410 万人，109 兆円に増加する．海面上昇の影響を避けるためには，全国規模での対策が必要になるが，港湾施設や海岸構造物の改善にそれぞれ 7.8 兆円，3.6 兆円の合計 11.5 兆円にのぼるという試算もある．

　iii）異常気象による多大な経済損失　　異常気象の増加にともない，自然災害の被害額が，ここ数十年急速に増大している（図 1.12）．全世界の経済損失は，1950 年代の年間 39 億ドルから 1990 年代の年間 400 億ドルへと約 10 倍に増大した（すべて 1999 年，米ドル）．異常気象の増加は被害を補償してきた保険業界にも影響を与えている．被害額が増大すれば，保険会社が保険金の支払いができなくなり，不採算部門の切り捨てや災害保険からの撤退など，民間企業中心で構築されてきた保険システムが機能しなくなる可能性もあることが指摘されている．英国保険業協会報告書（Association of British Insurers, 2005）では，温暖化によって台風・ハリケーンが中心風力が 6% 程度強力になると仮定した場合の被害額を推計している．たとえば，2080 年，日本の台風被害の予測では，年間 250〜340 億ドル（2.7〜3.7 兆円，1 米ドル＝109 円換算），米国のハリケーン被害の予測では，年間 1000〜1500 億ドル（10.9〜16.4 兆円），ヨーロッパの暴風被害の予測では，年間 320〜380 億ドル（3.5〜4.1 兆円）である．強力な台風・ハリケーンは毎年発生するわけではないが，いったん発生すると多大な被害をもたらすことから，従来の自然災害対策に加えて，

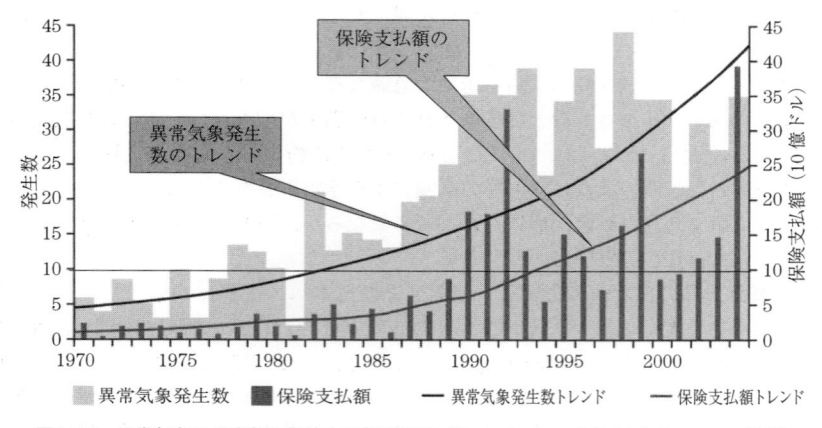

図 1.12　異常気象の発生数と保険支払額の推移（Association of British Insurers, 2005）

温暖化による被害拡大も考慮した対応を現段階から検討しておくことが必要であろう．

iv) 温暖化のもたらすよい影響と悪い影響　気温上昇が小さい温暖化の初期段階では，暖かくなることによって農業ができるようになったり，雪が少なくなって生活しやすくなる場合もあるため，必ずしも温暖化は悪い影響ばかりではない．実際，よい影響をもたらす事例も報告されている．表1.4は，温暖化のもたらすよい影響と悪い影響を事例として示したものであり，暖かくなることによってよい影響を受ける農業や人間の健康などの分野やシベリアやカナダなどの寒い地域では農業活動ができるようになるなどがあげられる．しかし，2～3°Cをこえて気温上昇した場合には，こうしたよい影響も一時的なものであり，気温がどんどん上昇していくと悪影響になることがわかっている．IPCC第4次評価報告書でも気温上昇が約2～3°C以上では悪影響が卓越することを確認している（IPCC, 2007b）．

また，温暖化の影響を評価する際に気をつけなければいけない点は，地球の気候は，いったん変化しはじめたらなかなか止まらない性質があることである．温暖化によって気温や海面が上昇しはじめると，仮に二酸化炭素の排出を止めたとしても気温や海面は上がり続ける．気候システムには，いったん動き出したら止めることはなかなかできない性質があり，気候システムの慣性とよばれている．人間活動からの温室

表1.4　温暖化のもたらす好・悪影響（IPCC, 2001c）

分　野	好影響	悪影響
農作物生産への影響	2～3°Cまでの気温上昇に対して，中緯度の一部地域における農作物生産の増加	気温上昇のほぼ全範囲において，ほとんどの熱帯・亜熱帯地域で農作物生産が減少 2～3°Cをこえた気温上昇に対して，ほとんどの中緯度地域における農作物生産が減少
林業への影響	適切に管理された森林から供給される木材の予測される地球規模での増加	高温や降水不足により森林が被害を受ける
水資源への影響	水が不足している地域の中には，降水が増加して，利用できる水が増える	水が不足している多くの地域，とくに亜熱帯に住む人々にとって利用できる水が減少
人の健康への影響	中～高緯度における冬期の死亡数の減少	生物媒介性疾病（例，マラリア）や水媒介性疾病（例，コレラ）にさらされる人数の増加や熱ストレスによる死亡数の増加
居住地への影響	積雪が少なくなり，交通の便が改善される	多くの居住地で豪雨の増加や海面水位の上昇による洪水のリスクの大幅な増加
エネルギー需要への影響	冬期の気温上昇による暖房にかかるエネルギー需要の減少	夏期の気温上昇による冷房にかかるエネルギー需要の増大

効果ガスの排出量を削減すると大気中の濃度は比較的早く一定になるが（安定化），気温上昇はその後も続き，海面上昇はさらに長く上昇し続ける．海面上昇は気温が上がり，山岳や極域の氷河や氷床が融け海に流れ込んだり，水温が上がって海水が膨張することによって起き，とくに南極やグリーンランドの氷床は，いったん融けはじめると非常に長いあいだ融け続けるといった特徴がある．

1.2 温暖化の健康影響

1.2.1 健康影響の概要
a．温暖化の直接，間接的な影響

温暖化は人々の健康や，生活や活動に直接的，あるいは間接的に影響を与えると予測されている．表 1.5 は，直接影響と間接影響に分けて整理したものである．

直接的な影響としては，暑い日が連続する熱波の発生により熱中症患者が増加したり，光化学スモッグなどの大気汚染が増加したり，食中毒が増加するなどの健康影響が発生する．とくに大都市で夏に暑い日が続くと，ヒートアイランド現象も加わり，たとえば東京の場合，1日の最高気温が 30℃ をこすと熱中症患者が発生しはじめ，救急車の搬送数が増加し，35℃ をこえると急激に増加するという傾向がある．とくに高齢者や幼児など気温の変化に対して脆弱な年齢層が影響を受けやすい．今後日本が高齢化社会になることは確かなことから，温暖化の影響を受けやすい人々も増加して，さらに影響が深刻化すると考えられる．

間接的な影響としては，マラリアやデング熱などの蚊によって媒介される感染症が日本にも起きる可能性があり，西南日本も潜在的なマラリア感染地域に入る可能性も指摘されている．1999 年に米国ニューヨークで発生した西ナイル熱は，2002 年には米国全域に拡大し，死者も多く出た．こうした感染症の拡大は温暖化だけの原因ではないが，突然発生する可能性があることを示唆していよう．マラリアやデング熱など

表 1.5 温暖化のもたらす健康影響（IPCC, 2001c）

温暖化による環境変化	人の健康への影響
●直接影響	
暑熱，熱波	熱中症，死亡率の変化（循環器系，呼吸器系疾患）
異常気象の頻度，強度の変化	障害，死亡の増加
●間接影響	
媒介生物などの生息域，活動の拡大	生物媒介性感染症（マラリア，デング熱など）の増加
水，食物を介する伝染性媒体の拡大	下痢やほかの感染症の増加
海面上昇による人口移動や社会インフラ被害	障害や各種感染症リスクの増加
大気汚染との複合影響	ぜん息，アレルギー疾患の増加

の感染症は，マラリア原虫などの病原体，それを媒介する蚊と人間が適度な密度になって初めて感染症が発生するが，海外旅行者が外国でマラリアにかかったり，飛行機で蚊が運ばれたりすることにより日本で発生する可能性も無視できない．

b．異常気象の人々に及ぼす多様な影響

表1.5は，主として温暖化のもたらす影響であるが，さらに，健康影響を考える場合には，温暖化による異常気象などの後に発生するさまざまな影響があり，こうした事後的（2次的）な影響についても考慮しておくことが必要である（詳細は，5章5.2.5項を参照）．

人々の健康や活動に及ぼす影響の大きさは，異常気象の増加に加えて，人間生活の多様化もその一因と考えられる．たとえば洪水の発生件数や洪水による死者数は，洪水の発生数とともに被害者も年々増えているが，これは都市化など土地利用の変更や人口急増によって，氾濫の起きやすい地域に人々が居住せざるをえない状況になっていることも要因の一つと考えられている．

人間の生活が多様化するとともに，人々の生活への気象の影響も複雑化，深刻化しつつある．洪水，長雨・多雨，干ばつ・少雨，熱波・暑夏および寒波・寒冬などの異常気象による人々の生活への影響について表1.6にまとめた．おもな影響としては，

表1.6　異常気象が人々に及ぼす影響の事例

事象	原因	予想されるおもな影響
洪水	増水，鉄砲水，土石流・泥流，土砂崩れ	溺死，負傷
	浸水	呼吸器系疾患，低体温，肉体的・精神的疲労
	浸水（汚水）	破傷風，皮膚炎，結膜炎，耳鼻咽喉系感染症，肉体的・精神的疲労
	下水道の損壊，飲料水の汚染	水系感染症（大腸菌，赤痢菌など），コレラやサルモネラなどの感染症
	ネズミの異常発生	レプトスピラ病
	ネズミとの接触	ハンタウイルス肺症候群
	蚊の異常繁殖	マラリア，デング熱，黄熱病
	化学物質の流出，産業廃棄物の流出	化学物質汚染による障害
	人命・財産の喪失	精神的ストレス
長雨多雨	土砂崩れ	負傷
	寄生虫の増殖	寄生虫媒介性感染症
干ばつ，少雨	農作物の不作	免疫力の低下
	蚊の異常繁殖	西ナイル熱ウイルスの感染
	森林火災による煙害	眼・鼻・喉の炎症，循環器系疾患
熱波暑夏	異常高温	熱ストレス，熱中症，脱水症，呼吸器系疾患
	光化学スモッグ	ぜん息，アレルギー疾患
寒波寒冬	異常低温	風邪，肺炎，気管支炎，循環器系疾患，低体温症，凍死

負傷，疾病，感染症，熱中症，低体温症，精神的ストレス，アレルギー疾患および死亡などがあげられる．これらの共通点として，貧困者，高齢者，子どもおよび免疫不全者が最も被害を受けやすい．洪水後の公衆衛生の悪化への対策として，地域ごとに感染症予防衛生隊などが組織されて活動している．

1.2.2 健康影響
a. 健康影響の最近の知見
　温暖化の進行にともない，種々の健康影響が顕在化するとともに，将来気温，降水量や干ばつ，台風などの極端な現象（異常気象）の発生により，さまざまな健康影響が予測されている．表1.7は最近公表された温暖化の健康影響に関する知見を一覧としたものである．熱中症やマラリア，デング熱などの感染症のみでなく，大気汚染の悪化，アレルギーの増加など温暖化がもたらすさまざまな影響にわたっている．

b. 温暖化による健康影響：WHOによる推計
　世界保健機関（WHO）は2003年に発表した報告で，2000年に温暖化の影響による死者がすでに15万人に達したと報告した．また，温暖化が進行し，2020年には下痢などに悩む人々が2～5％増加すると予測されている（図1.13）．

　図1.13中でDALYsとは，障害調整生存年数（DALYs：disability adjusted life years）であり，疾病によって生じた障害の重み付けを示し，集団の健康状態を表す指標で，死亡と障害を含む総合的な指標として，近年WHOの種々の影響やリスク評価で用いられている．疾病などによる生存年数の減少を表すことから一種のリスク指標として，種々の疾病や死亡のリスクを足しあわせることができる．

$$DALYs = YLL + YLD$$

　　　　YLL：years of life lost；早世による生命損失年数
　　　　YLD：years lived with disability；障害をかかえて生きる年数

　温暖化の影響の要因について見ると，下痢や栄養不良に起因する障害が大きく，次いでマラリアや洪水の影響が大きい．

c. 水系感染症への影響
　下痢など水系（水媒介性）感染症は，複数の要因が関連している．温度，湿度，降水が身近に存在する病原菌に影響するか，水源が汚染されている場合病原菌の生存率や回復率が関連する．また，水系感染症の発生は給水・衛生設備の普及状況に依存し，さらに気温などの気象要因も強く関連しており，温暖化は水系感染症の発生をさらに増大すると予測されている（図1.14）．

　多くの発展途上国では，現在でも上水の設備が不十分で，安全な水が手に入りにくく，また下水の設備が不十分で，衛生面で問題があるため，下痢など水系感染症が大きな問題となっている．温暖化すると，水温が上がり，大腸菌など水を汚染する要因が増える．また，安全な飲み水が減り，下水の汚染状態が今よりも悪くなることから，汚染された水が原因の感染症が増加すると考えられている．

1.2 温暖化の健康影響

表 1.7 温暖化の人への健康影響に関する最近の知見

対象	影響の検出/予測事例	出典
人の健康	地球温暖化の影響による死者が年間 15 万人に達した（2000 年）．DALYs/年は 5500 万増加	WHO, 2003
コレラ	降水がコレラのパターンに影響を与える．バングラデシュの 40 年間のデータから降水量とエル・ニーニョや南方振動（ENSO）はコレラの感染を増大させる	Koelle et al., 2005
下痢性疾患	発展途上国において下痢性疾患が 2020 年には 2～5% 増加する	Haines et al., 2006
低緯度貧困国	低緯度の貧しい国やコミュニティへの悪影響が大きい．温暖化に対する健康影響に敏感であり，気候影響に脆弱である	Haines et al., 2006
小児の細気管支炎	温暖化により小児の細気管支炎や肺炎が減少する．これは原因となる呼吸器系合胞ウイルス（RSV）が地域の年平均気温が 1°C 上昇すると 2～3 週間流行期間が短くなるため	Donaldson, 2006
健康リスクの拡大	温暖化はすでに世界中で死亡や疾病を起こしている．健康リスクは気候，大規模な環境や社会変化によって悪化する	McMichael et al., 2006
高温影響	カナダ・ケベック州で人々が高温にさらされる地域数が劇的に増加する	Vescovi et al., 2005
高温影響とオゾン濃度	グレーターロンドンでは日平均気温が 18°C をこえると（1991～2000 年）65 歳以上の死亡が増加した．オゾンなどの汚染物質の影響は高温の影響より小さいので，オゾンへの曝露を低下するより熱ストレスをコントロールすべきである	Keatinge et al., 2006
健康リスクの高い地域	温帯域，太平洋・インド洋周辺地域，サブサハラアフリカが健康リスクの面で脆弱である	Patz et al., 2005
媒介生物の生態変化	温暖化は過密，飢饉，水汚染，難民を引き起こし，媒介生物の生態系を変化させ，結果として感染症を増加させる	Khasnis et al., 2005
食中毒，ライム病，アレルギー	2003 年 8 月の欧州熱波で 35000 人以上が死亡．気温が 5°C 未満の時，週平均気温が 1°C 増加するとサルモネラ菌による食中毒が 5～10% 増加．ライム病とダニで感染する脳炎がここ数十年で高緯度，高々度へ拡大．欧州のアレルギー過敏な期間が過去 30 年で 10～11 日増加（アレルゲンの花粉樹種の成長期間が長くなったのも一因）	Menne, 2005
ハエ媒介疾病	イングランド南部のハエが 2080 年には夏期に 244% 増加し，ハエ媒介の疾病が増加する	Goulson et al., 2005
ライム病	カナダにおいてライム病を起こすマダニ（*Ixodes scapularis*）が北方へ拡大することを，A2 シナリオなどで予測した．*I. scapularis* は 2020 年代に 200 km，2080 年代には 1000 km 北方に拡大する	Ogden et al., 2006
サブサハラアフリカ諸国	サブサハラアフリカ諸国では温暖化に起因する疾病による 21 世紀末までに 1.85 億人が死亡する	Christian Aid, 2006
スギ花粉の増加	富山市では，スギの花粉飛散が 3 月中旬から 2 月末に早まり，花粉量は前年の 7 月の気温に関連する	Teranishi et al., 2000

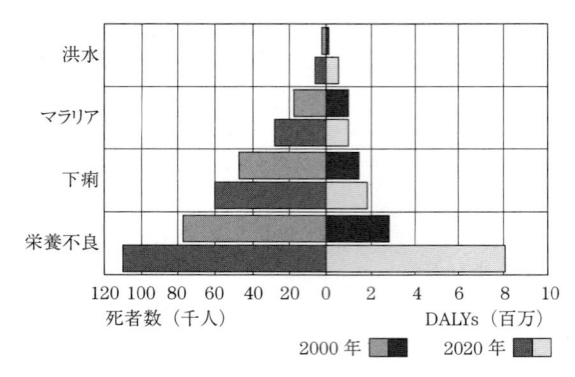

図 1.13 2000 年，2020 年における気候変化による死亡者数と DALYs（障害調整生存年数）の現状と予測値（WHO, 2003）

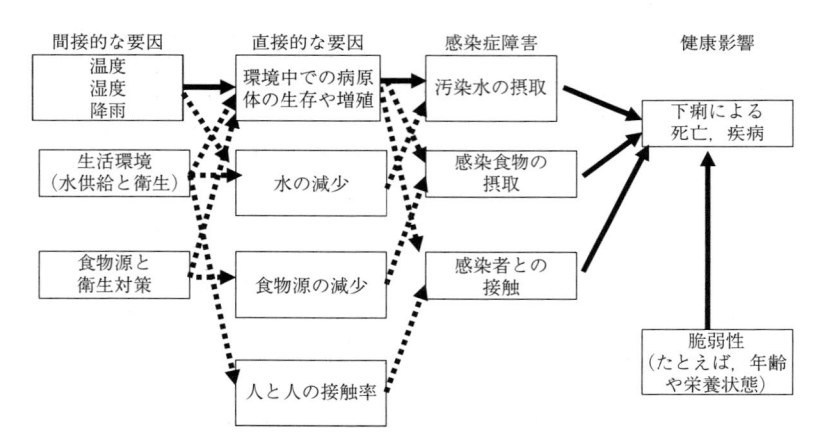

図 1.14 温暖化の人の健康への影響（水系感染症）（WHO, 2003）

肱岡ら（2005）は，国連の進めるミレニアム・ディベロプメント・ゴール（MDG）の効果が，温暖化によって悪化するかどうかを検討している．地球温暖化と IPCC の SRES 排出シナリオを考慮して水系感染症の影響評価を行っている．健康影響としては，水供給や衛生環境と強い関係のある下痢発病数を指標に選択し，WHO による世界疾病調査 2000 の地域区分に基づき 13 地域を対象として推計を行った．

具体的には，下痢発病数を推計するために，給水率，衛生施設普及率，年平均気温，1 人当たりの GDP を用いた重回帰分析を行った結果より，給水率と 1 人当たりの GDP を説明変数として選択し，モデル式を求めた．1℃ 気温上昇すると，下痢発病数が約 7.3% 増加することがわかった．将来シナリオによるそれらの変化によっ

1.2 温暖化の健康影響

表1.8 地域ごとの温暖化のもたらす健康影響の特徴 (IPCC, 2001)

地域	特徴
アフリカ	・気温が上昇すると,感染症の媒介生物の生息域が拡大する ・衛生インフラが不十分な場所では,干ばつ・洪水により水系感染症の頻度が増加する ・降雨が増加するとリフト・バレー熱がより頻繁に発生する ・都市の不衛生,沿岸域の水温上昇はコレラの流行を促進する可能性がある
アジア	・気温と降水量の変化は,生物媒介性感染症を温帯アジア,乾燥アジアに広める可能性がある ・コレラ,ジアルジア,サルモネラなどの下痢をともなう水系感染症は南アジアの国々でより一般的になる
オーストラリア・ニュージーランド	・一部の感染症媒介生物の拡大,現在の生物に対する安全対策や健康サービスにもかかわらず,蚊媒介性ロス川ウイルスやマリー・バレイ脳炎のような疾病が発生する可能性が増加する
ヨーロッパ	・熱への曝露の増加,一部の生物媒介性感染症の拡大,沿岸・河岸の洪水が増加することにより,健康リスクが高まる
中米	・生物媒介性感染症の地理的分布は極方向,高地に拡大し,マラリア,デング熱,コレラのような感染症のリスクが増大する ・エル・ニーニョはブラジル,ペルーなどで感染症媒介生物数や水系感染症の発生に影響を及ぼす
北米	・マラリア,デング熱などの生物媒介性感染症は,米国内では生息地を拡大し,カナダに広がる可能性がある ・ダニが媒介するライム病もカナダに広がる可能性がある
小島嶼国	・多くの熱帯の島々ではエル・ニーニョ,干ばつ,洪水に関連する気温や降水量変化に起因する生物および水系感染症の頻繁な発生を経験している

て,2055年の下痢発病率の低下には大きな違いが生じること,下痢発症率を低減させるには,社会・経済発展と同時に環境への配慮が重要であることを示している.

d. 温暖化の各地域における健康影響

IPCCの第3次報告書でまとめられた温暖化のもたらす地域ごとの影響を示したのが表1.8である.健康影響のうち,生物・食物・水が媒介する多くの感染症は,気象や気候の変化に敏感であること,地域により影響が大きく異なることが特徴としてあげられる.

e. 熱波,熱ストレスの影響

1) 2003年のヨーロッパの熱波による深刻な影響

大都市では地球温暖化とヒートアイランド現象により,異常高温や猛暑が発生して,人間の健康や行動に大きな影響を与えると考えられている.2003年ヨーロッパでは6月から高温が続き,8月に入って異常高温となり,ロンドンでは8月10日に37.9℃,パリで12日に40℃を記録した.それぞれ平年よりそれぞれ約17℃,16℃高かったために,従来夏でも過ごしやすいヨーロッパでは,この異常高温によって,たとえばフランスでは,熱波が原因で14800人が亡くなったと報告されている.ヨーロッパの熱波による被害の特徴として,健康な人が亡くなる例は比較的少なく,高齢

表1.9 熱波影響への適応策（WHO, 2004）

適応策の類型	事例
行政面の適応策	・建物基準の変更，環境教育，天気予報/警報システム
技術・工学面の適応策	・建物の機密性強化（断熱），緑化・水辺創出 ・土地利用や都市計画（ヒートアイランドの緩和），空調設備
文化や行動面の適応策	・水分の補給，ピーク気温時の仕事・運動を避ける ・衣服の工夫，昼寝，昼休み，空調設備 ・暑熱に関する情報提供

者，とくに呼吸器疾患などの疾病をもつ人が多かったこと，また，異常高温により大気汚染が悪化して，それが原因で亡くなった人もあったことが報告されている．

この異常高温による被害のあとに，WHOはヨーロッパ各国に対して，温暖化影響の対策，適応策を講じるよう要請している．また，異常高温の発生に関する科学的究明も進められ，温暖化によってこうした異常高温のリスクは高くなることが予測されている．WHOの要請している対策は，おおよそ表1.9のとおりである．

2) 米国フィラデルフィアの熱波対策

フィラデルフィア市では，1993年7月1〜14日に熱波で118人が死亡した．この被害を契機として，市当局は熱波の早期警戒システム（PWWS：Philadelphia hot weather-health watch/warning system）を導入した．PWWSは熱波による死亡リスクが高い期間を気温，露点温度，雲量，気圧，風向・風速を考慮した統計モデルを用い予測し，注意報，警報などを発するシステムである．具体的にとられた対策としては，

- TV，ラジオ，新聞が気象情報や熱波対処法を報道．友人，親戚，隣人，ボランティアに高齢者を訪問して，十分な水分，換気などを確認するように勧める．
- heatline（電話）を開設して，熱ストレスを避ける情報を提供し，また相談を受ける．
- 市公衆衛生部局は，養護ホームなどに，熱波に備えるように連絡する．
- 電気，ガス，水道などのサービス差し止めの場合は，警報期間中解除する．
- 消防の救急部局はスタッフを増員して緊急時に備える．
- ホームレス担当部局は路上生活者を支援する昼間の活動を拡大する．
- 高齢者ホームでは冷房施設の運転時間を延長する．

この対策による費用-便益分析をEbi（2005）が行っている．システム導入後の1995〜1998年（警報発令45日）に死亡を免れた人数の推定値として117人を仮定して，その便益を4億6800万ドル（117人×400万ドル/人）と算定した．一方，PWWSの構築と運用には，既存の仕組みをうまく利用することによって，21万ドル（大半が人件費の増額）と算定し，システム導入による便益が費用に比して非常に大きいと結論している．

被害額（この場合は便益）の算定には人間の命の価値づけが入ることから非常に難しい面がある．あくまでも一例であるが，たいそうな費用を掛けなくても熱波による人的被害を回避できること，また，地域の住民の協力を得ることにより，温暖化の影響への備えができることの事例といえよう．

3) 日本における熱波の影響

大都市部を中心として，夏の猛暑や熱波の健康影響が現れてきた．東京の場合，日最高気温が30℃をこすと，熱中症患者が増加しはじめ，35℃をこえると急激に増加する傾向にある．2004年夏は，東京（大手町）で真夏日が70日，つくばでは60日と過去最高を記録した．大都市の場合は，地球温暖化とヒートアイランドの両方が複雑に関連しており，いずれかの要因に分離することはなかなか難しいが，いずれにしろ都市に住む人々にとっては，温暖化の進行とともに夏季に猛暑や熱波の被害を受けることは確実であろう．

熱波の影響を，東京，川崎，名古屋について，救急搬送データを週単位で集計し，過去4年間（2000～2003年）の救急搬送記録をもとに，熱中症患者発生状況に関して基本的な解析を行った．なお，東京都については23区と23区を除く市町村に分けて解析している．図1.15は，毎日の気温（平均気温，最高気温）と熱中症発生との関係を4地区について示したものである．

いずれの地区においても，平均気温で25℃，最高気温で30℃くらいから熱中症患者が発生しており，平均気温で30℃，最高気温で35℃をこえると急激に増加することがわかる．さらに，4地域の人口数などの違いを考慮して，標準化を行ったが，標準化したあとも，4地区とも日平均気温25℃，日最高気温30℃くらいから熱中症患者の発生がはじまり，温度が高くなるに従って急激に患者数が増加している．また，暑熱ストレスの個人温度曝露調査からは，日最高気温が30℃をこえた真夏日には，曝露温度の最高値では短時間であるが，50℃をこえることが観察されている（兜ら，2006）．

i) 熱波の予測　世界最速（開発当時）のスーパーコンピュータである地球シミュレータを使った気候モデルによる計算では，2071～2100年で平均した日本の夏

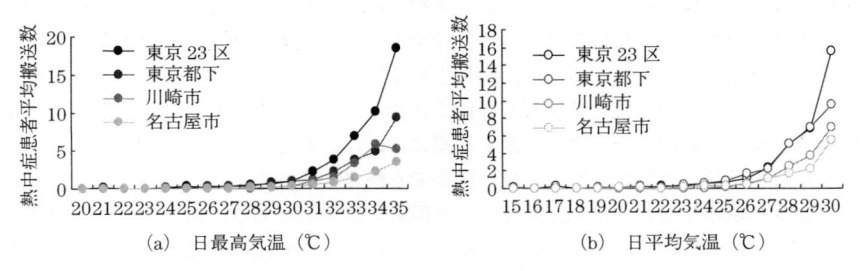

(a) 日最高気温（℃）　　(b) 日平均気温（℃）

図 1.15　日平均・最高気温と熱中症患者平均搬送数の関係（2000～2003年）

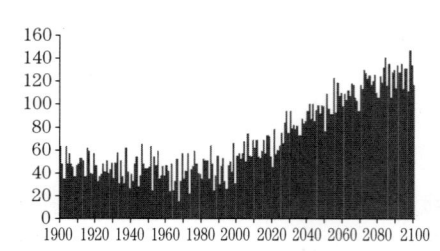

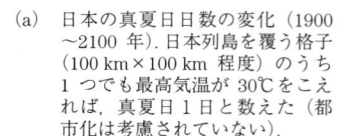

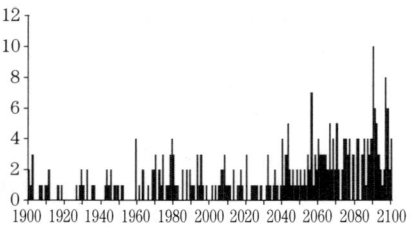

(a) 日本の真夏日日数の変化（1900〜2100年）．日本列島を覆う格子（100 km×100 km程度）のうち1つでも最高気温が30℃をこえれば，真夏日1日と数えた（都市化は考慮されていない）．

(b) 日本の夏季（6・7・8月）の大雨日数の変化（1990〜2100年）．日降水量が100 mmをこえれば，豪雨1日と数えた．

図1.16 温暖化すると真夏日や大雨が増える（江守，2006）

（6・7・8月）の日最高気温は4.4℃上昇すると予測されている（SRESシナリオのA1Bシナリオ：経済重視，市場がグローバル化し，2100年に大気中のCO_2はほぼ現在の2倍の720 ppmになると仮定．2085年頃には真夏日がさらに70日ほど増加すると予測されている．たとえば東京では，毎年平均して真夏日が45日程度発生するので，温暖化することにより4ヵ月程度暑い日が続くと予測されている（図1.16）．また，日本の夏の降水量は約20%増加し，1日100 mmをこえるような大雨の頻度も増加すると予測されている．

日本をはじめ先進国は高齢化社会になるので，熱ストレスの影響を受けやすい高齢者が増加する．今から対策を立て，熱ストレスのない都市にしていくとともに，生活スタイルや活動スタイルも変えていく必要がある．わが国でも熱波の影響が社会問題となっており，環境省では，熱波影響予防のための情報をインターネット（熱中症予防情報サイト）を使って提供するシステムを構築して，運用している．

f．マラリア，デング熱などの感染症

1）マラリア，デング熱

気候変化や異常気象は感染症に大きな影響を及ぼすことがわかっている．ダニ，ハエや蚊など感染症を媒介する生物（媒介生物，媒介動物ともよばれる）は，温度調節を行う機能をもっていないことから，生存や生殖には気温の変化が大きく影響する．感染症と気温との関係については，媒介生物を通じて影響するが，加えて媒介生物の生存や生殖，さらに感染を受ける人の健康状態などにも影響されることから，温暖化による感染症への影響を評価や予測する際には，注意が必要なことが指摘できる．

とくにマラリアやデング熱などは，現在でも熱帯・亜熱帯，高山地域の途上国において猛威をふるっており，3億5000万〜5億人の感染者がおり，毎年200万人に及ぶ人々が亡くなっている．マラリアと温暖化についてはその関連性においていまだ議論がある．すなわち，気温によって媒介蚊などが影響を受けるとしても，感染を受ける

人が不衛生な潜在的な感染地域に居住せざるをえず，また栄養不良などで弱っている場合は感染しやすい．こうした衛生状態や栄養状態が最も支配的な要因であるとし，マラリア撲滅活動や衛生や栄養状態を高めるための経済発展がまず重要であるとする見解もある．

しかし，温暖化とマラリアの関係性を示す事例も報告されている．たとえば，ケニア高地やエチオピア中央部における気温とマラリアの解析から関係が見出された．一方，アフリカのマラリアと気候の長期傾向に関する研究からは，両者の関連性を見いだせないとした研究もあり，むしろほかの要因である薬物耐性，人間の移動と免疫状況，不適切な媒介生物や疾病管理プログラム，土地利用の変化などを分析に加えることの重要性を指摘している．アフリカの現地で採取した長期にわたる疾病データの質が均一でなく，人口統計と生物学的（薬物耐性）データを適切に管理することも難しいことから，発展途上国におけるマラリアと過去の気温との関連性についての知見と将来予測については，まだ確定的な知見は得られていない状況である．

一方，デング熱と重篤なデング出血熱は，蚊が媒介するウイルスが原因で発生する．デング熱ウイルスは，ネッタイシマカによって運ばれるが，この蚊は，生態的要因や都市や住宅など人間が作り出した要因，とくに，水たまりができやすい放置された古タイヤや貯水容器などの密度に強く影響されるだけでなく，気温変化や太陽光などの気候条件の影響を受けることがわかっている．ほかに，生物媒介性感染症で温暖化に関連する疾病としては，オーストラリアのロス川ウイルス，米国南西部の感染症などがある．家畜感染症であるブルータング病は，1988年以来，温暖化が進行するにつれて，ヨーロッパにおける北限が上昇している．

気温はまた食物が媒介する感染症に影響を与える．たとえば，ヨーロッパ大陸では，サルモネラ症の30%は平均気温以上に上昇することが原因と推定される．英国では，毎月の食中毒は，2〜5週間前の気温に最も強く影響を受けていることが報告されている．

2) コレラ

バングラデシュではエル・ニーニョや南方振動（ENSO），温暖化と海面上昇によりコレラの発生状況が変化してきた．ベンガル湾では，コレラの増加傾向は長期の気候変化と関連がある．1980年から2001年に起こったENSOとコレラについては，強い関連性があることが観察されている．関連性の説明要因としては，生態的な要因であり，コレラ菌が藻類に付着するなどして共存しており，藻類を捕食するカイアシ（動物性プランクトン）が関与している．カイアシが，ENSOによって高温となった海面温度に対応して繁茂することによる．

しかし，コレラやデング熱のように経年的な周期変動を解明するには，地域の環境問題と感染症の宿主に生来備わる免疫など公衆衛生を考慮した分析が必要である．これらの要素を考慮に入れると，コレラの年々変化は，ベンガル湾の海面温度，ENSOとの関連性は高く，短期間のバングラデシュの洪水（7年以下），より長期間にわた

る（7年以上）気候パターンである雨季に降る雨とブラマプトラ川の放流の程度に関連している．

ENSOが，温暖化によって変化するのかどうか，変化するとしたらどのように変化するのかについては，まだ明らかになっていない．しかし，現在ENSOの影響を強く受ける地域，たとえば，東南アジア，アフリカ南部と東部アフリカ，米国南西部，南米各地は，ENSOの変化，あるいは，エル・ニーニョ現象の影響が強まると，リスクの程度が大きくなる可能性がある．

g．大気汚染の悪化とその影響

気候モデルの高度化や地域気候モデルの開発によって，地域レベルにおける温暖化と大気汚染との関係に関する研究も進んでいる．

1）米国の大気汚染

今後50年間温暖化が進行することによって，米国東部の大気汚染が悪化することが，地域気候モデルの研究によってわかってきた．この研究では，米国航空宇宙局ゴダード宇宙研究所（GISS：Goddard Institute of Space Science）の開発した大気海洋結合気候モデルの計算結果を用いて，地域気候モデル（MM5）を使ってダウンスケールして，さらに大気化学モデルと結合させている．

温室効果ガスの排出量が多いIPCCのA2シナリオを用いた計算から，米国東部全域で通常のオゾン濃度レベルが，3.7 ppb増加し，現在オゾン濃度が高い都市では，気温上昇が原因でオゾンによる大気汚染が深刻になると予測されている．米国東部の15都市では，2050年代までに8時間以上オゾンに曝露される日数が60％増加して，ひと夏当たり12日から約20日に増えると予測されている．

1.2.3 そのほかの影響

a．温暖化がもたらす破局的な現象

1）温暖化が引き起こす思いもよらない現象

温暖化が進むと異常気象の発生の仕方が変わってくるが，さらに速いスピードで温暖化が進む場合は，大規模な極端な現象（large scale extreme events）や思いもよらない現象（surprise，サプライズ）が発生する可能性もある．具体的には，海洋大循環の停止，南極西部やグリーンランド氷床の融解，永久凍土の大規模な融解による温室効果ガスの急激な放出などである．

2）海洋大循環の停止

世界の海を1000年オーダーで巡る海流が存在し，大西洋では，熱帯の暖かい水が北へ流れて，ヨーロッパを温暖な気候にしている．この海流は北にさらに流れていくと，水温が低下するとともに，蒸発などで塩分濃度が濃くなり，水が重くなり，海底のほうに沈み込むことになる．こうした地球規模の海流が，温暖化が進むと山岳氷河が融解して淡水が海に流れ込んだり，気温が上昇するために水温が高くなるなどの原因で，海流が沈み込まなくなり，海洋大循環のスピードが遅くなり，ついには停止す

ると考えられている．停止すると北半球，とくにヨーロッパなどは寒冷化すると予測されている．

2004年に，温暖化により海洋大循環が止まり，すぐに氷河期がきて，人間社会を破滅に導くような映画「デイ・アフター・トゥモロー」が日本で公開された．温暖化のもたらす悲惨な状況をまざまざと見せつけ世間をにぎわした．こうした大規模な極端な現象については，IPCC第3次評価報告書では21世紀中に発生する可能性は非常に低いと見積もられているが，最近の研究では，21世紀中に起こる確率も無視できず，リスクが高くなっているという報告も出されている．

3) 南極西部やグリーンランドの氷床の融解

これまで南極の氷の本体（氷床）は温暖化すると氷が厚くなり，融けることはないと考えられてきた．温暖化すると水の循環が活発になり，地球規模で雨が増えるが，南極は非常に気温が低いこともあり，降る雨は雪になり積もって氷床を形成することになる．

一方，南極半島は気温上昇も大きく，海に浮いている氷（棚氷）の崩壊が続いており，巨大な氷山となって海洋を浮遊している．棚氷が融けると氷床を形作っている氷塊が川のように流れるようになり，このため氷床も徐々に崩壊する危険性があることがわかってきた．またグリーンランドの氷床はすでに気温が上昇しており，このため一部融解していることが観測されている，今後約3℃気温が上昇するとグリーンランドの氷床が融けはじめると予測されている．地球の氷の大半はグリーンランドと南極に存在するが，もし仮にグリーンランドの氷が全部融けると7m，南極の氷床も全部融けるとあわせて約70m海面が上昇すると予測されている．

4) 永久凍土の融解や森林の崩壊による温室効果ガスの一斉放出

温暖化が進むと，シベリアの永久凍土が融け，そこに閉じ込められていた二酸化炭素やメタンが一斉に大気中に放出されたり，また北方林などの森林や植物が温暖化が原因となって一斉に枯れて，温室効果ガスを放出して，さらに温暖化を加速させる危険性も指摘されている．こうした現象をフィードバックとよぶが，フィードバック効果など地球規模の炭素循環の解明が期待される．

1.3 温暖化防止の取組みと対策

1.3.1 必要性と意義
a．温暖化を防止するための対策
1) 温暖防止の基本は温室効果ガスの排出量を削減すること

温暖化は，すでに多くの被害をもたらしており，今後も深刻な被害をもたらすと予測されている．この温暖化を防止することができるかどうか，まさに人類の生存にとって早急に解決すべき重大な課題となっている．温暖化の防止で最も重要なことは，原因物質である二酸化炭素などの温室効果ガスの排出量を削減することである．温暖

化の防止については，気候変動枠組条約，京都議定書が重要な役割を果たしている（図 1.17）．

2008～2012 年（第一約束期間）に先進国が 1990 年比で温室効果ガスを 5.2% 削減することを約束した京都議定書が，2004 年ロシアが批准したことにより発効のための条件を満たし，2005 年 2 月 16 日に発効した．日本も従来の温暖化防止対策推進大綱の見直しを行い，新たに京都議定書目標達成計画を策定して，日本の国際的約束である 6% の削減目標を達成するために，本格的な対策を実施することになった（図 1.18）．

この目標達成計画では，これまでも大いに議論があった環境税（化石燃料中の炭素に課税するので炭素税ともよばれる）については，すぐの導入には待ったがかかり，十分国民の理解を得たうえでの導入を検討することとかなり後退した．環境税のみで温暖化防止を行えるわけではなく，トップランナー方式に代表される規制，企業の自主行動計画など，ありとあらゆる対策を総動員しなければ，その削減目標の達成は困難である．国内対策を補完するために，排出量取引，共同実施，クリーン開発メカニズム（CDM）などの京都メカニズム，森林の吸収源などを考慮することができるようになっている．

IPCC の分析では，温暖化防止対策として，大きな技術的なポテンシャルがあり，京都議定書の目標達成は可能と結論づけている（IPCC, 2001a）．この 10 年間に温暖化防止に役立つ技術が開発され，そうした技術をうまく使うことにより二酸化炭素の削減が可能であり，京都議定書の削減目標の達成は十分可能であることがわかった．たとえば，ハイブリッドカー，コジェネ（熱電併給）などである．ただし，こうした技術を活かし，削減対策を進めるには，技術の普及を妨げるようないろいろな障害（たとえば，法規制や補助金など）を克服する必要があることも指摘している．

京都議定書の削減目標が達成できても，その後には，さらに厳しい削減を行う必要がある（次節参照）．現在，第一約束期間以降の枠組みはまだ決定していないが，京都議定書を批准していない米国と，削減義務のない中国，インドなどの発展途上国も含めて全世界で対応しなければ，真の意味での温暖化の防止はできない．

2) 京都議定書 2013 年以降の問題

i) 気候安定化のための温室効果ガスの長期削減目標　温暖化を防止する対策の効果や費用を検討するためには，排出，予測，影響・適応策，対策の要因を考慮した統合評価モデルによる解析が必要となり，従来各国で統合評価モデルの研究が進められてきた．温暖化を防止し，生態系，社会経済が安全に持続できるための大気中の温室効果ガスの安定化濃度や，気温上昇の限界値を設定するためには，こうした統合評価モデルによる検討が適している．濃度安定化などの温暖化抑制目標とそれを実現するための経済効率的な排出経路，および同目標下での影響・リスクを総合的に解析・評価するための政策検討した研究事例を示す．

この統合評価モデルでは，全球平均気温・海面上昇，大気中の温室効果ガス濃度な

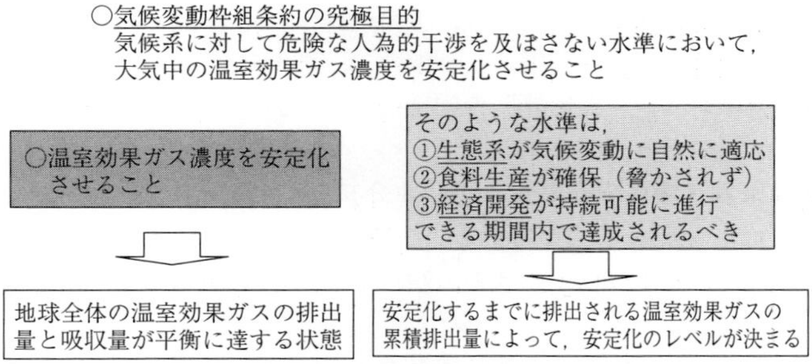

1.3 温暖化防止の取組みと対策

○気候変動枠組条約の究極目的
　気候系に対して危険な人為的干渉を及ぼさない水準において，大気中の温室効果ガス濃度を安定化させること

○温室効果ガス濃度を安定化させること

そのような水準は，
① 生態系が気候変動に自然に適応
② 食料生産が確保（脅かされず）
③ 経済開発が持続可能に進行
できる期間内で達成されるべき

地球全体の温室効果ガスの排出量と吸収量が平衡に達する状態

安定化するまでに排出される温室効果ガスの累積排出量によって，安定化のレベルが決まる

図 1.17　気候変動枠組条約の目的

対象ガスなど	
対象ガス	二酸化炭素（CO_2），メタン（CH_4），一酸化二窒素（N_2O），ハイドロフルオロカーボン（HFC），パーフルオロカーボン（PFC），六フッ化硫黄（SF_6）
吸収源の取扱い	1990年以降の新規の植林や土地利用の変化にともなう温室効果ガス吸収量を排出量から差し引く．

削減約束	
基準年	1990年（HFC，PFC，SF_6 は1995年とすることができる）
第一約束期間	2008〜2012年（5年間の合計排出量を基準年排出量の5倍に削減約束を乗じたものと比較）
削減約束	・先進国全体の対象ガスの人為的な総排出量を，基準年より少なくとも5.2％削減する． ・国別目標（日本6％減，米国7％減，EU8％減など）

京都メカニズム	
排出量取引	先進国が割り当てられた排出量の一部を取引できる仕組み．
共同実施	先進国どうしが共同で削減プロジェクトを行った場合に，それで得られた削減量を参加国の間で分け合う仕組み．
クリーン開発メカニズム	先進国が発展途上国において削減・吸収プロジェクトなどを行った場合に，それによって得られた削減量・吸収量を自国の削減量・吸収量としてカウントする仕組み．

図 1.18　温暖化防止の鍵を握る京都議定書

どに関して将来目標を設定した場合に，①最適排出経路ならびに地域別排出削減分担量を推計し，②同排出経路を前提とした場合の国別・分野別温暖化影響量を示して，設定した将来目標が"危険な影響"の回避に十分であるかどうか，将来目標の有効性を検討することができる（図1.19）．

ii) 温室効果ガス濃度の安定化シナリオ分析　温暖化影響を考慮して，温室効果ガス濃度安定化と削減タイミングを検討するために，なりゆきシナリオ（BaU：business as usual）および以下の3つの制約下における排出抑制した場合をとりあげた．

- GHG-475 ppm：大気中の温室効果ガス（GHG）濃度が475 ppm以下とする制約
- GHG-550 ppm：大気中のGHG濃度が550 ppm以下とする制約
- GHG-650 ppm：大気中のGHG濃度が650 ppm以下とする制約

制約は1990年から2200年まで，制約値をこえないようなGHG濃度が保たれるように計算される．将来人口および将来経済成長はIPCCで作成されたSRES排出シナリオのB2を用いている．計算時の割引率は4%，GHG/エネルギー産出費の減少率は0.85，気候感度は2.6℃を適用した．結果を図1.19に示した．

BaUケースにおいては，2050年まで温室効果ガスの排出量が増加し続け（図1.19（b）），2150年においては，温室効果ガス濃度が1990年に比べて，約3倍に増加する．全球平均気温（図1.19（a））は，2100年で3.5℃，2150年で4.5℃上昇し，その後も上昇し続ける．2150年における気温変化から判断すると，GHG濃度制約が475 ppm以下の場合を除き，すべて2℃をこえる結果となっている．

排出量に着目すると（図1.19（b）），GHG-475 ppmケースでは，1990年比で2020年では約10%削減，2050年では約50%削減が必要となり，早急に本格的な削

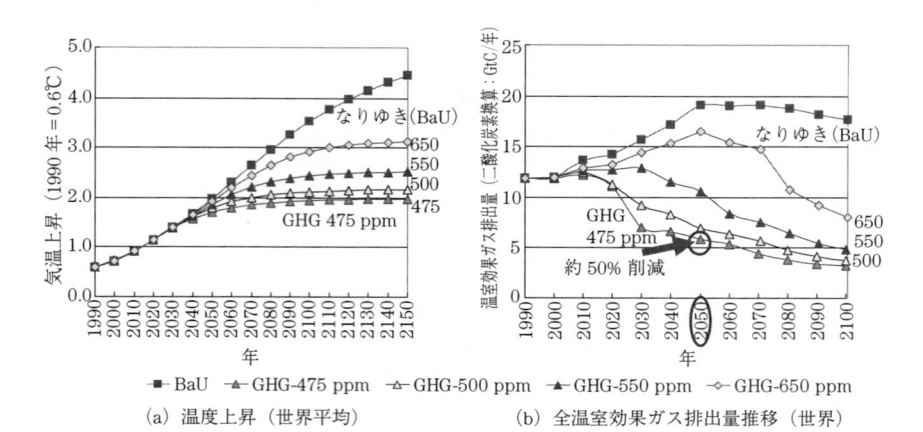

(a) 温度上昇（世界平均）　　(b) 全温室効果ガス排出量推移（世界）

図1.19　大気中の温室効果ガス濃度と温度上昇，温室効果ガスの排出量との関係（肱岡，2005）

減が必要となる．2010年以降の排出量は，1990年における排出量をすべて下回っており，厳しい排出抑制政策が求められる結果となっている．

シミュレーション結果から，GHG-550・650 ppm ケースでは BaU ケースに比べて気温上昇・悪影響が緩和されるものの，たとえば，産業革命前に比べて全球平均気温上昇を 2°C 以下に抑えるような目標を達成するために十分とはいえず，この場合，GHG-475 ppm ケースの目標採用が望まれる．同目標を達成するためには，1990 年比で 2020 年では約 10% 削減，2050 年では約 50% 削減が必要であると見積もられ，早急な対策が要求される．

温室効果ガス濃度をどの程度に安定化させるかについては，温暖化影響をどの程度までに抑えるか，緩和政策による削減可能量がどの程度あるのかなど，総合的に検討されるものであるが，気温上昇の閾値を 2°C と設定した場合，温室効果ガス濃度制約は 475 ppm 以下を満たす必要があり，そのためには温室効果ガスの排出に関しては，①非常に近い将来から大幅かつ本格的な削減を開始する必要があり，② 2050 年では現状の半分程度を目標とした削減対策をうつ必要がある．

1.3.2 温暖化防止の効果

a．京都議定書目標達成計画

京都議定書の発効を受け日本政府は 2005 年 4 月 16 日に京都議定書目標達成計画を公表して，本格的な対応を開始した．日本の排出量の現状および目標達成計画の概要は以下のとおりである．

1) 日本の温室効果ガス排出量の現状

2005 年度までの温室効果ガスの排出量の現状を図 1.20 に示した．年によって排出量の増減はあるが，2005 年度では，1990 年に比べて 8.1% 増加している．このため第一約束期間までに日本が削減すべき目標である 6% 減までに 14.1% と，よりいっ

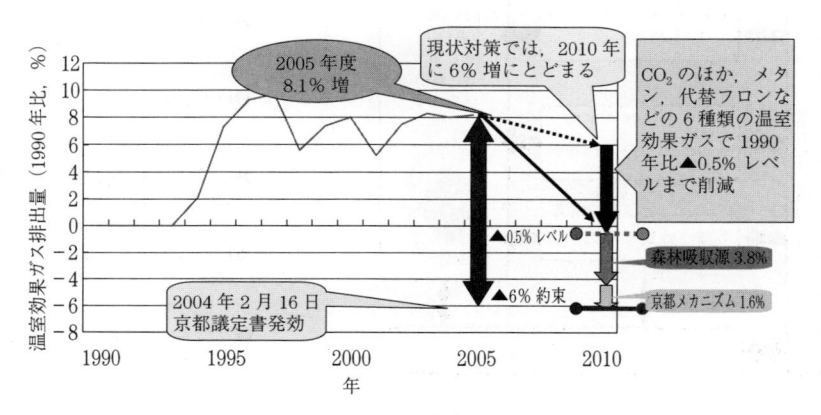

図 1.20 京都議定書目標達成計画の目標

そうの削減対策を進めることが必要である．

2) 京都議定書目標達成計画の概要

目標達成計画の基本的考え方と構成の概略を図1.21に示した．環境と経済の両立を図りつつ，技術革新の促進，すべての主体の参加と連携，そして透明性を確保しつつ，関連主体の情報の共有をはかり，多様な政策手段の活用を考慮した削減対策を進める方針となっている．また，計画の毎年の点検と2007年の評価・見直しプロセスを重視し，環境管理システムで根づいてきたplan-do-check-action（PDCA）サイクルをまわすことにより，計画の進行管理を確実に行っていこうという意欲的な計画となっている．具体的な対策は多岐にわたるが，以下の主要な対策をうまく組み合わせ，かつ総合的に実施していくこととしている．

・二酸化炭素排出量の少ない地域・社会経済構造への転換
・技術革新による温暖化対策の加速化
・政府など公的部門による率先的な温暖化対策
・地球温暖化防止の国民運動の展開
・京都メカニズムなど国際協力の推進

低炭素型の都市デザインや低炭素型の交通システムのデザイン，新エネルギーの面的導入などの地域・都市構造や交通システムの転換に踏み込んだ対策も考慮している．従来の地球温暖化対策推進大綱では国民のライフスタイルの変更による削減が組み込まれていたが，省エネを中心としたライフスタイルの変更による削減は，企業の進める省エネ機器の開発や導入による対策効果と重複する場合もあることから，具体的な数値目標には盛り込まれず，それに代えて国民運動を展開することとした．具体

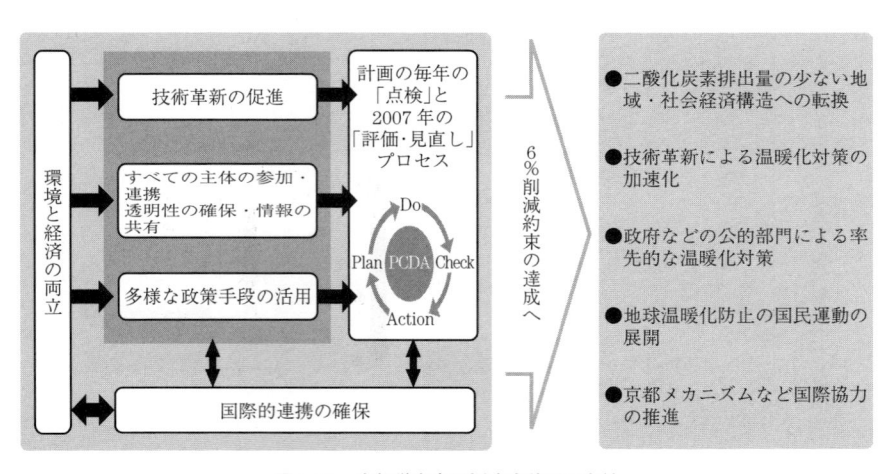

図1.21 京都議定書目標達成計画の方針

的には，クールビズ，ウォームビズに代表されるチームマイナス6％運動による削減行動の推進という形となった．

削減対策として，省エネ・省資源技術の開発，ライフスタイルの変革を誘導する施策も必要である．とくに経済的な動機づけによる企業や国民に温暖化防止対策や活動を起こさせる施策の一つとして，環境税（炭素税）の導入について長年議論されてきたが，結局目標達成計画においては，「真摯に総合的な検討を進めていくべき課題」として，政府の計画に初めて位置づけられたものの，本格的な導入については先送りされた．

3) 省エネルギー技術の開発

IPCC第4次評価報告書では，省エネ技術が急速に発展したことから，こうした省エネ技術をうまく活用していくことによって，京都議定書の目標達成が可能であると結論づけている．図1.22は，ボトムアップ（積み上げ型）の研究から推計された2030年時点における部門別の経済的な緩和（削減）ポテンシャルを示したものである（IPCC, 2007c）．今後数十年にわたり世界の温室効果ガス排出量の削減はかなり大きな経済的なポテンシャルがあり，それにより世界の排出量で予想される伸びを相殺する，または排出量を現在のレベル以下に削減する可能性があることがわかっている．ただし，こうした技術を活用するためには依然として種々の障害があるので，障害を取り除き，かつ総合的に進めることが必要であることも注記されている．目標達成計画においても技術を重視している．省エネルギー技術，未利用エネルギーの利用などの技術革新を加速させて，効率的な機器や先進的なシステムの普及を図ることとしている．

また，最近では，CO_2の固定化，廃ガス田へのCO_2注入・固定や石油増進回収と

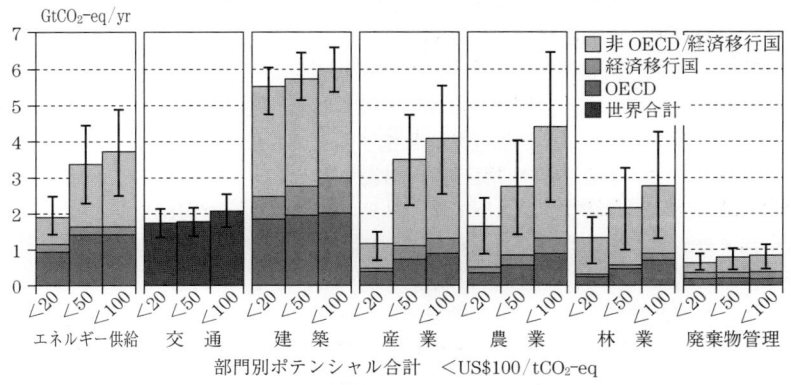

図1.22 ボトムアップ研究から推計された2030年時点の部門別経済的緩和ポテンシャル

いった炭素貯蔵技術も期待されている．こうした技術による貯留ポテンシャルは1700〜10000 Gt CO_2 オーダーであり，今後100年間の温室効果ガスの削減総量をはるかにこえたものになると予想されている．しかし，これらの新技術を普及させるためには，多くの障害があることも指摘されている．具体的には，環境影響，技術情報の普及，技術導入のための資金の確保などの障害を克服しなければならない．また新技術の普及による削減効果が期待できるのは，2013年以降と予想されることから，京都議定書の目標達成にあっては，今ある技術を極力うまく組み合わせて対応する工夫と社会への普及を促進する制度や仕組みが必要である．

4) 地域における取組みとライフスタイルの変更

京都議定書目標達成計画では，地方自治体の取組みの必要性が再確認され，今後自治体の対策が強化される．都道府県および一部の市町村はすでに温暖化防止推進計画など，京都議定書の6％削減を念頭に置いた削減計画を独自に策定していたが，その実効性や国の計画との関係が問題となっていた．今回，目標達成計画のもとで，自治体が対策を推進するための実行計画作りが義務づけられていることから，自治体の取組みも進むはずである．しかし，市区町村，地域や地区レベルになると二酸化炭素の排出量もほとんど把握されていない状況であることから，対策推進のためには市区町村レベルの温室効果ガスの推定やインベントリー作成などもあわせて進めることが必要となる．

国民のライフスタイルの変更など国民運動の展開については政府が取り組んでいるが，地方自治体とも連携して，地域住民がライフスタイル変更の中心となっていく必要がある．そのための情報提供や普及啓発，環境教育など，地域特性を考慮した仕組み作りを進めることが必要である．

5) 京都メカニズムの活用

温暖化防止対策の基本は，省エネ・省資源などの国内対策が中心であるが，国によっては，国内対策のみで削減ができない可能性もあることから，柔軟な措置として，排出量取引，クリーン開発メカニズム，共同実施の京都メカニズムおよび森林吸収源を活用することができる．目標達成計画でも，森林吸収源3.8％のほかに1.6％分を京都メカニズムを活用して，目標達成を目指すこととしている．

2005年末に開催された気候変動枠組条約締約国会議（COP 11）および京都議定書締約国会議（COP/MOP 1）において京都メカニズムのルールが確定したことから，今後京都メカニズムにより得られる排出権（以下，クレジット）が目標達成に重要な役割を担うと考えられる．表1.10は京都メカニズムによって獲得できるクレジットであり，それぞれ特徴があるが，目標達成に利用できることになっている．

欧州連合（EU）が，2005年1月からEU域内での排出量取引を開始するなど，京都メカニズムの具体化が進んでいる．またCDMについては現段階で（2008年3月11日の時点）で，正式にクレジットが認められたCDMプロジェクトは952件，登録申請中85件と急増している．CDMプロジェクトは，ベースラインの設定，モニ

表1.10 京都メカニズム，森林吸収源から得られるクレジットの種類（高村・亀山，2005；改変）

主体		排出量・吸収量	クレジットの種類	有効期限など
国に割り当てられるもの		排出量	AAU（assigned amount units）	
		森林などによる吸収源	RMU（removal units）	
プロジェクトによって発生	附属書I国間（JI）		ERU（emission reduction units）	2008年以降
	先進国と発展途上国（CDM）	削減排出量	CER（certified emission reduction）	2000年以降の事業にCER発行
		森林などによる増加吸収量	tCER（temporary CER），lCER（longterm CER）	

タリング，追加性（プロジェクトによる温室効果ガスの削減）の確認が困難な場合が多く，問題となっていたが，国連CDM理事会における検討の結果，条件がゆるくなったことから，2006年にCDM事業の登録件数が急増している．

6） 経済的措置，炭素税の意義

炭素税は，温暖化対策のうち経済的措置に分類される．欧州各国で取り入れらており，また日本においても中央環境審議会で導入の可否について議論が重ねられてきた．京都議定書目標達成計画においては，炭素税の導入については見送られ，さらに議論をしつつ，関係主体の理解を得ることに後退した．炭素税のみで，温暖化防止が進むわけではなく，炭素税もあくまで多種多様な対策の一つであり，ほかとうまく組み合わせることによって威力を発揮する経済的対策である．

炭素税の効果として期待されることは，①税収，②アナウンスメント効果，③活動を引き起こすインセンティブ効果があげられる．税収については，炭素税の議論において，税収の使途に焦点が集中したために，本来の目的である温暖化防止対策の推進，たとえば，税収で省エネ機器の民間企業や家庭での導入を進めるための補助金として活用することによって，さらに加速的に温暖化の防止対策が進むと期待される．

アナウンスメント効果やインセンティブ効果については，二酸化炭素の排出者が，温暖化影響やその防止対策の必要性を税を支払う行為によって再認識したり，また税金の多寡にもよるが，税負担を軽減するべく，代替的な活動を行ったり，また二酸化炭素を排出する化石燃料の消費を抑える効果を期待できる．これらの効果は，排出主体の行動を改めたり，われわれのライフスタイルを変更するきっかけになると期待されている．

1.4 将来展望

 地球温暖化は，世代をこえて子や孫の時代まで影響し，先進国・発展途上国の区別なく地域をこえて影響する地球環境問題であり，その原因は化石燃料の燃焼に代表されるほぼすべての人間活動そのものによることから，対策が非常に困難な環境問題であるといえよう．

 本章で紹介したように，ここ100年に人間が引き起こした温暖化により地球の平均気温がすでに0.74°C上昇しており，このため世界各地で温暖化の影響が顕在化している．また昨今の世界各地で頻発している異常気象も温暖化との関係がまだ不確実性が高いものの，関係を示す証拠となる科学的知見が蓄積されつつある．

1) 従来考えられていた以上に温暖化の進み方が速く，想定外の影響も発現

 ここ数年の間，温暖化，とくに影響に関する研究が進展して，多くの科学的知見が得られた．新しい知見が日々公表されているが，一方，温暖化が従来科学者が考えていた以上に速く進んでおり，また思いもよらない影響も現れつつあることを認めざるをえない．

 非常に複雑な地球環境や気候システムであるから，完全に理解することは困難であることは当然であり，不確実性がまだ大きい．その不確実性の要因としては，①将来の排出量の想定，②気候モデルの気候感度，そして③気候のフィードバックがあげられていた．とくにフィードバックについては注目されていたものの，気候に与える効果は小さいと考えられていたが，研究が進むにつれて，フィードバックの効果は大きく，温暖化の現象や影響を考えるうえで重要になってきた．

2) 想定外の影響や知見

 CO_2の肥沃化効果は現地では実験室よりも小さいことがわかってきた．温暖化初期では穀物への影響はプラスと考えていたが，それはほんのわずかで悪影響へ移行するかもしれない．またグリーンランドの氷床が融けはじめている．グリーンランドの氷床は温暖化に対して予想よりも脆弱で，融けた氷床の海面上昇への影響が21世紀中にも現れるかもしれない．

 ヨーロッパの熱波，ハリケーン・カトリーナなど大規模な影響が発生するとは考えられていなかった．温暖化するとこうした想像をこえる異常気象が発生するリスクが増してきた．

 もしこの100年間の年平均気温の上昇0.74°Cで，こうした現象が起きているとするならば，長期の安定化目標として，危険を回避するために気温上昇を2°Cに抑えることが，欧州連合（EU）では政策目標と設定しているように重要になってくる．この場合すでに0.74°C上昇しているので余裕は約1.3°Cしかない．こうした厳しい長期目標としての2°Cへの安定化は科学的根拠がないと無視するか，2°Cの安定化は絶対無理であると考えるか，温暖化防止の基本方針にかかわる問題を世界各国が一致し

て取り組めるかどうか，自国の利益よりも地球益を優先できるかどうか，各国の政策決定者の意思決定にかかってきた．

3) 低炭素社会の実現

真の意味で地球の気候システムを安定化させ，深刻な影響や危険を回避できる気温上昇に抑えようとするならば，2050年で世界の排出量を50％削減する必要がある．今後発展途上国の排出量が増加することは確実であることから，発展途上国の排出削減も念頭においた削減戦略が必要となる．

温暖化が進行しつつあるなかで，種々の影響が起きている．近未来においても極端な現象が起きる可能性があることを，2003年のヨーロッパ熱波，2005年のハリケーン・カトリーナが示唆しているのであれば，人間は，こうした現象を引き起こす温暖化を防止するために，省エネ・省資源を徹底した低炭素社会への変革と，ライフスタイルの変革を早急に進めること，そして，影響がいつ起きても対応がとれるように適応策を講じておくことが重要であろう． 〔原沢英夫〕

■文 献

江守正多 (2006). 高解像度気候モデルによる気候変化予測とその信頼性, 地球環境, **11**(1), 3-10.
兜 真徳・本田 靖・青柳みどり (2006). 夏季の暴露温度調節行動と暑熱ストレス関連症状の地域差―全国レベルのアンケート調査結果から―, 環境科学, **19**, 45-57.
環境省 (2005). 京都議定書目標達成計画.
環境省 (2006). 国際戦略検討委員会資料.
気象庁 編 (1996). IPCC第二次報告書 地球温暖化の実態と見通し, 大蔵省印刷局.
国立天文台 編 (2006). 理科年表 2006年度版, 丸善.
杉浦俊彦 (2001). 温暖化が果樹生産環境に及ぼす影響と求められる課題, 農林水産技術研究ジャーナル, **24**(10), 20-30.
世界保健機関 (WHO) (2003). 気候変動と人間の健康報告書.
高村ゆかり・亀山康子 (2005). 地球温暖化交渉の行方, 大学図書.
名取俊樹・増沢武弘・東野外志男 (2005). 高山生態系の脆弱性評価と適応策に関する研究, 地球環境研究総合推進費研究報告「地球温暖化の高山・森林・農業生態系への影響, 適応, 脆弱性評価に関する研究終了報告書」.
西岡秀三・原沢英夫 編 (1997). 地球温暖化と日本, 古今書院.
日本土木学会 (2004). 環境工学公式・モデル・数値集, 日本土木学会.
原沢英夫 (2005). 地球温暖化の日本への影響, 季刊環境研究, **138**, 24-31.
原沢英夫 (2006a). 地球温暖化の危険なレベル, 地球環境, **11**(1), 121-128.
原沢英夫 (2006b). 地球温暖化の市民生活への影響, 地球環境, **11**(1), 87-94.
原沢英夫・西岡秀三 編著 (2004). 地球温暖化と日本, 古今書院.
肱岡靖明 (2005). 地球温暖化抑制のための温室効果ガス安定化レベルの検討, 季刊環境研究, **138**, 67-76.
増沢武弘・光田 準・田中正人 他 (2005). 北海道アポイ岳の高山植物群落―カンラン岩土壌における植物群落の遷移―, 日本生態学会誌, **55**, 85-89.
松井貞二郎・立石英機・磯部雅彦 他 (1992). 海面上昇に伴う日本の沿岸域の浸水影響予測, 海岸工学論文集, **39**, 1046-1050.
吉尾政信・石井 実 (2001). ナガサキアゲハの北上を生物季節学的に考察する, 日本生態学会, **51**,

125-130.
吉尾政信 (2002). チョウの分布拡大と気候の温暖化, 昆虫と自然, **37**(1), 4-7.
Association of British Insurers (2005). Financial Risks of Climate Change.
Christian Aid (2006). The Climate of Poverty : Facts, fears and hope, A Christian Report.
DEFRA (UK Department of Environment, Food and Rural Affairs) (2005). Summary of the Science Symposium on Stabilization of Climate Change "Avoiding Dangerous Climate Change", UK Exeter, 1-3 February.
Donaldson, G. C. (2006). Climate change and the end of the respiratory syncytial virus season, *Clinical Infectious Diseases*, **42**, 677-679.
Ebi, K. L., Teisberg, T. J., Kalkstein, L. S., *et al*. (2005). Heat Watch/Warning Systems Save Lives Estimated Costs and Benefits for Philadelphia 1995-98, *American Meteorological Society*, 1067-1073.
Goulson, D., Derwent, L. C., Hanley, M. E., *et al*. (2005). Predicting calyptrate fly populations from the weather, and probably consequences of climate change, *Journal of Applied Ecology*, **42**, 795-804.
Haines, A., Kovats, R. S., Campbell-Lendrum, D., *et al*. (2006). Climate Change and Human Health : Impacts, vulnerability and public health. Public Health.
Hare, W. (2003). Assessment of Knowledge on Impacts of Climate change—Contribution to the specification of Art. 2 of the UNFCCC.
Hitz, S. and Smith, J. (2004). Estimating global impacts from climate change, *Global Environmental Change*, **14**, 201-218.
IPCC (1996). Climate Change Scientific Basis.
IPCC (2001a). Climate Change 2001 Synthesis Report.
IPCC (2001b). Climate Change 2001 The Scientific Basis.
IPCC (2001c). Climate Change 2001 Impact, Adaptation and Vulnerability.
IPCC (2005). IPCC Special Report on Carbon dioxide Capture and Storage, Cambridge.
IPCC (2007a). Climate Change 2007 The Physical Science Basis.
IPCC (2007b). Climate Change 2007 Impacts, Adaptation, and Vulnerability.
IPCC (2007c). Climate Change 2007 Synthesis Report.
Keatinge, W. R. and Donaldson, G. C. (2006). Heat acclimatization and sunshine case false indications of mortality due to ozone. *Environmental Research*, **100**, 387-393.
Khasnis, A. A. and Nettleman, M. D. (2005). Global warming and infectious disease, *Archives of Medical Research*, **36**, 689-696.
Koelle, K., Rodo, X., Pascual, M., Yunus, Md. and Mostafa, G. (2005). Refractory periods and climate forcing in cholera dynamics, *Nature*, **436**, 696.
Leemans, R. and van Vliet, A. (2004). Extreme Weather : Does nature keep up? WWF Report.
Matsui, T., Yaghihashi, T., Nakaya, T. R., *et al*. (2004). Probability distributions, Fagus crenata forests following vulnerability and predicted climate sensitivity in changes in Japan, *Jounal of Vegetation Science*, **15**, 605-614.
McMichael, A. J., Woodruff, R. E. and Hales, S. (2006). Climate change and human health : present and future risks, *The Lancet*, 9 Feb 2006.
Menne, B. (2005). Health and climate change : A call for action, *British Medical Journal*, Online (29 Nov).
National Research Council (2006). Surface Temperature Reconstuructions for the Last 2000 Years. National Academy Press.
Ogden, N. H., Maarouf, A., Barker, I. K., *et al*. (2006). Climate change and the potential for range

expansion of the Lyme disease vector Ixodes scapularis in Canada, *International Journal of Parasitology*, **36**, 63-70.

Parry, M., Arnell, N., McMichael, T., *et al.* (2001). Millions at risk: Defining critical climate change threats and targets, *Global Environmental Change*, **11**, 181-183.

Patz, J. A., Campbell-Lendrum, D., Holloway, T., *et al.* (2005). Impact of regional climate change on human health, *Nature*, **438**, 310-317.

Pirard, P., Vandentorren, S., Pascal, M., *et al.* (2005). Summary of the mortality impact assessment of the 2003 heat wave in France, *Eurosurveillance*, **10**(7-9), 153-156.

Schär, C., Vidale, P. L., Luthi, D., *et al.* (2004). The role of increasing temperature variability in European summer heatwaves, *Nature*, **427**, 332-336.

Schneider, S. and Lane, J. (2005). An overview of 'dangerous' climate change. In Schellnfuber H. J. *et al.* (eds), *Avoiding Dangerous Climate Change*, Cambridge University Press. pp.7-24.

Smith, J. and Hitz, S. (2003). Background paper: Estimating global impacts from climate change, OECD Workshop on the Benefits of Climate Policy: Improving Information for Policy Makers.

Teranishi, H., Kenda, Y., Katoh, T., *et al.* (2000). Possible role of climate change in the pollen scatter of Japanese cedar *Cryptomeria japonica* in Japan, *Climate Research*, **14**, 65-70.

United Nations (2005). World Population Prospects. Department of Economic and Social Affairs.

Vescovi, L., Rebetez, M. and Rong, F. (2005). Assessing public health risk due to extremely high temperature events: Climate and social parameters, *Climate Research*, **30**, 71-78.

Warren, R. (2006). Impacts of global climate change at differnce annual mean global temperature increase, In Schellnfuber H. J. *et al.* (eds), *Avoiding Dangerous Climate Change*, Cambridge University Press. pp.93-131.

WHO (2004). Heat-waves: Risks and responses. *Health and Global Environmental Change Series*, NO. 2.

コラム1 ● 異常気象の被害は増えているのか？

2004年日本に台風が10個上陸して大きな被害をもたらした．平均が年2.6個，最高で6個だったので異常に多い年であった．また米国および周辺国では続けて大きなハリケーンが4個発生して米国本土を襲った[*1]．南大西洋でハリケーンが発生してブラジル南部に上陸したが，南大西洋で初めて発生したハリケーンの可能性もある．台風やハリケーンの発生の仕方が変わってきているようだが，温暖化との関係はあるのだろうか？個々の台風やハリケーンとの関係はまだよくわからず論争が続いているが，一方気候モデルによる研究から温暖化すると台風やハリケーンの発生数が減少して，中心の風力が増大（強大化）すると予想されている．台風やハリケーンの発生に関して，この30年間で強度が増加しているといった研究も報告されている（Emanuel, 2005）．

IPCCの第3次評価報告書（2001）では，近年異常気象の被害が増加しており，1950年代の40億ドル/年から1990年代は400億ドル/年と10倍になったことを指摘している．また，英国の保険業協会（ABI, 2005）が，台風やハリケーンのもたらす経済的損害をまとめた報告書を発表し，2000年以降も異常気象が増加し，保険金支払額が増加している．2004年に米国および周辺国を襲った4個のハリケーンによる被害は560億ドル（5.9兆円，109円/米ドル換算）に及び，そのうち300億ドル（3.3兆円）が保険によってカバーされている．日本では10個の台風により140億ドル（1.5兆円）以

上の被害が出て,そのうち70億ドル(7600億円)が保険によってカバーされた.
　温暖化すると台風やハリケーンの被害がどれくらい増加するか? 大気中の二酸化炭素が2.2倍に増加する排出シナリオを用いて,2080年に台風やハリケーンの中心風力が6%増加すると,たとえば,日本では,現在の保険支払額150~200億ドル(1.6~2.2兆円)から,さらに100~140億ドル(1.1~1.5兆円)増加すると予測している.
　強大化した台風やその被害が毎年発生するわけではないが,いったん発生すると巨額の被害をもたらす可能性がある.被害を避けるにはどうしたらよいのか.英国保険業界の報告書は,①大気中の温室効果ガスを早期に安定化して温暖化を止めること,そして②温暖化に対して脆弱な現代社会への影響を低減する適応策を早急にとることをあげている.保険はこうした気象災害の被害を軽減する一つの方策(適応策)であるが,リスクを分散し,肩代わりする役目を果たすが,温暖化の絶対的なリスクを低下するものではないことを強調している.

*1　台風(熱帯低気圧)は発生する場所で呼び方が異なる.米国など北中米ではハリケーン,インド洋などではサイクロンとよんでいる.

■文　献
ABI (Association of British Insurers) (2005). Financial Risks of Climate Change, 40 pp.
Emanuel, K. (2005). Increasing destructiveness of tropical cyclones over the past 30 years, *Nature*, **436**, 686-688.
IPCC (2001). *Climate Change 2001 Synthesis Report*. Cambridge University Press.

コラム2 ●地球温暖化に関する科学的知見(IPCC第4次評価報告書)

　気候変動に関する政府間パネル(IPCC)第1作業部会の第4次評価報告書(気候変化2007　自然科学的根拠)が2007年2月2日に公表された.過去100年で地球の平均気温が0.74℃上昇し,気温の上昇スピードも大きくなっていることが明らかとなった.このため,たとえば積雪面積や極域の海氷が減少しており,このまま温暖化が進むと21世紀後半までに北極の海氷が完全に消滅するなどの深刻な影響が現れると予測されている.人間活動から排出された二酸化炭素などの温室効果ガスが原因で温暖化が進んでいることを科学的にほぼ確実であることが明らかになった.報告書のおもな結論は以下のとおりである.

○気候システムに温暖化が起こっていると断定するとともに,人為起源の温室効果ガスの増加が温暖化の原因とほぼ断定した.第3次評価報告書では,確からしさが「可能性が高い(likely)」と評価されていたので,より踏み込んだ表現である「可能性が非常に高い(very likely)」と評価されている.
○20世紀後半の北半球の平均気温は,過去1300年間のうちで最も高温で,最近12年(1995~2006年)のうち,1996年を除く11年の世界の地上気温は,1850年以降で最も温暖な12年の中に入る.

○過去100年に,世界平均気温が長期的に0.74℃(1906〜2005年)上昇した.最近50年間の長期傾向は,過去100年のほぼ2倍である.第3次評価報告書では0.6℃(1901〜2000年)であったので,この数年間に0.1℃以上上昇したことになる.
○1980年から1999年までに比べ,21世紀末(2090〜2099年)の平均気温上昇は,環境の保全と経済の発展が地球規模で両立する社会(B1シナリオ)においては,1.8℃(最良の推定値,1.1〜2.9℃の範囲に入る)である一方,化石エネルギー源を重視しつつ高い経済成長を実現する社会(A1FIシナリオ)では4.0℃(2.4℃〜6.4℃)と予測した.
○1980年から1999年までに比べ,21世紀末(2090〜2099年)の平均海面水位上昇は,環境の保全と経済の発展が地球規模で両立する社会(B1)においては,18〜38 cmである一方,化石エネルギー源を重視しつつ高い経済成長を実現する社会(A1FI)では26〜59 cmと予測した.第3次評価報告書(9〜88 cm)より不確実性が減少したが,予測の最大値は下方修正されている.
○2030年までは,社会シナリオによらず10年当たり0.2℃の昇温を予測.
○熱帯低気圧(台風やハリケーン)の強度は増大すると予測.
○積雪面積や極域の海氷は縮小.北極海の晩夏における海氷が,21世紀後半までにほぼ完全に消滅するとの予測もある.
○大気中の二酸化炭素濃度上昇により,海洋の酸性化が進むと予測.
○温暖化により,大気中の二酸化炭素の陸地と海洋への取り込みが減少するため,人為起源排出の大気中への残留分が増加する傾向がある.

■ 文 献

IPCC (2007). Climate Change 2007 The Physical Science Basis. Cambridge University Press.

コラム3 ●温暖化の経済評価:スターン・レビューの概要

英国政府は2006年10月に「気候変動の経済学(The Economics of Climate Change)」[*1]を公表した.この報告書は世界銀行の元チーフ・エコノミストで,現在は英国政府気候変動・開発における経済担当政府特別顧問ニコラス・スターン卿が英国政府の要請を受けてまとめたもので,スターン・レビューとよばれている.地球温暖化をこのまま放置すれば,経済的被害は1930年代の大恐慌や2度にわたる世界大戦に相当する規模になると警告している.現在のペースで温暖化が進んだ場合(BaU: business as usual,「なりゆきシナリオ」とよばれる),世界各国の国内総生産(GDP)の5〜最大20%にのぼる被害が予測されている.一方,温暖化の原因となる温室効果ガスの排出を抑えるために必要な費用は,世界のGDP総計の1%前後にとどまることから,早急に温暖化対策を進めることにより,経済成長と地球環境保全を両立させることは可能と結論づけている.

温暖化の影響面では,①中程度の気温上昇であれば,先進国の中には利益を得る国もあるが,21世紀後半にさらに気温上昇するとそうした国々でも被害が深刻化する,②異常気象(極端な気象現象ともよばれ,暴風雨,洪水,干ばつ,熱波をさす)は高い気

温で急速に増加し，温暖化の当初の利益をすぐに相殺してしまう．異常気象の被害だけで21世紀半ばに，世界のGDPの0.5～1％に達し，その後気温が上昇するに従い増加し続ける，③さらに高い気温上昇では，先進国経済への被害が増大し，異常気象の頻発などを通じて貿易と国際的な金融市場，さらに通信の破壊や保険や資本の一時的なコスト上昇に影響する．

温暖化防止に向けた国際的な取組みとして次の4つをあげ，早急に世界各国が対応を進めるべきであると指摘している．

排出量取引： 世界・各国の排出量取引を拡大することにより，二酸化炭素の排出量削減を進めることは，発展途上国の対応を促すうえでも説得力のある方法である．豊かな国が確固たる削減目標を設定することにより，年間何百億ドルという資金が流動する引き金となり，化石燃料に依存しない低炭素社会への発展の道を切り開く可能性がある．

環境技術の協力体制： 公式，非公式な国際的な合意にかかわらず，環境技術について連携体制をとることは，世界各国による開発投資の効率性を高める．国際的な観点から，エネルギー研究開発への支援を少なくとも倍増させ，新開発の低炭素技術を普及し根づかせるための資金援助は5倍にしなければならない．また国際的な製品規準を作ることは，エネルギー効率の改善を進めるうえでも有効な方法である．

森林伐採を減らすための対応策： 世界中で自然森林が失われており，それに起因する年間の温室効果ガス排出量は輸送部門よりも多い．森林伐採に歯止めをかけることは，温室効果ガス排出量を減らす非常に費用効率性の高い方法である．最善の実施方法を決めるための大がかりな国際規模の試験プログラムに着手するには，それほど時間はかからない．

適 応： 気候変動の影響を最も受けやすいのは貧しい国である．それらの国の開発計画には気候変動を考慮し，豊かな先進国は約束を守り，海外開発援助を通じて支援を増強することが肝要である．また，世界中から集めた資金は，気候変動が各地域に及ぼす影響に関する情報基盤を改善したり，干ばつや洪水に強い新品種を作るための研究開発に使われることが望ましい．

＊1 要約（Exective Summary）の和訳が英国大使館ホームページ（http://www.uknow.or.jp/be/environment/environment/07.htm）から入手可能である．

■文　献

Stern, N. (2006). *The Economics of Climate Change*, Cambridge University Press.

2 オゾン層破壊

　地球上のオゾンの大部分（約90％）は，地上10〜50 kmの成層圏に存在しており，残りの約10％が対流圏に存在する．成層圏にオゾン濃度の高い領域がありオゾン層とよばれる（図2.1）．地球に降り注ぐ太陽光には紫外線（UV：ultraviolet rays）が含まれている．図2.2は太陽光の波長と可視光，紫外線の関係を示したものである．紫外線は可視光の波長より短い波長をもち，波長によって3種に分類される．すなわち，A領域紫外線（UV-A；315〜400 nm，ナノメートル：10億分の1 m），B領域紫外線（UV-B；280〜315 nm），C領域紫外線（UV-C；100〜280 nm）である．

　太陽光が大気を通過するとき，ほとんどすべてのUV-CとおよそUV-Bの90％がオゾン，水蒸気，酸素と二酸化炭素によって吸収される．UV-Aは大気によりあまり影響を受けないので，地表面に到達する紫外線は，UV-Aと少量のUV-Bからなる．とくに280〜315 nmの波長をもつUV-Bは，人間の日焼け，炎症や皮膚がんを引き起こし，植物の生育障害など悪影響を与えることがわかっている．

　オゾン層は，このUV-Bの大部分を吸収することによって，有害な紫外線から地球上の人間や動植物を保護している．この性質から，オゾン層は地球を守る盾（earth's shield）とよばれる．

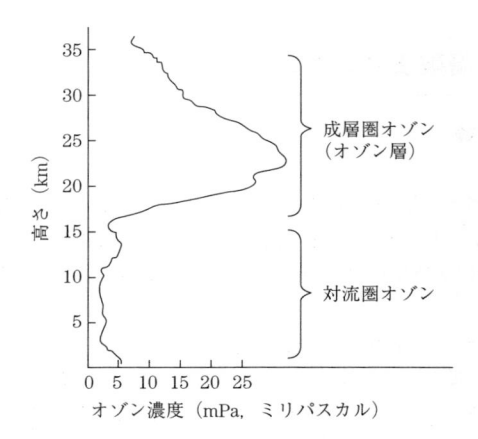

図2.1　成層圏オゾン（オゾン層）と対流圏オゾン

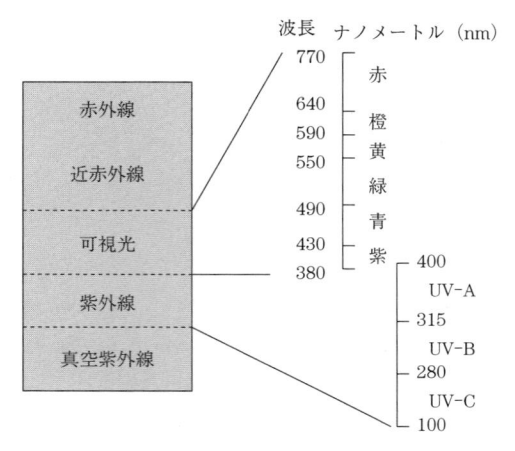

図2.2 可視光と紫外線

　また成層圏のオゾンは大気の温度分布にも影響を及ぼしており，地球の気候を調節する役目も果たしている．このことから地球温暖化と成層圏のオゾンは密接な関連があることがわかっている．

　このオゾン層がフロンなど人間が作り出した化学物質によって破壊されていることが観測されるに及び，オゾン層保護に向けた国際的な取組みが行われた．オゾン層破壊物質の製造，使用については段階的に廃止することになっており，国連環境計画（UNEP：United Nations Environmental Program）の予測では2050～2060年頃にはオゾン層が回復すると予測されている．

　本章では，地球環境問題のうちで，深刻な影響をもたらすオゾン層破壊問題をとりあげる．

2.1　オゾン層破壊のメカニズム

2.1.1　オゾン層破壊の原因と経緯
a.　オゾン層破壊問題の経緯

　1974年にカリフォルニア大学アーバイン校の化学者マリオ・モリーナ（Mario J. Molina）とシャーウッド・ローランド（F. Sherwood Rowland）は，成層圏において強い紫外線によりフロンから塩素原子が放出されオゾンと反応して，オゾン層が破壊されることを予測した．

　フロン類（CFCs：chlorofluorocarbons）は炭素，水素，塩素，フッ素などからなる化合物群（ハロゲン化合物の一種）であり，クロロフルオロカーボン（CFC），ハイドロクロロフルオロカーボン（HCFC），ハイドロフルオロカーボン（HFC）などの総称である．クロロフルオロカーボンをフロンとよぶことも多い．

2.1 オゾン層破壊のメカニズム

　1970年代，フロン類は冷蔵庫，家庭・自動車のエアコン，エアロゾル噴射剤，発泡剤や電子部品の製造業において多様な利用が行われていた．モリーナとローランドの論文発表後の数年間は，オゾン層破壊が実際に起きているかどうか，もし起きているならばフロン類を大気中に排出する人間活動に原因があるかどうか不確かなままであった．

　当時，オゾン層破壊については諸説があった．たとえば，高々度を飛ぶ超音速航空機から大気中に放出される窒素酸化物がおもな原因であるとか，フロンのような人工化学物質はオゾンを減少させる物質，たとえば火山から放出されるエアロゾルなど自然の原因と比較して影響は小さいといった主張があった．しかし現在では，成層圏の直接測定やオゾン層破壊のメカニズムの解明の研究から，フロン類などの人工化学物質に由来する塩素と臭素がオゾン層破壊の主要な原因であることが科学的にも明らかにされている．

　火山の噴火などはオゾン層破壊の速度を早めるが，その影響は比較的短時間である．たとえば，1991年にフィリピンのピナツボ山が噴火したときには，大気中に約2000万tの二酸化硫黄が放出されたために，1992年と1993年のオゾン層のオゾン濃度は記録的に低いレベルとなった．大気中では，二酸化硫黄は急速に硫酸エアロゾルに変化し，オゾン層破壊の速度を増したが，成層圏のエアロゾル濃度は，2年未満でピークのレベルの5分の1以下に減少している．

　一方，フロン類の中には，100年以上大気にとどまるものがある．たとえばフロン類の一種であるCFC-115の大気中の寿命は1700年と推定されている．

　オゾン層破壊のメカニズムなど科学的知見については，科学者からなる国際的なパネル（科学アセスメントパネル）が定期的に評価を行っており，オゾン層破壊が塩素や臭素を含む人工化学物質，主としてフロンやハロンによって生じると結論づけている．表2.1はオゾン層破壊問題について科学面と国際対策面についての経緯を示したものである．

b． オゾン層破壊とほかの地球環境問題との相互作用

1） 地上オゾンとの関係

　オゾンは，地上から約10 kmまでの対流圏にも存在するが，成層圏よりも低い濃度である．地表面に近づくにつれ，太陽放射のうち紫外線は成層圏のオゾン層によって吸収されて減少しているので，オゾン層で起きている自然のオゾン生成メカニズムは対流圏では働かない．

　しかし，工場や自動車から排出された大気汚染物質によって，高濃度の地上オゾンが，世界の各地域で発生している．石油や石炭などの化石燃料やバイオマスを燃やすことにより，たとえば窒素酸化物や有機化合物などの大気汚染物質が大気中に放出され，それらが太陽光と反応して，オゾンが生成される．この地上のオゾンは光化学スモッグなどの都市域の大気汚染の要因であり，人間の健康に障害（呼吸器系疾患など）を引き起こすとともに，農作物や植物に被害を与える．

表 2.1 オゾン層破壊とその対策の経緯

年	科学	対策
1974	モリーナとローランドが,フロン類によりオゾン層が破壊されることを予測した	
1977	UNEP 専門家会合(科学的知見,対策の立案)	北欧諸国,米国では独自の規制を立案して開始.しかし,すぐにはオゾン層破壊の原因物質の規制はできなかった
1985	12月,南極域上空にオゾン量が極端に減少するオゾンホールが観測された.フロンによるオゾン層破壊説を実証する現象として注目された	3月,オゾン層保護のためのウィーン条約を採択した
1986	国際オゾントレンドパネルが創設された	
1987	オゾンホールなどに関する国際共同研究が開始された	5月,モントリオール議定書を採択.5種の CFC,3種のハロン,生産量の削減に合意した
1988〜	オゾン層の減少がモデルで予測されたより大きく,既存のオゾン層破壊対策は不十分であることから規制の見直しが行われた	
1989	最初の科学アセスメント報告が公表された	
1990		第2回締約国会議(COP 2)議定書改正,10種の CFC,1.1.1-トリクロロエタン,四塩化炭素を追加した
1991	科学アセスメント報告 II	
1992		COP 4:規制スケジュールを前倒し,HCFC,臭化メチルを追加した
1994	科学アセスメント報告 III	
1995		COP 7:HCFC 規制スケジュールを前倒し,臭化メチルの規制スケジュールを作成した
1997		COP 9:臭化メチル規制スケジュールを前倒しした
1998	科学アセスメント報告 IV	
1999		COP 11:HCFC の生産量を規制した
2000	南極のオゾンホールが最大規模に拡大した	
2002	科学アセスメント報告 V	
2006	科学アセスメント報告 VI,南極のオゾンホール規模が拡大し,北極のオゾンも低下した	

2) 地球温暖化との関係

成層圏のオゾン減少と地球温暖化は,ともに人間活動が地球の大気へ影響を与えているという点で共通している.しかし両者の原因物質やメカニズムは異なり,従来は地球環境問題として別個に扱われてきたが,近年相互に関連性があることがわかってきた.

i) オゾン層破壊物質は温暖化にも寄与する　オゾン層破壊物質の多くが温室効果ガスである．たとえば，オゾンを破壊する2つのおもなクロロフルオロカーボンであるCFC-11と12は，それぞれ二酸化炭素（100年の期間）の4600倍，10600倍と強力な温室効果ガスである．またCFCの代替品として開発されたハイドロクロロフルオロカーボン類も強力な温室効果ガスである．オゾン層破壊の原因物質は，同時に地球温暖化にも影響を及ぼしているわけである．

ii) オゾン層破壊は気候に影響を与える　オゾン層は地球全体の温度バランスを保持するために重要な役割を果たしている．オゾン層が減少すると温室効果を減少させることから成層圏の気温低下を招くと考えられている．

iii) 陸域生態系の炭素循環を変える　オゾン層破壊により地表面へ到達するUV-B量が増加すると，二酸化炭素のような温室効果ガスの地球規模の循環を変え，温暖化を加速させる可能性も指摘されている．とくにUV-Bの増加は，陸域の植物や海洋の植物プランクトンの1次生産を抑制することになり，大気中から二酸化炭素の吸収量を減少させ，また複雑な食物連鎖で関連している生態系を変える．

iv) 温暖化はオゾン層破壊を悪化させる　地球温暖化は，地表付近や大気下層の気温を上昇させるが，一方，成層圏を冷却する．これは成層圏に到達する人工化学物質が同じ濃度であっても，温度が低い状況では，オゾンを急速に減少させる反応がより進むことによってオゾン層破壊が進むと考えられている．

2.1.2　オゾンの特性とオゾン層破壊のメカニズム

a．オゾンの特性

オゾンは，3つの酸素原子からなる酸素の同素体で，酸素分子に紫外線などが作用して生じる．成層圏では，太陽光の中の紫外線によって自然に作られる．紫外線は酸素分子を分解し，活性の高い酸素原子を放出する．酸素原子は酸素分子と結合してオゾンを生成する（図2.3右上）．成層圏に存在するオゾンの約90%はこのようにして作られる．オゾン層のオゾンは非常に少ない量で，その最大濃度は，およそ20〜25kmの高さでおよそ10 ppmである．オゾンは，不安定な分子であり，紫外線はオゾンを生成すると同時に，それを壊し酸素分子と酸素原子を再び生成する．大気中のオゾン濃度は，その生成と分解の速さから動的なバランスによって決まっている．この自然のバランスをフロン類などの人工化学物質が壊すことによって，オゾン層破壊が起きている．

b．オゾン層破壊のメカニズム

フロン類などの塩素や臭素を含む非常に安定した人工化学物質は，大気中に放出されたあと，徐々に成層圏を含む大気のあらゆる部分に輸送される．人工化学物質は大気の低層では安定であるが，成層圏では太陽光の紫外線が強力なために，反応性の高い塩素や臭素の原子が放出される．塩素や臭素原子は，オゾン破壊をもたらす一連の複雑な反応を生じる（図2.3左下）．

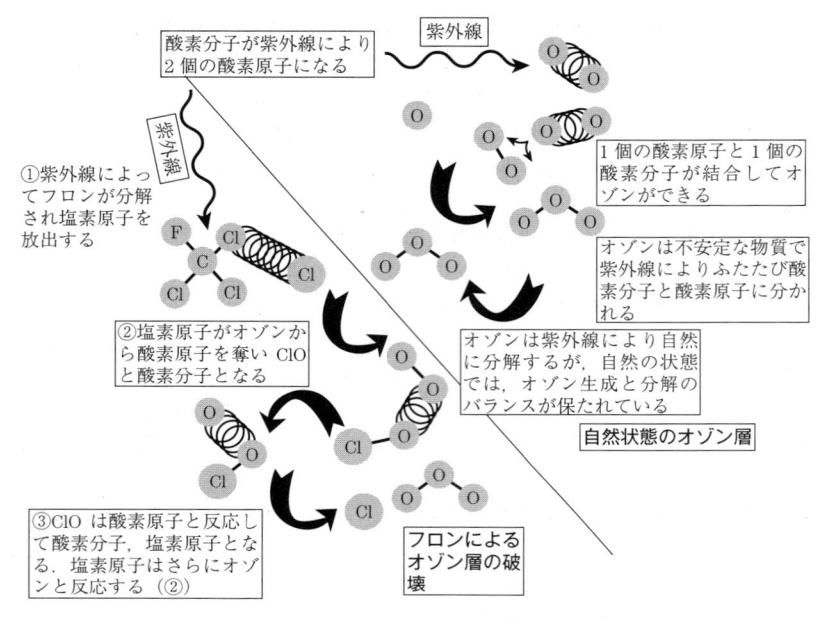

図 2.3 フロンによるオゾン層の破壊メカニズム

オゾン破壊の主要なプロセスは以下のようになる．
　①強い紫外線によりフロンから塩素原子が放出される．
　②放出された塩素原子は，オゾンと反応して，塩素の一酸化物（ClO，一酸化塩素）を形成する．ClO は非常に反応性が高い．
　③さらに ClO は酸素原子と反応し酸素原子を放出して，酸素分子と塩素原子となる．塩素原子は，さらにオゾンと反応していく．

このようにしてフロンから放出された塩素原子は，次々にオゾン分子と反応を進め，何千ものオゾン分子を破壊する．塩素は非常に低濃度でもオゾン層を減少させるために十分な破壊力をもつことになる．

c． オゾン層破壊物質（種類と性質）

表 2.2 はオゾン層を破壊する代表的な物質の化学式，大気中における寿命，オゾン層破壊ポテンシャル（ODP：ozone depleting potential），地球温暖化指数，およびモントリオール議定書における扱いについて示している．

ここで，オゾン層破壊ポテンシャル（オゾン層破壊係数ともよばれる）は，化学物質の 1 kg 当たりの総オゾン破壊量を CFC-11，1 kg 当たりの総オゾン破壊量を基準として数値化したものである．CFC-11 のオゾン層破壊ポテンシャルを 1 としてほかの物質の強度を相対的に示している．

また地球温暖化指数（GWP：global warming potential，地球温暖化係数ともよ

表2.2 オゾン層を破壊する代表的な物質

物質名	化学式	大気中での寿命（年）	オゾン層破壊ポテンシャル（ODP）[*1]	地球温暖化指数（GWP：100年）	モントリオール議定書
CFC クロロフルオロカーボン類					附属書 A-I
CFC-11	CCl_3F	45.0	1.0	4600	
CFC-12	CCl_2F_2	100.0	1.0	10600	
CFC-113	$C_2Cl_3F_3$	85.0	0.8	6000	
CFC-114	$C_2Cl_2F_4$	300.0	1.0	9800	
CFC-115	C_2ClF_5	1700.0	0.6	10300	
ハロン					附属書 A-II
ハロン-1301	CF_3Br	65.0	10.0	6900	
ハロン-1211	$CClF_2Br$	11.0	3.0	1300	
ハロン-2402	$C_2F_4Br_2$		6[*3]		
有機塩素化合物					附属書 B-II
四塩化炭素	CCl_4	35.0	1.1	1400	
トリクロロエタン	$C_2H_3CCl_3$	4.8	0.1	140	附属書 B-III
HCFC					附属書 C-I
HCFC-22	$CHClF_2$	11.8	0.055	1900	
HCFC-123	$C_2HCl_2F_3$	1.4	0.020	120	
HCFC-124	C_2HClF_4	6.1	0.022	620	
HCFC-141 b	$C_2H_3Cl_2F$	9.2	0.110	700	
HCFC-142 b	$C_2H_3ClF_2$	18.5	0.065	2300	
HCFC-225 ca	$C_3HCl_2F_5$	2.1	0.025	180	
HCFC-225 cb	$C_3HCl_2F_5$	6.2	0.033	620	
有機臭素化合物					附属書 E
臭化メチル	CH_3Br	0.7	0.6	5	
そのほか					
CF_3I	CF_3I		<0.008[*2]		
CH_3Cl	CH_3Cl		0.02[*2]		
HFC					
HFC-134 a	$C_2H_2F_4$	13.6	$<1.5 \times 10^{-5}$[*2]	1600	
HFC-23	CHF_3	243.0	$<4 \times 10^{-4}$[*2]	14800	
HFC-125	C_2HF_5	32.6	$<3 \times 10^{-5}$[*2]	3800	
PFC					
PFC-14	CF_4	50000.0		5700	
PFC-116	C_2F_6	10000.0		11400	
SF_6					
六フッ化硫黄	SF_6	3200.0		22200	
参考					
二酸化炭素	CO_2	5〜200		1	
メタン	CH_4	12.2		24	
一酸化二窒素	N_2O	120.0		360	

[*1]：現行モントリオール議定書によるODP（WMO, 1998）
[*2]：モデルから導かれたODP（WMO, 1998）
[*3]：The Montreal Protocol（1987） 4th Edition（1996）

ばれる）は，温室効果をもつガスの温暖化する強さを示す指標で，大気中のガスの寿命も考慮し，二酸化炭素の効果を1として相対的に表している．一般には，期間の長さとして100年が用いられる．たとえば，メタンは二酸化炭素の約21倍，亜酸化窒素は約310倍，フロン類は数百～数千倍である．

　フロン類などの人工的に合成された化学物質は成層圏のオゾンを破壊する力をもっているが，こうした化学物質は，次のような2つの共通した特徴がある．

① 大気低層では，著しく安定であり，水に溶解せず，物理的，生物学的な破壊に対しても抵抗性がある．塩素または臭素（遊離した状態で極端に反応性が高い）を含んでおり，オゾンと反応する．このため，オゾン破壊物質は長期間大気中にとどまり，成層圏を含む大気のあらゆる場所に徐々に拡散していく．

② 成層圏では，太陽からの強力で高エネルギーな紫外線によって，オゾンを破壊する塩素や臭素原子を放出する．

以下，代表的なオゾン層破壊物質の特徴を示す．

- クロロフルオロカーボン類（CFCs，日本ではフロン類と総称）は，最も重要なオゾン層破壊物質である．CFCsは1928年に初めて合成されたときから，さまざまな用途に使われてきた．たとえば，冷蔵庫やエアコンの冷媒，エアロゾルスプレー缶の噴射剤，発泡剤など．
- ハイドロクロロフルオロカーボン類（HCFCs）は，CFCsがオゾン層破壊物質であることから，その代替物質として開発された．おもな用途は，冷媒と発泡剤である．HCFCsはCFCsよりもオゾン破壊力は弱いが，これは余分な水素原子をもつために，大気低層でより破壊されやすく，多くが成層圏に達しないためと考えられている．しかしHCFCsのオゾン層破壊ポテンシャルは高いので長期の使用は認められておらず，40種のHCFCsが世界的な規制を受け，最終的には使用が禁止されることになっている．
- 四塩化炭素（CCl_4）とメチルクロロホルム（1,1,1-trichloroethane）は，大きなODPをもっており，国際的な規制を受けている．これらの化学物質は溶媒として広く使用されており，主として製造過程などで金属を洗浄するために使用されている．
- ハロンは，臭素を含有する化学物質，ブロモフルオロカーボン（BFCs）で，その主要な用途は消火剤である．ハロンは，最も破壊的なCFCより10倍ほど強力なオゾン層破壊物質である．3種のハロンの生産は1994年に先進国で終了している．ハイドロブロモフルオロカーボン（HBFCs）はモントリオール議定書のもとで段階的に生産・使用停止することになっている．

2.1.3　オゾン層破壊の現状

a．オゾンホールの現状

南極では，1970年代末から毎年春（9～10月）に南極上空の成層圏オゾンが極端に

減少する「オゾンホール」とよばれる現象が発生している．

オゾンホールの原因は南極域の成層圏にできる雲と極渦（ジェット気流の一種で，渦状に極域成層圏をとりまいている）である．南極域の冬は非常に寒く，−78°C 以下になると成層圏でも雲（極域成層圏雲，PSC：polar stratosphere cloud）ができ，この雲の表面が化学反応の場となり，不活性な貯留物質に取り込まれていた塩素原子が，ふたたび塩素分子などの不安定な成分になる．そして春先に日光が当たると，塩素原子となり，オゾン破壊反応がどんどん進むことになる．さらに極渦が，中緯度地方のオゾンの多い空気との混合を妨げるため，高度 17 km 付近のオゾンはほとんどなくなってしまう．

オゾンホール面積の最大値で見ると（図 2.4），増加傾向にあり，2000 年には過去最大規模のオゾンホールが確認されている．その後は減少傾向にあるが，まだ南極大陸の 2 倍の面積のオゾンホールが観測されている．

オゾン量の変化は，一般にオゾン全量として，地上から上空までの大気に含まれるオゾンの総量の変化で示される．オゾン全量はすべてのオゾンを地上に集めて 0°C，1 気圧にしたときの厚みで量ることになっており，平均的に厚みは 3 mm 程度である．オゾン全量の単位としては，cm の 1000 倍（m atm-cm；ミリアトムセンチメートル）を使用するため，3 mm は約 300 m atm-cm となる．

オゾン全量は低緯度より高緯度で多く，夏に少なく，冬に多くなる季節変化がある．赤道域を除いたほぼ全球でオゾンは減少している（気象庁ホームページ，http://www.jma.go.jp）．1997〜2001 年の全球平均のオゾン全量は，1964〜1980 年の平均より約 3% 低くなっている．図 2.5 は，気象庁がオゾン観測を行っている札幌，つくば，鹿児島，那覇各市におけるオゾン全量の変化を示したものである．

b. 北極域などのオゾン層破壊の変化

地上の観測機器によるオゾン層の測定は 1957 年に開始された．1970 年代後半からは，地上観測に加えて，気球や衛星に搭載された観測機器を使ったオゾン層の測定が行われるようになった．

こうした測定から，オゾン濃度レベルが世界各地で減少していることが確認されて

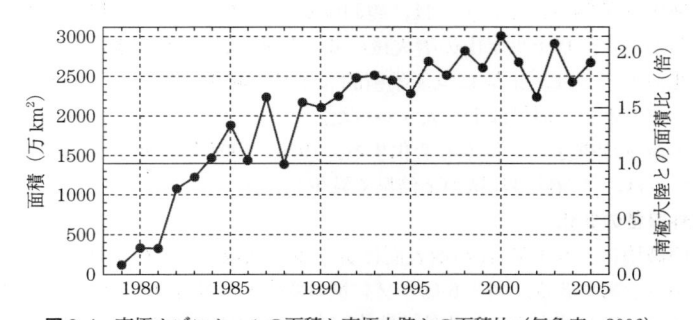

図 2.4 南極オゾンホールの面積と南極大陸との面積比（気象庁，2006）

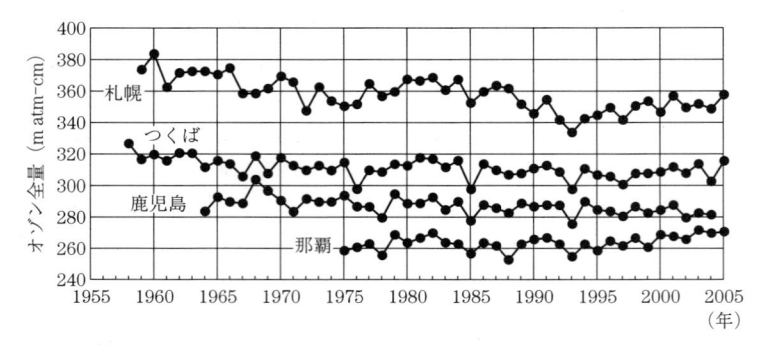

図2.5 国内のオゾン全量の経年変化（環境省, 2006）

いる．1979〜1994年に，両半球の中緯度（30〜60°）上のオゾンは，10年につき平均して4〜5%の率で減少しており，オゾン濃度レベルの変化は1970年代より1980年代に速くなり，オゾン層破壊が加速していることが確認された．

1) 北極域の変化

北極域でも南極域と同じように極域成層圏雲ができるが，南極ほど寒くないので，オゾンホールのようなはっきりとした現象は観測されていない．1980年代を通して，北極域では，南極のオゾンホールほどの大規模なオゾン破壊は観測されていなかったが，1990年代に入ると冬の成層圏が異常に低温になるという現象が発生しており，春のオゾン全量が急速に低下し，1997年には「北極オゾンホール」といえるほどの状況になった．

そして2000年1月初めから3月終わりまでの3ヵ月の間に，高度18km付近で70%以上のオゾンが破壊されていたことが報告されている．また2004〜2005年の冬も極域成層圏雲ができる限界以下に気温が低下して，記録的なオゾン層破壊が報告されている．

2) 緯度的や季節的な変化

オゾンの減少は，緯度によっても変化する．赤道上で最も低く，極方向へ増加する．熱帯地域（20°N〜20°S）上では，観測値からオゾン全量には目立った傾向がないことがわかった．ピナツボ山の噴火後の6ヵ月間は，オゾン総量は3〜4%減少している．北極上空では，20%に及ぶ累積的なオゾン減少が生じたと考えられたが，一方南極上空のオゾン損失はより大きかった．

オゾンの減少は季節によっても変化する．1979〜1994年の北半球の中緯度では，オゾンレベルは，冬/春に夏/秋の2倍早く減少した．

c. 紫外線量の変化

オゾン層破壊により UV-B が地表面により多く到達し，その増加量はオゾンレベルの傾向から予測できる．図2.6はオゾン量の変化と紫外線強度の変化を表したものである．オゾン量が減少すると紫外線強度が急激に増加すること，5%減少しても紫

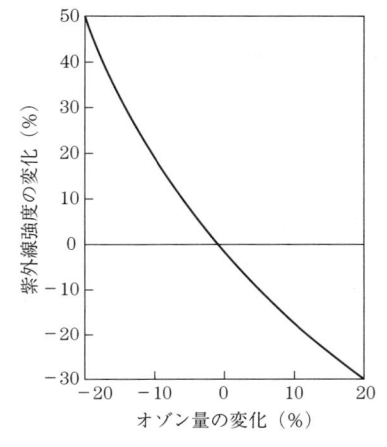

図 2.6 オゾン量と紫外線（茅，2003）

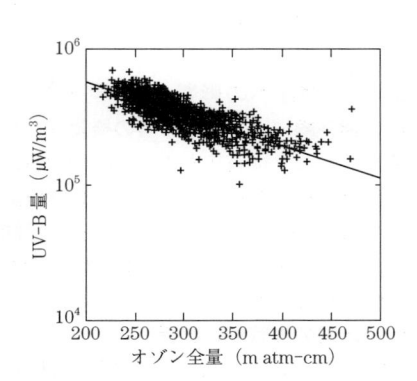

図 2.7 オゾン全量と UV-B 量の関係（気象庁ホームページ）

外線が 8% 増加するなど，わずかな減少でも紫外線の変化は大きく，人間や生態系に与える影響も大きいことがわかる（茅，2003）．また，オゾン全量と UV-B との関係を示したのが，図 2.7 である．同様にオゾン全量が減少するほど，有害な紫外線 UV-B が増加することが明らかである．

UV-B の大きな増加は，オゾンホールのために南極大陸で生じている．1992 年に，オゾン層破壊がとくに拡大したとき，南極点の UV-B（298〜303 nm 範囲）は 1991 年より 4 倍高かった．周辺地域もまた影響を受けている．

2.2　オゾン層破壊による健康への影響

2.2.1　紫外線の特徴

紫外線は，波長によって 3 種に分類される（図 2.2）．地表面における紫外線レベルに影響する環境要因としては，以下の要因があげられる．

太陽の高度：　太陽の高度が高いほど，紫外線放射レベルは高くなる．UV 放射レベルは，1 日の時刻や季節によっても変化し，最大値は夏季の正午（太陽の南中時）ごろに起きる．

緯　度：　赤道に近いほど，UV 放射量は多くなる．

雲　量：　UV 放射レベルは，雲のない空の下で最も高い．雲がある場合でも，UV 放射レベルが大気中の水分子と微粒子によって UV 放射が散乱すると高くなる．

高　度：　高地ほど，大気が薄くなり，UV 放射が通過しやすくなる．高度 1000 m 上昇するごとに，UV レベルは 10〜12% 増加する．

オゾン：　オゾン層によって UV 放射は吸収される．オゾンレベルは年間，1 日の

間でも変化する．

　地表面での反射： UV 放射は地表面や建物によって反射や散乱する．たとえば，雪は 80%，乾いた砂浜では 15%，海の泡で約 25%．

2.2.2　健康への影響
a．紫外線による健康影響の概要

　紫外線，とくに有害な UV-B は波長によって異なる分子に吸収されて，さまざまな生体反応を引き起こす．人間への健康影響については，紫外線に曝露されてから数時間で現れ，2〜3 日で症状が消える急性的な影響と，長期に影響が出る慢性的な影響がある．表 2.3 は，紫外線の生体影響を一覧としたものである．皮膚，眼，免疫系への影響が現れると考えられている．

b．人間の皮膚への影響

　UV-B 放射による最も顕著な影響は日焼けである．専門的には，紅斑とよばれている．皮膚が浅黒い人々は，皮膚細胞の色素によって UV-B の影響から保護されている．UV-B は，皮膚細胞の遺伝物質に損害を与え，がんを引き起こすこともある．皮膚が白い人々にとっては，高い UV-B レベルへの生涯や長期の曝露は，非黒色腫皮膚がんのリスクを増す．これらの種類の皮膚がんが，成層圏オゾンが 1% 減少すると 2% 増加する可能性があると指摘している研究もある．UV-B への曝露の増加は，とくに幼児期に，より危険な黒色腫皮膚がんの発生リスクを増加するという証拠もある．

c．眼への影響

　スキー場や海辺などさまざまな角度から入ってくる UV-B への曝露は，紫外線眼炎（雪眼あるいは雪眼炎-痛みをともなう角膜の急性炎症）をもたらすことがある．慢性的な曝露は，眼に損傷を与え，UV-B レベルが増加すると，白内障（視力を弱める水晶体の曇り）にかかる人々が増加する．外科手術により処置できるが，白内障は盲目となる主要な原因とされている．また UV-B への曝露と加齢にともなう皮質

表 2.3　紫外線のもたらす影響（環境庁，1995）

部位	急性病変	慢性病変
皮膚	日焼け・紅斑，火傷・水疱化，日光アレルギー	色素斑，色素性母斑，弾性線維変性，日光角化症，基底細胞がん，扁平上皮がん，黒色腫
眼	光線角膜炎，光線結膜炎，紫外線眼炎（雪眼炎）	翼状片，白内障（皮質型，核型），網膜剥離，ぶどう膜黒色腫，黄斑変性
免疫系	ランゲルハンス細胞の消失，ウイルスの活性化（ヘルペスウイルス：口唇ヘルペスと帯状疱疹，ヒトパピローマウイルス，エイズウイルス）	免疫能低下（種々の感染症にかかりやすくなる）

白内障との関連性も明らかになっており，UV-B が根本的原因であるとされている．

d．疾病に対する免疫機能への影響

UV-B への曝露は，人間と動物の免疫反応を抑制する．このため増加した UV-B は，がん，アレルギーと感染症を含む種々の疾病への人間の抵抗力を減少させる．

感染症がすでに重要な問題となっている地域では，UV-B の増加により付加的なストレスがかかることになる．これはとくに体の主要な防御が皮膚にある，リーシュマニア症，マラリアとヘルペスのような疾病にとくにあてはまる．免疫系への UV-B の影響は，皮膚の色に依存しないとされ，皮膚が浅黒い人，色白の人は等しくリスクがある．

感染症に関する動物実験からは，UV-B がさまざまな病気の発生，重症化，長期化を促進させるという証拠も増えている．

e．紫外線とビタミン D

紫外線への曝露のよい面もある．具体的には，ビタミン D を作る働きである．ビタミン D は骨を作るために必要な成分であるため，欠乏するとくる病・骨軟化症・骨粗鬆（こつそしょう）症などにかかる．しかし最近では，食事でビタミン D が補われるので，ビタミン D 不足になることはないといわれている（環境省）．

f．健康影響の現状と予測

世界保健機関（WHO）は 2006 年 7 月に，紫外線による健康影響に関する報告書を公表した．紫外線により悪性黒色腫や皮膚がんによる死亡や障害が発生しており，世界で年間約 6 万人が死亡していると報告している．約 48000 人が，メラニン色素を作る細胞ががん化する悪性黒色腫（メラノーマ）で死亡し，約 12000 人が，そのほかの皮膚がんで死亡している．

有害な紫外線を吸収している成層圏のオゾンが減少することによって，地上に到達する紫外線量が増加し，人間や自然生態系へ影響することになる．シミュレーションモデルによる計算では，成層圏のオゾンが 10% 減少することによって世界で毎年 30 万人の非黒色皮膚がん，4500 人の黒色腫皮膚がん，1.6〜1.75 万人の白内障が起きると予測されている．

g．紫外線への対応

世界保健機関（WHO）では紫外線対策として，UV インデックス（UV 指数）という指標を作成し，この指標を利用して紫外線対策を進めるように推奨している．UV インデックスは紫外線が人体に及ぼす影響の度合いをわかりやすく示すために，紫外線の強さを指標化したものである．

$$UV インデックス = CIE 紫外線量 \times 40$$

ここで，CIE 紫外線量は国際照明委員会が波長によって人体に対する影響を考慮し，重み付けをして足しあわせたものである．

環境省では，紫外線に関する保健指導のあり方を示した「紫外線保健指導マニュアル」を作成して，UV インデックスに応じた紫外線対策を進めている．図 2.8 は，

1～2	弱　　　い	…安心して戸外ですごせます
3～5	中　程　度	…日中はできるだけ日陰を利用しよう
6～7	強　　　い	できるだけ，長袖シャツ，日焼け止めクリーム，帽子を利用しよう
8～10	非常に強い	…日中の外出はできるだけ控えよう
11＋	極端に強い	必ず，長袖シャツ，日焼け止めクリーム，帽子を利用しよう

図2.8　UVインデックスに応じた紫外線対策（WHO：Global solar UV index－A practical guide－2002）（環境省，2006）

UVインデックスに応じた紫外線対策の例を示したものである．気象庁は，紫外線対策のためにUVインデックスを用いた紫外線情報を提供している（気象庁ホームページ）．

2.2.3　そのほかの影響

a．植物への影響

植物の多くの種はUV-Bに敏感である．曝露の増加は，穀物や自然生態系への複雑な直接的および間接的な影響をもつ．実験からは，米や大豆のような穀物へのUV-Bへ曝露の増加が，より小型の植物と低い収穫量となるという結果を示している．増加したUV-Bは穀物植物を化学的に変性させ，栄養価を下げ，毒性を増すとされる．オゾン層破壊が防ぎきれない場合は，UV-Bに耐性をもつ穀物種を探すか，新しい種を生み出す必要も指摘されている．

自然の生態系への影響については，予測することが難しいが，生態系のもつ種々の機能を考慮すると重要である．UV-Bは，植物に間接的な影響を及ぼし，植物の形態，植物の部分への生物量分布，昆虫攻撃を防ぐ化学物質の生産を変えるなどする．このため増加したUV-Bは，生態系レベルの影響，たとえば植物間の競争的つりあい，捕食する動物，植物の病気や害虫の変化を引き起こす．

b．海洋や水生生物への影響

UV-Bレベルが高くなると植物プランクトン，動物プランクトン，幼魚とカニとエビの幼生に影響することがわかってきた．これらの小さな生物に害を与えることは，結局複雑な食物連鎖を経て，魚類の生産性を脅かすことになる．人間が消費する動物性タンパクの30％以上は海洋生物から摂取しており，多くの発展途上国で，そのシェアはより高くなっている．南極海では，プランクトン生産は，毎年のオゾンホールのもとですでに減少していることが報告されている．

海洋生物も，植物プランクトンが主要な温室効果ガスである二酸化炭素の膨大な量を吸収することから，地球の気候システムの中で重要な役割を果たしている．植物プ

ランクトン生産量の減少は，より多くの二酸化炭素を大気に残すことになり，炭素循環を通じて地球温暖化に寄与することになる．

c．人工の材料への影響

紫外線は，プラスチックや塗料などの材料の性能が低下する原因ともなっている．とくに通常高温と強い日射を受ける地域では，増加した UV-B はこうした材料の劣化の速度が上がることになる．

2.3 オゾン層破壊問題への取組みと対策

2.3.1 取組みの必要性と意義

1974 年にフロン類によるオゾン層破壊のメカニズムが予測され，1985 年にオゾンホールが観測されるに及び，オゾン層破壊問題は世界中の人々を驚愕させると同時に対策の重要性と緊急性を確認し，ウィーン条約およびモントリオール議定書による国際的な規制に結びついた．フロン類などの人工化学物質がオゾン層に損害を与えているという確かな科学的証拠が確認される以前に，こうした世界的な合意が得られ，規制に移されたことはこれまでなかったことである．

1985 年 3 月，オゾン層保護のウィーン条約が採択され，条約の締約国は，オゾン層を保護するための対応策について議定書の交渉を進めることになった．南極のオゾンホールに関する最初の観測に基づく証拠が 1985 年 6 月に発表されたときに，議定書の必要性と緊急性はすぐに確認されて，具体的な規制に結びついた．

議定書の国際的な交渉は最重要課題となり，オゾン層破壊物質に関するモントリオール議定書が 1987 年 5 月に採択された．モントリオール議定書は 1987 年 9 月に発効し，オゾン層破壊物質の生産，消費，利用の規制を通じてオゾン層を保護するための世界的な取組みの法的根拠となった．

a．ウィーン条約とモントリオール議定書

1995 年 12 月までに，150 ヵ国がモントリオール議定書を批准し，締約国となり，議定書の要求事項によって法的に拘束されることとなった．およそ 3 分の 1 は先進国，3 分の 2 が発展途上国である．

モントリオール議定書は締約国が 8 つのオゾン減少物質（ODS：ozone depleting substances）の生産と消費を制限するための処置を定めた．これらの物質は，「規制対象物質」と議定書では規定されている．1990 年と 1992 年にロンドンとコペンハーゲンで開かれた締約国会合で，規制は強化されて，他の化学物質をカバーするために拡張された（図 2.9）．

当初の規制対象物質である 5 種の CFCs と 3 種のハロンの生産と消費の減少から，漸次規制対象物質の拡大と規制スケジュールの前倒しを進め，議定書は現在 15 種の CFCs，3 種のハロン，34 種の HBFCs，四塩化炭素とメチルクロロホルムを段階的に廃止することを先進諸国と発展途上国に規定している．

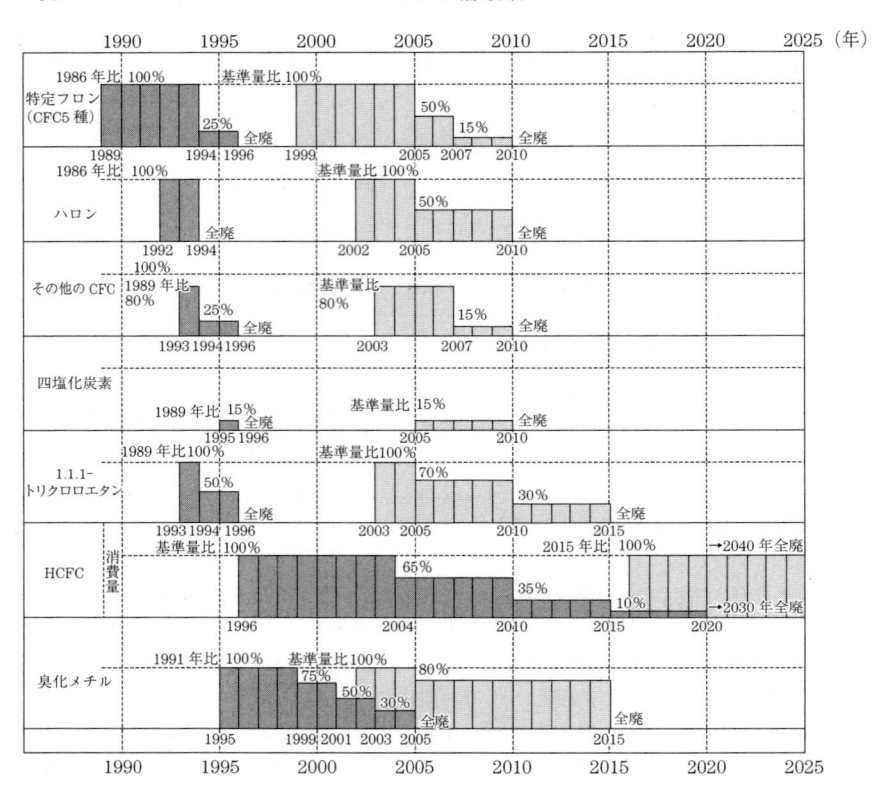

図 2.9 モントリオール議定書に基づく規制スケジュール（環境省，2006）

1. 各物質のグループごとに，生産量および消費量（＝生産量＋輸入量－輸出量）の削減が義務づけられている．基準量はモントリオール議定書に基づく．
2. HCFC（ハイドロクロロフルオロカーボン）の消費量については，2020年以降は既設の冷凍空調機器の整備用のみ基準比0.5%の消費が認められている．生産量については，先進国では2004年以降は基準比100%，発展途上国では2016年以降は2015年比100%の生産が認められている．
3. HBFC（ハイドロブロモフルオロカーボン）およびブロモクロロメタンについては，先進国，発展途上国ともにそれぞれ1996年および2002年の全廃期限のみ規定されている．
4. 生産などが全廃になった物質であっても，発展途上国の基礎的な需要を満たすための生産および試験研究・分析などの必要不可欠な用途についての生産などは規則対象外となっている．

より長期の削減予定として，さらに40のHCFCsについて完全に段階的に廃止することが合意された．また規制対象物質のリストには，第7回締約国会議で合意された臭化メチルを含むよう拡張された．

モントリオール議定書の締約国は，代替品と代替技術が完全に利用できるようにな

る前に，ODS の使用を減らし，そして廃止することに合意した．

　発展途上国の経済発展の必要性を考慮して，CFCs の比較的少量の利用を認めており，モントリオール議定書は先進国が議定書に規定されている削減と使用停止の方法を実施するよりも 10 年長い猶予期間を発展途上国に与えている．発展途上国にとっては厳しい対応を迫られたわけだが，こうした規制やスケジュールを了承したのも，オゾン層破壊のもたらす人間や生態系への影響の重大性の認識があったからであろう．

b．日本における取組み

　日本においてもオゾン層の破壊を防止するため，オゾン層の保護のためのウィーン条約（1985 年採択），モントリオール議定書（1987 年採択）を的確かつ円滑に実施するため，「特定物質の規制等によるオゾン層の保護に関する法律」（昭和 63 年法律第 53 号．以下，オゾン層保護法）を制定するとともに，1988 年に同条約および同議定書を締結した．

　モントリオール議定書締約国会合における決定に基づき，日本では「国家ハロンマネジメント戦略」および「国家 CFC 管理戦略」を策定し，これに基づく取組みを行っている．さらに，2006 年 1 月には，臭化メチルの不可欠用途を全廃するための国家管理戦略を策定した．オゾン層保護法のもとに，オゾン層破壊物質の製造などの規制，排出の抑制および使用の合理化の促進，フロン類の回収・破壊の促進が行われている．

1）オゾン層破壊物質の製造などの規制

　モントリオール議定書に定められた規制対象物質を特定物質として，製造規制などの実施により，同議定書の規制スケジュールに基づき生産量および消費量（＝生産量＋輸入量－輸出量）の段階的削減を行っており，ハロン，CFC，四塩化炭素，1,1,1-トリクロロエタン，HBFC，ブロモクロロメタンおよび検疫用途などを除く臭化メチルについては 2004 年度末までに，生産および消費が全廃された．HCFC については 2030 年度をもって消費が全廃されることとなっている．

2）オゾン層破壊物質の排出の抑制など

　オゾン層保護法では，特定物質を使用する事業者に対し，特定物質の排出の抑制および使用の合理化に努力することを求めており，そのための具体的措置を示した特定物質の排出抑制・使用合理化指針について周知普及を図っている．ハロンについては，「ハロンの適切な管理のための自主行動計画」（2005 年 10 月）に基づき，適正な管理が進められている．

3）フロン類の回収・破壊の促進

　主要なオゾン層破壊物質の生産は，日本ではすでに全廃されているが，過去に生産され，冷蔵庫，カーエアコンなどの機器の中に充塡された CFC などが相当量残されており，こうした CFC などの回収・破壊を促進することが大きな課題となっている．

また，CFCなどは強力な温室効果ガスであり，CFCなどの代替物質であるHFCも京都議定書の削減対象物質となっていることから，HFCを含めたフロン類の排出抑制対策は，地球温暖化対策の観点からも重要である．

このため，家庭用電気冷蔵庫・冷凍庫，ルームエアコンについては「特定家庭用機器再商品化法」（平成10年法律第97号．「家電リサイクル法」）に基づき，業務用冷凍空調機器については「フロン回収破壊法」に基づき，カーエアコンについては「使用済自動車の再資源化等に関する法律」（平成14年法律第87号．「自動車リサイクル法」）に基づき，これらの機器の廃棄時に機器中に冷媒などとして残存しているフロン類（CFC，HCFC，HFC）の回収が義務づけられており，回収されたフロン類は，再利用される分を除き，破壊されることとなっている．

c．観測・モニタリングと研究体制
1） オゾン層観測手法

オゾン層の観測は，大気を採取するなどしてその地点・高度のオゾン濃度を直接測る直接測定とオゾン分子による光の吸収・散乱などを用い間接的に濃度を算出する遠隔測定に大きく分けることができる．また，測定器を載せるプラットフォームにより，地上からの観測，人工衛星からの観測，気球やロケットを用いた観測などに分類できる（表2.4）．

2） オゾン層観測ネットワーク

国際地球観測年（1957～1958年）を契機として，全球規模でのオゾン観測が開始された．オゾン層破壊やオゾンホールの観測など，オゾン層モニタリングが1981年に世界気象機関（WMO：World Meteorological Organization）によって全球オゾン観測システム（GO$_3$OS：Global Ozone Observing System）が構築されて，観測が開始された．日本では気象庁が，つくば（1957年～），札幌（1958年～），鹿児島（1958年～），南極昭和基地（1961年～），那覇（1974年～），南鳥島（1994年～）でオゾン観測を行っている．

また，成層圏にかかわる観測機関や研究者が参加する国際観測網として成層圏変化検出のためのネットワーク（NSDC：Network for the Detection of Stratospheric Change）が1991年に発足して以来，活動が続けられている．

表2.4 オゾン観測手法の分類（環境省，2006）

手 法	直接測定/遠隔測定	プラットフォーム
ドブソン分光光度計など（全量観測・反転観測）	遠隔測定	地上
オゾンゾンデ	直接測定	ゴム気球
各種センサー	直接測定/遠隔測定	大型気球
ロケットゾンデ（各種）	直接測定/遠隔測定	ロケット/パラシュート
レーザーレーダー	遠隔測定	地上
ミリ波センサー	遠隔測定	地上
人工衛星センサー（各種）	遠隔測定	人工衛星

2.3.2 オゾン層破壊防止の効果など
a. 大気中のオゾン層破壊物質の濃度の変化

オゾン層の寄与度が高いフロン類のうち，CFC-11，CFC-12，CFC-113 とトリクロロエタン（CH_3CCl_3）の濃度変化を図 2.10 に示した．CFC-11，CFC-12 などの特定フロンについては，先進国では，1996 年に全廃となっている．こうした使用量の削減を反映したかたちで，大気中濃度も 1990 年頃を境に，減少傾向に転じており，モントリオール議定書に規定されている削減の効果が現れている．

気象庁によれば，全球的なオゾン層の状況について，オゾン全量はおもに 1980 年代に全球的に減少が進み，現在も減少した状態が続いている．1996〜2005 年の平均オゾン全量は，1980 年以前と比較すると，南半球で 4.8%，北半球で 3.1%，全球平均で 4.0% 減少していると報告している（気象庁，2006）．また南極のオゾンホールについては，2006 年のオゾンホールは 8 月下旬から急速に拡大し，過去 10 年でみても大規模になるとしている．

b. オゾン層の回復予測

オゾン層破壊の長期変動・将来予測については，モントリオール議定書の科学評価パネル報告（2003）によると，

①成層圏における塩素総量はピークかそれに近いが，臭素量は依然として増加していること，

②化学・気候モデルの予測では，成層圏のハロゲンが予想どおり減少すれば，南極

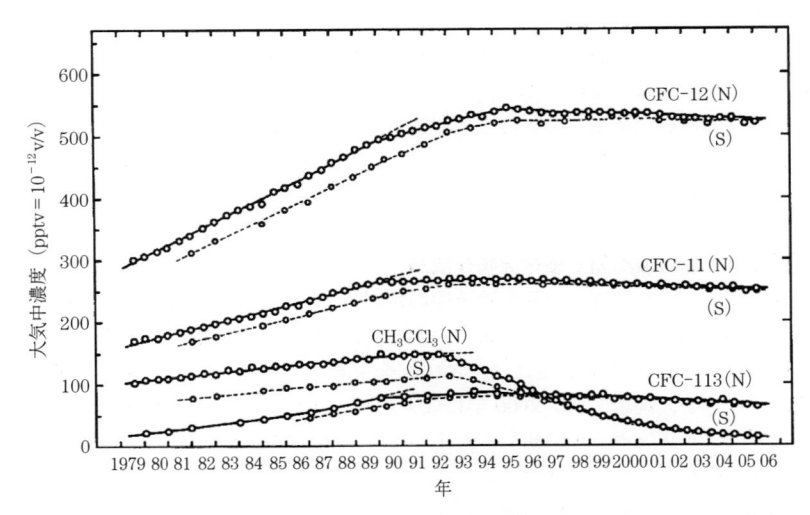

図 2.10 北半球中緯度（北海道：N）および南半球（南極昭和基地：S）における特定物質の大気中平均濃度の経年変化（東京大学巻出研究室測定結果（Makide *et al*., 1987）よりデータ更新；環境省，2006）

域の春期のオゾン層は 2010 年頃に回復に向かい，今世紀中頃には 1980 年レベルに戻ること，

③観測データが蓄積されるにつれ，オゾン全量の減少が紫外線（UV）照射量の増加をもたらしていることが確証されつつあること

などが報告されている．

しかし，2006 年には WMO と UNEP が，オゾン層の回復に関する予測を発表した．世界の主要都市をカバーする南北の緯度 30〜60°の地域で，オゾン層が 1980 年以前の水準に回復するのは 2049 年と予測しており，前回の 2002 年の予測に比べ，回復が 5 年遅くなると予測値を修正している．また，南極のオゾンホールの回復時期は，65 年として，2002 年予測より 15 年遅れると予測している．

2.4 将来展望

1） 科学が政治をリードしたオゾン層破壊問題

人間活動から排出されたフロン類が成層圏のオゾン層を破壊し，生物や人間にとって有害な紫外線量を増加させることが現象解明や観測などから明らかとなり，こうした科学的知見に基づいて国際機関や各国政府は素早く原因物質の削減，廃止に向けて対応した．その点で，科学が国際政治をリードして，環境面ではつねに利害が対立する各国政府が解決に向けて一致団結できたことは，地球環境問題は解決できるという自信になり，その後の地球温暖化のような問題の解決に向けての指針となったことは確かである．

地球環境のように複雑なシステムについて現象やその影響を相当の確実性をもって理解することはほぼ不可能であり，可能であったとしても相当時間を要する．その間に事態はさらに悪化することになる．科学と国際政治の協働において，疑わしい（不確実性が低い）場合は何もしないのではなく，予防原則にのっとっていち早く手を打つことが環境問題解決の原則であることを，あらためてオゾン層破壊問題は喚起していよう．

2） オゾン層破壊問題と地球温暖化問題

先進国，そして時間遅れで発展途上国の対応によって，大気中のオゾン層破壊の原因物質であるフロン類などは徐々にではあるが減少しつつある．予測にばらつきはあるものの，今後，2050 年前後には，オゾン全量やオゾンホールの回復が予測されている．とはいえ，南極では，2000 年に最大規模のオゾンホールが観測され，2006 年にも大規模なオゾンホールが観測されている．温暖化すると地表付近は気温上昇するが，反対に成層圏の気温は低下する．

この現象がオゾン層破壊の回復を遅らせる方向にあるだろうことは容易に想像ができる．温暖化とオゾン層破壊の問題は緊密に関連しており，オゾン層問題が解決に向かうトレンドを，現在進行中であり将来加速する可能性がある温暖化が相殺しないと

も限らない．オゾン層破壊問題で世界が合意して可及的速やかに対策を進めたのと同じように温暖化問題への対応を急ぐべきであろう．

3) 化学物質の環境影響

オゾン層破壊問題の対応が早まったことの理由の一つに，フロン類の代替物質が開発されたことがあげられる．原因物質であるフロンに代わる代替フロンの開発が企業で進み，このためにフロン類の段階的削減が合意に至ったという話もある．しかし，代替フロンやフロン類に代わる化学物質もオゾン層破壊能力は小さくても温暖化する力は強いなど，環境を劣化させる性質をもつ．

人間が開発した人工化学物質は，便利で，豊かな生活をもたらしたが，その代償として生存や活動の基盤となっている地球環境を破壊し続けていたわけである．不活性で無毒なまさに夢の化学物質が，想像していなかったオゾン層という場所で問題を起こすとは夢にも思っていなかった．日々新しい化学物質が開発されるが，地球や環境にやさしい化学物質はありえない．今後，化学物質の開発や利用にあたっては，その物質が及ぼす影響をあらかじめ予測し評価するアセスメントがますます重要になってきた．

〔原沢英夫〕

■文　献

伊藤裕之（2000）．オゾン層破壊，地球環境 2000-'01，ミオシン出版，pp.200-213.
茅　陽一 監修（2003）．環境年表 2004/2005，オーム社．
環境庁（1995）．オゾン層破壊—紫外線による健康影響，植物・生態系への影響—，中央法規出版．
環境省（2003）．地球環境キーワード事典 四訂，中央法規出版．
環境省（2006a）．環境白書 平成 17 年度版．
環境省（2006b）．平成 17 年度 オゾン層等の監視結果に関する年次報告書．
環境省（2006c）．紫外線保健指導マニュアル 2006．
気象庁（2006）．オゾン層観測速報（2006 年 9 月 20 日）．
キャナン，ペネロペ，リッチマン，ナンシー著　小田切力・藤本祐一 訳（2005）．オゾン・コネクション，日本評論社．
国立天文台編（2006）．理科年表平成 18 年度版．
Andersen, S. O. and Sarma, K. M. (2002). Protecting the Ozone Layer The United Nations History, Earthscan.
Molina, M. J. and Rowland, F. S. (1974). Stratospheric sink for chlorofluorometanes：Chlorine atomic-catalyzed destruction of ozone, *Nature*, **249**, 810-812.
Kovats, S., Menne, B., McMichael, A., Bertollini, R., *et al*. (2000). Climate Change and Stratospheric Ozone Depletion Early Effects on our Health in Europe, WHO Regional Publications, European Series, No.88.
UNEP (2003). The Ozone Action Programme FAQ.
UNEP/WMO (2003). Scientific Assessment of Ozone Depletion 2002.
UNEP/WMO (2006). Scientific Assessment of Ozone Depletion 2006.
WHO (2006). Solar Ultraviolet Radiation：Global Burden of Disease From Solar Ultraviolet Radiation, Environmental Burden of Disease Series, No.13.
WMO (2006). Joint WMO/EC SCOUT-O_3 Arctic Ozone Bulletin.

コラム 4 ●オゾン層破壊問題と地球温暖化問題への国際対応

人間が作り出したフロン類などの化合物がオゾン層を破壊していることが科学的にも明らかとなり，国際社会は一致協力して，オゾン層破壊物質の製造や使用の禁止，代替品への転換を行った．そうした早急な対策の効果があり，大気中のフロン類などの濃度は上昇傾向から低下傾向に転じている．ただし，大気中の濃度の減少にもかかわらず2000年には南極で観測史上最大のオゾンホールが観測され，オゾン層破壊のメカニズムが，いかに複雑であるかを物語っている．着実に原因物質の排出量は減少していることから，21世紀の半ば頃にはオゾンホールが消滅し，オゾン層が回復すると予測されている．一方，地球温暖化は依然として止まらず，地球の平均気温が上昇し続けている．2007年2月2日に公表されたIPCCの第1作業部会第4次評価報告書によれば，過去100年（1906～2005年）に地球の平均気温が0.74℃上昇しており，地球温暖化の原因物質である二酸化炭素濃度は2005年に379 ppmに到達し，依然として上昇傾向が続いている．

人類の危機ともよべるオゾン層破壊問題と地球温暖化問題はいずれも人間活動の結果生じた問題であるが，国際的な対応はかなり異なっている．前者では原因物質の製造禁止や代替物質への転換など対策が急速に進んだのに対し，温暖化の原因物質である二酸化炭素などの温室効果ガスの削減は京都議定書が発効したにもかかわらず，その削減目標の達成は困難視されている（2007年3月現在）．表2.5は，オゾン層破壊問題と地球温暖化問題への対応の差を見るためにいくつかの項目について比較したものである．オゾン層破壊への国際的対応は急速に進んだが，一方，温暖化への国際的対応は京都議定書からの米国の離脱，発展途上国の削減への不参加などにより，遅々として進んでいない状況である．

表 2.5 オゾン層破壊問題と地球温暖化問題の特徴

	オゾン層破壊問題	地球温暖化問題
問題の発見	1974年，モリーナとローランドが，フロン類によりオゾン層が破壊されることを予測した．1985年12月，南極上空でオゾン量が極端に減少するオゾンホールが観測された．フロン類によるオゾン層破壊説を実証する現象として注目されるとともに国際的な対応が即座にはじまった．	マウナロアでのCO_2の観測結果（1958年～）などから人間活動によるCO_2の増加と温暖化について早い段階から懸念されていた．1980年代に科学者，政策担当者の国際的な会合が頻繁に開催され，温暖化問題が喫緊の対応を要する地球環境問題として国際世論が高まった．
国際的対応（条約）	1985年3月，オゾン層保護のためのウィーン条約を採択	1992年6月，気候変動枠組条約を採択
（議定書）	1987年5月，モントリオール議定書を採択．1989年に発効	1997年12月，京都議定書を採択．発効は2005年2月16日
科学的な知見の集積	1986年，オゾントレンドパネルが創設された．以降，定期的に科学アセスメント報告を作成し公表（88，94，98，02，05年）	1988年気候変動に関する政府間パネル（IPCC）が創設された．以降，定期的に評価報告書（90，95，01，07年）
対策の進捗状況	オゾン層破壊物質の規制が進んだ．当初の規制スケジュールが先進国，発展途上	先進国は1990年比で第一約束期間（2008～2012年）に温室効果ガスを5

	国ともに前倒しに実施された．	％削減を約束．2007年3月現在，京都議定書の達成は困難視されている．米国は京都議定書から離脱（2001年），発展途上国は相変わらず傍観の姿勢．
回復状況	大気中のフロン濃度などが増加から減少傾向へ転じた．しかし2000年は南極上空のオゾンホールは観測史上最大となった．	地球の平均気温は過去100年で0.74℃上昇．1990年代に気温上昇が加速化．影響が雪氷や生態系に顕在化．欧州熱波（2003年），ハリケーン・カトリーナ（2005年）など大規模な異常気象も発生して被害が拡大している．
対策が進んだ要因／進まない要因	対策が進んだ要因としては， 1) オゾンホールの拡大など眼に見える形で影響が現れたこと， 2) 原因物質であるフロン類の代替物質が開発されたこと， 3) 発生源が比較的限られており対応しやすいこと があげられる．発展途上国の規制については，先進国より10年猶予期間を設定したが順調に進んでいる．	対策が進まない要因としては， 1) 地域や分野によって温暖化の影響の現れ方が異なるため，温暖化の認識がオゾン層問題に比べて希薄なこと， 2) エネルギーを使うほぼすべての人間活動が温暖化の原因となっており規制的な削減対策を進めることが困難なこと， 3) 産業分野の削減策が進んでいるが，運輸や民生，業務など人々の活動や生活にかかわる分野で削減対策が遅れていること， 4) 化石燃料を使って経済発展したい発展途上国では，温暖化対策は発展を阻害することから消極的であること などがあげられる．

3

森林減少・砂漠化

本章では地球環境問題のうち，国際的対応が喫緊の課題となっている森林減少および砂漠化問題をとりあげる．3.1節で森林減少，3.2節で砂漠化を解説する．

3.1 森林減少

3.1.1 森林減少問題の概要
1) 森林の重要性

森林は，人間の活動や生存，さらに動植物の生存に欠かすことができない多様な機能を有している．現在，世界の森林面積は39億5200万haあり，陸地面積の約30%を占めている．概して先進国では，森林面積はほぼ横ばいか増加傾向にあるが，発展途上国，とくに熱帯林を有する発展途上国においては急速に森林面積が減少しており，森林の保全と持続可能な発展を可能とする適切な森林資源の管理と利用が喫緊の課題となっている．

2) 森林の定義

森林は，陸上植物群落のうち木本植物が優占し，群落の高さがおおむね人間の高さをこえるものをさしている．森林や林業を扱う国際機関である世界食糧農業機関（FAO：Food and Agriculture Organization）や，森林の吸収源を扱う，気候変動に関する政府間パネル（IPCC：Intergovernmental Panel on Climate Change）は，さらに詳細に森林の定義をしている．

森林の炭素貯留能力を測定し，土地利用変化や森林の吸収源にかかわる活動を評価する際に，樹木の密度や基本となる最小面積など明確な定義が必要となる．森林の定義については，FAOとIPCCで定義が異なっている．

FAOでは，樹冠率10%以上，面積0.5ha以上を森林としている．ここで樹冠率は，樹木の葉や枝の土地面積に占める割合であり，熱帯雨林などは100%である．日本で使われる森林の定義はこのFAOの定義に近い．IPCCでは各国の温室効果ガスのインベントリー作成のための温室効果ガス（GHG：greenhouse gas）ガイドラインを作成しており，その中で森林などの吸収源の算定方法を示している．IPCCの特別報告書では複数の定義について具体的にどういう影響が生ずるかを検討している．たとえば，樹冠率を一つの指標として森林を定義すれば，その値によって吸収源とし

3.1 森林減少

表 3.1 森林，新規植林，再植林，森林減少の定義（IPCC, 2000）

	FAO	IPCC（GHG インベントリー）	IPCC（特別報告書）
森林	樹冠率 10% 以上，面積 0.5 ha 以上		土地利用（変化），樹冠率（一律，バイオームごと），炭素密度により検討
新規植林	これまで森林でなかった，もしくは長い間森林でなかった土地に造林すること	歴史上（50 年以上），森林でなかった土地に植林すること	
再植林	森林地域に樹木を成立されること	歴史上（50 年未満），以前は森林であったが他用途に転換された土地に植林すること	
森林減少	樹冠率を 20% 未満に低下させること（先進国） 樹冠率を 10% 未満に低下させること（発展途上国）	定義なし	

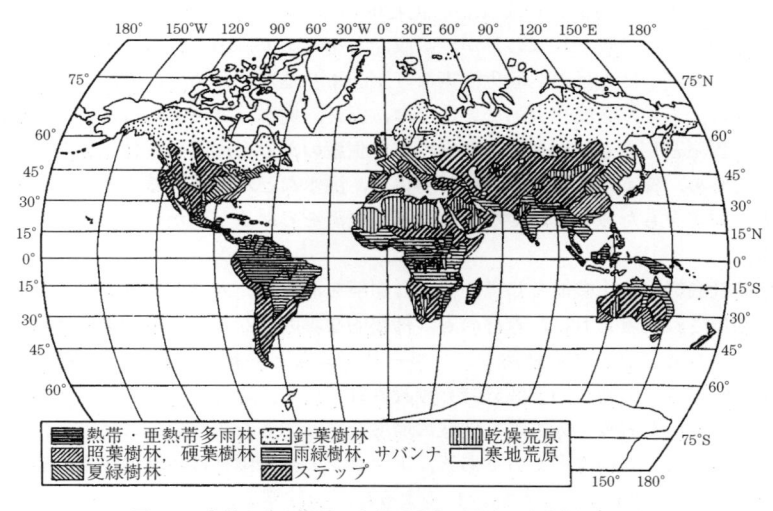

図 3.1 森林を含む世界の生態系分布（国立天文台編，2006）

て考慮できる森林の面積が変化し，結果として吸収量算定に影響する．また樹冠率の閾値以下の森林では，森林が吸収源としての価値がないものと見られ，急激な伐採が行われる可能性もある（表 3.1）．

3）森林の分類

多くの森林の分類方法がある．主として気温条件によって，世界の森林はおおよそ熱帯林，亜熱帯林，温帯林，北方林に分類され，高度方向の気温条件によって低地林，山地林，亜高山帯林に分類される．降水量によっては，多雨林（あるいは湿潤

林），乾燥林，季節林（あるいはモンスーン林）に分類される．また優占する樹木により，常緑樹林，落葉樹林，広葉樹林，針葉樹林，照葉樹林，高木林，低木林，竹林などに分類される．人為的な影響の受け方によって，原生林（天然林，自然林），二次林，択伐林，薪炭林，人工林（植林）などに分類される．図3.1は，森林を含む世界の生態系分布の一例を示したものである．

4） 森林のもつ機能

森林は非常に多様な機能をもち，生態系の生存や人間の活動にとって欠くことのできない環境資源と位置づけられている．表3.2は森林のもつ多面的な機能について示したものである．

森林の物質生産機能は，材木，薪炭材の生産，食料や薬品そのほかの工業原料などの物質を生産し，提供する機能である．森林の保全機能は，非常に幅広い．遺伝子資源を含む生物多様性，土砂災害や土壌流出防止，水源涵養などの機能を有する．地球規模では，森林を含む陸域生態系は海洋とともに，炭素循環において重要な役割を果たしている．人間が石油や石炭などの化石燃料の燃焼から排出してきた二酸化炭素は，森林や海洋に吸収されていたが，吸収能力をこえて排出されたために，吸収できなくなり，大気中に大量の二酸化炭素などが溜まり込んだために，地球温暖化が引き起こされた．また，発展途上国においては，森林，樹木は外貨を得るため，経済成長のための資源としても利用されており，木材生産のために過度な森林伐採が進んでいる．このため，降水を貯留する機能が劣化し，洪水などが発生することにより下流域に甚大な被害をもたらすだけでなく，一国の経済をも揺るがしかねない事態も発生している．

森林の社会経済文化機能として，快適な環境を形成し，人々の保健・レクリエーションに活用されるとともに，森林のもつ神秘的な雰囲気など，文化的機能についても着目されている．とくに森林浴やエコツーリズムなどの新しい機能が注目されており，森林医学などの新しい学問分野も創設されている．森林そのものの存在価値も忘れてはならないだろう．太古より地球の環境を育んできた森林などの生態系は，存在自身に価値があるという考え方である．アマゾンの熱帯雨林は地球の酸素供給の源となっており，「地球の肺」とも称されるように，地球環境を形成し，維持していくために不可欠な環境要素となっている．

a． 森林減少の原因と経緯
1） 森林減少の原因

世界の森林面積は陸地の約30％を占めているが，森林の農地転用，焼畑，過放牧，薪炭材の乱伐，違法な木材伐採など1990年から10年間で940万haの森林が減少した．とくに熱帯林が分布するアフリカ，南米およびアジア，中でも東南アジアの森林の減少が続いている．このため森林のもつ種々の価値，機能の保全や，生物多様性の豊富な天然林を保全することが課題となっている．

平均して1億400万haの森林が森林火災，病害虫，気候変化（干ばつ，風，雪，

表 3.2 森林の多面的機能（日本学術会議，2001 などから作成）

森林の機能	機能の分類	機能の内容	具体例
生産機能	物質生産	木材	燃料材，建築材，木製品原料，パルプ原料
		食料，肥料，飼料 薬品，そのほかの工業原料 緑化材料，観賞用植物，工芸材料	
保全機能	生物多様性保全	遺伝子保全 生物種保全	植物種保全，動物種保全（鳥獣保護），菌類保全
		生態系保全	河川生態系保全，沿岸生態系保全
	地球環境保全	地球温暖化の緩和	二酸化炭素吸収，化石燃料の代替エネルギー（バイオマス）
		地球気候システムの安定化	炭素循環，水循環
	土砂災害防止／土壌保全	表面侵食防止 表層崩壊防止 そのほかの土砂災害防止 土砂流出防止 土壌保全（森林生産力維持）	落石防止，土石流発生防止・停止促進，飛砂防止
		その他の自然災害防止機能	雪崩防止，防風，防雪，防潮など
	水源涵養	洪水緩和，水資源貯留 水量調節，水質浄化	
社会経済文化機能	快適環境形成	気候緩和	夏の気温低下（と冬の気温上昇），木陰
		大気浄化 快適生活環境形成	塵埃吸着，汚染物質吸収 騒音防止，アメニティ
	保健・レクリエーション	療養 保養	リハビリテーション 休養（休息・リフレッシュ），散策，森林浴
		レクリエーション	行楽，スポーツ，つり
	文化	景観（ランドスケープ）・風致 学習・教育 芸術 宗教・祭礼 伝統文化 地域の多様性維持（風土形成）	生産・労働体験の場，自然認識・自然とのふれあいの場
存在価値	地球環境の形成と維持		酸素の供給

氷や洪水）によって深刻な影響を受けていると報告されている．とくにアフリカの森林火災など多くの国では情報が欠如しているためにこうした攪乱に影響される森林面積は過少に報告されている可能性もあることに留意する必要があろう．とくに商業伐採などにより熱帯林が減少しているが，その理由としては以下の諸点が指摘されている．

- アフリカ・アジア地域における自給自足農業の拡大による森林の農地への転用，南米・アジア地域における移住，農業および基盤整備に関連した経済開発の計画や実施による国策としての森林伐採など．
- 森林火災による消失面積も増加傾向にある．最近では，1997年から1998年にかけてエル・ニーニョ現象が発生するなど，気候変化の影響により，ブラジルおよびインドネシアで大規模な火災が発生し，それぞれ200〜300万haの熱帯林が焼失した．またエル・ニーニョ現象や温暖化など気候変化の結果，降水量が減少し，乾燥化が進み，落雷などの自然的原因，焼畑や火の不始末などの人為的原因によって火災が発生している．
- 違法伐採，たとえば，インドネシアでは，生産される木材の50％，ロシアでは20％が違法伐採木材であるとの報告がある．違法伐採の根本的原因は，地域住民の貧困があり，加えて土地の所有形態，国としての森林資源の活用などの複雑な問題がある．

2）森林減少問題への国際対応の経緯

　森林のもつ重要性については早くから認識されていた．1976年に，国連貿易開発会議（UNCTAD：United Nations Conference on Trade and Development）において国際熱帯木材協定（ITTA：International Tropical Timber Agreement）に向けた議論が開始され，国連の1次産品総合計画の一環として位置づけられた（国際熱帯木材機関ホームページ）．

　1980年には国際自然保護連合（IUCN：International Union for Conservation of Nature and Natural Resources），国連環境計画（UNEP：United Nations Environmental Program），世界自然保護基金（WWF：World Wildlife Fund）が森林の世界環境保全戦略として，生態系と生命維持システムの保全，種の多様性の保全，種と生態系の持続可能な利用の3つの原則を打ち出し，その中で熱帯林の危機的な状況を認識して，取組みの方向性を打ち出した．WWFはその後この保全戦略に基づいて熱帯雨林キャンペーン（1982年），湿地キャンペーン（1985年）などにより活動を行っている（世界自然保護基金日本委員会（WWFジャパン）ホームページ）．

　1980年当時，熱帯雨林の伐採に関する関心が高まり，森林破壊を阻止するため国際社会の行動が求められていたが，一方熱帯雨林の保全と木材などの売買による経済的な活動にも，重点が置かれていたという特徴がある．森林資源の持続的な管理を前提として，熱帯木材の売買が盛んになれば，地域の持続的な開発も可能となるという理念であり，森林破壊を防止しながら，経済発展のための外貨獲得や雇用を確保する

ことの両者に重点が置かれていた.

こうした国際的な流れを受けて FAO と UNEP は，1981 年に熱帯林資源調査報告を発表しており，1983 年には国際熱帯木材協定 (ITTA) が締結された．ITTA は，1994 年，2006 年に改訂され，2008 年に実施される予定である．

熱帯林の減少への国際的対応の必要性が認識され，1985 年 11 月の FAO 総会において，熱帯林行動計画 (TFAP：Tropical Forestry Action Plan) が採択された．この計画は，①土地利用と林業，②林業の開発，③燃料材とエネルギー，④熱帯林生態系の保全，⑤制度の 5 分野についての国際的な行動指針であり，熱帯林地域の各国において国別計画が策定された.

その後 1986 年に熱帯木材機関 (ITTO：International Tropical Timber Organization) が設置されている．ITTO は熱帯林資源の保全と持続的経営，利用，取引を促進するための国際機関であり，欧州連合を含めて世界 59 ヵ国が加盟している．

1992 年には地球サミットで森林原則声明が採択されるとともに，その行動計画としてアジェンダ 21 の森林減少対策を実施することとなった．1996 年には，地球サミットの森林原則声明とアジェンダ 21 の森林減少対策を踏まえて，種々の国際会議を通じて，世界の森林保全と持続可能な経営に関する議論が継続的に行われている．しかしながら，森林資源は発展途上国にとっては重要な経済発展のための資源であることから，条約のような使用制限や規制をともなう国際的な合意はとれていない状況である.

森林減少のうち，とくに持続可能な森林管理や経営にとって重大な問題として違法伐採があげられる．違法伐採については 1998 年英国で開催されたバーミンガムサミットでも議題としてとりあげられ，その後一連のサミットでも議題としてとりあげられている．2005 年 7 月に英国スコットランドで開催された G 8 グレンイーグルスサミットにおいて，政府調達，貿易規制，木材生産国支援など具体的な行動に取り組むことに合意した G 8 環境・開発大臣会合の結論が承認されている.

b. 森林減少の原因

1) 森林減少の原因：自然，人間活動，気候変動

森林減少の原因としては，社会経済的な原因と自然的な要因，および両者の複合的な要因がある.

社会経済的な原因としては，発展途上国における焼畑耕作，薪炭材の採取，農地や放牧地への転用，環境に配慮しない不適切な大規模商業伐採，不適切な森林の所有や管理があげられる．焼畑は伝統的な焼畑農民に加えて，土地を追われたり，人口増加により新たに参入した新住民の影響もある．こうした直接的な原因の背景には，発展途上国における貧困，雇用，人口増加，環境保全をともなわない経済発展中心の政策などの問題があることに留意する必要がある．自然的な原因としては，エル・ニーニョなどの異常気象の発生や温暖化の進行による高温発生や降水変動による干ばつ，乾燥化などに起因する森林火災による焼失や劣化があげられる．図 3.2 は森林減少の因

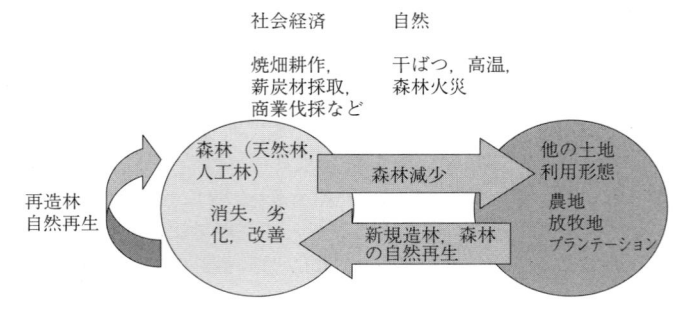

図3.2 森林減少のメカニズム

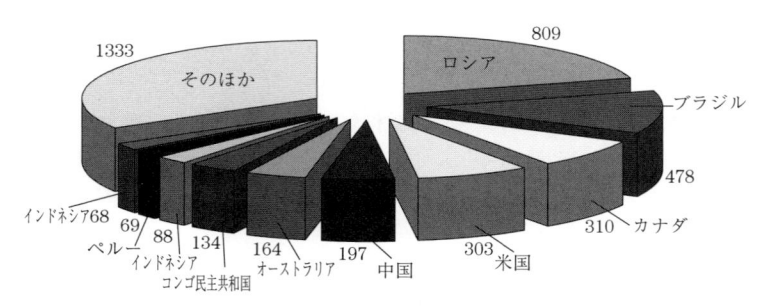

図3.3 国別の森林面積の上位10ヵ国（単位，100万ha）（FAO, 2005, 2006）

果関係の概要を示したものである．

c. 森林減少の現状

1) 森林減少の実態

i) 森林は全土地面積の30％をカバーしている　2005年の世界の総森林面積は38.7億haで，世界人口の1人当たりの平均で0.62haである．森林の分布は，偏っており，たとえば，20億人を要する64ヵ国では，1人当たり0.1ha未満である．一方，最も森林の豊かな10ヵ国は，総森林面積の3分の2を占める（図3.3）．7つの国や領域はまったく森林がなく，57ヵ国は森林が総陸地面積の10％未満である．

ii) 総森林面積は減少し続けているが，純減少速度は遅くなっている　森林減少は，おもに森林から農地への転換によって非常に高い率で続いており，1年間に約1300万ha減少している．一方，植林や森林景観の回復と森林の自然な拡大により，森林面積が純減することを補っている．このため2000～2005年の森林面積は1年につき730万ha減少したが，1990～2000年の890万haからは低下した（表3.3，図3.4，3.5）．

アフリカと南米は1990～2005年では，継続的に森林面積が純減少となっている．

3.1 森林減少

表3.3 世界の森林面積（FAO, 2006）

（単位，百万 ha）

地　域	1990年	2000年	2005年
アフリカ	699	656	635
アジア	574	567	572
ヨーロッパ	989	998	1001
北・中米	711	708	706
オセアニア	213	208	206
南米	891	853	832
世界全体	4077	3989	3952

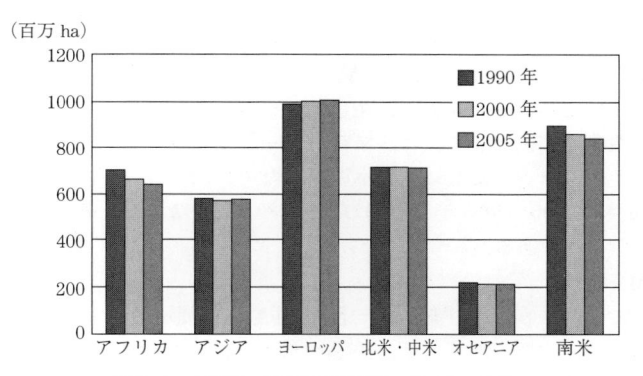

図3.4　大陸別の森林面積の変化（FAO, 2006）

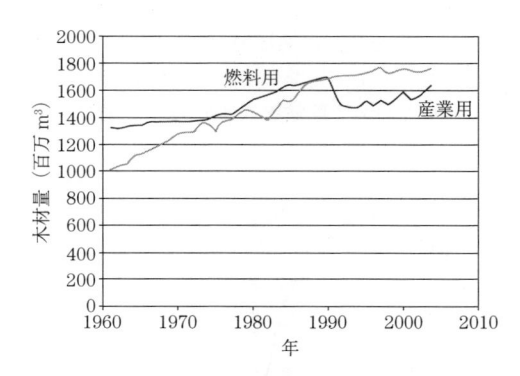

図3.5　世界の木材生産量（FAO, 2006）

オセアニアと北・中米も，森林が純減少している．ヨーロッパは，ゆっくりであるが森林面積は増加し続けている．アジアは，1990年代は純減少であったが，2000〜2005年には純増に転じており，これはおもに中国における大規模な植林の結

2) 森林減少の特徴

世界の森林のうち，一次林（天然林，原生林）は森林面積の36%を占めるが，毎年600万haが消失するか改変されている．1990年代で報告された一次林の急速な減少は2000～2005年も継続している．この減少は，森林伐採だけでなく，選択的な伐採（択伐）とそのほかの人間活動による森林改変からも生じている．

ここで，一次林（primary forest）とは，人為影響を受けず，自然の更新の途中か，最終段階にあり安定した林をさす．あるいは自然性の高い樹林を二次林と対比してよぶこともある．気候帯や標高，土壌などの条件によって原生林となる植生は異なる．

森林が減少する一方で，植林やプランテーションが増加傾向にある．プランテーション森林，主として導入種からなる植えられた森林は，全森林面積（1億4000万ha）の約3.8%と推定されている．生産的なプランテーション（おもに材木と綿花などの繊維生産を目的とする）は，プランテーション森林の78%を占め，保護のためのプランテーション（おもに土と水の保全ため）は22%を占める．プランテーション森林面積は2000～2005年に年間およそ280万ha増加し，その87%は生産的なプランテーションである．

3) 生物多様性

多くの国で自生する樹木が多いが，比較的少数の樹種が現存する樹木の大半を占める．大部分の地域や周辺地域では，10種の最も一般的な樹木種が，総樹木量の50%以上を占めている．例外は，西・中央アフリカ，南・東南アジア，中米で，樹種の多様性が極端に高い．自生する樹種数は，アイスランドの3種からブラジルの7780種と幅が広い．希少な樹種と木製品，市場価値が高い非木製品（NWFP：non wood forest products）は，平均して1国当たりの原産の樹木種の5%は，脆弱で危機にさらされているか，あるいはきわめて危険な状態であると報告されている．

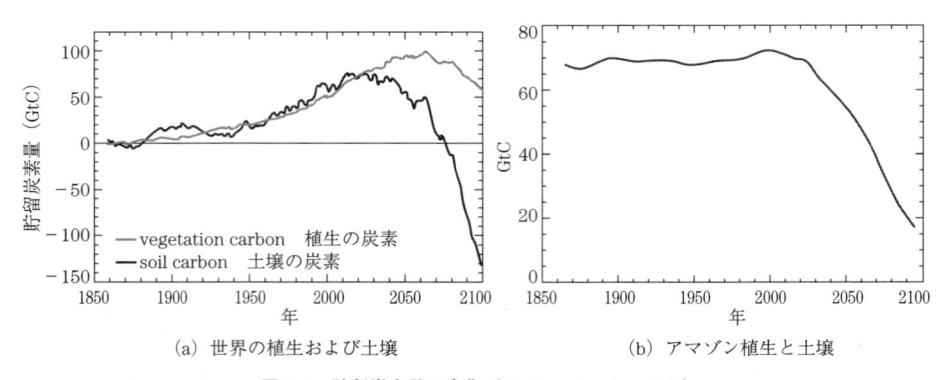

(a) 世界の植生および土壌　　(b) アマゾン植生と土壌

図3.6　貯留炭素量の変化（Hadley Centre, 2005）

4) アマゾンの熱帯林の減少

英国の気象研究所（ハドレイセンター）は，気候モデルに，動的な植生モデルを追加した動的植生-気候モデルを開発して，アマゾンの熱帯林の変化を調べた．その結果，アマゾン地域は温暖化による急激な気温上昇と雨量の大きな減少を受けると予測された．このために，樹木は枯死してしまい，灌木や草だけを支えることができる地域になると予測され，アマゾン地域に貯留されている炭素量（植物体や土壌）の急激な変化を引き起こし，21世紀末までには，炭素は75%以上が大気中に放出されると予測している（図3.6）．

3.1.2　森林減少と健康との関係

a．森林減少と健康影響の概要

森林減少は，間接的であるが人々の健康に影響を与える．森林のもつ多面的な機能の一つとして，医薬品開発にとって重要な遺伝子レベルの生物多様性の保全機能と物質生産機能によって人間は森林から便益を受けている．また近年では森林のもつ保健・レクリエーション機能の科学的な調査研究も進んでおり，行楽・スポーツだけでなく，療養や休養，散策，森林浴などの保養機能も注目されている．森林のもつストレス緩和機能については森林医学として新しい分野が確立しつつある（森本ら，2006）．

一方，健康への悪影響の側面として，森林火災による煙害，スギ花粉によるアレルギー患者の増加などがあげられる．とくに温暖化が進行して，気温が上昇し，また降水量が減少し森林地帯の乾燥化が進行することによって，森林火災のリスクが高まり，落雷や人間の火の不始末によって火災が発生する．また，日本では人工林として戦後植林されたスギやヒノキの花粉がアレルギーを引き起こしている．

b．森林減少のもたらす健康影響

1）森林火災とその影響

i) 森林火災の現状　世界各地に異常気象をもたらすエル・ニーニョやラ・ニーニャ現象の発生（3〜7年おきに発生する）や，近年の温暖化による気温上昇と降水量変化によって森林地帯の乾燥化が進んでおり，このために自然的原因や人為的原因によって森林火災が多発している．森林火災は貴重な生態系を喪失し，また人間社会にも影響を与える．また，温暖化対策面で重要度を増しつつある森林や樹木に蓄積された炭素が火災により大気中に放出されることにより，さらに温暖化を加速する（正のフィードバック）など，種々の問題をもたらしている．

ii) 米国西部の森林火災　米国においては，春・夏に高温が発生するとともに，温暖化が進行したことにより雪融けが早まることによって，森林火災の期間が拡大し，その強度を増大していると指摘されている．Westerlingら（2006）は，より高温になると米国西部で森林火災の期間と強度が増加するということを示した．米国西部では，1986年以降のより長く，より暑い夏は，1970年から1986年までの期間と比

較して大規模な森林火災が4倍，消失森林面積は6倍となったと結論づけている．

彼らは，米国西部について記録されている森林火災発生の最も包括的なデータを用いて，1166 ha の記録された森林火災（400 ha 以上の範囲）の地理学的位置，発生季節，地域気候を分析した．米国西部では実際の森林火災期間が長くなっており，（火が実際に燃えている期間が）78日増加していること，大規模な火災の平均期間は7.5〜37.1日増加していることを見出した．森林火災の増加が春と夏の気温上昇に依存するとし，山岳積雪が1〜4週間早く融けることにより，積雪に支配される高度〜2100 m の森林は森林火災が最大に増加している．4つの重要な要因である，①早い雪融け，②より高い夏の気温，③より長い火災期間と，④高地の森林の脆弱な面積の拡大は，複合して森林火災の増加に寄与していると指摘している．森林火災の増加が，1920〜1999年についてカナダでも報告されている．

iii） インドネシアの森林火災の影響

エル・ニーニョ現象によって引き起こされる異常気象に，自然や人為的要因が加わって発生する災害に森林や草地の火災がある．東南アジアでは，とくに森林が人間活動による火災リスクが増加しており，エル・ニーニョ現象に関連する過剰な乾燥，長引く乾燥期間によって悪化している．

1997/98年のエル・ニーニョでは，インドネシアでは森林火災や低木火災 9700 ha が発生し，深刻な国内，越境汚染を招いた．フィリピンでは，二次林や材木伐採された森林が数千 ha 消失した．

1997/98年に発生した最大規模のエル・ニーニョ現象がインドネシアに干ばつをもたらし，極度に乾燥状態になったところに，農業耕作のための開伐・開墾，焼畑によって火災が発生し，熱帯雨林を焼き，オランウータン，鳥類など絶滅危惧種が危険にさらされた．

1997年に発生した大規模な森林火災は，人為的な農地の開伐や開墾がおもな原因とされている．とくに，アブラヤシや木材の商業プランテーション，政府が進める人口移動計画，自然発生的な移住者，地域の零細農業従事者がインドネシアとその周辺地域に煙害を拡大した．約7000万人が影響を受けたと推定されており，とくに南スマトラと南東ボルネオが最悪の影響を被った．森林火災の影響については以下の点が報告されている．

① インドネシアの東カリマンタンで 12 万 ha 以上の森林が焼失し，5000人以上が煙害による疾病に苦しんだ．
② インドネシアの絶滅危惧種であるオランウータンが，火災，密猟，餌となる果物不足により餓死で減少した．
③ フィリピンの火災は，集中的な森林伐採のためにすでにほとんど樹木がなかったが，2人死亡し，多くの家屋が焼失した．
④ マレーシアは煙害も比較的軽微であったが，一部の地域，とくにサラワクのシリでは人間の健康にとって有害と考えられる汚染指数500以上の煙害に悩まされた．

⑤ 東南アジアの国が受けた煙害による被害は14億ドルにのぼり，大半が短期の健康被害に関する費用であった．

エル・ニーニョ現象による干ばつや異常乾燥が原因となる火災は，ベトナム，タイ，モンゴル，ロシア，オーストラリア，ルワンダなどでも発生し，森林や野生生物にも被害が出た．森林火災による経済的損失は，たとえば，インドネシアでは健康被害（10億ドル，約90％が短期の健康被害），観光収入減，航空機のキャンセル，空港の閉鎖による損害（9000万ドル），マレーシアでは健康被害（シンガポールと合わせて1200万ドル），工業製品や観光収入の損失（3億ドル），シンガポールでは観光収入の損失（6000万ドル）と推定されており，総計では約14億ドルと膨大な金額となっている．この金額は，長期的な健康被害や火災による施設の損壊などの被害は含んでいないので，損失額はさらに増大する可能性がある．また火災による森林資源の焼失と生物多様性の損失，健全な森林生態系の損失は非常に大きいが，被害の見積もりは困難である．

iv) アジアにおける森林火災 近年アジア地域においても，森林火災がより広範囲にわたって発生しているという報告がなされている．

ロシアの森林火災は，森林の消失地域で破壊された植生量の半分以上を占め，工業的に伐採される量の4.8倍をこえる．シベリアなどの北方アジアでは，毎年12000～38000の森林火災が発生し，50万～300万 ha に影響を及ぼしている．森林火災シーズンの深刻さは，気象状況に依存しているが，火災の期間と危険の変化の程度については，1℃平均気温が増加すると，森林火災の期間は30％延びると見積もられている．

モンゴルでは，過去60年間に春期の降水が17％減少し，1.5℃気温が上昇したことから，森林と草原の火災の頻度と消失面積は，この50年間にさらに極端に増加した．こうした森林火災によって損失額は，1981～2001年に100倍以上となっている．中央アジアでも，草木の成長時期に雨量がしだいに減少することにより，中央アジアの乾燥が近年増加し，大草原の成長を低下させ，地表面がむき出しになるなどして裸地面積が増加した．裸地の増加は太陽光の反射を増加し，より土壌水分が蒸発しやすくなり，そして，地面がフィードバックプロセスによってますます乾くようになり，草原の劣化を加速させている．

2) 花粉症

スギやヒノキなどの花粉によるアレルギー患者が増加しており，温暖化の進行とともに，こうしたアレルギー患者の増加が懸念されている．Teranishi ら（2000）は，温暖化が進むと，富山市ではスギの花粉飛散が3月中旬から2月末に早まり，花粉量は前年の7月の気温の関連することを報告している．（花粉症については6章6.3節も参照）

c. 森林減少のそのほかの影響
1) 地球の炭素循環への森林火災の影響

森林火災は毎年 3.5×10^{15} g の炭素を大気中に排出しているが，これは，化石燃料からの炭素排出のおよそ 40% に相当する．温暖化により森林火災が増加するならば，新たな炭素排出源が大気中の温室効果ガス濃度の増加を招き，気候システムのフィードバックが働き，温暖化を加速することが懸念されている．

ロシアの北方林は世界のバイオマスの約 25% を占めている．1998 年シベリアで消失した森林面積は 1330 万 ha に及ぶことが衛星リモートセンシングデータから推定されている．1998 年の森林火災により年間平均の全球の森林火災から放出される炭素量の 14～20% に及ぶと推定されている．

2) 森林は欠くことのできない炭素の吸収源

森林の伐採，劣化，不適切な森林管理が森林の炭素貯留を減少しているところでは，持続可能な管理，植林や森林の再生は炭素吸収量を増大させる．世界の森林は，バイオマスだけで，炭素 2830 億 t を蓄積していると推定されているが，森林のバイオマス，枯木，落葉や土壌に貯留されている炭素は大気中の炭素量より 50% 多いと見積もられている．

アフリカ，アジア，南米の森林バイオマスの炭素は，1990～2005 年に減少しているが，ほかの地域は増加している．世界全体では，森林バイオマスの炭素貯留量は毎年 11 億 t ずつ減少している．主として，継続的な森林破壊，森林の劣化に起因するが，一部は森林の拡大（植林）や一部の地域における ha 当たりの成長ストックの増加により補完されている．

3.1.3 森林減少への取組みと対策
a. 森林は発展途上国にとっての貴重な資源であり，雇用の機会である

発展途上国においては，森林は自国の経済発展にとって重要な資源となっている．このため森林を保全しつつ，経済発展を進める持続可能な発展のための森林管理が課題となっている．林業に着目すると，木材生産の価値は減少しているが，一方非木材製品（NWFP）の価値は増加している．2005 年の丸太材の生産は 640 億米ドルと推定され，主として産業用の丸太材である．

また世界全体では，約 1000 万人が森林管理と保全に従事，雇用されている．林業（木の加工産業を除外する）従事者は，1990 年から 2000 年までおよそ 10% 減少した．減少の大部分は製品の 1 次生産分野であり，労働生産性の向上に起因している．地域別に見ると，アジアとヨーロッパは下降傾向を示し，ほかの地域ではわずかに上昇しているが，この要因の一つとして，材木生産が労働生産性の向上よりも早く増加しているためと考えられている．

3.1 森林減少

表 3.4 森林原則声明の概要（環境省，2003）

		内　容
I	前文	森林問題は環境と開発のすべての問題に関連し，総合的に検討されるべきである．森林の多様な機能の保全，持続可能な開発が重要である．各国は，政府の適切なレベルでこの原則を追求するべきである．
II	原則	・各国は自国の資源に主権を有するとともに責任を有する． ・森林の機能（生態系の維持，生物多様性の宝庫，エネルギー資源，炭素の吸収源，雇用の創出など）を発揮させるための保全および持続的経営への努力が重要である． ・森林の財とサービスの包括的な評価により森林資源の経営を行うべきであり，そのような評価手法の開発が必要である． ・森林面積と森林生産性を維持，増加するための努力を，森林消失地における再造林などを通じて行うべきである． ・すべての国，とくに先進国は世界の緑化の行動を起こすべきである． ・発展途上国における森林の保全と持続可能な経営は，国際的な資金的・技術的協力によって支援すべきである． ・森林に関する正確な情報提供は，一般の人々の理解と見識ある政策決定に不可欠である． ・森林政策は，先住民とその共同体の文化や社会的組織を維持するため適切に支援すべきである．また，先住民，NGO，女性などの森林政策の策定，実施への参加を促進すべきである． ・林産物の貿易は，国際貿易法規および諸慣行と合致すべきであり，自由な国際貿易を促進するべきである．また付加価値材産物に対する，よりよい市場アクセスの促進と，産品の地元における加工を奨励すべきである． ・森林に関する調査・研究および国際的情報交換を強化すべきである．

b. 持続可能な森林資源の管理
1) 森林原則声明とアジェンダ 21

1992 年 6 月の「国連環境開発会議」(UNCED: United Nations Conference of Environment and Development) において森林原則声明が採択された．森林原則声明は，15 項目からなり，森林問題について初めての世界的合意である．

熱帯林保全のための「世界森林条約」の成立が期待されたが，発展途上国などの反対から温帯林なども含めた「全ての種類の森林経営，保全及び持続可能な開発に関する世界的合意のために法的拘束力のない権威ある原則声明」（森林原則声明）とアジェンダ 21 の第 11 章「森林減少対策」に落ち着いた（EIC ネット（環境情報案内・交流サイト）ホームページ）．

森林原則声明は，森林に対する各国の主権の確認，森林の保全・回復および持続可能な経営の実施に向けて各国は努力し，国際社会は協力すべきことなど，森林の保全持続可能な経営・開発の実現に向け国レベル，国際レベルで取り組むべき項目の内容を規定している．

アジェンダ 21 の第 11 章「森林減少対策」には，熱帯林，温帯林，北方林を含むすべての種類の森林の多様な役割・機能の維持や，森林の持続可能な経営および保全の強化などがあげられている．

2) 森林保全の基本原則

森林原則声明の概要は前頁表3.4に示したとおりである．

c. 森林の吸収源としての役割（京都議定書）

1) 気候変動枠組条約と京都議定書

気候変動枠組条約（1992年5月に採択，1994年に発効）の究極的な目的は，「大気中の温室効果ガスの濃度を安定化させること」であり，そのため条約の締約国（先進国と市場経済移行国を含む附属書I国，以下先進国）は温室効果ガスの排出量を抑制または削減しなければならない．日本の京都で開催された第三回締約国会議（COP 3，1997年12月）では，会議の最終日に2000年以降の地球温暖化防止に関する議定書（京都議定書）が採択された（詳細については，第1章を参照されたい）．

2) 京都議定書に盛り込まれた森林などの吸収源

議定書を採択したCOP 3の最大の成果は先進国に対して法的拘束力のある削減量の目標値（割当量）を設定したことである（議定書第3条）．削減目標は先進国全体で基準年の1990年に対して，第一約束期間（2008〜2012年）に少なくとも5.2%の削減を達成すること，このため各国は個別の割当量を超過しないようにすることが決定した．

森林などの温室効果ガスの吸収源の取り扱いは，京都議定書の交渉時に最も注目された問題の一つであり，結局，第一約束期間の温室効果ガス削減量には森林などによる吸収量も算定できる，とする規定が盛り込まれた．しかし，森林全部を考慮することは各国の公平性を欠くこと，また森林や土壌の吸収源としての能力に関する科学的

表3.5 京都議定書の吸収源に関する条項の概要

条項	概要
3条3項（新規植林，再植林，森林減少活動）	・1990年以降の直接的，人為的な新規植林，再植林，森林減少（aforestation, reforestation, deforestation） ・第一約束期間（2008〜2012年）における炭素貯蔵量の変化として測定される排出・吸収量のみを算定 ・透明かつ検証可能な方法で報告
3条4項（追加的な人為的活動）	・農耕地土壌，土地利用変化および林業分野における追加的な人為活動における排出・吸収量を評価 ・1990年以降の活動については第一約束期間に利用可能
6条（共同実施）	・数値目標をもつ附属書I国との共同プロジェクト ・吸収源を強化する目的の事業を評価 ・事業による追加的な人為的吸収量を算定 ・附属書I国間での排出削減ユニットを取引 ・国内対策に対して補完的
12条（クリーン開発メカニズム，CDM）	・数値目標をもたない附属書I国以外との共同プロジェクト ・ホスト国の持続可能な開発に資すること ・CDM執行委員会によって監督 ・排出削減量は運営組織によって認証される ・民間および公的主体の2000年以降の活動

3.1 森林減少

知見が乏しいなどの理由から，比較的知見の蓄積のある1990年以降の新規植林，再植林，森林減少などの人為的活動に起因する温室効果ガスの吸収量のみを対象として，各国の排出量から差し引くこととなった．森林の吸収源について議定書に盛り込まれた規定は概略以下のとおりである（表3.5）．

① 1990年以降の新規植林，再植林および森林減少に限って，温室効果ガスの純吸収量を算入することができる（第3条3項）．

② 農耕地土壌，土地利用変化，林業分野における3条3項以外の活動については検討を継続し，その結果を踏まえ取り扱いを決定すること（第3条4項）．

③ 各国が共通してとるべき政策・措置について，①エネルギー効率の向上，③持続的な農業の促進などとともに，②温室効果ガスの吸収源および貯蔵庫の保護・強化，持続可能な森林管理慣行，植林，再植林の促進があげられている（第3条1項）．

気候変動枠組条約第6回締約国会議（COP 6）再開会合が，ボンで開催された（2001年7月16～27日）．この会議において，京都議定書の中核的要素に関する基本的合意が得られ，京都議定書の発効に向け前進した（ボン合意）．とくに吸収源の扱いについては，交渉の末に日本の所要の吸収量が確保された．具体的には，新植林・再植林のみでなく，森林管理による吸収分が認められ，国ごとに上限を設けた．日本は上限枠が1300万t-Cとなり，3.8%分が確保された．また，CDMシンクの対象活動として，新規植林および再植林を認めることとなった．COP 7（2001年11月）においてボン合意に基づき，具体的な運用細則を定める文書が正式採択された（マラケッシュ合意）．2005年2月16日に京都議定書が発効し，同年4月に京都議定書目標達成計画が閣議決定され，2008～2012年の第一約束期間に削減量を1990年比で6%削減するための，国内対策，京都メカニズムによる対策を本格的に実施することになった．

3) 京都議定書目標達成計画における森林吸収源

京都議定書目標達成計画において，温室効果ガス吸収源対策・施策は以下のとおりである．

森林吸収源対策

森林・林業基本計画（2006年9月に閣議決定）に示された目標どおりに計画が達成された場合，森林全体で，森林経営による獲得吸収量の上限値（基準年総排出量比約3.8%）程度の吸収量を確保することが可能と推計される．しかし，現状程度の水準で森林整備，木材供給，利用などが推移した場合について推計すると，確保できる吸収量は基準年総排出量比3.8%を大幅に下回ると見込まれている．京都議定書目標達成計画（2005年）でとりあげられている施策は以下のとおりである．

○健全な森林の整備

　ア　団地的な取組みの強化や間伐材の利用促進などによる効率的かつ効果的な間伐の推進

イ　長伐期・複層林への誘導
　ウ　造林未済地を解消するための対策
　エ　森林整備の基幹的な担い手の確保・育成

○**保安林などの適切な管理・保全などの推進**
　ア　保安林制度による転用規制や伐採規制の適正な運用および保安林の計画的指定ならびに保護林制度などによる適切な森林保全管理の推進
　イ　山地災害のおそれの多い地区や奥地荒廃森林などにおける治山事業の計画的な推進
　ウ　松くい虫をはじめとする森林病害虫や野生鳥獣による被害防止・防除対策，林野火災予防対策の推進
　エ　自然公園や自然環境保全地域の拡充および同地域内の保全管理の強化

○**国民参加の森林作りなどの推進**
　ア　企業などによる森林作りの参加促進をはじめ，より広範な主体による森林作り活動の推進
　イ　森林ボランティアなどの技術向上や安全体制の整備
　ウ　森林環境教育の推進
　エ　国立公園などにおける森林を含めた動植物の保護などを行うグリーンワーカー事業の推進

○**木材および木質バイオマス利用の推進**
　持続可能な森林経営の推進に寄与するとともに，化石燃料の使用量を抑制し二酸化炭素の排出抑制にも資する，再生産可能な木材の積極的な利用を図るため，
　ア　住宅や公共施設などへの地域材利用の推進
　イ　地域材実需に結びつく購買層の拡大を図るための消費者対策の推進
　ウ　消費者ニーズに対応できる川上から川下まで連携した生産・流通・加工体制の整備
　エ　低質材・木質バイオマスのエネルギーや製品としての利用の推進

　加えて，都市緑化などの推進も国民にとって，最も日常生活に身近な吸収源対策であり，その推進は，実際の吸収源対策としての効果はもとより，地球温暖化対策の趣旨の普及啓発にも大きな効果を発揮することからとりあげられている．

3.1.4　将来展望
1)　森林資源と経済発展
　森林資源を主要な経済成長の糧としている発展途上国も多い．またブラジルのように広大な熱帯林を有する大国においても熱帯林が外貨を得るための貴重な資源となっており，計画的な伐採がされているが，違法伐採なども多い．森林資源に頼る国々において持続的発展のために森林資源をいかに活用するかが問題となっている．しかし問題解決は容易ではない．各国のかかえる事情を反映して，UNCEDにおいては，

森林保全の条約化を目指したわけだが，各国の利害が対立して，法的拘束力のない森林原則声明にとどまった．

しかしながら，持続可能な森林経営から産出される各種木材や製品に環境ラベルをはり，消費者はそうした製品を買うなどの活動も活発になってきた．また，従来商業ベースの森林伐採と地元の人々による生計維持のための違法伐採の悪循環に陥っていたことから，NGOなどが森林を買い取り，地元の人々を雇用して森林管理を進める環境保全コンセッション（利用権）などの新たな取組みも現れている．

2) 森林管理と温暖化対策

森林は二酸化炭素の吸収源であり，日本においては京都議定書の第一約束期間に1990年比で6%減を達成しなければならない．そのうちの3.8%分が森林による吸収源である．本来は1990年以降の新植林，再植林を対象にしたはずであるが，日本が交渉のうえ，この量を確保したわけである．具体的には森林の保全や管理を進めることによって，この値の削減量が見込まれるわけであるが，現在では予算的な措置が十分でなく，環境税による手当などが期待されている．一方，森林がある中山間地では，人口流出，林業労働者の高齢化，森林所有者の高齢化や不在などにより，下草伐り，間伐などの管理が十分でなく，荒れ放題になっている地域もある．吸収源として認められるためには管理を十分にしなければならず，この機会に森林管理をしっかり進める機会として，森林管理，林業再生など温暖化対策との一挙両得政策を打っていくことが期待できよう．

3) 温暖化の森林への影響

森林の保全や持続可能な森林資源の活用は，発展途上国の経済成長の原動力となりえるが，一方，地球温暖化が進んでおり，その森林への影響も懸念されている．温暖化は大気中の二酸化炭素濃度や窒素降下物（大気汚染由来）の増加により植物の成長を促すが，一方気温上昇によって呼吸作用も増加する．このため21世紀中には呼吸が同化を上回り，陸域生態系が二酸化炭素の排出源となる可能性も指摘されている．そうなると大気中の二酸化炭素が増加し，さらに温暖化を加速することが懸念される．

〔原沢英夫〕

■文　献

環境省（2003）．地球環境キーワード事典　四訂，中央法規出版．
環境省（2006）．環境白書平成18年度版．
気候影響利用研究会 編（1999）．エルニーニョと地球環境，成山堂．
国立天文台 編（2006）．理科年表環境編　第2版．
児島直樹（2000）．森林減少，地球環境2000-'01，ミオシン出版．
日本学術会議（2001）．地球環境・人間生活にかかわる農業及び森林の多面的は機能の評価について．
日本生態学会（2003）．生態学事典，共立出版．
林野庁（2006）．平成18年度林業白書．
森本兼曩・宮崎良文・平野秀樹 編（2006）．森林医学，朝倉書店．
Conarad, S. G., *et al.* (2002). Determing effects of area burned and fire severity on carbon cycling

and emissions in Siberia, *Climatic Change*, **55**, 197-211.
FAO (2006). Global Forest Resource Assessment 2005.
Gillett, N.P., Weaver, A.J., Zwiers, F.W., *et al*. (2004). 2004 : Detecting the effect of climate change on Canadian forest fires, *Geophysical Research Letter*, **31**, L18211.
Granz, M. H. (ed.) (2001). *Once Burned, Twice Shy? Lessons Learned from the 1997-98 El Niño*, United Nations University.
Hadley Centre (2005). Stabilizing climate to avoid dangerous climate change : A summary of relevant research at the Hadley Centre.
Hardner, R. and Rice, R. (2002). Rethinking green consumarism, *Scientific American*, **286**(5), 87-93.
IPCC (2000). *Land Use, Land-Use Change and Forestry : A Special Report of the IPCC*, Cambridge University Press.
IPCC (2007). Climate Change 2007 Impacts, Adaptation, and Vulnerability.
PAGASA (Philippine Atmospheric, Geophysical and Astronomical Services Administration) (2001). Documentation and analysis of impacts of and responses to extreme climate events, Climatology & Agrometeorology Branch Technical Paper No.2001-2.
Shoigu, S. (2004). Global climate changes and emergencies in Russia, in Proc. of the World Climate Change Conference. Moscow, 29 September-3 October 2003, 73-85.
Teranishi, H., Kenda, Y., Katoh, T., *et al*. (2000). Possible role of climate change in the pollen scatter of Japanese cedar Cryptomeria japonica in Japan, *Climate Research*, **14**, 65-70.
Vorbyoy, Yu. (2004). Climate change and disasters in Russia, In Proc. of the World Climate Change Conference, Moscow, September 29-October 2003, 293-298.
Westerling, A. L., Hidalgo, H. G., Cayan, D. R., *et al*. (2006). Warming and earlier spring increases western U.S. forest wildfire activity, Science, **313**, 940-943.

■参照サイト
WWFジャパンホームページ　http://www.wwf.or.jp/
EICネット：環境情報案内・交流サイト　http://www.eic.or.jp/

3.2　砂　漠　化

3.2.1　砂漠化とは
地球環境問題としての砂漠化
　世界の陸地の41.3％は乾燥地が占めており，約21億人が住んでいる（2000年）．くり返し発生する干ばつなどの気候変動と人間活動によって乾燥地の砂漠化や土地荒廃が進んでいる．とくに乾燥地は発展途上国に多く，食料生産，水資源やエネルギーの確保など発展途上国の持続可能な開発を進めるためには乾燥地の砂漠化や土地荒廃は障害となっていることから，地球規模の環境問題の中でも最も深刻かつ解決が困難な問題として認識されている

砂漠化はアフリカだけの問題ではない
　砂漠化はアフリカ大陸の諸国に最も影響を及ぼしているが，アフリカの乾燥地に限

定された問題ではない．たとえば，米国の土地の30％以上が，砂漠化の影響を受けている．中国では，1950年代から漂砂と砂漠の拡大はほぼ70万haの耕作地，235万haの放牧地，640万haの森林，灌木地で生じている．世界中で，農業に使われている52億haの乾燥地の約70％は，すでに荒廃しており，砂漠化によって脅威にさらされている．

砂漠化に対処することが喫緊の課題

砂漠化は干ばつをはじめとする気候変動などの環境変化と社会経済活動や国内・国際政治に関連する人間活動の種々の影響を受けて発生している．たとえば，乾燥地において食料生産など土地のもつ生産性が減少すると，人々の貧困を加速させ，人々はより肥沃な土地や都市への移動を余儀なくされる．実際，1億3500万人が砂漠化の結果として移動を余儀なくされている．また，今後20年間に約6000万人が，サブサハラアフリカの砂漠化した地域から北アフリカやヨーロッパへ移動すると予測されている．

砂漠化は自然と人間活動の複雑な因果関連がある

砂漠化は，地表面の洪水を起こしやすくして，土壌塩類化を引き起こして，水質の悪化，河川・小川・貯水池の底質が巻き上げられ移動する現象（シルト化）を引き起こす．不適切なかんがいは，湖沼に注ぐ河川を干上がらせる．アラル海やチャド湖はこのようにして沿岸線が劇的に縮小した．土地荒廃はまた，汚染された底泥や河川水として海洋汚染の主要な原因となっている．

「砂漠化」の定義

「砂漠化」の定義は変遷してきた．1960年代末から1970年代初頭にかけてサブサハラ地域で大規模な干ばつが発生して，20万人をこえる人々が犠牲になり，数百万の動物が死んだといわれている．この大規模な惨状を受けて，1973年9月にサヘル地域9ヵ国によってサヘルの干ばつに対処するための政府恒久委員会が設置された．1977年には，ケニヤのナイロビで国連砂漠化会議（UNCOD：United Nations Conference of Desertification）が開催され，この会議において砂漠化が初めて地球環境問題として認識され，砂漠化防止行動計画（PACD：Plan of Action to Combat Desertification）が採択された．国連砂漠化会議において初めて公式に「砂漠化（desertification）」が使われたが，当時は「土地のもつ生物生産力の減退ないしは破壊であり，最終的には砂漠のような状態になる現象」と定義され，人間活動による影響としての土地荒廃に焦点が当てられていた．

その後，1992年6月にブラジルのリオデジャネイロで地球サミット（UNCED：United Nations Conference of Environment and Development）が開催された．地球サミットで採択された行動計画であるアジェンダ21では，国連総会に対して，砂漠化問題に対処するための法的拘束力をもつ条約を準備するための政府交渉委員会を設置することを要請した．政府間の交渉の末に，1994年6月にパリで砂漠化対処条約が採択されたが，この日（6月17日）が世界砂漠化対処デーとなっている．

砂漠化対処条約では，アジェンダ21第12章の定義を踏襲して，砂漠化を「乾燥・半乾燥・乾燥湿潤地域（乾燥地域と総称）における，気候変動と人間活動などさまざまな要因によって起こる土地荒廃（land degradation）」と定義した．従来の人間活動による砂漠化のみでなく，気候変動，とくに干ばつの影響を加えたことが特徴である．

乾燥地の分類（乾燥度）

乾燥地や砂漠化の程度を示す指標としては，乾燥度（aridity index）が用いられる．乾燥度は，年間の降水量と可能蒸発散量（PET：potential evapo-transpiration）の比で表され，0～1の範囲をとる．その値によって，乾燥地域の区分が行われている．

極乾燥（hyper-arid）	乾燥度 ＜0.05
乾燥（arid）	乾燥度 0.05～0.20
半乾燥（semi-arid）	乾燥度 0.21～0.50
乾燥半湿潤（dry sub-humid）	乾燥度 0.51～0.65
湿性半湿潤（moist sub-humid）	乾燥度 0.65＜

砂漠化対処条約で対象とする乾燥地は，0.05～0.65の範囲にある乾燥地，半乾燥地，乾燥半湿潤地である．極乾燥地（乾燥度＜0.05）は不毛の砂漠であることから，対処条約では除外している．なお，土地荒廃（land degradation）は，降雨依存（天水）農地，かんがい農地，または放牧地，牧草地，森林，疎開林の生物的または経済的生産性と複雑性の低下ないし損失を意味する．

a．砂漠化の背景

砂漠化は，主として気候変動（気候の変動性）と人間活動に起因して発生し，耕地，牧草地，森林のもつ生態系機能や，とくに食料の生産性を極度に低下させる．最も一般的な砂漠化をもたらす土地利用にかかわる活動形態は，過耕作，過放牧，森林伐採，不適切なかんがいなどである．降水量が平均的なレベルに比べて長期間にわたり下回るような深刻な干ばつなどの自然現象によって助長される．

1）干ばつ

干ばつは，長期にわたり降水量が少なく，日照りが続いて水不足の状態をいう．干ばつの深刻度は，水不足の程度，持続期間，被害域の広さに左右される．干ばつの定義はさまざまであるが，おおよそ以下のように分類される．

　気象学的干ばつ： 降水量が平年から大きく乖離する状況．気候の違いにより，特定の地点において干ばつと分類されるものが，ほかの地点では干ばつとは分類されない場合もある．
　農業的干ばつ： ある特定の作物が必要とする土中水分量が満たされない状況．
　水文学的干ばつ： 地表水・地下水による供給が平年以下となる状況．
　社会経済的干ばつ： 水量の不足が人々の暮らしに影響を及ぼしはじめる状況．

2) 自然生態系や人間の適応

　一般に乾燥地の生態系は気候の変動に対しては比較的早く応答する．乾燥地では降水量は年間を通じて非常に大きく変動するが，こうした季節的な変動に加えて，経年的な変動や，10年オーダーの変動も関連して長期，深刻な干ばつとなる（気象学的干ばつ）．乾燥地の生態系は降水量の多少に応じて自らを調節して，適応してきた．たとえば，動植物は短期から長期にわたる降水量の変動に対して，早く対応できるとされ，衛星画像による解析から，サハラ砂漠南縁の植生は乾燥年のあとに湿潤年が続く時には，200 km程度まで移動できることがわかっている．

　乾燥地においては長い歴史の中で，人間も自然の変動に適応してきたとされる．乾燥地の生物学的，経済的資源，典型的な土壌品質，淡水供給，植生と穀物は容易に影響を受ける．人々は，これらの資源を守るために経験を積み重ね，移動耕作や遊牧など乾燥地に適した生活や活動を行ってきた．しかし，近年では，こうした乾燥地における生活や活動が経済や政治状況の変化，人口増加，一箇所への定住のために，これまで土地を適切に管理していた人々が，気候変動に柔軟に対応できなくなり，結果として砂漠化が生じる．

　また経済性や収益性を重視した人間活動は，環境保全や保護をないがしろにし，あるいは環境配慮されたとしても優先度が低い場合，環境面からは不適切な土地管理につながる．土地の過剰使用は，経済状態や不適切な土地の法制度や習慣から生じる場合もある．土地資源への無秩序なアクセスや利用は，少数の個人が自らの利益を最大にしようとして，土地を過剰に開発し，利用してしまうために，コミュニティとしての利用価値を犠牲にしてしまうことになる．貧困は，限られた希少な資源からのみ入手するしかなく，代案がないために，土地を荒廃させてしまう．希少な自然資源の共有や利用については，ハーディンの「共有地（コモンズ）の悲劇[*1]」が如実に表している．

*1 牧草地を共有してウシやヒツジを飼う場合を考える．複数の牛（羊）飼いが，自分の利益を最大化するために競合して牧草地を使うと，過剰放牧となり牧草地の飼育能力をこえ，ついには破滅的な結果が起こる（Hardin, 1968）．

3) 経済のグローバリゼーションの影響と背後にある貧困の問題

　経済のグローバリゼーションが進み，先進諸国はより安い資源を求めて，途上国に進出し，こうした国際的な経済活動は，途上国の人々をして土地を過剰に開発させている．大量に資源を売り買いする国際貿易パターンは輸出のために地域の希少な資源を短期間に開発して，従来土地を管理し，利用してきた地域コミュニティの利益をほとんど無視してきた．同様に換金作物（キャッシュクロップ）に基づく経済開発や税金賦課は地域の経済市場を破壊し，さらに土地の過剰開発を促進することになった．

　急激な人口増加や活動範囲の拡大も，貧困とならび砂漠化の要因の背後にある究極的な推進力となっていることも留意するべきである．地域により多くの人々が住めば，必然的にその地域の資源へより大きな圧力を与えることになる．この圧力は間接

的である場合もある．たとえば，増大する都市人口が，混雑していない農村地帯における食料生産に需要を喚起する．しかし砂漠化の原因は複雑であり，人口と砂漠化の2つの要因（変数）の間の関連性は明確ではない．たとえば，人口の減少が土地を適切に管理する十分な人がもはやいなくなると砂漠化する．イエメンの丘陵地の多くの段々畑は，隣接の産油国に労働力として出国することにより荒廃してしまった．一方，ナイジェリアのカノの都市周辺のように，多くの荒廃なしに高密度の人口を支持している地域もある．

b．砂漠化の原因

砂漠化は人間活動と気候変動や干ばつが相互に影響して発生する地球規模の環境問題である．砂漠化の原因を自然的要因と人為的要因に分類しうる．

1) 自然的要因（地球環境研究センター，1997）

i) 風食（wind erosion）　風による土壌侵食を風食とよぶ．風食は，土壌が，浮遊，表層のクリープ，サルテーション（saltation，滑動や転動）などの作用を受けて，数cmから数kmにわたって移動することによって生じる．風食の程度は，風が粒子を運ぶ「侵食性」と土壌表層の風力に対する感受性である「被侵食性」との相互作用によって異なり，降雨，高温，強風，植被と関連がある．

ii) 水食（water erosion）　降雨や水流による土壌侵食を水食とよぶ．土壌が降雨によってゆるんだり，水流により削られ，分離した土壌粒子が斜面下方に流されたり，水路や他の土壌の上に堆積することによって土壌侵食が進む．侵食の速度は，斜面勾配と長さ，降雨強度，土壌タイプ，作物種類，耕作法などによって異なる．

表3.6　人間活動による砂漠化（地球環境研究センター，1997）

要因	内容	備考
過耕作	農地の不適切な管理，休耕期間の短縮による土壌の疲弊，肥料の不適切な管理や過剰使用，重機械の不適切な利用	
過放牧	植生の過剰利用，踏み固めの影響，植被の減少から風食，水食の加速化，塩類化	
不適切なかんがい	河川水の過剰取水による流末の湖沼の水位低下，水質の悪化，塩類化の促進	アラル海沿岸地域における無秩序な綿花栽培によるアラル海の劇的な縮小
過伐採	商業伐採，移動耕作（焼畑），燃料木の需要増加，法制度の未整備	
社会経済的要因	人口増加，移住・移動や難民，低所得，低い教育水準	
社会政策的要因	土地所有制度，所有権，そのほかの制度	
国際貿易	保護主義と不適切な国際経済システムの構造的不均衡	
突発的事態	戦争による難民や大規模災害などに起因する環境難民による資源の利用	

3.2 砂漠化

表 3.7 砂漠化問題への国際的対応の経緯

年代	砂漠化・土地荒廃に関する国際的な対応
1960 年代末～1970 年代初頭	サブサハラ地域の干ばつにより 20 万人以上が死亡
1973 年 9 月	サヘル地域の 9 ヵ国が砂漠化対処の政府恒久委員会を設置
1977 年 8～9 月	国連砂漠化会議で砂漠化が初めて地球規模の問題としてとりあげられ，砂漠化対処行動計画を採択
1992 年 6 月	国連環境開発会議（UNCED）において地球サミットとアジェンダ 21 は国連総会に砂漠化対処条約を作成するための政府間交渉委員会の設置に基本的合意
1994 年 6 月 14 日	国連砂漠化対処条約（UNCCD）を採択．6 月 14 日が世界砂漠化対処デーとなる．10 月に署名式典（パリ），日本を含む 86 ヵ国（EU を含む）が署名
1996 年 12 月	UNCCD 発効（50 番目の国が批准して 90 日後）
1997 年 10 月	第 1 回締約国会議（COP1，ローマ）：締約国の原則や補助機関の設置，全球メカニズム（global mechanism）が決定し，恒久的な事務局が指名された
1998 年 12 月	COP2（セネガル，ダカール）：事務局の中期戦略を協議．砂漠化の Members of Parliaments の最初のラウンドテーブルの宣言
1999 年 1 月	ボンに事務局を設置
1999 年 11 月	COP3（レシフェ，ブラジル）：政策，運用手順（operational modalities）と全球メカニズムの最初のレビュー．UNCCD の義務の履行を拡大するレシフェ・イニシアティブの協議
2000 年 12 月	COP4（ボン）：中央・東ヨーロッパの附属書の実施（附属書V），レシフェ・イニシアティブの採択．アドホック作業部会（AHWG）が条約の履行に関する報告書のレビュー開始
2001 年 3～4 月	ボンにおいて AHWG の中間会合．結論や条約の実行のさらなる段階の勧告を含む包括的レポートが採択され，COP5 に提出された
2001 年 10 月	COP5（ジュネーブ）：条約履行のレビュー委員会（CRIC）を COP の補助機関として設置．COP の科学的補助機関 CST の改造が採択され，専門家グループが設置された
2002 年 8～9 月	持続可能な発展の世界サミット（WSSD，ヨハネスブルク）：各国政府は，GEF に対して UNCCD の財政メカニズムとして要請
2002 年 10 月	GEF の第 2 回会合（北京）：5 番目のフォーカル分野として土地荒廃を指定する決定を採択，UNCCD の財政メカニズムとして GEF 決定を採択
2002 年 11 月	専門家グループの最初の会合（ハンブルグ） CRIC（第 1 回，ローマ）：砂漠化対処の革新的解決策が確認され，情報共有された．報告書が採択され COP6 に提出された
2003 年 8～9 月	COP6（ハバナ）：GEF が条約の財政メカニズムとして決定．CRIC2 の条約履行を改善する方法が承認された
2005 年 5 月	CRIC3（ボン）：砂漠化を主流とする新たな方法が検討された

iii) 化学的劣化（chemical deterioration）　　土壌の化学的組成が変化することを化学的劣化とよび，塩類化，養分の溶脱，酸性化，土壌汚染がある．とくに乾燥地においては，塩類化と養分溶脱が問題となっている．

塩類化（salinization，塩類集積ともいう）は，硫酸塩，炭酸ナトリウム，カルシウム，マグネシウムなどの塩化物が土壌表層およびその付近に塩として集積する現象である．塩類化が進むと土壌間隙が減少し，通気性や養分保持力が低下するために，高濃度の塩類集積は植物にとって有害である．乾燥地域では蒸発量が降水量を上回るような気候的要因やかんがいなどにより塩類化が生じやすい．

iv) 物理的劣化（physical deterioration）　　物理的劣化は，表土の固結化・クラスト化・踏み固め，土壌構造の劣化，湛水，乾燥化によって生じる．

2) 人為的要因

人間活動による砂漠化は，過耕作，過放牧，不適切なかんがい，不適切な森林管理と過伐採，植生破壊などにより生じる．また，国際貿易における，保護主義と不適切な国際経済システムの構造的不均衡も，土地・水資源の過剰利用の原因となっており，間接的ではあるが砂漠化の要因となっている．人間活動による砂漠化の原因について，表3.6にまとめた．

i) 砂漠化問題への国際的対応の経緯　　砂漠化問題をめぐる国際的な対応を表3.7に示した．

c．現　状

1) 砂漠化の実態

乾燥地のタイプごとに，面積，全陸地に対する割合，主要な生物群系（バイオーム）とそこに住む人口を表3.8，図3.7にまとめている．また，表3.9は，乾燥地の土地利用形態を牧草地，耕作地，都市地域，そのほかの土地利用に分類したものである．

乾燥度が0.05である極乾燥地（砂漠）も陸地面積の6.6%，980万 km^2 存在し，1億人が居住している．また，乾燥地，半乾燥地は，陸地面積の26.1%，38.3 km^3 と約4分の1を占めており，世界人口の18.5%に相当する11億人が居住している．乾燥地・半乾燥地で生活，活動する人々にとって，乾燥地・半乾燥地は貴重な資源の採取地であるが，乾燥地・半乾燥地の砂漠化や土地荒廃は，多くの人々に影響を与えていることがこの表からも見てとれる．

表3.10は，地域別の乾燥地などの分布を示したものである．アフリカ，アジアにおいて極乾燥地域が多く，生物生産性が非常に低い．乾燥地，半乾燥地，乾燥半湿潤地の乾燥地域においては約4分の3が砂漠化や土地荒廃が進んでいると考えられているが，アフリカのみでなく，南米，インド，西アジア，オーストラリア，ヨーロッパ（とくに地中海地方）や北米においても影響を受けている地域が多い．

3.2 砂漠化

表 3.8 乾燥地の面積（Millennium Ecosystem Assessment, 2005）

乾燥地タイプ	乾燥度	面積（2000年）		主要な生物群系（バイオーム）	人口（2000年）	
		面積（百万 km²）	割合（%）		人口（千人）	割合（%）
極乾燥地	<0.05	9.8	6.6	砂漠	101336	1.7
乾燥地	0.05-0.20	15.7	10.6	砂漠	242780	4.1
半乾燥地	0.20-0.50	22.6	15.2	草原	855333	14.4
乾燥半湿潤地	0.50-0.65	12.8	8.7	森林	909972	15.3
合　計		60.9	41.3		2109421	35.5

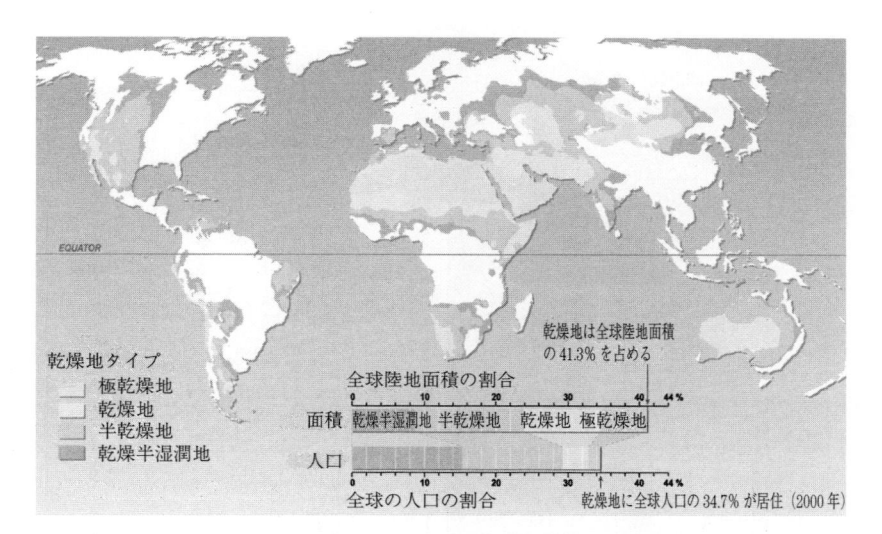

図 3.7 世界の乾燥地の分布（Millennium Ecosystem Assessment, 2005）

表 3.9 乾燥地の土地利用（Millennium Ecosystem Assessment, 2005）

乾燥地タイプ	牧草地		耕作地		都市		そのほかの土地利用	
	面積（km²）	割合（%）	面積（km²）	割合（%）	面積（km²）	割合（%）	面積（km²）	割合（%）
極乾燥地	8497407	97	55592	0.6	74050	1	149026	2
乾燥地	13629625	87	1059648	7	152447	1	822075	5
半乾燥地	12170274	54	7992020	35	556515	2	1871146	8
乾燥半湿潤地	4344897	34	6096558	47	457851	4	1971907	16
合　計	39642202	65	15203818	25	1240863	2	4814155	8

表 3.10 乾燥地の地域別の分布 (UNEP, 1992)

乾燥地タイプ	地域（百万 ha）						
	アフリカ	アジア	オーストラリア	ヨーロッパ	北米	南米	合計
極乾燥地	672.0	277.3	0.0	0.0	3.1	25.7	978.1
乾燥地	503.5	625.7	303.0	11.0	81.5	44.5	1569.2
半乾燥地	513.8	693.4	309.0	183.5	419.4	264.5	2305.3
乾燥半湿潤地	268.7	352.7	51.3	105.2	231.5	207.0	1294.7
湿潤地	1007.6	1224.3	218.9	622.9	838.5	1188.1	5110.4
寒冷地	0.0	1082.5	0.0	27.9	616.9	37.7	1765.0
合　計	2965.6	4256.0	882.2	950.5	2190.9	1767.5	13012.7

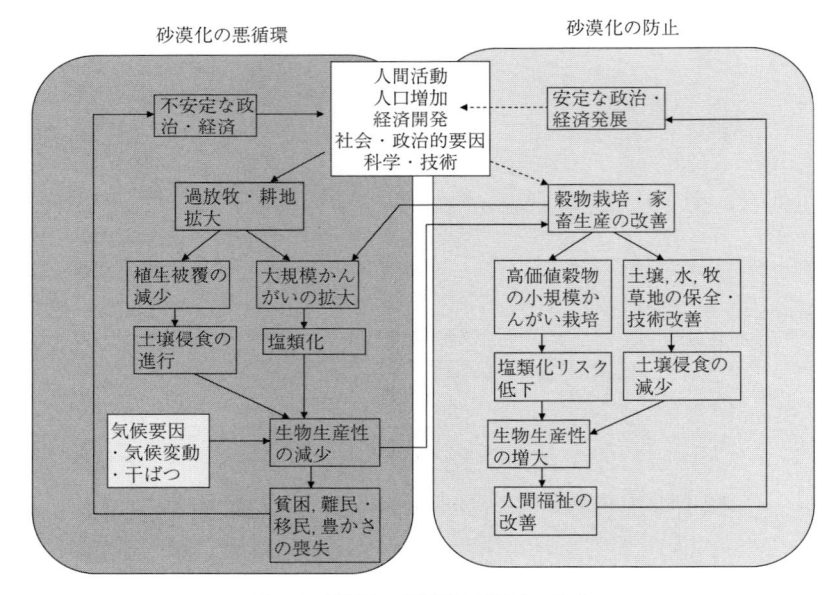

図 3.8 砂漠化の悪循環と砂漠化の防止

3.2.2 砂漠化の影響

図 3.8 は，砂漠化の原因とそのもたらす影響の全体像を表したものである．あわせて図右側は，原因を取り除くなどによって，砂漠化を防止，および回復させるための対策を示している．

a. 砂漠化のメカニズム

砂漠化は，種々の地域内外，地球規模の空間レベルで影響を及ぼす．

域内の影響：

植物：　種構成や個体数の変化，生物多様性の減少，生息地の消失，生産性の低下

など
動物： 土壌動物を含む野生動物の個体数減少，生物多様性の減少，生息地の消失，家畜への影響
土壌表層： 土壌侵食，有機物の消失，塩類化，クラスト化

域外への影響：

侵食された土壌が水や風により下流の農地，道路，鉄道，貯水池などに堆積．ダストによる家畜や人間への健康影響などが生じる．塩類化した表土は塩の供給源となり，風でほかの農地へ運ばれ影響する．

地球規模の影響：

社会経済的影響が最も深刻である．たとえば，生産性の高い土地資源が失われ，食料生産が低下する．その結果，貧困や飢餓の拡大，経済の不安定化，政情不安などが生じ，影響を受けている国，地域および全地球における持続的な発展の達成が妨げられる．さらに，地球規模の気候変動，大気・水・土壌汚染，生物多様性の減少などにも影響を及ぼす．

1) **砂漠化は自然の回復力も弱体化させる**

乾燥地は，干ばつなど自然の気候変動に対する被害を回復する能力をもっているが，急速な砂漠化はこうした本来の回復力を減少させてしまう．干ばつのような激しい気候変動による擾乱や過放牧のような人為的な影響からも，徐々にではあるが回復できるが，しかし砂漠化や土地荒廃が急速に進むと，こうした回復力は非常に弱体化し，乾燥地がさらに自然や人為的な影響に対して脆弱になってしまう．

2) **土壌の生産能力は極端に減少する**

砂漠化が進行するにつれて，土壌の生産性は極端に減少する．いったんむき出しになった地表面土壌は，さらに風によって吹き飛ばされ（風食），暴風雨によって洗い流される（水食）．土壌の物理的な構造と生物化学的な組成が変化し，ガリーやクラック・ひび割れが現れ，植物の生命維持に必要な栄養分が風や水によって除去される．不適切な排水やかんがいによって地下水面が上昇すると，土壌は水びたしになり，続いて乾燥すると塩類が集積する．土壌が家畜によって踏みつけられ，固められると植物の生長を支持したり，水分を保持したりする力を失い，蒸発や表面流出が増加することになる．

b． 人の健康や社会への影響

砂漠化がもたらす社会や人の健康に及ぼす影響については，以下の諸点が指摘されている．

1) **水資源への影響：水ストレスや水不足を助長する**

発展途上国では，人口が増加しており，水の消費量が増えるにつれて，淡水需要が急上昇している．一方，地球上の水のわずか3％しか淡水は存在せず，また下水，廃棄物，有毒な工場廃水，農薬と肥料が湖と河川，地下水に流入することにより，水質が悪化している．降水量の変化など気候変動により砂漠化が進行すると，水の需給が

さらに逼迫していき，水ストレスや水不足が深刻化すると予測されている．ここで水ストレスは，水供給量が1700 t/人/年を下回る状況，水不足は，1000 t/人/年を下回る状況をさしている．

現在，世界の31ヵ国，とくにアフリカと中東諸国で，慢性的に淡水が不足しており，人口増加と気候変動により，今後さらに水ストレスや水不足が悪化すると予測されている．2025年までに48ヵ国，28億人以上が，水ストレスまたは水不足に直面すると予測され，2050年までに54ヵ国，40億人までふくれ上がることになる（世界人口予測値のおよそ40％に相当）．地域で見ると，エチオピア，インド，ケニヤ，ナイジェリア，ペルーは次の25年で水が不足することは確実で，また中国は各地域ですでに慢性的な水不足問題に直面している．干ばつや砂漠化はさらに水不足を助長することから，今後節水，水汚染対策や水需給の規制や管理など，過剰な水使用を抑えることが必要である．

2) 食料生産への影響

砂漠化にともない食料生産は徐々に衰退する．砂漠化は，おもに乾燥地の荒廃と食料生産に関連するため，食料需給を逼迫させる重大な環境問題と考えられている．世界の増大する人口のために十分な食料を供給するためには，次の50年にわたって食料生産を3倍にすることが必要であるとされるが，技術開発など良好に進む状況でさえ達成するのが難しいと考えられている．このため砂漠化が防止されなければ，影響を受ける地域の食料生産は減少し，栄養失調，飢餓と飢饉が，起こる可能性もある．

土壌の劣化と穀物収量の関係は，あまり直接的ではないが，穀物の生産性は，多くの異なる要因（たとえば，天気，病気と虫害，農業経営方法と外部の市場と他経済力）に影響を受ける．食料不足が続くと，飢饉が発生するが，飢饉は，貧困，市民の不安または戦争の被害をこうむる地域でも生じる．干ばつと土地荒廃はこうした危機を起こしたり，深刻化する．

3) 砂漠化がもたらす健康影響

砂漠化は，直接影響を受ける地域外に住む人々にも影響を及ぼす．土地の荒廃は，たとえば，下流域の洪水，水質悪化，河川や湖沼の沈殿物堆積，貯水池や舟運航路のシルテーション（シルトや粘土などが流れによって巻き上げられ移動する）を引き起こす．また，砂嵐や大気汚染をも引き起こし，施設や機器類の損傷，視程の減少，沈殿物の堆積や，心理的なストレスを引き起こす．風により舞う塵やほこりは，眼の感染症，呼吸器疾患やアレルギーを含む健康問題を悪化させる．

c．影響の事例
1) アラル海の危機

アラル海は中央アジアのカザフスタン，ウズベキスタンの国境にまたがる塩湖であり，天山山脈から流れるシルダリア川，パミール高原から流れるアムダリア川が流入する1960年代では世界第4位の湖であった．1950年代に旧ソ連政府はシルダリア川，アムダリア川沿岸地域を両河川の河川水によるかんがい事業を進め，綿花と米の

3.2 砂漠化

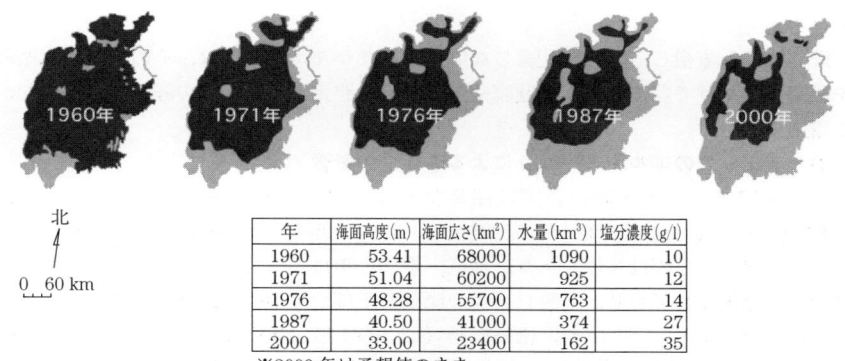

年	海面高度(m)	海面広さ(km^3)	水量(km^3)	塩分濃度(g/l)
1960	53.41	68000	1090	10
1971	51.04	60200	925	12
1976	48.28	55700	763	14
1987	40.50	41000	374	27
2000	33.00	23400	162	35

※2000年は予想値のまま

図3.9　アラル海縮小の推移（原資料：日本カザフ文化経済交流協会）

増収を含む水利用計画を打ち出した．1960年代初頭の綿花栽培を目的としたかんがい農業の急速な発展は，アラル海に流入するアムダリア川とシルダリア川から取水量の大幅な増加となった．その結果，アラル海は30～40年間に驚くべき速さで縮小した（図3.9）．水面積はもとの面積の半分となり，水位は13m以上低下して，ミネラルの含有量は4倍に増加し，魚類を殺すまでに至っている．このため1982年には湖での漁業ができなくなった．

　アラル海とその周辺地域で発生した現象は人為的な原因による砂漠化である．人間活動，水集約型の生産である流域のかんがい農業はアラル海を干上がらせた．アラル海の河川デルタと自然の生息地，局所の気候や水文は悪影響を受け，また深刻な健康に対する有害物質も，化学肥料と農薬の膨大な量の利用は土壌と水を汚染した．アラル海周辺に住む子どもは呼吸機能障害などに悩んでおり，大規模なかんがいにより干上がったアラル海の湖底から舞い上がった塩類，農薬，粉じんが原因となっている可能性が指摘されている．旧ソ連のかんがい事業の失敗による自然破壊が1次産業を疲弊させ，経済破綻と貧困をもたらしていること，そして成長期にある子どもたちに栄養障害や抵抗力低下などの健康障害が発生していることから，自然現象だけでなく，社会的要素の影響も配慮すべきであることを強調している．

　アラル海の南に位置するトルクメニスタンでは，呼吸器疾患がすべての年齢グループにおいて疾病や死亡の主要因となっており，報告されている子どもの全疾病の50％が呼吸器にかかわる疾病である．O'Haraら（2000）は，トルクメニスタン東部における塵堆積物を測定したところ，世界でも高濃度の農薬を含んでいることを見出している．

　2005年に発表されたアラル海のアセスメント報告書では，アラル海周辺地域では罹患率が増加し，疾病の種類も拡大していること，カザフスタンとウズベキスタンのアラル海沿岸に住む人々には呼吸器疾患，感染症などが増加していることが報告され

ている．

　経済のみを重視し，環境に配慮しない大規模なかんがい事業は，その地域の水循環を破壊するだけでなく，人々の健康や生活環境を悪化させ，地域の経済低下につながる事例である．

2）アフリカのエル・ニーニョによる干ばつの影響

　これまでアフリカ大陸の各国は深刻な干ばつに苦しめられてきた．1965～66,1972～74,1981～84,1986～87,1991～92,1994～95年に深刻な干ばつが発生している．干ばつの原因は多様であり，地域，季節，年によって変化するが，局所的な干ばつは毎年発生しており，大陸レベルの深刻な干ばつは10年に1～2回発生し，おもな干ばつはエル・ニーニョや，南方振動（ENSO：El Niño and Southern Oscillation）による異常気象と関連する傾向が見られる（5章5.2.3項参照）．

　干ばつは，農業，水資源，自然植生へ直接的な影響を及ぼすとともに，人の健康，社会・経済に間接的な影響を及ぼす．干ばつの影響は土壌侵食，水質汚染，森林伐採などの環境劣化によって拡大し，被害が増大する．また干ばつの影響の規模は，社会・経済システム，気象変化に脆弱な人々の数，水資源・利用システム，政府の予算規模や災害対策への取組みなどにも関連している．

　1960～1980年代の干ばつは，とくにサヘル地方とアフリカ南部に広範囲の飢餓と

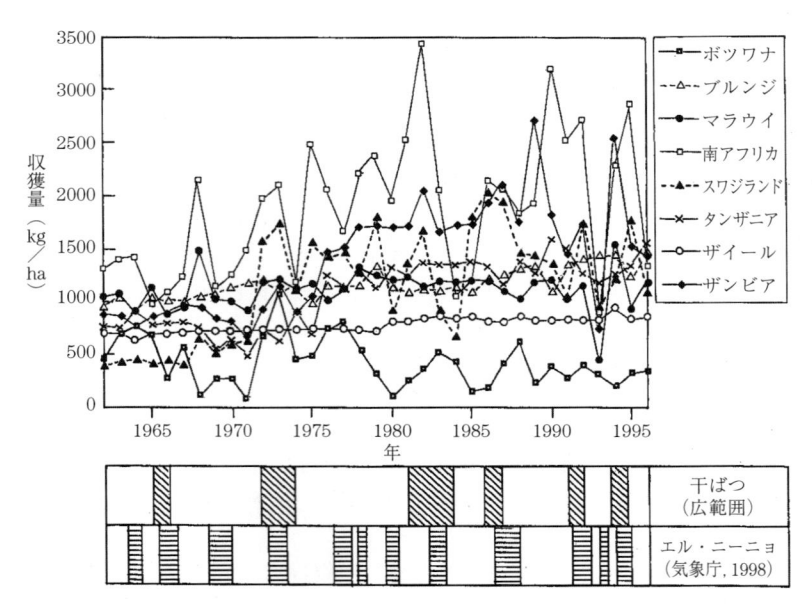

図3.10 アフリカ各国のトウモロコシ収穫量と干ばつ，エル・ニーニョ期間との関係（気候影響・利用研究会，1999）

人命の損失をもたらし，1990年代に入ると効果的な早期警戒システムが導入され，迅速な対応がとられることによって飢饉は回避されている．アフリカの経済に与える影響は1992年ではたとえば，ジンバブエとザンビアではGDPの8〜9%，1984年ではナイジェリアとニジェールではGDPの4〜6%に及ぶと推定される．アフリカのいくつかの国についてトウモロコシの収穫量の変化を示したのが図3.10である．あわせて深刻な干ばつの発生した期間，エル・ニーニョ現象が発生した期間を示している．1984〜85年，1991〜92年の干ばつが収穫量に与える影響が顕著に現れており，その原因としてエル・ニーニョ現象が関連していることが読みとれる．1991〜92年のアフリカ南部における干ばつの影響は大変深刻で，ザンビア中央部〜マラウイ中央部〜モザンビークにかけて通常に比べて80%も降水量が減少した．さらに異常高温（南アフリカからジンバブエの国境沿いでは47℃を記録）は異常乾燥をさらに悪化させた．干ばつは水力発電にも影響を及ぼす．ザンビアとジンバブエに電力を供給しているカリバダムは貯水位が低下して水力発電ができなくなった．電力不足，水不足，原材料供給の低下，需要減少，マクロ経済的な制約はジンバブエの製造品出荷を9%減少させ，外貨獲得額が6%減少した（エル・ニーニョ現象については第5章5.2.3項参照）．

現在進行している地球温暖化はアフリカ大陸において干ばつが拡大すると予測されており，また温暖化の影響が持続可能な発展を阻害することから，砂漠化の防止とともに温暖化防止，さらに温暖化影響の緩和についての各国の取組みや，先進諸国の協力が不可欠である．

3.2.3　砂漠化防止の取組みと対策

乾燥地の砂漠化を防止し，荒廃した土地を再生するために種々の対策がとられてきた．
- 土壌侵食の防止，干ばつなど異常気象の早期警戒システム
- 持続可能な水利用を行う適切な水資源計画
- 持続可能な放牧地，森林，牧畜管理
- 移動する砂丘上での空中蒔種，狭いストライププランティング，植物の風よけや防風林
- 農林業エコシステム，新規植林，再植林，塩分や乾燥に強い新種や変種の導入
- 環境に優しい住居

があげられる．また，砂漠化はアフリカなど発展途上国で発生していることから，先進国や国際機関の協力が不可欠であり，砂漠化対処条約など，砂漠化防止のための種々の国際的な取組みが行われてきた．

a．砂漠化対処条約の必要性，意義
1）砂漠化対処条約とその基本原則

砂漠化の問題は，ナイロビ（ケニヤ，1977年）で開催された国連砂漠化会議では

じめて議論され，砂漠化防止行動計画（PACD：Plan of Action to Combat Desertification）が採択され，各国および国際機関がとるべき行動について勧告がなされた．しかし，砂漠化はいっこうに止まることなく，アフリカでは1983～84年に深刻な干ばつに見舞われた．砂漠化への対応がうまくいかなかった原因として砂漠化に関する知識が不十分であり，効果的な砂漠化対策が進められていなかったことがあげられた．

1992年に，国連環境開発会議（UNCED），リオ地球サミットでは，アジェンダ21で，1994年6月までに砂漠化対処条約（UNCCD：United Nations Convention to Combat Desertification）を採択することを国連総会に要請することが決定した．地球サミットでは，気候変動枠組条約，多様性条約などが採択されたが，砂漠化対処条約については，唯一サミットのアジェンダ21の直接の勧告に基づいている．これを受けて砂漠化対処条約に関する政府間交渉会議が設置されて，1994年6月17日にパリで採択され，1996年12月26日に発効した．砂漠化の問題に対処するために制定された最初の国際的に法的拘束力をもつ枠組みである．

　i）　**砂漠化対処条約の概要**　　砂漠化対処条約は前文および40条からなる本文と5地域（アフリカ，アジア，ラテンアメリカおよびカリブ海，北部地中海ならびに中・東欧）についての地域実施附属書からなる．条約の目的とするところは，国際的に連帯と協調によって，砂漠化の深刻な影響を受けている国々（とくにアフリカの国々）の砂漠化に対処するとともに干ばつの影響を緩和することである．そして次の原則を規定している．

　① 砂漠化に対処する計画や実施についての決定に住民や地域社会が参加し，決められた計画によって国や地域社会の行動を促すこと，
　② サヘルなどの小地域，アジア，アフリカなどの地域，さらに全世界的なレベルで協力関係を改善すること，
　③ 政府，地域社会，非政府組織（NGO），土地所有者などの間で，協力的な関係を発展させること，
　④ 砂漠化の影響を受けている発展途上国の締約国の特別な要望や状況に対して十分考慮すること．

　ii）　**国家行動計画と国家報告**　　条約では，砂漠化の影響を受けている締約国に行動計画の策定を義務づけ，そしてすべての締約国に砂漠化対処の取組みについて締約国会議に報告することを義務づけている．先進国は砂漠化の影響を受けている発展途上国に対して，砂漠化対処の取組みや行動計画の作成を積極的に支援し，また具体化にあたっては十分な資金援助を行うことを義務として定めている．

　国家行動計画は条約の中核であり，その目的とするところは，砂漠化にかかわる要因と砂漠化に対処するための対策を確認し，干ばつの影響を緩和することである．条約は，影響を受けている国は地方のコミュニティや利害関係者とともに，行動計画を策定し，実施し，ほかの開発計画にそれを統合することを指示している．

さらに，締約国やオブザーバーは，締約国会議に定期的に条約の実施によって得られた進捗状況を報告することになっている．各国からの報告に基づいて，毎年開催される締約国会議の条約実施のレビュー委員会（CRIC：Committee for the Review of the Implementation of the Convention）によって進展状況が評価，分析される．

　iii）条約の執行機関　　締約国会議（COP：Conference of Parties）は，最高意思決定機関であり，条約の進捗状況をレビューし，情報交換を促進し，その補助機関の予算と行動計画を承認する．また国際機関，NGO，ほかの関連国際機関と協力し，2001年から2年おきに開催されている．

科学技術委員会（CST：Committee on Science and Technology）は，COPの補助機関として条約第24条のもとで設置された．科学技術委員会はCOPに砂漠化に対処し，干ばつの影響を緩和することに関連した科学的，技術的問題の情報を提供し，アドバイスする．政府代表から構成され，委員会は研究の優先度を確認しながら，研究者間の協力を強化する方法を勧告する．条約は，最新のデータ，情報，技術の交換を促進するとともに，持続可能な発展に貢献する伝統的知識の保護も奨励している．

条約実施のレビュー委員会（CRIC）は，2001年のCOP 5において設置された補助機関で，COPに提出された国別報告をレビューし，分析する．報告は，締約国とオブザーバーによって実施された条約の状況を記載し，乾燥地における農業-生態系のバランスを回復することを目的として政策や計画の一貫性，影響と効果を改善するための見解を含んでいる．2002年から毎年会合を開催し，委任事項は2005年のCOP 7で更新された．

共同リエゾングループは，砂漠化は，全球の気候変動と生物多様性の損失と密接な関連があることから，国連気候変動枠組条約（UNFCCC）と多様性条約（CBD：Convention of BioDiversity）との連携を強化する目的で2001年に設置され，作業プログラムと各条約に関する運営に関する情報を収集して，共有している．

2）砂漠化対処の技術

砂漠化や土地荒廃を防止，修復する対策技術としては以下のものがあげられている．

　① 適切な土地利用：　適切な農業システムの導入，過放牧や過耕作の中止，砂丘の固定化，防風林帯の設置，植林，水・土壌の保全
　② ローカルレベルの技術：　森林再生，ガリー沿いの植樹，三日月工法による植栽，急傾斜地の階段工法，等高線耕作法，表流水流出防止工法，防砂・防風帯の植樹，砂丘の固定
　③ 干ばつの早期警戒システム：　衛星を活用した早期警戒システム，降水量の季節予測

技術的な対策に加えて，人口増加や森林伐採，不適切な資源利用などの社会経済的な人間活動に対する国や地域レベルでの対策，砂漠化への対応を実質的に進める地域

の人々や組織の自助努力の向上や能力開発，森林管理，水利用，土地利用のあり方の改善，情報交換，環境教育，観測手法の改善なども重要な対策である．

3) 日本の取組み

日本は，1998年9月に条約の受諾書を国連事務総長に寄託し，12月10日に条約発効した．日本は，同条約により設けられている科学技術委員会へ貢献するため，砂漠化の評価と早期警戒の方法や，砂漠化対処のための伝統的知識の活用方法などについて検討を行っている．また，同条約に基づくアジア地域行動計画の一環として，テーマごとに情報交換などを目的としたネットワーク作り（TPN）が進められており，日本は，「砂漠化のモニタリングと評価」をテーマするTPN1および「干ばつの影響緩和と砂漠化の制御のための能力強化」をテーマとするTPN5に参加している．また，2国間協力として，国際協力機構（JICA）などを通じ，農業農村開発，森林保全・造成，水資源保全などのプロジェクトなどを実施しているが，たとえば，ブルキナファソやマリにおいて砂漠化に対処するための農村開発の調査を実施している．民間部門の活動に関しては，砂漠化対処活動を行っている民間団体に対し，（独）環境再生保全機構の地球環境基金などにより支援が行われている．

b．砂漠化防止の効果

1) 条約が発効してからの進展状況

条約が発効してからの種々の取組みによって，やっと条約は成熟期に達したと考えられている．各国の行動計画については，準備から実施段階にはいった．2000年，2001年における締約国による行動計画のアセスメントは，地方レベルの主要な利害関係者の能力開発や強化が，持続可能な開発の連携した砂漠化への対処方法を確認し，実施することに成功したことを示している．

地域からの発想による砂漠化への対処を規定した条約の方法は，ボトムアップアプローチとよばれるが，政府と地方のコミュニティ間の関係を強化することに役立つことが明らかになってきた．2002年の第1回CRICでは，多くの革新的な解決策が締約国によって確認され，また優良事例（good practice）やその世界的な普及，適用に関する情報の交換は，さらに砂漠化に対する効果的な対応を促進し，国や地域における南-南，北-南協力を促進すると期待されている．

i) 砂漠化と生物多様性

砂漠化に対処する努力は，生物多様性を保護する努力と目的を一にしている．多くの人々が生物多様性の問題は熱帯多雨林の問題と考えているが，乾燥地の生態系も非常に豊かな生物相を有している．人類の最も重要な食用穀物（たとえば大麦とモロコシ）の多くは，乾燥地が起源であることもこの点を裏づけていよう．

乾燥地の樹種も，薬，樹脂，ワックス，油とほかの商品を提供する．たとえば，乾燥地は，米国で植物から派生した薬の3分の1を供給している．最後に，乾燥地は多くの哺乳類や渡り鳥を含む野生動物の限界的な生息地を提供している．これらの生息地はとくに土地荒廃には脆弱である．

乾燥地の生態系が有する機能として，以下があげられる．
① モノの供給機能： 食料，繊維，牧草，薪炭，生化学物質，淡水など
② 環境の安定化機能： 水の浄化や制御，受粉や種の拡散，気候の安定化（局所の植物被覆から全球レベルの炭素吸収）など
③ 文化的機能： レクリエーション・観光，文化の多様性，固有の知識体系，精神的・審美的・霊感的な機能
④ 生命維持機能： 土壌の保全や形成，1次生産，栄養分循環など

ii） 砂漠化と淡水資源 土地荒廃は，淡水供給の量と質に影響を及ぼしている．干ばつと砂漠化は，川，湖と帯水層の水位低下と関係している．たとえば，持続不可能なかんがい作業は，大きな湖を供給する川を乾燥させる．アラル海とチャド湖は，沿岸線がこのように劇的に縮小した事例である．水資源の危機は，世界の多くの地域で，環境問題のみでなく，政治的緊張を高めている．土地荒廃はまた，主要な河川を流下する汚染された沈殿物や水流として陸地起源の海洋の汚染源となっている．

3.2.4 将来展望

1） 遠くて近い地球環境問題としての砂漠化

日本には乾燥地，半乾燥地はほとんどないことから，砂漠化問題は気候変動，オゾン層破壊などの地球環境問題の中でも関心が比較的低い環境問題ではないだろうか．しかし最近では，中国黄土高原の乾燥化が進み，さらに温暖化による降水量が減少するなどによって黄砂が砂塵として舞い上がり，北京など中国の都市だけではなく，日本にも風に乗って届くようになってきた．日本から見れば，越境大気汚染ということになるが，被害をこうむるという面だけでは，説明しきれない複雑な問題を含んでいる．砂漠化が人間活動のみでなく，干ばつなどの気候変動も深くかかわっていること，そして砂漠化の影響を受けて生物多様性も影響を受けていることなどから，従来個別に扱われてきた地球環境問題が，ここにきて相互に依存していることがより明らかになってきた．

日本は多くの資源を外国に依存している．フットプリントやバーチャルウォーターなど，隠れた資源のフローを考慮した環境指標によれば，日本はすでに食料や水資源の多くを外国に頼っていることが明らかとなっている．多くの資源を外国に依存する日本においては，日本の環境だけが守られれば済むということはなく，率先して地球環境を保護，保全していかなければ，将来にわたり日本の環境に優しい経済活動や生活は困難であろう．

砂漠化問題は，遠くアフリカやアジアで発生している現象であるが，いろいろな面で関連している複雑系であることを考えると，日本は砂漠化防止や乾燥地・半乾燥地の保全にももっと関心を寄せるべきである．

2） 環境保全と経済発展

砂漠化の原因は，干ばつなどの気候変動と過耕作，過放牧などの乾燥地や半乾燥地

の不適切な利用が原因であるが，どちらがより重要な要因となっているかは，なかなか複雑で判定が困難である．アラル海沿岸のように周辺地域の綿花や穀物栽培のために河川水を収奪するような水資源計画は，結局は砂漠化や土地荒廃を招き，経済まで悪影響を与えるばかりでなく，農薬を含んだ微粒子の飛散によって健康影響まで深刻化している．一方，エル・ニーニョの発生時期にはインドネシアやアフリカ各地に干ばつが激化して，降水量が不足して，干ばつが発生し，食料不足や飢饉まで発生する．現在進んでいる温暖化はさらにこうした異常気象などの気候の変動性を拡大することは相当確からしいことから，今後さらに自然の要因による干ばつ，砂漠化や土地荒廃が進む可能性がある．

　温暖化を防止することは，気候システムの安定を回復することにつながり，自然の砂漠化を減速するはずである．加えて，発展途上国における持続可能な発展を開発援助などによって支えることにより，人為的な砂漠化についても減速することは可能ではないかと考える．　　　　　　　　　　　　　　　　　　　　　　〔原沢英夫〕

■文　献

環境省（2006）．環境白書　平成18年度版．
気候影響・利用研究会（1999）．エルニーニョと地球環境，成山堂．
地球環境研究センター（1997）．砂漠化・土地荒廃データブック．
千葉百子（2004）．医学プロムナード　環境と健康—アラル海の縮小と附近住民の健康を例に—，順天堂医学，**50**(1)，95-97．
日本公衆衛生学会（2005）．シンポジウム3　地球環境問題と公衆衛生の今後の課題．
Clarke, R. and King, J. (2004). *The Atlas of Water*, Earthscan.（沖　大幹 監訳（2006）．水の世界地図，丸善）
Hardin, G. (1968). The tragedy of the commons, *Science*, **162**, 1243-1248.
Millennium Ecosystem Assessment (2005). Ecosystems and Human Well-being Desertification Synthesis.
O'Hara, S.L., Wiggs, G.F.S., Mamedov, B., *et al*. (2000). Exposure to airbore dust contaminated with pesticide in the Aral Sea region, *Lancet*, **355**, 627-628.
Severskiy, I., Chervanyov, I., Ponomarenko, Y., *et al*. (2005). Aral Sea, GIWA Regional assessment 24.
UNEP (1992). World Atlas of Desertification.
UNEP (2006a). Deserts and Desertifcation Don't Desert Drylands!
UNEP (2006b). Running dry, *TUNZA*, **4**(1), 12.

コラム5 ●黄　砂

　黄砂は，東アジアの砂漠地域（ゴビ砂漠，タクラマカン砂漠など），黄土高原，黄河流域などの乾燥・半乾燥地域で，強風により巻き上げられた多量の土壌，鉱物粒子からなる砂塵が上空の風に運ばれて，近くだけではなく，遠く離れた場所に降下する現象である．黄砂は発生源周辺の農業生産や生活環境に影響を与えるとともに，風に輸送されて日本や北米大陸まで到達して影響を及ぼしている．また，大気中に浮遊し，黄砂粒子を核とした雲の生成などを通じて，地球の気候や温暖化にも関連している．海洋へ降下

すると，海洋表層のプランクトンへのミネラル分の供給を通じて，海洋生態系にも影響を及ぼすと考えられている．黄砂粒子には，石英や長石などの造岩鉱物や，雲母，カオリナイト，緑泥岩などの粘土鉱物が含まれている．比較的大きな粒子（粒径が$10\mu m$以上）は重力により速やかに落下するが，小さくて軽い粒子（数μm以下）は遠くまで輸送される．

　日本では黄砂が3月～4月に多く観測されているが，11月にも観測される場合がある．2005年の黄砂観測日数は43日，観測のべ日数は451日が記録されている（図3.11）．黄砂は発生時に農薬など有害物質を取り込んだり，アンモニウムイオン，硫酸イオン，硝酸イオンなど土壌起源ではない物質も検出されていることから，輸送中に人為起源の大気汚染物質を取り込んでいる可能性も指摘されている（6章6.2.4項参照）．

　中国では，黄砂による農作物の被害，呼吸器・眼の疾患，さらに視界不良による航空機の欠航や交通麻痺などを引き起こしている．日本では，自動車や洗濯物の汚れなど被害としては軽微であるが，環境基準の設定されている粒子状物質として観測されることから，環境基準をクリアできない要因としても注目されている．対策としては発生源における土地被覆状況の改善（植林など），風による侵食や砂の移動防止（防風林など），植生の劣化の防止などが行われている．

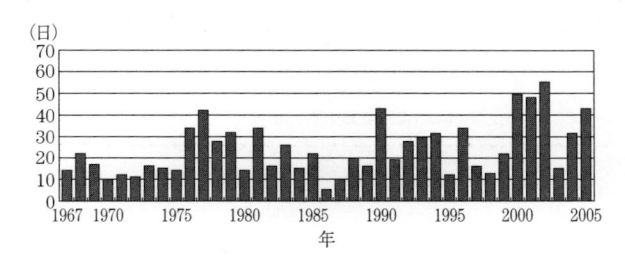

図 3.11 年別の黄砂観測日数（気象庁ホームページ）
2005年12月31日現在．国内の観測地点（103地点）で黄砂を観測した日数の合計（複数地点で観測がある場合も1日と数える）．

■参　考
環境省，黄砂（パンフレット）
気象庁ホームページ（http://www.data.kishou.go.jp/climate/index.html）

コラム6 ●森林認証ラベル

　熱帯雨林などの森林伐採が進んでいる．熱帯の発展途上国では森林は重要な外貨獲得のための資源であることから，持続可能な発展のための森林保全や管理が重要な課題となっている．森林の保全と資源としての利用については種々の対策が検討されてきたが，なかなか決定的な対策は見出せていないのが現状である．その中で期待されているものに，「森林認証ラベル」がある．

　欧米ではじまった「認証ラベル制度」は，環境レベルの一つである．環境ラベルは，

製品やサービスに関連する適切な環境情報を入手できるよう，ラベルにより情報提供をする方法で，日本ではエコマークとして浸透している（環境白書平成17年度版）．消費者が製品やサービスを選ぶ際に，「環境ラベル」を参照して，より環境にやさしい製品やサービスを選択することができる．こうした消費者の行動が，企業活動や社会を環境配慮型に変える効果が期待できる．

　森林認証ラベルは，森林から得られる木材や木製品の環境ラベルであり，木材や木製品の購入者が，産地や環境配慮に関しての情報を得ることにより，間接的に森林保全，管理に活用していくことができる．具体的には，森林管理協議会（FSC：Forest Stewardship Council）が適切に管理・保護された森林を認定し，その森林から切り出される木材や木材加工品などの製品に認証ラベルを張って市場に出し，消費者に購入してもらう仕組みである．これまでに認定した森林はすでに610万haにのぼり，英国では木材や木材製品の20%が，認証ラベルつきになっている．

　　世界の森林管理認証は，66ヵ国，731ヵ所，認証面積57264822 ha．
　　日本の森林管理認証は，22ヵ所，認証面積257963 ha．（2005.7.31現在）
　日本でも世界自然保護基金（WWF）日本委員会が，大手スーパーや商社に，ラベル付き製品の購入をよびかけており，「認証ラベル制度」の普及が，木材購入量の8割を外国産に頼る輸入の歯止めとなると期待されている．また，国際標準化機構（ISO）もISO 14001（環境マネジメントシステム）の林業への適用を進めようとしている．

■参　考

FSCホームページ　　http://www.okuise.net/fsc.html

4 酸 性 雨

4.1 酸性雨とは

4.1.1 酸性雨，湿性沈着，乾性沈着

石油や石炭などの化石燃料を燃焼すると，硫黄酸化物（SO_x）や窒素酸化物（NO_x）が大気中に排出される．これらの物質は大気汚染物質として植物や人間の健康に直接影響を与えるが，同時に雲粒に取り込まれて，複雑な化学反応をくり返しながら，硫酸イオンや硝酸イオンに変化して，強い酸性を示す降雨，酸性雨（acid rain）としてふたたび地上に降下して，もどってくる（沈着，deposition）．霧状のものを酸性霧とよんでいる．

酸性雨には，2つの形態がある．一つは，雲粒を作っている水滴に溶け込んで雨や雪などの形で沈着する場合（「湿性沈着」とよばれる）であり，もう一つは，ガスや粒子の形で沈着する場合（「乾性沈着」とよばれる）である．

酸性雨の歴史的経緯を見ると，当初はもっぱら酸性の強い（pHの低い）雨のことのみに関心が寄せられていたが，現在ではより幅広く現象をとらえ，湿性沈着と乾性沈着をあわせて，「酸性雨」とよんでいる．より科学的には，湿性沈着および乾性沈着をあわせて，「酸性沈着（acid deposition）」という用語も使用されている．また，地上に降下し，沈着した物質をさす酸性降下物や酸性降下量を使用することもある．

本章では，湿性沈着と乾性沈着をあわせて「酸性雨」を使うこととする．より個別の事象を対象とする場合には，湿性沈着と乾性沈着を区別して用いたり，酸性降下物の用語を使う．

1) 酸性雨の定義

酸性の強さを計る指標としてpH（ピーエイチまたはペーハー）が用いられる．酸性の強さは，水素イオン（H^+）濃度で決まり，この水素イオン濃度が増加することにより酸性化が生じる．低pHは水素イオン濃度が高く，酸性の強い液体となる．酸性でもアルカリ性でもない水は中性でありpH 7である．pHの尺度は対数であり，pHが1減ると水素イオン濃度は10倍変わる．pH 6の液体はpH 7よりも10倍酸性が強く，pH 5ではpH 7に比べて100倍酸性が強い．種々の液体のpHを示したのが，図4.1である．

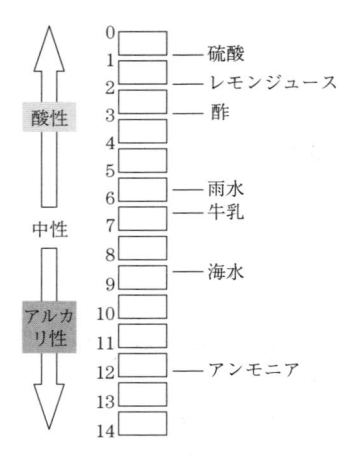

図 4.1 種々の液体の pH

(pHスケール: 硫酸 pH1付近, レモンジュース pH2, 酢 pH3, 雨水 pH6, 牛乳 pH7, 海水 pH9付近, アンモニア pH12. 酸性/中性/アルカリ性)

自然の雨水は pH 5.6 を示す（清浄な雨水に大気中の CO_2 が溶け込み，平衡状態に達した場合）．日本では，この pH 5.6 以下の酸性化した雨水を酸性雨と定義している．ほかの国では，pH 5.0 を酸性雨の規準としている．たとえば，英国の全国酸性降下物調査計画（National Acid Precipitation Assessment Program）では，自然条件なども考慮して，pH 5.0 以下を酸性雨と定義している．

4.1.2 酸性雨問題の経緯

酸性雨が社会問題となったのは，古くは 1852 年の英国にさかのぼる．当時英国の産業革命で重要な都市であるマンチェスターにおいて，ロバート・スミス（Rovert Smith）が大気汚染と酸性雨との関係を見出し，酸性雨（acid rain）は 1872 年に彼が初めて用語として用いたとされる．

その後，酸性雨について世間の関心が薄れたが，1960 年代にふたたび関心事となって酸性雨の観測や研究がはじまっている．たとえば，カナダのハロルド・ハーベイ（Harold Harvey）が最初に酸性雨による「死の湖」を研究した．また，たとえば米国では，ニューヨークタイムズ紙がフッバード・ブルック試験林（HBEF：Hubbard Brook Experimental Forest，ニューハンプシャー州）の酸性雨被害を報告したことにより，1990 年代に酸性雨の関心が高まった．

4.1.3 酸性雨のメカニズム

a．酸性雨の発生源

酸性雨の原因物質である硫黄酸化物，窒素酸化物の発生源は，石油・石炭などの化石燃料を燃焼する工場や自動車排ガスなどの人為的発生源と，火山の噴火によって大

気中に放出される物質などの自然発生源からなる．

硫黄酸化物の人為的発生源としては，工場や火力発電所など石油・石炭の燃焼を行う産業活動や，自動車排ガスからの排出がある．

自然の発生源としては，火山の噴火による二酸化硫黄などの大気中への放出などである．また，陸域，湿地，海洋における生物的なプロセスから放出される硫黄分を含んだ物質，ジメチルサルファイド（CH_3SCH_3，DMS）も自然の発生源となっている．DMSは氷河などからも検出され，数千年前の酸性降下物の影響がわかっている．

Berresheinら（1995）によれば，化石燃料の燃焼から放出される硫黄分が70 Tg（硫黄（S）としての重量，Tgは10^{12} g=100万 t），森林火災などから2.8 Tg（S），火山から7～8 Tg（S）と推定しており，人間活動から排出される硫黄酸化物が自然に比べても圧倒的に多い状況である．

窒素酸化物は，ボイラーや自動車のエンジンなど，燃焼にかかわる空気中の窒素が高温状態で酸化されたり，ガソリンなど燃料中の窒素化合物が酸化されたりして発生する．発生源はボイラーや燃焼炉などの固定発生源と，自動車の排ガスなどの移動発生源がある．

b．大気中での化学反応

硫黄酸化物，窒素酸化物が大気中に放出されると，風に乗って移動，拡散していく．大気中を輸送する間に，太陽光，炭化水素，酸素，水分子などの働きで酸化され，硫酸イオン，硝酸イオンなどの酸性粒子やガスに変化する．こうして粒子状，ガス状になった硫酸イオンや硝酸イオンは，雨水に取り込まれ，あるいは直接地表に降下していくことによって，湖沼や森林などに影響を与える．

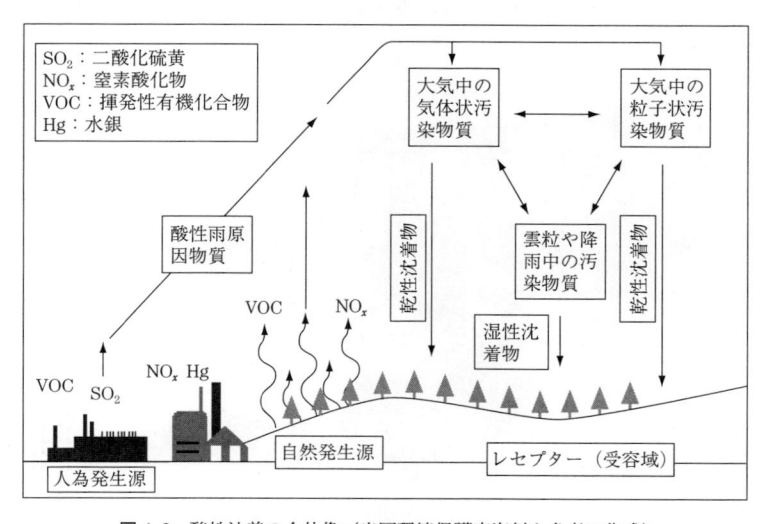

図4.2　酸性沈着の全体像（米国環境保護庁資料を参考に作成）

1) 硫酸イオン，硝酸イオンは長距離輸送される

酸性化した粒子やガスは，発生源から 500〜2000 km〜数千 km 離れた地域に輸送され，そこで降下することによって，影響を及ぼすことになる．南ヨーロッパや東ヨーロッパから北ヨーロッパの国々へ，北米では米国からカナダへ，国境を越えて，こうした物質が輸送されて，生態系などに深刻な被害をもたらしている．このため，酸性雨の観測，研究，さらに対策を講じるにあたっては，国際的な協力や多国間での協力が不可欠であり，汚染物質削減についての国際的な約束や条約によって酸性雨対策が実施されている．図 4.2 は，発生源から影響までの酸性雨のメカニズムを簡略化して示したものである．人間活動や自然を起源とする二酸化硫黄，窒素酸化物，揮発性有機化合物などが大気中に排出され，輸送や化学反応を経て，ふたたび地上にもどるといった複雑な現象であることがわかっている．

4.1.4 酸性雨の現状：世界および日本の現状

a．米国における酸性雨の現状

米国においては，国家大気沈着プログラムの一環として，酸性雨モニタリングが行われている．約 200 地点で測定され，図 4.3 に示したように，年間 pH の 1994〜2003 年の結果から，

1) 米国中央部より西部にかけて，pH 5 台の地点があるが，酸性化はあまり進んでいない．
2) 東部の 1/3 ぐらいが最も酸性化が著しく，最も pH が低い地点は pH 4.2 を記録している．これは，五大湖南側には工業地帯が集中しており，このため南西風により大気汚染物質が北東部，カナダとの国境付近に輸送されるためと考えられる．

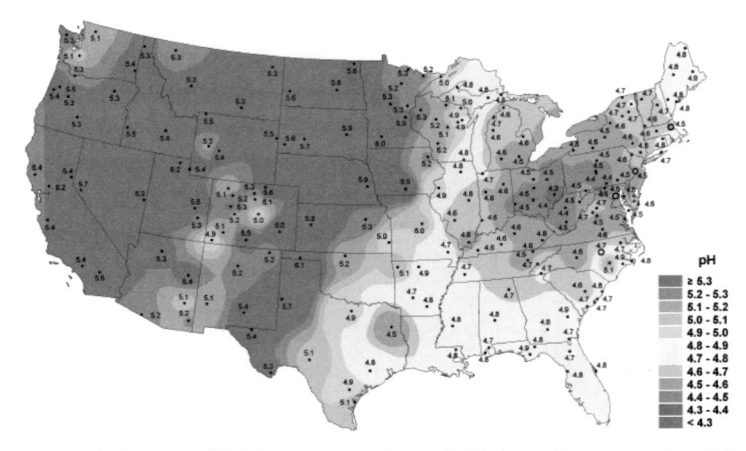

図 4.3 米国における酸性雨モニタリング（pH の分布）（http://nadp.sws.uiuc.edu）

4.1 酸性雨とは

b. ヨーロッパにおける酸性雨の現状

ヨーロッパでは，1970年代にドイツ（旧西ドイツ）でモミやトウヒなどの森林の衰退が確認され，酸性雨問題が発生した．図4.4は，1990年と2000年の間に硫黄酸化物の全沈着量（湿性沈着量＋乾性沈着量）の差である．1990年の値は，1990-1992年の平均値であり，2000年は，1998-2000年の平均値で，年々の変動も考慮した値である．北，西，中央ヨーロッパでは，2000年の沈着量が50％以上減少している．しかし，地域によって改善が進んでおらず，とくにポーランド南東部から南東方向にかけて，バルカン半島，ギリシャまではあまり改善されていないことがわかる．

c. アジアにおける酸性雨の現状

過去10年間にアジア，とくに中国とインドの急速な経済発展とそれを支える石炭の利用によって，煙霧（haze）と酸性雨が深刻な地域の環境問題として現れている．中国の四川盆地では酸性雨によって，28万haの森林が被害を受けたと報告されている．アジアの二酸化硫黄の排出量は1985～1997年の間に約2660万tから3920万tに増加したと推定されている．中国においては，SO_2排出量の3700万t，15.8％が1995～2000年に削減された．この地域の酸性降下物の少なくとも3分の2が旧式の大気汚染防止装置を使っている石炭火力発電所によってもたらされている（UNEP, 2002）．

また，煙霧の問題も東南アジアの山火事のために地域で広がっている．最も深刻な汚染は，1997～1998年に最大規模のエル・ニーニョ時に発生した．インドネシアの山火事の影響はブルネイ・ダルサラーム国，パプアニューギニア，フィリピン，シンガポール，およびタイなどの近隣諸国に達した．煙霧技術タスクフォースは1995年にASEAN環境シニアオフィシャルによって設立され，1997年に，地域煙霧行動計画が承認された．

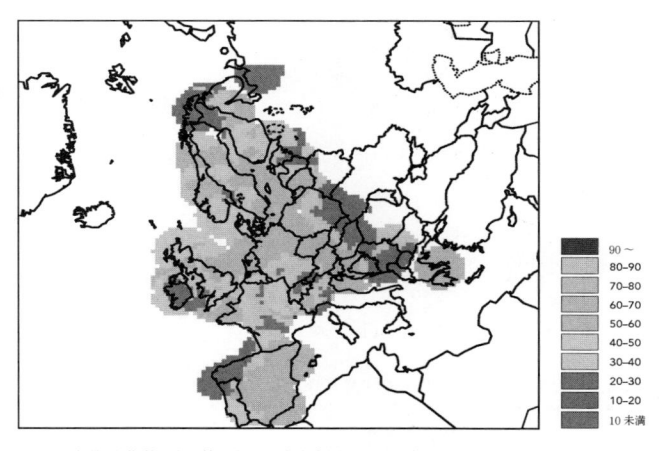

図4.4 硫黄酸化物（沈着量）の減少割合（1990/92-1998/2000）（EFA, 2003）

東アジアの10ヵ国の参加で，酸性雨モニタリングネットワーク（EANET：Acid Deposition Monitoring Network）が1998年4月の酸性雨モニタリングの準備が開始された．2000年10月にネットワーク（EANET 2000）は，2001年1月からの定期的なモニターをはじめると決定した．南アジアで大気汚染とその越境影響の規制と防止に関するマレ宣言が，1998年に南アジア8ヵ国によって採択されている．

d．日本における酸性雨の状況

1）降水中のpHの変化

日本では，1984年度から酸性雨のモニタリングやその影響に関する調査研究を実施しており，2004年6月に1984年度から2002年度までの計20年の調査結果が取りまとめられ，公表されている．20年間の調査から以下の諸点が明らかになっている．

1）全国的に欧米なみの酸性雨が観測されており（全平均値pH 4.77），また，日本

2002年度平均／2003年度平均／2004年度平均

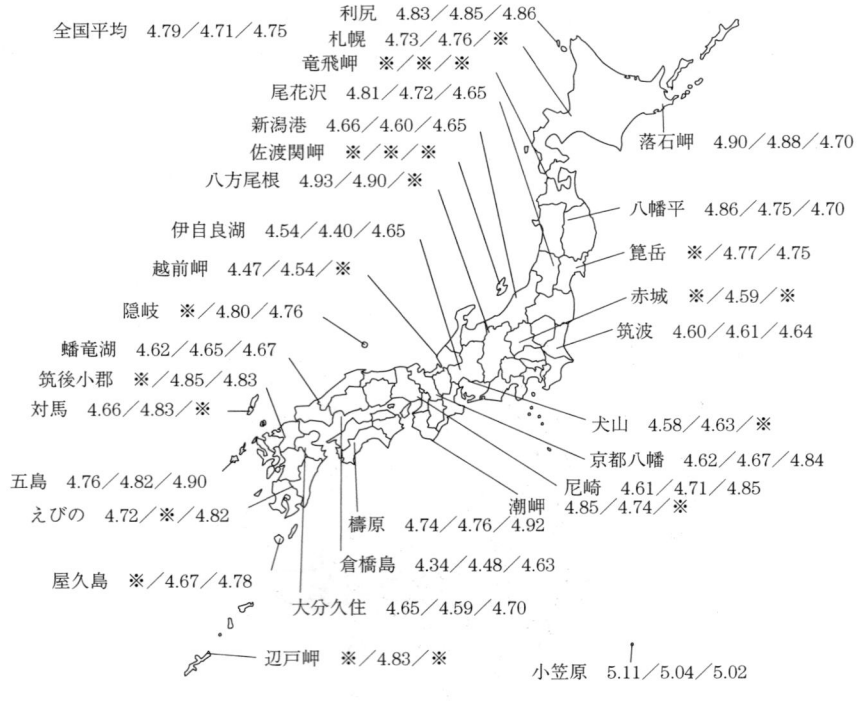

地点	値
全国平均	4.79／4.71／4.75
利尻	4.83／4.85／4.86
札幌	4.73／4.76／※
竜飛岬	※／※／※
尾花沢	4.81／4.72／4.65
新潟港	4.66／4.60／4.65
佐渡関岬	※／※／※
八方尾根	4.93／4.90／※
落石岬	4.90／4.88／4.70
伊自良湖	4.54／4.40／4.65
越前岬	4.47／4.54／※
八幡平	4.86／4.75／4.70
箟岳	※／4.77／4.75
隠岐	※／4.80／4.76
赤城	※／4.59／※
蟠竜湖	4.62／4.65／4.67
筑波	4.60／4.61／4.64
筑後小郡	※／4.85／4.83
対馬	4.66／4.83／※
犬山	4.58／4.63／※
京都八幡	4.62／4.67／4.84
五島	4.76／4.82／4.90
尼崎	4.61／4.71／4.85
えびの	4.72／※／4.82
潮岬	4.85／4.74／※
檮原	4.74／4.76／4.92
倉橋島	4.34／4.48／4.63
屋久島	※／4.67／4.78
大分久住	4.65／4.59／4.70
辺戸岬	※／4.83／※
小笠原	5.11／5.04／5.02

図4.5 日本における酸性雨の状況（降水中のpH分布）（環境省，2006）
※：年平均値を無効と判断したもの．
注1：平均値は，降水量加重平均値である．
注2：赤城は，積雪時には測定できないため，年平均値を求めることができない年度もある．

海側の地域では大陸に由来した汚染物質の流入が示唆された（図 4.5）．
2）現時点では，酸性雨による植生衰退などの生態系被害や土壌の酸性化は認められなかった．
3）酸性雨に対し生態系が脆弱であると考えられる岐阜県伊自良湖などへの流入河川や周辺土壌において，pH の低下など酸性雨の影響が疑われる理化学性の変化が認められた．

ただし，これらの変化はいずれもただちに人の健康ならびに流域の植物および水生生物などの生態になんらかの影響を及ぼすレベルにはない．

4.1.5 酸性雨と地球温暖化，粒子状物質やオゾンとの関係

酸性雨は，硫黄酸化物，窒素酸化物が大気中で化学変化を起こしながら，長距離輸送され，国境を越えて影響をもたらす地球環境問題であるが，科学的な現象解明や影響研究が進展することによって，粒子状物質（PM：particulate matter），地上付近のオゾン，地球温暖化と緊密な関係があることがわかってきた．

a. 粒子状物質

酸性雨の原因物質は，粒子状物質（PM）の前駆物質としても機能している．環境中の前駆物質濃度と PM 2.5 の関係は，複雑であるが，SO_2，PM 2.5（粒径 $2.5\,\mu m$ 以下の粒子），酸性雨を構成する（粒子状）硫酸塩の環境中の濃度レベルの長期的な変化傾向は，たがいに関連していることから，SO_2 の排出量の削減は，酸性雨の対策としてだけでなく，PM 2.5 濃度の減少につながる．

NO_x と PM 2.5 の環境中のレベルの関係も複雑であるが，アンモニア（NH_3）が限られた条件下で，NO_x と NH_3 排出の変化がない場合，SO_2 排出の減少が硝酸アンモニウム粒子の形成を拡大することによって PM レベルを増加するといった現象がわかってきた．SO_2 と NO_x 排出の削減は，PM レベルを低減するためには，同時に減少させることが，必要である．（粒子状物質については 6 章 6.2.3 項 d. も参照）

b. 対流圏オゾン

対流圏オゾン（O_3）は，おもに窒素酸化物がオゾン生成の前駆物質として働くので，酸性雨とも原因物質が共通である．対流圏オゾンの形成は，窒素酸化物，揮発性有機化合物（VOC：volatile organic compounds）に太陽光が作用して，一連の化学反応によって生じる．一般に，NO_x 排出量の増加は，地域スケールの対流圏オゾン濃度の増加を引き起こす．都市域では，オゾン濃度レベルは VOC 排出量に影響される．このことから，VOC 排出量を規制することが，オゾンを減らすために，NO_x 排出規制よりも効果的であると指摘されている．NO_x 濃度，VOC とオゾン生成量には，非線形な関係があるため，オゾン濃度レベルに与える NO_x や VOC の排出削減効果を予測することは複雑である．

c. 地球温暖化

酸性雨と地球温暖化は，いくつかの点で緊密に関係している．

1) 化石燃料の燃焼は，酸性雨の原因物質である SO_x と NO_x とともに，主要な温室効果ガスである二酸化炭素（CO_2）を同時に排出する．このため，化石燃料の使用量を削減することは，酸性雨と地球温暖化の両方にとって解決策となる（win-win policy，一挙両得の対策とよばれている）．
2) SO_x と NO_x は，前述のように，PM の生成と地上付近のオゾンの生成に寄与しており，また，直接的，間接的に大気の放射バランスに影響を与える．多くの場合，地上付近のオゾンは気候に対して温暖化する効果（＋の放射強制力をもつ）を及ぼす．硫酸塩やエアロゾルは局所的，短時間には，冷却効果をもつことがわかっている．
3) 温暖化が進行すると気候が変化して，降水の量やパターンも変化する．このため，酸性雨を引き起こす大気汚染物質の輸送や拡散，降下・沈着などのプロセスを変化させる可能性がある．
4) 気温が上昇すると，SO_x，NO_x と VOC の生物起源による放出量が増える可能性もある．たとえば，地表面の温度上昇は，土壌細菌から NO_x の放出の増加を刺激する．

上記のように，酸性雨と地球温暖化が関係しているという科学的な事実があるが，まだ両者を総合的に扱うまでには至っていない．

d．水銀汚染

水銀などの重金属のように有害な汚染物質の排出は，SO_x と NO_x とも相乗的に働き，魚類や野生生物への酸性雨の悪影響を拡大する．たとえば，湖沼水や河川表流水の酸性化が進むにつれて，水銀が有毒で生物が利用可能なメチル水銀へ転換率が増加する．最近の調査では，酸性雨対策が進み，大気から降下する硫酸塩量が減少し，顕著な魚類中の Hg レベルの低下や，ハシグロアビ類のような魚類を餌としている鳥類などの Hg レベルの低下と関係していることを示した．酸性雨を引き起こしている硫黄酸化物や窒素化合物の排出量の削減は，水銀汚染問題の解決にとっても有効である．

4.2 酸性雨の影響

4.2.1 酸性雨の影響メカニズム

a．酸性雨の影響を受けている世界の地域

酸性雨によって森林が枯死し，湖沼や河川が酸性化するなど，影響が現れているが，世界のどの地域が影響を受けやすいかを知るためには，2つの要素を考慮することが必要である．すなわち，①酸性沈着や降下物の量と，②酸性雨の影響を受ける土壌の抵抗力である．

土壌が風化作用を受けやすい鉱物を多く含有している場合，酸性雨によって容易に酸性化されずに，比較的多量の酸性降下物を吸収することができる．一方，土壌中の

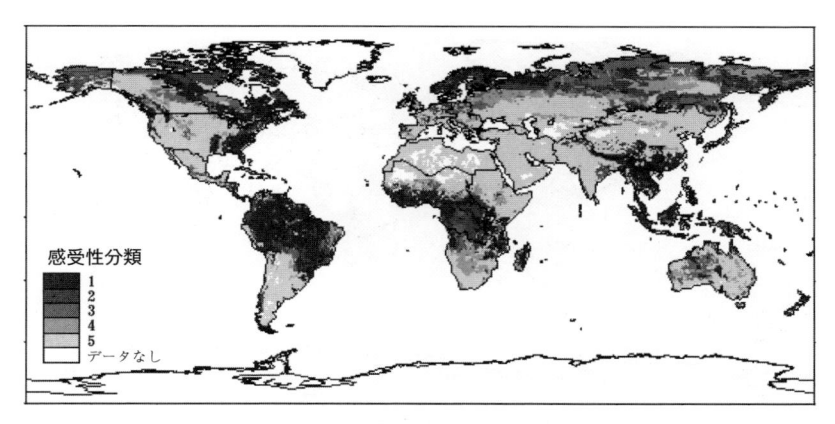

図 4.6 生態系の酸性雨に対する感受性（1：強い〜5：弱い）(Bouwman and van Vuuren, 1999)

鉱物が容易には風化しない場合には，土壌の自然の抵抗力がないために，酸性化の影響を受ける．たとえば，スカンジナビア半島の大部分ではこうした土壌が大半を占めており，酸性雨に対して脆弱である．土壌の抵抗性が弱い場合には，湖沼や河川は，酸性雨に対しても敏感となり，脆弱である．

図 4.6 は全世界的な規模で生態系の感受性の分析結果を示している．生態系の酸性雨に対する感受性を 1（強い）〜5（弱い）のスケールで示している．ヨーロッパ（とくに北部），北米（とくに東部），東アジアから東南アジア，西アフリカ，南米北部などが，酸性雨に対して，非常に脆弱な地域であることがわかる．現在すでに酸性雨が問題となっている地域もあるが，今後酸性雨の問題が顕在化する地域もあることがわかる．

b．限界負荷量（critical loads）

ある地域が酸性雨に対して，弱いかどうかを判定する指標として，限界負荷量（あるいは臨界負荷量）が用いられている．

大気汚染物質の削減量を決定するために，自然の汚染物質に対する限度や限界量を特定することが必要である．1970 年代末から酸性雨の許容レベルを計算するいろいろな試みが行われた．1986 年に「硫黄と窒素の限界負荷量に関する国際科学ワークショップ」が開催され，限界負荷量として次のように定義された．

> 「最も影響を受けやすい生態系へ長期にわたり有害な影響をもたらす化学変化を引き起こさない最大の負荷量（The highest load that will not cause chemical changes leading to long-term harmful effects on the most sensitive ecological systems）」

この定義を厳密に解釈すると限界負荷量は，長期においても感受性の高い土壌や，動植物や生態系などに影響を及ぼさない負荷量ということになる．

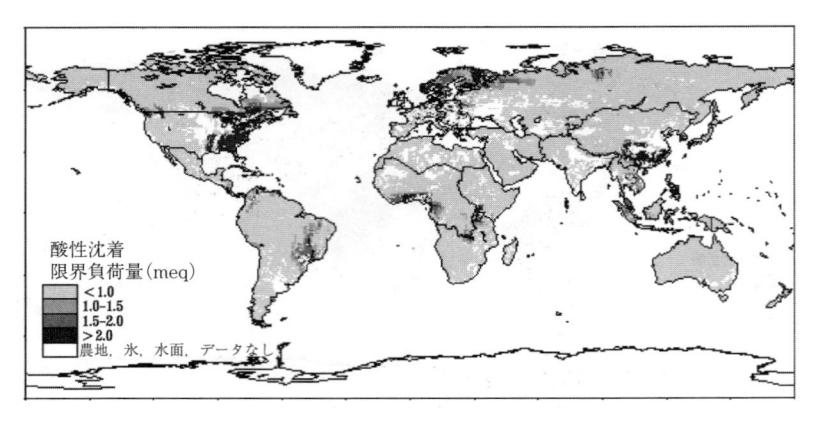

図 4.7 陸域生態系の酸性雨の限界負荷量の世界マップ（1以上が限界負荷量をこえていることを表す）(Bouwman and van Vuuren, 1999)

1988年に，長距離輸送大気汚染条約において，限界負荷量の概念が，大気汚染物質の削減を国際的に進めるにあたって，科学的な基礎を与えることから，限界負荷量が採択された．限界負荷量の計算方法など，作業が進むにつれ，限界負荷量の種々の代替的な定義が提案されたが，現在用いられている定義は以下のものである．

「影響を受けやすい特定の環境要素について，現在の知識に基づいて，著しい影響が発生しない，1つあるいは複数の汚染物質に対する曝露量に関する定量的評価（A quantitative estimate of an exposure to one or more pollutants below which significant harmful effects on specified sensitive elements of the environment do not occur according to present knowledge）」

しかし，この定義でも解釈の余地がありすぎて，完全に満足な定義ではないという批判もある．

酸性降下物の限界負荷量と現在（あるいは将来）の酸性降下物の降下量を比較することにより，酸性雨の深刻度が判定できるので，対策としてSO_xやNO_xの排出削減量を合理的に決定できるという利点がある．このため，長距離越境大気汚染条約（1979）に基づいて，NO_x削減について定めたソフィア議定書（1988）および，SO_x削減について定めたオスロ議定書（1994）において採用されている．

図4.7は，酸性雨の限界負荷量の世界マップである．限界負荷量が1以上の地域が，長期で見て酸性沈着量が土壌が耐えることができる量をこえている地域，すなわち酸性雨の影響が顕在化している地域ということが判定できる．

4.2.2 酸性雨の影響

酸性雨は，ヨーロッパ，北米などまず先進諸国において影響が顕在化した．酸性雨対策としてのSO_x，NO_xの削減対策が進んだが，一方，発展途上国のエネルギーを

石油・石炭に依存した経済発展がはじまり，中国，インド，東南アジア，南米などにおいて酸性雨の問題が顕著に現れてきている．

　酸性雨は，発生源から排出された硫黄酸化物，窒素酸化物が，風で輸送されて，数千km離れた地域まで到達して，森林などの生態系，湖沼，建造物に影響を引き起こす．さらに最近では，PM，地球温暖化，有害化学物質の局所，地域，地球規模の環境問題との関連もあることはすでに示したとおりである．

　酸性雨の影響としては，まず森林の枯死，湖沼の酸性化があげられるが，これは酸性降下物による土壌の酸性化が深く関連している．また酸性雨は，人間の健康へ直接，間接に影響するとともに，種々の建造物へも影響している．以下，酸性雨のもたらす影響について解説する．

a. 土壌の酸性化

土壌は自然のプロセスの結果として，徐々に酸性化する．最後の氷河期の終わり以来進行しているが，林業や酸性雨によってこの酸性化プロセスが，加速されている．最も土壌に及ぼす深刻な影響が以下の3つの点である．森林や湖沼の酸性化被害の引き金となっている．

1) 植物の栄養分の溶出

植物に重要な栄養分（とくにマグネシウム，カリウム，およびカルシウム）は酸が加わると溶出する．酸性雨によってpHレベルが低下すると，酸性に感受性の高い植物種は，ほかの種類とおきかわることになる．針葉樹は，菌根類，バクテリアと共生しているので，こうした影響を回避することができるとされるが，一般に森林の生長は栄養分の利用可能性の多少によって影響を受けることになる．過去50年で，スウェーデン南部の森林が植物に利用可能な塩基陽イオンの蓄えのおよそ半分を失っているとの研究報告もある．

2) 有害な金属の遊離

土壌が酸性化すると，土壌の水分中のアルミニウムなどの重金属類が，イオン化してその濃度が増加する．アルミニウムをはじめ，多くの重金属類が酸性化によって，移動しやすくなり，さらに土壌の酸性化が進むことになる．とくにアルミニウムイオンは，植物の根にとって有害な金属である．また高濃度の重金属濃度は，土壌中に生存している細菌類やバクテリアなどの分解者にとっても有害であり，土壌生態系の機能を低下させる．図4.8はpHと金属類の溶解度を示したものであり，pHが低く，酸性が強いほど，金属類の溶解度が上昇することがわかる．

3) 制約となるリン酸塩

またアルミニウムイオンが増加すると植物に間接的に影響を与える．アルミニウムイオンは植物にとって必須栄養分であるリンと結合して，アルミニウムリン酸塩のかたちとなり，植物には利用が制約される形態となる．リン酸塩の不足は土壌中の分解が，酸性条件では遅くなることによってさらに悪化する．リン酸塩に加えて，モリブデン，ホウ素，セレニウムなどの微量栄養素も土壌が酸性化すると植物にとって摂取

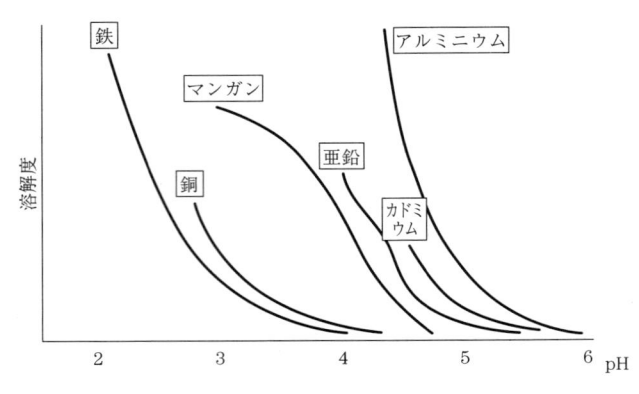

図 4.8 pH と金属類の溶解度

しにくくなる．

1980年代まで，土壌は酸性雨にほとんど影響されないと考えられていた．しかし，その後の研究により，土壌は酸性化が科学的にも影響を強く受けることがわかってきた．たとえば，スウェーデン南部で土壌の標本採取と分析がくり返し行われ，その結果，pH レベルが数十年間で 0.3～1.0 が減少したことがわかった．オーストリア，ドイツ，ほかの地域でも同様の結果を得たが，土壌上層部ではなく，鉱物土壌（mineral soil）の深いところで変化が起きており，このおもな原因は酸性雨がもたらす酸性化である．

4) 土壌の酸性化には，石灰散布が有効

酸性化による被害を緩和するためには，河川や湖沼に石灰を散布して中和することによって，酸性化を止め，原状回復したり，場合によっては予防的な措置として有効である．石灰の散布は，pH レベルを上げ，交換可能な陽イオンの蓄積量を増加させ，また遊離したアルミニウムイオン濃度を減少させる．石灰は，また森林土壌の上層に散布され，物理的なフィルターの役割をする．すなわち酸性降下物が土壌の塩基陽イオンを洗い流し，有害なアルミニウムを溶かす前に酸性降下物をトラップして，影響が出ない前に，中和する働きをする．

散布された石灰の効果は比較的長時間持続する．これは，石灰が徐々に土壌に浸透するためであり，おおよそ1年に1cm 程度と見積もられている．1ha 当たり3～5tの石灰を投入することにより，スウェーデン南部の現在のレベルでは，20～30年間にわたり，酸性化から土壌を守ることができると見積もられている．石灰投入による対策は，酸性化した，あるいは酸性化しつつある土壌に対する対症療法的な対策であるが，基本的には原因物質である硫黄酸化物や窒素酸化物の削減とあわせて進めることが肝要であることは，いうまでもない．

b．湖沼や湖沼生態系に対する影響

　湖沼や河川の酸性化（pHの低下），土壌から有害な金属が溶出し，このため湖沼や河川中の生態系を破壊し，魚類など水生生物が死滅した「死の湖」となる．

1）　湖沼の特徴

　湖沼は地殻運動，火山作用，氷河による侵食，河川の侵食・堆積や沿岸での砂洲による堰止め作用など，いろいろな作用が複合してできた陸地の窪地部分に貯溜された水域をいう．自然の湖沼は深さと大きさの点から，湖沼，沼，沼沢，池などに分類され，湖は湖底までの水深が5 m以上のもの，沼は湖よりも水深が浅く5 m以下のものをいう．水力発電や農業用水の供給のために造られたダム湖や貯水池は自然湖沼に対して人工湖とよばれる．

　湖沼は湖内の生物生産とそれを主として支配する水質により，調和型湖沼・非調和型湖沼に分類される．調和型湖沼は，生物生産とそれを支配する水質がかたよっていない湖沼で，窒素やリンの栄養塩の多少により，富栄養湖，中栄養湖，貧栄養湖に分類される．

　非調和型湖沼は，フミン酸などの腐植物質の多い腐植栄養湖，アルカリ性のアルカリ栄養湖，鉄を多く含む鉄栄養湖，pHが低い酸栄養湖に分類される．

　日本の自然湖沼については，第4回自然環境保全基礎調査でとりあげられた，面積1 ha以上の自然湖沼478のうち富栄養湖，中栄養湖，貧栄養湖はそれぞれ33.1，22.0，25.9％となっており，富栄養湖が最も多い．湖沼の水質現象を考えるうえでは，湖の形状・水深，循環特性，滞留時間などの物理的な特性や湖の生態系と生物学的な特性が重要である．

2）　湖沼の水質汚染のタイプ

　湖沼の水質汚染は，その内容，程度から，①有機物による汚染，②富栄養化，③酸性化，④重金属・有害化学物質による汚染に分けられる．

　自然の湖沼の中には，酸性の鉱山排水や温泉排水が流入することにより酸性化している場合があるが，酸性雨や酸性降下物など人為的な原因による土壌，河川水や湖沼の酸性化がヨーロッパ，北米東部や中国南部で問題となっている．

　酸性雨や酸性降下物の形で地上に到達し，土壌の酸性化を引き起こし，さらに降雨の流出過程を通して，河川・湖沼などの表流水・湖水を酸性化し，生態系や人間活動に影響をする複雑な汚染である．

3）　湖沼生態系への影響

　湖沼の酸性化は，湖沼生態系に決定的な打撃を与え，漁業やレクリエーション，他の水利用に大きな被害を与えている．酸性化の程度は湖沼のある流域の地形や地理的な位置や地質条件，降雨・降雪量や融雪時期，流出経路，湖の化学・物理特性に大きく依存している．酸性化した湖沼では，カルシウム，マグネシウム，硫酸塩などで示される化学的な特性が大きく変化する．自然の湖沼では，pH 6〜8を示すが，酸性化した湖沼では，これよりも低い値を示す．

低い pH と湖沼の魚類数の減少には強い関連性がある．pH 6 以上は魚類にとって健全な生息環境であるが，pH 4.5 以下では魚類は生存できない．湖水の酸性化は，魚類の幼生が卵からかえることを可能にする酵素の生成を禁止したり，また，有害な金属（たとえば，湖の中のアルミニウム）を，イオン化して移動しやすく，影響しやすくする．アルミニウムは魚が口のまわりの粘液を過剰にさせることにより，呼吸を妨げる．植物プランクトンの成長も高い酸性レベルで妨げられるので，それを餌にする動物プランクトンや魚介類が生態系の食物連鎖を通じて影響を受ける．

4） 湖沼や河川の表流水の酸性化

湖沼の水に着目すると，約 1 割が降水のかたちで，直接に湖沼に入る．残りは河川や水路を通じて，陸地経由で湖沼に流入することになる．このため，湖沼水の水質は湖沼流域の土地や土壌の特性に依存している．

自然の湖沼や河川は緩衝能をもっており，周囲の陸地から，水が湖沼や河川に到達するまでに，重炭酸（HCO_3^-）を溶け込ませて，湖沼に達する．

重炭酸塩は土壌中の鉱物が風や水などの風化作用によって放出され，有機物質が分解する時に放出される．風化作用を受けやすい土壌タイプや，耕作地など土壌に囲まれている湖沼や河川は，外部から重炭酸塩の供給があり，このため自然のプロセスとしては，湖沼や河川水には，酸性化しても抵抗力がある．しかし，風化作用が小さな土地や土壌の地域にある湖沼や河川では，緩衝能が限られており，酸性雨や酸性降下物が少量でも加わると酸性化が生じる．

表流水の酸性を分類するのに一般的に使用される限界は，pH 6.2 以下，アルカリ度（緩衝能）0.05～0.1 HCO_3 等価量/l 未満である．

酸性化した湖沼で発生する変化は，アルミニウム濃度の上昇である．酸性化していない湖沼では，アルミニウムの濃度レベルは一般に非常に低いが，pH が 5.5 未満では，そのレベルが急激に増加する．アルミニウムイオンが周囲の土壌から流入している場合，土壌が酸性化したときに放出される．酸性化した湖沼や河川で発生する魚類の死滅などの深刻な被害は有害なアルミニウム化合物の濃度が上昇したことによる．

湖沼や河川の酸性化は，水域の化学的変化をもたらすのみでなく，物理的な変化も引き起こす．たとえば，湖水が，より透明になる．これはおもに，水に色をつけるフミン物質が酸性になると湖底に沈殿してしまい，分解が遅くなり，葉や有機物質が湖底に蓄積していくからである．

現在多くの湖沼の酸性化，動植物への被害が北欧諸国（ノルウェー，スウェーデン，フィンランド）とスコットランド，および北米東部地域でおもに報告されている．1990 年の調査では，1 ha 以上の 8 万 5000 の湖のうち，スウェーデンのおよそ 1 万 4000 が酸性化したと推定されている．石灰を散布して中和対策を行わなければ，その数は 1 万 7000 にのぼったであろうと推定されている．

南および南西スウェーデンにおいて，最も深刻な酸性雨の影響を受けている地域では，湖沼の半分以上が酸性化による損害を受けている．湖沼のみでなく，河川や水路

のおよそ 3 分の 1 が著しく酸性化していると見積もられている．

北欧諸国で湖の共同研究が 1995 年に実施されたが，新たな測定方法を用いたことにより，1990 年の数字とこのデータを比べるのは可能ではないが，1980 年代前半以来の硫黄降下物が半減した結果であると考えられている．

5) 酸性ショック

河川のように，水の流れが速い場合は，水と土壌との接触時間が短いために，土壌中の鉱物分が水中の酸性物質を中和する時間がないことになり，その結果，pH が短期間に急速に低下することになる．これは石灰岩盤地域で起こるが，通常，酸性化問題に対する自然の保護機能を有していると考えられる．

春に雪が融けたり，秋に激しい降雨があるときなど，一時的に酸性物質が集中し，河川や湖沼に流れこみ，影響を与える現象を酸性ショック（acid shock）という．数日から 1 週間続き，生態系に対して深刻な影響を与える．多くの魚類が産卵し，幼生など若い魚が成長しているときに発生するので，とくに影響が大きく，多くの魚類の死滅につながる．

6) 湖沼や河川・水路への石灰の投入

粉砕した石灰（$CaCO_3$）を水に投入すると，酸性を中和して，pH を上げ，酸性化への抵抗力を増加させる．湖沼や河川・水路に石灰を投入することは大規模にスウェーデンとノルウェーで実行された．スウェーデンでは，およそ 7500 の湖と 1 万 1000 km の水路に毎年，現在，石灰を投入している．1990 年代に石灰石を年当たりの経費は，およそ 1 億 5000 万〜2 億クローネ（およそ 2000 万ユーロ），一方，ノルウェーでは 1 億クローネである．

石灰を散布する目的は，酸性化した湖沼と河川・水路の環境を回復すること，酸性雨による酸性化の危険性にさらされており，被害がまだ現れていない湖沼や河川・水路の酸性雨に対する抵抗力を増すことである．

湖水は，常に水がおきかわっているので，石灰投入は数年おきにくり返す必要がある．河川や水路では，石灰投入設備が用いられて，つねに水路に石灰を投入している．小規模な河川の pH を上げるために，湖沼が石灰投入されたときに，効果が増加するように，石灰の一部は流域の湿地にも投入される．水苔など死滅させるなど植物に被害を及ぼすが，その地域は限定されており，便益が被害を上まわっていることから実施されている．

c. 森林への影響

森林は長距離を輸送されてきた酸性雨や，地域で排出された硫黄酸化物や窒素酸化物，さらに地表付近のオゾンなどの大気汚染物質，病虫害や異常高温や干ばつなどの極端な気象現象によって，影響を受けている．影響は，樹木の黄変，芽や葉の喪失，最悪の場合には枯死に至る．

ドイツの黒い森（シュバルツバルト）などヨーロッパや北米などにおいて，森林の被害が多く報告されている．東ヨーロッパでは，硫黄含有量の多い石炭が火力発電所

表 4.1 ヨーロッパの森林被害状況（被害等級 4 の割合）（UNECE, 2005）［％］

国名＼年	1993	1994	1995	1996	1997	1998	1999	2000	2001	2002	2003	2004
オーストリア	8.2	7.8	6.6	7.9	7.1	6.7	6.8	8.9	9.7	10.2	11.1	13.1
ベラルーシ	29.3	37.4	38.3	39.7	36.3	30.5	26.0	24.0	20.7	9.5	11.3	10.0
ブルガリア	23.2	28.9	38.0	39.2	49.6	60.2	44.2	46.3	33.8	37.1	33.7	39.7
チェコ	51.8	57.7	58.5	71.9	68.6	48.8	50.4	51.7	52.1	53.4	54.4	57.3
デンマーク	33.4	36.5	36.6	28.0	20.7	22.0	13.2	11.0	7.4	8.7	10.2	11.8
フィンランド	15.2	13.0	13.3	13.2	12.2	11.8	11.4	11.6	11.0	11.5	10.7	9.8
フランス	8.3	8.4	12.5	17.8	25.2	23.3	19.7	18.3	20.3	21.9	28.4	31.7
ドイツ	24.2	24.4	22.1	20.3	19.8	21.0	21.7	23.0	21.9	21.4	22.5	31.4
ハンガリー	21.0	21.7	20.0	19.2	19.4	19.0	18.2	20.8	21.2	21.2	22.5	21.5
イタリア	17.6	19.5	18.9	29.9	35.8	35.9	35.3	34.4	38.4	37.3	37.6	35.9
オランダ	25.0	19.4	32.0	34.1	34.6	31.0	12.9	21.8	19.9	21.7	18.0	27.5
ノルウェー	24.9	27.5	28.8	29.4	30.7	30.6	28.6	24.3	27.2	25.5	22.9	20.7
ポーランド	50.0	54.9	52.6	39.7	36.6	34.6	30.6	32.0	30.6	32.7	34.7	34.6
スロベニア	19.0	16.0	24.7	19.0	25.7	27.6	29.1	24.8	28.9	28.1	27.5	29.3
スペイン	13.0	19.4	23.5	19.4	13.7	13.6	12.9	13.8	13.0	16.4	16.6	15.0
スウェーデン	—	—	14.2	17.4	14.9	14.2	13.2	13.7	17.5	16.8	19.2	16.5
スイス	15.4	18.2	24.6	20.8	16.9	19.1	19.0	29.4	18.2	18.6	14.9	29.1
英国	16.9	13.9	13.6	14.3	19.0	21.1	21.4	21.6	21.1	27.3	24.7	26.5

などに利用され，このため多量の硫黄酸化物を含む排煙がトウヒ（針葉樹の一種）などに被害を与えている．

表 4.1 は，ヨーロッパの森林の被害状況を示したものである．森林の被害状況は，等級 0〜4 の数値によって表されるが，数値が大きくなるほど被害が大きい．必ずしも酸性雨による被害のみを表しているわけではないことに留意する必要がある．たとえば，2003 年はヨーロッパで夏期に異常高温が発生しており，そうした影響も受けている．

アジア地域においても酸性雨の森林への被害が進んでいる．中国の重慶市近郊で酸性汚染ガスによる健康被害や森林被害が発生している．東アジア全体の酸性物質の排出量は急激に増大しており，今後さらに森林など生態系への影響や健康影響が懸念されている．

d．歴史的建造物などへの影響

酸性雨によって大理石や金属などから造られているビル，住宅，橋などの建造物や古代の価値ある像や遺物の侵食が起き，かなりの損害を与えてきた．酸性雨中の硫酸が石灰岩，砂岩，大理石と花崗岩などの岩石中のカルシウムと反応して石膏を形成し，しだいにもろくなり，はげるようにして剝離していくからである．

歴史的な建造物への影響も発生している．アテネのパルテノン神殿，ローマの遺跡，ドイツのケルン大聖堂，インドのタージ=マハールなど，歴史的な遺跡，建物に影響を与えている．インドのタージ=マハールは寺院建築が大理石でできており，このため近隣の工場からの硫黄酸化物を含む排煙や酸性雨によって，侵食や腐食が進ん

だ．このため，影響を軽減するために，工場を強制的に移転し，また観光客を乗せたバスや自動車を寺院から離れた駐車場でおろし，電気自動車（バス）で輸送するなど，自動車排気ガスによる損傷などを避ける工夫をしている．

e．人の健康への影響

日本では，1970年に関東周辺で霧雨により眼や皮膚の痛みを感じたという事例があるが，直接的な影響と金属類が水に溶け出し，飲料水とすることによる影響など間接的な影響が発生したとされる．酸性雨の原因物質である硫黄酸化物や窒素化合物は，大気汚染物質であり，国境を越えて輸送されて，降下することにより，その地域で大気汚染による健康被害を引き起こしている．このため，酸性雨の間接・直接影響のみでなく，硫黄酸化物などによる呼吸器疾患，地表付近におけるオゾンによる健康影響なども問題となっている．

酸性雨や酸性降下物の人の健康への影響は非常に多岐にわたるが，一方影響が発現するメカニズムが複雑であり，未解明なことも多い．酸性雨や酸性降下物による健康影響としては，①酸性化による健康影響と，②酸性雨の原因物質である硫黄酸化物などによる健康影響がある．後者は，二酸化硫黄，粒子状物質（PM），地上付近のオゾンなどによる健康影響であり，自動車排気ガスによる局所的な大気汚染の影響が，原因物質が国境を越えて長距離輸送され，直接人々に被害を及ぼすことがあげられる．

酸性雨の健康影響については，①の酸性化がもたらす健康影響を中心として検討されてきたが，最近では，幅広く②の酸性雨の原因物質の長距離輸送の結果発生する健康影響としてとらえて，検討が進められている．

1） 酸性化による健康影響

酸性の環境では，多くの金属がイオン化するなどして移動しやすくなる．人間の体は，銅，マンガン，鉄など特定の金属を少量であるが必要とするが，金属の濃度が非常に高いと有害となる．水銀，カドミウム，アルミニウムなどの金属は，人間の体に必要な金属ではなく，非常に低濃度でも毒性が高い．

酸性雨や酸性降下物によって，アルミニウムなどの金属類がイオン化して溶け出し，これらの有害なイオンは，人間の健康にとって被害をもたらす原因となっている．たとえば，銅は幼児の下痢発生と関連しており，またアルミニウムで汚染された水道水がアルツハイマー病を引き起こすと考えられている．しかし，一部の科学者は人間の健康との関連を示唆しているが，まだ証明されていない．

i） アルミニウム　　アルミニウムは地球の地殻に広範囲に存在する金属の一つであり，種々の鉱物成分と強固に結合して存在している．アルミニウムイオンの濃度は水が酸性化すると増加するが，アルミニウムイオンは魚類など水生生物にとって激しい毒性をもっている．

ii） カドミウム　　地下水中のカドミウムの平均レベルはpH 5以下の水では，pH 6以上の水に比較して3倍高い．ほとんどのカドミウムは食物経由で摂取される．

穀物によるカドミウムの摂取は，土壌の pH が低下すると上昇する．また非喫煙者では，穀物や野菜が平均してカドミウムの全摂取の 75% を占める．一部の人々が曝露されているカドミウム濃度は肝臓障害が発生するレベルに近くなっている．カドミウムはまた，比較的低濃度でも骨の脆弱化をもたらすと疑われている．また，カドミウムの摂取は鉄が不足すると顕著に増加する．

　iii) **銅**　　銅製の水道管を使っている場合，水が酸性になると，水道管の銅を溶かしはじめる．高濃度の銅はポーセレン（歯冠色修復材の一種）を変色させ，また子どもの下痢を引き起こす．

　iv) **水銀**　　酸性化した湖沼では，高濃度の水銀を含有する魚類が見つかっているが，その理由はまだよくわかっていない．酸性雨による酸性化は土壌から湖水へ水銀の溶出を増加するという事実はない．ほかの重金属とは対照的に，水銀は pH が低下しても土壌中のフミン物質に強固に結合したままである．より確からしい理由としては，酸性化した湖沼はバイオマス量が減少するので，水銀は生物によってより濃縮される可能性が指摘されている．

　水生生物の活性度は高濃度の水銀によって直接には影響されない．しかし，人間はしばしば食物連鎖の頂点にいるため高濃度の水銀を含む魚類を定期的に消費することは，有害である．スウェーデンでは，妊娠中，母乳による子育て中，あるいは妊娠しようという女性には，湖沼でとれた魚を食べないように指導しているが，これは少量の水銀でも胚の脳障害を起こすからである．

2) 酸性雨の原因物質である硫黄酸化物などによる健康影響

酸性雨現象の解明と原因である SO_x，NO_x の対策が進むにつれて，上記のような酸性化による間接的な健康影響については改善の方向にあるが，一方，越境輸送される SO_x，NO_x，粒子状物質（PM）やオゾンなどの人々への直接的な健康影響が問題となっている．酸性雨に端を発した健康影響は，これまで局地的な大気汚染として考えてきた現象が空間的に拡大して，健康面から見ると複合汚染の様相を呈している．こうした越境大気汚染の健康などの被害や被害については，酸性雨を中心とした本章の範囲をこえるので省略した．

4.3　酸性雨への取組みと対策

4.3.1　必要性と意義

a．国際的取組み，越境汚染対策

酸性雨のような長距離輸送によって，広い範囲で影響が出る環境問題に対しては現象解明や影響の予測，適切な対策を国際的に協力して実施する必要がある．1969 年に初めて経済開発協力機構（OECD：Organisation for Economic Co-operation and Development）により酸性雨問題が提起された．1972 年 4 月には，ヨーロッパの酸性雨を広い範囲で監視するために，西欧 11 ヵ国による「大気汚染物質長距離移動計

測共同技術計画」が決議されて，発足している．

1972年6月には，国連人間環境会議（ストックホルム）でスウェーデン政府が「大気中および降水中の硫黄による環境への影響」を報告し，酸性雨問題が国際的な問題として認識され，議論が起きた．
- 1977年　ノルウェーが酸性雨に関する国際条約を提案した．
- 1979年11月　国連欧州経済委員会環境大臣会合において「長距離越境大気汚染条約」が締結された．
- 1983年　条約が発効した（49ヵ国および機関が批准した．2003年1月現在）．

条約をもとに硫黄・窒素酸化物を削減するための一連の議定書が締結されている．
- 1985年7月　ヘルシンキ議定書
  硫黄の排出量を1993年までに1980年比で少なくとも30％削減することを19ヵ国で合意．22ヵ国が批准（2003年1月）．
- 1994年6月　オスロ議定書
  硫黄排出量について，これまで各国一律の削減に代えて，国別目標量を規定．30ヵ国により合意された．
- 1988年　ソフィア議定書
  窒素酸化物の排出量を1987年時点の水準に凍結することが25ヵ国により合意され，このうち12ヵ国は1989年からの10年間に30％削減することも同時に宣言．また新規施設と自動車については，経済的に利用できる最良の技術に基づく排出基準を適用しなければならない．また無鉛ガソリンの十分な供給を義務づけた．

なお1992年の地球サミットで採択された「アジェンダ21」においても先進国のみならず，発展途上国も含めて，今後酸性雨など，広域な環境問題への取組を強化すべきと規定された．

またヨーロッパにおいては，長距離越境大気汚染条約に基づき「欧州モニタリング評価プログラム（EMEP）」が実施されている．

b．米国とカナダの取組み

カナダでは，米国から越境輸送される酸性雨や酸性降下物による被害を受けるに及び，米国とカナダで協力して酸性雨問題に対処してきた．

1980年6月　カナダ・米国で酸性雨の被害発生したことから，酸性降下物法が定められ，この法に基づいて，雨水モニタリング，生態系影響調査などを内容とする「全国酸性降下物調査計画（NAPAP：National Acid Precipitation Assessment Program）」を10年計画として策定し，実行に移された．
- 1980年8月　カナダが米国に硫黄酸化物の排出量を減らすよう働きかけ，両国政府は「影響大気汚染に関する合意覚書」を交わし，越境大気汚染条約締結交渉を行うための米国カナダ調整委員会を設けることに合意した．
- 1991年3月　酸性雨被害の拡大を防止するための大気保全の二国間協定に合意，調印した．
- 1990年　NAPAP終了後，米国は大気清浄法を改正し，酸性雨対策に向けた，硫黄酸化物，窒素酸化物の総量規制削減方策を盛り込んだ．

- 1990年　大気降下物総合ネットワーク（IADN：Integrated Atmospheric Deposition Network）が設置され，酸性降下物の総体的な重要性を評価するのに用いうるデータを収集している．IADN プログラムは，両国における大気降下物のデータベースを設置した．
- 1996年　隔年に公表される第3回レポートで，排出削減目標を達成するために，米国とカナダによる進展に焦点を当てた．また，米国環境保護庁が ADS データベースを設け，北米にある7つのモニタリングネットワークからデータを収集している．

c. 日本の対策

日本においては，環境省（庁）が1983年から全国規模の調査を実施している．全国で pH 4 台の降雨が観測されているが，生態系に対する影響はまだ発現していない．

- 1973〜1976年　夏期に関東地方を中心として，霧雨，雨水による眼の痛み，皮膚の痛みを訴える事例が発生．少雨にともなう特殊な気象条件が生じた際の降水中の酸性物質と大気中の刺激物質の相互作用によると考えられている．
- 1980年代　ヨーロッパにおける森林被害が明らかになり，日本でも森林被害など慢性的な影響が心配された．
- 1983年　総合的な調査研究を実施した．
- 1998年　第4次酸性雨調査（1998〜2000年）が実施された．その結果，現在のところ酸性雨の明確な影響は見られないが，現状程度の酸性雨が今後も降り続ければ，将来，酸性雨による影響が現れる可能性もあると報告されている．

d. 東アジアの取組み

日本海側において硫酸イオン濃度が秋から冬に高くなる傾向にあり，酸性雨原因物質が季節風に乗って大陸から輸送されている可能性が示唆されている．このため国境をこえた広域的な大気汚染に対して東アジア地域における国際的な取組みが必要であると認識された．

- 1993年　東アジア酸性雨モニタリングネットワークに関する専門家会合が開催され，酸性雨の現状と影響，地域間の協力の方向性，地域的なモニタリングネットワーク作りの推進を提案した．
- 1998年3月　東アジア酸性雨モニタリングネットワーク（EANET）に関する第1回会合が開催された．
- 1998年4月　EANET の試行稼働が開始された．
- 2001年1月　EANET が本格稼働した．12ヵ国の参加（2003年1月）により，東アジアにおける国際協力による酸性雨対策が推進されている．

4.3.2　酸性雨の対策とその効果

酸性雨の対策は，原因物質である SO_x と NO_x の排出を減らすことが根本的な対策である．近年では，局所的な硫黄酸化物や窒素酸化物による大気汚染の被害が深刻化したことから，SO_x や NO_x の排出削減技術の開発や，規制により，先進国における削減対策は大いに進展したが，一方，現在経済成長途中であり，化石燃料を用いて経

済発展を図ろうとする発展途上国から排出される原因物質の量が急速に増加している．先進国の大気汚染を費用効果的に減少させる環境技術や規制，経済的な措置の移転なくしては，発展途上国における酸性雨や酸性降下物の減少はままならない状況である．

a．硫黄酸化物，窒素酸化物の排出量の現状

表 4.2 は，欧州連合（EU：European Union）諸国と日本，米国，カナダの二酸化硫黄，NO_x 排出量を 1990 年と 2000 年を比較して表したものである．EU 各国ともに SO_2 と NO_x の排出量を劇的に削減しており，1990 年以降，酸性雨の被害が減少していることの証となっている．

b．大気汚染防止技術・対策

大気汚染防止技術としては，工場・事業場（固定発生源），自動車（移動発生源）の対策技術と，沿道や都市などに関する計画や制御対策などがあげられる（表 4.3）．詳細については，第 6 章「大気環境」を参照されたい．

c．市場を活用した対策：排出権の活用

硫黄酸化物の排出量を減少するには，従来技術的な対応が中心であったが，米国環境保護庁（以下 EPA）は，酸性雨プログラム（Acid Rain Program）の中で，電力などのエネルギー産業の SO_2 排出を減らすことを盛り込んだ．このプログラムは，1990 年の大気清浄法修正条項の第Ⅳ条で規定されたものであり，発電所が排出できる SO_2 排出量に制限を設ける措置である（一般にキャップとよばれる）．NO_x 排出も規定されているが，ボイラータイプに基づく最大の排気ガスが設定されているだけである．

SO_2 の最大の発生源であり，NO_x の主要な発生源である発電所を対象にしている．規制対象となる発電プラントは，酸性雨プログラムに計画的に対応することを記載した許可申請書類を EPA に提出する．EPA は，各々の施設に許可証を発行する．プログラムでは，各発電プラントが連続的に排出量をモニターし，排出量を直接測って，EPA に直接送付させている．

このプログラムの特徴は，排出削減を進めるための代替案として，市場経済を活用した排出権取引を用いている点である．排出量のキャップは大気に排出できる SO_2 を制限するので，企業は費用効果的な方法を選択できる．発電プラントは，1985～1987 年の年間平均排出量に基づいて排出許容量（number of allowances）が配分される．排出許容量は，売買など取引や保持することができる．年末に，各々の施設は排出した SO_2 の各々 1t に対して 1 単位の許容量を EPA に引き渡す．EPA は許容量の追跡システムを構築しており，またオークションや許容量が配分されていないプラントが，操業するために必要な許容量を直接売買できる仕組みを設定している．

1990 年に第一段階のシステムが開始され，263 ユニットが 1000 万 t の SO_2 を排出した．1995 年は，プログラムの第一段階にユニットが適合するように要求されてい

表 4.2 ヨーロッパ，日本，米国，カナダの SO_2，NO_x 排出量 (EEA, 2003)

国　名	SO_2 (1000 t)		NO_x (NO_2 換算, 1000 t)	
	1990	2000	1990	2000
オーストリア	79	38	204	196
ベルギー	362	165	334	329
デンマーク	180	28	277	209
フィンランド	260	74	300	236
フランス	1323	654	1897	1441
ドイツ	5322	638	2728	1584
ギリシャ	493	483	290	321
アイルランド	186	131	118	125
イタリア	1651	758	1938	1372
ルクセンブルク	15	3	23	17
オランダ	202	92	570	413
ポルトガル	273	274	272	385
スペイン	2102	1484	1207	1335
スウェーデン	106	57	334	252
英国	3719	1188	2759	1737
アルバニア	72	58	24	29
ボスニア・ヘルツェゴビナ	482	419	79	55
ベラルーシ	637	143	285	135
ブルガリア	2008	982	361	185
クロアチア	180	58	88	77
キプロス	46	50	18	23
チェコ	1881	264	544	321
エストニア	252	95	68	41
ハンガリ	1010	486	238	185
アイスランド	24	27	26	28
ラトビア	95	17	80	35
リトアニア	222	43	158	48
ノルウェー	52	27	224	224
ポーランド	3210	1511	1280	838
マケドニア	107	105	39	30
モルドバ	265	12	100	17
ルーマニア	1311	912	546	319
ロシア	4671	1997	3600	2357
セルビア・モンテネグロ	508	387	211	158
スロバキア	542	124	215	106
スロベニア	196	96	63	58
スイス	42	19	154	96
ウクライナ	2783	1029	1097	561
トルコ	1590	2112	644	951
日本*		857		2018
米国*		13847		18833
カナダ*		2394		2459

* OECD Environmental Indicators 2001 (OECD, 2001) による数値．

表 4.3 大気汚染防止技術（土木学会環境システム委員会，1999）

1) 工場・事業場（固定発生源）
① 硫黄酸化物 脱硫：燃料からの硫黄分の除去（直接脱硫と間接脱硫）
排煙脱硫：排ガスからの硫黄酸化物の除去（湿式・乾式）
② 窒素酸化物 燃焼制御：二段燃焼法，排ガス再循環（EGR），低 NO_x バーナーなど
排煙脱硝：排ガスから窒素酸化物の除去（乾式・湿式）
③ 粒子状物質 集じん：バグフィルター，サイクロン（遠心集じん装置），スクラバー（洗浄集じん装置），電気集じん装置
2) 自動車（移動発生源）
① 単体対策（エンジンなどの構造改善，排気ガス低減）
ガソリン自動車の NO_x，CO，HC 削減：三元触媒，排ガス再循環装置，希薄燃焼方式ディーゼル車の NO_x 削減
粒子状物質：トラップオキシダイザー，フィルター
② 低公害車：電気自動車，ハイブリッド車，メタノール車，天然ガス自動車
3) 沿道・都市（計画・制御）
① 道路網の整備
② 交通流・量の制御（集中，渋滞の緩和）
③ 環境施設帯，都市緑化
④ 道路構造，沿道土地利用
⑤ 沿道脱硝，大気拡散

る最初の年であるが，結局，530万tの排出量を削減でき，5年間で排出量の47％を削減できたことになる．

　プログラムの第二段階は2000年からはじまった．さらに多くの発電所が対象となり，すべての発電プラントに対して，より少ない許容量を与えた．たとえば，ニューハンプシャー州のメリマック発電所は，第一段階で1年につき31343の許容量をもっていたが，第二段階では13526の許容量となった．しだいにより厳しいキャップをかけることにより，SO_2 排出量をさらに減少できる．

　この SO_2 を対象とした排出権取引は，キャップ・アンド・トレード方式とよばれており，市場メカニズムを活用して排出量を減らすという従来になかった経済的な措置として位置づけられている．実際に硫黄酸化物の排出全量が予想以上に減少したことから，排出権取引による大気汚染対策の成功事例となっている．EPAはさらに，NO_x と二酸化炭素を含むほかの汚染物質の規制に用いるべく検討を進めている．またこの方式を参考にして，地球温暖化防止の国際的な取り決めである京都議定書の中で，排出量取引が省エネルギーや再生エネルギーなどの国内対策を補完する柔軟な施策として位置づけられており，EUなどで排出権市場が創設されて，機能しつつある．

4.3.3　将来展望

　欧州や北米の先進諸国においては，硫黄酸化物，窒素酸化物の排出量削減の努力が実り，一時の深刻な酸性雨の影響は低減しつつあるが，いまだ酸性雨の影響に悩んで

いる国も依然として存在する．自国における大気汚染や水汚染のように局所的な汚染と比較すると，国を越えて，大陸を越えて影響をもたらす酸性雨問題の解決には，国際的な対応，すなわち観測やモニタリング，現象解明，対策技術などの協力や知識・対策の共有が重要である．

　先進国においては，酸性雨対策が軌道に乗っており，解決には時間がかかるかもしれないが，将来解決するための方向性は明確である．一方，現在経済成長の著しい，中国，インド，ブラジルなどでは，大量の硫黄酸化物，窒素酸化物が排出されるようになり，工場，道路，市域などの局所的な大気汚染，水汚染が深刻化している．日本においては，継続的な酸性雨観測調査から，依然として降水のpHは低く，酸性雨が継続しているが，土壌のもつ緩衝能力ゆえか，影響はまだ明確には現れてはいない．今後，東アジアからの大気汚染物質の輸送による悪化が心配される．すでに開始されている東アジア酸性雨ネットワークの観測データを活用して，日本を含む東アジアの酸性雨問題の解決に向けた取組みを強化する必要があろう．

　また，インドなどでは，ブラウンクラウド（ABC：Asia Brown Cloud）も問題となっている．1999年春に，インド洋実験プロジェクト（INDOEX）に参加している研究者が，南アジア，東南アジア，熱帯地域を覆う，濃い茶色の汚染された層（煙霧）を発見した．研究者は約1000万 km^2 の地域で煙霧を追跡して，アジア大陸の多くの上空で形成されていることを観測している．この煙霧は，大気汚染物質，主としてすす，硫酸塩，硝酸塩，有機粒子物質，フライアッシュ，鉱物ダスト，化石燃料の燃焼や地方のバイオマス燃焼による混合物であり，熱帯インド洋の海表面に達する日光を遮り，発生源から数千km離れて，とくにインド亜大陸で大きな減少（10%に及ぶ）をもたらしている．全球気候モデルによるシミュレーションでは，煙霧はモンスーンの循環，地域の降雨パターン，大気の垂直気温分布に影響を与えることを指摘している．酸性雨を含む，より地域的には拡大した形で，大気汚染問題が徐々に顕在化しており，アジアの発展途上国の健全な経済成長の足かせとなる可能性も高い．

　日本はアジアにおいて最も経済発展し，また公害対策技術のレベルも高い国である．アジアの発展途上国の環境問題や越境環境問題に対して，どこまで研究や対策の範囲を広げるか，今そうした国際協力をしなければ，結局はヨーロッパや北米が経験したような越境大気汚染の影響を強く受けることは確かであろう．

　持続可能な発展は1987年にブルントランド委員会が提唱して，早20年が経過したが，まだ持続可能な発展は「絵に描いた餅」におわっている．健全な経済成長には，環境の保全が原則である．酸性雨問題は，先進国では収束に向かっているが，発展途上国からの越境大気汚染により，再度被害が深刻化しないとも限らない．先進国のこれまでの観測，研究調査，対策の経験や知見を活かし，発展途上国の環境問題解決に向けた国際的な取組みが，今後ますます重要になってこよう．アジアにおける先進国として日本の役割と責任は非常に大きいといえよう．　　　　　　〔原沢英夫〕

■文　献

環境庁（1993）．第4回自然環境保全基礎調査湖沼調査報告書（全国版）．
環境省（2006）．環境白書　平成18年度版．
環境省（2003）．地球環境キーワード事典　四訂版，中央法規出版．
国立天文台 編（2006）．理科年表　環境編　第2版，丸善．
土木学会環境システム委員会，（1999）．環境システムーその理念と基礎手法一，共立出版．
原沢英夫（1990）．湖沼の汚染，橋本道夫・不破敬一郎・佐藤大七郎・岩田規久男 編，講座地球環境 1　地球規模の環境問題　I，中央法規出版，pp.368-390．
Acid News (2006). http://www.acidrain.org/
Berresheim, H., Wine, P. H. and Davies, D. D. (1995). Sulfur in the atmosphere, In Singh, H. B. and Rheingold, Van N. (eds.), *Composition, Chemistry and Climate of the Atmosphere*, John Wiley & Sons.
Bouwman, A. F. and van Vuuren, D. P. (1999). Global Assessment of Acidification and Eutrophication of Natural Ecosystems, RIVM report.
EEA (European Environment Agency) (2003). Air Pollution in Europe 1990-2000.
Environment Canada (2004). 2004 Canadian Acid Deposition Science Assessment Summary of Key Results.
UNECE (United Nations Economic Commission for Europe) (2005). The Condition of Forests in Europe 2005.
UNEP (United Nations Environmet Program) (2002). Global Environmental Outlook 3.

5

気象・異常気象

5.1 気　　象

　気象とは，大気中に生じる雨，風，雷，霧，霜，露，煙霧，黄砂，吹雪，結氷，雷，高気圧，低気圧，虹などの大気中の諸現象をさす．これに対して，地震，山崩れ，火山の噴火など大地に起こる異変や現象を地象とよぶ．同様に，一般の水象（水圏で起きる現象）の中の一部で，海洋の諸要素で，波浪，潮流，潮汐，水質，水温，潮位などを海象という．つまり，いずれも「象（かたち）」をさす言葉だが，生活に最も密着している気象が一般にはなじみ深い．

表 5.1　天気種類表

種類	天気種類	説明	天気記号
1	快晴	雲量が1以下の状態	○
2	晴	雲量が2以上8以下の状態	◐
3	薄曇	雲量が9以上であって，巻雲，巻積雲または巻層雲が見かけ上最も多い状態	
4	曇	雲量が9以上であって，高積雲，高層雲，乱層雲，層積雲，層雲，積雲または積乱雲が見かけ上最も多い状態	◎
5	煙霧	煙霧，ちり煙霧，黄砂，煙もしくは降灰があって，そのため視程が1 km未満になっている状態または視程が1 km以上であって全天が覆われている状態	⊗
6	砂じんあらし	砂じんあらしがあって，そのため視程が1 km未満になっている状態	⊖
7	地ふぶき	高い地ふぶきがあって，そのため視程が1 km未満になっている状態	⊕
8	霧	霧または氷霧があって，そのため視程が1 km未満になっている状態	●
9	霧雨	霧雨が降っている状態	●キ
10	雨	雨が降っている状態	●
11	みぞれ	みぞれが降っている状態	◒
12	雪	雪，霧雪または細氷が降っている状態	✳
13	あられ	雪あられ，氷あられまたは凍雨が降っている状態	△
14	ひょう	ひょうが降っている状態	▲
15	雷	雷電または雷鳴がある状態	◓

注）天気記号は日本式である．種類の3に該当する日本式の記号はない．

5.1 気象　　　　　　　　　　　137

　特定の地域と時刻の気象状態が天気で，世界気象機関（WMO：World Meteorological Organization）の技術規則では，現在天気（観測時刻前の3時間以内に発現した現象）が96種類，過去天気（観測時刻前の3〜6時間に発現した現象）が7種類定められている（表5.1）．その地域において，天気は時々刻々と変化していくが，おおまかにみると，気象状態は1年の周期でくり返されるので，この状態を気候とよんでいる．また，数日から十数日の間で毎日の天気が同じようなタイプのとき，これを天候とよぶ．

　天気の状態を表す要素が気象要素で，気温，湿度，気圧，露点温度，風向・風速，雲量，降水量，降雪量，視程，日射量，日照時間，大気放射量などがある．気象を性質で表現すれば天気となり，量的な面から表現すれば気象要素になる．

5.1.1　気象要素

a．気温

　気温とは屋外大気の温度で，太陽や地表からの熱エネルギー，人間などの活動による熱エネルギーや化学物質間の発熱反応が熱源となり，空気との伝導，空気中の対流，輻射，拡散による熱の移動で決まる．ただし，地上でも地面に接するところと地面から離れた高さでは温度が異なってくる．そこで，気象官署では，気温は，地表面上1.25〜2mの高さで，日射の影響を受けない場所で一定時間通風した外気の温度をいうとしている．

　温度の指標として，わが国では摂氏がよく用いられる．この摂氏とは字義から人名（氏は尊称）であるが，そのことが案外知られていない．摂氏とは摂爾修（セルシウス）氏であり，Anders Celsius（スウェーデン，1701〜1744）のことである．摂氏温度を°Cと表すのは，このCelsiusからとかcentigrade（百等分の）からとかいわれている．この指標が1気圧での水の氷点を0°Cとし，沸点を100°Cとする温度目盛であることは多くの人が知っている．ただし，セルシウスが1742年に提唱したのは，氷点を100°Cとし，沸点を0°Cというちょうど逆の表現であった．

　一方，米国では摂氏よりも華氏がよく利用される．華氏もやはり人名をさし，華倫海（ファーレンハイト）氏を由来とし，G.D.Fahrenheit（ドイツ，1686〜1736）で，華氏温度は頭文字から°Fと表される．ファーレンハイトは，1724年に，塩化アンモニウムを寒剤として得られた当時の最低温度を0°F，人間の体温を96°Fとし，その間を96等分（12進法）した温度目盛を考案した．人間の体温を指標に用いているので，摂氏温度よりも根拠が曖昧である．これら2指標は中国経由でわが国に伝わったため中国名の漢字が当てられた．摂氏と華氏の関係は，°F＝(9/5)°C＋32と表される．なお，2人を日本に紹介した高野長英の書によると，セルシウスは摂尓須斯，ファーレンハイトは華連歌以多と記されている．

　物理の世界の国際単位系では摂氏や華氏でなく，絶対温度が採用されている．絶対温度は，1848年に物質の特性に依存しない温度目盛としてKelvin卿（本名William

Thomson，英国，1824〜1907）により考案された．ケルビン温度ともよばれ，K で表される（摂氏や華氏での°は記されない）．絶対零度は原子や分子の運動が停止する基準温度で，すべての生物が死滅する死の世界であり，これ以下にはならない．摂氏に換算すると，$-273.15℃$ で，両指標の関係は，$K=℃+273.15$ になる．

気温は高度が上がるにつれて，一般に下がっていくことがよく知られている．これは地表に近い対流圏では，太陽放射によってまず地表が暖められ，暖まった地表が大気を暖めるからで，これを気温減率または逓減率という．大気が乾燥状態と湿潤状態とでは気温減少が異なり，乾燥状態では，高さが 100 m 増すごとに 1℃ 下がり，湿潤状態では 0.5℃ 下がる．ただし，湿潤状態は地表面の近くに限られるので，地上が 20℃ のとき，高度 1000 m では 10℃，2000 m で 0℃，3000 m で $-10℃$ のようになる．

温度測定には温度計が使用される．温度計には接触法と非接触法があり，通常の測定では接触法の温度計が多く使用され，熱電対，ガラス製温度計，バイメタル式，充満式，気体吸引式，抵抗温度計などがある．これに対して，高温の測定に適した非接触法の温度計には放射温度計，色温度計などがある．精度や特質などはそれぞれの温度計によって異なるので，検定されていないものは数 ℃ の誤差が生じる可能性を見

表 5.2 各種温度計の特徴

	センサー	温度計の例	特　徴
接触型：温度を測定する物体に直接接触あるいは挿入して温度を測定	水銀，アルコール	アルコール温度計 水銀温度計	物質の熱膨張を利用 精度はよいが，応答性が遅い
	バイメタル	バイメタル自動温度計 丸型温度計	2 種類の金属の膨張率の差を利用 自動的に記録，制御 間隔をおいた測定は不適 応答性は低い
	熱電対	銅-コンスタンタン熱電対温度計	異種金属の接合点での温度による熱起電力を利用 広範囲の温度測定が可能 正確で安定 自動的な測定，自動制御，遠隔操作も可能 狭い場所でも可能
	金属抵抗体	白金抵抗温度計	金属の電気抵抗値の温度依存を利用 耐熱性，耐食性があり，圧力に影響されない 精度が高い 応答性は低い 高価
非接触型：物体からの放射赤外線量を温度に変換	赤外線	赤外線放射温度計	直接測定対象に接触しない 接触型温度計よりも精度が低い 動くものも測定可能 表面温度を測定

込んでおく必要がある．各種温度計の特徴を表5.2にまとめた．温度測定を行う場合，温度計の設置から温度の示度が安定するまでに2～3分を考慮したほうがよい．なお，事務所衛生基準規則では0.5℃目盛の温度計を使用することと定めている．

b．湿　度

　湿度を簡単にいえば，湿り気の度合いで，空気中の水分の量ということになる．空気中に含まれる水蒸気の量は限度があり，この限度の水蒸気圧を飽和水蒸気圧（または単位体積中の重量で飽和水蒸気量）といい，飽和水蒸気圧は温度や圧力により変化する．空気単位容積 $1\,m^3$ に含まれる水分の量（g）を絶対湿度（または絶対水蒸気量）という．絶対湿度と飽和水蒸気圧の比が相対湿度で，単に湿度といえば，この相対湿度をさす．気圧が一定のとき，絶対湿度と温度との関係を図示すると，図5.1のようになる．絶対湿度が同じならば，温度が下がると相対湿度は上がる．たとえば，温度22℃で相対湿度30％の空気が，絶対湿度を変えずに17℃まで下がると，相対湿度は約40％になり，さらに3℃まで温度を下げると，相対湿度は100％になる．また，絶対湿度は温度と水蒸気圧から以下の式で近似的に求めることができる．

$$絶対湿度\,(g/m^3) = \frac{217\,e}{T + 273.15}$$

ここで，T：温度（℃），e：水蒸気圧（hPa）．

　相対湿度が100％となって飽和に達し，水蒸気の一部が凝縮して結露を起こす状態を露点といい，このときの温度を露点温度という．冬季に，暖房した室内の窓ガラスに水滴が付着（結露）するのは，外気により冷やされた窓ガラスが露点に達したためである．

　湿度の計測にはいろいろな方法があり，簡単にまとめると以下のようになる．
① 分離定量による方法：空気中の水分量を秤量する方法で，湿度の基準とされている．精度は確保できるが，手間や時間がかかる．
② 伸縮性物質の物性測定による方法：毛髪湿度計や家庭用などに用いられている

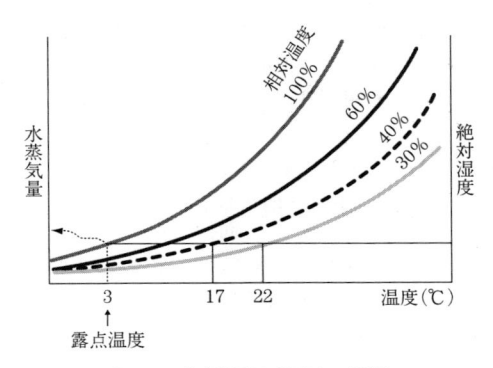

図5.1　絶対湿度と温度との関係

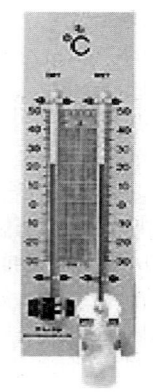

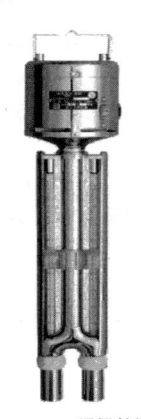

(a) アウグスト乾湿計　(b) アスマン通風乾湿計

図5.2　湿度計

バイメタル式湿度計．手軽で，廉価だが，精度は保証されない．
③ 熱力学的平衡温度測定による方法：アウグスト乾湿計やアスマン通風乾湿計（図5.2）．アウグスト乾湿計は，水びん付きの湿球温度計と乾球温度計を支柱にセットした乾湿計．アスマン通風乾湿計は通気量を一定にして気流の影響を除いた乾湿計．労働環境調査などによく使用される．ガーゼの濡らし方で差が生じるおそれがある．
④ 空気の物性測定による方法：電子式湿度計で，原理によって熱伝導率式湿度計，電気抵抗式湿度計などがある．精度は比較的高く，近年技術の進歩が目覚ましい．
⑤ 電磁波の吸収を利用：赤外線水分計，マイクロ波水分計などがある．いずれも湿度よりも空気中の水分量の計測を目的とする．

湿度の計測には数分の応答時間を見込んでおく必要がある．また，相対湿度は室内の温度分布に影響され，同じ室内でも湿度分布があり，数cm離れた位置または机の下と上では大きな違いが生じる可能性があるので，注意を要する．

c．気　圧

気圧とは，単位面積当たりの大気の重さで，

$$気圧 = \frac{重量 \times 地球の重力の加速度}{面積}$$

という形で表現できる．気圧の単位については，平成4（1992）年11月まではミリバール（mb）を使用していたが，同年12月以降は，航空気象業務ではSI単位（systeme international d'Unites）[*1]であるヘクトパスカル（hPa）[*2]を使用している．

*1 次元として独立した長さ，質量，電流，時間，温度，物質量，光度の7つの量やその組み立てからなる国際単位．
*2 ヘクトは100倍を意味する接頭語．パスカル（Pa）は，気圧，圧力という概念の確立に大きく貢献したフランスの哲学者，自然科学者のブレーズ・パスカル（1623～1663）を讃えて，1971年に採用された単位名．パスカルは単位名よりも「人間は考える葦である」の語で知られている．

海面上の気圧を1気圧といい，1気圧＝1013 hPa＝約1 kg重/cm²になり，15 km高度が上がると気圧は約10分の1に低下する．つまり，ある高度の気圧はそれより上の大気の重さに比例するので，大気のほぼ90%はこの15 km以下に存在することになる．また，気圧（hPa）をy，高度（km）をxとしたとき，

$$y = 10^{(3-x/15)}$$

となるので，高さ（m）と気圧（hPa）の関係を図示すると図5.3のようになる．5000 m級の高山の頂上では，気圧は海面の半分，エベレスト級では3割程度までに減少する．あるいは，高度が1000 m高くなるにつれて気圧は約100 hPaずつ低下するといってもよい．また，水の沸点も1気圧では100°Cだが，高度が上がり，気圧が下がると，沸騰する水面にかかる圧力が低くなって，水が蒸発しやすくなるために1000 mごとに約10°C低下する．

平地では1気圧であるかのように錯覚しやすいが，天気図を見ればわかるように，気圧は日々刻々変化する．周囲より気圧の高いところが高圧部で，その中の閉じた円形の等圧線で囲まれたところが高気圧である．逆に，周囲より気圧の低いところは低圧部で，その中の円形の閉じた等圧線で囲まれたところが低気圧になる．高圧部，低圧部は気圧の絶対量では決まらない．まれには低気圧中心部が高気圧中心部よりも気圧が高い場合も生じうる．高圧部の中で，山の尾根のように等圧線が張り出した部分が気圧の尾根となり，逆に，高圧部と高圧部にはさまれて細長く伸びる低圧部が気圧の谷となる．

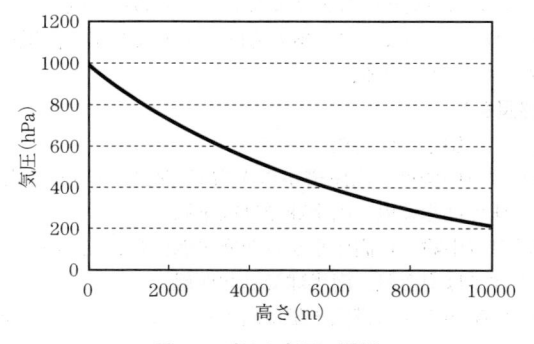

図5.3 高さと気圧の関係

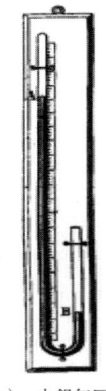

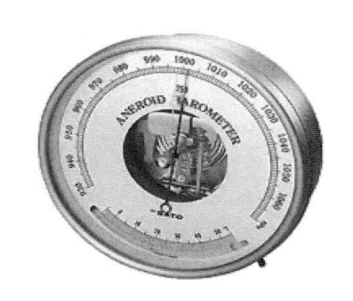

(a) 水銀気圧計　　　(b) アネロイド気圧計

図5.4　気圧計

　気圧を測定する計器には，水銀気圧計やアネロイド気圧計がある（図5.4）．水銀気圧計は精度が高いが，取り扱いが難しい．空気の重さが水銀柱を押し上げて，水銀の重さとつり合っていることから，ガラス管の中の水銀柱の高さで気圧がわかる．実際の計器では，器差補正，温度補正，重力補正などの補正を行っている．アネロイド気圧計は，小型で，壁に掛けて使用でき，簡便だが，精度は水銀気圧計よりも低い．アネロイド気圧計は，上下両面に波を打たせたほぼ真空の容器が気圧の変化によって膨れたり凹んだりする動きを増幅させて針を動かして気圧を求めている．

d．風向・風速

　風は空気の流れであって，海面で見ると，地表付近では高気圧から低気圧方向に，上空ではその逆に空気が循環し，風になる．これにさらに地球の自転が加わることで貿易風や偏西風が発生する．また，海岸地域では，陸地と海面との温度差により日中に海風，夜間には陸風が吹く．日中は太陽熱などで暖められた空気が上昇し，その部分に冷たい海からの空気が吹き込むようになるからである．夜は陸のほうが冷やされて逆方向の陸風になる．このように，風の方向，規模などから，風には以下のようないくつかの名称が付けられている．

1)　恒常風（惑星風）

ほとんど年中，一定方向に吹く風．
① 貿易風：亜熱帯（中緯度）高圧帯から赤道低圧帯に向かって吹く東寄りの風．
　　　　　北半球では北東風．南半球では南東風
② 偏西風：亜熱帯（中緯度）高圧帯から亜寒帯低圧帯に向かって吹く西寄りの風．
　　　　　北半球では南西風．南半球では北西風
③ 極東風：極高圧帯から亜寒帯低圧帯に向かって吹く，東寄りの寒冷な風

2) 季節風（モンスーン）

季節により風向きが逆になる風で，日本では，夏は海洋から大陸に向かって吹く湿潤な風で，降水量が多い．一方，冬は日本海側では湿潤な風のために大雪となるが，太平洋側では乾燥した風になる．これは，大陸と海洋との比熱の違い（大陸のほうが海洋より比熱が大）により気圧の差が生じて季節風となる．

3) 熱帯低気圧にともなう風

激しい暴風雨をもたらし，発生場所によって名称が異なる．
① 台風：風速17m/秒以上のもの．北西太平洋，南シナ海で発生
② ハリケーン：風速33m/秒以上のもの．大西洋からカリブ海にかけて発生
③ サイクロン：インド洋，アラビア海，ベンガル湾で発生
④ ウィリーウィリー：オーストラリア北西方の海域で発生

4) 地方風（局地風）

特定の地域に限って吹く風．局地風には国，地形などでさまざまな呼称が付けられている．これを表5.3に示した．このほかにも谷間風，とくに都市ではビルの周辺で起きるビル風などがある．

風速の呼称としては，無風，微風，弱風，中風，強風などが使用されている．ただし，その明確な区別はなく，瞬間風速と平均風速とでも異なる．気象庁では近年発生した被害の事例から作成し，10分間の平均風速が，秒速10～15mを「やや強い風」，15～20mを「強い風」，20～30mを「非常に強い風（暴風）」，30m以上を「猛烈な風」とよぶとしている．

表5.3 局地風

名　称	性　質	
海風・陸風	海岸地方で，日中に海から陸へ吹く風が海風．夜間に陸から海に吹く風が陸風．海風と陸風の交代期（1日2回）は凪（なぎ）とよばれる無風状態になる．	
山風・谷風	山地で，日中には，斜面にそって上昇する谷風（川風）が発生．夜間には，山頂付近から谷（川）に向かって吹き下ろす山風が発生．	
フェーン	アルプス山地越えの高温で乾燥した風．	
ボラ	地中海沿岸に吹く風．	アルプスからアドリア海に向かって吹く乾燥した寒冷風．
ミストラル		アルプスからローヌ河谷を通って地中海に吹く乾燥した寒冷風．
シロッコ		春にサハラ砂漠からイタリア南部を襲う蒸し暑い熱風．
チヌーク	北米大陸，ロッキー山脈東麓に吹き降りる高温で乾燥した風．フェーンと同じ性質があり，気温が上昇して雪を融かすことから，別名スノーイーター．	
ブリザード	米国北部，カナダ，南極地方に吹く地吹雪をともなう寒冷な強風．	
トルネード	米国やオーストラリアに発生する竜巻に似た空気の渦巻現象．とくにミシシッピ川流域に多く発生．	

5.1.2 気候
a. 日本の気候

日本列島はアジア大陸の東側に沿うように位置し，西に日本海，東に太平洋にはさまれて東北から西南に細長く走っている．距離にして，北海道から沖縄までは3000km以上になる．日本の北の端が中国黒龍江省のハルピンと緯度がほぼ同じで，南の端が海南島の北岸と同じ緯度なので，その両端では気候に相当の地域差が生じる．たとえば，流氷が接岸する北海道の根室の年平均気温は約6°Cであるのに対し，亜熱帯に属する那覇では約23°Cと15°C以上も差がある．

日本は四季がはっきり分かれている．これは，大陸と太平洋の間で生じる季節風が大きく影響している．夏には太平洋から南東季節風が吹き，冬には大陸から北西季節風が吹く．日本の国土は75％が山地と丘陵地で，山地は背骨のように日本を縦断しているので，季節風の吹きつける側は雨や雪が多くなり，山を越えると乾燥する．そのため，日本の気候は梅雨から夏にかけて雨が多くなる太平洋岸式気候と冬に雪や雨が多くなる日本海岸式気候とに2つに分けることができる．

日本の気候には気団の影響が大きい．日本は中緯度に位置し，アジア大陸や広大な太平洋，オホーツク海で囲まれているため，図5.5のように発現地の異なる5つの気団の影響を強く受けることになる．しかも，図に示した5つの気団とも定常的に存在しているのではなく，それぞれの気団の特徴や発現する時期（表5.4），気団が影響を及ぼす時期が異なっているため，日本の気候は四季折々の変化が顕著になる．

日本列島をとりまくように流れる海流も気候に及ぼす影響は小さくない．日本の南を流れる「黒潮」は赤道海域で発生し，太平洋熱帯域の暖かい海水が日本の太平洋岸にそって本州東方に流れる暖流で，日本に湿潤な気候をもたらす．黒潮の一部は分かれて日本海に入り，対馬海流になる．一方，「親潮」は北太平洋北部に半時計回りに流れる亜寒帯循環で，千島列島の太平洋側を南西向きに流れて，ベーリング海やオホーツク海の冷水を日本の北方から東方に流れ込む．このため，冬期には北海道の北部

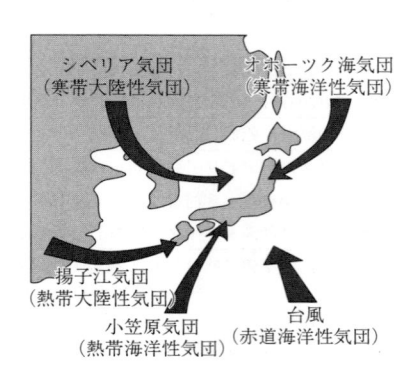

図5.5 日本の気候を支配する5つの気団（饒村，2000）

沿岸に流氷が接岸する．2つの海流は三陸沖から北海道東部でぶつかり，強い潮境を形成する（図5.6）．

近年の日本各地15地点における気温と降水量の平年値では（表5.5），ともにかなりの差が見られる．年間の気温は最北の網走と最南の那覇とで6.2〜22.7°Cの幅があり，年間の降水量では最も少ない網走が約800 mmであるのに対し，最も多い高知では2600 mm以上であった．気温はおおむね緯度に従う．一方，降水量は梅雨や台風の影響が大きい．日本の国土は小さいといっても，亜寒帯から亜熱帯まで，年間2000 mmをこす多雨の地域も含まれており，気候がバラエティに富む点では世界有数の気候をもつ国である．

なお，平年値とは，前年30年間の平均値で，10年ごとに変更し，2001年からは平

表5.4 日本の気候を支配する5つの気団の発現地と特徴

気団名	特徴	時期
シベリア気団（寒帯大陸性気団）	寒帯大陸が発現地で冷たく乾燥している	冬
オホーツク海気団（寒帯海洋性気団）	寒帯の海洋が発現地で冷たく湿っている	梅雨期
揚子江気団（熱帯大陸性気団）	熱帯大陸が発現地で暖かくて乾燥している	春，秋，梅雨期
小笠原気団（熱帯海洋性気団）	熱帯海洋が発現地で，下層は暖かくて湿っている	梅雨期，夏
台風（赤道海洋性気団）	赤道付近が発現地で下層から上層まで暖かくて湿っている	夏，秋

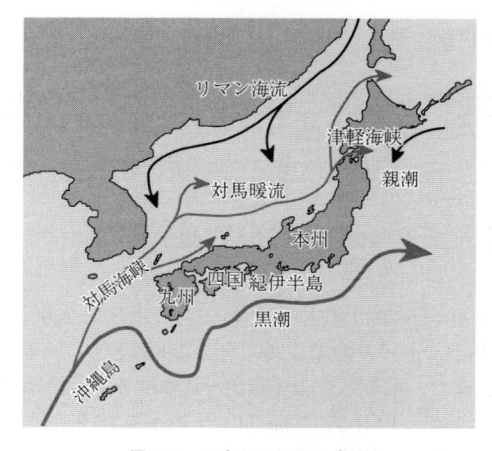

図5.6 日本をとりまく海流

表5.5 日本各地の気温，降水量の平年値（上段：気温（℃），下段：降水量（mm））

地域	1月	2月	3月	4月	5月	6月	7月	8月	9月	10月	11月	12月	年間
網走	−5.9	−6.6	−2.5	4.1	9.2	12.8	17.2	19.4	16.0	10.3	3.3	−2.4	6.2
	58.1	34.0	48.9	54.7	65.3	58.7	77.9	98.4	109.4	76.0	66.8	53.8	802
札幌	−4.1	−3.5	0.1	6.7	12.1	16.3	20.5	22.0	17.6	11.3	4.6	−1.0	8.5
	110.7	95.7	80.1	60.9	55.1	51.4	67.2	137.3	137.6	124.1	102.7	104.8	1128
函館	−2.9	−2.5	0.9	6.8	11.6	15.4	19.6	21.7	17.9	11.7	5.3	−0.1	8.8
	72.6	60.2	62.7	71.8	77.8	82.2	106.4	160.9	173.1	108.5	104.6	79.6	1160
仙台	1.5	1.7	4.5	10.1	14.9	18.3	22.1	24.1	20.4	14.8	9.1	4.3	12.1
	33.1	48.4	73.0	98.1	107.9	137.9	159.7	174.2	218.4	99.2	66.8	26.4	1242
新潟	2.6	2.5	5.4	11.2	16.1	20.4	24.5	26.2	22.0	16.0	10.2	5.3	13.5
	180.3	128.0	104.6	93.6	103.3	128.3	178.2	142.7	163.0	148.9	200.6	204.4	1776
東京	5.8	6.1	8.9	14.4	18.7	21.8	25.4	27.1	23.5	18.2	13.0	8.4	15.9
	48.6	60.2	114.5	130.3	128.0	164.9	161.5	155.1	208.5	163.1	92.5	39.6	1467
松本	−0.6	−0.2	3.5	10.4	15.7	19.6	23.3	24.3	19.5	12.8	7.1	2.0	11.5
	31.1	42.5	73.5	86.8	92.5	135.9	132.6	95.8	162.3	89.4	52.9	23.3	1019
金沢	3.7	3.6	6.5	12.2	16.9	20.9	25.1	26.6	22.2	16.7	11.3	6.5	14.3
	265.9	184.4	153.3	143.6	154.0	193.7	226.8	164.4	241.9	188.3	267.2	286.9	2470
大阪	5.8	5.9	9.0	14.8	19.4	23.2	27.2	28.4	24.4	18.7	13.2	8.3	16.5
	43.7	58.7	99.5	121.1	139.6	201.0	155.4	99.0	174.9	109.3	66.3	37.7	1306
松江	4.2	4.3	7.3	12.7	17.3	21.1	25.2	26.3	22.1	16.3	11.4	6.7	14.6
	141.2	135.0	128.0	114.5	122.4	198.3	240.5	144.4	202.2	118.0	133.0	128.4	1799
広島	5.3	5.7	9.0	14.6	18.9	22.8	26.9	27.9	23.9	18.0	12.3	7.5	16.1
	46.9	66.9	120.5	156.0	156.8	258.1	236.5	126.0	180.3	95.4	67.8	34.8	1541
高知	6.1	6.9	10.5	15.5	19.3	22.7	26.4	27.2	24.1	18.8	13.4	8.2	16.6
	61.7	102.4	182.9	261.7	260.9	373.2	315.0	316.8	404.3	159.4	136.9	52.0	2627
福岡	6.4	6.9	9.9	14.8	19.1	22.6	26.9	27.6	23.9	18.7	13.4	8.7	16.6
	72.1	71.2	108.7	125.2	138.9	272.1	266.4	187.6	175.0	80.9	80.5	53.8	1632
鹿児島	8.3	9.3	12.1	16.8	20.2	23.6	27.9	28.2	25.8	20.8	15.6	10.4	18.3
	79.4	104.9	180.7	227.7	232.2	442.9	313.5	224.4	227.4	104.6	73.8	67.5	2279
那覇	16.6	16.6	18.6	21.3	23.8	26.6	28.5	28.2	27.2	24.9	21.7	18.4	22.7
	114.5	125.2	159.6	180.7	233.8	211.6	176.1	247.2	200.3	162.9	124.1	100.7	2037

年値の算出期間を1971〜2000年としている．つまり，2000年までの平年値は1961〜1990年の平均値であったので，2000年と2001年とでは平年値が異なることに注意が必要である．また，前後2つの平年値を比較すると，降水量のほうは増減さまざまで一定していないが，10年間で気温はいずれも大体0.3℃程度上昇し，温暖化の影響が現れていることを示している．

b. 世界の気候

　日本の気候はもとより世界の気候の一部で，地球規模の大気の流れの中にあり，図5.7のような地球規模の大気の循環を大気大循環（5.3.2項参照）とよぶ．これは，地球により吸収される太陽エネルギーが極地より赤道付近のほうがより多く吸収し，赤道付近では大気が加熱され，赤道と極地で大きな温度差ができるために対流が生じると考えられている．この流れ方により偏東風や偏西風が生じ，地球各地の気候に大きな影響を及ぼす．このほかにも，海洋の状況，高度，地形などにより気候は影響される．

　世界25都市の気温と降水量について平年値（1971～2000年の資料から算出）を比較すると（表5.6），年間の平均気温は4～29℃で，日本の都市は世界の中でほぼ中位にある．一方，世界25都市の降水量は，ほとんど雨の降らないカイロやリヤドを別にしても，年間降水量が400～1500 mm程度であるのに対し，日本の都市はほとんどが1000 mmをこえ，多雨の国であることがわかる．中でも，高知，金沢，鹿児島，那覇では2000 mmをこえていて，世界有数の多雨地帯となっている．また，2000年以前の平年値と比較すると，変化がソウル（+0.6℃），モスクワ（+0.5℃），北京（+0.4℃）をはじめ，多くの都市で気温上昇が目立ち，温暖化傾向を裏づけている．

5.1.3　気象観測

a.　気象観測システム

　気象資料は全国の気象観測網により得られている．気象庁は全国に約150の気象官署を配置し，札幌，仙台，東京，大阪，福岡には管区気象台，那覇に沖縄気象台を置き，広域的に地域における気象や地震などの観測・監視，予報や情報提供などを行っている．また，各都道府県（北海道，沖縄県はおもな支庁）には地方気象台を置き，さらに各地に測候所を置いているほか，航空機の安全運航のため，空港に航空地方気象台，航空測候所，空港出張所などを置いている．これらに加えて，海洋や海上気象の観測・監視などをあわせて行う海洋気象台が函館，神戸，長崎，舞鶴にある．

　気象庁が実施している気象観測には，地上気象観測，地域気象観測，レーダー気象観測，高層気象観測，静止気象衛星による観測，温室効果ガスやオゾン層などの地球環境に関する観測，海上気象観測，航空気象観測などがある．地上気象観測では，気圧，気温，湿度，風，日照，降水量，積雪量，雲量，視程，天気などを自動または目視で観測している．さらに，地域気象観測のために，約1300地点の観測所において，気温，風向風速，降水量，日照時間，積雪量を自動で観測している．これらの情報を気象レーダーとともに利用してシステム化されたのがアメダス（AMeDAS：automated meteorological data acquisition system）で，昭和49（1974）年から運用されている．地上気象観測と地域気象観測の観測体制を図示すると図5.7のようになる．

　このほかに近年では，民間企業による気象観測が活発になってきた．これは気象庁

表5.6 世界各地の気温,降水量の平年値(上段:気温(°C),下段:降水量(mm))
(理科年表2005年版より)

都市 (国)	1月	2月	3月	4月	5月	6月	7月	8月	9月	10月	11月	12月	年間
オスロ (ノルウェー)	-5.8 58	-5.9 45	-1.6 58	3.2 47	9.7 60	13.7 79	15.8 73	14.3 82	9.2 88	4.5 91	-0.9 86	-4.7 63	4.3 830
ストックホルム (スウェーデン)	-2.1 27	-2.4 25	0.4 29	4.5 31	10.9 28	15.1 51	17.4 69	16.1 66	11.4 54	6.9 50	2.5 54	-0.8 47	6.7 531
ロンドン (英国)	4.4 84	4.4 52	6.4 60	8.2 51	11.6 50	14.5 59	17.1 43	16.8 53	13.9 63	10.7 79	7.0 76	5.3 83	10.0 753
チューリッヒ (スイス)	0.3 60	1.3 70	5.1 67	8.1 82	12.8 111	15.6 137	18.0 127	17.7 121	14.0 92	9.3 84	4.1 89	1.5 80	9.0 1120
パリ (フランス)	4.0 56	4.5 46	7.0 55	9.5 45	13.5 63	16.3 57	19.0 56	18.6 44	15.2 56	11.4 63	7.0 52	4.9 56	10.9 649
マドリッド (スペイン)	6.1 38	7.5 40	10.1 28	12.0 48	15.6 51	20.7 26	24.4 14	24.2 10	20.7 27	14.6 51	9.7 55	6.9 54	14.4 442
ベルリン (ドイツ)	0.8 44	1.5 33	4.9 41	8.7 37	14.2 54	17.2 68	19.2 55	18.8 58	14.5 45	9.6 38	4.9 44	2.0 54	9.7 571
ワルシャワ (ポーランド)	-2.4 23	-1.2 22	2.9 29	8.1 35	13.7 52	16.6 71	18.4 73	17.9 58	13.1 46	8.3 38	2.8 34	-0.7 33	8.1 514
ローマ (イタリア)	8.4 74	9.0 74	10.9 61	13.2 60	17.2 34	21.0 21	23.9 9	24.0 33	21.1 74	16.9 98	12.1 93	9.4 86	15.6 717
モスクワ (ロシア)	-7.5 47	-6.7 36	-1.4 33	6.4 39	12.8 53	17.1 86	18.4 90	16.5 80	10.8 67	5.0 66	-1.6 59	-5.5 50	5.3 706
リヤド (サウジアラビア)	14.1 14	16.5 8	20.6 43	25.9 41	32.1 8	34.5 0	35.8 0	35.6 0	32.8 0	27.3 3	20.8 7	15.6 12	26.0 136
ニューデリー (インド)	14.2 21	16.9 21	22.3 14	28.6 11	32.7 23	33.4 79	30.9 219	29.9 243	29.4 119	26.1 18	20.6 4	15.5 8	25.0 780
ソウル (韓国)	-2.5 22	-0.3 24	5.4 46	12.2 77	17.5 102	22.0 133	24.6 328	25.0 348	20.9 138	14.5 49	7.0 52	0.3 25	12.3 1344
バンコク (タイ)	26.7 9	28.2 17	29.5 32	30.5 76	30.0 207	29.5 150	29.1 157	28.8 208	28.5 345	28.2 270	27.4 54	26.2 6	28.5 1531
北京 (中国)	-3.6 3	-0.6 5	5.9 8	14.2 21	19.9 34	24.4 79	26.3 186	24.9 160	20.1 46	13.2 22	4.7 8	-1.4 3	12.3 575
カイロ (エジプト)	14.0 5	15.2 4	17.6 5	21.8 2	24.7 0	27.4 0	28.0 0	27.9 0	26.4 0	24.0 0	19.1 3	15.0 7	21.8 25
ナイロビ (ケニア)	19.4 49	20.3 47	20.8 69	20.4 146	19.3 100	17.9 29	17.0 14	17.4 12	18.8 18	20.0 43	19.4 114	19.1 83	19.1 724
モントリオール (カナダ)	-10.2 72	-8.4 61	-2.3 78	5.7 76	13.4 77	18.2 86	20.9 87	19.6 99	14.6 98	8.1 75	1.5 93	-6.4 88	6.2 990
サンフランシスコ (米国)	9.8 107	11.4 91	12.3 89	13.6 29	15.0 8	16.5 3	17.3 1	17.8 1	18.0 6	16.3 27	12.8 62	9.9 79	14.2 503
ニューヨーク (米国)	0.3 90	1.5 70	5.6 100	11.2 93	16.9 104	21.9 91	25.0 110	24.3 104	20.2 95	14.2 83	8.6 93	3.2 90	12.4 1123
リオデジャネイロ (ブラジル)	26.4 127	26.6 124	26.1 115	24.7 128	23.0 88	21.7 61	21.4 53	21.9 54	21.8 84	22.8 89	24.1 94	25.3 152	23.8 1169
シドニー (オーストラリア)	22.8 122	22.9 120	21.5 138	18.6 114	15.9 93	13.0 121	12.2 69	13.3 68	15.7 58	18.0 81	19.6 85	21.9 65	17.9 1134

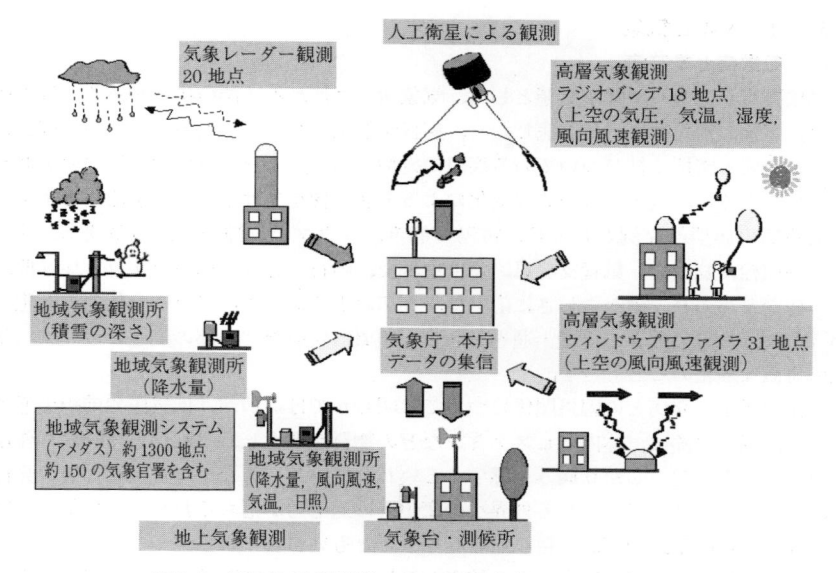

図 5.7 気象庁の気象観測システム（気象庁ホームページより）

の情報では得られない特定地点での気象観測の需要が大きくなったことによる．たとえば，農家が求める地表近くの接地気候，観測地点の少ない山岳地帯や国立公園内の気候，遠洋での海流観測などは気象庁の地上気象観測や地域気象観測では必ずしも満足のいく気象予報値が得られない．いわゆるポイント予報を行うためには独自のシステムが必要になる．天気予報そのものも気象庁とは異なった視点で解析しようとのねらいも見られる．気象情報は公共的な性格が強いことから，現在は広域における長期予報などに気象予報会社への規制が掛けられているが，気象庁が気象ビジネスに参入し，気象予報会社と予報ポイントの指定，予報の正確さを競う時代がいずれ訪れるかもしれない．

b. 気象要素の計測

気象庁のような政府機関または地方公共団体が気象観測を行う場合，そのデータは公共性をもつことになるので，一定の精度を維持する気象測器を使用する必要がある．このため，温度計，気圧計，湿度計，風速計，日射計，雨量計および雪量計の7種類の気象測器については，観測に適した性能を有しているかを検査する検定が義務づけられている（気象業務法第6条および同9条）．また，検定の対象となっていない日照計や震度計などについても，一部受託による検定を受け付ける委託検定制度をとり，精度の保持に努めている．

5.1.4 人体と気象
a. 気象病と季節病

気象要素がもたらす健康影響として，気象病とよばれる一群の疾患がある．気象病とは，気象の変化によって発病したり，病状が悪化したりする疾患，すなわち病状の変化が天候と密接に結びついている疾患の総称である．また，気象病は気象の短期的な変化によるが，気象の季節的な変化によって悪影響を受ける疾患を季節病とよぶ．

気象病の典型的な例としては，古傷の痛み，リウマチ，神経痛，心筋梗塞，狭心症，脳血栓，脳出血，気管支喘息，急性虫垂炎，胆石，感冒，ベーチェット症候群，うつ病などがあり，確からしさに応じて表5.7のように示されている．気象の変化というのは，おもに前線の接近・通過をさし，循環器疾患など一部の疾患については気温の急激な変化のこともさす．

気圧の低下と発病との因果関係については明らかではないが，低気圧や前線の通過する気圧低下の際に，体内にヒスタミンなどの物質が増大し，これが自律神経に作用を及ぼし発作を起こしたり痛みを感ずるといわれている．また，気管支ぜん息の発作は，副腎皮質を通じて行われる外界への変化への適応力が落ちるためで，低気圧が頻繁に通る春秋の季節の変わり目に起こりやすいともいわれている．

一方，気圧が上昇する場合にも，酸素が増加するために呼吸数が増え，アドレナリンが出て顆粒球（体内に侵入した細菌を食べる細胞）が増加する．その結果，毒性をもつ活性酸素が放出されて，盲腸炎や結膜炎・中耳炎・副鼻腔炎などの病気が悪化するとの説がある．このほか虫垂炎なども気圧配置と関係があるといわれる．

また，温度に関しても，生体が急激な温度差を感じると，交感神経刺激によってアドレナリンが分泌される．このアドレナリンは，血管を収縮させ，血圧を上昇させ，心拍数も増加させるので，心臓には負荷となり，心臓病の人にとっては悪化の要因にもなる．

季節病の典型的なものとしては，肺炎，気管支炎，脳卒中，心臓病などがあり，季

表 5.7 気象変化によって誘発される疾患

確実に立証された疾患	確からしい疾患	疑わしい疾患
1. 天気痛 　　リウマチ，外傷，神経疾患などの慢性組織障害における疼痛 2. 心臓・循環器障害 　　肺栓塞，脳出血，狭心症，心筋梗塞，急性心臓死 3. 結石症 　　胆石症，尿路結石 4. 急性乳児テタニー 5. 急性緑内障 6. 感冒 7. 精神障害（自殺を含む） 8. 死亡（すべての場合を含む）	咽頭クループ 肺炎 子癇 外傷性てんかん 急性虫垂炎 口峡炎 喀血	真性てんかん ジフテリア 猩紅熱 小児麻痺

節病の中には，感冒のように気象病の性格を兼ね備えているものもある．季節病を成因によって大まかに分類すると，
- ① 冬期など季節の特徴が発病や病状悪化の原因となる疾患（循環器疾患など）
- ② 季節の特徴が発病や病状悪化の誘因または素地となる疾患（呼吸器感染症など）
- ③ 特定季節に大量発生する物質，昆虫，病原体によって引き起こされる疾患（花粉症，日本脳炎など）

季節と健康とのかかわりは科学が発達しない時代から経験的に知られている．四季の変化のある地域では，毎年季節の移り変わりとともに特定の疾患が多発することによって，具体的な情報はなくても，生活の知恵として季節に関係の深い病気のあることが伝えられてきた．その代表的な例が寒さと風邪（感冒）であろう．

日本で風邪をひかない人はまずいないといってよい．1年に風邪をひく回数は，平均6回ともいわれている．現在では，風邪は寒さでなく，ウイルスによる感染症であることが知られているが，寒い時期に，また，体を冷やしたりして風邪をひくことが多いのは確かである．寒くなると咽喉粘膜がうっ血し，咳やくしゃみを出しやすくする．吐き出された微粒子中には，風邪のウイルスが含まれている．呼吸器気道内に吸入しやすい粒径は2μ（ミクロン，またはμm）以下であるが，咳やくしゃみの微粒子には，2μ以下の径の粒子が多い．くしゃみの粒子数は約20万，咳の粒子数は約10万といわれるが，くしゃみのうち約75%，咳のうち90%以上が2μ以下の径である．粒子の径が小さいほど空気中に漂う時間が長く，移動距離も長い．つまり，寒さは風邪の直接原因ではないが，ウイルスの伝播に影響し，結果として風邪の多発を招いている．

季節と健康とのかかわりは寒い時期ばかりではない．冬期の季節病にはインフルエンザ，肺炎，気管支炎，脳卒中，心筋梗塞などがあるが，夏期にも主として感染症で，腸チフス，赤痢，日本脳炎，髄膜炎などの季節病がある．ただし，昔は気候や季節の影響を受けて，死亡や発病に分布する季節が決められたが，冷暖房設備の普及など社会の進歩とともにその分布の時期が著しく変化している．

近年に急激に患者数が増加した季節病は花粉症であろう．花粉症は花粉を吸入したときにアレルゲンとして作用し，眼，鼻，気管などの粘膜に付着すると刺激を与え，目の充血，かゆみ，鼻水，くしゃみ，気管の炎症といった症状を引き起こす．花粉症については第6章でくわしく述べる．

b. 気候順応

気象病や季節病は環境変化に適応できない例であるが，多くの人は気候が変化しても，健康を損なうことなく，その変化に適応していく．その気候環境に順応していくことを気候順応または気候順化という．自然の気候条件の変化に対する適応のことである．なお，これらの言葉は，季節変化よりも居住地の変化による気候変化の場合に用いることが多い．

気候順応は主として体温調節作用による．したがって，詳細は次の c. で述べるが，

体温調節作用以外では精神作用の影響が大きい．たとえば，季節性感情障害を引き起こすと，頭痛，めまい，肩こり，食欲不振，睡眠不足などをもたらすことになる．また，光の影響が大きいという説もある．冬期，光の少ない北日本では気候順応がほかの地域よりも悪くなるといわれるが，精密な調査に基づいてはいない．

　気候順応の一例として耐暑性を見ると，日本人の耐暑性は欧米人に比べると強いといわれている．さまざまな土地に住む人の汗腺数を比較し，耐暑性を表す目安とすると，日本人は熱帯地方の先住民よりは少ないが，ロシアやアラスカのような寒冷地に暮らす人に比べるとその数が多いことが知られている．また成長過程による比較を行うと，成長したあとに熱帯へ移住した日本人は，そこに多年在住したところで，汗腺数は日本在住の日本人と同数でその数に変化の傾向は見られないが，現地出生者はそこの住民同様に多くの汗腺をもつ．これは生後まもないときは汗腺数が少なく，環境に合わせて増加し，生後2, 3歳までに能動汗腺数が固定することによる．つまり，この2年間を熱帯で暮らすと，気候順応によって日本で暮らすよりも能動汗腺数が増加するが，固定後に熱帯で暮らすようになっても汗腺数の変化が少ないということになる．

　また，気候順応として注目すべきところは，熱帯先住民の汗における塩分含有量は0.1%程度と非常に少ないことで，日本人の塩分含有量に比べると約3分の1程度の量になる．これは食生活の違いからくる可能性があるが，気温変動の大きい日本のほうが住民の気候順応能力が強いのかもしれない．また，最近は冷暖房設備が普及し，人工気候下での生活が多くなっているが，自然の気候への順応能力を低下させているともいわれている．

c. 人体と温度

　環境変化による外気温が大きく変化しても，体温は一定の幅に保たれている．人体では体温調節中枢によって，体内における温度産生と体表からの温度放散のバランスが一定に保たれるようにコントロールされている．

　外気温が上がると，皮膚温，脳温は上昇し，この刺激を受けた視床下部は，温熱の産生を抑制し，放熱を促進する生理現象を指令する．このため，皮膚の毛細管は拡張し，皮膚の血流は増し，発汗を促進し，蒸発による気化熱を消失させる．運動をしたときや真夏に汗をかくのは，発汗によって体熱を放散させようとするためである．呼吸数の増加も同じ理由で体熱を放散させる．人間のような皮膚発汗ができないイヌは，この呼吸数の調整が大きな体温調整機能になる．

　逆に外気温が下がると，冷受容器を刺激し，視床下部の温熱産生の仕組みを興奮させる．このため皮膚の血管は収縮し，立毛筋，骨格筋が緊張して温熱の産生が亢まる．毛細血管を収縮し，熱を逃がさないようにしたり，筋肉をふるえさせることで体温を高めたりする．寒いと体がガタガタふるえるのは，筋肉を動かすことによって体熱を生産し，体温を上げようとするためである．

　人体は，外部の温度が変動しても，体温がつねに一定の状態を維持するように体内

の調節機能を働かせる．一定の状態を維持することを人体のホメオスターシスとよび，調節機能を働かせることを適応とよぶ．寒冷などにより体温が下がりすぎたときには産熱し，高温時などに体温が上がりすぎたときには放熱する．つまり，産熱と放熱のバランスをとることにより，一定の体温を維持しているのである．産熱を起こすのは基礎代謝や筋運動さらにはふるえ（戦慄）などであり，放熱させるのは発汗や呼吸（口や皮膚）さらには低温環境などである．どちらかに傾くと，反対側の機能が強まり，平衡を保つように調節する．調節の機構から，産熱の調節を化学的調節，放熱の調節を物理的調節とよぶことがある．

地球上には寒帯から熱帯まで，冬から夏まで気温の幅が大きい．寒帯や熱帯の地域に居住する人々はいつもこの調節機能を働かせていることになる．確かに調節機能を要しない温度域には限界があるが，長年同じ地域に住んでいると，寒さや暑さにある程度なれてくる．これは冬や夏でも経験することである．寒さへのなれを寒冷順化（馴化），暑さへのなれを暑熱順化（馴化），とよぶ．上述した気候順化はこの両者をあわせている．寒冷順化と暑熱順化の特徴を表 5.8 に記す．大雑把ではあるが，特徴には，寒冷順化に地域的な差が見られ，暑熱順化に時間的な差が見られる．

では人体に最適な温度はというと，これは活動量と着衣の状況によって変化する．また，個人差も大きい．気流や輻射熱も関係する．したがって，一律に表現することは適当でない．活動量と着衣量については，それぞれ met（メット）や clo（クロ）で数量化して表現する方法が提案されている．

1 met は「身体表面積 1 m² 当たりの産熱量が 1 時間に 50 カロリーあるときの状態」のことで，安静にして座っている状態が 1 met になる．1 clo は，「室温 21.2°C，気流 0.1 m/秒のもとで安静にしている人が，快適でかつ平均皮膚温 33°C を維持できる衣服の保温力」で，目安として，間服のビジネススーツが 1 clo になる．met と clo の概算値を表 5.9 に示す．たとえば，冷暖房で，室温調節する場合，寝室など安静にしている（1 met）部屋に比べ，キッチンのように立って軽作業している（1.6〜2.0 met）部屋では，約 4〜6°C 低く設定しても，温熱感に変わりがないことになる．また，着衣量が 1 clo 増えると，外気温や室温が 9°C 低くてもその差を感じな

表 5.8 寒冷順化と暑熱順化の特徴

	特　徴
寒冷順化	①放熱の抑制による（断熱型）：日本人の主機構 ②産熱の促進による（代謝型） ③低体温調節水準（低体温型）：遊牧民
暑熱順化	a．短期間順化　　　　　b．長期間順化 　①基礎代謝量の減少　　①基礎代謝量の顕著な減少 　②皮下脂肪の減少　　　②皮下脂肪の顕著な減少 　③発汗量の増加　　　　③発汗量の減少 　　　　　　　　　　　④熱帯住民は体表面積/体重が大

表5.9 活動量（met）と着衣状況（clo）

活動量	met	着衣状況	clo
睡眠	0.8	裸	0
座作業	1.0	ビキニ	0.05
立位事務作業	1.2	半ズボン	0.1
立位軽作業	1.6〜2.0	熱帯衣服	0.3
ゆっくりした歩行	2.0	軽い夏服	0.5
通常の歩行	2.4	熱帯のスーツ	0.8
速い歩行	3.0〜4.0	ビジネススーツ	1.0
大工仕事	4.0〜5.0	北欧のスーツ	1.5
バドミントン	6.0〜7.0	極地衣服	3.0〜4.0

いことになる．これらを勘案して，快適温度は，夏に座作業で，24〜27℃，軽作業で，20〜23℃，冬に座作業で，20〜25℃，軽作業で，18〜20℃のような提案がある（高野ほか，1987）．

d．人体と湿度

湿度が人体に及ぼす影響は，温度ほどではないものの，軽視しうるものではない．体温調節機能となる発汗量は環境の湿度によって影響を受け，湿度が高い場合には，体温調節に必要な発汗量を出しにくくする．そのため不快と感じるのである．また，体温調節は，皮膚や気管から水分を蒸発させることによっても行われている．これを不感蒸泄とよぶ．この蒸発量は，皮膚表面の湿度と環境の湿度との差に関係する．その差が小さければ蒸発量は減少し，皮膚を通しての新陳代謝機能を低下させる．新陳代謝機能の低下があると，内臓疾患を引き起こしやすいといわれている．一方，感覚的には，じめじめした高湿よりも，さらりとした低湿のほうが好まれる．しかし，相対湿度が30％以下のときには，健康に有害となる以下のような影響がある．

① アトピー性皮膚炎が悪化したり，肌から奪われる水分が急増し，皮膚の角質層がめくれたりするため，肌荒れの原因となる．

② ウイルスは水分に弱いという特徴があり，また，喉の粘膜が乾燥すると呼吸器感染症に感染しやすくなる．

③ 静電気が起きやすくなり，金属などに触れたとき，パチパチという衝撃を感じる．

以上のように，人体にとっては低湿の場合に健康影響を受けやすい．もう少し，精密に述べよう．まず，人間は約60％が水であり，肌や皮膚にも水分が含まれる．湿度が低いと，表面の水分が蒸発し，皮膚の細胞に潤いがなくなり，肌がかさかさの状態になり，シワ，タルミ，クスミを出やすくする．肌が荒れるとともに傷めやすくする．

また，海外のある研究データによれば，空気中に放出されたウイルスの6時間後の生存率を調べたところ，湿度20％では生存率66％であるのに対し，湿度50％ではわずか4％だった．さらに，人間は鼻と口から吸い込んだ埃や病原微生物などを，気

5.1 気象

管の粘膜から排出された粘液と一緒に気管の繊毛の運動で痰などとして外に吐き出している．しかし，室内が乾燥しすぎると，粘膜や繊毛の活動が弱まり，病原微生物などから人体を守るフィルターの役目を果たせなくなる．そのため人体の抵抗力が著しく低下してしまい，その結果，風邪やインフルエンザにかかりやすくなってしまう．ただし，湿度が80％をこえると，ウイルスは再び増殖をはじめる．

　湿度が低いときに静電気が発生しやすいのは，物質の表面の吸着水分量が減るため，表面の電気伝導性が低下し，電荷漏洩の速度を遅くするからである．簡単にいえば，水は電気を通すので，物質の表面の水分が多いほど，物質に発生した静電気をすばやく分散するのである．摩擦があれば静電気は発生している．これはそれまで中和を保っていた物質の＋と－の電気が摩擦により＋だけが残るということになる．これを帯電状態とよぶ．帯電状態で，皮膚が電気の通りやすい金属に触れると，＋と－が一気に中和しようと空気中に放電する．これがパチパチという衝撃の正体で，火花が見えることもある．落雷もこれと同じ理屈だから，静電気はいわば小さな雷といえる．

　湿度が高い場合には，不快感だけでない影響があり，カビやダニが発生しやすくなる．カビやダニはいずれも湿気を好む．とくに冬場は，窓ガラスや北側の壁，押し入れなどが結露しやすく，結露した水が原因でカビが生えやすくなる．カビの健康影響の一つはアレルゲンになることであるが，そのほかに，カビの感染によって起こる真菌症がある．真菌症には，抗生物質はまったく無効であって，逆に病状を悪化させる場合もある．また，ダニはアトピー性皮膚炎や気管支ぜん息の原因となる．現在国民の3人に1人はアレルギー症状であるといわれ，2歳をすぎると圧倒的にダニが主原因であるとされている．

　以上の状況から健康を考えた場合には，湿度は30〜60％の範囲であることが好ましい．季節病は気温と関連することが多いが，湿度についても関連する．春はアレルギー性鼻炎やアトピー性皮膚炎，梅雨から夏にかけては感染性や消化器系疾患や日射病など，秋は肺機能障害や風邪（感冒），インフルエンザ，ぜん息，リウマチ，冬は心臓疾患や高血圧症などがあり，このほとんどが湿気に関係している．また，冬の低湿度に対して従来あまり関心がもたれていなかったが，最近はエアコンや床暖房によって室内湿度の低下が進んでいる．インフルエンザウイルスの生存条件は湿度に深く関係し，湿度35％程度では約1割が生存することができる．老人ホームの入居者が集団死亡した事例では，原因がここにあるともいわれている．

　なお，1998年，建築関係のISOとして，熱と湿気の移動に関する専門用語を決定した結果，「湿気」という言葉ではなく「水分」という表現を使用するように変化した．このため，含湿，透湿，湿気という言葉は国際的に通用しなくなった．湿度を健康との関連因子として見る場合，ある程度長期の変動に対しては相対湿度よりも絶対湿度の関連性が高い．したがって，年間のリズムの中での問題点を考える場合には，絶対湿度を指標としたほうがよいとの意見がある．

e. 人体と気圧

健康人は,温度や湿度についてはある程度感知することができるが,気圧についてはあまり感知することがない.ただし,エレベーターで上下するときや列車がトンネルに入ったときなどには,外耳と中耳の気圧がつりあわず,鼓膜が変形するために感知できる場合もある.これらは一過性で,すぐもとに戻り,健康に影響することはない.そのためよほどの高圧,低圧環境でなければ,気圧の健康影響は小さいと思いがちである.しかしながら,一部の人にとっては,本項 a. で述べたように,天気の変化による気圧の高低の程度であっても健康状態を左右することがある.

その原因については,低気圧や前線が通過すると,体内にヒスタミンなどの物質が増大し,これが自律神経に作用を及ぼし,発作を起こしたり,痛みを感じさせたりするといわれている.また,気管支ぜん息の発作は,副腎皮質を通じて行われる外界への変化への適応力が落ちるために生じる.このほか,気圧が下降すると,体の組織が膨張し,血液の循環が悪くなって脳圧が高まり,頭痛や疲労を訴えて無気力になり,いらいらしたりするようになる.気圧低下時に増加するほかの例としては,ムチウチ症,ぜん息発作,心臓疾患,脳卒中,交通事故などが報告されている.このような天候による気圧の変化と健康影響の関係について,観測や分析はいくつかあるものの,詳細なメカニズムについてはまだ明らかでない.

5.1.5 気象と環境
a. 高温・低温環境

高温または暑熱環境では,熱けいれん,熱失神,熱疲はい,熱中症(熱射病)などが生じる.高温下では循環不全,体温の異常な上昇などが生じ,これらの症状を引き起こす.熱中症が重度になれば死に至る.高温の日が続くと,体力のない高齢者,幼児,病人はより発症しやすくなり,症状が増悪する.地球温暖化の影響として,このような健康影響が多くなる可能性がある.

暑熱環境は体力低下により,感染抵抗性も減弱する.栄養不足などの条件が加われば,さらに減弱が強まる.熱帯地域では1年中高温であるために,病原体や媒介動物の増殖に適し,ほかの地域よりも感染症を主とする病気が多発する.この感染症に,エボラ出血熱,クリミア・コンゴ出血熱,マールブルグ病,ラッサ熱,マラリア,黄熱,回帰熱などがあり,熱帯病とよばれる.これらの感染症は現在まで日本では少数ないし皆無であったかもしれないが,国際化の時代であり,世界の時間的距離がいっそう短縮されたとき,日本で発生したり,さらには多発したりする可能性が必ずしも小さくはない.平成15(2003)年改正の感染症法では,感染力や重篤化を念頭に置いて類型化された第一類に上記のエボラ出血熱からラッサ熱までの4疾患が含まれており,熱帯病への懸念が示されている.

低温または寒冷環境で末梢組織の皮膚温が低下すると,軽度でしもやけに,重度で凍傷になる.凍傷になった箇所はしびれ,次いで完全に麻痺する.血管が影響を受け

ると壊疽になるおそれがある．また，低温環境にさらされていると，血管は硬くなり，脆くなるので，出血しやすくなる．さらに，低体温症にもかかりやすくなり，眠気を引き起こし，呼吸と脈拍を低下させ，意識不明になるおそれがある．血圧は血管の収縮，血管抵抗の増大により上昇するので，高血圧をはじめ，心疾患，脳血管疾患などの循環器疾患を発症ないし増悪する．寒冷や低温環境は循環器疾患の重要な危険因子の一つである．

b．高湿・低湿環境

高温高湿環境下では，体温調節や循環機能が障害を受けたり，水分塩分代謝の平衡が著しい失調を来したりして，作業遂行が困難または不能に陥った状態，つまり，熱中症に陥りやすくなる．また，高温高湿度はダニが繁殖しやすく，結露を起こして真菌の生育を助長するので，日本の夏期や東南アジアなどでは温度対策と同時に，換気や通風などの湿度対策も必要になる．ドイツのフラウンホーファー建築物理研究所の研究によれば，1日当たり3時間以上の間，80%以上の相対湿度の状態でカビが発生することが確かめられている（田中，1999）．一方，低温高湿環境は野菜などの貯蔵に適するので，産業分野で人工的に作られ，利用されている．自然界では，日本海側の地域で冬期に発現する．この地域では，低温であっても昼夜の温度差が大きいとカビが発生する．また，低温高湿の健康影響としてはリウマチや筋肉痛の悪化が知られている．

高温低湿環境は，自然界では大陸内部や砂漠地帯などで生じることがあるが，日本では生じることがない．人工的に利用された高温低湿の極端な例がサウナである．発汗作用[*1]を促進するために，通常は室温を80〜100℃にし，10〜20%の低湿度に保つが，過度の刺激を防ぐために，低温サウナや湿度40%程度のミストサウナも利用されている．一方，低温低湿環境は，冬期の太平洋側地域では毎年発現する．この場合の健康影響は，5.1.4項d.で述べたとおりで，呼吸器感染症や肌荒れなどは低温のほうが影響が強い．

[*1] 発汗作用には2つの機能がある．一つは，体内の老廃物を分泌して，尿と同じように過剰な塩分や有害な重金属を体外に分泌する機能で，もう一つは，発汗によって体温の上昇を抑え，体温を調節する機能である．ただし，過度になれば，脱水作用が生じたり，心臓病，高血圧，糖尿病を悪化させるおそれがある．

c．高圧・低圧環境

高圧環境には，海面下での潜水作業や地中圧気（シールド）トンネル内での作業を行う場合などがある．高圧環境の健康影響として，圧力は体内の諸組織に伝わることになり，10気圧以上になると，細胞の編成や酵素作用の抑制が生じはじめる．ただし，個人差が大きく，また，それ以下であっても，不均等な加圧や減圧を行ったときなど，加圧や減圧の方法が適当でないときには健康障害を引き起こすことがあり，その一覧を表5.10に示す．

不均等な加圧になった場合にはスクイーズ（締め付け障害）が生じる．スクイーズ

表 5.10 高圧環境における健康障害

物理作用	病理作用	障害
加圧		
直接作用		
均等加圧	—	—
不均等加圧	組織変形，圧迫	スクイーズ
間接作用		
呼吸ガスの密度増加	気道抵抗の増大	肺機能不全
成分気体の分圧上昇		
酸素	酸素毒性	酸素中毒
窒素	麻酔作用	窒素酔い
ヘリウム	膜透過性の変化	高圧神経症候群
減圧		
直接作用		
均等減圧	—	—
不均等減圧	肺の膨張	肺破裂，空気塞栓症
間接作用		
気体溶解度減少	体内気泡の形成	減圧症（潜水病）

は，耳，副鼻腔，歯，肺などの部位で組織変形，圧迫，出血，うっ血，浮腫，疼痛などを引き起こす．一般に，加圧よりも減圧の際に障害を引き起こしやすい．潜水の場合，不均等な減圧でなくても，戻る時に急な上昇をすることは避けたほうがよい．

　低圧環境としてよく知られるのが高地である．高度 5500 m になると，気圧は海面の約半分になる．低圧環境での健康影響としては，気圧の低下そのものによる影響もあるが，酸素分圧の低下にともなう影響のほうが大きい．酸素分圧は気圧と成分比（20.93%）の積になり，肺胞内酸素分圧は以下の式から計算できる．

$$\text{肺胞内酸素分圧 (mmHg)} = \frac{0.21 \times (\text{気圧 [mmHg]} - 46) - (\text{動脈血中 } CO_2 \text{ 分圧})}{0.8}$$

ここで，0.21 は大気中酸素濃度（%），46 mmHg は飽和水蒸気分圧，0.8 は空気呼吸時の定数を表す．なお，正常者の動脈血中 CO_2 分圧は，40 mmHg である（ただし，過呼吸により動脈血中 CO_2 分圧は 20 mmHg 程度まで減少）．したがって，海抜 0 m では気圧が 760 mmHg なので肺胞内酸素分圧は 99 mmHg，同様に，高度 1000 m では，気圧 674 mmHg で肺胞内酸素分圧は 82 mmHg，高度 3000 m では，気圧 525 mmHg で肺胞内酸素分圧は 51 mmHg のようになる．酸素分圧が低下すれば，低酸素症（高山病）を引き起こす．高山病は，高度 2000 m 当たりから生じはじめ，5000 m をこえると，初期には例外なくかかるといわれる．症状は，食欲不振，頭痛，吐き気，おう吐，めまい，疲労感，息切れ，呼吸困難などで，まれには肺水腫を引き起こすことがある．高山病は，軽度であれば数日で馴化し，おさまるが，馴化不適応の場合は慢性化することもある．

　一方，高地で生育した人々は必要な酸素量が平地の人々よりも少なく，血液性状も

表 5.11　平地住民と高地住民の血液性状の比較

項　目	平地住民 (0 m)	高地住民 (4,540 m)	高地／平地
赤血球（万/mm³）	511.0	644.0	1.26
ヘマトクリット値（％）	46.6	59.5	1.28
ヘモグロビン量（g/dl）	15.54	20.13	1.29
網赤血球数（千/mm³）	17.9	45.5	2.54
総ビリルビン量（mg/dl）	0.76	1.28	1.68
間接ビリルビン量（mg/dl）	0.42	0.90	2.14
直接ビリルビン量（mg/dl）	0.33	0.37	1.12
血小板数（千/mm³）	406.0	419.0	1.03
白血球数（千/mm³）	6.68	7.04	1.06
循環血液量（ml/kg 体重）	79.6	100.5	1.3
循環血漿量（ml/kg 体重）	42.0	39.2	0.9
全赤血球容積（ml/kg 体重）	37.2	61.1	1.6
全ヘモグロビン量（g/kg 体重）	12.0	20.7	1.6

異なることが知られている．Hurtado は高度が 4500 m の高地（モロコカ）住民と 0 m の平地（リマ）住民とを比較した．血液性状についての結果を表 5.11 に示す．高地住民の酸素分圧は平地住民の半分程度である．また，血液性状の中では赤血球系統の項目で，高地住民が著しく多い．つまり，高地に馴化すると，赤血球増生機能が亢進することがわかる．この適応能力をスポーツに活用したのが高地トレーニングや低酸素トレーニングで，ヘモグロビンやヘモグロビンから血中への酸素供給を増やすことによって，酸素供給能力の低下になった状態からもとの酸素供給状態に戻すための訓練となる．マラソンや自転車など持久力を要する競技の選手や宇宙飛行士の訓練にも有効である．

5.2　異常気象

5.2.1　異常気象とは

異常気象という用語は，WMO の造語で，unusual weather の日本語訳である．WMO は，25 年に一度の割合で起こる異常な気候をさすとしている．しかし，日本では，平年値が 30 年の平均値であることから，30 年に一度の割合で起こる異常な気象や天候をさすとしている．また，気象庁によれば，「異常気象」とは，「一般には過去に経験した気候状態から大きく外れた気象を意味し，台風や低気圧にともなう大雨や強風などの数日程度の激しい現象から，干ばつや日照不足など数ヵ月程度の現象が含まれる．また，それぞれの地点で，過去 30 年間に観測されなかったような値を観測した場合」としている．

以上のように，「異常気象」の定義は，世界で確定した表現ではなく，日本では日本の定義があり，それにも曖昧さが含まれている．たとえば，気象要素が特定されて

いない．異常高温，異常低温とか異常多雨，異常少雨という表現はあるが，気温や降水量に限定してはいない．湿度，気圧，風速，日照時間なども対象になりうる．

異常気象の基準は平年値との比較になる．前述したように，平年値は過去30年のデータを平均したもので，10年ごとに改定される．2001年1月1日からは，1971～2000年のデータを平均したものが平年値として利用され，連続性がない．

異常気象の対象時間単位は，1日，数日，1月のように時間限定がない．つまり，それだけ異常気象が発現する可能性が大きくなる．また，地域限定がない．地点，町，市，都道府県，地方のどれであるかは明確でない．

以上のように，気象要素の種類，時間単位，地域単位を別の項目とすると，1項目について30年に1回は起こると考えると，全項目についてみれば，どこかで何かの異常気象が起こるのは不思議でないということになる．要は，その頻度が以前と比べて増加したか，減少したかである．しかもそれは，同じ平年値の10年間内である必要があり，その期間内でなければ補正が必要となる．このように，「異常気象」は比較的大雑把な表現である．

とはいえ，「異常気象」を述べるに際して，定義が必要である．ここでは「異常気象レポート'84」（気象庁編）と同様にした．その定義は，「それぞれの地点で月平均気温や月降水量が過去30年間あるいはそれ以上にわたって観測されなかったほど平年値から偏った場合」としている．つまり，気象要素を気温と降水量に限定し，地域は気象観測地点，最小時間単位を1月とした．

5.2.2 異常気象の原因

地球大気における温度熱量や水蒸気量の総量は大体一定と考えられる．また，年間を通して，多くの地域や季節では毎年同じパターンを描く．ただし，時には例年とは大きく異なった気候変動になることがある．だから，どこかで異常高温域が発生すれば，どこかで異常低温域が発生することになり，全体としてバランスがとられている．異常気象は，地球全体をとりまく大気の流れ，つまり，温度や水蒸気の配分のバランスが平年からずれたために起こる現象といえる．また，大気の流れを変動させるのだから，大規模な風の力ともいえる．その原因には，直接的原因（内因）と間接的原因（外因）がある．

a．直接的原因

大気の流れを大気大循環とよび，大別すると図5.8のように，緯度により3つの部分に分かれる．低緯度ではハドレー循環（または直接循環），中緯度ではフェレル循環（または間接循環，ロスビー循環ともよばれる），高緯度では極循環となる．空気は暖められた低緯度で膨張し，冷却されると収縮する．そのため暖められた低緯度の気圧が高くなり，冷却されると気圧は低くなる．この気圧差に応じて風が吹く．これがハドレー循環である．一方，北極や南極では，極をとりまく寒気が中緯度低圧帯へ流れ出し，そこで上昇して，ふたたび極へ戻る極循環となる．ハドレー循環と極循環

5.2 異常気象

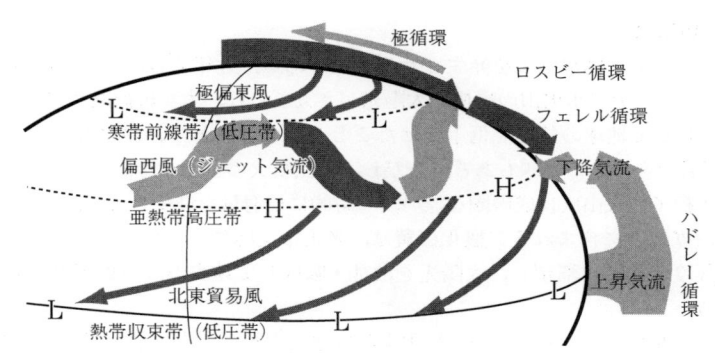

図5.8 大気大循環

の間に間接循環である逆向きのフェレル循環がある．

　高緯度の極地域や低緯度の赤道域では偏東風が流れる（赤道域の偏東風を貿易風とよぶ）のに対し，中緯度地域では蛇行した偏西風（ジェット気流）が流れる．この蛇行の型により，①南北流型，②東西流型，③ブロッキング型に分けられる．

　①南北流型：南北の気温差は小さく，強い北風域では異常低温，強い南風域では異常高温，寒気と暖気が接する南西風域では異常多雨が生じやすい．

　②東西流型：南北の気温差が大きく，偏西風の北では異常低温，南では異常高温が発生しやすい．

　③ブロッキング型：南北流型がいっそう発達すると，南下した寒気が中緯度に寒冷低気圧を，北上した暖気が高緯度に温暖高気圧を形成し，流れをくい止めるように停滞することがある．これをブロッキング現象という．ブロッキング現象は，通常数週間以上持続するため，異常高温や異常多雨などの異常気象が生じ，熱波，豪雪，冷夏，長雨をもたらす原因となる．気圧波の尾根に当たるところがブロッキング高気圧とよばれる．

b．間接的原因

　間接的原因としては，1）太陽活動，2）火山噴火，3）人間活動などがあげられる．

1） 太陽活動

　太陽活動は，大局的に見てほとんど変化しないが，小さな変動は短周期的，長周期的につねに起きており，その小さな変動は地球に少なからぬ影響を与えている．太陽の活動性を示す代表的指標が黒点数で，黒点数が多いほど太陽活動が活発であることを表す．太陽活動が活発であると，太陽の放射する紫外線が強くなり，紫外線は地球の上層大気での化学反応を促進させ，地球の気象要素に影響を及ぼす．

　ただ，どのような影響を及ぼすかが精密には解明されておらず，その詳細は今後に待たねばならない．一説には，地球の温暖化を含めた気温変動は，二酸化炭素よりも太陽活動で説明できるとする意見がある．

2) 火山噴火

火山噴火もまた異常気象を発生させる一因である．近年では，1991年に噴火したフィリピンのピナツボ火山の噴煙で太陽光がさえぎられ，大量の硫酸エアロゾルが太陽光を吸収して地球の気温を低下させたことが知られており，1993年の日本の冷夏はその影響であるとの観測もある．ただし，火山噴火の気象への影響は一律でない．

① 微小粒子の火山灰は成層圏を漂い，一時的に日射量を減少させる．
② 火山ガス中に含まれる二酸化硫黄は，光化学反応によって硫酸液滴となって数年程度成層圏に滞留し，太陽光を散乱・吸収して地表温度を低下させる要因となる．
③ これに対し，火山ガス中の二酸化炭素は地表面からの赤外放射をさえぎるため，その量が大量であれば長期にわたって大気温度を高める温室効果をもたらす．

このように，火山噴火は，規模，成分，風向きなどにより，月単位の異常気象をもたらす可能性がある．

3) 人間活動

熱帯雨林の消失，砂漠面積の増加，エアロゾルの増加はいずれも人間活動が大きく関与している．これらは生態系を変化させ，地球温暖化を促進している可能性がある．そうなると，人間活動は気象へも影響を及ぼしていることになり，結果として異常気象発生にも関与していることになる．

人間活動による気象変化の端的な例がヒートアイランド現象で，ヒートアイランドとは，都市の活動によって作り出される都市区域に特有の気候現象（都市気候とよぶ）のうち，大都市の中心部の気温が郊外に比べて高くなる現象をいう．ヒートアイランド化すると，郊外に比べて明らかに気温が高くなり，乾燥しやすい．異常気象とまではいえないが，独特の気象変化を生ずることがある．

4) そのほか

異常気象を発生させるには，大気の流れを変化させる要因であればその原因となる．代表的な要因が地球温暖化で，地球温暖化が進むと，各地の平均気温が上昇するだけでなく，地球規模の大気大循環のパターンが変わり，大規模な気候変動を生じさせる可能性がある．詳細は第1章を参照されたい．また，海面水温の変化も異常気象をもたらすことがあり，その代表的な現象がエル・ニーニョ現象とラ・ニーニャ現象である．

5.2.3 エル・ニーニョ現象とラ・ニーニャ現象

近年「エル・ニーニョ現象」という言葉がしばしば新聞紙上を賑わしている．エル・ニーニョ（El Niño）とは「男の子，神の子（イエス＝キリスト），the child」という意味で，ペルーの漁師たちが毎年クリスマスの頃に海面水温が高くなる現象を感謝の意味を込めてそうよんだ．その時期は通年の漁穫は減るものの，それ以上に珍しい魚が回遊したり，バナナなどが収穫期を迎えたりするといった恵みがあって収入増

につながったからである．

　一般的なエル・ニーニョ現象とはペルー沖から日付変更線付近にかけての赤道域で，数年おきに海面水温が平年より1～5℃高くなり，それが半年から1年半程度続く現象のことをさす．エル・ニーニョ現象は，海面のみでなく，海洋の内部も変化し，大気の変動とも密接に関連していると考えられている．通常，太平洋の低緯度海域の地上気圧配置は，南太平洋東部で高圧部，インドネシア付近で低圧部となっており，両者の気圧差に応じて，太平洋赤道海域の海面付近では東から西へ貿易風が吹いている．この貿易風によって海面下数百mまでの表層では，西側のインドネシア近海に暖水が蓄積し，東側の南米沖では深層から冷水が湧き上がり，海面水温の分布は西高東低となっている．この西側の暖水域の海上では上昇気流が生じ，次々に雲が発生する．ところがエル・ニーニョ現象が発生しているときは，貿易風が弱く，西側の暖水は通常より薄く，また東側の冷水の湧き上がりは弱い．このため，中部から東部太平洋赤道域の海面水温が通常よりも高くなっており，それにともなって，雲がさかんに発生する海域も通常より東に移動している．

　これとは逆に，貿易風が普段より強まり，東太平洋では強い湧昇により海水温が下がる現象を「ラ・ニーニャ現象」とよぶ．ラ・ニーニャ（La Niña）とは「女の子，the girl」をさす．通常時，エル・ニーニョ時，ラ・ニーニャ時の海洋状態の比較を図5.9に示した．

　気象庁では，東部太平洋赤道域の北緯4°～南緯4°，西経150°～西経90°の海域をエル・ニーニョ監視海域とし，この海域の月平均海面水温の基準値（1971～2000年の30年平均値）との差の5ヵ月移動平均値が6ヵ月以上連続して0.5℃以上（または−0.5℃以下）になった場合を，エル・ニーニョ現象（またはラ・ニーニャ現象）としている．ただし，国際的な定義はなく，漠然とした表現となっている．

　なお，地上気圧については，南太平洋東部の高圧部で平年より高く（低く）なるとインドネシア付近で平年より低く（高く）なるというシーソーのように変化をすることが知られており，南方振動（southern oscillation）とよばれていた．現在このエル・ニーニョ現象と南方振動は，大気と海洋が密接に結びついた同一の現象のそれぞれ大気側，海洋側の側面として認識されている．このため，両者の頭文字からエンソ（ENSO：El Niño, southern oscillation）とよばれている．

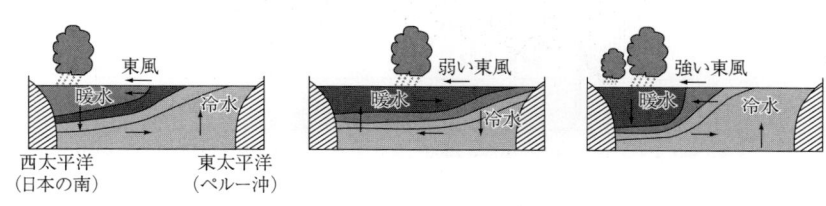

図5.9 太平洋赤道付近での大気と海洋の状態

エル・ニーニョ現象やラ・ニーニャ現象の発生が即異常気象の発生とはいえない．しかしながら，たとえば，20世紀最大といわれた1982～1983年のエル・ニーニョが発生した際には，太平洋だけでなく，北米や日本付近にも異常気象が現れた．エル・ニーニョ現象は，熱帯域を中心に気温が高くなる地域を多くする．熱帯の大気大循環の変化によって上昇流が弱まるインドネシアなどの東南アジアやオーストラリア東部，ニューギニアなどでは，雨が少なく干ばつになる傾向がある．これとは逆に，熱帯の太平洋中央部や南米のエクアドルやペルー沿岸部，アルゼンチンやウルグアイでは，雨が多くなり大雨による災害が起こる傾向がある．台風や大西洋のハリケーン，オーストラリア周辺のサイクロンの発生は減少する．わが国においても，エル・ニーニョ現象発生中は，暖冬・冷夏になりやすく，梅雨明けが平年より遅れる傾向にある．その時間スケールが長いため，干ばつ，洪水，異常高温・低温など，世界各地の異常気象との関連が指摘されている．

5.2.4 異常気象の発生状況
a. 日本の異常気象

長期間の日本の気候変動を俯瞰すると，日本では気温の上昇が著しい．図5.10は約100年間の平均気温の変化を示したもので，20世紀の間に約1.0℃上昇したと報告されている．世界の平均が約0.6℃であるので，上昇率は高いといえるだろう．上昇率が高ければ，異常高温が発生した可能性が高く，「異常気象レポート2005」によれば，この100年間で，近年は異常低温が少なくなり，異常高温が多くなった傾向が見られると報告している．表5.12は近年日本で発生したおもな異常気象の例であるが，やはり高温の発生数が多い．また，どちらかといえば多雨より少雨が多く発生した．

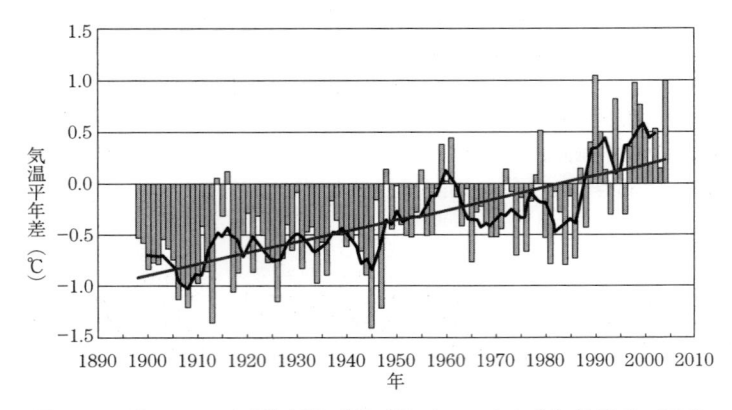

図5.10 日本における年平均気温の経年変化（1898～2004年）（気象庁，2004）
棒グラフは，国内17地点での年平均気温の平年差（平年値との差）の平均，太線は，平年差の5年移動平均，直線は平年差の長期的傾向を直線として表示．

5.2 異常気象

表 5.12 日本における異常気象のおもな発生状況

年	異常気象の特徴
1984	大寒冬,猛暑
1985	猛暑
1986	西日本少雨(秋)
1987	暖冬,少雨(春)
1988	長梅雨
1989	暖冬
1990	暖冬,猛暑,少雨(梅雨期)
1991	暖冬,東日本多雨(秋)
1992	暖冬,東日本以西多雨(春)
1993	暖冬,冷夏,多雨(夏)
1994	暖冬,高温少雨(夏)
1995	暖冬,多雨(梅雨期)
1996	低温(春),少雨(通年,全国)
1997	多雨(夏,西日本の日本海側)
	少雨(10月,東・西日本,南西諸島)
1998	全国的な高温(とくに春と秋に顕著)
	多雨,日照不足(1,4〜6,8〜10月に顕著)
	盛夏の不順な天候
1999	高温(夏:北日本,秋:全国)
	多雨(夏:西日本)
2000	高温(夏:北・東日本)
	少雨(梅雨期:東日本の一部・西日本)
2001	少雨(春:北・東・西日本)
	高温・少雨(7月:東日本)
	多雨(秋:西日本・南西諸島)
2002	高温(3月:全国)
	少雨(夏:西日本)
2003	高温(春:全国)
	少雨(春・秋:北日本)
2004	高温(春・夏・秋:全国)
	少雨(春・冬:北日本),多雨(東・西日本)
2005	低温(12月:全国,降雪量も多い)
2006	低温(1〜3月:全国,豪雪)
	多雨(夏:西日本),日本上陸の台風が過去最多
2007	暖冬,猛暑(全国)

しかしながら,年によるばらつきも大きい.たとえば,1993年は全国的に記録的な冷夏で,少雨であった.しかし,1994年は一転して猛暑に見舞われた.この状況は図5.11からうかがうことができる.また,2005年12月から2006年1月にかけては,寒波が襲来し,降水量が異常多雨とまでいえないものの,北日本,日本海側の各地で記録的な豪雪が観測された(「平成18年豪雪」とよぶ).

このように,長期的には気温上昇傾向にあるが,短期的には異常高温,異常低温,異常多雨,異常少雨のいずれもが発生するおそれがある.今後頻発するようになれば,現在の異常気象がもはや「異常」ではなく,普通だが,災害をもたらすおそれの

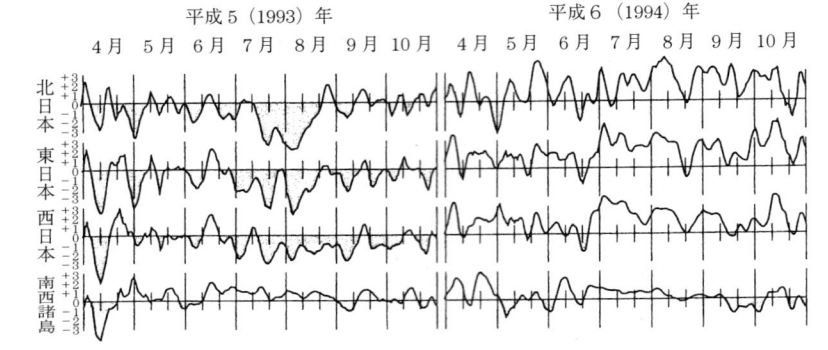

図5.11 平成5年と6年の4〜10月の気温の経過（「気象年鑑」1994, 1995）
気温の経過，地域別に見た平均気温の平年差（℃）の経過で，黒い部分は平年より気温が低い時期を示す

ある気象となり，異常気象の概念を再考する必要が生じる．

b. 世界の異常気象

1984年以降に世界で発生したおもな異常気象は表5.13のとおりで，世界的には高温少雨による干ばつや多雨による洪水が多く発生している．こうした傾向の背景には地球温暖化が影響していることが想像されるが，それだけでなく，森林の減少，砂漠化，地球規模での都市化なども影響を及ぼしていることが考えられる．

世界の中で図5.12のような8地域を対象地域として，この100年間の異常高温，異常低温出現数の長期変化傾向を回帰直線で求めた結果（「異常気象レポート2005」）によると，回帰直線の傾きは，異常高温がほとんど正，異常低温がすべて負になった（表5.14）．つまり，異常高温が増加傾向であるのに対し，異常低温は減少傾向であることを示している．また，1901〜1930年と1975〜2004年の出現数の比では，異常高温はアフリカ南部域を除いて2〜3倍，異常低温は20〜50%であった．ただし，ロシアやメキシコでは1970〜1989年に1回しか観測されなかった異常低温（寒波）が1990年以降10回観測されたとの報告もあり，地域による違いがあることを認識する必要がある．

一方，同様に解析された降水量では，ヨーロッパ域，北米域，南米南部域で多少の異常多雨の増加傾向，南米南部域，オーストラリア東部域で異常少雨の減少傾向が認められた（表5.15）．また，同比では，南米南部域で異常多雨が2.4倍，同じく異常少雨が60%であったが，ほかの地域では明らかな差は見られなかった．これらの結果によると，かなり大雑把な試算ではあるが，異常高温は全世界で増加しつつあり，異常多雨も世界的とまではいえないにしても，増加傾向が認められる．

表 5.13 世界における異常気象のおもな発生状況

年	異常気象の特徴
1984	ソ連（ウクライナ）・アフリカ干ばつ
1985	ヨーロッパ北部冷夏，ヨーロッパ寒波
1986	米国南東部干ばつ，ヨーロッパ北部低温
1987	インド干ばつ，バングラデシュ洪水，ギリシャ熱波
1988	米国中西部干ばつ，中国南部熱波，バングラデシュ洪水
1989	東アジア・シベリア・ヨーロッパ暖冬，中国中部洪水
1990	東アジア・ヨーロッパ暖冬，アフリカ干ばつ，オーストラリア洪水
1991	米国南部・中国洪水，オーストラリア干ばつ
1992	北アメリカ暖冬，中東低温・大雪，アフリカ・フィリピン干ばつ，パキスタン洪水
1993	米国中西部洪水・南東部熱波干ばつ，中国洪水
1994	ヨーロッパ・東アジアの高温小雨（夏），中国南部洪水
1995	ヨーロッパ寒波（1月中），アジア南部（5～10月）洪水，アフリカ干ばつ
1996	米国の干ばつ（1～5月），中国・朝鮮半島北部の大雨（6～8月），インド亜大陸の大雨・洪水（6～9月）
1997	アジア南部・オーストラリアの少雨・干ばつ（6～12月），アフリカ東部の大雨・洪水（10～12月），南米各地の大雨・洪水（6～12月）
1998	東南アジアの干ばつ・森林火災（1～6月），中国の洪水（5～8月），米国の熱波・干ばつ（5～8月），米国の熱波・干ばつ（5～8月）
1999	北東アジア・米国東部・アフリカ東部・中東の干ばつ（1～8月），中国南部・東南アジアの洪水（7～8，11～12月），中米・南米北部の洪水（9～12月）
2000	北東アジア・ヨーロッパ南部の干ばつ（6～8月），アフリカ東部，中東の干ばつ（年間），米国の干ばつ，森林火災（3～9月），メコン川・ヨーロッパ北西部の洪水（9～10月）
2001	中国・朝鮮半島の干ばつ（3～6月），米国・カナダの干ばつ・森林火災（1～5月，9～12月），インドネシアの洪水（2月，7月）
2002	世界的な高温，インドの熱波（5月）と干ばつ（7～8月），オーストラリアの干ばつ（3～12月），ヨーロッパ・中国・バングラデシュ周辺の大雨（6～8月）
2003	ヨーロッパの熱波（6～9月），インド・中国の熱波と干ばつ（6～10月），東南アジアの洪水（6～11月）
2004	ヨーロッパ南東部の熱波（6～7月），中国の干ばつ（9～11月），インド・バングラデシュ・ネパールの大雨（6～10月）
2005	北極域の海氷域面積が過去最小（2月），米国・メキシコのハリケーンの異常発生（5～10月），熱帯域・中国の異常高温，インドの熱波（5, 6月）
2006	ヨーロッパの寒波（1月）と熱波（6～7月），インド，パキスタンの寒波（1月）と洪水（5～8月），中国の干ばつ（1～10月），オーストラリアの干ばつ（3～12月）
2007	ウルグアイの洪水，中国南部の豪雨，ヨーロッパ南東部・アメリカ西部・中南米の熱波など洪水，暴風雨，熱波，寒波などが世界各地で発生

5.2.5 異常気象による影響

a. 健康影響

異常気象による健康影響はそのほとんどが熱波，寒波によって生じている．熱波による健康影響については欧米で報告が多く，2003年6月からヨーロッパの広い地域で気温が平年より高い傾向が続いた．とくに，8月に入ってからは，パリで最高気温が40℃をこえることもあった．パリの8月の日最高気温の平年値は約24℃で，約31℃の東京と比べるとずっと涼しいはずであり，冷房設備もそれほど普及していない．そのため，この例年にない異常な暑さで，熱中症にかかる人が続出したのである．この熱波で，フランスでは約15000人，ヨーロッパ全体で約35000人が死亡したと報告されている（Eurosurveillance Report, 2004）．一方，米国では，1995年の熱波の際にシカゴで約700人の死者を出した．アジアでもインドや中国などで数は明ら

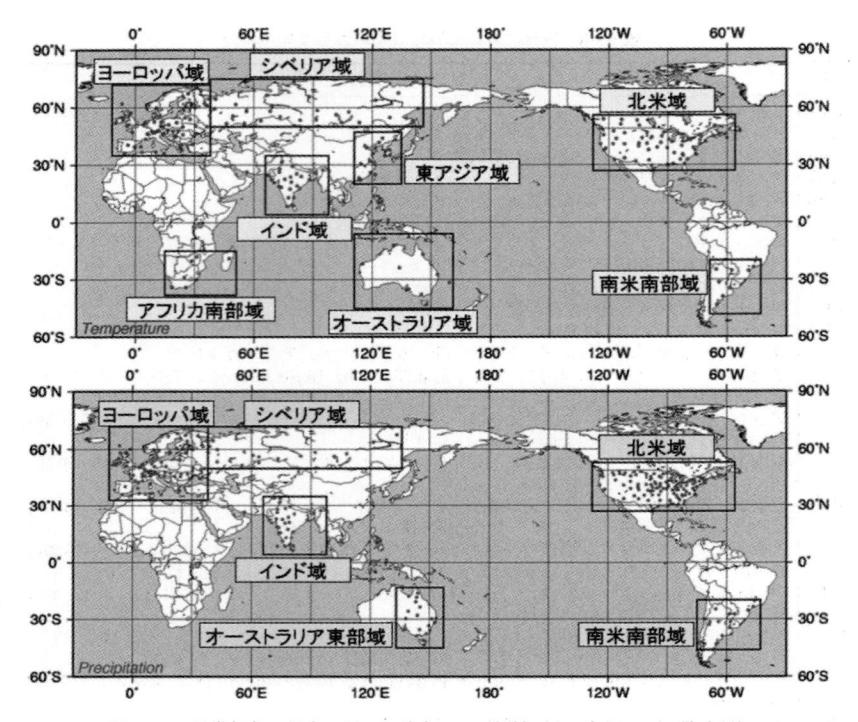

図5.12 異常気象の調査に用いた地点および領域（上：気温，下：降水量）
（異常気象レポート2005；気象庁HPより）

表5.14 異常高温，異常低温の長期変化傾向

地域名	異常高温		異常低温	
	傾き	比	傾き	比
東アジア域	0.51*	2.16	−0.40*	0.46
シベリア域	0.50*	2.69	−0.35*	0.42
インド域	0.78*	3.07	−0.51*	0.37
ヨーロッパ域	0.52*	2.53	−0.43*	0.43
アフリカ南部域	−0.07	0.99	−0.22	0.59
北米域	0.18*	2.08	−0.36*	0.52
南米南部域	0.57*	2.62	−0.68*	0.22
オーストラリア域	0.35*	1.65	−0.35*	0.48

注）比は1975〜2004年への1901〜2030年の出現数の比．
＊は回帰直線の傾きが危険率5%以下で有意．

表5.15 異常多雨,異常少雨の長期変化傾向

地域名	異常多雨		異常少雨	
	傾き	比	傾き	比
シベリア域	0.06	1.13	−0.01	1.04
インド域	0.06	1.19	−0.01	0.92
ヨーロッパ域	0.16*	1.35	0.02	1.07
北米域	0.14*	1.36	−0.04	0.87
南米南部域	0.40*	2.33	−0.28*	0.60
オーストラリア域	0.09	1.14	−0.27*	0.85

注)東アジア域とアフリカ南部域は非調査,オーストラリア域は東部域.*は危険率5%以下で有意.

かでないが,熱波による死亡が報告されている.

　日本では,熱波による死亡という表現はあまり用いられていない.熱波による被害としては,循環器障害や呼吸器障害が知られており,熱中症患者が増加することは猛暑の年にはよく報じられている.ただし,筆者らの検討でも,日最高気温が32℃をこえると,日死亡数が増加するとの結果を得ており,熱波の影響は死亡においても発現していると考えるべきであろう.熱波は暑熱ストレスともいえ,高温環境の発現ともいえる.この健康影響については5.1.5項a.で述べたとおりである.

　一方,寒波の襲来も健康影響は小さくない.寒波は寒冷刺激であって,循環器疾患を発症させ,あるいは増悪させる.寒冷環境で循環器疾患死亡が増加することは,これも5.1.5項a.で述べたとおりである.寒波は強度の寒冷ストレスである.

　なお,世界各地の寒波による連続的な被害に関する資料を得ていないので,明確に表現することができないが,毎年世界のどこかで寒波が襲来している.例年が温暖なフランスで熱波の被害が大きかったように,熱帯地域に寒波が襲来すると被害が大きくなる.2002年には,インドとバングラデシュあわせて寒波による死者が1600人に達している.とくに,熱帯や亜熱帯の発展途上国においては,寒波対策はほぼ皆無といってよいので,熱波以上に被害を及ぼすおそれがある.

　異常気象の原因の一つが地球温暖化である.したがって,異常気象による健康影響は温暖化による健康影響とも密接に関連するので,第1章も参照されたい.

b. 社会的・経済的影響

　異常気象は健康影響だけでなく,社会的,経済的な影響をも及ぼしている.異常気象が認められる際には気象災害を引き起こすことが少なくない.気象災害は当然にして社会的,経済的な影響を及ぼすことになる.また,世界についての影響は非常に多種の要因と関連するので,ここでは国内の影響に限定する.

　異常気象として,熱波や寒波は健康影響に密接であるが,社会的,経済的な影響に直結しない.この影響としては,①災害名,②被害名,③事象名のように表現される.

　災害名とは,強風害,塩風害,乾風害,竜巻害,洪水害,浸水害,たん水害,山が

け崩れ害，土石流害，がけ崩れ害，地すべり害，強雨害，長雨害，干害，雪圧害，冷害，酷暑害，乾燥害，落雷害，ひょう（あられ）害，陸上視程不良害，大気汚染害，沿岸波浪害，海上波浪害，浸水害（海水），塩水害，海上視程不良害，赤潮害などである．

被害名とは，死者・行方不明数，負傷者数，被災者数，全壊数・流失数，半壊数・破損数，床上浸水数，床下浸水数，住家被害（浸水）数，流失・埋没面積，冠水面積，耕地被害数，道路損壊数，橋の流失数，鉄軌道被害数，山がけ崩れ数，堤防決壊数，通信施設被害回線数，木材流失量，山林焼失面積，船舶被害数，農業被害面積，農業被害数，農業被害金額，水産業被害数，水産業被害数，水産業被害金額，林業被害量，林業被害面積，林業被害数，林業被害金額，交通障害件数，電力・水道障害件数などである．

事象名とは，冷夏，干ばつ（渇水），大雪，台風で，上記2つに比べるとおおまかであるが，この表現が全体的に理解しやすい．そこで，以下にはこの4事象について述べる．

1）冷　夏

冷夏は，米作への被害と結びつくことが多くなる．とくに，北日本は米作の北限地域にあたり，春から夏に平年より低い気温になると，米の成長や実りに大きな影響が出やすい．また，冷夏の年には，梅雨明けが遅れることが多く，梅雨前線が本州付近に停滞するなどして，長雨や日照不足による農業被害，大雨による洪水や土砂災害も発生する．

2）干ばつ（渇水）

干ばつは干害として農作物に直接的な被害をもたらすほか，水不足（渇水）という形で社会全体に影響を及ぼす．干ばつはおもに春から秋にかけての暖候期に発生するが，夏の干ばつは猛暑をともなうことが多く，水需要が増加するために，その影響がさらに深刻となる．また，冷害が北日本で発生することが多いのに対し，干ばつは西日本で発生することが多いという特徴がある．

3）大　雪

大雪による雪害は雪の重みによる家屋の倒壊・損壊や大規模な雪崩が主であるが，道路とともに，鉄道や空の便などの大雪による交通機関のまひも問題となる．まひだけでなく，スリップなどによる交通事故も多発している．さらに，大雪による障害の解消のために，多額の費用が必要になる．

4）台　風

台風は暴風雨によって各種の被害を発生させてきた．上述被害名のいずれもが台風によって発生しうる．また，ほとんどの人が暴風雨にさらされた体験をもち，テレビの映像を見たり，天気図や衛星写真で明瞭に識別されたり，中には固有名がつけられているものもあることなどから，個々の台風への印象が強い．

以上の4事象が過去にどのような災害をもたらしてきたかを簡単にまとめたのが表

表 5.16 日本における過去のおもな気象災害

事象	年代	特徴
冷夏	1901～1913	とくに1902, 1905, 1913年に北海道, 東北で冷害, 米作や経済に大被害
	1930～1960年代	冷害と1929年からの経済大恐慌, 1933年の三陸沖津波, 1941年からの第2次世界大戦が拍車
	1980	冷害, とくに水稲被害などで6000億円の損害
	1993	全国的冷害, 水稲被害などで9000億円の損害
		大雨, 台風により九州南部などで大被害
	2003	全国的冷害, 2000億円の損害
干ばつ(渇水)	1920～1940年代	西日本を中心に少雨, とくに1939年は大渇水で農業被害とともに電力用水も不足
	1978	少雨, 猛暑で, 東・西日本で深刻な水不足
	1994	全国的高温・少雨で, 1400億円の干害と水不足
大雪	1918	前年12月～2月, 北陸を中心に交通, 通信まひ
	1963	「38豪雪」, 北陸で鉄道が運休, 孤立化地域も
	1981	「56豪雪」, 北陸で鉄道が運休, 首都圏でも雪害
	2006	「平成18年豪雪」, 152名の死者
台風	1950以前	1934年の室戸台風では近畿地方で高潮被害, 1945年枕崎台風では中国地方に大被害
	1950～1960年代	1954年の洞爺丸台風では青函連絡船転覆, 1959年の伊勢湾台風では東海地方に大被害
	1991以降	1991, 2004年は「りんご台風」とよばれ, 果樹が大被害の台風発生

5.16である. この4事象の中で, 年間の被害金額で見れば, 冷夏, 台風による被害が大きい. また, 人的被害はいうまでもなく, 台風の被害が大きい. 伊勢湾台風の死者・行方不明数5000人以上を筆頭に, 枕崎台風では約3800人, 室戸台風で約3000人を記録している. しかし, 防災体制の整備により, 1990年以降になると, たとえば2004年は10個の台風が上陸したが(上陸数の平均は3個), 台風による人的被害は激減した.

5.2.6 異常気象対策

異常気象による被害を防止するためには2種類の対策を講じる必要がある. 一つは発生防止対策であるが, 異常気象を直接防止することは困難であるから, 間接的なやや長期的な対策であって, 地球温暖化防止対策と共通する. だから, 具体的な異常気象対策とはいえないかもしれない. もう一つは, 異常気象が発生することを前提として, 被害を最小限にとどめるための対策である. これには国内対策と国際的対策がある.

国内対策といっても, 異常気象による被害への対策は災害対策, 干ばつ対策, 冷害対策であって, 特別な異常気象対策があるわけではない. 災害防止については台風や豪雨への対策が主になり, ほかは渇水対策と農作物への対策になる. 農作物への対策

としては，品種や栽培方法の改良と不作時の流通方法の改善などが検討されている．防災情報に関しては，防災情報センター（国土交通省）や気象庁が情報の集約や解析提供を行っているが，具体的対策としては自治体ごとに異常気象による被害への懸念事項が異なるため，各自治体が独自に対策を検討している．

　気象は国内だけで対処できる問題ではないので，異常気象の発生や規模，期間，被害などの予測については国際的な協力が必要になる．WMOを中心に，気候変動に関する政府間パネル（IPCC：Intergovernmental Panel on Climate Change）や気象衛星を利用した気象観測の国際協力などが行われている．また，短期的，長期的な視野に立った今後の異常気象への対策についても国際協力が必要になる．すなわち，情報の共有，監視体制の強化，解析の協力によって異常気象の予測精度を高め，異常気象の襲来に備えることによって被害を軽減することである．現在の監視体制，予測技術では正確な予測が得られているとはいいがたい．異常気象予測に関する今後のいっそうの進展が望まれる．

〔牧野国義〕

■文　献

茅　陽一 編（1991）．地球環境工学ハンドブック，オーム社．
茅　陽一 監修（2003）．環境年表〈2004/2005〉，オーム社．
気象庁 監修，気象年鑑，気象業務支援センター，各年版．
気象庁 編（1984）．異常気象レポート'84，大蔵省印刷局．
気象庁 編（1999）．異常気象レポート'99，財務省印刷局．
気象庁 編（2005）．異常気象レポート2005　概要版，(http://www.data.kishou.go.jp/climate/cpdinfo/climate_change/2005sum/index2.html)
高野健人・前田　博・長田泰公（1987）．セミナー健康住居学，清文社．
田中辰明（1999）．建築雑誌．**114**，30-31．
日本生気象学会 編（1992）．生気象学の事典，朝倉書店．
饒村　曜（2000）．気象のしくみ，日本実業出版社．
牧野国義（2006）．21世紀の環境学，環境新聞社．
和達清夫 監修（1995）．気象の事典，東京堂出版．

コラム7●異常気象ということ

　気象はわれわれの生活に密接に関係するだけでなく，健康状態とも密接に関連する．四季がはっきりしていることは短所がないわけではないが，長所であると感じる人がほとんどだろう．四季折々の風情があり，花鳥風月が移り変わり，食べ物にも季節ごとに旬の素材を提供してくれる．それこそ眼や口や耳で楽しむことができる．一方，猛暑や厳冬に襲われれば，健康状態に深刻な影響をもたらすこともある．水不足や豪雪で生活に困難を来すことも地域によってはまれでない．冷房や暖房といった人工気候で暑さや寒さを緩和することができるが，エネルギーの消費を増加させ，限られた地球資源を消費するだけでなく，地球温暖化を促進する要因となるおそれがある．

　気象は自然と一体であり，かつて「人間は自然の力の前に無力である」といわれたが，地球温暖化の要因が産業活動にもあるとしたら，無力ではなくなったのかもしれな

い．また，異常気象の発現でさえ地球温暖化の影響が及んでいるとみなされている．

　この「異常気象」という用語は，WMO が表現した "unusual weather" の訳語である．現在では，"exceptional weather"，"abnormal weather" という表現も散見される．"weather" の代わりに "climate" も用いられる．ではなぜ「異常気象」なのだろうか．筆者にはその理由を突き止めることはできなかった．直訳すれば，それぞれ「稀有な天候」，「例外的な天候」，「異常な天候」となる（"climate" なら「気候」）．定義（5.2.1 項参照）から考えても「異常気象」が適切な表現とは思われない．また，気候は元来，年ごとに変化するものだから，統計的な頻度から「異常気象」を定義することに一部で異論がある．統計的な探求はそれはそれで重要であるが，「異常気象」と表現する必要があるかどうかは別の問題である．

　とはいえ，「異常気象」という表現はかなり定着している．表現を修正する必要があるかどうかは今後の議論であろう．また，統計的な頻度よりも災害発生の可能性を重視した「災害性気象」のような表現も考えられる．たとえば，2 年間続けて過去 30 年間にない猛暑が襲来し，大きな被害が生じたとき，その 10 年後の平年値にはその猛暑が計算に考慮されるので，同様の被害が生じたとしても，その程度の猛暑では「異常気象」といえなくなる．重要であるのは，頻度か被害発生の可能性かであり，地球規模で見て気象変動がどの程度かである．

第 II 編
国内環境

6 大気環境

6.1 空　気

　空気とは地球を包む大気のうち，地表に近い低層に存在するガス体をいう．大気には窒素や酸素，アルゴンなどのトレースガスが含まれるが，これらの成分は地球ができたときから現在と同様に含まれていたわけではない．地球の歴史は約46億年といわれているが，大気の形成は地球が形成して1～2億年後と考えられている．地球が冷却する過程で，地球内部の揮発性成分がマグマとともに噴出しておおまかな大気形成を行った．初期の大気中には二酸化炭素が70%程度含まれていたが，徐々に海水に溶け込み，炭酸塩として固定されていった．

　しかし，大気の形成については現在でも明確にされているわけではない．地球内部から2次的に脱ガスしてきた水素，水蒸気，塩酸ガス，トレースガスなどが現在の大気の起源となったとする説と，誕生した直後の地球には大気はほとんど存在していなかったとする説がある．前者では，大量のガスを散逸させた機構としては，太陽の強烈な太陽風によって吹き飛ばされたという説や木星や土星など大型惑星の重力の作用によるという説があるが，よくわかっていない．2次的な脱ガスは，地球内部から徐々に出てきたという説と瞬時に起こったという説があるが，後者のほうが確からしい．大気中のアルゴンやキセノンの同位体比の研究から，地球形成後少なくとも5億年以内に脱ガスの85%以上が完了したと推定されている．大気中の酸素は，大気中の水蒸気が紫外線によって分解されてできたという説があるが，光合成をする生物によって生成したという説が一般的である．

6.1.1　空気の組成と性状

　空気の平均分子量は28.966で，その組成は表6.1のようになる．よく知られているように，容積で，窒素が約78%，酸素が約21%，アルゴンが約0.9%になり，水素やヘリウム，ネオン，キセノンが微量含まれるとともに，二酸化炭素が380 ppm含まれている（温室効果ガス世界監視ネットワークの2006年現在のデータによる）．地球温暖化に寄与することが懸念されている温室効果ガスである二酸化炭素は，産業革命前には280 ppmであったから，急激な増加が明らかである（詳細は第1章を参

表 6.1 大気の組成

ガス	容積(%)	重量(%)
窒素 (N_2)	78.03	75.47
酸素 (O_2)	20.99	23.2
アルゴン (Ar)	0.933	1.28
二酸化炭素 (CO_2)	0.037	0.057
水素 (H_2)	0.01	0.001
ネオン (Ne)	0.0018	0.0012
ヘリウム (He)	0.0005	0.00007
クリプトン (Kr)	0.0001	0.0003
キセノン (Xe)	0.00001	0.00004

表 6.2 空気主要成分の物性

化学式	N_2	O_2	Ar	CO_2
分子量	28.01	32.0	39.95	44.01
ガス密度[*1]	1.251 kg/m³	1.429 kg/m³	1.783 kg/m³	1.977 kg/m³
液密度[*2]	0.809 kg/l	1.141 kg/l	1.398 kg/l	1.030 kg/l (−20°C)
比重[*3]	0.97	1.11	1.38	1.54
沸点[*4]	77.4 K	90.2 K	87.5 K	194.7 K
融点[*4]	63.3 K	54.4 K	84.0 K	216.6 K
臨界温度	126.0 K	154.6 K	150.7 K	304.2 K

[*1]; 0°C, 1 atm, [*2]; 沸点, [*3]; 空気=1, [*4]; 1 atm.

照されたい).空気の主要成分である窒素,酸素,アルゴン,二酸化炭素の物性は表 6.2 のようである.窒素と酸素の物性は比較的類似しているが,アルゴンは密度がそれより高く,二酸化炭素は液化せず,沸点,融点がほかのガスよりも格段に高い.

6.1.2 空気と人体

われわれが毎日どのくらい空気を吸入しているかというと,もちろん,食品摂取量,肺活量,呼吸数などによってかなり異なることになるが,たとえば成人として,安静呼吸時に毎回肺に出入りする空気の量を 0.5 l/回,1 分間の呼吸数を 20 回とすると,空気の重量は 1 モル 28.8 g で,これが 22.4 l に相当するので,0.5 l×20 回×24 時間÷22.4×0.0288 kg=18.5 kg となる.つまり,1 日に 15〜20 kg の空気を摂取していることになり,食事や水は平均的な成人が 1 日に 3〜5 kg の摂取なので,1 日に人間が摂取する物質の 85% くらいが空気という計算になる.

空気は鼻腔・咽頭・喉頭といった上気道を経て,気管に入り,2 本に分かれた気管支がそれぞれ肺に入る.そして十数回枝分かれをくり返して,末端の細気管支となり,さらにその先の肺胞という直径 0.1〜0.2 mm の壁の薄い袋状の組織へと送られる(気管から肺胞までが下気道).肺に取り込まれた空気は,肺胞から吸収され,血

6.1 空　　気

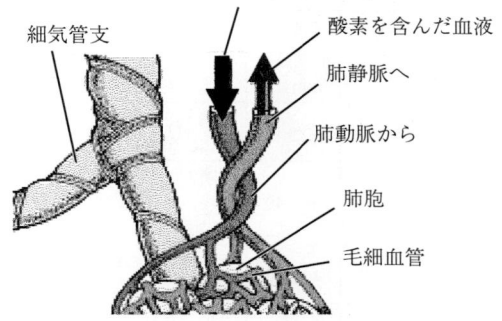

図6.1 肺から毛細血管へのガス交換

液に入り，ここで酸素と肺内部に溜まった二酸化炭素と入れ替えることでガス交換が行われる．

　このガス交換は，おもに空気が一塊となって出入りする「対流」とガス濃度の勾配によりガスが浸透する「拡散」によって行われており，肺の入り口に近いところでは，「対流」がかかわり，肺の入り口からさらに奥の肺胞付近になると「拡散」による効果が大きくなる．ガス交換は肺胞と肺の毛細血管との間で図6.1のように行われ，吸入された酸素は肺胞から毛細血管内へ移動し，二酸化炭素は毛細血管から肺胞へと移動する．血液中の酸素の含まれる量（酸素含量）は，血液中のヘモグロビン濃度，酸素飽和度，酸素分圧によって決定する．赤血球中のヘモグロビン（血色素）が酸素を離した状態が還元ヘモグロビン Hb で，酸素と結合した状態が酸化ヘモグロビン HbO_2 で，1分子のヘモグロビンは1分子の酸素と結合し，また解離する．

$$Hb + O_2 \Leftrightarrow HbO_2$$

　この変化は可逆的なものであって，酸素圧の高いところでは酸素と結合する．酸素圧が低いと，酸素を離してもとのヘモグロビンに還る．肺胞中の空気と肺胞をとりまく毛細血管の中を流れる静脈血の酸素圧を比較すると，酸素圧は肺胞中のほうが高いので，赤血球中のヘモグロビンの90～95%が酸化ヘモグロビンになるのである．

　空気中の酸素濃度は正常であれば約21%であるが，外気の状態でこれを下回ることがあり，18%未満の状態を酸素欠乏という．酸素欠乏の原因としては次のようなものが考えられる．
① 空気中の酸素の消費（物質の酸化，植物・穀物・木材などの呼吸作用により空気中の酸素が消費）
② 酸素含有量の少ない空気の噴出
③ 空気以外の気体（メタン，窒素，二酸化炭素など）の置換

　具体的な例としては，建設業，食料品製造業，化学工業，倉庫業，造船業，清掃業などの分野で発生し，とくに地下室，地下の作業所，タンク，ずい道などの外気から

表6.3 酸素濃度低下による酸素欠乏症の症状

段階	空気		動脈血	動脈血	症　状
	酸素濃度	酸素分圧(mmHg)	酸素飽和度（％）	酸素分圧(mmHg)	
1	16〜12	120〜90	89〜85	60〜45	脈拍・呼吸数の低下，集中力低下，筋肉作業の劣化，頭痛，耳鳴り，吐き気
2	14〜9	105〜68	85〜74	55〜40	判断力の低下，発渇状態，不安定な精神状態，頭痛，吐き気，嘔吐，酩酊状態，チアノーゼ，意識朦朧
3	10〜6	70〜45	74〜33	40〜20	意識喪失，昏倒，中枢神経障害，チアノーゼ，全身のけいれん
4	6以下	45以下	33以下	20以下	一瞬のうちに失神，昏睡，呼吸緩除→呼吸停止→心臓停止

隔離された場所や通気の悪い場所で起こりやすい．

酸素が欠乏すれば，人体にも有害な影響が及ぶことになる．人体の中で最も酸素を消費しているのは脳であるため，低酸素濃度の空気を吸入すると，窒息性の症状が急激に現れ，意識を失うことがある．このため，酸素が欠乏する空気で満たされたタンクのマンホールを覗き込んだだけで失神転落死したり，水のあるところでは溺死したりする場合もある．また，呼吸器疾患がある人，高地に住む人，胎児，妊婦，喫煙者も影響を受けやすい．酸素濃度が低下するとどのような症状が現れるかを表6.3に示した．

空気が汚染されていれば，汚染物質の影響を受けることになる（大気汚染や室内汚染については6.2節，13.3節などを参照されたい）．通常の汚染ではない状態で，なおかつ比較的頻度が多く発生するのが不完全燃焼のもたらす一酸化炭素中毒である．一酸化炭素中毒の原因としては一酸化炭素の発生と流出が考えられる．

一酸化炭素の発生は，屋内など通気の不十分な場所での火気を使う作業（暖房器具，練炭コンロ，給湯設備，内燃機関など）や火災であり，一酸化炭素の流出は，都市ガスなど一酸化炭素を含んだガスの流出である．高濃度の一酸化炭素を吸入した際に生じるのが一酸化炭素中毒で，一酸化炭素とヘモグロビンとの結合力は酸素とヘモグロビンとの結合力よりも250倍高い，したがって，たとえば一酸化炭素濃度が800 ppmの場合，血中ヘモグロビンの50％は一酸化炭素ヘモグロビンCOHb（HbCOとも記す）となる．つまり，血液の半分を失ったと同じと考えられる．一般的な一酸化炭素中毒の量効果関係は表6.4のように示されている．

しかし，実際にはほかの要因が介在し，その作用は複雑である．一酸化炭素によりヘモグロビンが酸素を組織に供給する能力を阻害する程度は，pHの高低，二酸化炭素分圧，体温，メトヘモグロビン，チトクローム酸化酵素活性阻害などにより変化する．さらに，一酸化炭素を吸ってもすぐにはヘモグロビンと結合しない．一酸化炭素

表6.4 血液中の一酸化炭素ヘモグロビン（COHb）濃度と症状の関係

COHb 濃度（%）	症　状
10～20	軽い頭痛（とくに運動時）前頭部頭重感
20～30	拍動性の頭痛，吐き気，めまい，動悸，呼吸促進
30～40	激しい前・後頭部頭痛，頻脈，めまい，視力障害，昏迷，失神
40～50	上記症状の増悪，視力・聴力障害，筋脱力
50～60	昏睡，けいれん
60～70	昏睡，呼吸の抑制，心機能の抑制
70～	心不全，呼吸不全，死亡

が血液中から組織へ移行するにも，組織から消失するにも時間がかかる．火災による一酸化炭素中毒の場合などでは二酸化炭素，シアン化水素，アンモニア，アクロレイン，窒素酸化物，二酸化硫黄，ホルムアルデヒドなどを吸入しているので，ほかのガスとの相互作用が生じることになる．

かつて，一酸化炭素中毒を危惧する鉱山などの職場では，カナリアがよく飼われていた．カナリアは体の大きさに比べて換気量が大きいので，COHb 濃度が上がりやすく，高濃度の一酸化炭素の検知に役立つからである．しかし，カナリアのヘモグロビンは一酸化炭素との親和性が人に比べてはるかに低いので，組織に吸収される時間も長く，低濃度長時間曝露に対しては人より鈍感で役に立たないことに注意をする必要がある．

6.1.3 空気の自浄作用

空気が汚染されるということはそこに空気を汚染する原因が存在するということであり，大気汚染原因にも人為的な汚染と自然現象による汚染とがあるが，次節の大気汚染の項では主として人為的な産業活動にともなう汚染原因について述べる．ほかの汚染原因としては，火山の噴火，火災，メタンガスや硫化水素ガスなどの地中からの噴出，土壌中の有機物の腐敗などが考えられる．こうした空気の汚染も時間の経過とともに，一定の濃度範囲内であれば浄化され，もとの状態に戻っていく．つまり，汚染された空気を自浄する作用が働いている．

空気の自浄作用としては，①海水による吸収，②降雨による洗浄，③植物による炭酸同化作用，④酸素，オゾンによる酸化，⑤紫外線による殺菌作用，⑥稀釈などがある．

海水による吸収には二酸化炭素をはじめ，ある程度水溶性の物質が吸収される．二酸化炭素は吸収されると，カルシウムと反応して石灰岩になる．太平洋のサンゴ環礁島で数個分の石灰岩を全部気化させると，大気中の二酸化炭素濃度が倍増することが知られている．海水による吸収は 6500 万年前に 1000 ppm 以上もあった二酸化炭素濃度を 3 分の 1 以下に減少させたおもな原因である．また，海水中の植物プランクトンが二酸化炭素を吸収することも地球上の二酸化炭素濃度を減少させた一因であると

考えられている．

　大気中の汚染物質は降雨により，雨水に吸収されて大気中から除去される．雨水に大気汚染物質が吸収されるのであるが，これは沈着作用であり，雲を作っている水滴に溶け込んで雨や雲などの形で沈着する「湿性沈着」と，ガスや粒子の形で沈着する「乾性沈着」とがある．湿性沈着の要素として，気温，蒸気圧，水溶解度などが関係する．また，乾性沈着には，汚染物質の濃度，風速などが関係する．これらの沈着物のpHを調べると，ほとんどの場合が6以下の酸性を示し，大気中からは除去されて浄化されることになるが，雨水は酸性雨（pHが5.6以下）という問題を生じることになる（詳細は第4章を参照されたい）．

　植物による炭酸同化作用によって，二酸化炭素が吸収されることはよく知られている．炭酸同化作用は，植物や微生物が行っている葉緑素を用いた光合成により，大気中の二酸化炭素を炭水化物に変えて固定させる作用で，光合成の明反応でHとOHに解離し，暗反応でそのHと二酸化炭素からブドウ糖，デンプン，セルロースのような炭水化物を作り上げることである．したがって，大量の樹木があれば，それだけ浄化能力が強いことになる．また，浄化能力は気温が高いほうが強い．現在地球上では熱帯地域での森林が急速に減少しているが，この減少は地球の浄化能力をどんどん弱めていることにほかならない．また，樹木によっても，浄化能力に違いがあるといわれ，植林の際の樹木選定の参考にされている．表6.5に浄化能力が高いとされる樹木を紹介しよう．

　さらに，上記の海水に溶け込んだ二酸化炭素が植物プランクトンに吸収されるのも炭酸同化作用による．だから，植物プランクトンが豊富なほど浄化能力が高いことになる．つまり，植物プランクトンの栄養を高めれば，浄化能力が高まるはずである．しかし，1930年代の南極海の表層水では，硝酸やリン酸などが豊富にもかかわらず植物プランクトン量が少なかった．この現象は「南極パラドックス」とよばれた．後に，鉄分の補給が有効であることが見出され，鉄散布が行われ，植物プランクトン量が数倍になる効果が認められた．しかし，大気中二酸化炭素の削減策として有効であるかは確認されていない．鉄を散布した海域で栄養塩が使われてしまうために，ほかの海域では栄養塩が不足し，海洋全体としては植物プランクトン量が低下する可能性もある．また，鉄散布が物質循環や生態系へ及ぼす影響についても明らかでない．

　酸素，オゾンは酸化力が強いので，還元性の物質は酸化されて無毒化する可能性がある．有機物質には殺菌効果が期待される．人工環境ではビル，地下鉄，医療機関，

表6.5　浄化能力が高い樹木

アオギリ，アキニレ，イチョウ，エゴノキ，エノキ，オオシマザクラ，オオムラサキツツジ，カキノキ，キリ，クヌギ，ケヤキ，サルスベリ，シダレザクラ，シデコブシ，センダン，トサミズキ，ナンキンハゼ，ニシキギ，ニワウルシ，ニワトコ，ハコネウツギ，ハナズオウ，ハリエンジュ，ハルニレ，ヒュウガミズキ，マサキ，マユミ，ミズキ，ムクノキ，ムクゲ，モモ，ヤマハギ，ヤマモモ，ユリノキ，レンギョウ

老人福祉施設, 乳幼児施設などの空気洗浄に利用されることがあり, 自然環境でも効果が見られる. 殺菌性については紫外線も同様である. ただし, 両者とも, 光化学反応の主要な要素であり, 空気の浄化に作用すると同時に, 人の健康に有害な作用も引き起こす可能性がある.

稀釈は本来からすれば浄化作用とはいえない. しかし, 地球大気の全質量は 5.3×10^{15} t であるので, 仮に 1 t 分の汚染ガスが放出されても, 稀釈拡散すれば, その濃度は 2×10^{-16} 程度となり, 実際にはないに等しい状態で, あたかも浄化されたかのようにみなされる. つまり, 効果から判断すると, ほかの自浄作用よりも大きい. しかしながら, 長期間にわたって放出され続けていれば,「塵も積もれば山」ということになる. 地球上の二酸化炭素濃度の経年変化がよい例である.

6.2 大気汚染

最初に述べたように, 大気の形成は地球が形成した 46 億年前からあと 1〜2 億年後と考えられる. 大気中にはいろいろな物質が含まれ, 冷却する過程で地球内部からガスが発生し, また, 海中に二酸化炭素が吸収されて, 人類が発生した数百万年前には現在とおおまかな成分は変わっていない. それでも, 地殻変動, 火山の噴火など局地的には大気を汚染する要因はいくつかあった. しかし, ヒトの健康に限定したとき, 大気汚染の問題はひとまずヒトの生活圏を中心とする. とくに, その原因が人為的であったことが問題の発端である.

6.2.1 大気汚染の経緯
a. 世界の大気汚染

大気汚染の歴史を紐解くと, 古くはギリシャ時代, 紀元前 4 世紀頃のペロポネソス戦争の際に, スパルタ軍が硫黄を燃やしてアテネに攻め入って悪臭をもたらしたとの記載がある. また, 1 世紀半ばに, ローマの哲学者セネカが皇帝ネロに, ローマ市街は悪臭を放つので, ローマを離れたほうがよいと進言している. このように, 大気汚染の歴史は記録から見る限りでは古代のヨーロッパからはじまっているが, 科学的な知識の乏しい時代には, もとより大気汚染という認識はなかった.

大気汚染が単なる悪臭とは異なり, 生活のみならず健康にも有害な影響をもたらすおそれがあるという認識は, 中世 13 世紀に, 当時の先進国であった英国で生まれている. 大気汚染は工業の発達と密接なかかわりをもち, 産業革命以後にその状況が鮮明になってくる. 13 世紀以降から 1970 年代までの欧米における大気汚染にかかわる事件などを年表として表 6.6 に示す. とくに被害がひどかったのは, ベルギーのミューズ渓谷での大気汚染, 米国ペンシルバニア州ドノラ市での大気汚染, 英国ロンドンでの大気汚染であるが, 世にいうロンドンスモッグ事件について紹介しよう.

1952 年 12 月 5 日英国ロンドンでは風がやみ, 厚い霧がたちはじめた. この霧はそ

表 6.6 世界の大気汚染の歴史

年代	地域	概要
13世紀後半	ロンドン	海炭の利用が普及し，大気汚染の苦情が出はじめる
1307	ロンドン	海炭の窯での利用を禁止
1640年代	英国	木材不足で家庭用暖房に海炭使用，煙害苦情増加
18世紀後半	英国	産業革命で石炭使用量が急増
1847	英国	都市整備法制定，工場の炉を完全燃焼させる
1863～66	英国	ヒューム規制のためアルカリ法，保険局がばい煙取締りのため衛生法制定
1864～92	セントルイス，シカゴ，ピッツバーグ	ばい煙防止法制定（煙突の高さを高くするなどの規制）
1926	英国	ばい煙防止法制定（ロンドンでは1936年に条例） マンチェスター，グラスゴーなどの工業都市で呼吸器疾患死亡率増加
1933	ミューズ渓谷	ベルギーの工業地．数千人が呼吸器疾患，60人死亡
1940年代～	ロスアンジェルス	光化学スモッグが現れはじめる
1945	ドノラ	ピッツバーグ近郊の工業地．罹患者5910人，20人死亡
1947	カリフォルニア州	衛生安全法改定．大気汚染防止の条項を挿入
1950	ポサ・リカ	メキシコ市近郊の工場地域，硫化水素の漏出で約300人が入院，22人死亡
1952	ロンドン	いわゆるロンドンスモッグ．1週間で約4000人が死亡
1956	英国	大気清浄法制定．家庭からのばい煙も規制
1966	米国	自動車排気ガスの浄化装置の装着義務
1971	米国	マスキー法制定．自動車排気ガスを5年間で1971年車の10分の1にする目標（その後期間は延長）

れから3日間ロンドン市を覆うことになる．ひどい時には2～3m先はおろか，伸ばした自分の手さえはっきりと見えなかったといわれる．そのため交通事故が相次ぎ，市内の交通はほぼ途絶した．それでも市民は口にマスクをかけ，建物の壁を手探りしながら勤め先に出た．そのマスクも石炭の燃焼によるすすのため，すぐ黒くなった．大気汚染のレベルは，連日の二酸化硫黄（SO_2）濃度が平均 0.3 ppm，最高 0.5 ppm をこえていた（ちなみに，日本の SO_2 の環境基準は1時間値で 0.04 ppm）．粒子状物質（PM：particulate matter）の最高濃度も 10 mg/m³ をこえたと推測される（日本の環境基準は1時間値で 0.1 mg/m³）．結局ロンドンだけで約4000人がこの霧のために死亡した．ロンドンといえば霧を思い起こすほどロンドンの霧は有名であったが，上述のエピソードはロンドンの長い歴史の中でも最悪のものであった．これを契機として清浄空気法（Clean Air Act）が制定された．

ばい煙による被害は，総量規制などの対策により1970年代以降はかなり減少した．一方，1900年代から自動車産業が急速に発展した米国では，1930年代から光化学スモッグが発生しはじめた．とくに，自動車交通量が多く，四方を山に囲まれたロスアンジェルスでは，1947年に光化学スモッグによる被害が生じたと記録されている．

カリフォルニア州では1960年代にいくつかの規制法が施行され，1967年に全米の自動車を対象としたAir Quality Actが制定されている．続いて1970年には，排気ガスを1971年車の10分の1にするというマスキー法が可決された．とはいえ，これで自動車排気ガスの問題が解決したわけではない．技術的に解決可能という視点で規制が設定されたからである．また，ばい煙についても，1980年代以降急性影響は以前に比べて減少したが，粒子状物質としての健康影響が多くの国から報告されている．さらに，中国やインドなど近年成長が目覚ましい国々では，工業化の発展にともなって，大気汚染の悪化が報告されており，大気汚染防止対策が急務となっている．

b. 日本の大気汚染

わが国の大気汚染の歴史は，明治政府の殖産興業政策に基づいて機械化による工場での大量生産がはじまり，ばい煙が増加したことに端を発する．公害問題としては明治18（1885）年の足尾銅山での鉱毒事件，明治26（1893）年の別子銅山煙害事件などが発生していたが，発生原因が明確で，加害者が限定された．一方，多数の加害者による大気汚染事件として問題が顕在化したのは大阪市でのばい煙であった．大阪市は1870年代（明治初期）から工業化が活発で，それが「煙の都」と称される理由になっており，工業都市として発展した．他方で，住民からの苦情が相次ぎ，昭和7（1932）年に，日本で初めて「煤煙防止規制」という大阪府令が発布されるに至った．しかし，軍国化が進むに従い，軍需産業を中心とした重化学工業の工場の拡張・新設が続き，各地で同様の問題が生じたが，大気汚染防止の動きはしだいに小さくなった．第二次世界大戦後の復興期も大気汚染を増大させた時期で，その後2000年までの経緯を含めておもな出来事を表6.7に示す．

戦前の大気汚染物質はばい煙が主であったが，敗戦で大気汚染はいったん表面上沈静化した．しかし，第二次世界大戦後の工業化でふたたび悪化し，その主要汚染物質とされたのが硫黄酸化物質（主として二酸化硫黄，別称亜硫酸ガス）であった．ただし，これは注目されたということであって，ほかの汚染物質が低濃度であったということではない．硫黄酸化物や降下煤塵のモニタリングが開始されたのが1950年代で，当時ほかの物質は継続的には測定されていなかった．窒素酸化物や浮遊粒子状物質について，大都市さえでモニタリングが開始されたのは1970年代に入ってからである．したがって，工場の排煙からどのような物質がどの程度排出されていたかは明らかでない．1950年代後半から全国の工業地域で住民に被害が出はじめ，訴訟が提起されるようになった．被害例は，横浜市，川崎市，四日市市，大阪市のほか，富山市，名古屋市，東海市，豊中市，堺市，尼崎市，北九州市，大牟田市など1970年代までに全国に広がっている．

1950年代から1970年代にかけての代表的な汚染物質は硫黄酸化物であったが，後述するように，硫黄酸化物濃度は1960年代をピークに急激に減少した．主力エネルギーは1960年代に石炭から石油へと移行したが，排煙制御が困難な石炭に対し，石油は低硫黄原油の輸入，排煙脱硫装置の利用により硫黄酸化物濃度を低下させること

表6.7 日本の大気汚染の歴史

西暦年	元号年	概　要
1885	明治18	栃木県渡良瀬川の足尾銅山で鉱毒事件
		東京深川の浅野セメント工場で降灰問題
1893	明治26	愛媛県の別子銅山で亜硫酸ガスによる煙害事件
1910頃	明治43頃	茨城県日立鉱山で煙害事件
1914	大正3	鈴木商店（現，味の素）川崎工場で排ガスによる農作物被害
1917	大正6	浅野セメント川崎工場で降灰問題
1919	大正8	大阪市の大阪電燈春日出火力発電所で降灰問題
1937	昭和12	群馬県安中市の日本亜鉛（後の東邦亜鉛）の排ガスで付近の農地に被害
1940	昭和15	静岡県の日本軽金属蒲原工場の芒硝粉やフッ素による養蚕被害
1946	昭和21	米進駐軍とその家族にいわゆる「横浜ぜんそく」発生
1949	昭和24	東京都が工場公害防止条例を制定
1950	昭和25	大阪府が事業場公害防止条例を制定
1951	昭和26	神奈川県が事業場公害防止条例，宇部市が煤塵対策委員会条例を制定
1955～74	昭和30,40年代	高度成長期に各地で環境汚染が進行，いわゆる「四日市ぜん息」など
1967	昭和42	公害対策基本法成立
		四日市大気汚染で公害訴訟提訴
1968	昭和63	大気汚染防止法成立
1969～73	昭和44～48	大気汚染物質環境基準設定（硫黄酸化物，一酸化炭素，浮遊粒子状物質，二酸化窒素，光化学オキシダント）
1969	昭和44	公害に係る健康被害の救済に関する特別措置法成立
1970	昭和45	東京都杉並区，世田谷区で光化学スモッグ発生
1973	昭和48	公害健康被害補償法成立
1974	昭和49	硫黄酸化物の総量規制導入
1975～	昭和50～	自動車排出ガスの窒素酸化物規制開始
1981	昭和56	窒素酸化物の総量規制導入
1982	昭和57	川崎公害訴訟提訴
1983	昭和58	仙台などでスパイクタイヤ公害発生
1988～98	昭和63～平成10	千葉川崎製鉄公害訴訟，西淀川公害訴訟，川崎公害訴訟でいずれも被害者の原告が勝訴の判決
1989	平成元	特定粉じんとしてアスベストを指定（大気汚染防止法施行令改正）
1992	平成4	自動車NO_x法制定（平成13（2001）年に自動車NO_x・PM法に改正）
1993	平成5	環境基本法制定

が可能であった．たとえば，非精製用の原油の平均硫黄含有率を見ると，昭和42（1967）年が1.93%であったのに対し，昭和52（1977）年には0.13%と激減し，精製用でも1.93%から1.48%へと減少した．逆に，排煙脱硫装置の処理能力は図6.2のように飛躍的に向上している．一方，石炭の消費量については，昭和15（1940）年の太平洋戦争直前には5631万tまで増加したが，戦後一時は急激な落ち込みが生じたものの，昭和36（1961）年には5540万tまで増加した．しかし，この頃がピークで，昭和46（1971）年には3600万t，昭和57（1982）年には1740万tへと減少し，以降現在まで大きくは変化していない．

戦後の工業化は，ばい煙や硫黄酸化物だけでなく，ほかの汚染物質の排出量も増加させた．窒素酸化物もその一つであるが，窒素酸化物について全国的なモニタリング

が行われるようになったのは，1970年代になってからである．戦後の急速な発展は自動車台数の急激な増加をもたらし，昭和45 (1970) 年に東京都杉並区にある立正高校で，日本で初めて認められた光化学スモッグの被害が生じた．グランドで運動中の女生徒43人が眼に対する刺激，喉の痛みなどを訴え，中には呼吸困難，四肢のけいれんなどの激しい症状を訴える生徒もいた．それまで同様の被害がなかったわけではないが，被害の程度が小さかったので，光化学スモッグによることが認識されていなかった．しかし，光化学スモッグについていったん知られると，その後も被害報告が続いた．この原因物質は光化学オキシダントであるが，発生には窒素酸化物が強く関与していること，窒素酸化物のうちの二酸化窒素はそれ自身が呼吸器に有害な影響を及ぼすことが報告された．

窒素酸化物濃度の上昇は，固定発生源である工場からの排煙も寄与するが，総量規制や排煙脱硝装置の増設などにより，排煙からの窒素酸化物排出量は減少した．それよりも大都市では自動車排気ガスによる影響が大きい．自動車保有台数の推移を見ると，2輪車を別にして，昭和30年末には約150万台であったが，昭和42 (1967) 年末には1000万台を突破している．その後も増加し続け，21世紀に入った平成13 (2001) 年には7400万台まで増加した（図6.3）．数回の自動車排気ガス規制により窒素酸化物や一酸化炭素の排出量は抑えられたが，自動車走行台数の大幅な増加で，全排出量は増加し，1970年代から窒素酸化物が注目されるようになった．自動車から排出される窒素酸化物による大気汚染が著しい地域について，二酸化窒素の環境基準の確保を図るため，「自動車から排出される窒素酸化物の特定地域における総量の削減等に関する特別措置法」（いわゆる自動車NO_x法）が平成4 (1992) 年6月に公布され，同年12月から施行されるに至った．

ばい煙や粒子が健康に有害であろうことはかなり古い時代から知られていた．しかし，どの程度の濃度でどのような影響が現れるかということになると，スモッグが社会問題として浮上した1960年代まで必ずしも明確ではなかった．一般環境において

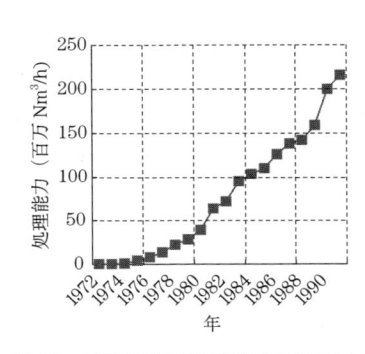

図6.2 排煙脱硫装置処理能力の年次変化

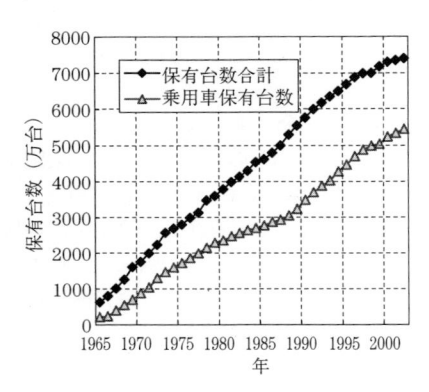

図6.3 自動車保有台数の推移

粒子状物質（PM）が健康影響を及ぼすとの疫学調査は1990年代までわが国ではほとんど報告されていない．それでも，動物実験などを通じて粒子の健康影響はその成分ごとに検討されていた．PMが有害物質として認識され，重要視されるようになったのは，粒子，とくにディーゼルエンジン自動車から排出される粒子（DEP：diesel exhaust particle）の成分に発がん性のある多環芳香族炭化水素（PAH：polycyclic aromatic carbon）が含まれることが認められるようになったこと，欧米の研究報告で，PM濃度の増加が死亡率などの健康指標に有意の影響を及ぼすことが報告されてきたからである．1990年代になって，わが国でもPMについて，主として測定面からの調査研究報告が増加するようになった．とくに1997年に米国でPM 2.5（粒径が2.5 μm以下の粒子）についての環境基準が設定されてPMについての検討が進められており，健康影響に関する研究も報告されるようになった．わが国では平成19（2007）年2月にPM 2.5の環境基準を策定することが報じられたが，まだ詳細は明らかでない．しかし，PMは複合物質であり，成分ごとに量を把握することや量的に影響を検出することは容易でなく，これらを解決するにはまだ時間を要する．

　1990年代以降には，PMから発がん性などの有害性をもつベンゼン，トリクロロエチレン，テトラクロロエチレン，ジクロロエタンなどの多種多様な有害大気汚染物質が低濃度ではあるが，検出されており，これらの物質への長期曝露による健康影響が懸念され，対策が検討されるようになった．

　昭和42（1967）年に四日市市で大気汚染にかかわる公害訴訟が提訴されてから，千葉市，川崎市，大阪市西淀川区，尼崎市，名古屋市南部，倉敷市，東京都でも訴訟が提起された．ただし，平成17（2005）年までにすべて原告住民側が勝訴し，被告の国や企業と和解している（ただし，平成19（2007）年2月現在で，国は損害賠償については拒否）．このことから，わが国における大気汚染の問題は解決したかのような印象を与える．しかしながら，上記の訴訟は局地的な強度の，あるいは急性影響としての大気汚染被害に関してであって，健康影響の発現に時間がかかる場合，あるいは慢性影響については明らかでない．大気汚染は肺がん死亡率や罹患率の危険因子の一つで，依然として影響が疑われている．

6.2.2　発　生　源

　大気汚染物質の発生源として，大別すると，自然発生源（自然起源）と人工発生源（人為的起源）とに分けられ，さらに，人工発生源として，後述するような発生位置の移動しない固定発生源と発生位置が移動する移動発生源とに分けられる．まず代表的な自然発生源は火山の噴火で，噴火にともなって，ガスや粉じん（火山灰）が排出される．ガスの成分には，硫黄酸化物のほか硫化水素などの硫化物，窒素酸化物，一酸化炭素などが含まれる．

　粉じんには，粒径1 μm以下の微小粒子から数十μmに及ぶ粗大粒子までさまざまなものがあり，風が強いときにはそれ以上の粒径の粒子も舞い上がる．そのほかの粉

じんとしては，土壌，森林火災，生物由来の有機化合物（腐敗，分解した植物や動物の死骸，分泌物など），海洋からの粒子などがある．また，どの発生源であるにせよ，発生源から排出された1次生成物が大気中で反応，合成，分解などにより別の2次生成物に変化することがある．粒子状物質や光化学反応生成物に見られ，大気中の1次粒子やガス状物質が反応や凝結して2次粒子に変化したり，大気中の気象条件，混在物質により，新たな光化学反応が進行して大気中の汚染物質の種類や濃度変動が起きたりする（これらについては6.2.3項で述べる）．

a．固定発生源

固定発生源には工場や事業場などに設置されている施設が相当する．大気汚染防止法では，ばい煙と粉じんを発生する施設のうち一定規模以上のものが，「ばい煙発生施設」，「粉じん発生施設」として政令により指定されており，施設の設置届出が義務付けられている．ばい煙，粉じん発生施設を表6.8に示す．ここで，「ばい煙」とは，物の燃焼などにともなって発生する硫黄酸化物，ばい塵（いわゆるすす），有害物質（①カドミウムおよびその化合物，②塩素および塩化水素，③フッ素，フッ化水素およびフッ化ケイ素，④鉛およびその化合物，⑤窒素酸化物）をいう．これらの施設は大気汚染防止法に規定されている．法律に基づいた届出ばい煙発生施設数は183107（平成13（2001）年度末）（これを設置する工場，事業場数は90542）となっている．また，粉じん発生施設はコークス炉など5施設が定められ，届出粉じん発生施設数は，61505（平成13（2001）年度末）（9431工場・事業所）となっている．このほか，工場などの施設の事故や火災，ガス輸送管の破損，田畑への薬剤散布なども固定発生源からの大気汚染とみなすことができる．

b．移動発生源

移動発生源は自動車，船舶，航空機，鉄道車両（ディーゼルエンジン駆動）などのことで，燃料を燃焼させることによって動力を得て走行，移動し，大気汚染物質である窒素酸化物や粒子状物質を排出する．これら発生源のエンジンは主としてガソリンと軽油を燃焼することにより動力を得ている．近年，天然ガス自動車，電気自動車，ハイブリッドカーなどの排出ガスの成分や量を少なくしたり，なくしたりした改良型自動車が製造されているが，まだ台数から見ればわずかである．

この2種を簡単に比較すると，ガソリンは，その比重が0.69〜0.77，発熱量が約10500 kcal/kgの石油から精製される液体燃料で，一般に無色透明であり，きわめて気化，引火しやすい特徴を有している．このガソリンの種類には，原油を直接分留した直留ガソリン，軽油または重油を高温度に加熱，分解して得られる分解ガソリン，天然ガスを圧縮冷却して得られる天然ガスガソリンなどがある．

なお，一般に市販されているガソリンはこれらを調合したものである．軽油は，その比重が0.84〜0.89，発熱量が約10170 kcal/kgの石油から精製される液体燃料であり，主として自動車，小型船舶など高速ディーゼルエンジンの燃料として用いられる．また，重油の調合成分，切削油などにも使用されている．なお，価格については

表6.8 ばい煙, 粉じん発生施設

No.	ばい煙発生施設名称	No.	ばい煙発生施設名称
1	ボイラー	16	塩素化エチレン製造用の塩素急速冷却施設
2	水性ガスまたは油ガスの発生炉および加熱炉	17	塩化第二鉄製造用の溶解槽
		18	活性炭製造用の反応炉
3	金属精錬や無機化学工業品製造用の焙焼炉, 焼結炉, 焼炉	19	化学製品製造用の塩素反応施設, 塩化水素反応施設および塩化水素吸収施設
4	金属精錬用の溶鉱炉, 転炉, 平炉	20	アルミニウム製錬用の電解炉
5	金属精製や鋳造用の溶解炉	21	リン, リン酸, リン酸質肥料, 複合肥料製造用の反応施設, 濃縮施設, 焼成炉, 溶解炉
6	金属の鍛造, 圧延や熱処理用の加熱炉		
7	石油製品, 石油化学製品, コールタール製品製造用の加熱炉	22	フッ酸製造用の凝縮施設, 吸収施設, 蒸留施設
8	石油精製用の流動接触分解装置のうち触媒再生塔	23	トリポリリン酸ナトリウム製造用の反応施設, 乾燥炉, 焼成炉
8の2	石油ガス洗浄装置に附属する硫黄回収装置のうち燃焼炉	24	鉛の第2次精錬や鉛の管, 板, 線の製造用の溶解炉
9	窯業製品製造用の焼成炉, 溶融炉	25	鉛蓄電池製造用の溶解炉
10	無機化学工業品, 食料品の製造用の反応炉, 直火炉	26	鉛系顔料製造用の溶解炉, 反射炉, 反応炉, 乾燥施設
11	乾燥炉		
12	製銑, 製鋼または合金鉄やカーバイド製造用の電気炉	27	硝酸製造用の吸収施設, 漂白施設, 濃縮施設
13	廃棄物焼却炉	28	コークス炉
14	銅, 鉛, 亜鉛精錬用の焙焼炉, 焼結炉, 溶鉱炉, 転炉, 溶解炉, 乾燥炉	29	ガスタービン
		30	ディーゼル機関
15	カドミウム系顔料, 炭酸カドミウム製造用の乾燥施設	31	ガス機関
		32	ガソリン機関

No.	一般粉じん発生施設	No.	特定粉じん発生施設
1	コークス炉	1	解綿用機械
2	鉱物, 土石の堆積場	2	混合機
3	ベルトコンベア, バケットコンベア	3	紡織用機械
4	破砕機, 摩砕機	4	切断機
5	ふるい	5	研磨機
		6	切削用機械
		7	破砕機および摩砕機
		8	プレス (剪断加工用)
		9	穿孔機

軽油がガソリンよりも3〜5割安いが, 地域や時期によりかなりの変動がある.

6.2.3 大気汚染物質の性状

a. 硫黄酸化物

硫黄酸化物には, 二酸化硫黄 (亜硫酸ガス, SO_2), 三酸化硫黄 (無水硫酸, SO_3), のほか, SO, S_2O_3, S_2O_7, サルフェート (SO_4) の6種の酸化物が知られ, SO_xと表記される. 硫黄を含んだ化石燃料 (石炭, 石油) の燃焼により発生する硫

硫黄酸化物は二酸化硫黄と三酸化硫黄で，大気汚染の分野で SO_x とはこの2種をさす．2種の中でも大部分は二酸化硫黄である．

二酸化硫黄の化学的性質は，分子量64.06，気体密度2.927 g/dm³，比重1.5（液体），融点$-75.5°C$，沸点$-10.1°C$ で，窒息させるような強い刺激臭のある，無色不燃性の有毒な気体である．腐食性が強い．硫酸製造の原料のほか，殺菌剤，漂白剤，還元剤などに使用される．実験的には，亜硫酸ナトリウム，または亜硫酸水素ナトリウムに硫酸を加えるか，銅に濃硫酸を加えて加熱すると発生する．二酸化硫黄の性質には，水に溶けて酸性を示す，また，反応する物質によって酸化剤・還元剤の両方の性質を示す．

硫黄酸化物は酸性雨の主要原因物質で，三酸化硫黄は大気中の水分 H_2O と反応すると硫酸ミスト（H_2SO_4）が生成する．

b．窒素酸化物

窒素酸化物には，一酸化窒素（NO），二酸化窒素（NO_2）のほか，無水亜硝酸（N_2O_3），一酸化二窒素（N_2O），四酸化二窒素（N_2O_4）などの種類があり，NO_x と表記される．大気汚染の分野で NO_x とは最初の2種をさす．空気が高温になると，空気の成分である窒素と酸素が反応し，

$$N_2 + O_2 \rightarrow 2NO$$

となる．一酸化窒素は冷却するまでに，一部がさらに酸化反応を続け，

$$2NO + O_2 \rightarrow 2NO_2$$

のように二酸化窒素を生成する．この反応は，紫外線が存在する昼間には，光酸化によっても進行する．逆に，紫外線が存在しない夜間などの場合には，二酸化窒素から一酸化窒素への分解反応が生じる．つまり，両者は環境しだいで反応の方向が変化する．また，反応性が高く，ほかの物質が存在すると，その物質によりさまざまな反応が生じる．紫外線下で炭化水素が存在する場合に，光化学反応が生じると，光化学オキシダントが生成し，光化学スモッグが発生する．

一酸化窒素の化学的性質は，分子量30.01，気体密度1.23 g/dm³，比重1.04（液体），融点$-163.6°C$，沸点$-151.8°C$ で，無色無臭の気体である．不燃性だが，燃焼促進性がある．一酸化窒素は麻酔作用があり，血管拡張作用があるので，手術の際に使用されることがある．また，二酸化窒素の化学的性質は，分子量46.01，気体密度1.58 g/cm³，比重1.45（液体），融点$-11.2°C$，沸点21.2°C で，毒性の強い，刺激臭のある赤褐色の気体である．水に溶けて分解し，硝酸と一酸化窒素になり，アルカリと反応して硝酸塩と亜硝酸塩になる．

c．一酸化炭素

よく知られているように，炭素を含む物が燃焼すると二酸化炭素（CO_2）が発生するが，酸素の不十分な環境で燃焼が起こる，つまり，不完全燃焼になると一酸化炭素（CO）が発生する．燃焼条件をよほど整備しなければ完全燃焼させることは容易でない．一酸化炭素自身もさらに高温あるいは触媒存在下ではCと CO_2 とに分解し，酸

素の存在下で燃焼する．工場の排ガス，自動車の排気ガスには少なからず一酸化炭素が含まれるし，火災ではさらに高濃度の一酸化炭素が発生する．さらに，一酸化炭素は空気とよく混合し，爆発性混合物を生成しやすい．また，高温では強い還元作用を示し，各種重金属酸化物を還元して単体金属を生成する．常温では遷移金属に配位して種々の金属カルボニルを形成する．細かく拡散した金属粉が存在すると，有毒で引火性のカルボニルを生成し，酸素，アセチレン，塩素，フッ素，亜酸化窒素と激しく反応することがある．日光や触媒により塩素と反応して毒性が非常に強いホスゲン（$COCl_2$）が生成される．水にはほとんど溶けない．

一酸化炭素の化学的性質は，分子量26，気体密度 $1.25\,g/dm^3$，比重 0.97，融点 $-205°C$，沸点 $-197°C$ で，無色無臭の気体．現在は天然ガスが主体であるが，かつての都市ガスには一酸化炭素が含まれる水性ガスが使われていた．このガスは，800°C以上（普通は1000°C程度）に，加熱したコークスと水（水蒸気）を反応させて製造された．

$$C + H_2O \rightarrow CO + H_2$$

しかし，一酸化炭素中毒の原因になりやすいことから，現在ではおもに天然ガスが使用され，水性ガスはほとんど使用されなくなった．

d．粒子状物質

1）種類

粒子状物質（PM：particle matter）とは大気中に存在する粒子または粒子のような物質の総称である．固体，液体およびその混合物のいずれかであることを問わない．これを種類で大まかに分けてみると，以下のようになる．

① 粉じん（ダスト）： 粉砕，破砕，研磨，燃焼などから生じた固体粒子．粒径は $0.1\,\mu m$ 程度から $100\,\mu m$ 以上にまで及ぶ．そのうち，空気中に浮遊するのは $10\,\mu m$ 以下の粒子で，これを浮遊粒子状物質とよぶ．大気エアロゾルとよばれることもあるが，エアロゾルは粒径を限定しない．

② ヒューム： 蒸気またはガス状の燃焼生成物が凝縮して生成した固体粒子．粒径は大体 $1\,\mu m$ 以下．

③ ミスト： 液体が蒸発凝縮したものや噴出霧により生成した液状粒子．粒径は $1\,\mu m$ 以下から $20\,\mu m$ 程度まで幅広い．

④ スモーク： 不完全燃焼により生じた固体または液体の粒子．粒径は $1\,\mu m$ 以下で，ある程度以上の量になると煙として認識される．

2）発生源

大気中の浮遊粒子状物質の発生源種別で，微小粒子と粗大粒子別，人為的起源と自然起源別，さらに，1次粒子と2次粒子別に分けると表6.9のようになる．東京における大まかな内訳を見ると，人為的起源が約80％，自然起源が約20％であり，大都市では人為的起源が圧倒している．また，人為的起源粒子の80％以上が微小粒子で，自然起源粒子は，粗大粒子と微小粒子が都市部ではともに40％程度であるが，郊外，

表6.9 粒子状物質の発生源

		微小粒子	粗大粒子
人為的起源	1次粒子	ばい煙・粉じん発生施設 自動車, 航空機, 船舶の排気 化石燃料燃焼施設 (含家庭など小型施設) 衝突などによる粗大粒子の分解	ばい煙・粉じん発生施設 道路の土, 摩耗タイヤ類の飛散 産業活動による有機炭素化合物 微小粒子の付着, 凝集, 凝固
	2次粒子	燃焼からの硫酸イオン, 硝酸イオン, 塩素イオン 燃焼からの有機化合物 大気中での有機化合物の反応で生成	水分などへの吸収, 付着, 凝集
自然起源	1次粒子	生物由来の有機化合物	土壌・堆積物再飛散 海洋
	2次粒子	海洋などからの硫酸イオン 生物活動からの硝酸イオン 生物中アンモニアからのアンモニアイオン	森林火災 火山活動 花粉

農村部では粗大粒子のほうが上回ると思われる.

3) 粒 径

大気中の浮遊粒子状物質について, わが国では浮遊粒子状物質を SPM (suspended particulate matter) とよぶ. その粒径により $2\sim3\,\mu m$ で区分して, この区分以下のものを微小粒子 (FPM: fine particulate matter), 以上のものを粗大粒子 (CPM: coarse particulate matter) とよんでいる. 塵埃は粗大粒子で, 一般大気の場合, 多くは粒子の組成が複合物質の状態で存在する.

一般に重量濃度で都市大気の粒径分布を調べると, 図6.4のように二峰性になる. 調査により多少のずれはあるが, 微小粒子では, 大体 $0.5\sim0.8\,\mu m$, 粗大粒子では, 大体 $5\sim7\,\mu m$ でピークとなる. これは異なる発生源の粒子状物質が存在することを示唆している. つまり, 人為的起源の粒子と自然起源の粒子とが混在していることを示している. 発生源が異なるのであるから, 粒子の成分や組成も当然異なっている.

また, 大気の中で粒子状物質の粒径は必ずしも安定していない. 大気条件によって2次粒子の生成や消滅が発現しうるし, 粒子の結合, 凝縮や分離, 分解も生じうる. この変化に影響を及ぼす要因は, 紫外線, 温度, 絶対湿度などおもに気象要素であると考えられる. さらに, 重量濃度によると二峰性が示されたが, 粒子数濃度で見ると, 微小粒子よりも小さい粒径に峰のあることがわってきた. もう一つの峰のピークは $0.06\,\mu m$ 付近のものが多い. この粒子を超微小粒子 (UPM: ultrafine particulate matter) あるいはナノ粒子[*1] (NPM: nano particulate matter) とよぶ. DEP の粒径分布を見ると, この超微小粒子の数が多いことがわかった. この粒子は, 数は多いが, 重量では軽いために, 重量濃度では峰を形成しない.

[*1] ナノ粒子という呼称は粉体工学など工業用語としておもに 100 nm 以下の粒子に対して以前から用いられた. 粒径が nm (ナノメートル, $1\,nm=10^{-3}\,\mu m=10^{-9}\,m$) 単位であることによる. ミクロン ($\mu$, $1\,\mu=1\,\mu m$) 以下という意味で, サブミクロン粒子とよばれることもある.

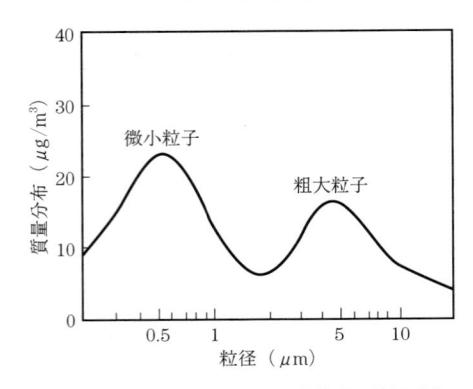

図6.4 都市大気における粒子状物質の粒径分布

4) 組成，成分

粒子の組成を元素で見ると，人為的起源の粒子については，炭素，鉛，バナジウム，ホウ素などが多い．成分としては，硫酸塩や硝酸塩のほか，発がん物質として知られるベンゾ（a）ピレンなどの多環芳香族炭化水素（PAH：polycyclic aromatic hydrocarbon）が含まれる．とくに炭素は微小粒子の主成分で，50％以上を占めることもある．一方，自然起源の粒子については，ケイ素，アルミニウム，鉄，チタンなど土壌に含まれる元素が多く，ナトリウム，マグネシウムや塩素のような海塩成分やアンモニア化合物などの動植物性有機物質も含まれる．いずれにせよ，粒子の組成，成分は発生源に大きく影響される．微小粒子ほど拡散性や輸送距離が大きいので，その組成や成分も希薄化し，広範囲に及ぶ．粗大粒子のほうは局所化しやすい．

5) ディーゼル微粒子

首都圏のディーゼルエンジン車の排ガス不適合車規制など，最近ディーゼル微粒子（DEP：diesel exhausts particles）を規制する動きが強まっている．DEPはディーゼルエンジンから排出される粒子で，以下にディーゼルエンジンの特徴（長所と短所）をまとめた．

長　所
① 熱効率が高く，燃料消費率も小さい．だから燃費がよい．
② ガソリンエンジンの約3倍長持ちする．
③ ガソリンエンジンよりも二酸化炭素と一酸化炭素の排出が少ない．
④ 低回転域から高回転域まで広い範囲にわたってフラットなトルク特性を発揮するので，運転が楽になる．
⑤ 燃料に使用している軽油は引火点が高く，火災のおそれも少ないなど安全性が高い．

短　所
① ガソリンエンジンと比較して，窒素酸化物や粒子状物質などの排出量が多い．

6.2 大気汚染

② 爆発圧力が高いため，その反力による振動と騒音が大きくなる．
③ 同排気量でガソリンエンジンと比較した場合，エンジン出力が低くなる．
④ 高い爆発圧力を維持するため，頑強な構造を要し，エンジン全体の重量が重くなる．
⑤ 精密で高圧な燃料噴射装置や容量の大きなスターターやバッテリーなどにより，エンジンの価格が高くなる．

以上のように，いくつかの短所があっても，トラックなどほとんどの商用車でディーゼルエンジンが採用されている最大の要因は経済性にある．物流手段としての商用車にとって，経済性が最優先される．

ディーゼルエンジンの排気管から大気中に高温で排出された DEP は，急速に冷却され，粒子どうしがたがいに凝集して，粒径が刻々変化する．この際に，燃料の軽油中に含まれる硫黄分は硫黄酸化物や硫酸イオンとなり，窒素酸化物による硝酸イオンも形成される．また，未燃焼の炭化水素類も水分などとともに排出される．つまり，DEP は単一の粒子であるよりは，これらが複合して1個の粒子状物質となる．その組成を見ると，核となる元素状炭素に，多環芳香族炭化水素（PAH），硫酸塩，硝酸塩，アルコール，ケトン，エステル，飽和脂肪酸，ハロゲン化物などが付着し，PAH には，発がん物質として知られるベンゾ（a）ピレンなどが含まれる．DEP の形状を模すと図 6.5 のようになる．この粒径は $0.05 \sim 1\,\mu m$ 程度で，この粒径変化には大気中の絶対湿度などの気象要素が関与すると推察される．絶対湿度が高くなると，それだけ水分量が多くなり，粒子状物質の重量が増す．ただし，保水力には限界があり，絶対湿度が一定以上になると重量増は生じなくなる．筆者の調査では，絶対湿度がおおむね $10\,g/m^3$（相対湿度なら 20°C で約 60%）で飽和した．

さらに，DEP は大気中に存在する別の発生源からの種々の物質とも結合あるいは付着する可能性がある．その物質が病原菌のように小さければ，DEP に付着し，花粉のように大きければ DEP が付着する．また，付着した化学物質間で化学反応が生じる可能性もある．

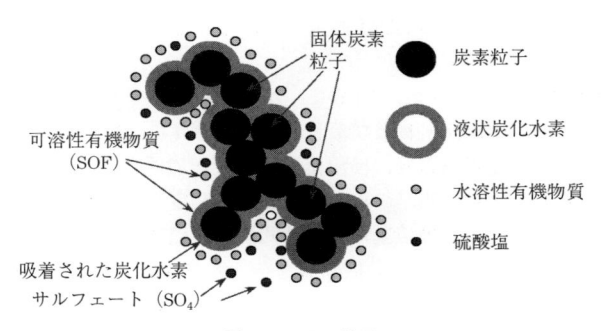

図 6.5 DEP 粒子

このように，DEP の挙動は非常に複雑であり，DEP について，とくに健康影響を考える場合，粒子状物質濃度という単一指標で表現することは相当程度に無理があることを留意しておく必要がある．

6) 浮遊粒子状物質測定法（SPM と PM 10）

粒子状物質を濃度として表す場合には，重量濃度と粒子数濃度があり，大気汚染の程度を判断する指標としては，現在重量濃度が多く採用されている．重量濃度を求めるための測定原理にも，慣性力，遠心力，重力，拡散力，静電気力などいろいろな方法があり，それぞれに長所，短所があり，最良と考えられる測定法は確立していない．また，簡便さ，自動計測，詳細な粒径の分級など方法に応じた特徴がある．以下には代表的ないくつかの測定法について簡単に紹介する．

i) ローボリウムエアーサンプラー 米国環境保護庁（EPA：Environmental Protection Agency）はインパクター式ローボリウムエアーサンプラーを標準測定法と認証している．日本でも明示してはいないが，ほぼ同様の考え方をしている．大きな粒子は平行板の上に沈降し，小さな粒子のみが通過し捕集される．フィルターには目的に応じて，テフロン，石英繊維，ナイロンの素材があるが，素材によって重量濃度が異なり，湿度の影響を受けやすい．測定間隔は 1～数日．

ii) ローボリウムアンダーセンサンプラー 空気中の浮遊粒子を粒径別に濾過捕集する代表的なサンプラーで，多段のアルミニウム合金製ステージが積み重なり，各ステージに，200～400 個の噴出口があり，その下段に捕集プレートがある．粒径は機種により，5～12 段階に分級することができ，微小粒子から粗大粒子まで幅広い粒径の粒子状物質濃度を測定することができる．多段であるので，ローボリウムエアーサンプラーよりも吸引量を要し，フィルター径も大きくなり，測定精度も低下しやすい．測定間隔は 1～数日．

iii) β 線吸収法 上記のような濾過法は，測定時間，労力といった操作上の問題が大きい．β（ベータ）線吸収法は，低いエネルギーの β 線を物質に照射すると，その物質の質量に比例して β 線の吸収量が増加するという原理を利用する．フィルターに通常ガラス繊維製のものを用いる．1 時間単位の自動計測が可能で，日本の大気汚染常時監視測定で行われる SPM 測定は，ほとんどがこの方式の測定器を利用している．

iv) 圧電天秤法（ピエゾバランス法） 水晶発振子をセンサーとし，固有振動数（約 5 MHz）で発振させた検出および参照の両素子のうち，検出素子の金属電極表面に測定すべき粒子を捕集堆積させ，検出素子の質量増加に直接比例した振動数の変化を，検出素子の振動数と参照素子の振動数との差で測定して堆積した粒子の重量濃度を求める．作業環境の測定や環境基準の 1 時間値常時監視用に利用されている．

v) フィルター振動法 一定の振動数を与えたフィルターに粒子が吸引捕集されると，振動数が変化し，その変化量から粒子の質量を計測できる．このフィルター振動法は TEOM（Tapered Element Oscillating Microbalance）方式とよばれる米

国で開発された方法で，PM 10 や PM 2.5 はこの方法による重量濃度で表され，測定間隔は1時間以下にも設定できる．

vi) 光散乱法 光散乱法は，粒子群に光を照射し，反射，屈折，吸収，減衰などの散乱現象により引き起こされる散乱光強度から相対的な粒子の濃度を測定する．この方法を採用した測定器にパーティクルマスモニターなどがある．また，光散乱法は検出部を通過する際に粒子の大きさを測定することができ，粒子数濃度の計測が可能である．この測定器にパーティクルカウンターなどがある．

以上のように，浮遊粒子状物質といっても，いろいろな測定法があり，その濃度は測定法により異なってくる．わが国のモニタリングで利用される β 線吸収法による SPM と海外のモニタリングで多く利用されているフィルター振動法による PM 10 を比較すると，ともに粒径 10 μm 以下の粒子と表現されるが，SPM は粒径が 10 μm 以上の粒子を 100% カットするのに対し，PM 10 は 10 μm 以上の粒子を 50% カットする特性で，PM 2.5 も 2.5 μm 以上の粒子を 50% カットする．両方法による併行測定によると，PM 10 は SPM よりも 10～30% 高い値を示している．検出器の温度も必ずしも確立しておらず，大気の水分量と検出器温度のバランスにより，測定値が変動する．検出器の温度が高いと，揮発成分が消失する可能性がある．また，重量測定は天秤の扱い方で値が変動し，化学分析よりも誤差を生じやすい．つまり，粒子状物質濃度の測定値は必ずしも安定しているとはいえないのである．

e. 光化学オキシダント

光化学オキシダントとは，自動車や工場から排出された窒素酸化物や炭化水素類などの1次汚染物質が，太陽光線中の紫外線を受けて光化学反応を起こして発生する酸化性物質の総称．その80～90% がオゾンで，ほかに PAN (peroxy acetyl nitrate) などの物質が含まれる．光化学スモッグの発生は光化学オキシダント濃度が高い場合を言う．光化学オキシダントの基礎的反応は以下のとおりである．

① 太陽光（紫外線）の存在下で，
$$NO_2 + O_2 \to NO + O_3$$
② 非メタン炭化水素（NMHC）が存在しない場合，
$$NO + O_3 \to NO_2 + O_2$$
③ 非メタン炭化水素が多く存在する場合に太陽光の存在下で，
$$NMHC + OH + O_2 \to RO_2 \cdot + H_2O$$
アルキル基 R（C_nH_{2n+1}）と結合した酸化ラジカル $RO_2 \cdot$ が生成する．
④ 連鎖的に，
$$RO_2 \cdot + NO \to RO \cdot + NO_2$$
反応が続き，NO_2 は消費されない．つまり，オゾン濃度が上昇する．また，$RO \cdot$ はさらに反応を継続し，ほかの2次生成物になる．

この2次生成物や非メタン炭化水素の多くは，揮発性有機化合物（VOC：volatile organic compounds）で，VOC は光化学オキシダントの原因物質の一つということ

もできる．

　光化学オキシダント濃度が高くなる条件として，日射量が強く，高温・無風の状態であること．また，粒子状物質やオゾンを消費する還元性物質の濃度がきわめて低いことなどがあげられる．

f. そのほかの大気汚染物質

　大気中には上記の大気汚染物質のほかにも，実にさまざまな物質が存在する．上記光化学オキシダントの原因物質になりうる VOC や粒子状物質の2次粒子を生成する VOC がある．ではこの VOC が何かであるが，多様な不飽和炭化水素（アルケン・ジエンなど），含酸素有機化合物（アルデヒド・アルコールなど），芳香族炭化水素（トルエン・キシレンなど）など都市部では数百種類が存在するといわれる．その多くは反応性の高い化合物を含むために測定が非常に困難で，VOC 排出状況の正確な把握は困難である．とはいっても，これらの中には毒性があり，代表的な室内汚染物質であるホルムアルデヒドや発がん性を有するベンゼンや多環芳香族炭化水素（PAH：polycyclic aromatic hydrocarbon）が含まれているので，放置することは適当でない．この PAH のうちの代表的な物質がベンゾ (a) ピレン（ベンツピレンとも称される）で，ほかにベンゾ (k) ベンゾフルオランテン，ベンゾ (a) アントラセンなどがある．

　ベンゼンはそれ自身が発がん性のある有毒物質で，6個の炭素原子が平面上に亀の甲（六角形）状に配置する最も単純な構造の芳香族炭化水素である．化学式は C_6H_6，融点は5.5℃，沸点は80.1℃．また，無極性で，不飽和炭化水素であるが，付加反応よりも置換反応が起きやすいことが知られている．有機溶媒として利用され，エチレンやプロピレンとともに石油化学製品の原料になる．多環芳香族とは複数

表6.10　PAH の性状，構造式

物質名	性状	
ベンゾ(a)ピレン	化学式	$C_{20}H_{12}$
	分子量	252
	融点(℃)	176.5
	沸点(℃)	495
ベンゾ(k)フルオランテン	化学式	$C_{20}H_{12}$
	分子量	252
	融点(℃)	217
	沸点(℃)	480
ベンゾ(a)アントラセン	化学式	$C_{20}H_{12}$
	分子量	228
	融点(℃)	161
	沸点(℃)	435

のベンゼン環をもつ有機化合物で，上記3種のPAHについての性状，構造式を表6.10に示す．PAHは有機物の不完全燃焼，石油精製，コールタール処理などの際に発生し，タバコ煙にも含まれる．

6.2.4 大気汚染の現状
a. 硫黄酸化物

硫黄酸化物のうち，継続して全国的にモニタリングされているのは二酸化硫黄（SO_2）で，昭和45（1970）年度から平成15（2003）年度までの二酸化硫黄年平均濃度の年次推移を一般大気環境測定局（一般局[*2]と略す），自動車排出ガス測定局（自排局[*2]と略す）別に図6.6に示す．両測定局とも昭和45年度以降著しい減少傾向を示したことがわかる．継続測定局による濃度の平均値では，1960年代後半がピークとなっており，約60 ppbが認められている．したがって，この40年間で10分の1程度まで減少したと推察される．自排局の濃度が一般局よりも高いのは，ディーゼルエンジンの燃料となる軽油に硫黄が含まれているので，沿道地点の自排局濃度のほうが高くなることが考えられる．

ただし，両測定局の地理的条件は必ずしも対応しておらず，測定局数も変化しているので（平成15（2003）年度の有効測定局数は，一般局643市町村1395測定局，自排局77市町村92測定局），自排局と一般局とで明確な差があるとは必ずしもいえない．ではあるが，近年は両測定局とも5 ppb程度に収斂しており，沿道地点と後背地点で差がない，つまり，自動車からの寄与が小さくなったことをうかがわせている．

[*2] 一般局，自排局の設置は大気汚染防止法20条および22条に基づく．一般局は幹線道路の沿道から100 m以上離れた地点に，自排局は幹線道路の交差点近傍に測定室が設置されたものである．測定項目は測定局により異なるが，自排局は二酸化硫黄のほか，窒素酸化物，一酸化炭素を測定し，一般局は一酸化炭素の代わりに，光化学オキシダント，炭化水素，気象要素などを測定している．なお，各測定局の地面からの高さはまちまちで，濃度の垂直分布については考慮していない．

b. 窒素酸化物

窒素酸化物のうち，継続して全国的にモニタリングされているのは一酸化窒素（NO）と二酸化窒素（NO_2）である．昭和45年度から平成15年度までの一般局，自排局の測定局別二酸化窒素年平均濃度の年次推移を図6.7に示す．窒素酸化物濃度は1960年代まで徐々に増加していた．1970年代に入って，工場排ガスの総量規制，昭和48（1973）年からの自動車排出ガス規制の導入により，徐々に濃度は減少した．しかし，図6.3に示した自動車台数の増加により，濃度上昇要因が加わった結果，1990年代以降はほぼ横ばい状態となった（一般局で約16 ppb，自排局で約30 ppb）．平成15年度の有効測定局数は，一般局734市町村1454測定局，自排局262市町村426測定局であった．

二酸化硫黄同様に，一般局と自排局との直接の濃度比較は適切でない．ただ，昭和50（1975）年度から平成4（1992）年度まで自排局/一般局の濃度比が2.0程度であ

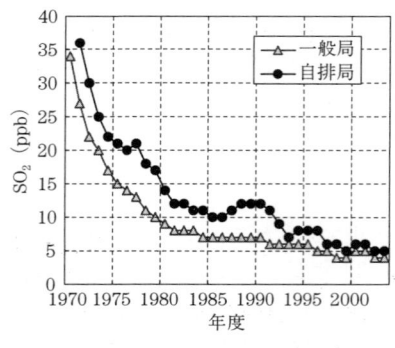

図 6.6 SO$_2$ 濃度の年次推移

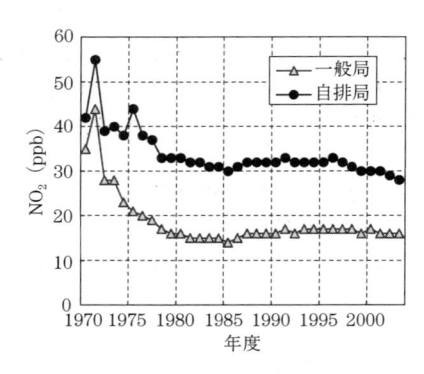

図 6.7 NO$_2$ 濃度の年次推移

ったものが，平成5年度以降はやや減少し，1.8〜1.9程度となった．これは幹線道路以外でも自動車走行台数が増加したことが起因すると推察される．

c．一酸化炭素

昭和45（1970）年度から平成15（2003）年度までの一般局，自排局の測定局別一酸化炭素年平均濃度の年次推移を図6.8に示す．傾向としては硫黄酸化物に類似し，1970年代までは顕著な減少を示し，1980年代以降は漸減傾向を示している．平成15年度の年平均濃度は，一般局0.4 ppm，自排局0.7 ppmで，まだ減少傾向にあり，この傾向はしばらく続くと予想される．平成15年度の有効測定局数は，一般局86市町村99測定局，自排局205市町村302測定局であった．

一酸化炭素については，自動車台数の増加よりも排出規制の効果の大きいことがうかがわれる．自排局/一般局の濃度比を見ると，濃度が高かった昭和49（1974）年度以前は2.0ないしそれ以下であった．昭和50（1975）年度から平成6（1994）年度までは2.4から2.7と大きくなり，平成7（1995）年度以降は2.2〜2.3を推移している．平成7年度以降の減少は，二酸化窒素同様に幹線道路以外でも自動車走行台数が増加したことが起因すると推察される．

d．粒子状物質

昭和48（1973）年度から平成15（2003）年度までの一般局，自排局の測定局別浮遊粒子状物質（SPM）年平均濃度の年次推移を図6.9に示す．傾向としてはSPMも硫黄酸化物に類似し，1970年代までは顕著な減少を示し，1980年代以降は漸減傾向を示している．平成15（2003）年度の年平均濃度は，一般局0.026 mg/m^3，自排局0.033 mg/m^{3}で，漸減傾向は依然として続いている．なお，自排局の昭和56（1981）年度の濃度上昇は測定局数の増加による．平成15（2003）年度の有効測定局数は，一般局738市町村1520測定局，自排局248市町村390測定局であった．

SPM濃度は工場排ガス，自動車排気ガスだけでなく，土壌など自然発生源も寄与する．1970年代までの急激な濃度減少には，道路の舗装化により自動車走行からの

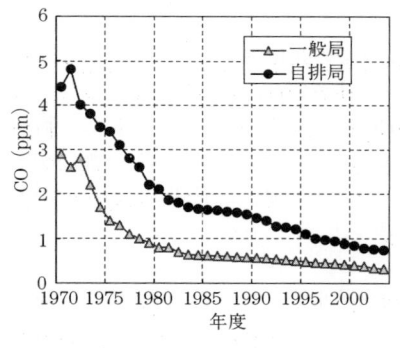

図 6.8 CO 濃度の年次推移

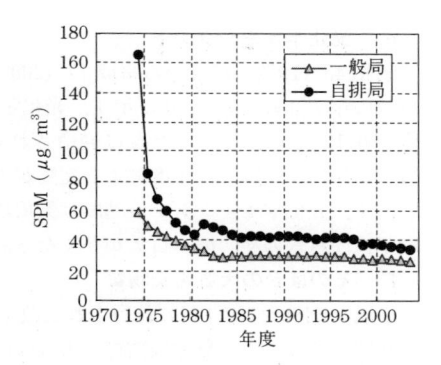

図 6.9 SPM 濃度の年次推移

粉じんの巻き上げ量が減少したことなどが起因する．1980 年代以降の減少は，工場排ガス，自動車排気ガスの減少によるところが大きい．

近年春先に話題となる中国からの黄砂（コラム 5 参照）については，中国や韓国に比べて，発生源から距離の離れた日本の黄砂は粒径が小さく（$0.5 \sim 5 \mu m$），発生地域と通過地域により成分が異なると考えられており，その濃度は，現在のところ全国の年平均値に影響するまで寄与していないと思われる．ただし，近年，中国，モンゴルからの黄砂の飛来が大規模化しており，日本国内の黄砂モニタリング体制の整備のほか，中国，モンゴル，韓国および日本，さらに国連環境計画（UNEP：United Nations Environment Programme）などの国際機関が共同で，将来的に推進すべき効果的な黄砂対策についての調査研究が進められている．

SPM は種々の金属や有機物などの成分で構成されている複合物質で，金属や有機物の出所資料から，それぞれの成分がどのような割合で拡散したか，すなわち発生源寄与率を推定することができ，その一つの方法が CMB 法（chemical mass balance method）[*3] である．

[*3] CMB 法は米国で開発された手法で，環境中の粒子状物質の成分分析結果を使い，連立方程式に基づいて粒子状物質の主要発生源である固定，移動，土壌などの寄与率を算出する．CMB 法の基本式は次式で示される．化学成分数が n 個，発生源が p 種類あると仮定すると，

$$C_i = \sum_{j=1}^{p} a_{ij} \cdot S_j \quad (i=1,2 \cdots\cdots n, \ j=1,2 \cdots\cdots p)$$

ここで，C_i：観測した粒子状物質の成分 i の濃度，a_{ij}：発生源 j からの寄与濃度の成分 i の割合，S_j：発生源 j の濃度．このとき，$n \geq p$ であれば，上式の線形連立方程式を解くことにより，各発生源の寄与濃度を求めることができる．上式の解法として次のような手法が試みられている．
①指標元素モデル，②指標元素連立方程式モデル，③最小二乗法モデル，④重み付き最小二乗法モデル，⑤リッジ回帰モデル
式を解いて算出された寄与濃度に基づいて対策の優先順位を決定するのである．

e. 光化学オキシダント

昭和45（1970）年度から平成17（2005）年度までの光化学スモッグ注意報発令延日数の年次推移を図6.10に示す．光化学スモッグ注意報は，光化学オキシダント濃度が0.12 ppmをこえたときに発令される．昭和48（1973）年をピークにし，昭和51（1976）年以降は，年度による変動が大きいものの，大まかには横ばい状態が続いている．光化学オキシダント濃度は気象要素による影響が強く，夏期の日照時間が長い年に注意報の発令のべ日数が多くなる傾向がある．

f. そのほかの大気汚染物質

平成9（1997）年4月に施行された改正大気汚染防止法に基づき，同年度から地方公共団体では有害大気汚染物質の大気環境モニタリングを本格的に開始した．有害大気汚染物質とは低濃度でも長期間の曝露により，発がん性などの健康影響が懸念される物質の総称である．この対象物質は，ベンゼン，トリクロロエチレン，テトラクロロエチレン，ジクロロメタンで，平成15（2003）年度までの全国年平均の結果を表6.11に示す．4物質とも調査開始から減少傾向にある．続いて，大気汚染防止法第22条の規定に基づく大気の汚染の状況の常時監視に関する事務の処理基準（平成13（2001）年5月21日制定）および有害大気汚染物質測定方法マニュアルに準拠し，対象物質を以下の19物質に広げて調査を実施している．

① 揮発性有機化合物： ベンゼン，トリクロロエチレン，テトラクロロエチレン，ジクロロメタン，アクリロニトリル，塩化ビニルモノマー，クロロホルム，1,2-ジクロロエタン，1,3-ブタジエン，酸化エチレン
② アルデヒド類： アセトアルデヒド，ホルムアルデヒド
③ 多環芳香族炭化水素： ベンゾ[a]ピレン
④ 金属類： 水銀およびその化合物，ニッケル化合物，ヒ素およびその化合物，ベリリウムおよびその化合物，マンガンおよびその化合物，クロムおよびその化合物

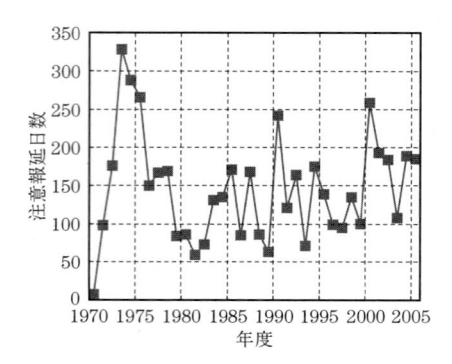

図6.10 光化学注意報延日数の年次推移

表 6.11 全国の有害物質年平均濃度の推移（単位：$\mu g/m^3$）

物質名 ＼ 年	1998	1999	2000	2001	2002	2003
ベンゼン	3.3	2.5	2.4	2.2	2.0	1.9
トリクロロエチレン	1.9	1.8	1.2	1.3	1.0	0.9
テトラクロロエチレン	1.0	0.77	0.66	0.52	0.43	0.39
ジクロロメタン	3.8	2.7	3.1	3.0	2.9	2.4

g. 季節変化

近年低減化した二酸化硫黄は，全国平均では月による濃度幅が小さくなり，1 ppb 程度であった．二酸化窒素については，本来紫外線量の多い6～7月に，少雨で，日照時間が長いときには一酸化窒素からの酸化が促進され，二酸化窒素濃度が高くなる．その際には，6～7月に二酸化窒素のピークが見られることがある．一方，一酸化窒素は，大気拡散が小さい時期（主として11～1月）にピークになることが多い．紫外線量と気温が影響する光化学オキシダント濃度は，夏期に高く冬期に低くなる．浮遊粒子状物質も，ピーク時期を除けば年度間差が小さい．大気拡散が弱い時期の年度間差は，土壌粒子由来の粗大粒子よりも排出ガスなど人工発生源による微小粒子の影響である可能性がある．このことは，一酸化炭素が浮遊粒子状物質と非常に類似した傾向を示したことからも推測され，排出ガスの主体は自動車排気ガスであると考えられる．

大気汚染物質濃度の変動要因を考えてみよう．①排出量，②大気拡散度や移流（風向，風速や気温，ガス温，地形），③干渉要因（降雨など）であり，反応性のある物質については，④反応関連物質（反応物質や触媒）の濃度（これに関与する要因）である．このうち，季節変化に関係するのは，主として②と③であると思われる．黄砂のように，中国で発生し，春季の季節風に乗って運ばれる汚染物質もある．濃度の時間変化とは，年次変化や季節変化だけでなく，日変化や時刻変化も意味している．日変化では，風向，風速など気象要素の影響が大きい．気象変化によって，前日比が時には100倍以上に及ぶことがある．時刻変化では，気象要素とともに排出量の影響が大きい．自動車の走行量は時刻とともに変化するので，排気ガス量も同様に変化する．また，日射量が日没とともに消失すると，光化学オキシダントは濃度が急激に減少する．

6.2.5 健康影響
a. 発現機序

地球上の生物の体は，長い年月の間に地球の空気の成分比に合うように形成され，順化した．人間の呼吸機能では，約20％の酸素が必要である．これより少なくなれば酸素欠乏症を引き起こし，多すぎても酸素酔いが生じる．マラソン選手の高地トレーニングは，むしろ酸素欠乏症を逆手にとって，これを克服することにより，心肺機

能を強化することを目的としている．

　空気の成分比の変化も健康を害する要因であるが，空気中の不純物の混在，つまり，大気汚染物質の濃度上昇が健康を害する大きな要因となる．健康に有害な物質を吸入すれば，なんらかの健康被害を生じる可能性があるが，どのような被害であるかは自明でない．健康被害つまり大気汚染物質による健康影響の評価尺度を表すモデルとして，米国連邦議会に報告された図 6.11 がよく知られている．最下層の「汚染の負荷はあるが，影響が見られない」の場合には，まだ許容の範囲といえる．その上の「意義のはっきりしない，生理学的そのほかの変化」は，もはや黄信号である．この段階の人は，加齢により体力が衰えていけば，いずれ「健康への悪影響」への上 3 段階に進むおそれが強く，最終影響である死亡に進む可能性も否定できない．

　大気汚染物質の有害性は，気管支や肺に侵入したとき，繊毛の麻痺，過剰の粘液分泌，肺のストレス，正常防御機能の障害などさまざまな作用や障害が生じることによる．肺胞内でもヘモグロビンの不完全ガス交換（HbO_2 の一部が $HbCO$ や $HbNO$ になる）作用やマクロファージの貪食能が低下するなどの障害が生じる．これらの障害は，その広がりでまた別の障害へと進行する．その結果として，呼吸器に起きる急性と慢性の症状が表 6.12 である．この症状は，大気汚染物質の種類や量によって異なる．慢性閉塞性肺疾患（COPD：chronic obstructive pulmonary disease）は，ほかに喫煙や成長期の低栄養などが危険因子とされる．肺がんと大気汚染との関連性は，明確な結論が得られてはいないが，関連する可能性が強いと考えられている．このような大気汚染物質の曝露量と健康影響との関係は，量-影響関係[*4]や量-反応関係[*5]により検討されている．

*4 量-影響関係（dose-effect relationship）は，量-効果関係ともよばれ，なんらかの要因への曝露量とそれによる生体への影響の大きさとの関係をいう．曝露量や曝露時間などの条件を特定

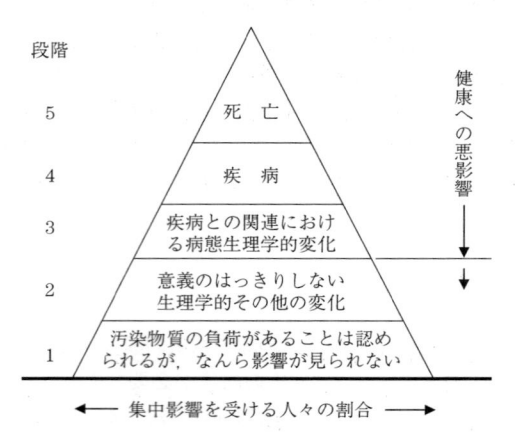

図 6.11　汚染物質曝露に対する生体の段階的評価モデル

表 6.12 大気汚染が影響するおもな呼吸器症状（疾患）

症 状	自覚症状	臨床症状
急性症状	1. 喉の痛み 2. 息苦しい 3. 咳 4. 痰 5. 声がかれる 6. 呼吸困難	1. 咽喉粘膜局所症状 2. 呼吸性アルカローシス 3. 気管支炎, 細気管支炎 4. 肺水腫 5. 肺機能低下
慢性症状	1. 持続性咳 2. 持続性痰 3. 喘鳴 4. ぜん息	1. 慢性閉塞性肺疾患（COPD） 　慢性気管支炎 　気管支ぜん息 　肺気腫 　びまん性汎細気管支炎 2. 肺機能低下 3. 肺がん

して生体への影響を示す．複数の実験や調査に基づいて示されることが多い．
*5 量-反応関係（dose-response relationship）は，集団における曝露量と健康影響の発生割合（確率または頻度）の関係をいう．この両者の関係は，曝露量が増えれば健康影響も増加するが，直線か曲線かを問わない．一定の曝露量までは健康影響を生じない閾値（threshold）があってもなくてもよい．発生率の場合には，一般にS字型のロジスティック曲線を描くことが多い．ロジスティック曲線は，曝露量を x, 発生率を $p(x)$, a_0, a_1 を係数としたとき，

$$\log\frac{p(x)}{1-p(x)}=a_0+a_1x$$

と表される．

b. 大気汚染物質による健康影響
1) 硫黄酸化物

ウサギやマウスは硫黄酸化物 10 ppm で 90 日間曝露してもほとんど影響を受けないが，植物は 1 ppm 以下でも光合成が阻害される．高濃度の二酸化硫黄に曝露されると，葉に白色や褐色の斑点ができたり，落葉したりする．人が曝露されると，二酸化硫黄は気道に対する刺激作用をもち，咽喉，気管・気管支の呼吸抵抗を刺激する．結膜炎を起こしたり，上気道を冒すために咳や呼吸困難，胸痛などの症状を引き起こしたりする．水によく溶けるので，上部気道に捕捉されやすいが，低濃度では肺深部まで達する割合が高い（0.5 ppm で 50%, 0.1 ppm で 90% 以上）．慢性中毒になると気道狭窄によるぜん息様症状が生じ，高濃度の吸収では肺浮腫，声門浮腫のために死亡することもある．

実際問題として，二酸化硫黄が高濃度になるときには，浮遊粒子状物質も高濃度になりやすく，PAH などほかの汚染物質も濃度が高くなるなど複合汚染になることが多い．濃度別の影響（量-影響関係）の概略を表 6.13 に示すが，複合汚染の場合，表より重症化することが推測される．二酸化硫黄の実際の健康被害については，国際的に数多くの疫学調査が報告されている．日本では，四日市などの工業地帯での調査報

表6.13 二酸化硫黄の健康影響

濃度（ppm）	曝露時間	影響
0.03〜0.5	約1年	気管支炎患者の症状の増悪
1.8	10分間	呼吸数増加
5	10分間	気道抵抗の増加
5〜11.5	10〜15分間	鼻腔の刺激感
10〜15	1時間	咽喉の繊毛運動減少
14〜15	30分間	不快な鼻腔の刺激感
100	毎日8時間	気管支，肺に著明な刺激症状 肺組織に障害を起こす
140〜200	30分間	くしゃみ，流涙

告が知られ，気管支ぜん息など呼吸器諸症状の有症率が二酸化硫黄の高濃度地域に高いことが報告されている．

2) **窒素酸化物**

一酸化窒素に強い毒性はないが，血液中のヘモグロビンとの親和力が酸素よりも6000倍程度も強く，酸素ヘモグロビン反応を阻害し，血液の酸素保持能力を著しく低下させるので，血液毒とよばれる．また，吸入すると，一部は二酸化窒素に変化し，粘膜の水分と反応して肺水腫を引き起こすことがある．高濃度の一酸化窒素を吸入すると，数分で中枢神経の症状を示したり，意識障害を引き起こしたりすることがある．一方，二酸化窒素は有害性が高く，吸入によって下部気道，肺深部に達して，肺機能低下や呼吸器深部の末梢気道に病変をもたらし，また感染症に対する抵抗力を弱める．急性影響としては，毒性は強くないが，眼，鼻，喉を刺激し，咳，咽頭痛が起こり，めまい，頭痛，吐き気の症状が現れる．さらに，慢性影響として，慢性気管支炎，胃腸障害，歯牙酸食，不眠症などを起こすことが知られている．二酸化窒素曝露の実験結果をまとめた量-影響関係が表6.14である．慢性影響に関する疫学調査では，慢性呼吸器症状（持続性の咳や痰など）と二酸化窒素濃度との間に量-反応関係があることがいくつかの報告で認められている．

3) **一酸化炭素**

一酸化炭素には強い毒性があり，吸入すると少量でも死に至ることがある（空気中の濃度が100 ppmで頭痛，1000 ppmで死亡する可能性がある）．これは，一酸化炭素が酸素よりも約250倍も赤血球中のヘモグロビンと結合しやすいうえ，4つある結合サイトのうち1つが一酸化炭素と結合したヘモグロビン（カルボキシヘモグロビン）は，ほかのサイトに結合した酸素を放出しにくいためである．そのため，血液の酸素運搬能力が下がり，細胞が酸素を利用できなくなる．軽症では，頭痛・耳鳴・めまい・吐き気などが出現するが，血中一酸化炭素濃度が上昇すれば，視力障害や呼吸促迫・網膜出血が起こる．重症ではけいれん・昏睡になり，呼吸や心機能が抑制されて死に至る．このような臨床症状と，血中カルボキシヘモグロビン濃度をもって，診断を確定する．ヘモグロビンは一酸化炭素と結合すると鮮紅色を呈するため，中毒患

6.2 大気汚染

表 6.14 二酸化窒素の健康影響

濃度（ppm）	曝露時間	対象	影響
0.1	1 時間	健康成人 10 人	変化なし
0.1	1 時間	健康成人 20 人	うち 13 人に気道抵抗増加
0.6	2 時間	健康成人 15 人	変化なし
0.7〜2.0	10 分間	健康成人 10 人	半数が呼吸量, 気道抵抗増加
1.0	2 時間	健康成人 16 人	努力性肺活量が平均 1.5% 低下
1.0〜2.0	2.5 時間	健康成人 10 人	運動と休憩のくり返しで, ヘモグロビン, ヘマトクリットなどの減少
1.0〜2.5	2 時間	健康成人 8 人	2.5 ppm で気道抵抗増加 1.0 ppm で変化なし
5.0	2 時間	健康成人 10 人	間欠運動下で一部の肺機能低下

表 6.15 一酸化炭素の健康影響

濃度（ppm）	曝露時間	影響
200	2 時間	前頭部に軽度の頭痛
800	1 時間	頭痛, めまい, 吐き気
800	2 時間	痙攣, 失神
1500	2 時間	昏睡虚脱
2000	3〜4 時間	生命に危険
3200	2〜5 分間	頭痛, めまい, 吐き気
3200	30 分間	生命に危険

者はピンク色の「良い」顔色をしているように見える．

短期曝露による急性影響では，血液，心血管系，中枢神経系に影響を与えることがある．高濃度に曝露すると，意識が低下することがあり，場合によっては死に至る．医学的な経過観察が必要である．長期または反復曝露による慢性影響では，神経系，心血管系に影響を与え，神経疾患，心疾患を生じることがある．神経系障害，出生時低体重，死産の増加，先天性心疾患などの生殖毒性を生じる疑いがある．

一酸化炭素曝露が問題となるのは，ほとんどが火災などの事件や事故である．したがって，100 ppm よりもかなり低い大気汚染で発生するような濃度では，その健康影響はあまり重視されない．ただし，一酸化炭素は，一酸化窒素同様ヘモグロビンとの結合力が酸素よりも 200〜250 倍で，血液の酸素保持能力を著しく低下させる．火災が生じた際の近辺では 100 ppm をこえることが多く，屋内では 0.1%（1000 ppm）以上にも達する．表 6.15 には，過去の事故などから推定された 200〜3200 ppm の濃度の影響を示す．

4) 粒子状物質

i) 吸収形態 鼻から吸入された粒子は，図 6.12 のような呼吸器官を上気道から下気道へと侵入するが，粒径の大きさにより沈着する部位が異なる．粒径が 10 μm 以上ではほとんどが，5 μm 以上では多くが上気道である鼻腔の鼻粘膜に沈着す

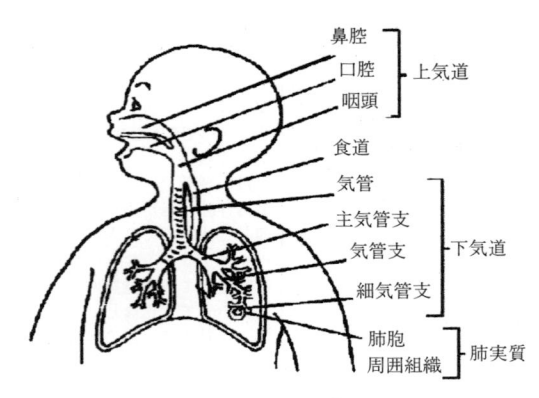

図6.12　呼吸器系組織

る．粒径が3μm以下になると，気管支や肺胞といった下気道への沈着率が高くなり，1μm以下の微小粒子は呼吸器の深奥部にある肺胞への沈着率が高い．侵入した粒子は異物であるから，いったん沈着しても，人体の防御作用により，ある程度除去され，これをクリアランスとよぶ．

　鼻粘膜に沈着した粒子は，鼻粘膜の繊毛運動により，咽頭に輸送され，嚥下される．気管支に沈着した粒子は，咳反射とよばれる作用により，体外へと排出される．また，肺胞に達した粒子の多くは呼気により排出されるが，沈着した粒子は肺胞マクロファージに貪食され，気管支末端まで輸送され，咽頭まで輸送されて嚥下される．ただし，吸入した粒子のうち，上記の系でどの程度が除去されるかは明らかでなく，上下気道の状態，粒子の性状などによって異なる．沈着し，除去されなかった粒子は，体液溶解性が高い場合は血流内に吸収される．体液溶解性が低い場合にはその部位に沈着し続ける．沈着方式には，慣性運動や重力沈降による空気動力学的沈着と粒子拡散による熱力学的沈着があり，粗大粒子は空気動力学的沈着，微小粒子は熱力学的沈着の比重が大きい．ただし，年齢，性，活動状況などによりその割合は変動する．沈着モデルについては，「新呼吸気道モデル」（日本保健物理学会ICRP新呼吸気道モデル専門研究会，1995）などで検討結果が報告されている．

ii)　影響発現メカニズム　　粒子が溶解し，血流内に吸収されると，マクロファージに貪食されることもあるが，溶解成分は心臓に運ばれ，血流により全身に運ばれる．したがって，どのような健康影響が生じるかは粒子の成分や量による．毒性の強い物質であれば，その物質に特有な重大な健康影響を引き起こす可能性がある．また，代謝機能に影響を及ぼし，正常な代謝を阻害することも考えられる．

　溶解しないで沈着した場合，粘膜の繊毛は粒子の量が多くなれば，壊死することがあり，繊毛運動も停止するので，クリアランスがまったくできなくなり，組織が繊維化する．肺組織が繊維化すると，肺の弾力性低下，気管支狭窄，ガス交換機能阻害が

6.2 大気汚染

生じる．アスベストなどの繊維状粒子の場合は肺繊維症や肺がんを引き起こす．酸性物質，有害金属，有害化学物質，病原体などであれば，粒子成分自体の毒性を発揮し，物質特有の健康障害を引き起こす可能性がある．よく知られた被害例として，鉱山や工場で大量の粒子を吸入したために罹患した塵肺や珪肺がある．

iii) 影響の疫学 以上のように，粒子状物質が有害であることは周知であり，1950年代のロンドンスモッグのような事件（エピソード）や1960年代からの四日市ぜん息や川崎ぜん息などの公害訴訟が起きていることからも想像できるように，粒子状物質による健康影響に関する疫学研究は非常に多く報告されている．米国のPM 2.5 環境基準の根拠とされたのは，米国各地で行われた疫学調査で，大気中のPM 10 濃度の増加が，死亡率，呼吸器系や心臓血管系の罹患率，救急治療室への来診数などの増加と統計的に有意であったことによる．同種の報告は，日本では比較的少ないが，世界のいろいろな国で報告されている．ただし，注意すべきは，その多くが工場の排煙など固定発生源からの粒子状物質で，自動車排出ガスのような移動発生源からの粒子状物質を対象とした報告は必ずしも多くない．その理由は，移動発生源のほうが複雑な濃度分布になるために，影響を検出しがたいこと，粒子の成分，組成が移動発生源と固定発生源とでは異なることによる可能性が高い．

DEPについても，急性影響として，眼や喉あるいは気管支の刺激，神経生理学的な症状や咳や痰などの呼吸器症状，ぜん息などのアレルギー症状を増悪させる作用などが示唆されている．また，慢性影響として，肺がんリスクを増大させるなどの報告がある．動物実験でも，肺の慢性炎症や組織病理的な変化が認められている．さらに，DEPは精子の減少や低出生体重児（未熟児）や早産の増加といった人の出生に対して影響している可能性も示唆されている．

しかしながら，量的な視点で見れば，粒子状物質の健康影響は相変わらず不明確である．二酸化硫黄や二酸化窒素のように，量−影響関係を示すことは容易でない．その理由は，粒子状物質をガス状物質と同様に一つの指標で健康影響をとらえようとするところにある．粒子状物質は非常に複雑な物質であるので，炭素のような代表成分なども別に考えるなど指標を見直すことが必要である．継続的で精度のよい成分別の測定は容易ではないが，今後の進展が望まれる．また，科学的な量的解明が得られていないとしても，有害な健康影響を及ぼすことは自明であるので，解明されるまでの間も，自動車の排出ガス規制は強化が望まれる．

自然発生源である火山灰や黄砂などについて，粒子状物質濃度が上昇すれば，呼吸器などへの影響が及ぶおそれがある．桜島火山の噴火による呼吸器疾患への影響についてはかなり多くの報告がある．また，阪神淡路大震災のあとの粉じん増加による健康影響も指摘されている．黄砂については，健康影響を及ぼす可能性が示唆され，花粉症やぜん息などが悪化すること，黄砂はアルカリ性なので，肌荒れやアトピー悪化の原因の一つとなることが指摘されてはいるものの，まだ明確には疫学的健康影響は日本で報告されていない．ただし，黄砂の量が日本の5〜10倍とされる韓国では，黄

砂があった数日間は呼吸器や循環器の病気で入院した人がそれぞれ8％，4％増えたとの調査結果がある．

iv) そのほかの粒子状物質　　有害大気汚染物質について現在までに健康被害を生じたという事例はわが国で報告されていない．とはいえ，粒子状物質の発生源はいたるところにあり，その成分もさまざまである．したがって，大気汚染物質として粒子状物質を吸入するだけではない（その発生源の一つが室内発生源の粒子状物質で，これについては第12，13章を参照されたい）．そのほかの粒子状物質としてタバコ煙がある．タバコ煙は無機物と有機化合物の複合体で，それぞれガス，粒子の両方を含む．粒子の粒径は$1\mu m$以下の微小粒子で，一部は肺胞に沈着する．タバコ煙の成分分析例によると，一酸化炭素が12〜110 ppm，浮遊微粒子が$2.28 \sim 16.65$ mg/m^3，ニコチンが$0.13 \sim 1.04$ mg/m^3，アクロレインが$0.02 \sim 0.20$ ppm，ホルムアルデヒドが$0.23 \sim 0.46$ ppm，窒素酸化物が$0.21 \sim 0.40$ ppmなどである．

このような多種の化学物質を体内に取り込むのだから，喫煙量が多いほど健康に有害であることは容易に想像できる．喫煙が有害であるとの報告は非常に多い．しかし，喫煙量と健康影響の量的関係について厳密にはそれほど明確ではない．健康面の指標（死亡率，有病率，有症率，生理機能異常）への喫煙影響については寄与度の把握の困難さも一因であるが，喫煙量自体の不明確な要素も一因となる．つまり，同じ1本でもタバコの種類，銘柄，吸い方により，タバコ煙の成分，汚染物質の量が異なってくるからである．だから，喫煙の有無，喫煙年数，1日の喫煙本数という喫煙情報は，正確さに限度がある．

とはいえ，一応の情報を与えてくれることも事実である．目安ではあるが，喫煙量を表す指標としてブリンクマン指数があり，1日の喫煙本数と喫煙年数との積で表現される．この値が400をこすと，呼吸器に障害が現れやすいといわれる．筆者が行った調査では，持続性咳・痰の有症率は，20代から60代以上までの10歳ごとのどの年代でも，喫煙しない場合に比べて，1日の喫煙本数が20本程度の時，2倍強高く，40本程度のとき，約3.5倍高いと推察された．喫煙の健康影響は呼吸器にとどまらず，循環器，消化器の疾患や死亡にも影響する．肺がんだけでなく，胃がんや肝臓がんなどの罹患や死亡にも影響を及ぼすと考えられている．

タバコ煙は，一般環境の大気汚染よりも多種の，かつ高濃度の汚染物質を経口で吸入するのだから，健康影響が大気汚染よりも強いことは当然といえる．受動喫煙（本人は喫煙しないが，周囲に喫煙者がいるため，そのタバコ煙をやむなく吸入してしまうこと，強制喫煙と強調された表現が用いられることもある）によって健康影響が生じるとの報告もある．

5) 光化学オキシダント

光化学スモッグの代表的被害である目のチカチカは，主としてPAN（パーオキシアセティルナイトレート）などのオキシダントによる．しかしながら，光化学オキシダントの80〜90％を占めるのはオゾンであり，オゾンもまた有害性がある．オゾン

は特有の生臭い刺激臭があり，酸化力が強いので，直接あるいは水分との反応で生成するヒドロキシラジカルにより，生体組織に損傷を与える．動物曝露実験では，肺水腫，細気管支の繊毛の脱落などが認められている．人の肺機能への影響をまとめると，表6.16のようになる．

光化学オキシダントについての疫学調査は多く，そのほとんどがオキシダント濃度と症状の発生率（有症率，有訴率など）との関連を認めている．筆者の調査では，オキシダント濃度が0.10 ppm以下の日よりも0.15 ppmをこえた日のほうが，眼のチカチカのほか，呼吸器系諸症状，頭痛を訴える人数が有意に増加した．上記疫学調査はいずれも急性影響に関するもので，慢性影響についての報告は見られない．また，図6.13は東京都の昭和51（1976）年度から平成16（2004）年度までの光化学スモッグ被害者数である．なお，調査開始の昭和45（1970）年度から昭和50（1975）年度までは数千人をこえる被害者数であった．これらには初期の心因性による数がかなり混在すると推測されるので，省略した．それでも図に見られるように，年度による変

表6.16 オゾンの健康影響

濃度（ppm）	曝露時間	影　響
0.10	2時間	気道抵抗増加，動脈血酸素濃度低下
0.50	6時間	喫煙者が気道抵抗増加 肺活量が指数低下
0.75, 0.37	2時間	肺活量の諸指数や呼吸流量低下 残気量増加，0.75 ppmで喫煙者顕著
0.60〜0.80	2時間	肺一酸化炭素拡散能低下 肺活量の諸指数低下
0.75	2時間	肺気道抵抗増加 瞬間呼気流量低下
0.90	5分間	気道抵抗増加（曝露後5分で増加）

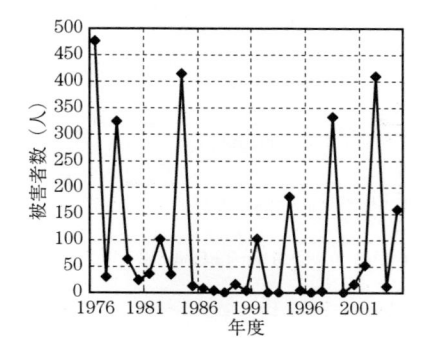

図6.13 光化学スモッグ被害者数の年次推移（東京都）

動が激しく,光化学スモッグ被害が減少したとは必ずしもいえない.

6.2.6 防止対策
a. 環境基準

環境基準とは,人の健康を保護し,生活環境を保全するうえで維持されることが望ましい基準である(環境基本法第16条).したがって,行政施策の総合的かつ適切な実施により,その確保に努めるべき目標であり,具体的な施策が防止対策ということができる.わが国の大気汚染物質の環境基準は表6.17のとおりで,昭和58(1983)年に二酸化硫黄,一酸化炭素,二酸化窒素,浮遊粒子状物質(SPM),光化学オキシ

表6.17 大気汚染物質にかかわる環境基準

物 質	環境上の条件	測定方法
二酸化硫黄(SO_2)	1時間値の1日平均値が0.04 ppm以下であり,かつ,1時間値が0.1 ppm以下であること	溶液導電率法または紫外線蛍光法
一酸化炭素(CO)	1時間値の1日平均値が10 ppm以下であり,かつ,1時間値の8時間平均値が20 ppm以下であること	非分散型赤外分析計を用いる方法
浮遊粒子状物質(SPM)	1時間値の1日平均値が0.10 mg/m^3以下であり,かつ,1時間値が0.20 mg/m^3以下であること	ろ紙捕集による重量濃度測定方法またはこの測定方法によって測定された重量濃度と直線的な関係を有する量が得られる光散乱法,圧電天秤法もしくはベータ線吸収法
光化学オキシダント(Ox)	1時間値が0.06 ppm以下であること	中性ヨウ化カリウム溶液を用いる吸光光度法もしくは電量法,紫外線吸収法またはエチレンを用いる化学発光法
二酸化窒素(NO_2)	1時間値の1日平均値が0.04〜0.06 ppmまでのゾーン内またはそれ以下であること	ザルツマン試薬を用いる吸光光度法またはオゾンを用いる化学発光法
ベンゼン	1年平均値が0.003 mg/m^3以下であること	キャニスターもしくは捕集管により採取した試料をガスクロマトグラフ質量分析計により測定する方法またはこれと同等以上の性能を有すると認められる方法
トリクロロエチレン(TCE)	1年平均値が0.2 mg/m^3以下であること	
テトラクロロエチレン(PCE)	1年平均値が0.2 mg/m^3以下であること	
ジクロロメタン	1年平均値が0.15 mg/m^3以下であること	
ダイオキシン類	1年平均値が0.6 pg-TEQ/m^3以下であること(PEQは毒性等量という換算指標)	ポリウレタンフォームを装着した採取筒をろ紙後段に取り付けたエアーサンプラーにより採取した試料を高分解能ガスクロマトグラフ質量分析計で測定する方法

ダントが指定され，平成9（1997）年以降にベンゼン，ダイオキシン類，トリクロロエチレン，テトラクロロエチレン，ジクロロメタンが指定された．環境基準による大気汚染の評価方法（環境基準の達成状況）については，二酸化硫黄，SPM，一酸化炭素に短期的評価と長期的評価が定められており，二酸化窒素は長期的評価により取り扱うこととされていて，光化学オキシダントは，環境基準値により評価することになっている．

ただし，環境基準は，被害に関して厳密な科学的な根拠があるとの印象を与えがちであるが，環境基準値が達成できれば安全で，できなければ危険かというと，必ずしもそうとはいえない．実際には，まだ正確な測定資料が得られないままに，ガイドラインとしての意味合いから，専門家の経験的な意見を踏まえて，基準値が決定されている．産業界の意見も考慮されている．複合汚染については明確でない．よって，健康影響について，基準値は目安ではあるものの，基準値との比較のみで健康影響を評価することは危険である．

環境基準は国際的に合意された事項ではない．主要大気汚染物質（二酸化硫黄，二酸化窒素，一酸化炭素，浮遊粒子状物質，光化学オキシダント）について各国の環境基準を併記すると，表6.18，6.19のようになる．二酸化硫黄については，制御の進んだ日本とWHOに比べて，石炭を主要エネルギー源とする国や石油の硫黄分が高い国では基準値も高めに設定している．また，中国の場合は基準値というよりも目標値である．二酸化窒素もやや同様の傾向がうかがわれ，各国の社会的事情が基準値設定にも反映する．一酸化炭素については，日本はほかの国よりもむしろゆるい基準値を採用している．浮遊粒子状物質については，日本のみがSPMによる基準値としている．諸外国のほとんどはPM10やTSP（総粉じん）を採用する．これは諸外国が米国で開発された浮遊粒子状物質測定機器を採用していることによるためで，測定精度や性質によるためではない．光化学オキシダントについては，標準測定器の測定物質が光化学オキシダントかその主成分であるオゾンであるかによる．また，ピーク濃度を問題とするので，いずれの国も1時間値を基準としている．このように，環境基準は健康影響を根拠に定められているとは必ずしもいえず，標準測定方法も統一されてはいないので，濃度のみの国際比較は適切でない．

b．環境基準の適合状況

環境基準の適合状況が健康影響への程度を表す根拠になりうるかは別として，大気汚染防止対策への効果を評価するために，環境基準の適合状況は重要な資料となる．二酸化硫黄は現在の環境基準となった昭和48（1973）年度の時点で環境基準達成率が46％でしかなかったが，翌年60％，翌々年は80％と急速に伸び，昭和57（1982）年度に99％をこえてからは以後100％近くを続けている．

二酸化窒素の場合，現在の環境基準となった昭和53（1978）年度から平成15（2003）年度まで，一般局では約1000測定局からはじまり，最高時の1466測定局までの中で，環境基準達成率は約93％から徐々に増加し，平成15年度には99.9％

表6.18 世界の SO_2, NO_2, CO の環境基準

国	SO_2(ppm)			NO_2(ppm)			CO(ppm)		
	年平均	24h平均	1h値	年平均	24h平均	1h値	24h平均	8h値	1h値
日本	0.018	0.04	0.1	(0.02〜0.03)	(0.04〜0.06)	(0.1〜0.2)	10	20	
米国	0.030	0.14		0.053				9	35
メキシコ		0.12				0.21		13	
ブラジル	0.053	0.17		0.053		0.17		9	35
英国(EC)	0.014〜0.021	0.035〜0.053		0.027	0.07				
ドイツ	0.050		0.15(30分)	0.040		0.11		9	24
オーストラリア	0.020					0.16		9	
中国(1)		0.02	0.05		0.03	0.05	3		9
中国(2)		0.05	0.17		0.05	0.08	3		9
中国(3)		0.09	0.24		0.08	0.15	5		17
WHO	0.017	0.04	0.12		0.08	0.21		9	26

注）中国は (1) 感受性が高い特別保護地域, (2) 典型的な都市および田園地域, (3) 特別産業地域. NO_2 の（ ）は基準値でなくその根拠を示す.

表6.19 世界の粒子状物質と光化学オキシダントの環境基準

国	粒子状物質 ($\mu g/m^3$)					光化学オキシダント (ppm)			
	種類	年平均	24h平均	1h値	備考	種類	24h平均	8h値	1h値
日本	SPM		100	200	100% cut	オキシダント			0.06
米国	PM 10		150		50% cut	オゾン			0.12
	PM 2.5	15	65						
メキシコ	PM 10		150		50% cut	オキシダント			0.11
ブラジル	PM 10	50	150		50% cut	オゾン			0.08
英国	PM 10	40	50		50% cut	オキシダント			
ドイツ	PM 10	100		200	50% cut	オゾン			
オーストラリア						オキシダント			0.12
中国(1)	PM 10	40	50		50% cut	オゾン			0.06
中国(2)		100	150						0.08
中国(3)		150	300						0.10
WHO	PM 10		70		50% cut SO_2汚染時	オゾン	0.04〜0.06	0.075〜0.100	

注）中国 (1)〜(3) は, 表6.18と同様.

に達した．一方，自排局ではこれよりも低く，図6.14に測定局数と達成率の年次推移を示す．測定局数は25年間で2倍以上増加した．達成率は50%台から90%近くへと顕著な増加傾向を示している．ただし，かなり変動があり，一つには測定局数の増加が関与する可能性がある．また，地域を大都市に限定すると，達成率は低下する．自動車 NO_x 法の対象地域に限定したとき，平成15年度の達成率は78%で，約10%低下した．

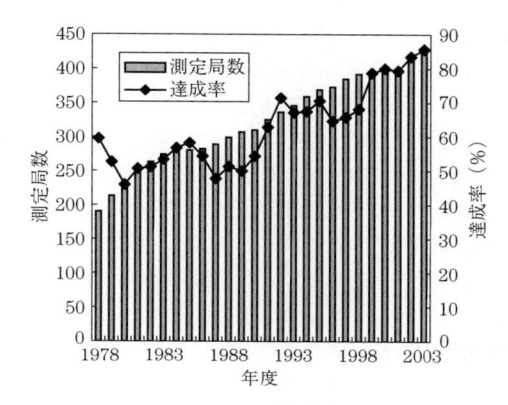

図 6.14　自排局における二酸化窒素環境基準適合状況

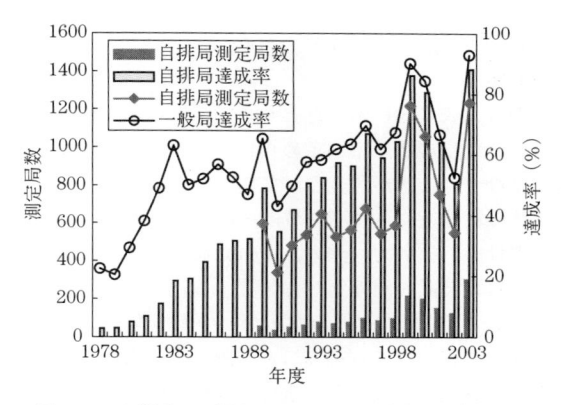

図 6.15　自排局, 一般局における SPM 環境基準適合状況

　一酸化炭素については環境基準達成率が上記期間中ほぼ 100% を継続した．ただし，環境基準の国際比較では，日本は諸外国よりも高い．そのため，上記の結果になった可能性が強く，一酸化炭素について安全であることを意味するものではない．
　SPM について，大気汚染常時測定局の一般局と自排局における環境基準の適合状況（昭和 53 (1978) ～平成 15 (2003) 年度）を図 6.15 に示す．測定局数はこの間しだいに増加し，平成 14 (2002) 年度末までで一般局が 958 局から 1558 局，自排局が 90 局から 364 局となっている．調査対象数が変化しているので，達成率をそのまま比較することは適当ではないが，大まかな適合状況の年次変動を見ることができる．当然のごとく，達成率は一般局が自排局を上回っている．昭和 62 (1987) 年から平成 10 (1998) 年までは一般局，自排局ともに大きな変化はないが，若干増加傾向が

見られる．最近の達成率は，平成11 (1999) 年度と平成15 (2003) 年度に急上昇しているが，それ以外は，一般局が60〜70%，自排局が40〜50%程度である．

この達成率は全国の平均であり，大都市ほど達成率が低い．その原因は自動車排出ガスにあることはいうまでもない．SPM以上に自動車排出ガスの影響が大きい窒素酸化物の削減を目標として，国は，平成4 (1992) 年に自動車NO_x法 (188頁，参照) を制定し，特定地域における総量削減計画を行ってきたが，SPMについてもその必要があるとして，平成13年にこれを改定し，自動車NO_x・PM法を制定した (詳細は後述)．この法が達成率や濃度にどの程度の効果を奏するかはもう少し時間を待たねばならない．

c. 防止対策（発生源対策）

大気汚染物質の防止対策としては，おもに固定発生源対策と移動発生源対策に分けられる．また，対策のとり方として，ハード面（設備）とソフト面（運用）の方法がある．ハード面としては，後述する装置のような防止設備の導入，拡充，改良などであり，ソフト面としては，原料や生産方法の選択（たとえば，低硫黄重油），変更，使用の規制（総量規制，交通規制）などである．

1) 固定発生源対策

固定発生源の種類は，表6.8に示したとおりで，ばい煙や粉じんなどの発生施設に対しては，排出基準や総量規制基準が定められており，①集じん，②排煙脱硫，③重油脱硫，④排煙脱硝などの技術が開発されている．

集じんとは，気体中に浮遊する粒子を分離・除去する操作で，ばい塵や粉じんなどのダストを重力，慣性力，拡散力，熱力，電気力などにより分離する．現在，重力集じん装置，遠心力集じん装置，洗浄集じん装置，ろ過集じん装置，電気集じん装置の6種が利用されており，とくに，火力発電所などの大規模施設では電気集じん装置が活用され，小型の発生源施設ではろ過集じん装置が広く用いられている．また，気体中の粒子や気流中から分離した粒子を，水そのほかの液体によって濡らす湿式集じん装置と水や液体を用いないで粒子を捕集する乾式集じん装置とがある．

排煙脱硫の方式にも湿式と乾式があり，湿式はアルカリなどの水溶液を吸収剤とし，乾式は固体状の石灰石または活性炭などを吸収剤とした．排煙脱硫装置は図6.3のように処理能力を向上させた．排煙脱硫の効果がまだ十分でない1960年代に，硫黄酸化物濃度の上昇を防止するため，排出基準としていわゆる「K値規制」が導入された．このK値規制は，日本独特の規制方式で，煙突の高さに応じて硫黄酸化物の許容排出量を定め，地上の濃度が一定以下になるように基準式の定数Kを地域のばい煙発生施設の集合度などによって決定する．煙突が低いほど，硫黄酸化物の排出量を少なくしなければならないこととなる．

昭和43 (1968) 年制定当時は局地的な高濃度の二酸化硫黄汚染の解消に効果的であったと評価されている．K値は3.0〜17.5まで16区分され，小さいほど厳しい．現在はこのK値規制に加え，総量規制で硫黄酸化物対策としている．

6.2 大気汚染

　窒素酸化物対策としての排煙脱硝装置の設置状況についても，設置基数および処理能力は着実に増加し，平成13（2001）年末の排煙脱硝装置設置数は約1478基，総処理能力は3億7600万 $m^3 N/h$ となっている．ボイラーなどの固定発生源からの脱硝技術は，炉内脱硝法，排煙脱硝法に大別され，排煙脱硝法には，乾式であるアンモニア接触還元法，無触媒還元法，活性炭法，電子線照射法，湿式である酸化還元法などがある．日本で実用化されているものの大部分が乾式であり，乾式の中でもアンモニア接触還元法が最も多く，処理能力で全体の約90%を占めている．固定発生源に対する窒素酸化物対策としては，排出基準のほか総量規制も導入している．

2）移動発生源対策

　移動発生源の主対象は自動車で，移動発生源対策のほとんどが自動車排出ガス対策といえる．この対策にもハード面とソフト面があり，ハード面としては，①自動車排出ガス規制，②低公害車などの普及促進を行い，ソフト面として，③自動車の効率的な利用や公共交通への利用転換などによる交通需要マネジメント（TDM：transportation demand management），④交差点などの局地汚染対策などが進められている．

　自動車排出ガス規制は，自動車1台ごとの排出ガス量の許容限度が定められ，道路運送車両法に基づく道路運送車両の保安基準により確保されることになる．現在日本国内で行われている自動車排出ガス規制の手法は，単体規制，車種規制，運行規制とよばれる3種に大別される．

　単体規制は，一定の走行条件下で測定された排気ガス濃度が基準を満たす排ガス性能を持つ車両のみを製造・輸入・販売させる規制手法である．新車登録時のみに適用され，中古車および使用過程車には適用されない．狭義の自動車排出ガス規制はこの手法による規制をさす．たとえば，窒素酸化物では規制のなかった昭和48（1973）年以前に比べて，平成17（2005）年には，ガソリン乗用車で2%以下，ディーゼルトラック・バス（重量車）で10%以下の規制値に抑えられている．粒子状物質においても，規制の開始当時に比べて，ディーゼル乗用車（車両重量1.25 t 以下），ディーゼルトラック・バス（重量車）では10%程度にまで規制値が抑えられている．窒素酸化物や粒子状物質の排出量が多いディーゼル乗用車については，粒子状物質減少装置（DPF[*6]や酸化触媒）の装着を行うことを推奨している．

　　[*6] DPF とは diesel particulate filter，ディーゼル微粒子除去装置のこと．自動車の排気管の一部にフィルター装置を装着することによって，排出ガス中の粒子状物質を除去する．東京都の条例（都民の健康と安全を確保する環境に関する条例）では，都内を運行する使用過程にあるディーゼル車について粒子状物質の排出量許容限度を設けて規制しているが，知事が指定するDPFを装着していれば規制に適合するとみなすこととしている．

　車種規制は，一定の走行条件下で測定された排気ガス濃度が基準を満たしていない車両の新規登録，移転登録および継続登録をさせないことによる規制手法である．中古車および使用過程車も対象となるため単体規制よりも新車代替が促進される．後述の自動車 NO_x・PM 法による規制がこれにあたる．

表6.20 交通需要マネジメント（TDM）施策例

自主規制・PR	自動車利用の自粛を呼びかける 公共交通への転換を図る
誘　導	自動車の乗り方を工夫する 物流のシステムを効率化する 経路の変更を促す
調整・抑制	就業場所や勤務時間を工夫する 駐車や駐車場の使い方を工夫する 自動車の利用を調整・抑制する

運行規制は，車種，用途，燃料種，排ガス性能そのほかについて要件を定めて車両の運行を制限し，排ガス性能の劣る車両の流入阻止や渋滞緩和を図り沿道の大気汚染を防止する規制手法で，ハード面とソフト面をあわせた対策である．埼玉県，千葉県，東京都および神奈川県ならびに兵庫県の各都県条例によるディーゼル規制や尾瀬，乗鞍スカイライン，上高地などで自然保護のために行われるマイカー乗り入れ規制がこれにあたる．

低公害車とは，従来のガソリン車やディーゼル車に比べて，窒素酸化物，粒子状物質などの大気汚染物質の排出が少ない，またはまったく排出しない電気自動車，天然ガス自動車，メタノール自動車，ハイブリッド自動車などをいう．これらの低公害車の普及促進も大気汚染を防止する上で有効な対策と期待されている．そのためさまざまな機関や団体が低公害車の導入支援を行い，税制上の優遇措置も行われている．

幹線道路周辺や中心市街地などの自動車交通量が多く，環境濃度の高い地区については，自動車の効率的な利用や公共交通への利用転換などの方法で，交通行動の変更を促すことにより，交通需要を的確に管理することを交通需要マネジメント（TDM）とよぶ．交通量そのものに着目し，その抑制を図るTDMの施策例を表6.20に示す．これにより自動車走行量の減少，燃料消費量の減少，渋滞の減少を図るとしている．ただし，効果については明らかでない．そのほか，エコドライブ（アイドリングストップ，一定速度の走行，惰性走行などにより燃費の著しい向上を目指した運転方法）が推奨され，土壌による大気浄化システムや光触媒を用いた窒素酸化物浄化システムなども検討されている．

3） 光化学スモッグ対策

光化学スモッグ対策は，光化学スモッグの原因物質である窒素酸化物，炭化水素などの大気汚染物質の排出を規制することであり，上記の発生源対策と同様である．ただし，大気汚染防止法では光化学スモッグ対策として，「人の健康又は生活環境に係る被害が生じるおそれがある場合には，都道府県知事はその事態を一般に周知し，ばい煙を排出する工場・事業場や自動車の運転者に対し協力を求めることができる」などを規定している．この対策がほかの汚染物質と異なるのは，光化学オキシダント濃度が1時間値で0.12 ppmをこえたときに注意報，0.30 ppmをこえたときに警報を

地域に発令して住民に注意を促すとともに，その際には，窒素酸化物や炭化水素を排出する工場・事業場に排出量の削減を求めたり，交通規制を強化したりすることができると規定していることである．

4） モニタリングとサーベイランス

　大気汚染防止対策の目的は，大気汚染が人の健康や生活，さらには産業に有害な影響を及ぼす懸念があるからであり，実際に被害が現れていることは前にも述べたとおりである．大気汚染物質の排出をすべて禁止すればその懸念は解消するが，人間活動がある限り，それは不可能である．とすれば，許容範囲の設定が必要となり，許容範囲をこえるおそれがある場合に規制する，つまり，防止対策が必要になる．そのためには，それぞれの大気汚染物質の濃度が測定されていなければならない．場所や時間を考慮すると，測定数は大量になる．

　しかし，地球上の全大気汚染物質の種類は，分類方法にもよるが，数百以上にも及ぶといわれている．これらの物質すべての濃度を測定することはほとんど不可能であろうし，有害な影響を及ぼすおそれのない程度の濃度の物質については無駄が多い．また，測定が容易でない物質については，研究目的の場合を除いて大量の測定には適さない．そこで，有害な影響を及ぼすおそれがあり，測定が比較的容易な物質が大量測定に適しているといえる．環境基準が設定されている物質は，健康影響だけでなく，測定の容易さも考慮されている．この容易さには，技術上の要素と経済上の要素が含まれている．また，測定する物質と同一発生源の物質については，反応などによる発生後の変化が小さければ，測定物質濃度の消長と同じ傾向をもつので，測定物質を指標としてみなしうる．

　ある地域における大気汚染物質の汚染の程度を評価するには，一定期間継続的に測定し，情報を収集することが必要である．これを大気汚染物質モニタリングとよぶ．現在は高濃度であっても，明らかな減少傾向が見られる場合には，この物質について大気汚染が改善されていると評価できる．逆に，現在は低濃度であっても，明らかな増加傾向が見られる場合には，この物質について大気汚染は悪化し，放置は適当でないと判断される．モニタリングの目的の一つは，大気汚染物質濃度の消長の情報を収集することで，大気汚染物質の防止対策としては，現在の状況だけでなく，将来の起こりうる状況についても眼を向けていかなければならない．

　環境基準は，その濃度をこえる場合に，大気汚染による被害が起こりうることを考慮している．したがって，環境基準を達成しているかどうかは，大気汚染物質の防止対策上で留意しなければならない．だから，環境基準の達成状況の情報を収集することもモニタリングの目的の一つであって，二酸化窒素や浮遊粒子状物質の達成状況が低下することは，防止対策が急務であることを示している．

　複数の地域において，慢性呼吸器症状などの健康調査が行われていれば，その地域のモニタリング情報は，大気汚染の健康影響を検討する際の重要な情報となる．慢性症状は，長期間の原因の積み重ねで発症することが多い．大気汚染が原因またはその

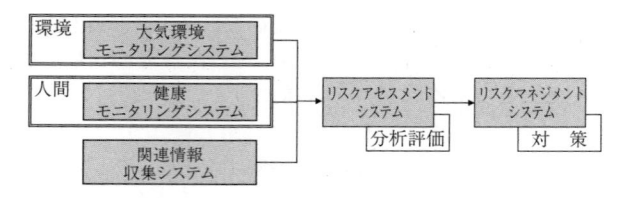

図 6.16 サーベイランスシステムの構成

一部になる場合，モニタリングによる長期間の大気汚染物質濃度の情報収集が必要である．サーベイランスはモニタリングにより収集した情報の増減や数値を監視することで，サーベイランスシステムは，これを一体化し，システム化することである．健康影響に関するサーベイランスとは，「モニタリングプログラムやほかの利用しうる資料面から集められたデータを，人口集団の健康状態の早期変化を探知するために，評価し，解釈すること」である．

大気汚染のサーベイランスに関しては，中央公害対策審議会専門委員会が，昭和48（1973）年の報告書の付具で，「大気汚染とその地域人口集団への影響の両者を関連づけたサーベイランス計画が確立され，実効のある監視が継続的に実施されることによって，大気汚染から人口集団の保護の保障が得られ，かつ先見性をもった判定条件が充実されるであろうことについての認識が一般化されねばならない」と述べている．大気汚染健康影響のサーベイランスシステムの構成要素を考えると，大気汚染物質などの大気環境に関するモニタリングと健康に関するモニタリングがまず必要である．次に，大気汚染物質の健康影響について，現在の状況を分析し，評価するとともに，将来の状況をも予測し，評価することが必要になる．この状況の評価をアセスメントとよび，とくに有害性の評価をリスクアセスメントとよぶ．さらに，その結果を対策に結びつけ，行政対応することが必要になる．リスクを管理するとの意味で，これをリスクマネジメントとよぶ．これらの要素は，それぞれがシステム化していなければならない．また，関連した情報の収集も必要である．図 6.16 はサーベイランスシステムの簡単な構成を示している．

d．規制法
1）環境基本法（公害対策基本法）

1960 年代後半になって，わが国で四大公害病（水俣病，第二水俣病（新潟水俣病），イタイイタイ病，四日市ぜん息）が社会問題となり，それまでのばい煙規制法や水質 2 法（水質保全法，工場排水規制法）などの個々の対症療法的な規制ではもはや対応できず，公害対策の基本原則を明らかにし，総合的統一的に推進していくことが重要という意見が強くなっていた．公害対策基本法は，この時期である昭和42（1967）年 8 月に制定された．同法第 1 条には，「事業者，国及び地方公共団体の公害の防止に関する責務を明らかにし，並びに公害の防止に関する施策の基本となる

事項を定めることにより，公害対策の総合的推進を図り，もつて国民の健康を保護するとともに，生活環境を保全することを目的」とすることが明示されている．

公害対策基本法の骨子は，国民の健康で文化的な生活を確保するために公害の防止がきわめて重要であることを明確化し，公害の定義，国・地方公共団体・事業者の責務，汚染者負担の原則，環境基準，白書の作成，公害防止計画，紛争処理，被害者救済や費用負担，公害対策審議会などであった．1年後に制定された大気汚染防止法や水質汚濁防止法などは同様の理念に基づいている．

しかし，公害対策基本法は環境に直接影響を与える行為を抑制しようとする発想に立ち，警察的な取締りの考え方を背景とするために，将来世代の利益や国境をこえた地球的な利益を保護すべきことが明示されていなかったという意見が強くなった．とくに，規制が継続し，防止技術が進歩して，わが国の環境が向上したとの見方が増えた1980年代後半に顕著になってきた．この意見の背景には，ちょうど日本経済が最も活発になった時期であったことも感じられる．

環境基本法は，こうした状況を踏まえて，規制法としての性格を残しつつも，地球化時代における環境政策の新たな枠組みを示す基本的な法律として，平成5 (1993) 年11月に制定された．これに従い，従来の公害対策基本法は廃止された．環境基本法は，①環境の恵沢の享受と継承，②環境への負荷の少ない持続的発展が可能な社会の構築，③国際的協調による地球環境保全の積極的推進などを基本理念としている．このほか，国，地方公共団体，事業者，国民の責務を明らかにし，環境保全に関する施策（環境基本計画，環境基準，公害防止計画，経済的措置など）も規定している．

2) 大気汚染防止法

日本で最初の大気汚染防止に関する法律は昭和37 (1962) 年に制定された「ばい煙の排出の規制等に関する法律」（いわゆる「ばい煙規制法」）であった．ばい煙規制法は，石炭の燃焼によるばい煙の規制に一定程度には効果を発揮した．しかし，社会におけるエネルギーの需要が増大し，主要な燃料が石炭から石油に移行すると，硫黄酸化物の排出量が増え，この規制法では対応しきれなくなってきた．また，自動車排出ガスの規制が含まれていなかったことも大きな問題であった．公害対策への抜本的な改正が要請された時期でもあり，昭和42 (1967) 年8月に公害対策基本法が制定されたのに続き，昭和43 (1968) 年6月に，ばい煙規制法を根本的に見直した大気汚染防止法が制定された．

大気汚染防止法は，①工場および事業場における事業活動や建築物の解体にともなう「ばい煙」や「粉じん」の規制，②有害大気汚染物質対策の推進，③自動車排出ガスにかかわる許容限度を定めることなどが盛り込まれている．また，無過失であっても健康被害が生じた場合における事業者の損害賠償責任（無過失責任）を定めることにより被害者の保護を図ることも規定している．

しかし，この大気汚染防止法においても大気汚染の状況に改善が見られなかった．そのため，昭和45 (1970) 年の第64回国会（いわゆる公害国会）で，公害問題の早

急な改善と汚染の防止を徹底するため，公害関係法令の抜本的整備が行われた．この改正で，指定地域性を廃止して全国的規制の導入，上乗せ規制の導入，規制対象物質の拡大，直罰規定の導入，燃料規制の導入，粉塵規制の導入がなされた．この際の大幅な改正が現在の原型になっている．その後も，昭和47（1972）年の無過失賠償責任規定の整備，昭和49（1974）年の総量規制制度の導入，平成元（1989）年の特定粉塵（アスベスト）規制の導入，平成7（1995）年の自動車燃料規制の導入，平成8（1996）年のベンゼンなど有害化学物質規制の導入，平成16（2004）年の揮発性有機化合物（VOC）規制の導入と改正がなされてきている．

3） 自動車 NO_x・PM 法

ディーゼルエンジンはガソリンエンジンよりも窒素酸化物，粒子状物質の排出量が多く，大都市圏では環境基準の達成が困難であった．この状況から，自動車から排出される窒素酸化物による大気汚染が著しい地域について，二酸化窒素の環境基準の確保を図るため，既述のように自動車 NO_x 法が平成4（1992）年に施行された．この法律では，自動車の交通が集中している地域で，これまでの措置によっては二酸化窒素にかかわる環境基準の確保が困難であると認められる地域（首都圏，関西圏）が特定地域として指定された．特定地域では，トラック・バスなどについて大気汚染防止法に基づく自動車排出ガス規制のうち，車両総重量の区分ごとに最も厳しい規制に適合しない古い自動車などについては使用を認めないこと（車種規制），共同輸配送，モーダルシフトなどの物流対策，公共交通機関の整備などの人流対策が推進された．

この法律で多少の改善が見られたものの，必ずしも十分でなく，また，粒子状物質（PM）は尼崎公害訴訟などで健康被害と因果関係が認定されたことを受けて，平成13（2001）年6月に自動車 NO_x 法の改正法（自動車 NO_x・PM 法）が成立した．

自動車 NO_x・PM 法には，自動車 NO_x 法に加えて，①都府県ごとに策定される総量削減計画，②車種規制（対策地域のトラック，バス，ディーゼル乗用車などに適用される自動車の使用規制）の強化，③事業者排出抑制対策（一定規模以上の事業者の自動車使用管理計画の作成などにより窒素酸化物および粒子状物質の排出の抑制を行う仕組み）などが盛り込まれている．対策地域も首都圏，関西圏に加え，中部圏（愛知県，三重県）が含まれることになった．目標として，平成22（2010）年までに，対策地域において，二酸化窒素については大気環境基準をおおむね達成すること，粒子状物質については自動車排出分の総量を削減し，大気環境基準をおおむね達成することとしている．

6.3 花　　粉

6.3.1 花粉症の経緯

a． 花粉症とは

花粉症とは花粉によって引き起こされるアレルギー症状をいう．毎年，樹木や草花

の花粉が舞う季節にくり返して起こり,花粉が目や鼻の粘膜に接触することでアレルギー症状が現れる.鼻のおもな症状は,鼻水,くしゃみ,鼻づまり,鼻のかゆみなどで,「立て続けに出るくしゃみ」,「止めどもなく流れる水のような鼻水」,「夜も眠れないような頑固な鼻づまり」を三大症状とする.眼のアレルギーの代表は結膜花粉症で,「かきむしりたくなるほどの眼のかゆみ」を覚え,急性アレルギー性結膜炎ともよばれている.そのほかに,喉の症状として,喉のかゆみや痛み,気管支の症状として,せき込み発作やぜん息を訴えることがある.また,花粉症になると肉体的に苦痛なだけでなく,イライラしたり,憂うつになるなど,精神的にも変調を来し,日常生活に大きな影響を与える.花粉症はアレルギー性鼻炎の一つで,季節性アレルギー性鼻炎ともよばれる.

花粉症をもたらす可能性のある植物は決して少なくはない.スギ,ヒノキ,ブタクサ(イネ科),カモガヤ(キク科)などがあり,スギやヒノキは春先に,ブタクサやカモガヤは初夏から初秋にかけて花粉量がピークになる.米国ではこのほかにカタバミ,オオバコ,トネリコ,カバ,ヒッコリー,カシ,スズカケノキなども原因植物であるといわれている.実際に被害が確認された植物は以下の5条件を満たすものと考えられている.

① 花粉が抗原性を有する
② 原則として風媒花粉
③ 花粉が大量に産生される
④ 花粉が軽く,遠くまで飛散する
⑤ その花粉の植物が広範囲に分布し,生育密度が高い

この条件を満たすおもな植物の花粉が産生される季節別分類を示すと表6.21のようになる.日本ではスギやヒノキの花粉量が他の植物の花粉量に比べると,総量で圧倒している.そのため,日本の花粉症は80%以上がスギやヒノキによって引き起こされている.ヒノキによる花粉症の症状がスギによる花粉症の症状と同様であることから,両者の花粉をあわせてスギ花粉とよんでいる.被害の発現は花粉の発生時期で

表6.21 花粉症をもたらすおもな植物

春(樹林)	スギ科	スギ
	ヒノキ科	ヒノキ,サワラ
	カバノキ科	シラカバ,ハンノキ,オオバヤシャブシ
	ブナ科	クヌギ,コナラ
夏(草)	イネ科	スズメノテッポウ,カモガヤ,ホソムギ,オオアワガエリ
	ガマ科	ヒメガマ・コガマ
秋(雑草)	キク科	ブタクサ,オオブタクサ,ヨモギ,セイタカアワダチソウ
	イネ科	イネ,ススキ
	クワ科	カナムグラ

ある2～4月に集中する．

b．花粉症の歴史

花粉症の歴史を紐解いてみると，実は明確でない．花粉自体は太古から存在するので，昔から起きていて不思議でない．紀元前500年頃のヒポクラテスによる記録に，それらしい記述があるという（ぜん息についての記述ではないかとの説もある）．紀元前100年頃の中国の記録にも，春になると鼻水および鼻づまりがよくあるとの記録がある．

1819年に英国のJohn Bostockが，春や秋にヨーロッパでは，昔から干し草を扱っている人の鼻症状，ぜん息，流涙などを示した臨床記録が最初とされている．Bostockはこれを枯草熱（hay fever）とよんだ．1870年代にその原因が花粉であることがわかり，それ以来，この病気は花粉症（pollinosis, pollen allergy）とよばれるようになったが，欧米では現在でもhay feverとよぶことが多い．わが国の花粉の空中飛散状況の調査は1930年代からはじめられ，昭和28（1953）年にわが国でも，米国で花粉症の主要原因となっているブタクサ花粉の飛散が確認され，昭和36（1961）年に最初のブタクサ花粉症例が報告された．スギ花粉症は昭和39（1964）年に日光で発見され，以後多くのスギ花粉症例が報告されるようになった．前述のように，わが国ではスギ花粉症が80%以上とほかの花粉症を圧倒し，現在花粉症の患者数は全国で約1300万人とも推定されている．

このように花粉症の患者数が増加した要因として，第1には，スギ花粉量が増加したことがあげられ，第2に，花粉症が正しく認識されるようになったことがあげられる．さらに，大気汚染や食生活の欧米化，ストレスの増加による免疫力の低下，居住空間の密閉化で呼吸器アレルギーにかかりやすいこと，道路の舗装が進み，花粉が再飛散しやすくなったことなどが考えられている．

6.3.2　ス ギ 花 粉

a．スギ花粉の実態

スギは古くから日本に分布し，全国各地に大木が見られる．中でも屋久島では縄文杉（図6.17）など樹齢1000年をこえる天然杉であることがよく知られている．といっても，花粉を放出する雄花（図6.18）はこれらの天然杉には少ない．このような天然杉は，現在，青森県西津軽郡矢倉山を北限とし，屋久島の南部山地を南限としてスギの天然林が点在する．樹種別樹林地面積では，平成12（2000）年の天然林面積は1316万ha（人工林面積は1031万ha）であった．うち天然林の針葉樹面積は243万ha（18.5%）で，その4割がスギとして，約100万haになる．一方，人工林のうち針葉樹面積が1009万ha（98%）で大半を占め，スギとヒノキで709万haと，人工林の約70%を占めており，日本のスギやヒノキの多くは人工林であるといってよい．また，スギとヒノキの年次別人工造林面積の推移を見ると図6.19のようになる．スギとヒノキともに1950～1960年代が多い．このことは戦後の復興のため，国の奨

6.3 花粉

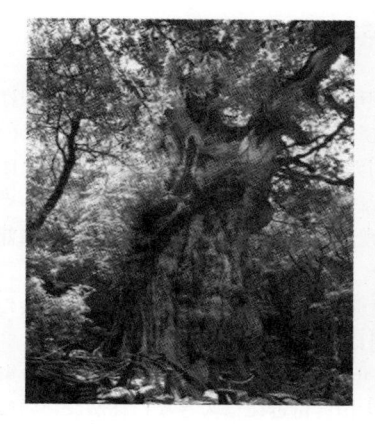

図 6.17 屋久島の縄文杉

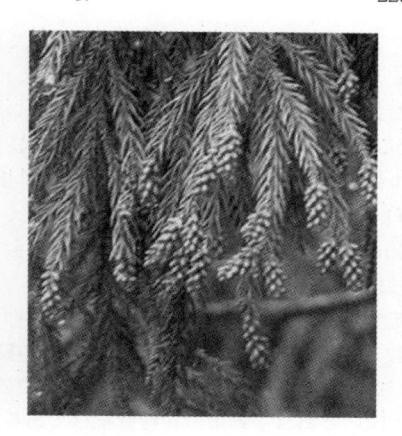

図 6.18 スギの雄花

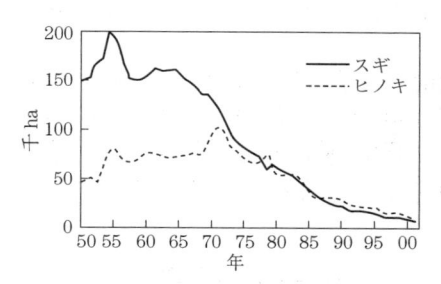

図 6.19 スギとヒノキの人工造林面積年次推移

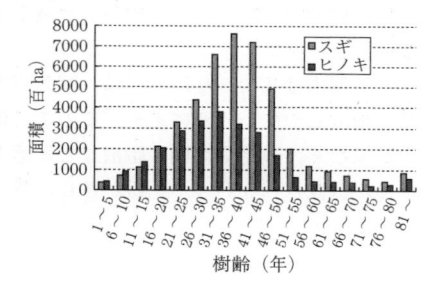

図 6.20 スギとヒノキ人工林齢級別面積（林野庁，2002）

励で杉植林が盛んに行われた結果で，平成14（2002）年の林野庁資料によると，現在スギは樹齢30〜50年程度の樹木が多く，ヒノキはそれより若干若い樹齢が多い（図6.20）．

スギが花粉を十分産生するようになるには樹齢15年が必要で，30〜90年くらいが最も盛んであるといわれる．その後花粉を毎年放出するようになるが，毎年の放出量は気象条件などに左右される．ただし，樹齢が100年をこえるようになると，徐々に放出量が減少する．現在のスギの正確な年齢分布は不明であるが，活発に開花し，最も花粉放出量の多い年代にあるといっても差し支えない．この状態は当分続くことが予想される．さらに，近年は安い輸入木材に押され，30年前には90％以上あった木材自給率は20％まで減少し，林業をとりまく経済状況は悪化の一途をたどっている．そのために，人件費がかかる枝打ち，間伐などの手入れがなされないスギが増え，伸び放題となった枝にはたわわに雄花が着花し，大量の花粉をまき散らすようになっ

た．これも花粉数が増加する一因となっている．

b．都会の花粉

　都会で観測されるスギ花粉はどれくらいの距離を飛ぶのだろうか．正確な情報はないが，スギのような風媒花の花粉は軽く，飛びやすいようにギザギザや，ゴルフのボールのような凹面がある．そのため，80 km 以上，強風に乗ると 200 km（一説には 300 km）飛ぶともいわれている．しかし，これは最大距離のことで，花粉の多くは 10 km 以下で落下する．したがって，都会で観測されるスギ花粉の多くは，近隣郊外の杉林から放出されたものである．

　花粉数は，現在全国各地で観測されている．その花粉数の推移を見ると，都会の花粉数が近隣郊外だけの花粉によるのか疑問に感じることがある．図 6.21 は平成 13（2001）年から平成 15（2003）年までの 3 年間のスギ花粉飛散時期における東京都大田区とあきる野市の花粉数推移である．大田区付近には大きな杉林がないのに対し，郊外のあきる野市には山林地帯が含まれ，かなりのスギが植林されている．にもかかわらず，3 年間の両地点の観測花粉数の比は 2.2 でしかない．ただし，花粉数の測定は局地的であり，この比較が地域全体を代表しているわけではないので，明確でない．

　この理由は 2 つあり，一つは，都会（大田区）では一度落下した花粉が風などにより再飛散しやすいことにある．このことはよく知られている．都会では郊外に比べて土が少なく，道路や家屋の屋根などに落下した花粉が吸収されない構造が多い．そのため，吸収されなかった花粉がさらに舞い上がり，飛散を続けることになる．

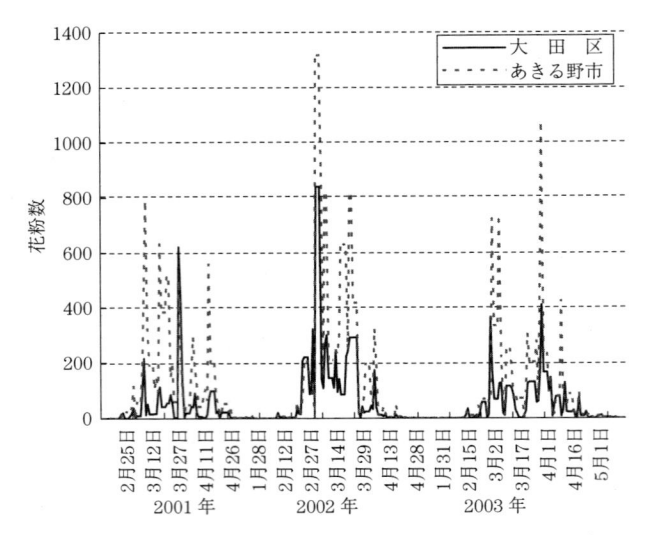

図 6.21　東京都大田区とあきる野市の花粉数推移（2001～2003）

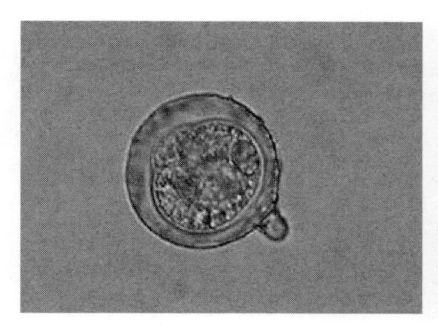

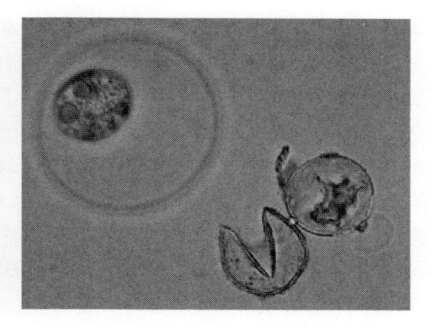

(a) 1次花粉　　　　　　　　(b) 殻が割れて中の抗原が出た2次花粉

図 6.22 スギ花粉（越智伸二氏撮影，Nature Photo Gallery；
http://www3.famille.ne.jp/~ochi/index.html）

　もう一つの理由は，スギの樹木から放出された花粉（1次花粉）は図6.22 (a) のような形をしているが，衝突などにより破損し，分解する（図6.22 (b)）．再飛散花粉（2次花粉）の中には原形をとどめていない花粉も少なくない．たとえば，1個の花粉が3つに分解したとすると，3つはばらばらに飛散する．花粉数を計測する場合，原形をとどめていなくてもスギ花粉であることが明らかであれば，これを1個と計数する．もし，すべての2次花粉がこのように分解した場合，花粉数は3倍になることになる．実際には以下のような分解になるが，放出時よりも花粉数が増加することは確かである．したがって，都会の花粉数は多めに計数されやすい．
　花粉は，核，線形質，アレルゲン，殻，パピラ（突出部）よりなる．花粉が分解すると，中の成分が流れ出るが，アレルゲンは核，殻，パピラにも付着するので，いずれにも花粉症を引き起こす可能性がある．スギ花粉の粒径は 30〜40 μm 程度であるが，分解すればさらに小さくなり，飛散しやすくなる．また，流れ出たアレルゲンを含む線形質は，粒子状物質があればそれに付着し，アレルゲンをもった粒子状物質を作る．つまり，都会の花粉は放出時の花粉とは異なった性質の影響をももたらす可能性がある．

6.3.3　花粉による健康影響
a．花粉症のメカニズム
　花粉症はアレルギーの一種で，そのメカニズムはアレルギー反応と同様であり，体内の過剰防御反応によって生じる．花粉症が起きるまでの簡単な流れを以下に示した．
　体内（ここでは眼や鼻の粘膜）に異物（花粉）が入ってくると，貪食細胞マクロファージがこれを食べ，中にアレルゲン（抗原）があることをリンパ球に伝え，これに対する抗体を産生する．この免疫抗体が IgE とよばれる．産生した IgE 抗体は眼や

鼻の粘膜に含まれる肥満細胞に蓄積される．肥満細胞にはヒスタミンやロイコトリエンなどの化学物質も含んでいる．再び花粉が侵入したとき，花粉はIgE抗体と反応し，肥満細胞からアレルギーを起こす化学物質が放出され，くしゃみ，鼻水，鼻づまり，眼のかゆみ（これらを花粉症四大症状とよぶ）などの花粉症独特の症状を起こすのである．この反応を抗原抗体反応とよぶ．IgE抗体は，原因となる花粉との接触を何度かくり返すうちに体内に蓄積されていく．この蓄積が一定の水準に達したとき，発病する条件が整った状態になる．コップの水がつぎ足され，一杯になったのと同じ状態で，アレルギーコップ[*7]と称される．この状態で再度花粉に接触すると抗原（花粉）とIgE抗体が結びついて花粉症の症状が現れる．つまり，一定の水準に近くはあるが，達していなければ（コップの水が一杯になっていなければ），症状は出ない．いわば花粉症予備軍ともいうべき存在になる．

[*7] アレルギーコップとは，「人はそれぞれアレルギーコップという容量の決まったコップをもっている」と仮定し，幼い頃からアレルゲンとなる食物や環境因子を取り入れていると，やがてコップが一杯になり，中身が溢れ出して花粉症などのアレルギー症が発症するという考え方である．

いいかえれば，IgE抗体の産生機構を抑制する遺伝子（免疫抑制遺伝子）をもっているかいないかということになる．花粉が体内に付着したときにIgE抗体が産生されなければ，花粉が眼や鼻の粘膜に付着しても，症状は現れない．発症する年齢は，大体20～30歳代が中心で，幼い頃から花粉を吸い続けることによってIgE抗体がある水準以上に達すると，突然花粉症の症状が現れるようになる．いったん，この症状が現れると，程度の差はあれ，毎年くり返し花粉症を発症するようになる．遺伝的素因も影響し，先天的にIgE抗体が作られやすい体質（アレルギー体質という）の人もいる．このような人は，アトピー性皮膚炎，アレルギー性鼻炎，気管支ぜん息などとも深くかかわっている．

b．大気汚染の影響

そもそも大気汚染による花粉症への影響が日本で疑われるようになったきっかけは，日光街道周辺の住民の中にスギ花粉症を訴える者が多かったことで，昭和39（1964）年にスギ花粉症患者が発見されてからそれほど年月は経っていない．その後，マウスやモルモットを用いた動物実験によって，ディーゼル排気微粒子DEPがアレルギー性鼻炎などの原因となる高いIgEをもたらす作用のあることがわかってきた．これをアジュバント作用とよぶ．ただし，人間に対して同様の効果をもたらすかについてはあると推察されるものの，確認されてはいない．

また，昭和49（1974）年に東京都秋川市（現あきる野市），昭和51（1976）年に東京都大田区で行われた花粉症調査の結果によると，スギ花粉症標準化有病率は，秋川市が7.5％であるのに対し，大田区は8.9％で，スギ花粉症患者は大気汚染の進行した都会のほうが多いとの結果であった．とはいえ，この結果からただちに大気汚染がスギ花粉症に影響を及ぼすとはいえない．都会の生活環境や食生活が郊外地域とは異

なる可能性があるからである．さらに，6.3.2項b.で述べたように，大田区とあきる野市とでは花粉の性状が異なると考えられる．つまり，現在の知見では，大気汚染が花粉症の発症に直接寄与しているかどうかは明らかでないということになる．また，平成9 (1997) 年に行われたあきる野市と大田区の調査では，あきる野市25.7%に対し，大田区17.7%と，前の調査とは逆転し，有病率がかなり増加している．これは累積患者数の増加のほか，質問方法，花粉症の認識レベルの変化，調査の規模や精度の相違などの原因が考えられるが，結論を導き出すことが容易でないことを示唆している．

もう一度都会の花粉を考えてみよう．DEPなどの粒子状物質が多い都会の地域では花粉と微粒子の以下のような粒子が混在している．

① 完全な形の花粉だけ
② 分解した花粉だけ
③ 粒子状物質
④ 粒子状物質が付着した花粉

花粉として計測される可能性があるのは，①，②，④であるが，①以外はすべて計測されるとは限らない．東京都大田区とあきる野市の例で考えてみると，3年間の花粉数の比はあきる野市が大田区の2.2倍であった．①については，さらにその何倍かの違いがあると推測できる．しかし，②，④については，むしろ大田区のほうが多いと推察される．粒子サイズも，①よりも②，④のほうがおおむね小さいので，空気中での浮遊時間も長くなる（花粉が$30\sim40\,\mu m$であるのに対し，DEPは$1\,\mu m$以下）．①，②，④について，花粉症を発症させる力の比較は明らかでないが，もし，アジュバント作用が明らかであれば，④が最も高い可能性がある．このことから，大田区があきる野市よりもスギ花粉症標準化有病率が高くなりやすいことが推察される．粒子状物質大気汚染の花粉症への影響は，解明されたとはいえないが，否定するより肯定するほうが自然である．

なお，花粉症と大気汚染に関する疫学調査が近年東京都と環境省（いずれも平成15 (2003) 年）で行われ，いずれも関連が見られないとしている．ただし，これには異論があり，手法に問題があるとの見方がある．花粉症の最大要因は花粉自体で，現在大気汚染が強い要因でないことは確かと思われる．したがって，大気汚染などほかの要因の寄与に関しては，統計学的に厳密な調査やモデルによる解析が行われなければならないが，上記調査は必ずしもその要件を満たしていないとの指摘による．つまり，大気汚染は花粉症のリスクファクターの一つであり，花粉症発症に寄与するおそれはあるが，単純な解析では関連が見られなかったと解するほうが適切と考えられる．

c. そのほかの要因

花粉症を引き起こす，つまり，アレルギー体質を強める要因は大気汚染以外にもいくつか考えられる．食生活，ストレス，ハウスダスト，ダニ，遺伝などである．これ

らの要因は，花粉症の発症原因というよりも増悪因子といったほうが適切かもしれない．

花粉以外のアレルゲンとしては，食物（牛乳，卵，大豆，小麦，カニ，エビや食品添加物など），ウイルス，ハウスダスト，ダニ，カビ，動物の毛，化学物質（化粧品，医薬品，ホルムアルデヒドなど），金属，タバコの煙など，多岐にわたる．しかし，個人差が大きく，同一量曝露あるいは摂取しても，アレルゲンになるかどうかは個人によって異なり，ある人はA物質に，ある人はB物質にということが起きうる．この原因はまだ解明されておらず，アレルギー問題の今後の課題である．したがって，花粉にのみ発症する人も存在することになるが，一般的には，連鎖しやすく，よって増悪因子になると考えられている．

食生活においては，上記食物アレルゲンの多量摂取となるインスタント食品，コンビニ食品，ファーストフード，スナック菓子，保存食などを食べ続けていると，アレルギーになる危険性が大きくなる．しかも，食生活が欧米化し，高タンパク，高カロリーの食生活を続けることでも危険性が増大する．このような傾向は都会ほど著しい．また，都会生活で特徴的な気密性の高い建物では，ダニが繁殖しやすく，チリダニアレルギーが増加しているし，ホルムアルデヒドなどの室内汚染の影響も受けやすい．さらに，現代人，とくに都会に居住する人ほどストレスが増加しているといわれる．健康への有害要因である睡眠不足や生活の不規則化も都会人のほうが顕著である．このように，花粉症に影響を及ぼすと考えられる要因は，大気汚染以外にも都会生活者のほうが多い．その意味では，花粉症だけでなく，アレルギー自体が都会病といえるかもしれない．

喫煙は花粉症の患者にとって粘膜の刺激となり，健康人以上に有害な要因となる．ただし，花粉症調査を行うと，喫煙者と非喫煙者の花粉症発症率は喫煙者のほうが少ない．この理由は明らかではないが，アレルギーが免疫によって生じることを考慮すると，花粉に接触したときの抗原抗体反応が喫煙者の場合，鈍くなっていることが考えられる．花粉症はその過剰反応であるが，結果として喫煙者は過剰反応を起こしにくくなっている可能性がある．花粉症だけをとりあげれば喫煙のメリットのように見えるが，免疫力低下になり，必ずしも喜ばしいとはいえない．

6.3.4 花粉症対策

花粉症対策には，花粉数減量（発生源）対策と健康対策とがある．発生源対策は花粉数を減らすことで，わが国ではスギ花粉数を減らすことが主眼になるが，ヒノキや白樺など局地的に集中すると花粉症を引き起こすおそれがある植物に対しては対策を講じる必要が生じる．健康対策として，現在のところ，減感作療法などが提案されてはいるが，曝露からできるだけ逃れる以上に確実な対策は明らかでない．以下にはこれらについて詳述する．

a. 花粉数減量対策

　花粉数の減量，つまり，花粉の飛散量を減少すれば，花粉症もリスクが減少する．スギ花粉について見ると，林野庁は，平成17（2005）年以降の5年間で60万本の無花粉スギを植えるとの計画を打ち出した．東京都は，「花粉の少ない森づくり」というプロジェクトを計画し，今後10年間で花粉の量を2割削減するという目標を立てている．また，全国の自治体でも，大なり小なり無花粉スギの植え替え計画を発表している．しかし，その効果については必ずしも楽観視されていない．必ずしも具体的な効果を推測しての計画とは限らないからである．

　それでも，六甲山周辺におけるオオバヤシャブシ花粉症については，地域住民により植え替え事業などが行われ，花粉および花粉症患者を減らすことができたといわれている．この花粉症患者が多く発生した原因は，安価で，荒地に強いオオバヤシャブシを1960年代の大規模な宅地整備事業にともなって大量に植栽したためであったので，行政（とくに林業行政）の失策によってもたらされた人災とも評された．

　戦後積極的にスギの植林が行われたが，海外からの木材輸入が解禁され，円高などの影響もあって国産材の需要が低下し，現在は外国産の輸入材が80％を占めるに至った．そのために国内の林業が衰退し，本来なされるはずの管理が行われず，事実上多くの杉林は放置されることになった．花粉数の増加した原因の一つが，杉林の放置によるといわれている．したがって，適切な枝打ちや間伐を行うことにより，花粉の飛散量を減少させることができるとの意見がある．ただし，枝打ちや間伐は日当たりをよくしてその林の樹木を大きく育てるためで，かえって花粉が増えるという反論意見もある．最近10年で林野庁が間伐を実施してきた森林面積は，単純計算では日本のスギ・ヒノキ林面積の40％程度にもなるが，花粉発生量が減った事実はないといわれている．しかし，これが行政の無策を容認することにはならない．早急に効果を検証し，無花粉スギの植林などの対策を行う必要がある．

　しかしながら，これらの対策を実施するにはいくつかの障害がある．一つは，費用，人員の問題で，林業就業者数は昭和60（1985）年と平成12（2000）年の20年間を比較すると，15.5万人から6.7万人へと半分以下となり，就業者の高齢化も進んでいる．また，花粉減量対策に高額の予算を獲得することは至難であろう．さらに，正確な効果評価を得なければならないが，現在のところ，大気中拡散予測とその基盤となる気象観測・予報システムを含めたスギ花粉飛散モデルは確立していない．したがって，その早急な確立を図り，同時に，ターゲット地域を精査して限定したスギ林の植え替えを検討する必要がある．都市近隣で，樹齢が30～80年程度のスギの花粉量が多く，被害をもたらしやすい．花粉を多く付けるスギを選択的に間伐する対策が現在のところ有効な対策と期待されている．

b. 健康対策

　花粉症の患者もそうでない人も，対策の基本は花粉をできる限り浴びないことである．外出時の花粉を浴びない対策としては，マスクや眼鏡で眼や鼻を覆い，花粉が触

れないようにすること，そして，帰宅時には髪の毛や衣服に付着した花粉をよく払い落とし，家の中に花粉を持ち込まないこと，日に干した寝具はよく花粉を払ってからとり込むことなどが共通の対策になる．また，花粉の放出のピークは午後になる．大発生源からの距離により花粉数のピーク時刻は異なるが，40〜50 km 離れていれば夕方にピークを迎える．だから，窓の開閉はできるだけ午前中のほうがよい．天気についていえば，風が強くて晴天で乾燥した日や雨あがりの翌日で天気がよい日は花粉を多く出しやすい．

　花粉症の患者の場合は，完治できる治療法はないので，薬物療法や減感作療法に頼るしかない．これらは十分に医師と相談して具体的な手法を決めるべきである．個人差が大きいので，患者の状態にあわせた処方をとることが望ましい．なお，これらの療法については必ずしも保険が適用されず，患者負担が大きいとの指摘がある．こう

表 6.22　花粉症の健康対策

方法・区分など		説　　　　明
検査方法	皮内テスト	患者の皮内にスギ花粉抗原エキスを注入．赤く腫れればスギ花粉症
	RAST 法	ペーパーディスクに患者の血液を垂らし，IgE 抗体数を調査して判定
花粉曝露を避ける方法	外出時	飛散量の多くなる風が強くて晴天で乾燥した日や雨あがりの翌日で天気がよい日を避ける 花粉の少ない時間帯にする（午後3〜6時を避ける） マスクをし，メガネをかけ，帽子をかぶる
	帰宅時	屋外で洋服や髪の毛の花粉をよく払い落とす 石鹸で手や顔をよく洗い，うがいをする
	掃除	花粉の少ない朝早くに行う 昼間は窓の開け閉めをできるだけ少なくする 室内に入った花粉は掃除機で吸い取るかにぬれ雑巾やモップで拭く 空気清浄機，エアコンは補助的効果（機種による）
	布団・洗濯物	飛散量の多くなりそうな日は乾燥機か室内で干す 屋内に取り込む時ははたいたり掃除機をかけて花粉を取り除く
生活習慣	対アレルギー対策	栄養素，バランスのとれた食生活に配慮し，動物性たんぱく質や脂質を減らす ストレスを減らす 過労にならないようにし，十分睡眠をとる 規則的な生活習慣を心がける 鼻粘膜を刺激する要因（タバコ煙，香辛料，過度の飲酒）はとくに患者に有害 サプリメント，茶，ガムなども条件により効果
治療方法	症状を軽くする	医師の指示に従った対症療法（内服薬，点眼，点鼻薬などを用いる方法） 専門家の指示によるハーブやアロマテラピー
	根本的に治す	専門病院での根治療法（減感作療法または免疫療法．花粉抽出液を少量ずつ注射し，花粉に体をならす方法）
医療費	保険適用	根治療法，漢方療法などに保険を適用し，患者の経済負担を減らす

した療法について保険適用を認めることも一つの花粉症対策になる．また，前述したとおり，食生活もアレルギーを亢進させないように，栄養素，バランスに十分配慮することや一般的な健康への要件である十分な睡眠時間，ストレスを減らすことなどを忘れてはならない．これらの対策をまとめたのが表6.22である．

　花粉症の患者数が近い将来に激減することは，多くの人がすでに抗体をもってしまった現在となってはほとんど考えられない．しばらくはまだまだ増加の一途をたどるだろう．ただし，症状を軽減することは十分可能で，花粉症の人にとっては，いかに症状を悪化させないかが対策の重点になる．また，アレルギーコップ説のとおり，まだ花粉症の発症に至っていない人は，今後もコップの水が一杯にならないような上述の対策を講じる必要がある．さらに，花粉症治療や症状軽減のために，スギ花粉ワクチンの開発，花粉症緩和米なども検討されているが，まだ確実な効果を得るには至っていない．

〔牧野国義〕

■文　献

門脇重道（1990）．技術発達史とエネルギ・環境汚染の歴史，山海堂．
環境省 編，環境白書　各年版，ぎょうせい．
環境庁 監修（1997）．浮遊粒子状物質汚染予測マニュアル，東洋館出版社．
国立天文台 編（2005）．理科年表　平成18年版，丸善．
斎藤洋三（1988）．花粉症の予防と治療，有斐閣．
斎藤洋三・村山貢司・井手　武（1994）．花粉症の科学，化学同人．
大気汚染法令研究会 監修，日本の大気汚染状況　各年版，ぎょうせい．
大気環境学会史料整理研究委員会 編（2000）．日本の大気汚染の歴史，大気環境学会．
地球・人間環境フォーラム 編，環境要覧　各年版，古今書院．
寺部本次 編（1992）．現代公害・環境年史，公害対策技術同友会．
Health Effects Institute，小林　剛（翻訳）（1999）．ディーゼル排気の健康影響―米国HEIディーゼル・ワーキング・グループ特別報告書―，産業環境管理協会．
牧野国義（1998）．環境と保健の情報学，南山堂．
牧野国義（2006）．21世紀の環境学，環境新聞社．
三菱化成安全科学研究所 編（1993）．世界の大気汚染基準とリスクアセスメント，化学工業日報社．
安成哲三・岩坂康信 編（1999）．岩波講座地球環境学3，大気環境の変化，岩波書店．
山崎　太（1992）．スギ花粉症―その原因と対策―，医薬ジャーナル社．
横山栄二・内山巌雄（2000）．大気中微小粒子の環境・健康影響― SPM わが国の現状と諸外国の取組み状況―，日本環境衛生センター．

コラム 8 ●粒子状物質の複雑さ

　粒子状物質の健康影響については，6.2.5.b. 項4）で述べたが，解明への途はまだはるかである．粒子状物質が混合物質であって，成分中にさまざまな有害物質が含まれることが理由の一つである．つまり，粒子状物質成分である個々の物質の有害性（リスク）について解明するとともに，各物質について相加作用，相乗作用の評価方法や総合的な評価方法が確立していなければならない．しかしながら，リスク評価が可能な物質はまだ限定されているので，これは現実には困難である．そこで，まず粒子状物質全体

とともに主要な構成物質についてのリスクを評価することが必要になる．主要な構成物質とは，すす（炭素），硝酸塩，硫酸塩，アンモニウム塩，ベンゼン，多環芳香族炭化水素（PAH）などである．

呼吸器の吸着場所によって健康影響が異なるので，吸着場所に影響する粒子状物質の粒径によっても評価を区別しなければならない．したがって，粒子状物質については多種のアプローチによる健康影響の解明が必要である．仮に，各物質のリスク評価が確立した場合には，実際の大気でリスク評価を行うために連続測定が必要になる．しかしながら，現状で連続測定が可能な物質は限定されている．もし可能になった場合，測定機器を多くの測定局に配備するためには多額の経費を要することになる．仮定が多く，現実問題としてこれは容易でない．

現在，わが国の常時測定網での粒子状物質の濃度測定は，主としてβ線吸収法による重量測定が行われている（6.2.3項d.4）参照）．重量測定は化学分析と異なり，測定時の水分などが関係し，誤差を生じやすい．つまり，測定精度が必ずしも高くない．さらに，粒子状物質には水分以外にも揮発成分が混在している．これをどのように処理するかによっても濃度がかなり変動する．リスク評価は測定された濃度により行うのであるから，測定値の精度が信頼できなければ評価自体が信頼できなくなる．

しかし，粒子状物質が健康に有害な影響をもたらすことは周知の事実である．科学的な解明は必要であるが，未解明の状態では防止対策が適切でないのだろうか．平成19（2007）年2月に，東京大気汚染訴訟の協議で，東京都は被害者を救済するために，賠償金を全額支払うことに同意した．一方，国は環境相が，「ぜん息と大気汚染の因果関係がはっきりしなければ，国の費用負担は講じられない」と述べ，現時点で都の和解案を受け入れる考えのないことを改めて表明した．穿った見方をすれば，このまま解明されないでいれば，国は被害者に賠償しなくて済むという考え方を示したことにもなる．これは本当に適切な判断であろうか．「因果関係がはっきりしなくても，その可能性が十分に推察される場合，応分の費用負担を講じる」ことのほうが適切な判断ではないだろうか．国は上記の数日後（同年2月）に微小粒子（PM2.5）の環境基準を設定すると発表したが，効果をあげるにはまだ時間がかかると思われる．

7 水環境・水資源

　地球は水の惑星とよばれ，生命の誕生，進化，気候，気象のすべてにおいて水が非常に重要な役割を果たしてきた．水はすべての動植物の生命の維持に欠かせないものであり，人の生活や経済活動に不可欠な資源である．安全な水の供給は人が健康な生活をおくるために必須である．経済活動にともなって排出された水による健康被害や，水の力による破壊や被害が自然災害や事故などで起こっており，水は直接的，間接的に健康に影響している．また，最近は，特殊な機能をもつ水がさまざまな分野で注目されている．

7.1　日本の水資源

7.1.1　地球の水資源と水の循環

　地球上にはおよそ14億 km^3 の水が存在するが，その約97％が海水であり，淡水はわずか2.5％にすぎない．さらにその7割近くは氷雪として存在するので，実際に水資源として利用できる淡水は，河川，湖沼の水と，地下水の一部に限られ，地球全体の0.008％相当である．

　地球上の水は蒸発散と降水により循環している．年間の降水量は，地球上に存在する水の約0.04％に相当し，その一部は地表水となり利用される．このような循環のおかげで，ある時点で河川水として存在している水量よりかなり多い量の水を資源として使用することができる．しかし，水資源は地域により偏った分布をしており，その地域の人口や経済活動の状況により使用可能な量は大きく異なる．世界的に見ると，人口増加にともない水資源の使用量が増加して，水利用にともなう水質の悪化などの問題が起こり，淡水資源の利用に警鐘が鳴らされている．国連開発計画（UNDP：United Nations Development Programme）や世界保健機関（WHO：World Health Organization）の取組みにより，安全な水の供給に対する努力が続いているが，2000年の時点においてなお，約11億人の人はいまだ安全な水の供給を受けられない状況で，毎日数千人の子どもが水系感染症で亡くなっている．

7.1.2　日本の環境水の概要：河川・湖沼・地下水

　日本は，モンスーン・アジアの東端という降雨に恵まれた場所に位置しており降水

量は年間平均約1700 mmで世界平均の2倍近い．しかし，日本は人口が多いので1人当たりの降水量は世界平均の4分の1程度である．また，河川が短く勾配が急なので，大雨が降ると容易に氾濫し洪水が発生しやすく，逆に雨が降らないと渇水が起きやすい．降水の季節差が大きく，したがって河川の流量も変化が大きく，少ない時期の流量は利用量を下回っている．

日本では年間約 $8.7 km^3$ の水を取水ベースで使用している．これは国民1人当たり1日平均 320 l 程度であり，使用内訳は「生活用水：工業用水：農業用水」がおよそ「1：1：4」である．水源としては約87%が河川および湖沼という表層水，残り13%が地下水である．水源確保と安定供給のために作られたダムの貯水量は河川全流量の数%にしか相当しないが，都市用水については取水量の約90%がダムを水源としている．地下水は水源として重要であるが，高度経済成長期には過剰な汲み上げにより深刻な地盤沈下が起こった．その後，水源の転換や規制が行われ改善した．

日本はまわりを海に囲まれているので淡水化を行えば水資源は無尽蔵に確保できるが，コストが高くつく．限られた水資源の有効利用を目指して，農業集落排水処理水の農業用水への再利用，処理水や雨水の生活雑用水への利用，水の転用などが少しずつ進んでいる．

日本の水資源の質に関しては，昭和30〜40年代の高度経済成長時代に深刻な汚染が起こり国民に健康被害が生じた．四大公害とよばれるもののうち3つが水質汚濁によるものである（水俣病，第二水俣病（新潟水俣病），イタイイタイ病）．公害対策基本法（昭和42（1967）年）に代わり平成5（1993）年に制定された環境基本法の第16条には，「水質汚濁に係る環境基準」を定めることが明記されている．そして，水質汚濁防止法により排水規制や水質監視による公共水域および地下水の水質悪化防止が行われている（7.3参照）．

7.2 水質汚濁：過去の事例

7.2.1 水俣病

水俣病（Minamata Disease）は，工場排水に含まれるメチル水銀化合物が魚介類に濃縮・蓄積され，これを食べた地域住民に起こった中毒性の中枢神経疾患である．アルデヒド製造の触媒として使われた水銀化合物の副生成物であるメチル水銀が原因物質である．熊本県のチッソ水俣工場付近で1950年代半ばから患者が発生し，1960年代には新潟県阿賀野川流域に昭和電工加瀬工場から排出されたメチル水銀による第二水俣病（新潟水俣病）が発生した．

メチル水銀は，金属水銀や無機水銀と異なり容易に脳-血液関門を通過する．SH基との結合性が高く，SHアミノ酸であるシステインに結合すると必須アミノ酸のメチオニンと似た構造になり，アミノ酸輸送系を介して取り込まれると考えられている．おもな症状は四肢の感覚麻痺，運動失調（小脳性），構音障害（言葉が不明瞭），

視野狭窄，中枢性聴力障害，感覚障害などである．メチル水銀は血液-胎盤関門を通過して胎児に移行し脳性麻痺様の障害を起こす（胎児性水俣病）．発育過程の中枢神経系はメチル水銀に対する感受性が高いので広範な神経細胞障害が現れる．

原因を解明するための研究会が発足し，重金属中毒と魚介類の関与が疑われた．セレン，マンガン，タリウムなどが疑われたが，昭和33（1958）年，英国の神経学者MacAlpine博士が，有機水銀中毒のハンターラッセル症候群との類似を指摘した．原因の究明，患者の認定，および補償に関して多くの問題が起こり，行政が正式に原因と原因企業を認めるまでには長い年月を要した．認定患者数の累計は，平成14（2002）年の時点で2265名であり半数以上は死亡している．新潟水俣病の認定患者は690名である．最初の患者発生から50年経過した平成18（2006）年現在，1万人をこす未認定患者がおり，いまだ完全な解決を見ていない．

7.2.2 イタイイタイ病

イタイイタイ病（Itai-Itai Disease）は，富山県神通川流域の婦中町周辺で多発した激痛をともなう奇病で長年原因不明の地方病と思われていた．子どもを多数産んだ高齢の経産婦に多発し，骨がもろくなって体のあちこちで骨折し，患者がいつも「痛い，痛い」と叫ぶので，この名がつけられた．

昭和30（1955）年の荻野医師らの報告に端を発し，神岡鉱山排出のカドミウムによる慢性中毒説が唱えられた．厚生省（現厚生労働省）は昭和43（1968）年に，「カドミウムの慢性中毒により腎障害を生じ，次いで骨軟化症を来し，これに妊娠，授乳，内分泌変化，老化，カルシウム不足などが誘因となって生じたと見られ，原因物質のカドミウムは三井鉱山の廃液以外には見当たらない」という見解を発表した．

神通川上流の岐阜県神岡町にあった神岡鉱業所で，亜鉛を製錬したあとに出るカドミウムを含んだ排水をそのまま神通川に流していたために水質と土壌の汚染を招いた．イタイイタイ病は，同地域の汚染された農作物や飲料水を通じてカドミウムを長期間摂取したことにより引き起こされた腎障害と骨軟化症を主症状とする慢性カドミウム中毒とされる．複雑な要因が長期間にわたって複合して働いた結果生じた症候群であると考えられている．病態や発症機序については引き続き研究が行われてきたがいまだ不明な部分が残る．

公害健康被害補償法では，イタイイタイ病を指定疾病とし，富山県神通川流域の認定患者に治療費などの補償をしている．平成11（1999）年までに184人が患者として認定されている．

7.2.3 慢性ヒ素中毒

宮崎県高千穂町の土呂久という集落で，大正9（1920）年から昭和37（1962）年にかけて操業した鉱山で，亜ヒ酸製造にともなう，水，大気，土壌のヒ素汚染が起こり，鉱山労働者や周辺の住民に，皮膚の黒化，激しい咳，肝臓が腫れるなどの症状が

多発した．この公害事件は，鉱山が閉山して9年後の昭和46（1971）年に，小学校教師が掘り起こして社会的な問題になり，昭和48（1973）年に国が慢性ヒ素中毒症として公害病に認定した．平成2（1990）年に住友金属鉱山との間に和解が成立した．生き残った住民のうちの169人が，平成17（2005）年10月までに認定された．同様の慢性ヒ素中毒は，宮崎県の松尾鉱山や，島根県の笹ヶ谷鉱山周辺でも起こり，国による認定と労働災害の補償給付が行われた．このほか，新潟県中条町の薬品工場の廃液が地下水を汚染し，井戸水を飲用した93人が昭和34（1959）年にヒ素中毒と診断された事件，平成15（2003）年に茨城県神栖町で有機ヒ素化合物に汚染された井戸水による中毒事件などが起きている．世界的に見ると，地質に由来する地下水のヒ素汚染が，バングラデシュをはじめ，インド，中国などで大きな問題となっている．

慢性ヒ素中毒の症状は多彩であり，皮膚症状（色素沈着，角化），血管の炎症，肝や腎の障害，皮膚，肺などのがんがあげられる．急性中毒では，粘膜刺激，消化器症状が強く，その後多発性神経炎が出現してくる．国内では，昭和30（1955）年に起きた森永ヒ素ミルク事件や平成10（1998）年の和歌山ヒ素カレー事件などが急性中毒として知られている．

7.3 水質汚濁：現状と対策

環境基本法に基づいて「水質汚濁に係る環境基準」が告示され，公共用水域について，人の健康を保護に関する環境基準（表7.1）および生活環境の保全に関する環境基準（表7.2）が定められている．このうち生活環境の保全に関する項目は，河川（河川と湖沼に分ける）と海域という水域類型ごとに項目と基準値が定められている．また，植物プランクトンの増殖のおそれがある湖沼と海域については，リンおよび窒素濃度についても基準値が設定されている．地下水については表7.1の健康関連項目が環境基準で定められている．健康関連項目は設定後ただちに達成・維持されるように努めるものとされており，生活関連は類型と状況により達成期間に幅をもたせている．また，これらの基準は適宜，基準の見直しをすることとされている．

このような目標を達成するために，水質汚濁防止法では，工場や事業場から公共用水域に排出，または地下に浸透する水を規制するための排水基準が定められている．表7.3に示す排水基準は，1日当たりの平均的な排出水の量が50 m³以上である工場または事業場の排出水に適用される．50 m³以下であっても有害物質を取り扱う事業所は，特定事業所として規制の対象となり，表7.3のうち「健康関連項目」が適用される．このほか水質汚濁防止法では，生活排水対策を推進して水質汚濁を防止することや，万一人の健康に被害が生じた場合の事業者の責任についても定めている．

排水規制の対象となる特定事業場の数は平成17（2005）年度には全国で約29万1000あり，このうち最も多い業種は旅館業で全特定事業場の約24％を占めており，次いで，畜産農業（約12％），自動式車両洗浄施設（約10％）である．1年間の立入

表 7.1 水質汚濁に係る環境基準「人の健康の保護に関する環境基準」

	項目	基準値 (単位 mg/l)	備考
1	カドミウム	0.01≧	
2	全シアン	検出されないこと	規格に定める方法で検出限界以下
3	鉛	0.01≧	
4	六価クロム	0.05≧	
5	ヒ素	0.01≧	
6	総水銀	0.0005≧	
7	アルキル水銀	検出されないこと	⎫ 規格に定める方法で検出限界以下
8	PCB	検出されないこと	⎭
9	ジクロロメタン	0.02≧	
10	四塩化炭素	0.002≧	
11	1,2-ジクロロエタン	0.004≧	
12	1,1-ジクロロエチレン	0.02≧	
13	シス-1,2-ジクロロエチレン	0.04≧	
14	1,1,1-トリクロロエタン	1≧	
15	1,1,2-トリクロロエタン	0.006≧	
16	トリクロロエチレン	0.03≧	
17	テトラクロロエチレン	0.01≧	
18	1,3-ジクロロプロペン	0.002≧	
19	チラウム	0.006≧	
20	シマジン	0.003≧	
21	チオベンカルブ	0.02≧	
22	ベンゼン	0.01≧	
23	セレン	0.01≧	
24	硝酸性窒素および亜硝酸性窒素	10≧	硝酸イオンと亜硝酸イオン濃度から換算
25	フッ素	0.8≧	⎫ 海域には適用しない
26	ホウ素	1≧	⎭

備考) 基準値は年間平均値とする．ただし，全シアンにかかわる基準値は最高値とする．

検査は約 4 万 7000 件，行政指導は約 7000 件，改善命令 44 件，一時停止命令 4 件，排水基準違反 1 件であった．

　平成 16 (2004) 年度の調査結果によると，公共用水域の環境基準の達成割合は，健康項目は測定箇所の 99.3% であった．生活環境項目は，有機汚染の指標である生物化学的酸素要求量（BOD）（または化学的酸素要求量（COD））の達成率は昭和 50 (1975) 年の測定開始時は平均達成率が 50% 台であったが，渇水の影響を受けた年を除いて，達成率は徐々に向上し，平成 16 (2004) 年度は約 85% になった．しかし，水域類型により違いがあり，河川（89.8%）＞海域（75.5%）＞湖沼（50.9%）であった．東京湾，伊勢湾，大阪湾の三大湾では達成率がここ 20 年以上 60% 前後で停滞しており，湖沼と並んで水質改善が必須である．このため，これらの閉鎖性水域や水道水源域では下水道処理において窒素やリンなどの富栄養化の原因物質を除去する高度処理の普及促進が行われている．地下水質は約 5000 本の井戸のうち 7.8% に環境基準を超過する項目が見られた．内訳としては硝酸性窒素および亜硝酸性窒素の基

準値超過が多く,原因として施肥,家畜排泄物,生活排水などが考えられる.

表 7.2 「水質汚濁に係る環境基準」の生活環境の保全に関する環境基準

1　河川:(1) 河川(湖沼を除く)

類型	利用目的の適応性	基準値				
		水素イオン濃度(pH)	生物化学的酸素要求量(BOD)(mg/l)	浮遊物質量(SS)(mg/l)	溶存酸素量(DO)(mg/l)	大腸菌群数(MPN(最確数)/100 ml)
AA	水道1級,自然環境保全およびA以下の欄に掲げるもの	6.5≦,≦8.5	1≧	25≧	7.5≦	50≧
A	水道2級,水産1級,水浴およびB以下の欄に掲げるもの	6.5≦,≦8.5	2≧	25≧	7.5≦	1000≧
B	水道3級,水産2級およびC以下の欄に掲げるもの	6.5≦,≦8.5	3≧	25≧	5≦	5000≧
C	水産3級,工業用水1級およびD以下の欄に掲げるもの	6.5≦,≦8.5	5≧	50≧	5≦	—
D	工業用水2級,農業用水およびEの欄に掲げるもの	6.0≦,≦8.5	8≧	100≧	2≦	—
E	工業用水3級,環境保全	6.0≦,≦8.5	10≧	ごみなどの浮遊が認められないこと	2≦	—

備考　1) 基準値は日間平均値.
　　　2) 農業用利水点は 6.0≦pH≦7.5,DO 5 mg/l 以上とする.
　　　3) 利用目的;自然環境保全-自然探勝などの環境保全.
　　　　水道1級-ろ過などによる簡易な浄水操作を行うもの,水道2級-沈殿ろ過などによる通常の浄水操作を行うもの,水道3級-前処理などをともなう高度の浄水操作を行うもの.
　　　　水産1級-ヤマメ,イワナなど貧腐水性水域の水産生物用ならびに水産2級および水産3級の水産生物用,水産2級-サケ科魚類およびアユなど貧腐水性水域の水産生物用および水産3級の水産生物用,水産3級-コイ,フナなど,β-中貧腐水性水域の水産生物用.
　　　　工業用水1級-沈殿などによる通常の浄水操作を行うもの,工業用水2級-薬品注入などによる高度の浄水操作を行うもの,工業用水3級-特殊の浄水操作を行うもの,環境保全-国民の日常生活(沿岸の遊歩道を含む)において不快感を生じない程度.
　　　4) 水生生物の生息状況の類型で,生物A,特A,B,特Bともに全亜鉛は 0.03 mg/l 以下.

7.3 水質汚濁：現状と対策

1 河川：(2) 湖沼（天然湖沼および貯水量1000万 m³ 以上かつ水の滞留時間が4日間以上である人工湖）

ア

類型	利用目的の適応性	基準値				
		水素イオン濃度（pH）	化学的酸素要求量（COD）(mg/l)	浮遊物質量（SS）(mg/l)	溶存酸素量（DO）(mg/l)	大腸菌群数（MPN（最確数）/100 ml）
AA	水道1級，水産1級，自然環境保全およびA以下の欄に掲げるもの	6.5≦，≦8.5	1≧	1≧	7.5≦	50≧
A	水道2,3級，水産2級，水浴およびB以下の欄に掲げるもの	6.5≦，≦8.5	3≧	5≧	7.5≦	1000≧
B	水産3級，工業用水1級，農業用水およびCの欄に掲げるもの	6.5≦，≦8.5	5≧	15≧	5≦	—
C	工業用水2級，環境保全	6.0≦，≦8.5	8≧	ごみなどの浮遊が認められないこと	2≦	—

備考 1) 水域類型の指定は植物プランクトンの増殖のおそれのある湖沼について行う．全窒素の基準値は，それが増殖の要因となる湖沼について適用する．
2) 農業用水については全リンの基準値は適用しない．
3) 利用目的；水産1級-ヒメマスなど貧栄養湖型の水域の水産生物用ならびに水産2級，3級の水産生物用，水産2級-サケ科魚類およびアユなど貧栄養湖型の水域の水産生物用並びに水産3級の水産生物用，そのほかは河川と同様．

イ

類型	利用目的の適応性	基準値	
		全窒素（mg/l）	全燐（mg/l）
I	自然環境保全およびII以下の欄に掲げるもの	0.1≧	0.005≧
II	水道1,2,3級（特殊なものを除く），水産1種，水浴およびIII以下の欄に掲げるもの	0.2≧	0.01≧
III	水道3級（特殊なもの）およびIV以下の欄に掲げるもの	0.4≧	0.03≧
IV	水産2種およびVの欄に掲げるもの	0.6≧	0.05≧
V	水産3種，工業用水，農業用水，環境保全	1≧	0.1≧

備考 1) 利用目的；水産1種サケ科魚類およびアユなどの水産生物用ならびに水産2種，3種の水産生物用，水産2種-ワカサギなどの水産生物用および水産3種の水産生物用，水産3種-コイ，フナなどの水産生物用，その他は河川と同様
2) 水生生物の生息状況の類型で，生物A，特A，B，特Bともに全亜鉛は0.03 mg/l 以下

2 海域
ア

類型	利用目的の適応性	基準値				
		水素イオン濃度（pH）	化学的酸素要求量（COD）(mg/l)	溶存酸素量（DO）(mg/l)	大腸菌群数（MPN(最確数)/100 ml)	n-ヘキサン抽出物質（油分など）
A	水産1級，水浴，自然環境保全およびB以下の欄に掲げるもの	7.8≦，≦8.3	2≧	7.5≦	1000≧	検出されないこと
B	水産2級，工業用水およびCの欄に掲げるもの	7.8≦，≦8.3	3≧	5≦	—	検出されないこと
C	環境保全	7.0≦，≦8.3	8≧	2≦	—	—

備考 1) 水産1級のうち，生食用原料カキの養殖の利水点は，大腸菌群数 70 MPN/100 ml≧とする．

イ

類型	利用目的の適応性	基準値	
		全窒素（mg/l)	全燐（mg/l)
I	自然環境保全およびII以下の欄に掲げるもの（水産2種および3種は除く）	0.2≧	0.02≧
II	水産1種，水浴およびIII以下の欄に掲げるもの（水産2種および3種は除く）	0.3≧	0.03≧
III	水産2種およびIVの欄に掲げるもの	0.6≧	0.05≧
IV	水産3種，工業用水，生物生育環境保全	1≧	0.09≧

備考 1) 水域類型の指定は，海洋植物プランクトンの著しい増殖を生ずるおそれがある海域について行うものとする．
 2) 水産1種-底生魚介類を含め多様な水産生物がバランスよく，かつ安定して漁獲される，水産2種-一部の底生魚介類を除き，魚類を中心とした水産生物が多獲される，水産3種-汚濁に強い特定の水産生物がおもに漁獲される．
 3) 生物生息環境保全-一年間を通して底生生物が生息できる限度．
 4) 水生生物の生息状況の類型で，生物A（水生生物の生息する水域）は全亜鉛 0.02 mg/l 以下，このうち産卵場（繁殖場）または幼稚仔の生育場としてとくに保全が必要な生物特Aは全亜鉛 0.01 mg/l 以下．

7.3 水質汚濁：現状と対策

表7.3 一律排水基準

(a) 健康項目

有害物質の種類	許容限度（mg/l）
カドミウムおよびその化合物	0.1
シアン化合物	1
有機リン化合物（パラチオン，メチルパラチオン，メチルジメトンおよびEPNに限る）	1
鉛およびその化合物	0.1
六価クロム化合物	0.5
ヒ素およびその化合物	0.1
水銀およびアルキル水銀そのほかの水銀化合物	0.005
アルキル水銀化合物	検出されないこと
ポリ塩化ビフェニル	0.003
トリクロロエチレン	0.3
テトラクロロエチレン	0.1
ジクロロメタン	0.2
四塩化炭素	0.02
1,2-ジクロロエタン	0.04
1,1-ジクロロエチレン	0.2
シス-1,2-ジクロロエチレン	0.4
1,1,1-トリクロロエタン	3
1,1,2-トリクロロエタン	0.06
1,3-ジクロロプロペン	0.02
チラウム	0.06
シマジン	0.03
チオベンカルブ	0.2
ベンゼン	0.1
セレンおよびその化合物	0.1
ホウ素およびその化合物	海域以外　10 海域　230
フッ素およびその化合物	海域以外　8 海域　15
アンモニア，アンモニウム化合物，亜硝酸化合物および硝酸化合物	100*

* アンモニア性窒素に0.4を乗じたもの，硝酸性窒素および亜硝酸性窒素の合計量．

(b) 生活環境項目

項　目	許容限度（mg/l）
水素イオン濃度(pH)	海域以外　5.8-8.6 海域　5.0-9.0
生物化学的酸素要求量（BOD）	160（日間平均 120）
化学的酸素要求量（COD）	160（日間平均 120）
浮遊物質量（SS）	200（日間平均 150）
大腸菌群数	日間平均 3000 個/cm³
ノルマルヘキサン抽出物質含有量（鉱油類含有量）	5
ノルマルヘキサン抽出物質含有量（動植物油脂類含有量）	30
フェノール類含有量	5
銅含有量	3
亜鉛含有量	5

溶解性鉄含有量	10
溶解性マンガン含有量	10
クロム含有量	2
窒素含有量	120（日間平均 60）
リン含有量	16（日間平均 8）

備考
1) 1日当たりの平均の排出水の量が 50 m³ 以上の工業または事業場にかかわる排水について適用する．
2) BOD の基準は海域および湖沼以外の公共用水域に排出される排出水に，COD の基準は海域および湖沼に排出される排出水に限り適用される．
3) 窒素含有量は，プランクトンの著しい増殖のおそれがある湖沼または海域で環境大臣が定める水域への排出水に限り適用する．
4) リン含有量は，プランクトンの著しい増殖のおそれがある湖沼または海域で環境大臣が定める水域への排出水に限り適用する．

7.4 上 水 道

7.4.1 歴史と現状

　日本では，徳川家康が開幕に先立って江戸に入国した天正 18（1590）年に，のちの神田上水の基礎となる最初の飲料用水道が作られたとされている．江戸の発展・人口増加にともなう水不足に対応するために，承応 3（1654）年多摩川を水源とする玉川上水が完成した．しかし，これらの水道は導水であって，ろ過装置などはないものであった．ろ過し，加圧給水する近代水道は明治 20（1897）年に横浜で最初に作られた．その後，開港都市を中心に水道建設が進み，東京，大阪にも配備されてきた．
　第二次世界大戦後，荒廃した水道施設の復旧がなされ，水道普及率は昭和 30（1955）年には 36% になった．昭和 32（1957）年に水道法が制定され，清浄・豊富・低廉な水の供給と公衆衛生の向上と生活環境の改善が図られた．水道普及率は昭和 35（1960）年に 50%，昭和 45（1970）年に 80%，昭和 55（1980）年には 90% をこえ，平成 17（2005）年には 97.2% となり，国民のほとんどが上水を使える環境となった．
　水道法の第 4 条には，水道により供給される水が備えるべき要件（水質基準）として①病原生物に汚染されたこと（疑い）を示す生物や物質を含まない，②シアン，水銀そのほかの有毒物質を含まない，③銅，鉄，フッ素，フェノールそのほかの物質をその許容量をこえて含まない，④異常な酸性またはアルカリ性を呈しない，⑤異常な臭味がない（ただし，消毒による臭味を除く），⑥外観は，ほとんど無色透明であること，が定められている．
　昭和 33（1958）年の水道法制定当時は，水源がきれいで化学物質の使用も少なかったことから，省令で定める水質基準は，水系感染症の原因となる病原性生物や，水銀・シアンなど重い健康障害を引き起こす項目に重点が置かれていた．その後，昭和 35（1960），41（1966），53（1978）年に改正はあったものの実質的な内容はほとんど

変わらなかった．しかし，科学技術の進歩により，さまざまな化学物質が身近で使用されるようになり水道水にも含まれる可能性が出てきたこと，水道水へのニーズが多様化し，かつ厳しいものとなったことから，平成4（1992）年12月（施行は翌年12月），水質基準に関して省令の大幅な改正が行われ，それまでの26項目から，46項目になった．この水質基準は，WHO（世界保健機関）などの検討対象項目を参考に設定され，29項目の「健康に関連する項目」と，17項目の「水道水が有すべき性状に関連する項目」からなるものである．

さらに10年が経過した平成15（2003）年に，社会状況に対応した大幅改正が行われ平成16（2004）年4月より施行されている．旧水質基準46項目のうち，大腸菌群，有機物（過マンガン酸カリウム消費量）など9項目が除外され，大腸菌，全有機炭素，アルミニウムなど13項目が追加され，50項目となった（表7.4）．また，水質基準を補完する項目として設定されていた「快適水質項目」や「監視項目」は廃止され，「水質管理目標設定項目」（27項目，表7.5），「要検討項目」（40項目，表7.6）が導入された．

水質管理目標設定項目は，現在のところは水質基準にする必要があるような濃度では検出されていないが，今後，検出される可能性があり，水質管理上必要とされる項目である．また，要検討項目は毒性評価や水道水中の検出実態が明らかでないため水質基準や水質管理目標設定項目に分類できなかったもので，引き続き情報・知見の収集を行う項目である．

7.4.2 水質基準

水質基準（表7.4，平成19（2007）年現在）は，状況に応じて改定される性質のものであるので，最新の情報は厚生労働省のホームページを参照されたい．

各項目の内容は表7.4の備考に示す．大きく分けて，病原微生物汚染の指標（一般細菌，大腸菌），無機重金属（カドミウム，鉛など），一般有機物（四塩化炭素など），消毒副生成物（総トリハロメタンなど），着色（アルミニウム，鉄など），味（ナトリウム，塩化物イオンなど），臭気（フェノール，ジェオスミン（カビ臭）），および基礎的性状である．水道水はこれに適合するものでなければならず，水道事業者などは水質の検査義務が課せられている．平成20（2008）年4月より，消毒副生成物として塩素酸が追加され（基準値0.6 mg/l 以下）水質基準は51項目となる．また，表7.5の水質管理目標設定項目に，従属栄養細菌，フィプロニル（目標値0.0005 mg/l，農薬類）が追加されることとなった．

7.4.3 水道の種類と水質

水道は供給人口の規模により，5000人以上の上水道と5000人以下の簡易水道に分けられる．マンション，寄宿舎などの自家用水道で100人をこえる居住者または20 m³/日以上を供給するものは専用水道，これより小規模で10 m³/以上の受水層を備え

表 7.4　水質基準（水道法第 4 条に基づく水質基準）

	項目	基準値	備考
1	一般細菌	100 個/ml≧*	病原微生物の代替指標
2	大腸菌	検出されないこと	
3	カドミウムおよびその化合物	0.01 mg/l≧	無機物・重金属
4	水銀およびその化合物	0.0005 mg/l≧	
5	セレンおよびその化合物	0.01 mg/l≧	
6	鉛およびその化合物	0.01 mg/l≧	
7	ヒ素およびその化合物	0.01 mg/l≧	
8	六価クロム化合物	0.05 mg/l≧	
9	シアン化物イオンおよび塩化シアン	0.01 mg/l≧	
10	硝酸態窒素および亜硝酸態窒素	10 mg/l≧	
11	フッ素およびその化合物	0.8 mg/l≧	
12	ホウ素およびその化合物	1.0 mg/l≧	
13	四塩化炭素	0.002 mg/l≧	一般有機物
14	1,4-ジオキサン	0.05 mg/l≧	
15	1,1-ジクロロエチレン	0.02 mg/l≧	
16	シス-1,2-ジクロロエチレン	0.04 mg/l≧	
17	ジクロロメタン	0.02 mg/l≧	
18	テトラクロロエチレン	0.01 mg/l≧	
19	トリクロロエチレン	0.03 mg/l≧	
20	ベンゼン	0.01 mg/l≧	
21	クロロ酢酸	0.02 mg/l≧	消毒副生成物
22	クロロホルム	0.06 mg/l≧	
23	ジクロロ酢酸	0.04 mg/l≧	
24	ジブロモクロロメタン	0.1 mg/l≧	
25	臭素酸	0.01 mg/l≧	
26	総トリハロメタン	0.1 mg/l≧	
27	トリクロロ酢酸	0.2 mg/l≧	
28	ブロモジクロロメタン	0.03 mg/l≧	
29	ブロモホルム	0.09 mg/l≧	
30	ホルムアルデヒド	0.08 mg/l≧	
31	亜鉛およびその化合物	1.0 mg/l≧	着色
32	アルミニウムおよびその化合物	0.2 mg/l≧	
33	鉄およびその化合物	0.3 mg/l≧	
34	銅およびその化合物	1.0 mg/l≧	
35	ナトリウムおよびその化合物	200 mg/l≧	味
36	マンガンおよびその化合物	0.05 mg/l≧	着色
37	塩化物イオン	200 mg/l≧	味
38	カルシウム，マグネシウムなど（硬度）	300 mg/l≧	
39	蒸発残留物	500 mg/l≧	
40	陰イオン界面活性剤	0.2 mg/l≧	発泡
41	ジェオスミン	0.00001 mg/l≧	カビ臭
42	2-メチルイソボルネオール	0.00001 mg/l≧	
43	非イオン界面活性剤	0.02 mg/l≧	発泡
44	フェノール類	0.005 mg/l≧	臭気
45	有機物（全有機炭素（TOC）の量）	5 mg/l	味
46	pH 値	5.8≦, ≦8.6	基礎的性状
47	味	異常でないこと	
48	臭気	異常でないこと	
49	色度	5 度以下	
50	濁度	2 度以下	

＊1 ml の検水で形成される集落数が 100 以下であること．

表7.5 水質管理目標設定項目

	項目	目標値	備考
1	アンチモンおよびその化合物	0.015 mg/l≧	無機物・重金属
2	ウランおよびその化合物	0.002 mg/l≧（暫定）	
3	ニッケルおよびその化合物	0.01 mg/l≧（暫定）	
4	亜硝酸態窒素	0.05 mg/l≧（暫定）	
5	1,2-ジクロロエタン	0.004 mg/l≧	一般有機物
6	トランス-1,2-ジクロロエチレン	0.04 mg/l≧	
7	1,1,2-トリクロロエタン	0.006 mg/l≧	
8	トルエン	0.2 mg/l≧	
9	フタル酸ジ（2-エチルヘキシル）	0.1 mg/l≧	
10	亜塩素酸	0.6 mg/l≧	消毒副生成物
11	塩素酸	0.6 mg/l≧	
12	二酸化塩素	0.6 mg/l≧	消毒剤
13	ジクロロアセトニトリル	0.04 mg/l≧（暫定）	消毒副生成物
14	抱水クロラール	0.03 mg/l≧（暫定）	
15	農薬類[*1]	1≧	農薬
16	残留塩素[*2]	1 mg/l≧	臭気
17	カルシウム，マグネシウムなど（硬度）	100 mg/l≧，≧10 mg/l	味
18	マンガンおよびその化合物	0.01 mg/l≧	着色
19	遊離炭酸	20 mg/l≧	味
20	1,1,1-トリクロロエタン	0.3 mg/l≧	臭気
21	メチル-t-ブチルエーテル	0.02 mg/l≧	
22	有機物など（過マンガン酸カリウム消費量）	3 mg/l≧	味
23	臭気強度（TON）[*3]	3≧	臭気
24	蒸発残留物	200 mg/l≧，≧30 mg/l	味
25	濁度	1度以下	基礎的性状
26	pH	7.5程度	
27	腐食性（ランゲリア指数）[*4]	−1程度以上とし極力0に近づける	腐食

[*1] 対象とする農薬について，各農薬ごとの検出値を各目標値で除した値を合計した値．
[*2] 消毒効果のある状態で残っている塩素．
[*3] 検水を無臭味水で希釈して臭気を感じなくなったときの希釈倍数．
[*4] 水が金属を腐食させる程度を判定する指標．負の値で絶対値が大きくなるほど腐食傾向が強い．

る飲料水供給施設（アパートなど）は簡易専用水道に分類されており，その設置者には水質検査や施設の管理の義務がある．さらに小規模な 10 m³/以下の小規模貯水槽水道や飲用井戸水に関しては，水道法による規制が直接的には適用されないが，飲料水の衛生確保のために各自治体による規定により管理されている．

浄水の水質データは厚生労働省のホームページから日本水道協会のデータベースにリンクしており，全国の水道事業者が実施した平成15（2003）年以降の水道水の水質検査結果の概要を見ることができる．平成17（2005）年の浄水場の出口水は，1300前後の施設のうちホウ素とマンガンに関して基準値を上回ったところが1件ずつあったほかは水質基準を満たしていた．給水栓においては，5千数百ヵ所のうち，一般細菌，アルミニウム，および蒸発残留物がそれぞれ3，4，および2ヵ所で基準

表 7.6 要検討項目

	項目	目標値
1	銀	—
2	バリウム	$0.7\,\mathrm{mg}/l\geqq$
3	ビスマス	—
4	モリブデン	$0.07\,\mathrm{mg}/l\geqq$
5	アクリルアミド	$0.0005\,\mathrm{mg}/l\geqq$
6	アクリル酸	—
7	17-β-エストラジオール	$0.00008\,\mathrm{mg}/l\geqq$（暫定）
8	エチニル-エストラジオール	$0.00002\,\mathrm{mg}/l\geqq$（暫定）
9	エチレンジアミン四酢酸（EDTA）	$0.5\,\mathrm{mg}/l\geqq$
10	エピクロロヒドリン	$0.0004\,\mathrm{mg}/l\geqq$（暫定）
11	塩化ビニル	$0.002\,\mathrm{mg}/l\geqq$
12	酢酸ビニル	—
13	2,4-トルエンジアミン	—
14	2,6-トルエンジアミン	—
15	N,N-ジメチルアニリン	—
16	スチレン	$0.02\,\mathrm{mg}/l\geqq$
17	ダイオキシン類	$1\,\mathrm{pg}\text{-}\mathrm{TEQ}/l\geqq$（暫定）
18	トリエチレンテトラミン	—
19	ノニルフェノール	$0.3\,\mathrm{mg}/l\geqq$（暫定）
20	ビスフェノール A	$0.1\,\mathrm{mg}/l\geqq$（暫定）
21	ヒドラジン	—
22	1,2-ブタジエン	—
23	1,3-ブタジエン	—
24	フタル酸ジ（n-ブチル）	$0.2\,\mathrm{mg}/l\geqq$（暫定）
25	フタル酸ブチルベンジル	$0.5\,\mathrm{mg}/l\geqq$（暫定）
26	ミクロキスチン-LR	$0.0008\,\mathrm{mg}/l\geqq$（暫定）
27	有機すず化合物	$0.0006\,\mathrm{mg}/l\geqq$（暫定）トリブチルスズオキシド（TBTO）
28	ブロモクロロ酢酸	—
29	ブロモジクロロ酢酸	—
30	ジブロモクロロ酢酸	—
31	ブロモ酢酸	—
32	ジブロモ酢酸	—
33	トリブロモ酢酸	—
34	トリクロロアセトニトリル	—
35	ブロモクロロアセトニトリル	—
36	ジブロモアセトニトリル	$0.06\,\mathrm{mg}/l\geqq$
37	アセトアルデヒド	—
38	MX	$0.001\,\mathrm{mg}/l\geqq$
39	クロロピクリン	—
40	キシレン	$0.4\,\mathrm{mg}/l\geqq$

値を上回ったほかはすべて基準を満たした．

7.4.4 浄　　水

水道は，原水の質および量，地理的条件，当該水道の形態などに応じ，取水施設，

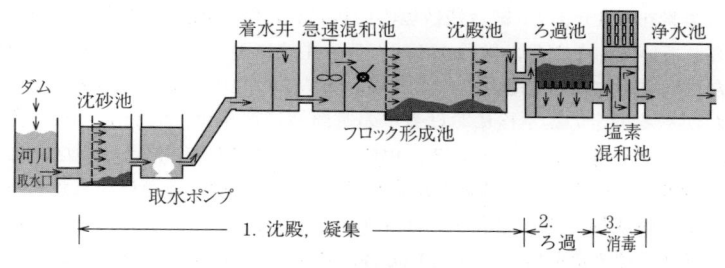

図 7.1 浄水場の概要

貯水施設，導水施設，浄水施設，送水施設および配水施設の全部または一部を有すべきものと水道法第5条に定められている．浄水場では通常，図 7.1 に示すような流れで取水～送水を行う．川やダムから原水を取り込み（取水塔），大きな砂などを沈砂池で沈めてから，沈殿，ろ過を行い，消毒してから送水する．日本では水道水の消毒に塩素を用いる（7.4.5 項参照）．

沈殿・ろ過には，緩速ろ過法または急速ろ過法が使われている．緩速ろ過法は水をゆっくり沈殿池を移動させながら，濁質を自然に沈殿させ（普通沈殿），石，砂利，砂からなるろ過層をゆっくり通し，砂層に繁殖した好気性微生物により含まれる有機物を分解して浄化する方法で，きれいな原水に適しており良質の水が得られる．しかし，ろ過速度が1日3～6m程度と遅く，広い浄水場面積が必要である．急速ろ過法はポリ塩化アルミニウムなどの凝集剤を使って沈みにくい微粒子を大きな粒子（フロック）にして沈殿させ（凝集沈殿または薬品沈殿），これをろ過池でろ過する方法である．使われるろ過層は厚みが1m前後と薄く，加圧してろ過を行うのでろ過速度が1日200～300mと速く，大量の水を得るのに適している．浄水場の面積も緩速ろ過法に比べてずっと小さくて済むことから，水需要の増大と相まって現在日本では全体の約4分の3の浄水場でこの方法が取り入れられている．

この方法では凝集剤を添加するので塩濃度が上がることから，脱塩処理が必要となる．また，とくに都市部では原水の質が悪いことが多く，異臭味の問題があることから，これらを取り除くための高度処理を組み合わせている浄水場が多い．おもに活性炭処理とオゾン処理が使われる．

水源の安定確保が難しい一部の地域では，逆浸透膜（RO (reverse osmosis) 膜）などを用いて海水を淡水化して浄水を得ている．現在，離島や福岡などで稼働しているが，通常の浄水法に比してコストが割高となる．

7.4.5 水の消毒

日本では水の消毒に塩素を用いる．水道法施行規則（衛生上必要な措置，第 17 条3項）に塩素消毒の規定があり，給水栓における水，すなわち蛇口から出る水道水が

遊離残留塩素を $0.1\,\mathrm{mg}/l$（結合残留塩素の場合は，$0.4\,\mathrm{mg}/l$）以上を保持することが規定されている．ただし，供給する水が病原生物に著しく汚染されるおそれがある場合または病原生物に汚染されたことを疑わせるような生物もしくは物質を多量に含むおそれがある場合の給水栓における水の遊離残留塩素は，$0.2\,\mathrm{mg}/l$（結合残留塩素の場合は，$1.5\,\mathrm{mg}/l$）以上とする．塩素消毒は微生物汚染を避けるために大切であるが，過剰に存在すると有機物と反応して発がん性を有する有機塩素化合物を作るので，消毒副生成物である総トリハロメタンなどの濃度が水質基準で定められている．水質管理目標設定項目（27項目）では，残留塩素の濃度基準を $1\,\mathrm{mg}/l$ 以下としている．

残留塩素とは，水中に残留している有効塩素すなわち消毒力のある塩素化合物である．塩素，塩素が水と反応して生成する次亜塩素酸，および次亜塩素酸イオンの3つ

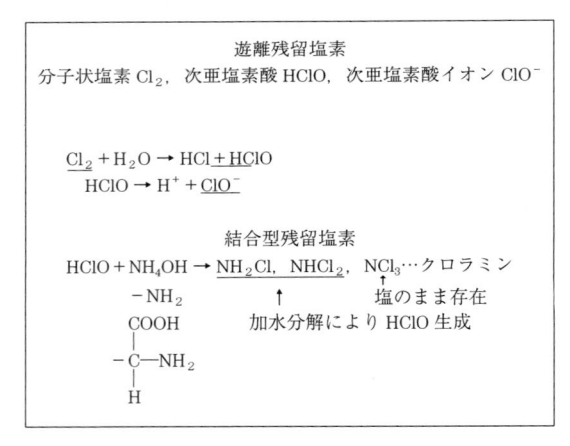

```
                遊離残留塩素
   分子状塩素 Cl₂，次亜塩素酸 HClO，次亜塩素酸イオン ClO⁻

       Cl₂ + H₂O → HCl + HClO
         HClO → H⁺ + ClO⁻

                結合型残留塩素
   HClO + NH₄OH → NH₂Cl, NHCl₂, NCl₃ …クロラミン
       −NH₂              ↑       塩のまま存在
       COOH         加水分解により HClO 生成
       −C−NH₂
        H
```

図 7.2　残留塩素

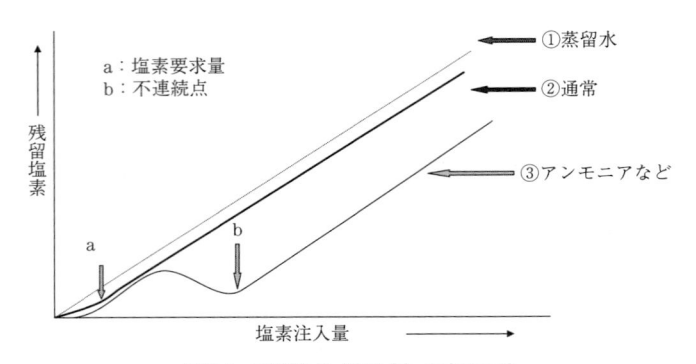

図 7.3　不連続点（臨界点）塩素注入法

（グラフ中：a：塩素要求量，b：不連続点，縦軸：残留塩素，横軸：塩素注入量，①蒸留水，②通常，③アンモニアなど）

の遊離（型）残留塩素と，水中のアンモニアやアミン類と反応して生成する結合型有効塩素（結合型残留塩素）がある（図7.2）．

遊離残留塩素が水中に存在するよう不連続点をこえて塩素を注入する方法を不連続点（臨界点）塩素注入法（break point chlorination）とよぶ（図7.3）．水に塩素を注入するとき，水に有機・無機物が含まれていない場合には図7.3①のように，塩素注入量に比例して水中の遊離残留塩素が増加する．しかし通常の水では注入した塩素が水中の有機・無機物質により消費され，次いで遊離残留塩素が増える（図7.3②）．残留塩素濃度が増えはじめる点，aを塩素要求量という．水にアンモニアが存在する時には，まずクロラミンが生成され，はじめは結合残留塩素が増加するが，3塩化物になると残留塩素はいったん減少する．その後注入塩素量に従い残留塩素（おもに遊離）濃度が増加する（図7.3③）．この残留塩素濃度が最低の点bを不連続点とよび，これをこえて塩素を注入する．

7.4.6 そのほかの消毒法

日本では水道水の消毒に塩素を使用することが定められているが，オゾン殺菌を採用している国もある．酸化力により殺菌するものであるが，7.4.4項に記したように，着色や臭気除去も同時に行える利点がある．分解して酸素に変わるので水の成分に変化を与えない点で優れているが，塩素に比べてコストが高いこと，殺菌効果の持続性に欠けることが欠点である．

このほか，紫外線を照射する方法は，あらゆる微生物に有効であり水の成分変化を起こさないが，濁った水に適用できず，照射している間しか効果がない．微生物汚染に対しては煮沸が手軽であり，飲用の水に適するが，大規模な消毒や，長期保存には適さない．このほか，細菌類をフィルターでろ過する方法もあるが大量の水処理には不向きであり，また，ウイルスを取り除くことは難しい．

7.5 下 水 道

7.5.1 歴史と現状

世界で最古の下水道は，古代インドの都市モヘンジョ゠ダロで作られたといわれている．産業革命以降，都市への人口集中による衛生状態悪化から英国をはじめとするヨーロッパ各国，米国で下水道が作られた．微生物を用いた近代的な処理法である活性汚泥法を用いた処理場が初めて英国で作られたのは20世紀のはじめである．

日本は農業国であったので，し尿は農作物の肥料として用いられてきた．明治になって人口の集中にともない衛生状態が問題になった東京で初めての下水道（神田下水）が作られた．明治33（1900）年には下水道法が作られた．最初の下水処理場が三河島に作られたのは大正，活性汚泥法による処理場が名古屋で作られたのは昭和に入ってからである．さらに本格的に下水道が整備されるようになったのは，第二次世

界大戦後，産業の発展にともなう都市への人口集中が進み，昭和33（1958）年に新しい下水道法が制定されてからである．工場排水などによる水質汚濁が顕著となり，公共用水域の水質保全の役割も担うようになった．

下水処理の方式は，古くは希釈するだけの自然浄化力（自浄作用）による浄化であったが，17～18世紀は英国から田畑に導いて天然土壌の表面にそそいでろ過浄化させると同時に肥料にするかんがい法が考案，実行された．19世紀終わり～20世紀には浮遊物を除去する普通沈殿がはじまり，異なるタイプの処理法が開発された．現在，日本で処理の主流となっている酸化的な処理である活性汚泥法は1880年代から研究がはじまり1910年代に米国・英国で確立された．そのほか，ろ過材料に水を散布してろ材表面に形成された生物膜との接触反応させる間欠砂ろ床法，接触ろ床法，散水ろ床法などが考案され，円板を水槽に半分水没させた状態で回転させることにより酸素供給と有機物分解を行う回転円板法（回転生物接触法）が開発された．嫌気的な分解法である腐敗層（septic tank）やイムホフ槽（Imhoff tank）は，英国やドイツで開発された．

下水道普及率は昭和55（1980）年に29.5%，平成2（1990）年に44.4%であり，欧米の先進国に比べて非常に低かった．平成18（2006）年3月には69.3%となり普及が進んだ．しかし，地域格差は大きく人口100万人以上の都市では普及率98.3%であるのに対し，人口5万人未満の中小市町村では39.3%にとどまっている．汚水処理人口普及率は平成17（2005）年度末で80.9%，人口5万人未満の中小市町村でも62.9%に達している．下水道普及率との差は，浄化槽設置によるものである．下水道によらない「し尿処理」は行政上廃棄物処理になるので，詳細は第8章に記す．

現在の下水道のおもな役割は，①下水処理による生活環境改善，②公共用水域の水質保全，③集中豪雨などによる水害防止，である．用語としての「下水」とは，生活や事業活動（耕作を除く）による排水（汚水）または雨水をさす．日本の下水道の種類としては，市町村の家庭・事業所の排水を集め終末処理場で浄化する公共下水道，複数の市町村の下水を集め処理する流域下水道，および市街地に降る雨による浸水被害を解消するために雨水を排水する都市下水路がある．公共下水道の中には，湖周辺の観光地に農山漁村や自然保護を目的として設けられる特定環境保全公共下水道や，特定の事業活動にともなう排水を処理する特定公共下水道がある．

汚水と雨水を別々の管渠で流す分流式下水道は，多量の雨が降っても汚水はすべて処理場へ運ばれるが，2本の管を敷設するのでスペースが必要となる．一方，汚水と雨水を同じ管で流す合流式下水道は浄化と浸水対策が同時にできる利点があるが，雨量が多いときに未処理の下水がそのまま流出して起こる水質汚濁が問題となる．下水道法施行令の改正で，下水道処理人口の約3割を占める合流式下水道の改善を，平成16（2004）年度から10年間で完了することが義務づけられた．また，閉鎖性水域や水道水源水域での高度処理の推進が行われている（7.5.2項参照）．

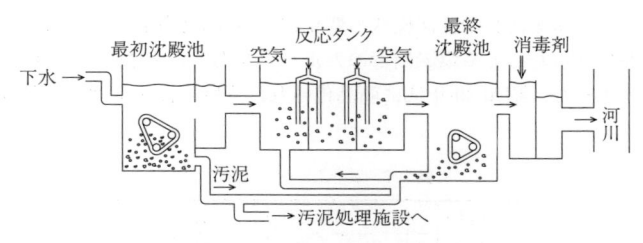

図7.4 下水処理施設の概要

7.5.2 下水処理

日本の下水処理場における一般的な処理の流れを図7.4に示す．まず下水を沈砂池に入れて，大きなごみや砂を取り除いたあと，最初沈殿池に入れ，ゆっくりと流す間により小さなごみや砂を取り除く．次に反応槽（タンク）に入れ，好気性微生物（細菌，原生動物など）を含む活性汚泥を混ぜて空気を吹き込む（曝気する）と，それらが有機物を食べることにより水中の有機物は減少し，活性汚泥は増える．最終沈殿池で活性汚泥を沈殿させ，処理水（上澄み）を塩素消毒してから下水処理水として河川や海に放流する．汚泥の一部は反応タンクに戻して使用され，余剰分は汚泥処理施設に送られ，処分または有効利用される．

処理水を閉鎖性水域へ放出する場合は，アオコの発生や水道水源の水質汚濁を防止するために，高度処理を行い窒素，リンや有機物をさらに低減させなければならない．いろいろな処理方法があるが，おもなものとして ①凝集剤添加活性汚泥法（凝集剤を入れて化学的にリンを除去する方法で，既存の施設で実施可能なのでリン除去に多く採用），②嫌気無酸素好気法（生物反応層を3つに分けて異なる酸素状態で生物学的に窒素，リンの両方を除去），③凝集剤添加ステップ流入式多段硝化脱窒法（生物反応槽を4または6つに分け，①と②の方法を併用），④急速砂ろ過（処理水を砂などのろ剤を充填した池（筒）を通過させてSS（懸濁物質），濁り成分を捕捉し，同時にSS由来の有機物やリンを除去）などである．高度処理を行うことにより，CODや窒素は半減，リンはもっと顕著に減らすことができる．

下水処理における高度処理の普及率は，人口の率として（高度処理人口）は，米国，カナダ，英国は約30％，オランダ，スウェーデンが約80％，ドイツが約90％である．日本はこれらの国に比べてかなり低く，平成16（2004）年度で約13％であり，環境基準達成のために，整備目標を設けて普及推進を図っている．

7.6 飲 料 水

日本の上水（水道水）は水道法に基づく水質基準（表7.4参照，人が生涯にわたって飲み続けても健康に影響が生じないレベル）に適合しており，安全性の高い飲料水

である．しかし，産業活動や生活様式の変化にともない湖沼における富栄養化が進み異臭味が問題になったことや塩素消毒のカルキ臭があることなどから「おいしい水」のニーズが高まった．昭和30年代に商品化された家庭用浄水器は，昭和40年代に利

表7.7 おいしい水の要件

水質項目	おいしい水の要件	水質基準値
蒸発残留物	30〜200 mg/l	≦500 mg/l
硬度	10〜100 mg/l	≦200 mg/l
遊離炭酸	3〜30 mg/l	—
有機物など	≦3 mg/l	≦10 mg/l
臭気度	≦3	異常でないこと
鉄	≦0.02 mg/l	≦0.30 mg/l
残留塩素	≦0.4 mg/l	—
水温	≦20°C	—

表7.8 日本のミネラルウォーター分類

分類	品名	原水	処理方法
ナチュラルウォーター	ナチュラルウォーター	特定水源から採水された地下水	沈殿，ろ過，加熱殺菌以外の物理的・化学的処理を行っていないもの
	ナチュラルミネラルウォーター	ナチュラルウォーターのうち，地下を移動中に地層中の無機塩類が溶解したもの．(天然の二酸化炭素が溶解した発泡性の地下水を含む)	
ミネラルウォーター	ミネラルウォーター	ナチュラルミネラルウォーターを使用し，右記の処理を施したもの	品質安定のために，沈殿，ろ過，加熱殺菌以外に以下の処理を行ったもの ・ミネラル分の調整（規定以内） ・曝気 ・複数の原水のブレンド
ボトルドウォーター	ボトルドウォーター（または飲料水）	ナチュラルウォーター，ミネラルウォーター，ナチュラルミネラルウォーターを使用し，右記の処理を施したもの	品質安定や機能の強化などのために，沈殿，ろ過，加熱殺菌以外に，原水の成分を変化させる処理を行ったもの ・規定範囲をこえた，ミネラル調整や添加 ・電気分解，逆浸透膜ろ過など（処理方法に限定はないが，食品衛生法に基づく加熱殺菌などの処理が必要）
		上記地下水以外で飲用に適した水を使用し，右記の処理を施したもの．(地下水以外の原水＝海洋深層水，蒸留水，水道水など)	

用が広がり，昭和 46～47（1971～1972）年には年間 100 万台を達成してブームとなった．マルチ商法や製品の欠陥のための落ち込みや，渇水や水問題の発生時のブームがあったが，浄水器の出荷台数はここ 10 年以上 300～400 万台/年を維持しており，浄水器協会のデータでは 2005 年 7 月時点で浄水器の普及率は約 29% とされている．大阪が高く，東京，南関東も高い．使用の理由は，おいしさや水道水への不安や安全のためが多く，飲用，炊飯，料理，飲み物や氷を作るのに使用されている．浄水能力低下を避けるためにはカートリッジの適切な交換が必要なことが，使用者に広く認識されるようになった．

飲料水の「おいしさ」に関する国民の関心は高く，厚生省（現厚生労働省）は「おいしい水」の条件（表 7.7）を示し（1985 年「おいしい水研究会」発表），1980 年代に旧環境庁による"全国名水百選"をきっかけに名水ブームが広がった．時を同じくして，ミネラルウォーターが 1980 年代から発売，輸入販売されるようになり，その後売上を伸ばしてきた．ヨーロッパ産の輸入開始に続いて国産品の製造がはじまり，多くの名水が商品として売られるようになった．平成 2（1990）年には家庭用ミネラルウォーターの消費量が業務用をこえ，農林水産省が「ミネラルウォーター類の品質表示ガイドライン」を公示した．日本ではミネラルウォーターという呼び名が最も一般的に使われているが，原水と処理により 4 種類（ミネラルウォーター，ナチュラルウォーター，ナチュラルミネラルウォーター，およびボトルドウォーター）に分類される（表 7.8）．そしてこれらを総称してミネラルウォーター類とよんでいる．これらの水質の基準は水道水と共通した項目と濃度が多いが，水道法ではなく食品衛生法

表 7.9　日本のミネラルウォーター類（原水）に関する食品衛生法の概要

項目	基準値
一般細菌	100 個/ml ≧
大腸菌群	検出されないこと
カドミウム	0.01 mg/l ≧
水銀	0.0005 mg/l ≧
セレン	0.01 mg/l ≧
鉛	0.05 mg/l ≧
バリウム	1 mg/l ≧
ヒ素	0.05 mg/l ≧
六価クロム	0.05 mg/l ≧
シアン	0.01 mg/l ≧
硝酸性窒素および亜硝酸性窒素	10 mg/l ≧
フッ素	2 mg/l ≧
ホウ素	30 mg/l ≧（ホウ酸として）
亜鉛	5 mg/l ≧
銅	1 mg/l ≧
マンガン	2 mg/l ≧
有機物など	12 mg/l ≧（過マンガン酸カリウム消費量として）
硫化物	0.05 mg/l ≧（硫化水素として）

で決められている（表7.9）．すなわちミネラルウォーターは法律上は水ではなく食品である．国民1人当たりのミネラルウォーター消費量は平成2（1990）年の1.6 l から，平成12（2000）年8.6 l，平成17（2005）年には14.4 l と急増している．ヨーロッパにおけるミネラルウォーターの基準は，日本とは異なりもっと厳密である．消費量も日本の数〜10倍以上と多い（章末コラム参照）．

7.7　そのほかの水

7.7.1　機能水

水に微弱なエネルギーを付与して機能をもたせたものを機能水とよんでおり，電磁場などの物理的な処理を施したものと，ミネラルやガスを添加または除去した（化学的に組成を変化させた）ものに大別される．さまざまな種類の機能水または機能水製造装置が市販されているが，水道水と異なる機能が明らかにされているものも不明のものも混在している状況である．代表的な機能水とその性質および応用について紹介する．

a．電気分解水（電解水）

電解水とは，水道水または食塩，塩酸，乳酸カルシウムなどを含む水を電気分解して得られる水溶液の総称である．飲用，衛生管理，または産業に用いられる．

飲用に用いられるのは「アルカリイオン水」と称されるもので，水道水にカルシウムイオンを添加して直流で電気分解したときに陰極室から吐出されるpH 9〜10のアルカリ性電解水である．アルカリイオン整水器は薬事法施行令で医療用物質生成器と規定され，家庭用医療用具として承認されている．これは，消化不良，胃酸過多，慢性下痢，胃腸内異常発酵に効果があると報告されている．一方，陽極側で生成する酸性イオン水（pH 4〜6）は皮膚の収斂効果があるためアストリンゼン液として美容用に使用が許可されている．

塩化ナトリウムなどの強電解質または塩酸を添加した水を電気分解して得られる強酸性電解水（pH 2.2〜2.7，次亜塩素水）や微酸性電解水や電解次亜水は有効塩素を数十ppm含み消毒に用いられる．また，陰極側で生成する強アルカリ性電解水は洗浄に使われる．このほか，さまざまな電解水生成器が開発されpH範囲の異なる電解水が作られている．

医療分野では強酸性電解水が，手指洗浄，内視鏡洗浄消毒，透析装置洗浄消毒，床・リネン消毒，清拭などに用いられる．食品分野では強酸性電解水や微酸性電解水は食品添加物に指定され，野菜，海産物などの食品や調理器具に使用できる．農業分野では種，苗，農作業資材の洗浄，栽培時の水としての使用などがある．畜産分野でも家畜の飲用，施設洗浄，水産分野でも魚介類の洗浄などに応用されている．

b．還元水

還元水または活性水素水とよばれている水は，酸化還元電位の低い還元性を示す水

7.7 そのほかの水

である．おおむね Ag/AgCl 電極を参照電極としたときの酸化還元電位が $-100\,\mathrm{mV}$ かそれ以下の水をさす場合が多く，細胞内活性酸素消去能を目安に議論されることもある．上述のアルカリイオン水の一部（酸化還元電位の低い水），酸化還元電位の低い天然水（ミネラルウォーター類として販売），ミネラル還元水（ミネラル，液性調整，天然石を使用し，高周波の交流で電気分解．液性がほぼ中性），金属を利用して還元した水（マグネシウムを利用）などがある．糖尿病の症状改善，がん抑制効果，アトピー改善などの効果は体内の活性酸素消去が関与すると考えられており，活性水素（原子状水素，水素ラジカル）が金属ナノコロイドを精製して還元力を示すという説が提唱されているが，まだ不明の点が多い．

c．磁気処理水

永久磁石の N 極と S 極の間をある流速以上で通した水をさし，磁気水とか磁化水とよばれることもある．磁気処理水を用いると，植物の成長促進，防錆効果，水あか防止，浸透性向上などの現象が起こることが知られているが，そのメカニズムについてはよくわかっていない．磁石間を電解質を含む水が通ることにより起電力が発生し電流が流れることから，電気分解が起こると考えられるが，それだけでは説明できないとされている．化学薬品や外部エネルギーを必要としない利点があるが，起こる現象のデータのばらつきが多く再現性がよくないという特徴をもつ．

d．遠赤外線放射セラミックス処理水

数種類の天然の鉱石と岩石を混合してから非常に高い温度で焼き固めたセラミックス球（マインタイトとよばれる）で処理することにより機能化した水をいう．このセラミックス球は遠赤外線を放射しており，処理水は溶存酸素量や酸化還元電位が原水の水道水と異なると報告されている．また，クラスターサイズが小さいために，水分蒸発しやすい性質，米飯の給水量および甘味の向上が起こると考えられている．また，一般生菌増殖抑制作用もあるため，食品産業への応用が期待されている．直接遠赤外線を水に照射した処理水もある．

e．紫外線処理水

紫外線は水の味，香り，色合いを変化させることが少なく殺菌できるため食品の原料水や，容器・素材の洗浄水の殺菌などに利用できる．塩素などの薬液消毒に比べ，短時間で，水質を変えず，副生成物を作らずに殺菌できるが，効果は持続しないので上水の消毒には向かない．下水放流水は消毒効果の持続性は要求されないので，放流先の生態系への配慮という点から採用される例が多くなっている．紫外線は殺菌だけでなく光化学反応を利用した有機物分解に用いられる．波長 185 nm の光では，水分子が直接分解される（$H_2O \to \cdot H + \cdot OH$）．OH ラジカルが有機物を酸化し最終的に水と炭酸ガスに分解する．殺菌灯に使われる波長 254 nm の紫外線では，水分子を直接解離するにはエネルギーが足りないが，酸化剤を分解して生じた OH ラジカルにより有機物を分解できる．たとえば過酸化水素存在下では，

$$2\,H_2O_2 \to OH^- + \cdot OH + HO_2^- + H^+$$

このような酸化剤と紫外線を用いた水中の有機物処理法は促進酸化処理法 (AOP：advanced oxidation processes) といわれる．生物処理では分解できない物質やダイオキシンなどの酸化分解もできる．酸化剤としてはオゾン (O_3) も用いられる．微量～低濃度有機物の分解処理として，超純水製造システムや排水回収再利用システムなどの有機物除去に使われる．また，高濃度の有機物，界面活性剤や染料などを含み生物処理法が困難な廃液にも応用できる．

f．超臨界水

臨界温度をこえた高温高圧の水で気体と液体の性質をあわせもつ．密閉容器内の水を加熱していくと温度上昇とともに圧力が増加し，臨界温度（水は374.4℃）に達すると液面が消失し液体とも気体ともいえない状態になり，誘電率やイオン積が変わる．水でありながら極性の低い有機物を溶解したり，常温・常圧では溶解しにくいガスを任意に溶解できるようになる．亜臨界水（臨界温度より低温で飽和水上気圧以上の水）～超臨界水は，炭素繊維強化プラスチック（CFRP（carbon fiber reinforced plastics））から炭素繊維の回収，多層フィルムの分別回収などに使われる．また，触媒を加えて有機廃棄物のガス化・水素製造に利用したり，酸化剤を加えた超臨界水酸化による難分解性有害物質（ダイオキシンやPCBなど）の無害化や有機廃棄物のガス化・水素製造など使われる．

g．化学処理水

化学的に処理した水であるが，電解水のように化学処理と物理処理の両方を行った水についてはa．に示した．

オゾン水はオゾンガスを溶解させたものであり，オゾン自身とオゾンがOH^-と反応して生じるOHラジカルによる酸化力を有する．分解すると酸素になるため残留性がないこと，におい物質と反応して無臭化する脱臭作用をもつ，などのメリットがあり，食品工場の衛生管理や食品の腐敗防止・鮮度保持に用いられている．

キセノン水は，不活性，無極性ガスであるキセノンを溶解した水である．キセノン分子表面に水分子が再配向した包接化合物を作る．水分子が大きなクラスターを形成して熱運動が抑制されるので，生物に作用させると代謝や生理作用を抑制すると考えられており，農産物鮮度維持への応用が試みられている．

h．海洋深層水

太陽光が届かない深さ（おおむね水深200m以下）の海水域では，光合成が行われず植物プランクトンが生育できないので，水は有機物が少なく高濃度のミネラルを含む．陸水由来の細菌はほとんど認められず，海洋性細菌数も表層水に比べて少なく，他の汚染物質も少ないとされている．現在，南は沖縄から北は北海道まで，9つの取水施設がある．

日本における海水の利用は，製塩やその副産物である苦汁（にがり）の製造が古くから行われてきた．また，7.4.3項に記したように上水の原水としての利用も行われてきた．海洋深層水の研究は約30年前からはじまり，人体に必要なさまざまなミネ

7.7 そのほかの水

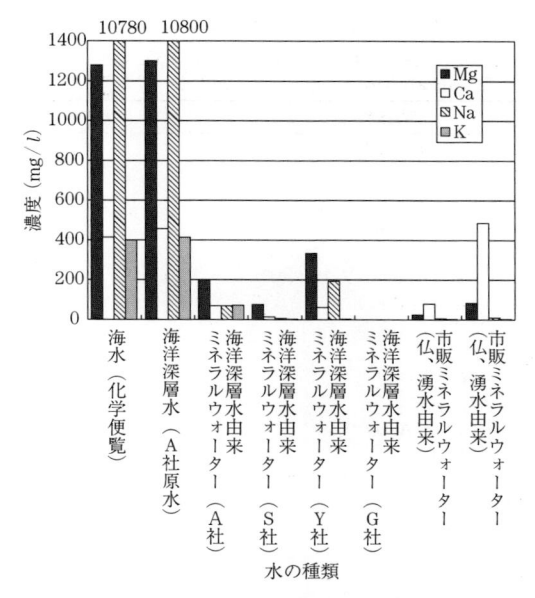

図7.5 海水組成と深層海水組成の比較

ラルがバランスよく含まれていることから，ミネラル豊富な飲料水として1990年代半ばから売られるようになった．海水は高濃度の塩化ナトリウムを含むので逆浸透膜などを利用して濃縮や脱塩を行い，硬度の調整やブレンドなどを経て製品が作られる．海水の組成は海域や水深により変動するが，化学便覧に記されている海水の組成と，A社報告の海洋深層水（原水），A社およびほかの会社の市販の深層海洋水を図7.5に示す．深層海水由来の水は，脱塩操作でNa濃度は低くなっており，Caに比べてMg濃度が高いミネラルバランスになっている．硬度の高いヨーロッパ系の水はMgに比べてCa濃度が高い．このようなことから深層海水は，Mgの補給に有用と考えられており，血圧，血液流動性，アトピー性皮膚炎などの改善が期待され，飲料だけでなく，食品加工，化粧品，入浴剤などに使われている．

7.7.2 温　　泉

温泉とは地中から湧出する温水，鉱水および水蒸気そのほかのガスとされ，日本の温泉法では表7.10に示す温度または物質を有するものをいう．一般に25°C以上のものを温泉というがそれ以下でも19項目の物質のうち1つ以上が規定量以上含まれれば温泉となる．

日本は世界一の温泉国である．環太平洋火山帯に位置し世界有数の火山国であり，平成12（2000）年度の環境省の統計によれば，利用温泉源数は約1万7000で湧水量

表7.10 温泉の条件（温泉法第2条別表）

1 温度（温泉源から採取される時の温度とする）25℃以上
2 物質（下記に掲げるもののうち，いずれか1つ）

物質名	含有量（mg/kg）
溶存物質（ガス性のものを除く）	総量 $1000\leqq$
遊離炭酸（CO_2）	$250\leqq$
リチウムイオン（Li^+）	$1\leqq$
ストロンチウムイオン（Sr^{2+}）	$10\leqq$
バリウムイオン（Ba^{2+}）	$5\leqq$
フェロまたはフェリイオン（Fe^{2+}, Fe^{3+}）	$10\leqq$
第1マンガンイオン（Mn^{2+}）	$10\leqq$
水素イオン（H^+）	$1\leqq$
臭素イオン（Br^-）	$5\leqq$
ヨウ素イオン（I^-）	$1\leqq$
フッ素イオン（F^-）	$2\leqq$
ヒドロヒ酸イオン（$HAsO_4^{2-}$）	$1.3\leqq$
メタ亜ヒ酸（$HAsO_2$）	$1\leqq$
総硫黄（S）（$HS^-+S_2O_3^{2-}+H_2S$に対応するもの）	$1\leqq$
メタホウ酸（HBO_2）	$5\leqq$
メタケイ酸（H_2SiO_3）	$50\leqq$
重炭酸ソーダ（$NaHCO_3$）	$340\leqq$
ラドン（Rn）	20×10^{-10}キュリー単位$\leqq$
ラジウム塩（Raとして）	$10^{-8}\leqq$

は約248万t/分である．国民1人当たり年に1回は温泉に宿泊している．泉質としては，ナトリウム−塩化物泉（食塩泉）が最も多く約40％，次いで単純温泉・アルカリ性単純温泉（溶存物質量1000 mg/l未満，泉温25℃以上）24.1％であり，以下，ナトリウム−硫酸塩泉（芒硝泉），ナトリウム−炭酸水素塩泉（重曹泉，皮膚をなめらかにするので「美人の湯」とよばれる），単純酸性泉の順である．このほかラジウム塩またはラドンを含む放射能泉がある．

温泉は昔から健康によいと信じられ，関節疾患や皮膚疾患などの治療に用いられてきた．現在，疾病を根治させるものではないが症状を和らげる補助的な療法であると広く認識されている．その効果は，狭義の温泉療法（ミネラル分を多く含む温水の薬理作用や殺菌作用などの化学作用）によるものや，水治療法（温熱，水圧，浮力，粘性などの物理的な特性によるもの）によるものと考えられる．

物理的な作用は温泉水に限ったものではなく，水の性質や温度による．温熱作用として，体温上昇により血管拡張，循環の亢進，新陳代謝の亢進が見られる．自律神経系や内分泌系にも影響があり，筋弛緩作用や鎮痛効果が見られる．温度により効果は異なり，体温に近い温度では副交感神経優位，冷浴や高温浴では交感神経優位に働く．水圧により下半身が圧迫され，下肢（足）から心臓へ戻る静脈還流が増え，心拍出量増加，利尿，Na排泄量増加がみられる．また，浮力により関節にかかる重力の付加が軽減され，関節疾患の痛みや筋肉の緊張を低減し，関節の動きをよくするの

で，関節疾患や脳血管障害のリハビリテーション治療に利用される．また，水の粘性により抵抗がかかるので水中での歩行や運動により関節の負担が少ない状態で筋力増強が可能となる．

化学作用としては，温泉水に含まれる化学成分が直接皮膚に作用，または経皮的もしくは経消化管的（飲泉）に吸収されて作用する．食塩泉は保温，硫黄泉は角質軟化，抹消血管拡張，重曹泉は皮膚表面の脂肪や分泌物を軟化し肌をなめらかにする効果があるとされている．酸性泉は細菌や真菌に対する殺菌作用が知られており，皮膚の清浄，収斂効果もあり，皮膚疾患に用いられる．

これらの作用に加えて，温泉リゾートへの転地療養による，心理変化，運動，食事，紫外線などの刺激の効用が考えられる．慢性で非進行性の疾患や，根治的な治療法のない疾患や症状をもつ患者に対する代替・相補医療（CAM：complementary and alternative medicine）として有用と期待される．しかし，急性疾患や体力の消耗の激しい状態には禁忌である．

温泉法施行規則の改正により平成17（2005）年5月より加水，加温，循環装置の仕様，入浴剤の添加，消毒処理などを行っている場合はその旨と理由を掲示しなくてはならないことになった．

7.7.3 遊　泳：プール，海

遊泳用のプールの水質に関しては，平成4（1992）年に厚生省（現厚生労働省）生活衛生局長通知として，①水素イオン濃度，②濁度，③過マンガン酸カリウム消費量，④遊離残留塩素濃度，⑤大腸菌群，の基準が示され，平成13（2001）年7月に指針の一部改正が告示された（表7.11）．

海水浴場に関しては環境省が水浴場水質判定基準と遊泳の適不適を表7.12のように示している．不適とされる水浴場は昭和52（1977）年以降はなくなり，水質Cに該当する水浴場も平成9（1997）年以降は全体の1％未満に，平成18（2006）年度はゼロになり，水浴場として適切な水質であった．

表7.11　遊泳用プールの衛生基準

項目	基準値
水素イオン濃度	pH 5.8〜8.6
濁度	2度以下
過マンガン酸カリウム消費量	12 mg/l 以下
遊離残留塩素	0.4 mg/l 以上であること
	1.0 mg/l 以下であることが望ましい
大腸菌群	検出されないこと
一般細菌数	200 CFU/ml 以下
腰洗槽の遊離残留塩素	おおむね 0.2 mg/l 以下が望ましい

* CFU：colony forming unit

表7.12 水浴場水質判定基準

区分		ふん便性大腸菌群数	油膜の有無	COD	透明度
適	水質 AA	不検出（検出限界 2 個/100 ml）	油膜が認められない	2 mg/l 以下（湖沼は 3 mg/l 以下）	全透（または 1 m 以上）
	水質 A	100 個/100 ml 以下	油膜が認められない	2 mg/l 以下（湖沼は 3 mg/l 以下）	全透（または 1 m 以上）
可	水質 B	400 個/100 ml 以下	常時は油膜が認められない	5 mg/l 以下	1 m 未満〜50 cm 以上
	水質 C	1000 個/100 ml 以下	常時は油膜が認められない	8 mg/l 以下	1 m 未満〜50 cm 以上
不適		1000 個/100 ml をこえるもの	常時油膜が認められる	8 mg/l 超	50 cm 未満

7.7.4 産業と水

水はほとんどすべての産業分野で用いられている．平成15（2003）年において，水使用量約839億 m³（取水量ベース）のうち約3分の2が農業用水，3分の1が都市用水である．都市用水は生活用水（家庭，オフィス，ホテル，飲食店など）と工業用水（従業者数4人以上の事業所）がほぼ3：4の割合である．工業用水は化学工業，鉄鋼業，紙関係の製造業で使用量全体の7割を占める．最近，工業用水の回収利用が進み回収率が平均80％近くなり，淡水補給量はここ30年漸減している．回収率は，化学工業，鉄鋼業が約80〜90％であるのに対し，紙関係は約45％と低い．

地下水は水質が安定しており井戸を掘るだけで利用できるが，過剰汲み上げは地盤沈下を起こすため，都道府県ごとに地下水採取規制に関する条例などが定められ，揚水量規制が行われている．農業用水における地下水利用率は約5％，工業用水が約30％，生活用水で約22％である．

水資源の有効利用および水環境の保全の観点から，処理水や産業排水の再生利用が行われている．再利用は処理水を直接再利用する閉鎖系循環方式と，いったん河川に排水してから利用する開放形循環方式がある．雑用水，環境用水，融雪用水，農業用水などに使用する例が増えてきた．雨水利用は水源確保が難しい地域だけでなく，都市部にも導入が進められており，雑排水として利用されている．

7.8 水と健康

水と健康は，直接・間接的なものを含めさまざまなかかわりがある．直接的には，水の摂取量の過不足や，飲料水や調理に用いられる水に含まれる物質の影響がある．食品中には加工過程を通して入った水がある．皮膚の健康には，含まれる水が重要で，それに関連して化粧品や経皮的な治療法がある．また，生活上の衛生面に水は不

7.8 水と健康

可欠である．水の温度，物性，または溶解成分を利用した治療や健康増進がある．

上水の安全性を維持するには，原水の質を保持する必要があり，そのためには環境水質を保持しなくてはならない．そこで，工場などからの排水規制，生活用水の処理，地下水汚染防止が行われる．地下水や環境水の汚染の原因となる土壌汚染の防止，廃棄物処理の適正化，大気汚染防の防止などあらゆる環境問題が関連してくる．また，治水も人の安全という点で重要であり，水害および渇水に対する対策も間接的に健康に影響する．気候変動が降水量やパターンに影響し，そこには地球規模での環境問題が関連する．ここでは，飲む水と生体に直接接する水について述べる．

日本は昔から良質な軟水に恵まれていたので生水を飲む習慣があった．人口増加による都市部の水の汚染は水系感染症の流行を招き，上水の普及がはじまったが，水は豊富でただ同然の資源であった．しかし，戦後，日本の工業が発展し，人口の都市集中がさらに進み，環境中へ汚染物質が放出され，生活用水と工業用水の使用量が急増し，その排水の自然浄化が追いつかなくなった結果，水源の不足と水源水質の悪化が起こった．水質汚濁，まずい水，消毒のために入れる塩素による発がん性物質の生成など，水道水の質が問題視され，「安全性」に対する懸念が高まった．そして，水に対して「安全」，「安価」，「豊富」だけでなく，「おいしさ」，さらに最近は「健康によい」ことが要求されるようになった．

世界的に見ると，先進国ではすべての国民が安全な飲料水を手に入れられる．しかし，発展途上国では微生物，無機および有機化合物による飲料水汚染が多くの地域で起こっている．約11億人が安全な水を入手できず，毎日6000人近い子どもが水系感染症で亡くなると報告されている．バングラデシュ，インド，中国，ベトナムでは微生物汚染を避けることができる井戸水を使用するようになったが，代わりに地質由来のヒ素による汚染が起こり，深刻な健康障害を引き起こしている（7.2.3項参照）．また，中国の一部では地質由来のフッ素が高濃度に地下水に含まれているために中毒が起こっている．

7.8.1 水分補給

水は人体の約60%を占め（新生児では多く高齢者では少ない），その3分の2は細胞内液，3分の1が細胞外液である．人は尿や便により水分を排泄するほか，皮膚からは数百 ml/日の水分喪失（不感蒸散）があり，呼気からも数百 ml/日の水分を失う．人には水を蓄えておく機能がないので，生命維持のために水の摂取は必要不可欠である．人の身体から出ていく水分量は体格，年齢，性別により大きく変わるが，通常成人で2〜3 l/日程度とされる．その分を飲水や食事で取り入れている．

十分量の水補給がなされず，または大量の水分が失われて体内の水分が不足した状態を脱水という．体内の老廃物の排泄に最低限の水分が必要で，皮膚や呼吸からの水分損失は止められないので，水の補給がストップすると毎日体重の2%程度の水分損失が起こる．乳幼児は代謝が盛んで，体表面積が大きく，腎臓の機能が未発達のため

体重当たりの水分必要量が成人より多く，脱水の重篤な状態に陥りやすい．また，高齢者は喉の渇きを感じる感覚が弱まり脱水症を起こしやすく，疾病の発病や死亡の大きな原因となっている．健康な若い成人に水分摂取制限を行うと，2～3％の体重減少で，口渇感に加えて集中力や注意力の著しい低下，頭痛や疲労感が観察された．

脱水症は細胞外液の水分と塩分の減少の割合により，①高張性脱水，②低張性脱水，③等張性脱水，の3つに分類できる．高張性脱水は水分のみの損失で血清のナトリウム濃度が増加し，浸透圧が上がり，細胞内の水分も低下するもので，抗利尿ホルモン欠如により起こる尿崩症や，発汗過多，水摂取不足で見られる．低張性脱水は塩分喪失が水分喪失を上回る場合で，細胞内へ水分が移動しますます脱水がひどくなるもので，大量発汗後水分のみを補給したときにみられる．等張性脱水は水分と塩分を同じ比率で失うもので，嘔吐，下痢，火傷，大量発汗で起こり循環不全が見られる．軽度では，水または食塩水の補給，中程度以上では輸液を行う．

最近，水分摂取と生活習慣病またはほかの疾病との関連が報告されている．尿路結石症の再発防止，尿路感染症，高血圧症，心臓疾患，静脈血栓塞栓症による脳梗塞や肥満の低減に十分な水の摂取がよいことが報告されている．

7.8.2 水に含まれる成分が健康に及ぼす影響

1日1ℓ以上摂取する飲料水は一生飲み続けても安全でなくてはならない．飲料水および調理に使用する水に含まれ健康に影響を及ぼすものとして，悪い面では微生物や有害化学成分，よい面ではミネラル成分がある．

微生物に関しては，日本では上水の普及率が100％近いこと，一般細菌および大腸菌の水質基準が設けられていることから，水道水を飲んで感染症にかかる可能性はほとんどないといってよい．しかし，塩素に対して抵抗性を示し水道法施行規則に定められた塩素消毒が有効でないクリプトスポリジウム（原虫）により，平成8（1996）年に埼玉県で約8000人の集団下痢症が起こった．腹痛をともなう下痢は健常者であれば1週間程度で免疫ができて治癒するが，免疫不全者には重症・難治性下痢症となる．この年，厚生労働省は「クリプトスポリジウム暫定対策指針」を策定した．その後の調査・検討結果をふまえて平成13（2001）年に「水道原水の汚染の恐れの判断」および「予防対策」に関して指針が改正された．これ以降平成17（2005）年まで，水道水による感染症発生は起こっていないが，原水または浄水に検出される例があった．平成14～16（2002～2004）年にはクリプトスポリジウムは検出されず，塩素抵抗性をもつ原虫ジアルジア（クリプトスポリジウムよりずっと抵抗性は低い）が検出されたが，平成17年度はどちらも検出されていない．

井戸水などの地下水は，定期的な水質検査を行い微生物汚染がないことを確認することが大切であり，必要に応じて塩素消毒を行う．未殺菌の井戸水による腸管出血性大腸菌感染症（O-157）が平成2（1990）年に浦和市（現さいたま市）の幼稚園で起こり，268名が発症，2名が死亡し，平成8（1996）年に責任者に有罪判決がおりた

7.8 水と健康

事例がある．市販のミネラルウォーター類についても，微生物汚染に関する規制がある（表7.9参照）．

重金属類，有機化合物などの有害物質については，その水を一生飲んでも健康に被害を生じないであろう濃度の基準が水道水の水質基準で定められている．

消毒は本来微生物汚染を避けるために行うものであるが，発がん性の副生成物を生じることから水質基準で濃度が規定されている．水道水中の発がん性有機ハロゲン化合物の報道がなされたことから，「水道水の安全性に対して国民が抱いている印象」はかなり悪くなった．遊離塩素は，水中のフミン質やフルボ酸と反応してトリハロメタン（メタンの4つの水素のうち3つが塩素，臭素，またはヨウ素と置換したものであるが，水道水についてはクロロホルム，ブロモジクロロメタン，クロジブロモメタン，ブロモホルムの4化合物をさす）を生じる．トリハロメタンには発がん性があることから，厚生省（現厚生労働省）は昭和56（1981）年に水道水の暫定基準値として総トリハロメタン濃度を 100 ppb（0.1 mg/l）以下とした．平成4（1992）年の水質基準の改正で，総トリハロメタンと4項目のトリハロメタン濃度を，平成16（2004）年の改正では総トリハロメタンと9項目の消毒副生成物が規定された．トリハロメタンは生殖毒性もあり流産発生率や死産率を増加させるという報告があり，米国の環境保護庁（EPA）は平成12（2000）年に最大許容量を 100 μg/l から 80 μg/l に引き下げた．消毒副生成物のうちクロロ酢酸類には発がん性が確認されており，まだ作用の解明されていない化合物も多い．水道水中のトリハロメタンは水の温度上昇とともに増加するが，揮発性なのでしばらく沸騰させると減少する．しかし，日本で広く使われている電動式のポットでは揮散しないものが多いので濃度が高い状態にあることが考えられる．これに対し，クロロ酢酸類は沸点が高く揮発しないので煮沸するとかえって増加する．

このほか，トリクロロエチレン，テトラクロロエチレンなどの塩素系有機溶剤は発がん性があり，かつて金属機械部品洗浄やドライクリーニングに使われたこれらの溶剤による井戸水の汚染が起こったことから，水質基準で規制されている．

水に含まれる有用成分の効用として，ミネラル補給があげられる．ヨーロッパ系のミネラルウォーターは硬度の高いものが多く，1日1l飲むと仮定すると 100～500 mg/日のカルシウム摂取が可能となる．日本人の Ca 摂取の目標量は約 600 mg/日であり，牛乳のカルシウム含有量はおよそ 1200 mg/l なので 500 ml の牛乳を飲むと1日分のカルシウムが摂れる計算になる．しかし，カロリー制限で牛乳摂取を控えたい場合や乳糖分解酵素不足の人にはミネラルウォーターも摂取源の一つとなる．

水の硬度は含まれるカルシウムとマグネシウムの合計量を数値化したもので，この値が高いものが硬水，低いものが軟水とよばれる．厳密な定義はないが，硬度～100を軟水，100～300を中硬水，300～を硬水とよぶことが多い．日本のミネラルウォーターはほとんどが軟水であり，炊飯や和風だしを使う日本料理，緑茶を入れるのに適しているとされているが，カルシウム補給には向かない．中硬水は洋風だしや煮物，

鍋物に向いているといわれている．ミネラル補給や便秘解消には硬水が向いている．生体利用率の検討から，ミネラルウォーターのカルシウムの生体利用率は牛乳と同等かそれ以上と報告されている．マグネシウムも非常に重要なミネラルであり十分な摂取が循環器疾患の予防に有効と考えられている．海洋深層水はマグネシウム濃度が高いという特徴をもつ．しかし，腸管から吸収される際にカルシウムと競合することから，カルシウムとマグネシウムの摂取バランスが重要と考えられている．硬水を長期摂取すると下痢や胃腸障害になることや，マグネシウム塩は下剤として使用されることを考慮すると，水からのミネラル補給は補助的な手段と考えるのがよさそうである．

バナジウム化合物に糖尿病治療効果があることが報告されたことから，通常の飲料水より高い濃度のバナジウムを含む水に治療効果があるかのような宣伝がなされている．多くは富士山の地下水である．富士山の玄武岩に含まれているバナジウムが溶出してきたと考えられ，他地域の自然水に含まれる濃度（0.001 mg/l 前後）に比べて高い濃度（0.1 mg/l 前後）のバナジウムが含まれている．しかし，この濃度は，動物実験で効果が見られた飲料水濃度と比較して桁違いに低い．人に対する影響に関しては効果が認められたという報告もあるが，まだ不明な部分が多く科学的な評価が必要と考えられる．

このほか，7.7.1項 a. で記した飲用アルカリ性電解水（アルカリイオン水）は，慢性下痢，消化不良，胃腸内異常発酵，制酸，胃酸過多に有効と承認されている．アルカリイオン整水器検討委員会は平成 5（1993）年から安全性，効能に関して臨床的な検証を行い，pH が 11 になると刺激性や血清カリウム値の増加が見られたことから，pH の規定を「10 をこえない範囲」にするように勧告が出された．アルカリイオン整水器で調製した pH 9.5，カルシウム濃度 30 ppm 以上の水と，プラセボ器（偽の整水器）で調製した水を飲用した調査で，いくつかの腹部愁訴の改善に有意差が見られアルカリイオン水の有用性が報告されたが，生理的作用機序に関してはまだ不明の点が多い．

7.8.3 皮膚と水

皮膚は身体を覆い，水分喪失や，環境からの物理的な障害や病原体の進入から保護するバリアとして働いている．皮膚は 3 層からなり，外側から「表皮」，「真皮」，「下皮（皮下組織）」となる．真皮はコラーゲン（膠原線維）やエラスチン線維（弾性線維）のネットにムコ多糖，糖タンパク，電解質，水が入ったゲルであり，水を含む緩衝体である．皮膚に含まれる水分の大半が真皮部分に存在しているが，皮膚の老化で高分子が変性してゲルの特性が損なわれる結果，皮膚のハリが失われシワが形成される．ゲルを形成している水との結合の維持や回復は，スキンケア商品の焦点の一つである．表皮の一番外側には，基底細胞から分化した細胞で形成された角層とよばれる防御壁がある．この層は長い間不活性だと思われてきたが，最近，水分，物理的刺

激,または微生物に対するバリアとして働くことや,その含水レベルが機能に関連することがわかってきた。外界の湿度変化によりバリア機能が影響を受けると,皮膚は変化を修復するために角化細胞の増殖・分化,細胞外脂質,天然保湿因子の産生などを行う。皮膚にとって重要な水分の保持と調節がうまくできなかったり,環境変化が大きすぎて修復できなくなると皮膚に障害が起こる。

ある種の水が皮膚疾患に治療効果があることは古くから知られ鉱泉が療養に使われてきた。ヨーロッパではいくつかの鉱泉の効用が研究されており,日本にもフェイシャルスプレーが輸入・販売されている。死海の水は古くから乾癬やアトピー性皮膚炎に効果があることが知られており,バリア機能と保湿状態改善が報告されている。最近は海洋深層水の応用分野の一つとして,これを配合した化粧品も売られている。

7.8.4 透析と水

腎臓は体内の水分調節をする臓器である。1日200 l 程度の原尿を作り,その約99％を再吸収し,残りの水分を排泄物(老廃物)や電解質を溶解した状態で「尿」として体外に排泄することにより細胞外液環境を保つ。また,ホルモン(レニン,アンジオテンシンII,プロスタグランジン,エリスロポエチン,活性型ビタミンD)を分泌する。腎臓の機能を失うと生命維持ができないので,腎臓はかなりの予備力を備えているが,予備力が減退して慢性腎不全になると人工腎臓を用いた透析を行わなければならない。腎不全により体内に蓄積し尿毒症症状を引き起こす物質は尿毒素と総称され,これらを血中から除去・低減するために透析液と膜を使って透析を行う。透析液はナトリウム,カリウム,カルシウム,マグネシウム,塩化物イオン,ブドウ糖,重炭酸イオンを含む水であり,尿毒素を血液側から拡散させると同時に,血液側内に不足した物質を補充する役目を果たしている。透析液のほとんどは水道水から作られるが,水道水に少量ながら含まれる重金属,有害有機化合物などを取り除くために,軟水化処理,各種フィルター,活性炭,逆浸透(RO)膜などによる水処理をしてから用いられる。とくにエンドトキシン(菌体内毒素.グラム陰性菌が死んで溶菌する時や破壊されたとき,また分裂するときに遊離してくるもの)は透析患者のさまざまな病態に悪影響があることから,透析液の清浄化が重要である。日本透析医学会は透析液中のエンドトキシン濃度 50 EU/l 未満(達成目標濃度 10 EU/l 未満)を基準としている(平成12(2000)年,EU;エンドトキシン単位)。現場では厳密に管理されているところもあるが定期的な水質管理をしていないところもあるようである。

昭和40年代に透析をはじめて数ヵ月から数年経過した患者に「透析脳症」とよばれる痴呆症状やけいれんが頻発した。この時代は水道水を1回の透析に100 l 以上使用し,週3回で使用される水道水量は莫大なものであった。米国の研究により原因は水道水中のアルミニウムであり,血液中に入ったアルミニウムが脳や骨に蓄積して起こることがわかった。飲む分には何の問題もない濃度の成分が健康に害を与えた例である。このアルミニウム脳症はアルツハイマー症と似た症状を示したことから,一時

期アルツハイマー症のアルミニウム原因説が取り沙汰されたが現在は否定されている．逆浸透装置の発明により透析液に純水が使用されるようになり透析脳症は姿を消した． 〔篠原厚子〕

■文　献

圓藤吟史（2002）．ヒ素，荒記俊一 編，中毒学一基礎・臨床・社会医学一，朝倉書店，pp.98-100．
大森豊明 編集代表，技術教育出版社 著（2006）．水一基礎・ヘルスケア・環境浄化・先端応用技術一，エヌ・ティー・エス．
緒方　剛（2002）．水俣病，荒記俊一 編，中毒学一基礎・臨床・社会医学一，朝倉書店，pp.312-316．
小柳　亮（2002）．イタイイタイ病，荒記俊一 編，中毒学一基礎・臨床・社会医学一，朝倉書店，pp.316-317．
環境省 編（2006）．環境白書 平成18年度版．
国土交通省 土地・水道源局水道部 編（2006）．日本の水資源 平成18年度版．
佐野　洋ほか（2004）．水の特性と新しい利用技術一農業・食品・医療分野への応用一，エヌ・ティー・エス．
高橋　裕・綿抜邦彦・久保田昌治・和田攻・蟻川芳子・内藤幸穂・門馬　晋・平野　喬 編（1997）．水の百科事典，丸善．
早川　光（2005）．ミネラルウオーター・ガイドブック，新潮社．

■参照ウェブサイト

アルカリイオン水整水器協議会ホームページ　　www.3aaa.gr.jp/info/index.html
環境省ホームページ　　www.env.go.jp/
開発教育協会ホームページ　　www.dear.or.jp/
厚生労働省ホームページ　　www.mhlw.go.jp/
国土交通省ホームページ　　www.mlit.go.jp/
サントリーホームページ　　www.suntory.co.jp/
浄水器協会ホームページ　　www.jwpa.or.jp/
水道産業新聞ホームページ　　www.suidou.co.jp/
東京都下水道局ホームページ　　www.gesui.metro.tokyo.jp/
東京都水道局ホームページ　　www.waterworks.metro.tokyo.jp/
日本水道協会ホームページ　　www.jwwa.or.jp/
日本透析学会ホームページ　　www.jsdt.or.jp/
バーミーズホームページ　　www.burmese.jp/
水の文化センターホームページ　　www.mizu.gr.jp/

コラム9 ●おいしい水とミネラルウォーター

　現在，日本で流通しているミネラルウォーターは国産，輸入品を合わせると500種類以上にのぼる．最も古い記録は「山城炭酸水」の「東京絵入り新聞」の広告であるが，資料が残っていないため，明治21（1888）年に市販された「三ツ矢平野水（のちの三ツ矢サイダーとして清涼飲料水として販売）」が日本の第1号とされている．続いて明治23（1890）年に市販された「ウヰルキンソン炭酸鉱泉水」とともに横浜の居留地の外国人向けのものであった．日本人向けのミネラルウォーターは昭和4（1929）年に富士鉱泉水（現富士ミネラルウォーター）が市販されたが，需要は高級ホテルやレストラ

ンに限られていた．第二次世界大戦後，進駐軍を中心に需要が増え，「鉱泉水」を米国式に"ミネラルウォーター"とよぶようになった．昭和30～40年代の景気回復，高度経済成長期に洋酒の需要が急増し，ウイスキーの水割りが流行して，洋酒メーカーがびん詰めの水割り用のミネラルウォーターを商品化した．

ミネラルウォーターが飲むための水，すなわち家庭用の飲料水に変わったのは，昭和58（1983）年，「六甲のおいしい水」が売り出されてからである．ミネラルウォーターがはやりはじめて数年間のうちに200以上のブランドができた．昭和61（1986）年にミネラルウォーターの基準の一部改正により，ヨーロッパの無殺菌のミネラルウォーターの輸入が認められ，おなじみのエビアン，ヴィッテルなどの大手ブランドが参入した．平成2（1990）年には，消費量は1.6 l/人/年となり，家庭用の消費量が業務用をこえた．その後，500 ml やそれ以下のサイズの発売，首から提げる専用ホルダーの流行，「異物混入事件」（カビ胞子など）を経て，消費量は伸び続け，平成16（2004）年には14.4 l/人/年となった．

このような現象の背景には「おいしさの要求」と「水道水の安全性への不信」があると考えられる．醸造酢で知られるミツカングループでは「水に関わる生活意識調査」を平成7（1995）年から毎年行っている（結果は「水の文化センター」のHPで閲覧できる）．東京都，大阪府，愛知県在住の20代から60代の男女，計600人にファックスにて調査票を送り，毎年およそ回収率77～78％で回答を得ている．「一番おいしいと思う水」は，「湧き水」が42～56％でつねに1位であり，「市販のミネラルウォーター」と「渓流の水」は年により2位3位が入れ替わった．平成18（2006）年はミネラルウォーターが2位で23.6％，1～3位までで全体の80％以上を占めた．ミネラルウォーターを好むのは若者に多く，20代は38.5％，50代以上は9.7％であった．水道水に対する不満の1位は「おいしくない」であり，においがあるという回答が多い（図7.6a）．回答には地域差があり，東京圏や大阪圏に比べて中京圏は不満が少ない．

水道水の評価は，若い世代で低く，中京圏より大阪圏，さらに東京圏で下がる傾向が続いているが，ここ十年で10点満点評価で平均が5.7から6.8に上がっている（図7.6 b）．平成15（2003）年の浄水水質データで，東京（金町浄水場他），大阪市（村野浄水場他），名古屋市（春日井浄水場他）を比較すると，残留塩素濃度は0.5～0.6で差は認められないが，臭気強度（TON：threshold odor number）は名古屋が，1未満であるのに対し東京と大阪は1，過マンガン酸カリウム消費量（有機物量を示す，平成16（2004）年の改正で「全有機炭素」に変更）は1.1～1.4で差はないが，蒸発残留物は東京160，大阪100～120に対し名古屋58～60であり，評価の点数と合っている．しかし，これらの数値を「おいしい水の要件（表7.7）」と比較すると，残留塩素がいくぶん高めであるほかはいずれも要件を満たしている．国民が水をおいしいと感じる条件がより厳しくなったということなのかもしれない．

ミネラルウォーターは塩素消毒していないので塩素臭はないが，硬度は軟水～硬水とさまざまである．日本の天然水のほとんどは軟水であるので，中高年の人たちが子どもの頃飲んだおいしい水という感覚からは「軟水」がおいしく感じられると推定されるが，外国産のミネラルウォーターを飲みなれた若い世代が多くなった今，「おいしい水の要件」を調べると，硬度に関しては昭和60（1985）年の発表より高いほうへ範囲が広がるように思われる．

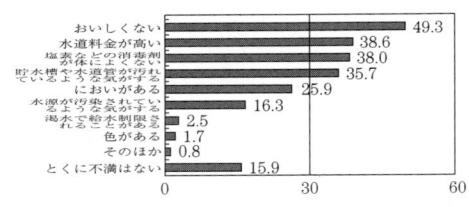

(a) 水道水に対する不安・不満（複数回答，単位：％）

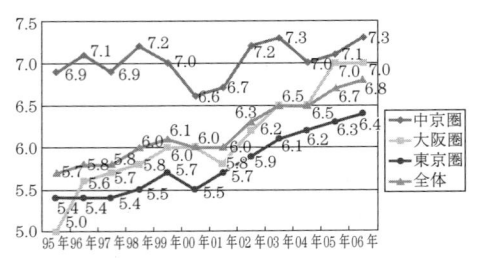

- おいしくない 49.3
- 水道料金が高い 38.6
- 塩素などの消毒剤の臭いがくさい 38.0
- 貯水槽などの水道設備が汚れている気がする 35.7
- においがある 25.9
- 水源が汚染されている気がする 16.3
- 渇水で給水制限される 2.5
- 色がある 1.7
- そのほか 0.8
- とくに不満はない 15.9

(b) 水道水の 10 点評価（95～06 年の推移）（単位：点／10 点）

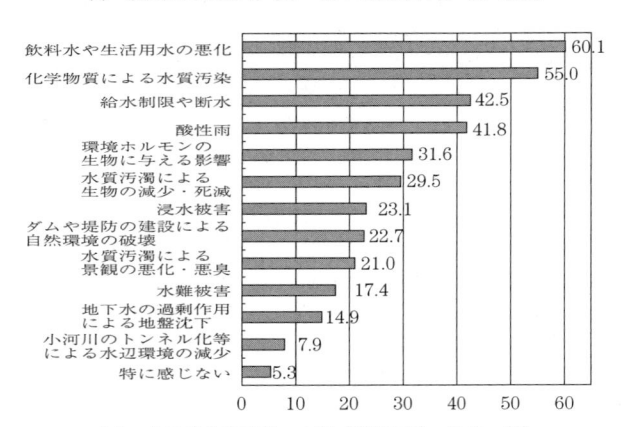

(c) 水に対する不安・心配（複数回答，単位：％）

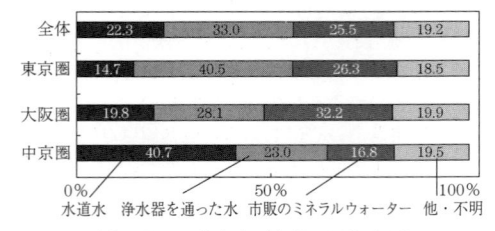

- 飲料水や生活用水の悪化 60.1
- 化学物質による水質汚染 55.0
- 給水制限や断水 42.5
- 酸性雨 41.8
- 環境ホルモンの生物に与える影響 31.6
- 水質汚濁による生物の減少・死滅 29.5
- 浸水被害 23.1
- ダムや堤防の建設による自然環境の破壊 22.7
- 水質汚濁による景観の悪化・悪臭 21.0
- 水難被害 17.4
- 地下水の過剰作用による地盤沈下 14.9
- 小河川のトンネル化等による水辺環境の減少 7.9
- 特に感じない 5.3

(d) 飲用に使う水（全体・居住地別）

	水道水	浄水器を通った水	市販のミネラルウォーター	他・不明
全体	22.3	33.0	25.5	19.2
東京圏	14.7	40.5	26.3	18.5
大阪圏	19.8	28.1	32.2	19.9
中京圏	40.7	23.0	16.8	19.5

図 7.6　水に関する意識（「水の文化センター」HP データより）

原水の水質は，過マンガン酸カリウム消費量やBOD，一般細菌や大腸菌も東京，大阪市より名古屋市のほうが低い．いずれも急速ろ過と塩素処理を採用しているが，大阪市ではこれに加えて活性炭処理，オゾン処理，アルカリ剤処理と行っている．東京（金町浄水場）では，塩素処理も前，中間，後の3段階で使用し，2種類の活性炭処理，オゾン処理，酸処理と高度な処理を行っている．原水の水質が悪くてもここまできれいにできるということであるが，裏を返せばここまでの処理をしないと「おいしい」といわれる水を提供できないのであり，原水の水質改善が重要である．東京都では平成16（2004）年度から「おいしさに関する水質目標」をつくって「安全でおいしい水プロジェクト」を進めており，プロジェクトPRの一環として高度浄水処理水をペットボトル「東京水」として販売している．さらに蛇口から直接水を飲むという従来の日本の水道文化回帰をスローガンにプロジェクトが継続している．このような動きは多くの地域で行われており，さまざまなご当地ペットボトル水道水が販売されている．おいしい水道水が供給されるのはうれしいことであるが，トイレを流すのに「おいしい水」は必要ないので，中水，雨水，処理水の利用が今後進むとよいと考える．

　水道水に対する不満は，「安全性」に関する項目でも高い．消毒の副生成物，水道管や貯水槽の汚れ（「汚れているような気がする」），水源が汚染（「汚染されているような気がする」）という回答が多く（図7.6（c）），水関連の情報に関心をもつ人が多いと考えられる．この手の情報は，同じ数値をどのように報道するかでまったく違う印象を与えることもある．情緒的なとらえ方をする傾向の強い日本で，どのように現状を知ってもらい，よりよい方向へ変えていく努力を個人〜国の各段階でするべきかを考える必要があろう．それを推進する動機づけとなるような，情報の発信の仕方や，受信のシステムを構築することが大切だと感じる．

　最近は，さらに積極的に「身体によい」ことが水に求められている．水に限らず，今は健康志向が非常に強い，いいかえれば健康に対する不安が大きい時代といえる．バナジウム，ラドン，ゲルマニウム含有，炭酸や重炭酸含有，アルカリ性を特徴にうたっている製品もあるが，インターネットのサイトの宣伝文句の中には誤りが書かれているものもある．ミネラルウォーターのうち，硬度が100〜300の製品の多くは，ミネラルバランスの特徴と飲みやすさが，硬度300以上の硬水ではCaを中心としたミネラル補給がうたい文句になっているものが多い．硬度1000をこえる超硬水も結構売られており，ミネラル補給に加えて，ダイエット効果が紹介されているものもあり，健康飲料の感がある．一方，硬度100以下の軟水はまろやか，軽い，さわやかなどの味のよさ，お茶や乳児のミルクを作るのに向くことなどが書かれているものが多い．さらに逆浸透膜（RO）で地下水からミネラルを除去した硬度1程度の純水に近い超軟水も売られており，薬を飲んだり，貯蔵用によいと宣伝されている．海洋深層水は法律的にはミネラルウォーターの範疇には入らないが，買う人にとっては同じものと思われている．おいしい軟水，またはマグネシウム補給の効用が書かれている．実際にこれらの水を買う人の何割が内容を把握して使い分けているかはわからないが，今や5人に1人以上が飲み水として使っており，地域差は少ない（図7.6（d））．

　日常生活でよく飲んでいる飲み物としては，平成15〜18（2003〜2006）年いずれも「自分で入れた日本茶」が4割強で1位，「自分で入れたコーヒー」は2位から3位になり，ミネラルウォーターは平成15（2003）年の4位から，平成17，18（2005，2006）

年には2位となった．水道水はミネラルウォーターと入れ替わって平成16（2004）年以降は4位に後退したが，「水道水をよく飲む」と答えた人は年齢の高いほうに多く，女性より男性に多かった．日本茶が身体によいこと，炭酸や甘い飲料が健康に悪いこと，などが広く認識されている現状を反映していると思われる．

コラム10 ●水の値段

　平成16（2004）年度における全国の上水道事業の平均給水原価は181.2円/m^3．ここ30年で約3倍になった．人件費の割合は減少し，減価償却費の割合が増えている．上水道料金は従量料金制がとられており，使用量が増加すると単価が高くなる料金体系をとっている場合が多い．給水人口規模が小さい市町村では単位体積当たりの給水原価が高い傾向があり，全国平均の10倍以上かかっている市町村もある．平成16年度の家庭用料金（口径13 mm）で月10 m^3 使用では全国平均1467円なので，146.7円/m^3 となり給水原価より安い料金で配水されていることがわかる．実際の水道料金も市町村による差が大きく，30〜300円台/m^3 まで約10倍の開きがある．

　工業用水道の全国平均料金は平成17（2005）年度で23.32円/m^3 であり，昭和45（1970）年時点の約4倍である．農業用水は，水利費負担という形で徴収され，米および麦の生産において全国平均6412円/10アールであり，生産コストの5%強を占めている．

　一方，汚水処理にかかる費用は平成16（2004）年度において，全国平均212.23円/m^3 で，使用量単価は全国平均131.09円/m^3 である．下水道料金も従量料金制である．汚水排出量は通常水道の使用量と等しいとみなされる．井戸水や雨水を利用している場合は下水道使用の届けを出して料金を支払うことになっている．下水道料金も市町村により料金が異なるが，おおむね単位体積当たり上水よりやや低い料金に設定されている場合が多い．

　非常に大雑把に考えて，水道水料金×2（下水道料金が自動的にかかるので）を水道水の値段と考えると，全国平均で1ℓ当たり1.5円程度と換算される．ミネラルウォーターの価格は2006年現在1.5ℓボトルでおおむね200円前後であるので水道水の100倍強の値段である．飲み水としてミネラルウォーターを飲む人は5人に1人であるが，コーヒー・紅茶を入れるときに使うのは6.7%，炊飯に使うのは2.8%，料理に使うのは1.5%，食器洗浄に使う人は0%というアンケート結果はうなずける．水道料金が高いという不満の回答率は3割強あるが，「安全と水はただ」という時代から，安全でおいしい水を高くても買う時代へ変わり，水は無限ではなく量，質ともに守っていかなければならない資源であることが明らかな今，きれいで安全な水を将来にわたって残すためになすべき課題が企業や家庭に課せられている．

8 廃棄物

8.1 廃棄物とは

「ごみ」は,「不要物,役に立たない,つまらないもの,ないほうがよいもの」と辞書にあるが,ほかの人にとっては有用であったり,別の用途に使える場合もある.誰にとっても不要で処分すべきもので,そのまま放置しておくと衛生上または環境に悪い影響を与える場合もある.日本では,近年ごみとして出されるものの内容が複雑化し,量の増加,埋立地の不足,焼却にともなう有害物質の生成などの問題が大きくなり,このような状況を改善し還元型社会を構築するためにさまざまな取組みが行われている.

江戸時代には,生活から出る不要物を回収し再利用していたことが知られている.しかし,生ごみは処理しなくてはならず,海の定められた場所に捨てにいくようにとの触書が出されて,ごみ収集・運搬の仕事が生まれたといわれている.ヨーロッパの都市で大問題であった「し尿」は,かつての日本では肥料に利用することから大きな問題にならなかった.明治に,伝染病(現在は一般に感染症とよばれている)の流行,人口の増加と都市拡大が起こり,公衆衛生強化の一環として明治33(1900)年に「汚物掃除法」が公布,施行され(下水道法も制定,7章7.5.1項参照),ごみ収集が市町村の義務となった.

この法律でいう「汚物」は「塵芥汚泥汚水及びし尿」である.大正に衛生上の理由から化学肥料が生産されるようになり,し尿は有価物から汲み取り代がかかる「ごみ」へ変わった.戦後,焼却施設の建設が進み,昭和29(1954)年に「清掃法」が制定された.その後,日本は高度経済成長時代に入り,公害,工場から排出される有害物質を含むごみ,家庭ごみの質の大きな変化などが問題となり,それまでの「衛生処理」という観点に加えて「生活環境の保全」という考え方を取り入れた「廃棄物の処理及び清掃に関する法律(廃棄物処理法)」が昭和45(1970)年に制定された.

8.2 廃棄物分類と法律

日本では,「ごみ」の処理について廃棄物処理法で規定されている.この法律は,

廃棄物の排出を抑制し，適正な分別，保管，収集，運搬，再生，処分などの処理をし，生活環境を清潔にして生活環境の保全および公衆衛生の向上を図ることを目的として作られた．「廃棄物」とは，「ごみ，粗大ごみ，燃え殻，汚泥，ふん尿，廃油，廃酸，廃アルカリ，動物の死体そのほかの汚物または不要物であって，固形状又は液状のもの（放射性物質及びこれによって汚染された物を除く）をいう」と条文に書かれている．放射性物質を一定量（濃度）以上含む医療廃棄物や研究廃棄物は，放射性廃棄物として別の法規制に従い回収・保管・処理されている．

日本における廃棄物の分類を図 8.1 に示す．事業活動にともなって出る事業系廃棄物のうち図の 20 項目に当てはまるものは産業廃棄物とする．これに当てはまらない事業系廃棄物と一般生活で出る生活系廃棄物をあわせて一般廃棄物とする．し尿や生活雑排水は下水道や浄化槽が整備されていない場合は一般廃棄物として処理対象となる．いわゆる「ごみ」は，普通ごみと粗大ごみに分けられ，このうち普通ごみは可燃ごみと不燃物に分けて収集・処理される．爆発性，毒性，感染性，そのほかの性質を

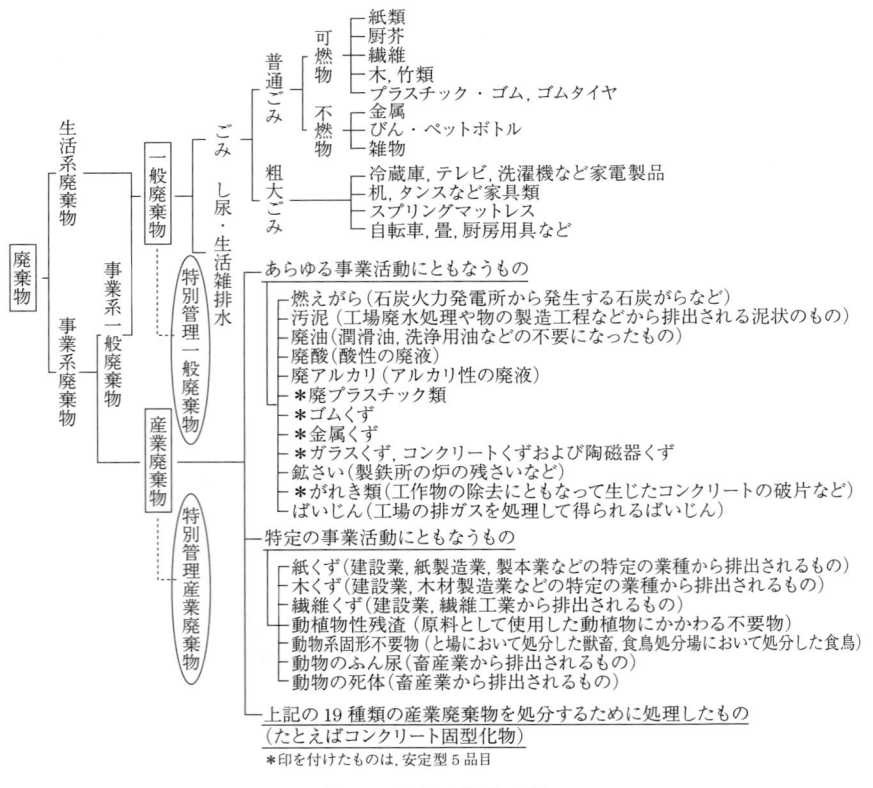

図 8.1 日本の廃棄物分類

もつものは特別管理廃棄物として別個処理しなくてはならない．

　一般廃棄物の処理に関する責任は市町村にあり，処理基準を設け処理計画にそって，基本的に市町村もしくは市町村が委託する事業者によって処理される．事業系の一般廃棄物については市町村へ委託する場合と専門の処理業者に委託する場合がある．産業廃棄物は事業者に処理責任があるので，事業者は事業活動によって生じた産業廃棄物を自らの責任において処理しなければならない．これは，「汚染者負担の原則（PPP：polluter-pays principle）」とよばれる考え方に基づいており，世界の多くの国で取り入れられている考え方である．事業者が自ら処理施設を作り処理する場合と専門の処理業者に委託処理する場合があるが，いずれの場合も最終処分まで適正に行う義務は排出事業者にある．

表8.1　特別管理廃棄物

分類	おもな分類	概要
特別管理一般廃棄物	PCB 使用部品	廃エアコン・廃テレビ・廃電子レンジに含まれる PCB を使用する部品
	ばいじん	ごみ処理施設の集じん施設で生じたばいじん
	ダイオキシン類含有物	ダイオキシン特措法の廃棄物焼却炉から生じたもので，ダイオキシン類を 3 ng/g 以上含有するばいじん，燃えがら，汚泥
	感染性一般廃棄物*1	医療機関などから排出される一般廃棄物であって，感染性病原体が含まれもしくは付着しているおそれのあるもの
特別管理産業廃棄物	廃油	揮発油類，灯油類，軽油類（難燃性のタールピッチ類などを除く）
	廃酸	pH 2.0 以下の廃酸
	廃アルカリ	pH 12.5 以上の廃アルカリ
	感染性産業廃棄物*1	医療機関などから排出される一般廃棄物であって，感染性病原体が含まれもしくは付着しているおそれのあるもの
	特定有害産業廃棄物　廃 PCB など	廃 PCB および PCB を含む廃油
	PCB 汚染物	PCB が付着などした汚泥，紙くず，木くず，繊維くず，プラスチック類，金属くず，陶磁器くず，がれき類
	PCB 処理物	廃 PCB などまたは PCB 汚染物の処理物で一定濃度以上 PCB を含むもの*2
	指定下水汚泥	下水道法施行令第 13 条の 4 の規定により指定された汚泥*2
	鉱さい	重金属などを一定濃度以上含むもの*2
	廃石綿など	石綿建材除去事業にかかわるものまたは大気汚染防止法の特定粉じん発生施設から生じたもので飛散するおそれのあるもの
	ばいじんまたは燃え殻*1	重金属などおよびダイオキシン類を一定濃度以上含むもの*2
	廃油*1	有機塩素化合物などを含むもの*2
	汚泥，廃酸または廃アルカリ*1	重金属，有機塩素化合物，PCB，農薬，セレン，ダイオキシン類などを一定濃度以上含むもの*2

1) これらの廃棄物を処分するために処理したものも特別管理廃棄物の対象となる．
2) *1印：排出元の施設限定あり．
3) *2印：「廃棄物処理法施行規則及び金属等を含む産業廃棄物に係る判定基準を定める省令」（判定基準省令）に定める基準参照．

8.2.1 特別管理廃棄物

廃棄物処理法では,「爆発性, 毒性, 感染性その他の人の健康又は生活環境に係る被害を生ずるおそれがある性状を有する廃棄物」を特別管理廃棄物として規定し, 必要な処理基準を設け, 通常の廃棄物よりも厳しい規制を行っている. 特別管理一般廃棄物ならびに特別管理産業廃棄物の概要を表 8.1 に示す. ポリ塩化ビフェニル (PCB), ダイオキシン類, アスベスト (石綿) を含むもの, 可燃性, 感染性のあるもの, および強酸, 強アルカリである.

8.3 廃棄物排出の動向

8.3.1 一般廃棄物

ごみの総排出量は, 平成 17 (2005) 年度から「収集ごみ量＋直接搬入量＋集団回収量」として計算されるようになった. 平成 16 (2004) 年度までの環境省の発表資料は, ごみ総排出量を「収集ごみ量＋直接搬入量＋自家処理量」としていたことから, 以下に述べる平成 16 (2004) 年度以前の数値とは一致しない.

平成 17 (2005) 年度の一般廃棄物の総排出量は 5273 万 t (東京ドーム 142 杯分) であり, 国民 1 人当たり 1131 g/日に相当する. 排出量は平成 12 (2000) 年に 1185 g/人/日で最高であったがそれ以降徐々に減少している. 一般廃棄物の約 3 分の 1 は事業系, 3 分の 2 は生活系廃棄物である. ごみの一部 (約 5%) は直接資源化され, 残りは焼却, 破砕・選別などの中間処理を受ける. 中間処理により量は約 5 分の 1 に減量され, その一部は処理後再利用される. 集団回収も含め, 資源化されるごみの量は総量の 2 割弱である. また, 中間処理を受けずに直接最終処理 (埋立) されるごみ (総処理量の約 2.9%) と, 焼却処理後最終処分される量 (総処理量の約 11.8%) をあわせて, ごみの約 15% が最終処分される. 最終処分量は国民 1 人当たり 157 g に相当するが, この量は年々減少しており平成 17 (2005) 年は平成 8 (1996) 年の 55% 相当であった. とくに直接埋立量は平成 8 年の 33% にまで減少した. そして, ごみのリサイクル率がこの間に排出量の 10.3% から 19.0% に増加した.

ごみ焼却施設数は平成 17 年に 1319 施設あり, ここ数年, 数は減少しているが直接溶融やガス化溶融・改質の施設は増加しており, 処理能力の総和はあまり変化していない. また, 全施設の約 7 割で余熱が利用されており, そのうちの 21.7% は発電 (195 万世帯の年間使用量相当) に利用され, そのほか暖房や温水プールにも利用されている. 最終処分場は平成 17 年度末現在 1847 施設あるが, このままのペースで埋め立てるとあと 14.8 年で一杯になる計算である. 最終処分量の約 4.9% は, 各都道府県内で処理できず区域をこえて最終処分施設に運び出されている. その 7 割近くが, 埼玉, 神奈川, 千葉, 新潟, 愛知, 茨城の 6 県のごみである.

ごみ処理にかかる経費は, 平成 17 年度は国民 1 人当たり 15000 円相当であった. 平成 12 年 1 月に施行されたダイオキシン類対策措置法による規制強化に対応するた

めに中間処理施設の建設改良が行われ，その費用で平成13（2001）年度は1人当たり20500円とこれまでで最高であった．このような整備がおわり平成15（2003）年度からは改良費は減少しているが，処理費などは横ばい状態が続いている．ごみ収集の手数料の一部または全部を有料化している自治体は，生活系ごみについては全地区町村1844のうち72.0%，事業系ごみに関しては79.6%である．し尿は下水道処理されない場合は一般ごみ扱いになるが，非水洗化人口と浄化槽人口を合わせたし尿処理対象人口では，1人当たり年間6800円の事業経費がかかっている．汲み取ったし尿および浄化槽汚泥の91%はし尿処理施設へ，5%が下水道に投入される．海洋投入処分は年々減少し，平成19（2007）年1月末で禁止された．

8.3.2 産業廃棄物

産業廃棄物の総排出量は，平成16（2004）年で，約4億1700万tで一般廃棄物の8倍以上である．排出業種別には，電気・ガス・熱供給・水道業（下水道を含む）が22.1%，農業が21.4%で多く，次いで建設業（19.0%）である．これに，鉄鋼業8.9%，パルプ・紙・紙加工製造業8.8%，化学工業4.0%を加えた6業種で全体の約84%を占める．廃棄物の種類としては，汚泥が最も多く全体の45.1%を占める．次いで動物のふん尿21.0%，がれき類15.0%であり，これら3種類で全体の81%である．地域的には，関東地方（25.5%）＞中部地方（15.4%)＞近畿地方（15.0%）＞九州地方（12.7%）である．

総排出量のうち，22%は直接再生利用され，3%は直接最終処分された．75%は中間処理により31%にまで減量され，このうち27%は処理後再生利用され，4%分が最終処分された．全体としては総排出量のうち約51%が再生利用され，約6%が最終処分された．ここ15年間，再生利用は増加傾向，最終処分量は減少傾向である．再生利用率が高いのは動物のふん尿（95%），がれき類（92%），鉱さい（90%），金属くず（88%）であった．再生利用率が低いものは，汚泥（10%），廃アルカリ（23%），繊維くず（31%）であった．減量化率が低く，最終処分率が高いのはゴムくず（44%），ガラス・コンクリート・陶器くず（32%），廃プラスチック類（32%），燃え殻（21%）などである．

8.4 廃棄物処理

一般廃棄物は8.2節および8.3.1項に記したように，基本的に市町村もしくは市町村が委託した事業者が行う．産業廃棄物の処理責任は事業者にあり，事業活動にともなって生じた廃棄物は自らの責任において適正に処理しなければならない．再生利用などにより減量に努めたうえで，自ら処分する場合には，定められた収集，運搬，処分の基準に従う．自ら処分できない場合は，基準に従って保管したあと，委託基準に従って許可をもつ産業廃棄物処理業者などに運搬と処理を委託する．

一般廃棄物処理業の許可権は市町村長または特別区長にあり，産業廃棄物処理業と特別管理産業廃棄物処理業の許可権は，都道府県知事または保健所設置市長にある．運搬業と処分業それぞれに，産業廃棄物や特別産業廃棄物は取り扱い内容ごとに許可が必要となる．

8.4.1 産業廃棄物

産業廃棄物の排出事業者は，処理が適正に行われるために必要な措置をとる義務があるので，処理業者が違反を犯した場合にも責任が生じる．日本では不法投棄などの問題が後を絶たないことから廃棄物処理法の罰則が強化され，次のいずれかに該当する者は，5年以下の懲役もしくは1000万円以下の罰金，または両方が科せられるようになった．①無許可での営業，②無許可での事業範囲変更，③措置命令違反・事業停止命令に違反，④無許可業者へ委託，⑤他人への名義貸し，⑥無許可の処理受託，⑦違法投棄，⑧違法焼却，⑨指定有害廃棄物（硫酸ピッチなど）の保管，収集，運搬，処分，⑩不法投棄未遂，⑪不法焼却未遂．

このほか，定められた委託基準や再委託基準，改善命令に違反した場合，一般・産業廃棄物を環境大臣の確認なしで輸出入したり，不法投棄・不法焼却を行うため廃棄物を収集した場合は，3年以下の懲役もしくは300万円以下の罰金，またはそれらの両方が科せられる．マニフェスト取り扱い違反，情報処理センター報告違反，帳簿関連違反や届出違反，特別管理産業廃棄物管理責任者設置義務違反，立入検査拒否妨害などでも罰金が科せられる．違反を犯した本人だけでなく法人も罰せられ，廃棄物の投棄禁止違反および未遂，焼却禁止違反およびその未遂では1億円以下の罰金が科せられる．処理業者だけでなく，個人が不法投棄や不法焼却した場合も罰せられる．廃棄物の不法投棄は全国至るところで起きており，香川県の豊島の問題と青森・岩手両県境の問題は長期にわたり大規模であること，県の責任や排出業者の責任が問われた点で，注目される（章末コラム11参照）．

最近，軽油の密造に際して排出される硫酸ピッチの投棄が深刻な問題となっている．平成16（2004）年の法改正で硫酸ピッチは指定有害廃棄物とされ，保管，収集・運搬，処分の基準と，違反に対する罰則が規定された．これは軽油識別剤を硫酸で除去する際に発生する強酸性の油泥で，腐食性が高く，雨水が当たると亜硫酸ガスが発生し，吸入すると呼吸困難を起こす．平成11（1999）年度から平成17（2005）年度までに確認された硫酸ピッチの不適正処理の累計は，257件，ドラム缶で66008本にのぼるが，ピークは平成15（2003）年度であり，これまでに80%以上は処理されている．

8.4.2 特別管理廃棄物の処理

特別管理産業廃棄物は「爆発性，毒性，感染性その他の人の健康又は生活環境に係る被害を生ずるおそれがある性状を有する廃棄物」（表8.1）であり，排出者責任の

原則に基づき，事業者がその処理責任を負う．事業者は特別管理産業廃棄物処理基準に従って処理を行うか，特別管理産業廃棄物の許可業者に運搬または処分を委託しなければならない．保管，収集運搬，中間処理，再生，最終処分について省令または施行令で基準が定められており，運搬または処分を委託する場合は委託基準に従う．

特別管理産業廃棄物を排出する事業者は，事業場ごとに，学歴，修了科目，廃棄物処理の実務経験年数などの条件を満たす「特別管理産業廃棄物管理責任者」を選任しなければならない．特別管理産業廃棄物管理責任者は，特別管理産業廃棄物の排出状況把握，処理計画立案，適正な処理の確認，などの役割を担う．以下に特別管理廃棄物のうち，感染性廃棄物，アスベスト，PCB，ダイオキシン類について述べる．

a．感染性廃棄物

かつて医療廃棄物の収集・処理作業員の針刺し事故などが問題となり，昭和62（1987）年に国は医療廃棄物の処理に関する指導を都道府県，政令市に依頼した．平成元（1989）年に厚生省（現厚生労働省）により「医療廃棄物処理ガイドライン」が示され，医療機関から出る廃棄物を適正に処理するための指針が示された．廃棄物処理法が平成3（1991）年に改正され，感染性廃棄物は特別管理廃棄物の一つに指定された．医療関係機関など，もしくは在宅治療などから生じ，人が感染したり，感染するおそれのある病原体が含まれたり付着しているものが該当する．

具体的には，①血液など（血液，血清，血漿および精液を含む体液），②手術などにより発生した病理廃棄物（臓器，組織，皮膚など），③血液が付着した鋭利なもの，④病原微生物に関連した，試験，検査などに用いられたもの，である．この法律改正にともない，処理基準や処理委託基準などが定められ，「医療廃棄物処理ガイドライ

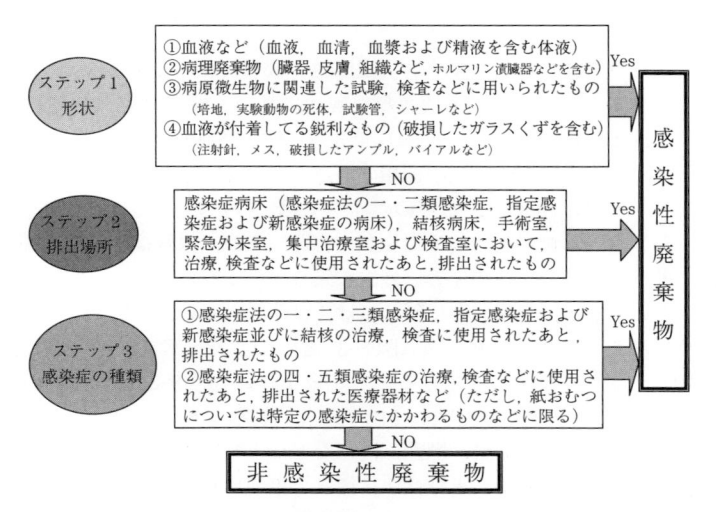

図8.2 感染性廃棄物判断フロー図（環境省，2005b）

(i) バイオハザード　(ii) 特別管理産業廃棄物　(iii) 産業廃棄物
　　マーク　　　　　　　　ハザードマーク　　　　　　ハザードマーク

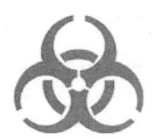

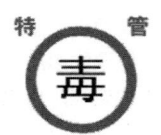

感染性産業廃棄物　　感染性産業廃棄物以外の特別管理　　産業廃棄物用のハザードマーク
マーク　　　　　　産業廃棄物用のハザードマーク

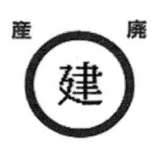

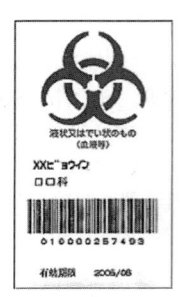

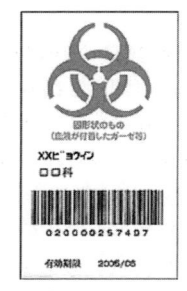

(a) ハザードマーク

(i) 液状または泥状　(ii) 固形状のもの（血液が　(iii) 鋭利なもの
　　のもの（血液など）　　付着したガーゼなど）　　　（注射針など）
　　（赤色）　　　　　　　（橙色）　　　　　　　　　（黄色）

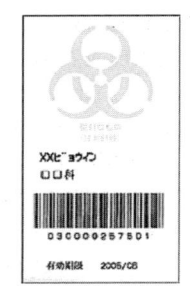

(b) バイオハザードマーク（感染性産業廃棄物マーク）

図 8.3 バイオハザードマーク

ン」もこれを受けて廃止され，厚生省（現厚生労働省）は平成4（1992）年に，同ガイドラインに代わるものとして「廃棄物処理法に基づく感染性廃棄物処理マニュアル」を出した．その後，平成16（2004）年3月に改正された．

　内容として，排出場所と感染症の種類の観点からの「感染性廃棄物」の判断基準がある（判断フロー図，図8.2）．処理のポイントは，ほかの廃棄物と分別し，施設内を移動するときは内容物が飛散・流出しない容器に入れ，保管は極力短期間とし，場所はほかの廃棄物と区別し，関係者以外立ち入らないように配慮し，感染性廃棄物の表示をすることである．収集運搬に際しては，密閉できる容器に収納し関係者が識別できるようにバイオハザードマーク（図8.3（a）（i））をつける．取扱者に廃棄物の種類が判別しやすいように色を分けることが望ましい（図8.3（b））．色のマークを用いない場合は，「液状または泥状」，「固形状」，「鋭利なもの」のような注意事項を表示する．施設内で焼却，溶融，滅菌，消毒などにより感染性を失わせたあと，非感染性廃棄物として処理するか，または法に従って事前に契約した業者に処理を委託する．外見上区別できないものについては，医療関係機関などが責任をもって非感染性

非感染性廃棄物

医療機関名	
特別管理産業廃棄物 管理責任者	
排出年月日	

図 8.4 非感染性ラベルの例

表 8.2 廃棄物処理業の区分と許可権

取り扱う廃棄物の種類		業の許可区分	許可権者
産業廃棄物		産業廃棄物収集運搬業	都道府県知事 または保健所 設置市長
		産業廃棄物処分業	
	感染性産業 廃棄物	特別管理産業廃棄物収集運搬業*	
		特別管理産業廃棄物処分業*	
一般廃棄物		一般廃棄物収集運搬業	市町村長また は特別区長
		一般廃棄物処分業	

*感染性廃棄物の収集運搬または処分を事業の範囲に含むものに限る．

廃棄物であることを明確にするためにラベルをつけることが奨励される（図 8.4）．

管理体制としては，医療関係機関などの管理者などは，特別管理産業廃棄物管理責任者を置き，①処理計画の作成，②管理規定作成，③処理状況の把握，④適正な処理の確保，帳簿記載と保存，を行う．計画は当該年度の 6 月 30 日までに，実施状況は翌年度の 6 月 30 日までに，都道府県知事に提出しなくてはならない．処理を委託する場合は，委託基準に基づき委託契約を結ばなくてはならない．運搬，処理それぞれについて都道府県知事から許可を受けた業者，もしくは市町村，都道府県に委託しなくてはならない．廃棄物処理業の区分と許可権は表 8.2 のとおりであり，許可期限は 5 年間である．委託に際しては産業廃棄物管理表（マニフェスト）を交付し，最終処分まで適正に処理されたことを確認しなくてはならない．マニフェストの流れを図 8.5 に示す．管理票控え（図 8.5 の控え A 票）は運搬終了後，処分終了票が戻ってくるまで保管していなくてはならない．マニフェストは排出者だけでなく，収集運搬業者，中間処理，最終処分業者ともに 5 年間の保存義務がある．定められた期間内に最終処分を確認できない場合，排出者は都道府県知事に届け出る義務がある．収集運搬業者は積み替えの場合を除き，感染性の保管を行うことは禁じられている．不法投棄などの不適正な処分が行われた場合，不正を行った業者はもちろんのこと，排出事業者の責任も問われる．

b. 廃石綿（アスベスト）処理

廃棄物処理法では，石綿（アスベスト）を含むか付着している廃棄物のうち，飛散のおそれのあるものを特別管理産業廃棄物「廃石綿等」と定義している．使用された

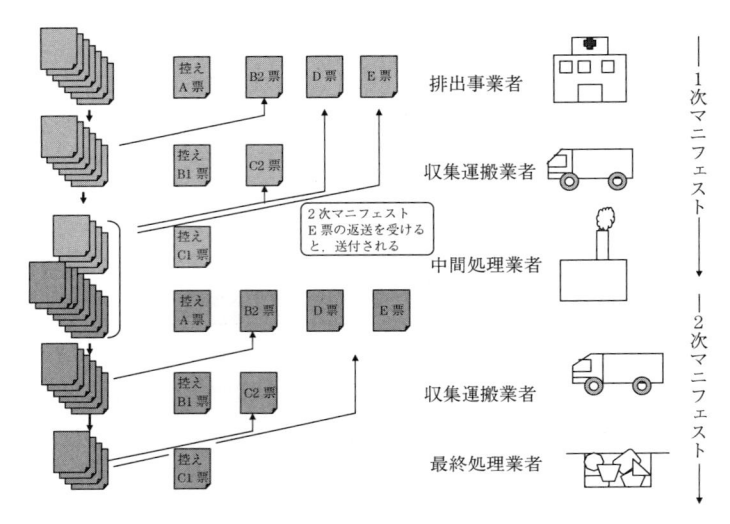

図8.5　マニフェストの流れ
他人に委託して処理する場合.

石綿建材を除去する際に出る各種保温材（断熱材）や吹き付け石綿，除去作業または石綿取り扱い事業で石綿が付着しているおそれのあるマスク，作業衣，集じんフィルター，シートなどが該当し，中間処理として溶融を行えば，通常の産業廃棄物として処分できる．海洋投棄処分は禁止されている．

　溶融処理を行わないで廃石綿などを直接埋立処分する場合は，特別管理産業廃棄物として，大気中に飛散しないようにあらかじめ，①耐水性の材料で2重に梱包するか，②固形化し，産業廃棄物の最終処分場の一定の場所に石綿などが分散しないように埋立てることが決められており，処理マニュアル（平成17（2005）年8月暫定）は環境省のホームページから入手できる．特別管理産業廃棄物に指定されていない非飛散性の石綿の処理については，「非飛散性アスベスト廃棄物の取扱に関する技術指針」および，「非飛散性アスベスト廃棄物の適正処理に係る廃棄物の処理及び清掃に関する法律上の取扱いについて」が示されている（アスベストの特性，環境中濃度，健康影響などに関する詳細は，第14章を参照されたい）．

c．PCB廃棄物の処理

　ポリ塩化ビフェニル（PCB）は絶縁性，不燃性の特性に優れていることから，かつてトランスやコンデンサーなどに幅広く使用された．昭和43（1968）年のカネミ油症事件で毒性と蓄積性が社会問題となり，昭和47（1972）年以降は製造，輸入されていない．それまでにすでに製造，使用されたPCBは54000tといわれ，その処理は施設設置の問題などから30年間ほとんど進んでいない．長期の保管で，紛失，行方不明となったものもあり環境汚染が懸念されている．国際的な規制の取組みによ

り残留有機汚染物質に関するストックホルム条約が平成 16（2004）年に発効された．日本はこれを締結しており平成 37（2025）年までの使用全廃と平成 40（2038）年までの適正な処分が定められている．平成 13（2001）年に「ポリ塩化ビフェニル廃棄物の適正な処理の推進に関する特別措置法」が施行され，PCB 廃棄物を所有する事業者は保管状況の届出が義務づけられ，紛失防止と期間内の処分が定められた．期間内の処分や譲渡・譲受禁止事項に違反すると，3 年以下の懲役または 1000 万円以下の罰金，またはその両者，届出違反や特別管理産業廃棄物管理責任者設置を怠った場

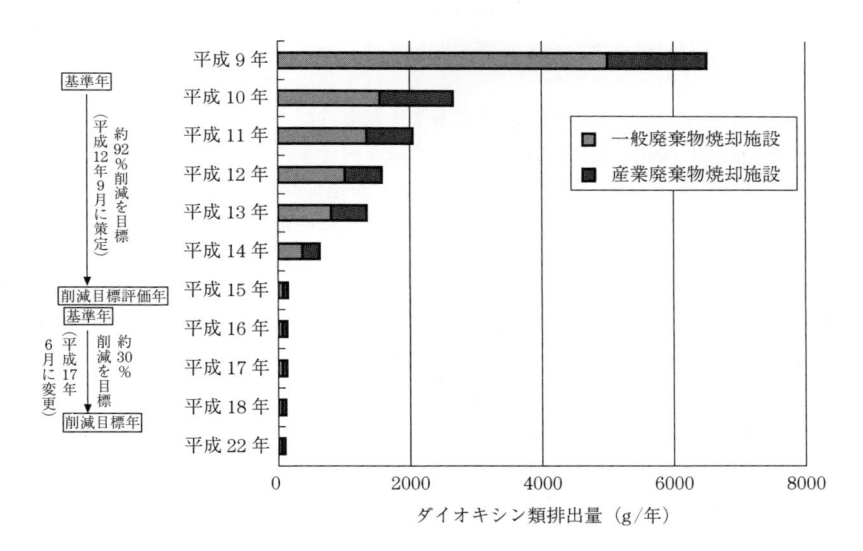

付表　各年度のデータ

	一般廃棄物焼却施設	一般廃棄物焼却施設（%）	産業廃棄物焼却施設	産業廃棄物焼却施設（%）	総計	総計（%）
平成 9 年	5000	100	1505	100	6505	100
平成 10 年	1550	−69	1105	−27	2655	−59
平成 11 年	1350	−73	695	−54	2045	−69
平成 12 年	1019	−80	558	−63	1577	−76
平成 13 年	812	−84	535	−64	1347	−79
平成 14 年	370	−93	266	−82	636	−90
平成 15 年	71	−99	75	−95	146	−98
平成 16 年	64	−10*	70	−7*	134	−8*
平成 17 年	62	−13*	73	−3*	135	−8*
平成 18 年	54	−24*	63	−16*	117	−20*
平成 22 年	51	−28*	50	−33*	101	−31*

図 8.6　廃棄物処理施設からのダイオキシン類排出量の推移
＊ 平成 16 年，平成 17 年および平成 22 年は，平成 15 年比のパーセント表示．

合には罰金が科せられる．

収集・運搬基準を示したガイドラインも出されている．全国5ヵ所のPCB処分施設のうち北九州PCB廃棄物処理施設は平成16（2004）年から稼働，豊田，東京PCB廃棄物処理施設はそれぞれ平成17（2005）年9月，11月から稼働，大阪は平成18（2006）年10月現在試運転中，北海道の施設は建設中である（PCBの特徴や詳細は第10章を参照されたい）．

d．ダイオキシン類対策

ダイオキシンは有機物と塩素化合物の燃焼により非意図的に生じる．ベトナム戦争で使われた枯葉剤（除草剤）により奇形児が多発したことから，混入していたダイオキシンの毒性が知られるようになった．日本では1980年代にごみ焼却場で検出され，国内で汚染が深刻であることが認識されるようになった．国はダイオキシン類による環境汚染を防止し国民の健康を保護するために「ダイオキシン類対策特別措置法」を平成12（2000）年より施行した．ダイオキシンの発生量は不完全燃焼で増えることから，焼却炉を完全燃焼に近づけて発生量を抑えるために燃焼ガス温度800℃以上とし，再合成防止のために燃焼後のガス温度を200℃以下に冷却できる設備を設置することとし，排出規制が定められた．その結果，図8.6に示すように，廃棄物処理施設から排出されるダイオキシン類の量は，改良工事が終了した平成15（2003）年以降は平成9（1997）年度に比べ98%以上が削減された．

ダイオキシンの耐用1日摂取量（TDI）は4 pg-TEQ/kg/日であるが，厚生労働省の調査結果によれば平均1.35 pg-TEQ/kg/日と推定され，このうち1.33 pgが食品由来で大気からの取り込みは全体の2%以下と考えられている（ダイオキシンの健康影響や詳細は第10章を参照されたい）．

8.5　廃棄物をめぐる諸問題

8.5.1　不法投棄

産業廃棄物の不法投棄で件数，量ともに最大なのは建設系廃棄物である．不法投棄件数（10 t以上または特別管理産業廃棄物の件数）は平成5〜16（1993〜2004）年の12年間で年間274〜1197件起きており，平成10〜13（1998〜2001）年くらいがピークとなっている（図8.7）．投棄量は一部の年を除き40万t前後を推移している．平成16年の調査では件数の71%，投棄量の86%が，廃プラスチック，がれき，混合廃棄物，木くずなどである．排出業者によるものが件数としては多いが，量としては処理業者によるものが多い．この年の全投棄量の約半分の20万tが1件の許可業者（静岡県）によるものであった．平成15（2003）年には岐阜県の許可業者による1件の不法投棄量が56.7万tで全体の76%に相当するという驚くべき大規模事例があった（図8.7）．適正処理を行ってこの支障を除去したのは，量としてわずか10%以下であり，残りは一部着手もしくは着手されていない状態である．不法投棄が発覚した

8.5 廃棄物をめぐる諸問題

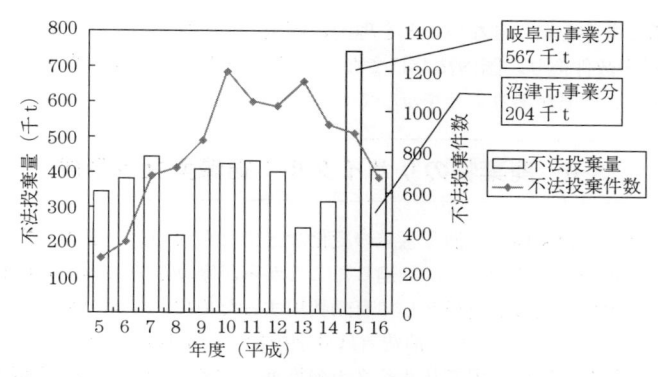

図 8.7 不法投棄の量と件数の推移

場合，県は撤去指導を行い従わない場合には行政処分を行う．悪質な場合，実行者は逮捕され，有罪処分が下る．許可を受けていない無許可業者には行政処分はない．現実には実行業者が撤去に応じる財力がなく，適正処理を行えないことも多い．

8.5.2 有害廃棄物の越境移動

有害廃棄物の輸出入を管理し，輸出時の許可制や事前通告制，不適正な輸出や処分行為が行われた場合の再輸入の義務などを規定した国際条約として「有害廃棄物の国境を越える移動およびその処分の規制に関するバーゼル条約（バーゼル条約）」がある．1980年代に先進国の有害廃棄物が発展途上国に運ばれ不適切に処分される事件が多発し（セベソ事件1982年，ココ事件1988年など），これを規制する条約成立の運びとなった．

廃棄物輸出に際しては，輸入国，通過国の同意が必要で，不正があった場合は輸出者が引き取る（再輸入）義務がある．日本は平成5（1993）年にこの条約に加入し，履行のための国内法「特定有害廃棄物等の輸出入等の規制に関する法律」ならびに関連法規により，目的や分類が決められている．特定有害廃棄物の輸出に際しては，まず輸出の承認申請を受けて環境省から輸出先国に対し事前通告を行い，相手国からの輸入同意を得て経済産業大臣が輸出承認を行い移動書類を交付する．

平成17（2005）年に輸出された品目は，鉛スクラップ，鉛滓，ハンダのくず，鉛灰，銅・鉛くず，ニッケルスラッジであり，いずれも金属回収を目的とするものであった．輸入に際しても同様の申請，同意，交付を経る．おもな輸入品目は，ニッカド（ニッケル・カドミウム）電池スクラップ，銅スラッジ，亜鉛スラッジ，電子部品スクラップ，銀スラッジ，ガラスカレット（ブラウン管のくず），含銅灰，金属スクラップ，基盤くず，廃蛍光灯，フライアッシュであり，金属の回収やガラスの再生利用など再生利用を目的とするものであった．平成18（2006）年には，使用済み鉛蓄電池の未承認輸出や汚染された廃ペットボトルの輸出事例が報告されている．また，相

手国の税関で条件を満たさないことを理由に返送（シップバック）された事例が平成17年度以降十数件あり，国内法だけでなく相手国の法令，制度を確認しないと国際問題に発展する危険があることを示している．

8.6　廃棄物のリサイクル：循環型社会形成

　ライフスタイルの多様化や消費意識の変化などにともない，一般廃棄物の排出量は増大し，最終処分場の残余年数が逼迫したことから，家庭ごみの容積の約6割を占める容器包装廃棄物を減らし資源として有効利用するために，容器包装リサイクル法が平成7（1995）年に制定された．消費者は分別排出，市町村は分別収集，事業者は再商品化という新たな役割分担でリサイクルの推進を図るものである．平成9（1997）年4月からガラス製容器，ペット（PET）ボトル，飲料用紙パック（アルミニウムが利用されているものを除く），などを対象として施行され，平成12（2000）年4月からPET以外のプラスチック製容器包装および飲料用紙パック以外の紙製容器包装を新たに対象とし，特定事業者（容器製造業者，中身商品販売業者）が再商品化事業者に直接委託，または指定法人（日本容器包装リサイクル協会）を介して，再商品化する流れが作られた．

　特定家庭用機器商品化法（家電リサイクル法）は，使用済みの廃家電製品の製造および小売業者に再商品化を義務づけたもので，平成10（1998）年に制定，平成13（2001）年から施行された．家庭用エアコン，テレビ，冷蔵庫および洗濯機の家電4品目について，小売業者には引き取り，製造業者には再商品化（リサイクル），消費者（排出者）は収集運搬料金とリサイクル料金を支払うことを義務づけている．製造業者は50〜60%のリサイクル率を達成し，エアコンと冷蔵庫からはフロンを回収しなくてはならない．マニフェスト制度で消費者がリサイクルを確認できるシステムになっている．

　「建設工事に係る資材の再資源化等に関する法律」（建築リサイクル法）は，平成12（2000）年に制定され翌年から施行された．建築工事にともなう廃棄物は産業廃棄物の排出量および最終処分量の2割，不法投棄量の6割を占めることから，再資源化の実施義務を一定規模以上の工事に課すものである．

　「食品循環資源の再利用等の促進に関する法律」（食品リサイクル法）は，売れ残りや食べ残し，製造過程において大量に発生する食品廃棄物の発生抑制と減量化とともに飼料や肥料の原材料として再利用するために食品循環資源の再利用などを促進するもので平成13（2001）年より施行された．

　「資源の有効な利用の促進に関する法律」（資源有効利用促進法）は，①事業者の回収，再資源化（リサイクル）対策の強化，②製品の省資源化，長寿命化による廃棄物発生抑制（リデュース），③回収部品などの再使用（リユース）を図ることによって，循環型経済システムの構築を目指すもので，平成12年に制定され平成13年に施行さ

れた．以下の10業種，69種の対象製品につき，事業者に3R（リデュース・リユース・リサイクル）の推進を求めている．副産物の発生抑制と再資源化推進業種：①パルプ製造業および紙製造業，②無機化学工業製品製造業（塩製造業を除く）および有機化学工業製品製造業，③製鉄業および製鋼・製鋼圧延業，④銅第一次製錬・精製業，⑤自動車製造業（原動機付自転車を含む），再生資源・部品の利用推進業種：⑥紙製造業，⑦ガラス容器製造業，⑧建設業，⑨硬質塩化ビニル製の管・管継手の製造業，⑩複写機製造業．

品目としては，省資源化や再利用促進を目指すもの（自動車，家電製品（テレビ，エアコン，冷蔵庫，洗濯機，電子レンジ，衣類乾燥機），パソコン，ぱちんこ遊技機など）や，分別回収の促進のため表示を行う製品（スチール缶，アルミ缶，ペットボトル，小型2次電池（密閉型ニッケル・カドミウム蓄電池，密閉型ニッケル・水素蓄電池，リチウム2次電池，小型シール鉛蓄電池），塩化ビニル製建設資材，紙製容器包装，プラスチック製容器包装），このほかパソコンと電池は自主回収と再資源化，電気業の石炭灰や建設業の土砂，コンクリート塊，アスファルト塊，木材は副産物の再資源利用が求められている．

ある産業から出る廃棄物をほかの分野の原料として活用して廃棄物をなくすことを目指す構想である「ゼロ・エミッション構想」を，地域の環境調和型社会形成の基本構想として「まちづくり」を行うために，エコタウン事業という制度が平成9（1997）年に作られた．地域特性に応じて作成され，環境省と経済産業省の共同承認を受けたプランによる事業に支援するもので，平成18（2006）年1月現在，26地域の事業について承認されている．

8.7 廃棄物と健康

廃棄物の健康への影響は，含有される有害成分の人への直接的な毒性，水や土壌を介して起こる人への影響，処理過程での汚染やそれにともなう2次的被害，風評被害，それらにともない生じる経済的被害など，さまざまな分野にわたる．

し尿は衛生的に処理されずに排出された場合，井戸水や公共水域を汚染して消化器系感染症の原因となり，環境汚染を引き起こす．発展途上国では上下水道が完備しておらず，消化器系感染症が多発している．これに対し日本は，下水道，浄化槽，農業集落排水施設などをあわせた汚水処理人口普及率が，平成17（2005）年度末で80.9％に達している．汲み取り分（非水洗化）と浄化槽の汚泥は一般廃棄物として処理されるが，その約95％は処理施設または下水道投入されており，平成19（2007）年に海洋投入処分も禁止になったので，これらが原因となる感染症が起こる可能性は低い．家畜のふん尿は産業廃棄物として事業者責任で処理されている．

鉱山や工場の廃棄物や廃液に起因する水質汚染や土壌汚染は日本でかつて起こり，多くの人々の健康を害した（公害のエピソード，7.2節参照）．その後，有機溶剤の

不適切な廃棄による地下水汚染や，工場跡地の移譲時に土壌中に高濃度汚染物質が見つかる事例があった．廃棄物の不適切な処理や不法投棄による健康被害は，「有害物質が含まれている廃棄物」を「規定どおりに扱わない」ために起こることが多いが，因果関係が明らかでないこともある．

廃棄物処理の過程における問題としては，非意図的とはいえ廃棄物処理施設からのダイオキシン類の排出がある．図8.6に示すように排出量はここ数年で激減したが，それ以前は相当量排出されており，実際には1970年代が最も排出量が多かったと考えられている．小型焼却炉での家庭ごみ焼却が奨励された時期もあるが，平成12（2000）年の法律改正で野焼きは禁止された．廃棄物焼却施設労働者の健康影響調査（厚生労働省）によると，大阪府豊能郡美化センター関係労働者（男性88名，女性4名）の平成10（1998）年9月の血中ダイオキシン類濃度は，平均84.8 pg-TEQ/g-fat（最低値13.4，最高値805.8 pgTEQ/g-fat）であり，ダイオキシン類に汚染された焼却灰などに由来する粉じんの吸入や接触によるものと考えられた．ダイオキシン類を原因とする明らかな健康影響（血清生化学検査，免疫検査）は確認されなかったが，血中ダイオキシン類濃度が高い労働者は引き続き健康状況などの把握の必要があるとされた．平成13（2001）年の調査で，この集団の血中平均濃度は半分以下になり一般住民のレベルに近いことが報告された．ダイオキシン類のヒトへの健康影響は，化学薬品工場爆発事故（イタリアのセベソの事件が最大，第10章参照）などの高濃度曝露例でクロルアクネ（塩素痤瘡），発がん，循環器系への影響，糖尿病増加，肝障害，出生児の性比変化（女児出生増加）が報告されているが（第10章参照），低濃度汚染による影響はいまだ明らかでなく，動物実験を中心に毒性発現の分子機序の研究が行われ解明が進んでいる．

飛散するおそれのある石綿（アスベスト）を含む廃棄物は特別管理産業廃棄物「廃石綿等」とされ，無害化の義務づけが検討されている．

石綿の新たな使用は全面禁止になったが，すでに使用された膨大な量の石綿が今後，建築物解体，製品廃棄にともない排出される．作業ならびに廃棄物処理の従事者の健康被害が生じないような適正な取り扱いの徹底や，不法投棄の防止が大切である（石綿（アスベスト）に関する詳細は第14章参照）．

廃棄物処理施設はダイオキシン以外に，廃棄物に含まれる水銀，鉛，カドミウムなどの重金属による汚染を起こすことも考えられるが，処理施設からの排ガス，排水基準を順守している現状ではその可能性は低い．しかし東京杉並区の廃棄物中間処理施設周辺では平成8（1996）年頃から，住民が「杉並病」とよばれる視神経異常などの化学物質過敏症に類似した健康被害を訴える問題が起こった．大気分析では，アルデヒド類などが検出され，クレゾールのような異臭が発生したことから，プラスチック圧縮過程で排出された化学物質が原因ではないかと考えられている．室内空気汚染以外で，大気汚染が引き金となった集団発症の疑われる事例は珍しい．複数の化合物への曝露，感受性の個人差などの要因を考慮すると，「環境中濃度が規制値以下である

こと」=「健康被害防止に十分」とはいえないと考えられる．健康影響評価の課題はまだ残されており，人の化学物質曝露量や曝露期間，廃棄物処理施設，最終処分場付近に居住する住民のストレス，心理的要素，喫煙との関係など，社会的要因による影響も考慮した調査が必要と考えられる．　　　　　　　　　　　　　　　〔篠原厚子〕

■文　献

環境省（2005a）．日本の3R推進の経験―循環型社会の構築に向けて―（株式会社エックス都市研究所製作）．
環境省（2005b）．廃棄物処理法に基づく感染性廃棄物処理マニュアル（平成16年3月改訂），ぎょうせい．
環境省　編（2006）．環境白書　平成18年度版．

■参照ウェブサイト

青森県ホームページ　　　www.pref.aomori.lg.jp/
外務省ホームページ　　　www.mofa.go.jp/
環境省ホームページ　　　www.env.go.jp/
国土交通省ホームページ　www.mlit.go.jp/
経済産業省ホームページ　www.meti.go.jp/
東京都環境局ホームページ　www.kankyo.metro.tokyo.jp/

コラム11 ●ごみの不法投棄

　不法投棄とは，「廃棄物の処理及び清掃に関する法律」に違反して廃棄物を投棄することである．収集日や分別の約束を守らない家庭からのごみ出しや，行楽地でのごみ放置や車からのポイ捨ても，国民の「排出者責任」という観点から不法といえる．しかし，社会的な問題となる不法投棄は産業廃棄物が中心である．
　近年，最終処分場の逼迫などにより処理費用が高騰して，排出事業者や許可処理業者が費用を削減するために，または無許可業者が処理費を不当に得るために不法投棄を行うケースが跡を絶たず，各地方自治体は頭を悩ませている．また，合法的な経済活動では生成されない物質（硫酸ピッチ）を秘密裏に処理する問題も起こっている．「廃棄物の処理及び清掃に関する法律」はたびたび改正され，不法投棄の厳罰化，投棄者の責任のみならず，適正な監督を怠った排出者（事業者）に対し撤去の措置命令が可能となった．不法投棄の罰金刑の最高額は1億円である．
　不法投棄問題は状況により判断が非常に難しいことがあり，過去においても不法投棄の認定までに時間を要したものが多い．昭和30年代以降の高度経済成長時代，「消費は美徳」，「大量消費＝豊かさ」という社会がもたらしたごみ問題は今や環境問題の優先課題となっている．日本で起こった大規模かつ社会的影響が大きいエピソードを紹介する．一つは瀬戸内海の小豆島の西にある豊島，もう一つは青森県と岩手県の県境で起こった．その影響は水質汚濁や土壌汚染などの環境面ではもちろんのこと，原状回復費用はそれぞれ総額約447億円，655億円と見込まれる莫大な経済的損失でもある．
　豊島問題の発端は，昭和50（1975）年，豊島総合観光開発（株）（以下「会社」）が有害産業廃棄物処理業の許可を香川県へ申請したことにはじまる．住民の廃棄物処理場

設置反対の陳情などが行われる一方で，会社は早期許可を要求し，昭和52（1977）年，知事は産業廃棄物の種類・量の条件つきで許可する方針を表明した．住民側は県に対し，陳情書，抗議文提出，建設差止請求訴訟などの対抗措置をとった．会社は，製紙スラッジ，食品汚泥，木くず，動物のふん尿を収集・運搬し，ミミズによる土壌改良剤化処分を行うという事業内容変更を申し出て，翌年産業廃棄物処理業の許可を得た．さらに金属くず商の許可も受け，昭和50年代後半から平成2（1990）年にかけて，シュレッダーダスト（廃プラスチック類など）や廃油，汚泥などの産業廃棄物を事業場（処分地）に搬入し野焼きなどを続けた．県は立入り検査を行ったが，廃棄物の認定を誤り，適切な指導監督を行わなかった．

平成2年11月，兵庫県警察の強制捜査が行われ，平成3（1991）年神戸地方裁判所姫路支部で，会社が罰金50万円，経営者が懲役10月（執行猶予5年）の判決を受けた．県は，摘発後，立入り調査や周辺地や海域の実態調査を行い，同年，許可取り消し，撤去などの措置命令を行った．しかし，会社は事実上事業を廃止し，膨大な量の廃棄物が豊島に残された．平成5（1993）年の有害物質の漏出防止の措置命令も実行されず，命令違反の罰金50万円の略式命令にとどまった．

平成5年11月に公害調停が開始された．豊島住民438名（後日住民111名が参加申立て，以下「申請人」）が，香川県，県職員2名，豊島開発，経営者，その親族および産業廃棄物排出事業者21社を相手に，一切の産業廃棄物を撤去と申請人各自への金50万円支払いを求め，公害紛争処理法に基づく調停申請を行った．おもな主張は，①不法投棄を実行した会社と経営者の責任，②判断ミスと指導監督怠慢の県の責任，③シュレッダーダストが廃棄物でないと述べ会社の違法行為を容易にした県職員の責任，④違法処理を知りながら委託した排出事業者の責任，である．申請人の一部は国の責任を追及し，産業廃棄物などの撤去を求める公害調停を申請した．

国の公害等調整委員会が設置した調停委員会によるたび重なる調停で，県は判断ミスを最終的に認め，処分地に残された約56万 t の廃棄物の早急・適切な対策のための対策案を提示した．調停委員会の要請や国からの財政支援の見通しなども踏まえ，処理案を調整し，平成9（1997）年7月に中間合意が成立した．その後，技術検討委員会が設置され，豊島からの海上輸送，処理施設の建設・運転の周辺環境影響の確認，風評被害対策のうえで，最終的に県の直島にある三菱マテリアル（株）製錬所に中間処理施設を建設し処理することで，平成12（2000）年6月に調停が成立した．調停成立後，知事は，豊島住民に対し，県が認定を誤り指導監督を怠った結果，土壌汚染，水質汚濁などを招き，住民に長期にわたり不安と苦痛を与えたことを認め直接謝罪した．調停条項では，平成28（2016）年度末までに，廃棄物などを豊島から搬出し，処分地内の地下水・浸出水を浄化，漏出防止など，搬出のための施設などの設置，焼却・溶融処理は直島の施設で行うこと，事業は県と豊島住民の理解と協力のもとに行い，関連分野の専門家の指導・助言などのもとに実施することなどが合意された．調停委員会が排出事業者21社に対し委託基準違反の責任などにより求めた対策費用の負担に対し，19社が応じたが，残る2社と豊島開発および経営者は，合意成立の見込みがないとして，調停は打ち切られた．

25年間かかって公害調停が成立したこの戦後最大の不法投棄事件は，処理が終了するまでまだ10年近くを要する予定である．この事件は，県の許可および監督者責任を

認めた点で大きな意味をもち，これを契機に不法投棄の厳罰化，排出者責任などの法改正が行われた意味は大きい．

しかし，不法投棄は続いた．青森県田子町と岩手県二戸市にまたがる約27 ha の原野に八戸市の三栄化学工業と埼玉県の縣南衛生が共謀して約86万 m^3 の産業廃棄物を不法投棄した．三栄は昭和56（1981）年に産業廃棄物（汚泥）処理業の許可を得ていたが，平成3（1991）年に中間処理業（堆肥化施設）の許可を得て燃え殻，汚泥，廃油，廃プラスチック圧縮物などの不法投棄を開始した．平成7（1995）年に住民，従業員の情報で県が立入り検査をして確認し，業務停止処分を行った．しかし，この会社はさらに中間処理業の範囲を拡大して許可をとり不法投棄を続けた．

平成11（1999）年に，両県合同の立入り検査，警察の強制捜査を経て，平成12年に関係者が逮捕され，廃棄物撤去の措置命令が出された．同年，縣南衛生，翌年に三栄化学工業が破産し解散した．両法人に罰金，懲役の判決が出されたが，一方は上訴，もう一方は代表者死亡により免訴となり，措置を行うべき者が不在となった．排出業者は判明しただけでも全国25都道府県の1万業者以上に及び，平成15（2003）年に両県知事は委託基準違反の排出業者に対し廃棄物撤去の措置命令を出した．平成18（2006）年現在，費用納付命令，撤去命令に応じた業者はそれぞれ5，18業者，自主撤去で費用の全額または一部を拠出したのは3業者にとどまる．医療系廃棄物が約1%混じった状態の産廃廃棄物の取り扱いや処理業者の選定などの問題をかかえ，平成15年に制定施行された「特定産業廃棄物に起因する支障除去等に関する特別措置法」による国の支援を受けながら，原状回復を目指した本格的な撤去は平成19（2007）年度から平成24（2012）年度にかけて行われる予定である．

その後も，不法投棄の件数，量は減少せず，平成15年度には岐阜で57万tに及ぶ大規模不法投棄，平成16（2004）年には沼津市で20万tの不法投棄が発覚するなど，大規模投棄が続いている．環境省は平成16年に「不法投棄撲滅アクションプラン」を打ち出し，「5年以内に早期対応により5000tをこえる大規模事案をゼロにする」ことを当面の目標とした．対策のポイントとして，地域における意識の向上，廃棄物処理体制強化，優良処理業者育成や指導員，監視員などの人材育成を提唱している．不法投棄ホットラインとしてファクシミリや電子メール窓口を設け，通報者名などを秘し都道府県などに伝えるシステムを作った．2年間で約300件が寄せられ，そのうち関係自治体が把握していなかった事案は約半数であった．廃棄物問題は，ほかの環境問題全般にも共通していることではあるが，利益追求と当事者意識の欠如の産物であり，処理業者だけでなく国や県，排出業者の責任の所在を明らかにすることは重要である．処理業者がやりたいだけやって，倒産・破産して責任を負わないという現状を変えるには，国民の意識の変革も必須であろう．

9 音と振動

9.1 音の性質と特徴

　音は空気の振動であり，空気の圧力変化が波（音波）として伝わり耳の感覚受容器がそれをとらえて生じた興奮が脳を刺激して認識されるものである．音波の振幅は音の強さおよび大きさを，周波数は音の高さを，波形は音色を決める．

　「音の強さ」は，音波の振幅に比例する物理的（エネルギー的）な量で，音の進行方向に直角な面の単位面積（m²）を1秒間に通過するエネルギー量 I（単位：W/m²）である．音圧，すなわち音波のもつ圧力 P（単位：パスカル；Pa）で表すこともできる．「音の強さのレベル」は，ある音源から出た音の強さ I（W/m²）と1000 Hzにおけるヒトの最小可聴音（基準音）I_0（$=10^{-12}$ W/m²）の比を対数変換した値で，

$$L_I = 10 \times \log_{10}(I/I_0)$$

で表すことが多い（単位；デシベル dB）．音圧で表す場合は，音圧レベル

$$P_L = 10 \times \log 10(P^2/P_0^2) \quad (単位デシベル；dB)$$

で表されるが，I と P^2 は比例するので，音の強さのレベル音と音圧のレベルは一致する．

　「音の大きさ」はヒトの耳が音の刺激を受けたときに，聞きとった感覚としての音の大小をいう．「音の高さ」は周波数すなわち単位時間（1秒）当たりの波数（単位ヘルツ，Hz）で決まり，これが大きいほど音は高い．ヒトが音として聞くことのできる範囲（可聴周波数）は 20～20000 Hz であるが，ヒトの耳は周波数によって感受性が異なる．

　音の大きさの感覚はラウドネスとよばれ，聴覚系を通して知覚で認識される情報である．純音（サイン音）の強さの音を一定の強さを保ったまま周波数を変化させると，感覚的な音の大きさ，すなわちラウドネスは変化する．逆にラウドネスが同じになるような音の強さ（または音圧）のレベルを結んだものが，等ラウドネスレベル曲線，または等ラウドネス曲線とよばれている．これは聴覚の等感曲線ともよばれている．ラウドネスレベルは周波数 1000 Hz の純音と同じ大きさに聞こえる音圧レベルである．図 9.1 に示す等ラウドネス（レベル）曲線（国際規格 ISO 226 は平成

9.1 音の性質と特徴

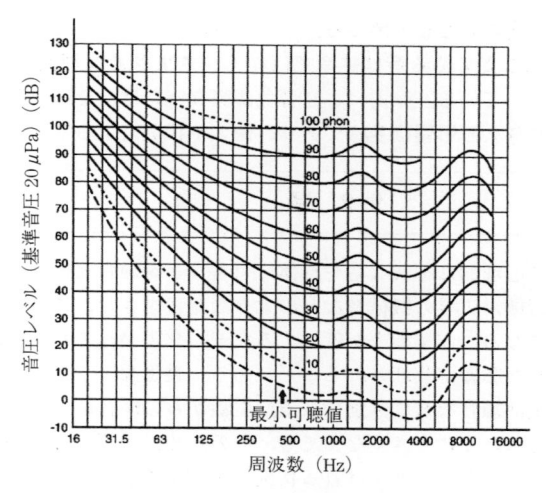

図 9.1 等ラウドネス曲線 (ISO 226：2003)

表 9.1 騒音レベルの例

騒音レベル (dB)	対応する状況	備考
0		最小可聴値
20〜30	ささやき声，静かな部屋，郊外	
40	静かな住宅地	楽に会話ができる
50〜60	事務室，劇場，映画館のざわめき レストラン，ホテルのロビー，商店	
70	百貨店，騒がしい事務所，街の雑踏	会話に大きな声が必要
80	交差点，国道	
90	地下鉄，機械作業場，空調機械室	会話困難
100	高架下（電車通過時），道路工事	
110	工場サイレン（近く）	
120	航空機エンジン音	最大可聴値，会話不能

15（2003）年に改正）からわかるように，ヒトの耳は 3000〜4000 Hz に対して最も敏感である．音の大きさが 2 倍になると，音の大きさのレベルの数値は 10 増加する．

騒音レベルは音圧に周波数の重みづけを行って評価する．周波数補正特性には A 特性，C 特性，Z（または FLAT）特性があり，C 特性および Z 特性での測定値は音圧レベルに近い．騒音レベルは聴覚の等感曲線に近似した A 特性で測定して評価する．表示は，単位 dB のみで示されることが多いが，必要に応じて，特性を付記して，dBA や dB（A）とされることもある．身のまわりの音の大きさのレベルの例を表 9.1 に示す．ヒトの最大可聴限界は 130 dB 程度で，これ以上の大きさでは，音と

して聞きとれず「痛み」として感じる．

　実際の生活で聞こえてくる音は純音ではなく，さまざまな周波数の音の混合であり，複雑な波形をしている．楽器により音色が異なるのは，その波形が異なるためである．音がヒトに与える影響は多様であり，個人や状況によっても変化する．

9.2　騒　　　音

　聞く人にとって心理的に不快な音や身体に有害な音を騒音という．一般的には，自動車，電車，飛行機，工場の機械音などの大きな雑音をさし，これらの大きい音への曝露により難聴になる，作業能率が低下するなどの弊害が起こり，また，不快感を感じるなどの心理的な影響が及ぼされることがある．発生源により，工場騒音，交通騒音，建設騒音，生活騒音などに区別できる．生活からの騒音にはさまざまなものがあるが，音の大きさはとくに大きくなくても，そのために必要な音や好ましい音が聞き取りにくくなる，マスキングとよばれる状況を起こすことが多い．

　音を出している人には心地よく響いたり，何でもない物音でも，他人には時として非常に不快に感じられることがある．音楽も場合によっては騒音となる．近隣騒音には実にさまざまなものがある．ペットの鳴き声，エアコンの室外機，マージャン，日曜大工，風鈴，ドアの開閉，水道，入浴，洗濯機，テレビ，ステレオ，掃除機，話し声などの生活音が問題となる場合がある．マンション，アパートなどの集合住宅では，ダニアレルギー対策として床を木板のフローリングに替えることが流行した．コンクリートは空気を伝わる音に対する防音効果があるが，直接加えられた衝撃や振動は伝えやすい性質があることから，上階の床を歩き回る，とくに子どもが飛び跳ねたり走り回ったりする衝撃音が階下への騒音被害を引き起こすことが多い．

　音の大きさがおよそ 55 dB (A) より大きくなると「うるさい」と感じる人が半数以上になるといわれているが，騒音問題の難しさは，出している側の感覚と聞いている側の感覚の違い，両者の生活時間帯や生活状況のずれ，人間関係などさまざまな要素が絡みあっていることであり，単に音の大小では解決しないことが多いことである．生活騒音による被害を最小に食い止めるために有効な方法として，①音源を小さくする，②遮音，③吸音，などがある．大声で話さないことや，テレビやステレオの音量を下げたりイヤホンやヘッドホンを使用することにより音源は小さくなる．しかし，音源を小さくすると音楽などの楽しみが半減することも多い．

　伝音経路で音を小さくするには壁を設けることが有効で，一般的にはコンクリートなどの重い材料の遮音効果が大きい．音は障害物に当たると反射する性質があり，また回折により遮蔽物の裏側に回り込むこともある．コンクリート壁は室内に音が反射してしまう．これを吸い取ってしまうのが吸音で，吸音の性質は柔らかく軽い材料ほど大きく，カーテンや絨毯がよく利用される．フローリングによる床の衝撃音も，床材の選択や吸音性のよいものを床に敷くことで，伝播を防止することができる．そ

のほかの衝撃音も，ドアの開閉部分に緩衝材を張ったり，椅子の脚にクッション材をつけることで軽減できる．

工場騒音，交通騒音，建築騒音などについては，法律で規制されている．

9.2.1 騒音の環境基準と騒音規制法

環境基本法では騒音の環境基準を地域の類型と時間区分により表9.2のように定めている．すなわち，静穏であることが必要な地域ほど低いレベルに，昼間（朝6時〜夜10時）より夜間（夜10時〜翌朝6時）を低いレベルに設定し，道路ならびに幹線道路に面する地域については別途規定している．

大きな騒音が間欠的に発生する場合は別の基準がある．すなわち航空機騒音と鉄道騒音については，地域の類型により，それぞれ加重等価平均感覚騒音レベル（WECPNL：weighted equivalent continuos perceived noise level）とピークレベルのパワー平均の値を定めている（表9.3, 9.4）．ただし，表9.3の環境基準は，1日当たりの離着陸回数が10回以下の飛行場および離島にある飛行場の周辺地域には適用されない．建設作業騒音については，都道府県知事などが規制地域を指定して，敷地境界線における騒音の大きさの基準，作業時間帯，日数，曜日などの基準を定めて

表9.2 騒音にかかわる環境基準

地域の類型/区分	基準値	
	昼間	夜間
	午前6時〜午後10時	午後10時〜午前6時
AA	50 dB 以下	40 dB 以下
A および B	55 dB 以下	45 dB 以下
C	60 dB 以下	50 dB 以下
道路に面する地域		
*1	60 dB 以下	55 dB 以下
*2	65 dB 以下	60 dB 以下
*3	70 dB 以下	65 dB 以下

（備考）
AA：療養施設，社会福祉施設等が集合して設置される地域など，とくに静穏を要する地域
A：もっぱら住居の用に供される地域
B：主として住居の用に供される地域
C：相当数の住居とあわせて商業，工業などの用に供される地域
*1：A地域のうち2車線以上の車線を有する道路に面する地域
*2：B地域のうち2車線以上の車線を有する道路に面する地域およびC地域のうち車線を有する道路に面する地域
*3：幹線交通を担う道路に近接する空間．個別の住居などにおいて騒音の影響を受けやすい面の窓を主として閉めた生活が営まれていると認められるときは，屋内へ透過する騒音にかかわる基準（昼間にあっては45 dB以下，夜間にあっては40 dB以下）によることができる

表9.3 航空機騒音にかかわる環境基準

地域の類型	基準値（単位，WECPNL）
I	70以下
II	75以下

（備考）
I：もっぱら住居の用に供される地域．
II：I以外の地域であって通常の生活を保全する必要がある地域．

参考：達成期間など

飛行場の区分			達成期間
新設飛行場			ただちに
既設飛行場	第三種空港およびこれに準ずるもの		
	第二種空港（福岡空港を除く）	A	5年以内
		B	10年以内
	新東京国際空港		
	第一種空港（新東京国際空港を除く）および福岡空港		10年をこえる期間内に可及的速やかに

表9.4 新幹線鉄道騒音にかかわる環境基準について

地域の類型	基準値（dB）
I	70以下
II	75以下

（備考）
I：主として住居の用に供される地域．
II：商工業の用に供される地域などI以外の地域であって通常の生活を保全する必要がある地域．

参考：達成目標期間

新幹線鉄道の沿線区域の区分			達成目標期間		
			既設新幹線鉄道にかかわる期間	工事中新幹線鉄道にかかわる期間	新設新幹線鉄道にかかわる期間
a	80 dB以上の区域		3年以内	開業時にただちに	開業時にただちに
b	75〜80 dB	イ	7年以内	開業時から3年以内	
		ロ	10年以内		
c	70〜75 dBの区域		10年以内	開業時から5年以内	

（備考）
イ：地域の類型Iに該当する地域が連続する沿線地域内の区域．
ロ：イを除く区域．

いる．

騒音規制法は事業活動，建設工事などにともなう騒音や自動車騒音について許容限度を定めて，国民の生活と健康保護を行うことを目的として昭和43（1968）年に制定され，その後何度かの改正を経て現在に至っている．騒音を防止して生活環境を保全すべき地域を都道府県知事，または指定都市，中核市，特別市，および特別区が指定し，この指定地域内にある法で定められた工場・事務所と建設作業を規制する．自動車騒音については環境大臣が許容限度を定める．地方公共団体の長は，自動車騒音・道路交通振動が総理府で定める限度（要請限度）をこえることにより，道路周辺の生活環境が著しく損なわれていると認めるときは，公安委員会に対して，道路交通法の規定による最高速度制限などの措置をとることを要請することができる．

航空機騒音に関しては，基準以上の騒音を発する航空機の運行を禁止する耐空証明（旧騒音基準適合証明）制度があり，また成田国際空港および大阪国際空港の夜間発着は緊急時などを除き禁止されている．また，「公共用飛行場周辺における航空機騒音による障害の防止等に関する法律」（昭和42（1967）年制定）に基づき，東京国際，大阪国際，福岡など14空港の特定飛行場周辺の学校，病院，住宅などの騒音対策関係事業が行われている．建設作業騒音は，くい打機など，建設工事として行われる作業のうち，著しい騒音を発生する作業であって政令で定める作業を規制対象としている．市町村長は規制対象となる特定建設作業に関し，必要に応じて改善勧告などを行う．

9.2.2 騒音の測定と評価

一般地域や交通騒音のように騒音レベルが時間とともに変化する場合は，測定時間内でこれと等しい平均2乗音圧を与える連続定常音の騒音レベルである等価騒音レベル L_{Aeq}（単位 dB，A特性）を使う．連続測定の場合は，測定時間を t_2-t_1 とし，連続的に測定された音圧を P_A，基準音圧を P_0（$=20\,\mu$Pa）とすると，等価騒音レベル（L_{Aeq}）は，次式で表される．

$$L_{Aeq}=10\log_{10}\left\{\frac{1}{t_2-t_1}\int t_2 t_1\left(\frac{P_A^2}{P_0^2}\right)dt\right\}$$

また，間欠的に n 個の騒音レベルを測定した場合，その測定値を $P_{A1}, P_{A2}, \cdots, P_{An}$ とすると，等価騒音レベル（L_{Aeq}）は，次式で算定できる．

$$L_{Aeq}=10\log_{10}\left[\frac{(10^{(PA1/10)}+10^{(PA2/10)}+\cdots+10^{(PAn/10)})}{n}\right]$$

騒音の環境基準は，以前は騒音レベルの中央値（L_{50}）で評価していたが，多くの研究から，人々の反応は L_{50} よりもある観測期間のエネルギー平均値である L_{Aeq} と対応がよいことが明らかとなり，国際標準化機構（ISO），国際労働機関（ILO）でも L_{Aeq} が騒音評価法として採用されようになった．日本では平成10（1998）年に「平成10年環境省告示64号」により改正され，平成11（1999）年4月より等価騒音

レベル（L_{Aeq}）で評価することになった．

航空機騒音は WECPNL で，ピークレベルおよび航空機の発着機数から1日の値を算出し，すべての値をパワー平均して求める．

$$\overline{dB(A)} + 10\log_{10} N - 27$$

$\overline{dB(A)}$；1日のすべてのピークレベルをパワー平均したもの，

$N = N_2 + 3N_2 + 19(N_1 + N_4)$，0～7時の航空機数 N_1，7～19時の航空機数 N_2，19～22時の航空機数 N_3，22～24時の航空機数 N_4，

沖縄県では1974～1993年の市町村別 WECPNL の平均値は72.5～88.0であった．

新幹線鉄道騒音は，連続して通過する上り下りの20本の列車について，列車ごとのピークレベルを測定し，そのうち上位半分のものをパワー平均して求める．

9.2.3　騒音の現状と対策

騒音規制法に基づく指定地域内の特定工場などの総数は，平成18（2006）年度末で213217件あり，苦情により行政指導が1181件，改善勧告が5件，改善命令が1件行われた．平成18年度の特定建設作業届出件数は73259件で行政指導が1845件行われた．環境省が騒音規制法の施行状況調査に基づいて発表した，一般地域における環境基準の達成状況は全測定地点で79.3％であった．平成16（2004）年における道路に面する地域における自動車交通騒音の調査では，常時監視を行った約2700戸のうち20％近くは昼夜どちらかまたは両方で基準を超過した．幹線道路に面した地域に限定すると30％近い基準超過があった．4車線以上の市区町村道は超過が少なく，都市高速道路で超過が多かった．平成12（2000）年から平成16（2004）年までの経年変化はほぼ横ばい状態であった．

航空機騒音についての環境基準達成状況は改善の傾向にはあるものの，ここ数年横ばい状態であり，平成15（2003）年度は73％の地点で達成した．しかし，防衛施設5飛行場では夜間の発着禁止，損害賠償の訴訟が起こっている．新幹線鉄道騒音については，東海道，山陽，東北，および上越新幹線でおおむね75 dBが達成されているが，北陸新幹線，九州新幹線の一部ではまだ50％台である．

騒音の苦情件数は昭和47（1972）年から昭和63（1988）年まではおおむね2万～2.4万件を推移していたが，平成元（1989）年から減少傾向になり平成10（1998）年には1.2万件台になった．以後，ここ数年は増加傾向で平成18年度は17192件あった．工場・事業場に関するものが32.7％，建設作業騒音が31.7％を占めるほか，近年は低周波騒音も大きな問題となっている．都道府県別には，東京＞大阪府＞愛知県＞埼玉県および神奈川県で，これら5都府県で全体の半分以上を占める．

建設作業騒音については，実態調査が行われたり，公共事業を中心に低騒音型建設機械の使用などが検討されている．自動車交通騒音に対する対策は，自動車の構造改善による騒音低減などの発生源対策や，交通流，道路構造，沿道対策などが行われている．道路構造対策として騒音低減効果がある高機能舗装が検討された．通常の舗装

ではタイヤ溝と舗装面にはさまれた空気の逃げ場がなく，空気圧縮騒音や膨張騒音が発生する．低騒音舗装では舗装面の空隙にこれらの空気が逃げて音が生じにくくなる．自動車の走行速度に応じて効果は変化するが，平均で 3 dB 程度の低減効果があり，交通量が半減したことに相当する．敷設延長は平成 11（1999）年の 705 km から平成 14（2002）年には 1931 km に延びた．このほか，遮音壁の上端に吸音材などを取り付けることにより従来の遮音壁の 1.5～2 m の高さと同じ効果が得られる．通常の遮音壁に比べて高さを低くすることができるので，日照や景観への影響を減らすことができる．また，高架道路は下を走る車の騒音が道路裏面に反射して騒音を生ずるが，裏面に吸着板を取りつけることにより騒音が低減できる．道路の脇に植樹帯や歩道，地域の車のためのサービス道路などからなる「環境施設帯」を設けることができればその距離に応じて音の減衰が起こり騒音が低減する．航空機騒音対策として平成 15～17（2003～2005）年は，学校や住宅の防音工事，移転補償，緩衝緑地帯整備，テレビ受診障害対策などが年間 150～160 億円の予算で行われた．しかし，コミュータ空港，ヘリポートなどは環境基準が適用されない小規模のものが多い．自衛隊および在日米軍使用飛行場周辺の航空機騒音対策は消音装置の設置・使用，飛行方法の規制についての配慮を中心に行われている．新幹線以外の在来鉄道については，新設では等価騒音レベルとして昼間（7～22 時）は 60 dB（A）以下，夜間（22～翌日 7 時）を 55 dB（A）以下，住宅専用地域ではいっそうの低減に努めることとし，大規模改良に際しては改良前より騒音レベルの状況を改善することする対策指針が，平成 7（1995）年に作られた．深夜営業騒音，拡声器騒音は平成 16（2004）年度に全国約 150 の地方公共団体で条例により規制されている．これらや生活騒音などのいわゆる近隣騒音は苦情全体の 5 分の 1 を占めているが，各人のマナーやモラルに期待するところが大きい．このほか，ヒトの耳には聞き取りにくい低い周波数の音については調査が行われ対応が検討されているところである．

9.3　騒音の健康影響

　騒音がヒトの健康に及ぼす影響の第一は聴力障害（難聴）であるが，このほか，心理的不快感（イライラ，不安感，集中できないなど），自律神経系や内分泌系への影響による，疲労の増大，吐き気，嘔吐，胃液分泌や収縮運動の減少，血圧上昇，唾液分泌減少，睡眠障害などがあげられる．

9.3.1　聴　　覚

　「音が聞こえる」ためには，音が発生し，伝わり，その刺激を受容することが必要である．音の発生源（音源）からの空気振動（圧力変化）は空気中を伝わり耳に達する．音の伝わる速さは，15℃，1 気圧で 340 m/s であり，空気の温度により変化するが，気圧にはあまり影響されない．耳に達した音は，鼓膜から中耳，内耳へ伝わり，

機械受容器である有毛細胞で神経刺激となる．

　人の耳の構造を模式的に図 9.2（a）に示す．音の振動は鼓膜を振動させる．中耳のツチ骨に鼓膜内面からの圧力が伝わり，キヌタ骨経由でアブミ骨に伝わる．この際に圧力は約 20 倍に増幅される．これらの骨の名称は，それぞれがツチ（槌）、キヌタ（砧，布をやわらかくするために槌で打ち付けるときに用いる台），アブミ（鐙，乗馬の際に，馬上の人が足を乗せる道具）に形が似ていることに由来し，これら 3 つをあわせて耳小骨とよばれる．アブミ骨は前庭窓（卵円窓）の膜を振動させ，蝸牛内の液体に伝わる．

　蝸牛は渦巻き状をしておりカタツムリに似ている．蝸牛の渦巻き部分は，3 つの管（前庭階，蝸牛管，鼓室階）からなる．蝸牛管のラセン器（コルチ器）とよばれる部分は図 9.2（b）のように基底膜と有毛細胞，これを支持する細胞がある．有毛細胞から伸びている不動毛の先端は蓋膜とよばれるゼラチン状の物質の中に埋まっており，有毛細胞は蝸牛神経（聴神経）の神経線維とシナプスを形成している．卵円膜の振動は，前庭階から鼓室階へ，さらに基底膜へ伝わり正円窓を振動させる．基底膜の動きにより不動毛が曲げられ，蝸牛神経に興奮が起こり，脳幹に伝わり大脳皮質の聴覚野に伝わって，音として認識される．

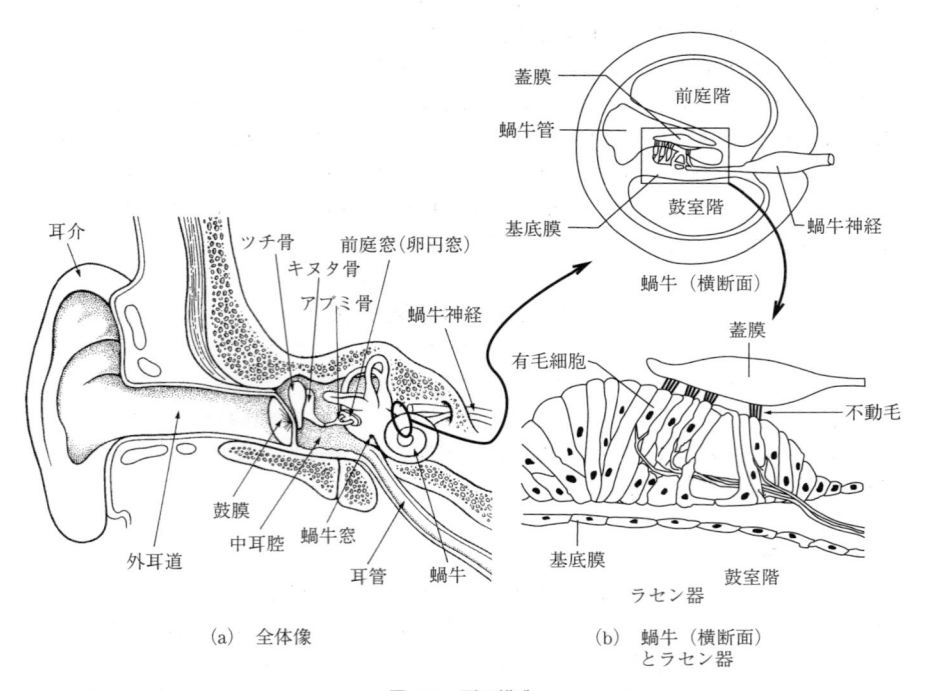

(a) 全体像

(b) 蝸牛（横断面）とラセン器

図 9.2 耳の構造

ラセン器の各部分は異なる周波数(音の高さ)に感受性があり,先端近くは低音,根元近くは高音に応答する.それぞれの領域からの神経線維が連絡する脳内の領域の違いで人は音の高さの違いを認識する.音の大きさは,蝸牛の液体の振動による基底膜の上下運動の大きさに応じた刺激として伝わり,認識される.

9.3.2 難聴

難聴とはなんらかの原因で聴力が低下して音の聞こえが悪くなった状態をいう.蝸牛内のリンパ液に振動が伝わるまでの伝音機構に障害が起こる伝音声難聴と,感覚受容器から大脳にかけての障害で起こる感音障害に分けられる.後者は,さらに内耳から聴覚中枢までの障害で起こる内耳性難聴と大脳皮質の障害による皮質性難聴に分けられる.

伝音性の難聴は,中耳炎(滲出性中耳炎や慢性中耳炎)のほか,外傷,先天性の外耳・中耳の形態異常で起こる.難聴の程度は軽〜中程度であることが多い.内耳の機能は正常であるため,音を大きくすればはっきりと聞こえる.

騒音が原因で起こる難聴は感音性難聴であり,音圧レベル,周波数,衝撃性,騒音にさらされた時間により影響が異なる.音圧レベルが大きいほど,また曝露時間が長いほど聴力の低下は大きく,周波数が高いほうが影響は大きい.

騒音性難聴には,一過性閾値上昇(TTS:temporary threshold shift),永久性閾値上昇(PTS:permanent threshold shift),音響外傷がある.TTSは突発的に大きな音を聞いたあとで瞬間的,または数時間の単位で起こる聴力低下で,可逆的なものである.コンサートやヘッドホンでボリュームを上げて音楽を聴いたあとなどに見られる.TTSが十分回復しないうちにまた騒音曝露を受けることがくり返されると,コルチ器の器質的な病変が起こり,有毛細胞が破壊されてPTSになる.このような騒音性難聴は強い騒音が存在する職業で長期間作業することが原因で起こる.爆発事故などによって起こる「災害性難聴」はきわめて短い時間に非常に強い音にさらされたために起こるもので,1回の曝露で有毛細胞が損傷されて永久的に聴力を失う音響外傷となることがある.災害性難聴は音だけでなく,急激な気圧変化,高圧作業,頭部外傷,有毒ガスによる中毒によっても起こる.

騒音職場(85 dB以上)で長年仕事をすることにより,聴力が徐々に低下する.聴力検査ではオージオメーター(聴力計)を使って周波数に依存性の聴力閾値を測定する.まず高音域の聴力レベルの低下として現れ,最初に4000 Hzを中心とした聴力低下(C 5 dip)が認められる(図9.3 (a)).使われる純音は通常,125,250,500,1000,2000,4000,8000 Hzの7周波数であり,4000 HzはC(ドの音,128 Hz)の2^5倍に近いのでC 5とよばれる.閾値すなわち聞こえはじめる音のレベルが0〜25 dBは正常範囲,25〜40 dBは軽度難聴(小声だとやや聞き取りにくい),40〜70 dBは中度難聴(普通の会話の聞き取りが困難),70〜90 dBは高度難聴(耳元の大声なら聞こえる)としている.聴力低下は,最初は4000 Hz付近だけであるが,程度が

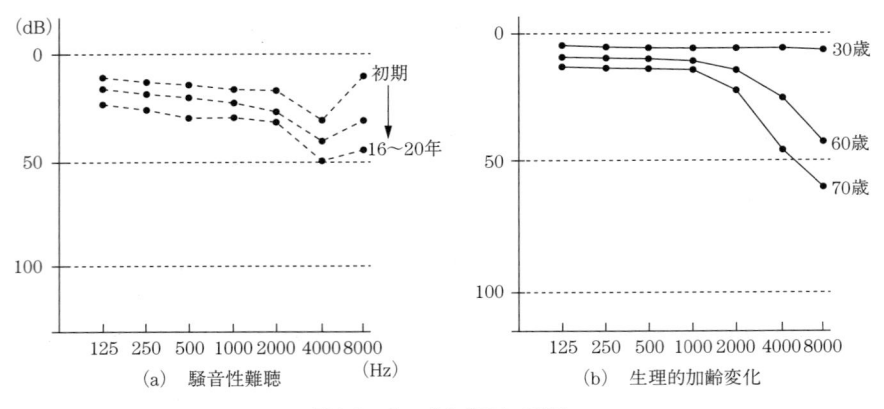

図9.3 オージオグラムの変化

(a) 騒音性難聴　(b) 生理的加齢変化

進むと範囲が広がる．職業性難聴は会話よりずっと高い音から聞こえにくくなるため初期には気づきにくい．しかし，蝸牛の有毛細胞が破壊されてしまうと，治療は現在のところ不可能であるので，騒音性難聴は早期発見，予防が重要である．騒音特殊健康診断が義務づけられている職場として，表9.5に示すものがある．騒音職場における防止対策については，9.3.3項で述べる．

聴力は加齢によっても徐々に低下する（図9.3 (b)）．騒音性難聴とは異なり，老人性難聴では2000 Hz以上の周波数全体が低下するパターンをとる．聴覚伝導経路の老化現象で，有毛細胞や聴覚神経の細胞数が減少する．個人差が大きく，早い人は40代で現れ歳をとるにつれて少しずつ進行する．難聴は薬剤が原因となることもあり，ストレプトマイシンやカナマイシン，一部の抗がん剤による高周波域の聴力低下が薬剤性難聴として知られている．突発性難聴は，感音性難聴で，突然起こる．中年以降に多く，めまいや吐き気をともなうこともある．原因は不明だが，ウイルス感染，疲労，ストレスなどが誘因となって蝸牛が障害されるために起こると考えられている．早期に治療を開始することが大切であるが，高度の難聴や治療の開始が遅れると回復が難しい．このほか，機能性難聴は聴覚伝道路には異常がないのに聞こえが悪くなるもので，精神的な要因で起こることが多いので心因性難聴ともよばれる．

難聴は伝音性難聴の一部を除いて治すことは難しいので，治療としては進行を食い止める保存療法が中心となる．騒音性難聴では予防，早期発見が重要である．今後，老化にともなう聴覚障害はさらに増加すると予想される．感音性の難聴は，声を大きくしても聞き取ることが難しいため，人とのコミュニケーションがとりにくく，周囲の状況把握による危険回避ができないことがある．そのため不安やストレスを感じ，孤立しがちである．難聴者に対しては周囲の人たちの理解と支援が必要であり，話し方や向き合い方の工夫，筆談を使うなどの協力が有効である．

9.3 騒音の健康影響

表 9.5

(1) 作業環境測定と騒音特殊検診が義務づけられている職場

- 鋲（びょう）打ち機，はつり機，鋳物の型込機など圧縮空気で動く機械や器具を屋内で使っている職場
- ロール機，圧延機などで金属を延ばしたり，伸線，ひずみ取りや板曲げを屋内で行っている職場
- 動力駆動のハンマーを用いて金属の鍛造や成型を屋内で行っている職場
- タンブラーで金属製品の研磨や砂落としを屋内で行っている職場
- 動力とチェーンなどでドラム缶の洗浄を屋内で行っている職場
- ドラムバーカーで木材の削皮を屋内で行っている職場
- チッパーでチップを屋内で作っている職場
- 多筒抄紙機で紙を抄（す）く業務を屋内で行っている職場

(2) 騒音特殊健診のみ義務づけられている職場

- 電動の器具でのボルト，ナットなどの締付けや取り外し
- 機械での金属の表面の研削や研磨の業務
- 動力プレスでの鋼板の曲げ，絞り，せん断など
- 機械で鋼板や鋼線を連続的に切断したり，くぎ，ボルトなどの連続的な製造を行う場合
- 金属を溶融して成型する場合
- 高圧酸素ガスで鋼材の溶断の業務を行う場合
- 鋼材，金属製品などのロール搬送
- 乾燥したガラス原料を振動フィーダーで搬送する業務を行う作業場
- 鋼管をスキッド上で検査する業務を行う作業場
- 動力巻取機により，鋼板，線材を巻き取る業務を行う作業場
- ハンマーでの金属の加工
- 圧縮空気を用いて溶融金属を吹き付ける業務を行う作業場
- ガスバーナーにより金属表面のキズを取る業務を行う作業場
- 丸のこ盤を用いて金属を切断する業務を行う作業場
- 内燃機関の製造工場または修理工場で内燃機関の試運転の業務を行う作業場
- 動力により駆動する回転砥石を用いて，のこ歯を目立てする業務を行う作業場
- 衝撃式造形機を用いて砂型を造形する業務を行う作業場
- コンクリートパネルなどを製造する工程において，テーブルバイブレーターにより締め固めの業務を行う作業場
- 振動式型ばらし機を用いて砂型より鋳物を取り出す業務を行う作業場
- 動力によりガスケットをはく離する業務を行う作業場
- びん，ブリキかんなどの製造，充てん，冷却，ラベル表示，洗浄機などの業務を行う作業場
- 射出成形機を用いてプラスチックの押し出し，切断の業務を行う作業場
- プラスチック原料などを動力により混合する業務を行う作業場
- みそ製造工程において動力機械により大豆の選別の業務を行う作業場
- ロール機を用いてゴムを練る業務を行う作業場
- ゴムホースを製造する工程において，ホース内の内紙を編上げ機により編み上げる業務を行う作業場
- 織機を用いてガラス繊維など原糸を織布する業務を行う作業場
- ダブルツイスターなど高速回転の機械を用いて，ねん糸または加工糸の製造の業務を行う作業場
- カップ成型機により，紙カップを成型する業務を行う作業場
- モノタイプ，キャスターなどを用いて，活字を鋳造する業務を行う作業場
- コルゲーターマシンによりダンボール製造の業務をを行う作業場
- 動力により，原紙，ダンボール紙などの連続的な折り曲げまたは切断の業務を行う作業場
- 高速輪転機により印刷の業務を行う作業場
- 高速水により鋼管の検査の業務を行う作業場

高速リムーバを用いてICパッケージのバリ取りの業務を行う作業場
圧縮空気を吹き付けることにより，物の選別，取り出し，はく離，乾燥などの業務を行う作業場
乾燥設備を使用する業務を行う作業場
電気炉，ボイラーまたはエアーコンプレッサーの運転業務を行う作業場
ディーゼルエンジンにより発電の業務を行う作業場
多数の機械を集中して使用することにより製造，加工または搬送の業務を行う作業場
岩石または鉱物を動力により破砕し，または粉砕する業務を行う作業場
振動式スクリーンを用いて，土石をふるい分ける業務を行う作業場
裁断機により石材を裁断する業務を行う作業場
車両系建設機械を用いて掘削または積込みの業務を行う坑内の作業場
削岩機，コーキングハンマー，スケーリングハンマー，コンクリートブレーカーなど圧縮空気により駆動される手持ち動力工具を取り扱う業務を行う作業場
コンクリートカッターを用いて道路舗装のアスファルトなどを切断する業務を行う作業場
チェーンソーまたは刈り払いなどの業務を行う作業場
丸のこ盤，帯のこ盤など木材加工機械を用いて木材を切断する業務を行う作業場
水圧バーカーまたはヘッドバーカーにより，木材を削皮する業務を行う作業場
空港の駐機場所において，航空機への指示誘導，給油，荷物の積込みなどの業務を行う作業場

9.3.3 騒音性難聴の予防対策

等価騒音レベル85 dBより大きい騒音を発生する職場では，作業環境の騒音を許容基準以下にし，作業者の聴覚管理を行う必要がある．作業環境騒音の許容基準は表9.6（a）に示すとおりであり，事業者は計測した騒音により管理区分をⅠ～Ⅲに分

表9.6 騒音の許容基準（日本産業衛生学会）と作業環境評価

(a) 許容基準

中心周波数 (Hz)	各曝露時間に対する許容オクターブバンドレベル (dB)					
	480分	240分	120分	60分	40分	30分
250	98	102	108	118	120	120
500	92	95	99	105	112	117
1000	86	88	91	95	99	103
2000	83	84	85	88	90	92
3000	82	83	84	86	88	90
4000	82	83	85	87	89	91
8000	87	89	92	97	101	105

(b) 作業環境測定結果の評価

		B測定		
		85 dB未満	85～90 dB	90 dB以上
A平均特性	85 dB未満	第Ⅰ管理区分	Ⅱ	Ⅲ
	85～90 dB	Ⅱ	Ⅱ	Ⅲ
	90 dB以上	Ⅲ	Ⅲ	Ⅲ

A測定：作業環境中の平均的な状態を把握するための測定．一般に等間隔（原則6 m以下）の測定点を選ぶ．
B測定：作業者の曝露が最大と考えられる場所と時間における測定．

表 9.7　騒音作業に従事する労働者の健康診断項目

1. 雇入時または騒音作業への配置替えの時

① 既往歴の調査
② 業務歴の調査
③ 自覚症状および他覚症状の有無の検査
④ オージオメータによる 250，500，1000，2000，4000，8000 Hz における聴力の検査
⑤ そのほか医師が必要と認める検査

2. 定期健康診断（6 ヵ月以内ごとに 1 回）

①〜③は 1. と同じ
④ オージオメータによる 1000 Hz および 4000 Hz における選別聴力検査．
　その結果，医師が必要と認める者については，1.の④，⑤を行う．

注）健康診断の結果，症状が認められる者に対して，防音保護具の使用励行．
　騒音作業時間短縮，配置転換，そのほか必要な措置を講ずる．
　健診結果の 5 年保存と所轄労働基準監督署長への報告．

表 9.8　騒音対策の方法

分類	方法	具体例
騒音源対策	1　低騒音化	低騒音の機械採用
	2　発生源除去	給油，調整，部品交換
	3　遮音	防音カバー，ラギング
	4　消音	消音器，吸音ダクト
	5　防振	防振ゴム
	6　制振	消音器，ダクト，遮音壁
	7　運転方法改善	自動化
伝播経路対策	1　距離による減衰	配置変更
	2　遮音	遮蔽物，防音塀
	3　吸音	建物内の吸音処理
	4　指向性	音源の向き変更
	5　制御	消音器，ダクト，遮音壁
作業者対策	1　遮音	囲い，防音監視室
	2　作業方法	遠隔操作，スケジュール調整
	3　保護	耳栓，耳覆い
	4　能動制御	消音ヘッドホン

注）騒音レベルと曝露時間の改善が基本．耳栓などは最終的なものである．

け，それぞれの区分で定められた措置を行わなくてはならない（表 9.6 (b)）．すなわち騒音を低下させるように努力し，必要に応じて，耳栓などの保護具着用や作業時間短縮などの防護策を講じる．また，騒音作業従事者の雇い入れ時，退職時，および 6 ヵ月以内に 1 回の定期健康診断を行う．健康診断項目を表 9.7 に示す．異常が認められた場合は，作業環境によるものか否か，障害の程度，進行が著明かどうかを判断し，聴力レベルに基づいて管理区分（健常者，要観察者，要管理者）に分けて必要な措置（聴覚管理，防音保護具使用励行，作業時間短縮，配置転換，ほか）を行う．ま

た，騒音が人体に及ぼす影響，適正な作業環境の確保と維持管理，防音保護具の使用方法，改善事例および関係法令などの労働衛生教育を，騒音作業従事者だけでなく，管理監督者や騒音発生源の機械設備担当者に実施する．

騒音対策は，表9.8に示すように，音源に対する対策，伝道経路に対する対策，作業者に対する対策に分けられる．音源に対する対策と曝露時間を減らす作業方法改善が基本であり，耳栓などの防護具は最終的なものに位置づけられている．

9.3.4 そのほかの影響

音は音圧レベルだけでなく，その内容や発生源によっても，また，それに曝露する人の性格や状態によっても，与える影響が異なる．昭和49（1974）年8月に起こった「ピアノ殺人事件」は近隣騒音が原因の殺人事件の第1号として，大きな衝撃を世の中に与えた．同年，ペットの鳴き声に端を発した殺人事件が起こり，以降，近隣騒音が原因の事件が起きている．これらは非常に極端であり，かつ音以外の別の要因も含んでいたが，「音」はことのほか個人の好き嫌いや人間関係の影響が強く，生理的・心理的影響の強さも個人差が大きいことがわかる．

環境基準をこえる騒音を出している発生源に関しては，行政を通して苦情をいうことも，改善を要求することも可能である．しかし，基準以下の音によって影響を受けることもよくあり，とくに集合住宅や近隣との距離が近い場合には，音への気配り，音源の配置や音量，使用時間帯に留意し，隣近所との関係を良好に保つことが大切である．

9.3.5 低周波音

日本では可聴域の低域と可聴域以下の周波数範囲（おおむね100 Hz以下）の音を低周波音とよび，環境省が策定した測定方法マニュアル（平成12（2000）年）では，1～80 Hzを低周波音，このうち1～20 Hzを超低周波音（超低周波空気振動）としている．風，雷，火山噴火，波浪音などの自然現象でも発生するが，この領域は音圧レベルが騒音領域に比べてかなり大きくないと感じられないため問題となることが少なかった．しかし産業機械の大型化や高速化に従い生活環境中の低周波音が増え，苦情が発生し，健康への影響が問題となってきた．低周波音を発生する機器として，送風機，往復式圧縮機，ディーゼル機関，真空ポンプ，燃焼機械，ジェットエンジン，機械プレス，変圧器などがあり，橋梁，鉄道トンネル，ダム，水車，風車も発生源となる．

苦情の内容は，①心理的，生理的なものと，②物的なものに分けられる．イライラや胸や腹の圧迫感，頭痛，耳鳴り，吐き気などの影響は因果関係がはっきりしない場合も多い．物的なものとして家具や建具（戸，窓ガラス，障子など）の振動，置物の移動などがあり，睡眠影響はどちらとも関連する．苦情は昭和40年代から発生し，昭和49（1974）年には年間100件以上でピークとなったが，昭和59（1984）年以降

は年間25〜40件である．発生源としては，昭和59年以前は工場と事業場が圧倒的に多かったが，防止対策が進み件数は減ってきた．道路交通（道路橋から発生），鉄道（新幹線のトンネル進入時）なども対策がとられてきた．近年は，近隣の家屋や商店などの大型の冷凍庫やエアコンなどの設備機器の低周波音が問題となるケースも増えている．

超低周波音は音としては知覚されないが，ISO 7196によると平均的にはG特性音圧レベルで100 dBをこえると感じるとされ，圧迫感と振動感の心理反応，睡眠への影響が起こる．建具のガタツキは周波数が低いほど小さな音圧レベルから出る．音として認識されないことから気づかずいることも多く，不定愁訴の原因となることがある．発生源が特定できれば対策をとることも可能であり，防止対策の考え方と進め方が環境省のホームページに掲載されている．

9.4 振　　動

振動はものがほぼ一定の周期をもって揺れ動くことであり，人が接触する物体の振動により全身または一部が振動する．振動や衝撃を利用する機械，作動が騒音とともに振動を発生する機械から生じる．振動は，振幅の大きさである変位，動きの速さである速度，および速度の変化である加速度で表される．

主要な振動発生源には建設作業，工場，道路交通がある．また，振動には，衝撃性，間欠性，連続性のものがある．発生源により振動の周波数は異なり，乗り物に乗ったときや地震による建物の揺れは$0.1〜3$ Hz，自動車や建設作業による家屋の振動や農業機械，工場機械の多くは$1〜90$ Hzである．

発生源から伝播する際に，地盤の特性により伝わり方が変わる場合もあり，また，建物によって揺れが増幅されることもある．また，窓ガラスや家具が音をたてることもある．生体は全身の皮膚（真皮）に分布するパチニ小体で振動を感受する．皮膚の触・圧覚で受ける振動覚と，骨に分布する深部知覚としての振動覚がある．

9.4.1　振動の測定と評価

振動の測定単位は加速度（単位：m/s²），または加速度レベル（単位：dB）があり，環境評価には加速度レベルに周波数補正を加えた振動レベルを使用することが多い．

ある振動の加速度レベルL_aは，

$$L_a = 20 \log(a/a_0)$$

ここで，aはその振動の加速度（m/s²），a_0は基準となる加速度（10^{-5} m/s²）である．人の振動に対する感覚は，振動の周波数，体位（立位，座位，臥位），鉛直振動と水平振動で異なるが，人が感じる最小加速度は10^{-2} m/s²であり，これを振動加速度レベルで表すと，

$$L_a = 60 \text{ dB}$$

となる．

これに周波数補正（別名，振動感覚補正）を行った値が振動レベル（VL：vibration level）であり，人の感じ方を考慮した特性となっている．

9.4.2 振動の規制

振動規制法は昭和51（1976）年に事業活動，建設工事，道路交通振動から国民の健康を守るために制定された．振動の規制基準は，機械プレスや圧縮機など，著しい振動を発生する特定施設を設置する工場や事業所において，敷地の境界線における振動の大きさの許容限度をいう．建設現場では，建設工事として行われる作業のうち，くい打機など著しい振動を発生する「特定建設作業」が規制対象となる．「道路交通振動」は自動車および原動機付自転車が道路を通行するときに発生する振動であり振動規制法施行規則により限度が定められている．

特定工場などについては，都道府県知事は環境大臣が定める規制の必要の程度に応じて，地域と時間帯ごとに規制基準を定め，市町村はそれでは不十分な場合は規制値範囲内で，もっと厳しい基準を設けて規制することができる．規制基準は都道府県に

表9.9 特定工場などにかかわる振動規制基準（東京都）

区域の区分	該当地域	時間の区分	
		昼間	夜間
第1種区域	第1種，第2種低層住宅専用地域 第1種，第2種中高層住宅専用地域 第1種，第2種住居地域 準住居地域 用途地域の定めない地域	8〜19時 60 dB	19〜翌朝8時 55 dB
第2種区域	近隣商業地域 商業地域 準工業地域 工業地域 前号に接する地先および水面	8〜20時 65 dB	20〜翌朝8時 60 dB

注）学校，保育所，病院，診療所（有床），図書館および特別養護老人ホームの敷地のおおむね50 mの区域内の規制基準は，当該地域の値から5 dBを減じた値とする．

表9.10 道路交通振動の限度（振動規制法施行規則第12条）

時間の区分 区域の区分	昼間	夜間
第1種区域	65 dB	60 dB
第2種区域	70 dB	65 dB

より異なる．東京都の例を表9.9に示す．特定建設作業については，くい打機などを使用する作業，鋼玉を使用する作業，舗装版破壊機を使用する作業，ブレーカーを使用する作業について，作業を行ってよい時間帯，1日当たりの作業時間が区域ごとに規定されており，作業期間は連続6日をこえてはならないこと，日曜日および休日でない日に作業することが決められている．建設作業の敷地の境界線において振動の規制基準は75dBである．道路交通振動の限度は表9.10のとおりである．第1種区域は，住居に使われ静穏の保持を必要とする区域であり，第2種区域は住居の用に併せて商業，工業などの用に供されている区域である．実際の区域と時間帯は条件の範囲で都道府県知事が定める．

9.4.3 振動の現状と対策

振動に関する苦情は騒音に比べると件数は少ないものの，平成16（2004）年は3289件で前年に比べて681件，26%増加し，平成17（2005）年はさらに310件増加した．地方公共団体に寄せられる苦情件数は，昭和49〜56（1974〜1981）年に3500〜4000件/年であったが，その後減少傾向にあり平成になってからは2000件台を推移していたがここ数年は増加傾向にある（図9.4）．

都道府県別にみると，東京が最も多く（800件台），神奈川県，大阪府，愛知県，埼玉県が300件前後で2〜5位となっている．発生源としては建設工事によるものが最も多く全体の6割近くを占める．次いで工場・事業所が2割強，道路交通が1割程度であった．平成16年における建設作業への苦情のうち，指定地域内の特定建設作業に対するものは37%，工場・事業所に対する苦情のうち指定地域の特定工場に対するものは28%であり，政令で定める規制対象になっていない発生源が対象となっている場合が多い．

指定区域内の特定工場などの総数は約12万件で，平成16年には209件の苦情に基づく行政指導が行われた．特定工場，特定施設で最も数が多いのが金属加工機械，次いで織機，圧縮機であり，そのほか，印刷機械，合成樹脂用射出成形機，土木用粉砕

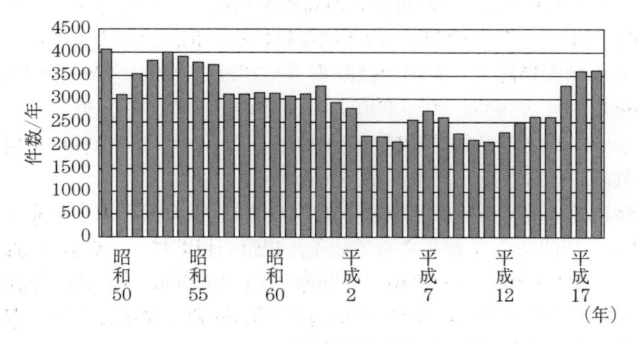

図9.4 振動苦情の件数

機など，木材加工機械，コンクリートブロックマシン，鋳型造型機，ロール機となっている．振動の苦情が多くなるのはおおむね50 dBをこえるものであるが，それ以下でも苦情が出されることもあり，また，特定建設作業の規制基準値75 dBをこえるものもあった．特定建設作業の届出件数は約3万件あり，その3分の2がブレーカーを使用する作業，2割強がくい打機を使う作業であった．ここ2年ほど建設作業の振動に対する苦情も特定建設作業の届出件数も増加しており，これらが都市圏に集中していることから，都市圏における解体・建設作業の増加が苦情増加の要因と考えられ，低振動型建設機械の導入などの作業改善が望まれる．

9.5 振動の健康影響

9.5.1 健康障害の特徴

振動が人体に及ぼす影響は周波数により異なる．周波数0.1～3 Hzで変位の振幅が大きい時に生じる動揺病（乗り物酔い）は，船，車，飛行機，電車に乗ったり，地震による建物の揺れで起こる．揺られて起こる急性影響で，頭部が揺れるために内耳の前庭器官で刺激を受け，平衡感覚をつかさどる迷路（図9.2 a）が刺激され，嘔吐中枢が刺激され，また，交感神経の反射により呼吸系，消化器系の症状が現れる．

通行車両や，建設による家の振動，農作機械，工場の大型機械などで全身振動が起こり，ヒトの固有振動数に一致する周波数（身体は2～8 Hz）の振動が加わると共振現象が起こる．立った状態で足から，座った状態で臀部から，背もたれに寄りかかっている時には背中から伝達される1～90 Hzの振動は全身に伝わる．全身振動は，非常に強い外力の場合は臓器出血，圧迫，骨折が生じることがある．前庭器官，深部知覚を介しして自律神経系，内分泌系への影響も見られ，交感神経系は緊張，興奮状態となる．臓器の共振周波数の違いによる振動位相差による擦過の影響もある．慢性影響として睡眠障害，不快感，胃腸障害，内臓下垂，脊柱の変形，耳鳴りなどが観察され，注意の散乱，動作の困難，視力低下，全身的疲労，腰痛をもたらす．

四肢，とくに手腕に入る8～1000 Hzの局所振動は，手・腕を通して身体に伝達される．振動障害は，レイノー現象（局所的な指の蒼白化，白指をともなう血管攣縮）を主徴とする末梢循環障害，末梢神経障害（しびれ・手指の微細運動障害などの感覚・運動神経障害），運動器（骨・関節系）障害の3つである．チェーンソー，削岩機，エアハンマーなどの振動工具が発生源であることが多く，急性の影響では接触部の一時的な熱感，血管収縮，感覚鈍磨が見られる．

振動の人体応答に関する評価基準は平成7（1995）年に国際規格が発行され，現在はISO 2631-1：1997として運用されている．規格の目的は，①振動知覚，②快適性，③健康障害，④乗り物酔い（動揺病）に関連して，周期的，不規則，過渡的な全身振動を定量化することであり，3軸方向のほかに回転振動も対象になり，振動部位と方向に対し周波数重み特性が規定されている．

9.5.2 振動障害の診断と治療

振動障害は削岩機，鋲打機，チェーンソーなどの振動工具を取り扱うことにより，身体の局所に振動曝露を受ける業務に従事する労働者に発生する．以下の2つの要件を満たした場合は，業務上の疾病として扱われる．すなわち，

1) 振動業務に相当期間従事したあとで発生した疾病であること，
2) 以下のa，bいずれかに該当する疾病であること

  a. 手指，前腕などにしびれ，痛み，冷え，こわばりなどの自覚症状が持続的または間欠的に現れ，かつ，手指，前腕などの①末梢循環障害，②末梢神経障害，③骨，関節，筋肉，腱などの異常による運動機能障害のすべて，またはいずれかが著明に認められるか，b. レイノー現象の発現が認められた疾病であること．

振動障害を起こすような局所振動発生工具には次のようなものがある．①削岩機，エアーハンマー，電動ハンマーなど，ピストン内蔵の打撃工具，②内燃機関を動力源として回転するチェーンソー，刈払機，エンジンカッター（振動はおもにエンジン回転によるが切断時にも発生），③タイタンパー，バイブレーター，振動シャーなどのモーターや振動子を内蔵する充塡，打抜き，切断工具，④グラインダー，カッターなどのモーター回転工具，⑤エアーレンチのようなクラッチの作動がある締付工具など．

振動障害を診断し，その程度に応じた対策や労災申請を行うために，次のことを調べる．①職歴（工程，工具，使用年数，振動曝露時間），②労働環境（寒冷の程度など），③症状（指の蒼白発作，しびれ，関節痛），④職業訓練，防具，健康診断受診状況，⑤病歴，家族歴，社会歴，生活習慣，外傷・手術歴，薬物・化学物質曝露，⑥手の視診，触覚，痛覚，巧緻性，橈骨動脈血圧．さらに，末梢循環障害（安静時皮膚温，寒冷負荷試験，冷却負荷による手指収縮期血圧，爪圧迫，指尖容積脈波，冷風負荷試験など），末梢神経障害（振動覚，痛覚，温度覚，神経伝導速度など），運動器障害（握力，上肢骨関節X線写真，つまみ力，タッピングなど）により，振動障害の診断と程度を調べる．治療としては，理学，運動，温泉，薬物療法などを症状の変化に応じて組み合わせるほか，末梢神経障害の薬物治療，骨関節障害の整形外科的治療がある．

9.5.3 振動障害の予防

振動障害を予防するために，作業管理，衛生管理，健康管理，衛生教育を合理的に行う．第一に，振動曝露をなくすか軽減することで，振動工具を使用しないほかの作業方法におきかえるか，作業を自動化する．それが困難なときは，低振動レベルかつ軽量の工具を使用し曝露軽減を図る．実際の作業で作業姿勢の改善，適切な高さの作業台への変更，作業時間制限，作業のローテーションなどの作業面から曝露軽減するなどの作業管理がある．作業時間規制は省令で定められている．防具として軟質の厚

い防振手袋の着用が勧められる．振動工具は通常騒音を発生するので，90 dB 以上の騒音をともなう作業では，必ず耳栓や耳覆いを着用する習慣をつけることも必要である．作業環境，とくに気温，風などの影響があるので，屋内作業では気温が18°C以下にならないようにする配慮が必要で，これができない時や屋外作業では暖房設備の整った休憩設備を設置を設置する必要がある．

職場体操で筋肉疲労をとり，血行をよくすることは振動障害の予防にも効果的であるといわれている．このほか，日常生活上の注意として，①防寒，保温，②家庭ではなるべく振動工具を使わない，③栄養と睡眠，④禁煙（ニコチンの血管収縮作用は振動障害を起こりやすくする）などがあげられる．　　　　　　　　　　　　　〔篠原厚子〕

■文　献

環境省環境管理局大気生活環境室（2004）．よくわかる建設作業振動防止の手引き．
環境省 編（2006）．環境白書　平成18年度版．
坂井建雄・岡田隆夫 監訳（2005）．感覚器，ヒューマンバイオロジー―人体と生命―，医学書院，pp. 271-291.

■参照ウェブサイト

環境省ホームページ　　www.env.go.jp/
独立行政法人／健康福祉機構ホームページ　　www.research12.jp/d_archive/index.html
厚生労働省ホームページ　　www.mhlw.go.jp/
独立行政法人産業技術総合研究所ホームページ　　www.aist.go.jp/
東京都環境局ホームページ　　www.kankyo.metro.tokyo.jp/
リオン株式会社ホームページ　　www.rion.co.jp/

コラム 12 ●騒音・振動と音楽・ボディソニック

騒音と振動は，両者が同時に存在することが多い．どちらも，心理的・感覚的な要素が大きいが，ある程度以上の強い刺激は人の健康に障害を与える．一方で，音楽やマッサージのバイブレーターやボディソニック（体感音響装置）の振動は，気分転換，リラックス，音楽療法に使われている．ストレスを減らすためのリラクゼーション，ヒーリングなどを求める人の多い現代において，音，振動に加えて香り（アロマテラピー），高酸素，デトックスなど，さまざまな物や方法が売られ，宣伝されている．

音楽は，高音量をヘッドホンで聴くことや，大音響のコンサートにより聴力障害を起こすことがある．また，環境基準以下の音量でも状況により心理的に大きな害となることがある．音楽の好みは人それぞれである．生活時間帯や，家族構成もまちまちな人々が，同じ建物や軒を接した家に住む状況では，できるだけ外へ音を出さないような工夫が必要であると思われる．音楽は，同時に，健常な人たちに喜びをもたらすだけでなく，高齢者や障害をもつ人々，病気の人々の心を慰め勇気づける力をもっている．聴くことに加えて，歌ったり，楽器を演奏することにより，刺激にもリハビリテーションにもなるツールでもある．音楽療法という言葉も市民権を得てきた．これは音楽のもつ生理的，心理的，社会的働きを用いて，心身の障害の回復，機能の維持改善，生活の質の向上，行動の変容などに向けて，音楽を意図的，計画的に使用すること，と定義されて

いる（日本音楽療法学会 HP より，http://www.jmta.jp/).

　低周波音は振動と騒音の間に位置するが，自然現象の，地震，津波，山崩れなどから発生する地響き（振動）などは，エネルギーの大きい超低周波振動であり，恐怖感，不快感をもたらし危険を予感させる心理的効果をもつ．マッサージ機能のバイブレーターは数十 Hz 程度で刺激による血行改善効果をもち，周期数 20～150 Hz ボディソニックは微弱刺激により音楽に臨場感を与える効果をもつ．しかし，これらの身体によいとされる振動も，さらされる時間と強度によっては健康に悪影響を与える可能性があることを心に留めておきたい．

10

ダイオキシン・内分泌攪乱物質

10.1 ダイオキシン

　最近は沈静化してきている感があるが，この10年で急激に人口に膾炙するようになった環境問題・用語に，ダイオキシンと内分泌攪乱物質（内分泌攪乱化学物質，いわゆる環境ホルモン）がある．2001年に電通によって行われた調査ではダイオキシンの意味を「知っている」と答えた人が90%以上にも達しているような状況であり（電通，2002），これほど多くの人が知っていると回答していること自体，異常ともいえるかもしれない．しかし，ダイオキシンや環境ホルモンは何が発生源となっているのか，健康も含めてどのような影響があるのか，といった点については，実はいまだに必ずしも十分知れ渡っているとは考えにくいというのが事実だろう．

10.1.1　ダイオキシンとは

　ダイオキシンとはいったい何であろうか．「ダイオキシン」という単一の化学物質は存在しない．ダイオキシンの構造式は，図10.1に示すようになっており，ジベンゾ-p-ジオキシンの1～4と6～9の位置に塩素が置換されたポリ塩化ジベンゾ-p-ジオキシン（PCDDs：policlorinated-dibenzo-p-dioxins），さらにはジベンゾフランに塩素が置換されたポリ塩化ジベンゾフラン（PCDFs：policlorinated-dibenzo-frans）の総称であり，これらをまとめて「ダイオキシン類」とよぶ．
　ただ，ダイオキシン類には，結合している塩素の数，また置換されている位置によ

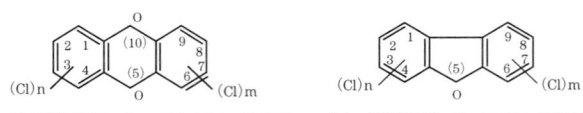

(a) ポリ塩化ジベンゾ-p-ジオキシン (PCDD)　　(b) ポリ塩化ジベンゾフラン (PCDF)

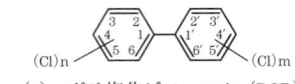

(c) ポリ塩化ビフェニル (PCB)

図10.1　ポリ塩化ジベンゾ-p-ジオキシン，ポリ塩化ジベンゾフラン，ポリ塩化ビフェニルの構造式

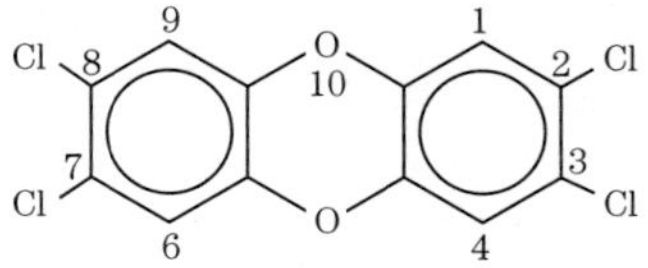

図10.2 2,3,7,8-TCDD の構造式

ってさまざまな異性体が存在し，後述するように異性体の種類によって毒性が異なっている．毒性が最も強いとされるダイオキシンは，図10.2のように4つの塩素が置換された 2,3,7,8-四塩化ジベンゾ-p-ジオキシン（2,3,7,8-TCDD）であり，2,3,7,8-TCDD をもってダイオキシンとよぶことも多いことに注意されたい．

さらには，ポリ塩化ビフェニル（PCBs：polychlorinated biphenyls）の中にも，ダイオキシンと同様な毒性をもつものが存在する．それらをダイオキシン様 PCBs（平面構造的な観点から，コプラナー PCBs（Co-PCBs）とよぶこともある）とよび，PCDDs，PCDFs，Co-PCBs をあわせて「ダイオキシン類」とすることも多い．そして，異性体の数を考えると，PCDDs が 75 種類，PCDFs が 135 種類，Co-PCBsが 12 種類にものぼる．わが国のダイオキシン類対策特別措置法（平成 11（1999）年）では，PCDDs，PCDFs，Co-PCB をダイオキシン類として定義している．読者は，一口に「ダイオキシン」といっても，文脈によって何をさしているのかを把握しておくことが必要となるのである．本書ではとくに断りのない限り，「ダイオキシン類」のことを単に「ダイオキシン」と書くことにする．

さらには，塩素ではなく，臭素が置換された臭素化ダイオキシンも近年注目されている．

10.1.2 ダイオキシンの特徴

強力な酸化剤あるいは 800℃ 以上の高温では分解されるものの，ダイオキシンは化学的に非常に安定な物質である．水に溶けにくい性質があり，さらに置換塩素数が増えるにつれ，水への溶解度は減少する．また，半減期は異性体の種類によって異なっており，上述の 2,3,7,8-TCDD に関しては，ヒトにおいて 7〜10 年程度との報告がされている．異性体によっては，もっと長いものもあるし，逆に短いものもある．

ダイオキシンは，どのようにして発生するのだろうか．大きく分けて 2 種類の生成経路が考えられている．一つは化学反応により生成されるものであり，もう一つは燃焼により生成される．いずれにせよ，意図的に生成するのではなく，非意図的に生成されてしまうのが特徴である．

化学反応による生成としては，塩素を含んだ農薬を合成する際の副生成物であることが代表的であろう．ダイオキシンの健康影響を調べる研究には化学工場での職業曝露によるものを調べているものが見られるが（たとえば Fingerhut ら（1991）），その多くはこのような副生成物による曝露影響を調べていると考えてよいだろう．

一方で，生成された農薬が散布されることにより，環境中への蓄積が起こり，また健康被害が生じうることが指摘されている．わが国では，水田除草剤であるクロロニトロフェン（CNP）やペンタクロロフェノール（PCP）に不純物として含まれていたダイオキシンにより，米などに蓄積していることが報告されており（中西ほか，2003），1970年頃のダイオキシン曝露は農薬由来のものが大半であったことが指摘されている（図10.3）．なお，これらの農薬は今日，使用が禁止されている．

農薬に由来するダイオキシンによる曝露量（単なる濃度ではなく，汚染物質にさらされる量）が多かったことは多くの人が認めることであるが，その健康被害に関しては，わが国においては十分な報告はないといえる．一方で，農薬由来による健康被害としては，ベトナム戦争時に，森林を見晴らしよくしゲリラ活動をさせないようにするため，米軍により「枯葉剤」として撒かれた 2,4,5-トリクロロフェノキシ酢酸（2,4,5-T），2,4-ジクロロフェノキシ酢酸（2,4-D）を主成分とするオレンジ剤による，異常児の出生などがある．結合双生児として生まれたベトちゃん，ドクちゃんの名前を聞いたことがある人も多いだろう（ベトさんは，分離手術のあと，2007年10月に死去）．いずれの枯葉剤も今日では使用が禁止されてはいるが，健康被害に悩む人はまだ多く存在していると考えられる．しかし，枯葉剤を撒いたほうの米軍を対象とした研究は多く行われてきたものの，撒かれた側のベトナムでの実態調査そのものは近年ようやくはじまったばかりであり，また撒布からの時間が経過していることもあり，その被害の実態や因果関係の究明には困難な点が多い．

燃焼に由来するダイオキシン類としては，焼却場から発生するダイオキシン汚染問題がその代表的なものであろう．わが国においては，大阪府豊能郡能勢町の焼却場から発生するダイオキシン問題が新聞などで大きくクローズアップされたことはさほど古いことではない．焼却場においては，飛灰がダイオキシン生成の中心となっており，飛灰中に含まれる炭素，塩素，金属などが，300°C程度の加熱条件にさらされる

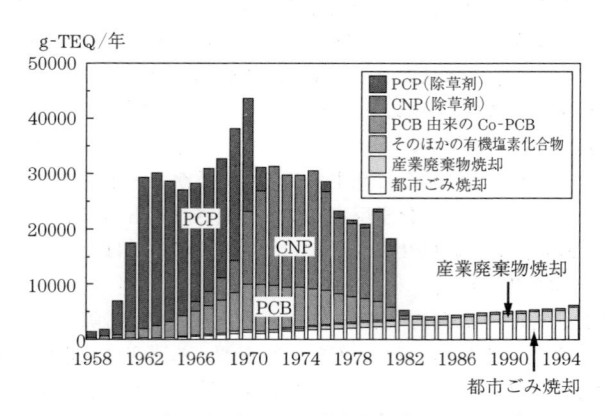

図10.3 日本におけるダイオキシン類環境放出量の変遷の推定（中西ほか，2003）

と，ダイオキシン類を発生することが知られている（デノボ合成として知られる）．したがって，加熱条件を変える（高温にする）などの措置により，燃焼によるダイオキシンの発生を減らすことができると考えられる．今日，焼却施設においては，燃焼温度を上げるなどの対策をとるようになってきており，新規の焼却施設ではダイオキシン類の発生がほとんど認められていない．

PCBs は PCDDs や PCDFs とはやや異なる発生源を考える必要がある．もともとPCBs は絶縁体として至るところで用いられてきた．変圧器，コンデンサー，バッテリーなどもその一つである．この絶縁体として使用していた PCB が漏出して食用油に混入し，PCB が混入した食用油を摂取したことにより生じた健康被害がカネミ油症である（章末コラム 13 参照）．今日では，カネミ油症の原因となったのは，PCBs が変性した PCDFs であると考えられているが，いずれにせよ，上で記したような化学反応，さらには燃焼からとは異なる経路で発生，曝露することになった．PCBs は今日使用が禁止されており，厳重な保管義務が課されてはいるが，これまでに使用されていたものから大気中に揮発して，それが拡散することで汚染を引き起こしてしまっていることも指摘されている．

10.1.3 ダイオキシンの摂取

われわれはどのようにしてダイオキシンを摂取しているのだろうか．焼却場からの排ガスなどを懸念し，大気中からの吸入による摂取を懸念するケースが多いかと思われる．しかし，本当にそうであろうか．ダイオキシンの摂取経路としては，①大気経由，②水経由，③土壌経由，④食物経由の4つの経路を考えることができるが（図10.4），大気経由での摂取は全摂取量の1.3%，土壌経由での摂取は0.3%と報告されており，食事経由が大半を占めていることがわかるだろう（図10.5）．また平成18（2006）年度の厚生労働省の調査では，平均的な食事からの摂取量は1.04 pg-TEQ/Kg/day（TEQ に関しては 10.1.4 項で詳述）と報告され，減少傾向にある（図10.6）．食事経由，さらにはすべての摂取経路を考慮したとしても，TDI（一日耐容摂取量，p 367 参照）として定められている 4 pg-TEQ/Kg/day を下回っている．しかしこれはあくまで平均的な摂取量であって，TDI をこえる摂取量の方も一部にはおられる可能性があることに注意すべきことではある．

食事の中では，とくに，肉類や魚介類経由の摂取が多いのが特徴である．また肉類が主となる欧米人に比較して，わが国では魚介類の摂取も多く，ダイオキシン曝露源としての魚介類を無視することはできない．なお，今日のように流通が発達した状況では，ダイオキシン摂取量に地域差はさほど認められていない（表10.1）．では，魚の摂取をやめればよいのだろうか．そうは簡単にいかないのが，ダイオキシンのみならず，環境問題のやっかいなところである．われわれは何のために魚を食べるのだろうか．日々の生活のために必要な栄養を摂取しているのはいうまでもない．魚や肉には，またそのほかの食品にも確かにダイオキシンは含まれている．しかしダイオキシ

ンが含まれているからといって安易に摂取をやめてしまうと，その食品を摂取することによるメリットも失われてしまう，というどころか栄養素欠乏に陥る危険性もある．「過ぎたるは及ばざるがごとし」といった考えのもと，偏った食事ではなく，リスクを分散させるように満遍なく，また一度の食事だけで考えずに，長い眼で，トー

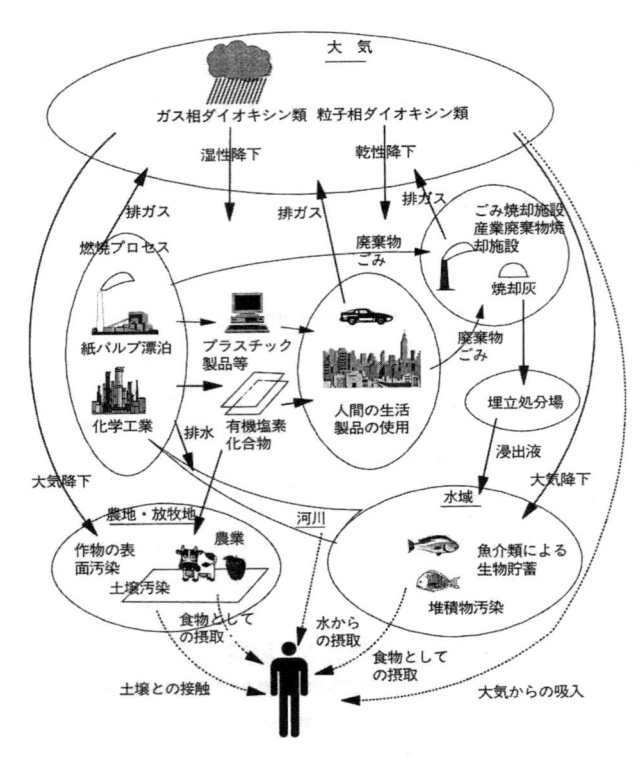

図10.4 ダイオキシン類の摂取経路（竹内ほか，1999）

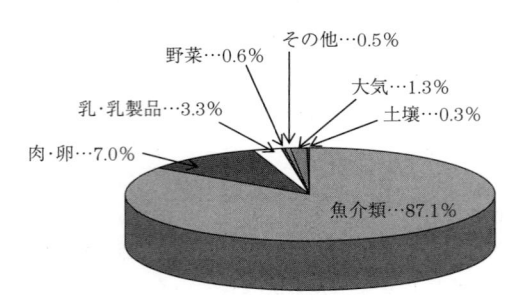

図10.5 日本におけるダイオキシン類の1人1日摂取量（平成16（2004）年度）（環境省，2007）

10.1 ダイオキシン

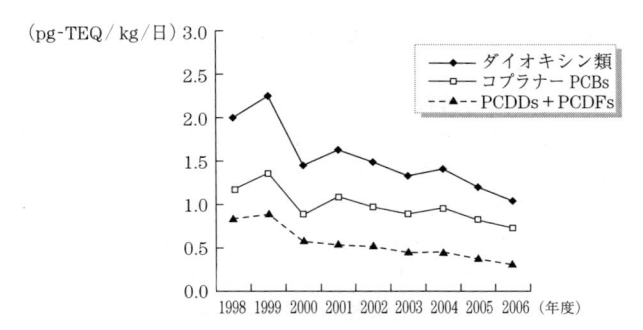

図 10.6 食品からのダイオキシン類の1日摂取量の経年変化（平成10〜18年度 厚生労働科学研究費補助金研究事業報告書から作成）

表 10.1 ダイオキシン摂取量（厚生労働省医薬食品局食品安全部）

（単位：pg-TEQ/kg body wt/日）

年＼地域	北海道地区	東北地方 東北A	東北地方 東北B	関東地方 関東A	関東地方 関東B	関東地方 関東C	中部地方 中部A	中部地方 中部B	中部地方 中部C	関西地方 関西A	関西地方 関西B	関西地方 関西C	中国・四国地方 中四国A	中国・四国地方 中四国B	中国・四国地方 中四国C	九州地方 九州A	九州地方 九州B
平成10年	2.77	1.26	—	2.06	2.14	2.00	—	1.87	2.03	—	2.72	—	—	—	1.22	1.99	—
平成11年	1.29	1.47	1.65	4.04	1.59	1.68	1.53	1.57	2.42	7.01	1.79	1.89	3.59	—	1.48	1.84	1.19
平成12年	0.84	1.10	1.92	1.30	1.72	1.48	1.44	1.41	1.80	2.01	1.43	2.01	—	0.98	1.40	1.55	0.86
平成13年	0.67	—	2.02	1.08	1.99	1.42	—	1.65	1.53	—	1.33	2.00	—	0.88	1.60	3.40	—
平成14年	0.88	—	1.16	1.46	1.34	0.90	—	1.40	0.62	—	0.96	1.40	—	0.79	0.73	0.57	—
	0.94		1.46	2.01	2.33	1.17		1.67	0.68		1.39	1.78		0.98	1.54	1.18	
	1.44		2.05	2.76	3.40	1.51		1.93	1.28		2.75	2.02		1.22	2.12	1.81	
平成15年	0.84	—	0.72	0.78	0.90	1.02	—	1.34	0.58	—	0.77	—	—	0.62	1.03	0.85	—
	1.03		0.84	1.86	1.01	1.06		1.48	1.15		1.15			1.22	1.51	1.04	
	1.33		1.35	3.05	2.93	2.05		1.86	1.50		1.58			1.56	2.05	1.83	
平成16年	0.48	—	0.48	1.64	—	1.05	—	0.72	0.64	—	1.32	—	—	—	1.19	0.61	—
	1.03		0.80	1.80	—	1.75		0.91	0.71		1.86				1.35	0.99	
	2.48		2.93	1.87	—	2.34		1.83	2.03		2.25				1.72	1.27	
平成17年	0.67	—	0.64	0.55	—	0.70	—	0.69	0.47	—	0.67	—	—	—	1.20	0.66	—
	1.80		1.15	0.87	—	1.33		0.80	0.60		0.82				1.57	1.05	
	3.56		1.57	1.26	—	2.03		1.40	1.86		1.42				1.72	1.44	
平成18年	0.38	—	0.53	0.60	—	0.79	—	0.67	0.46	—	0.98	—	—	—	0.93	0.61	—
	0.45		1.06	0.94	—	1.00		0.87	0.70		1.50				1.08	0.65	
	1.71		1.85	1.47	—	1.38		1.00	1.24		1.76				1.94	1.65	

注）平成18（2006）年度調査において各地方でのサンプリングを実施した自治体は以下のとおり．なお，数値は各地方ごとの食品別1日摂取量を用いて換算されたものである．表の左から，北海道地方：北海道，東北地方：宮城県，関東地方：埼玉県，横浜市，中部地方：石川県，名古屋市，関西地方：大阪府，中四国地方：香川県，九州地方：福岡県

（厚生労働省ホームページより；http://www.mhlw.go.jp/topics/bukyoku/iyaku/syoku-anzen/dioxin/sessyu06）

10.1.4 ダイオキシンの毒性

ダイオキシンは「地上最大の毒」といわれているが，PCDDs，PCDFs，PCBsは一律すべて毒性が強いのであろうか．またどのような毒性があるのだろうか．

ダイオキシンの毒性は異性体によって異なっている．ダイオキシンは，アリルハイドロカーボン（Ah：aryl hydrocarbon hydroxylase）活性（以下，Ah活性）というものを有しており，細胞中にダイオキシンが入ると，Ah受容体（レセプタ）とよばれるタンパクと結合し，芳香族炭化水素水酸化酵素を誘導する性質があることが知られている．ここで誘導される酵素は，チトクローム P-450（CYP）とよばれている．CYPが肝臓で誘導されるメカニズムを図10.7に示すが，Ah受容体と結合したダイオキシンは細胞核内に移動し，そこでDNA上の特定の遺伝子を活性化させて，メッセンジャーRNAを生産する．これから種々のタンパクが合成されるが，その一部がP450の一種であるCYP1 A1やCYP1 A2などであり，発がんなどの慢性毒性に関連していると考えられている．またこの誘導機構はエストロゲンなどの性ホルモンが誘導される過程となっていることから，ダイオキシンは後述する内分泌撹乱物質の一つと考えられている根拠ともなっている（図10.7）．

Ah活性は異性体によって異なり，最も活性が高いのが2,3,7,8-TCDDであり，Ah活性が認められない異性体もある．そのため各異性体の濃度を足しあわせた総ダイオキシン濃度で議論を進めてしまうと，毒性の大きいものから小さいものまでを一律に扱ってしまうことになり，こと毒性に関しては正しい評価ができない．このため，Ah活性の大小によって毒性を考慮するように毒性等価係数（TEF：toxicity equivalency factor）が定められている．TEFは，最も毒性が強いとされている

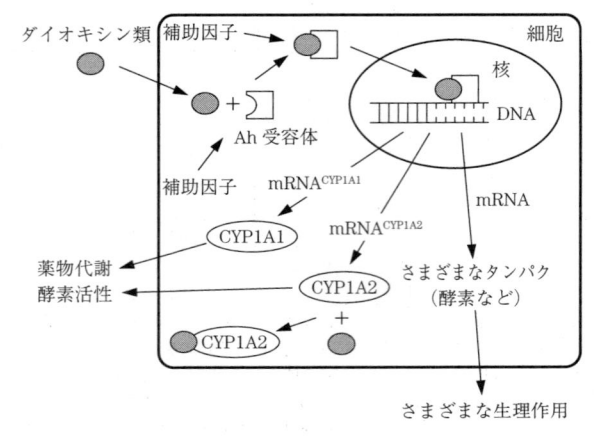

図10.7 ダイオキシン類によるチトクローム P 450（CYP）の誘導機構（竹内ほか，1999）

10.1 ダイオキシン

表 10.2 WHO-TEF

ダイオキシン類の種類	異性体の名称	略称	TEF値
ポリ塩化ジベンゾ-p-ジオキシン（PCDDs）7種類	2,3,7,8-四塩化ジベンゾ-パラ-ジオキシン	2,3,7,8-TCDD	1
	1,2,3,7,8-五塩化ジベンゾ-パラ-ジオキシン	1,2,3,7,8-PnCDD	1
	1,2,3,4,7,8-六塩化ジベンゾ-パラ-ジオキシン	1,2,3,4,7,8-HxCDD	0.1
	1,2,3,6,7,8-六塩化ジベンゾ-パラ-ジオキシン	1,2,3,6,7,8-HxCDD	0.1
	1,2,3,7,8,9-六塩化ジベンゾ-パラ-ジオキシン	1,2,3,7,8,9-HxCDD	0.1
	1,2,3,4,6,7,8-七塩化ジベンゾ-パラ-ジオキシン	1,2,3,4,6,7,8-HpCDD	0.01
	八塩化ジベンゾ-パラ-ジオキシン	OCDD	0.0001
ポリ塩化ジベンゾフラン（PCDFs）10種類	2,3,7,8-四塩化ジベンゾフラン	2,3,7,8-TCDF	0.1
	1,2,3,7,8-五塩化ジベンゾフラン	1,2,3,7,8-PnCDF	0.05
	2,3,4,7,8-四塩化ジベンゾフラン	2,3,4,7,8-PnCDF	0.5
	1,2,3,4,7,8-六塩化ジベンゾフラン	1,2,3,4,7,8-HxCDF	0.1
	1,2,3,6,7,8-六塩化ジベンゾフラン	1,2,3,6,7,8-HxCDF	0.1
	1,2,3,7,8,9-六塩化ジベンゾフラン	1,2,3,7,8,9-HxCDF	0.1
	2,3,4,6,7,8-六塩化ジベンゾフラン	2,3,4,6,7,8-HxCDF	0.1
	1,2,3,4,6,7,8-七塩化ジベンゾフラン	1,2,3,4,6,7,8-HpCDF	0.01
	1,2,3,4,7,8,9-七塩化ジベンゾフラン	1,2,3,4,7,8,9-HpCDF	0.01
	八塩化ジベンゾフラン	OCDF	0.0001
コプラナーPCB（Co-PCBs）12種類	3,4,4′,5-四塩化ビフェニル	3,4,4′,5-TCB	0.0001
	3,3′,4,4′-四塩化ビフェニル	3,3′,4,4′-TCB	0.0001
	3,3′,4,4′,5-五塩化ビフェニル	3,3′,4,4′,5-PnCB	0.1
	3,3′,4,4′,5,5′-六塩化ビフェニル	3,3′,4,4′,5,5′-HxCB	0.01
	2,3,3′,4,4′-五塩化ビフェニル	2,3,3′,4,4′-PnCB	0.0001
	2,3,4,4′,5-五塩化ビフェニル	2,3,4,4′,5-PnCB	0.0005
	2,3′,4,4′,5-五塩化ビフェニル	2,3′,4,4′,5-PnCB	0.0001
	2′,3,4,4′,5-五塩化ビフェニル	2′,3,4,4′,5-PnCB	0.0001
	2,3,3′,4,4′,5-六塩化ビフェニル	2,3,3′,4,4′,5-HxCB	0.0005
	2,3,3′,4,4′,5′-六塩化ビフェニル	2,3,3′,4,4′,5′-HxCB	0.0005
	2,3′,4,4′,5,5′-六塩化ビフェニル	2,3′,4,4′,5,5′-HxCB	0.00001
	2,3,3′,4,4′,5,5′-七塩化ビフェニル	2,3,3′,4,4′,5,5′-HpCB	0.0001

表 10.3 動物種差における半数致死量（LD_{50}）の違い（Geyer et al., 1997）

動物種（系統）	LD_{50}（$\mu g/kg$ body wt）
ハムスター	1157〜5051
モルモット	0.6
ラット（SD）	100〜297
ラット（WISTAR）	110
ラット（LE）	9.8〜17.7
ウサギ（NZ）	115
サル	50

2,3,7,8-TCDD の毒性を 1 として，ほかのダイオキシン類の毒性の強さを換算した値となっている．今日，最もよく使用されているものは，1997 年に WHO（世界保健機関）より提案され 1998 年に正式決定された WHO-TEF とよばれるものであり，表 10.2 に TEF の値を示しておく（Van den Berg et al., 1998）．この提案では，ヒトに対する毒性だけではなく，鳥類や哺乳類に対する TEF に関しても言及しているのが特徴である．なお TEF は種々の研究結果に基づき定められているものではあるが，適宜見直しも行われており，2006 年に WHO-TEF に対する見直し検討結果が出されている（Haws et al., 2006）．

TEF は毒性の大小を相対的に比較した値であり，そのままでは毒性評価に用いる値とはならない．そのため以下に示す式に基づき，毒性等量（TEQ：toxic equivalents）換算濃度を算出し，TEQ 濃度をもとにした検討をすることが多い．

$$TEQ = \sum TEF_i \times CONC_i$$

TEF_i：異性体 i の TEF
$CONC_i$：異性体 i の濃度（pg/g など）
TEQ の単位：pg/TEQ-g など

上ではダイオキシンそのものの特徴を説明したが，ダイオキシンの毒性に関する特徴として，種差が非常に大きい，ということをあげることができる．表 10.3 は，各動物における半数致死量（LD_{50}，12.2 節参照）を示したものであるが，モルモットは 0.6 $\mu g/kg$ body wt（体重 1 kg 当たりの投与量（μg）として示している）であるのに対し，ハムスターは 1000 $\mu g/kg$ body wt 以上となっている．この違いは，Ah 受容体の働きの違いによるものであるとされている．Ah 受容体の結合力が強い種ほどダイオキシンの毒性が強く現れ，結合力がないと毒性を示さないのである．

また，体内での消失速度（半減期として検討できる）にも種差があることが指摘されており，消失速度が遅いほど体内にとどまることになることから，より毒性が強く現れる．

10.1.5 ダイオキシンの健康影響

ダイオキシンによる健康影響にはどのようなものがあるだろうか．以前から指摘さ

れているものとしては，
  頭痛，不眠，神経過敏，疲労感，指趾のしびれと痛み，意欲の低下，性欲減退，筋力低下，感覚の低下など
  発がん
  胎児死亡，成長遅延，骨格奇形，内臓の器質障害（PCBsによる）
  二分脊椎のリスク増加（ベトナム戦争時の枯葉剤作戦による）
などがある．これらの健康影響はおもに，
  化学工場（農薬）の従業者
  イタリア・セベソの住民（爆発した化学工場の近隣住民）
  ベトナム戦争従軍者（米軍）
  カネミ油症，台湾油症（PCBs）
に関する調査，および動物実験から導かれており，いわば比較的高濃度曝露による健康影響であると考えることもできる．なお，動物実験は別であるが，高濃度曝露であっても，急性影響としての死亡に関する報告はないといってよい．

またPCBsの健康影響としては，クロルアクネ（塩素痤瘡，塩素にきび）とよばれる発疹が全身に現れることも知られている．

a．セベソ爆発事故

ここでダイオキシン汚染および健康被害の例としてセベソ（Seveso）爆発事故について簡単にふれておこう．セベソ爆発事故は，1976年7月10日にイタリア北部のセベソ近辺の農薬工場で爆発が起き，大気中にダイオキシンを含む大量の有害化学物質が放出されたもので（約2900 kgと推定），この爆発事故により，3～16 kgのTCDD（とくに2,3,7,8-TCDD）が大気中に放出され，曝露した人は，曝露直後よりクロロアクネ，胃痛，内出血などの症状が出現した．今日でも継続して研究が行われており，おもに発がんに関してさまざまな知見が蓄えられてきている．なお，工場があったのは実際にはイクメサ（Icmesa）という町であることから，イクメサ爆発事故ともよばれる．

セベソの爆発事故関連の地図を図10.8に示すが，汚染状況により，いくつかの地域に分類して比較研究が行われてきている．それぞれの地域の特徴は表10.4のとおりである．

また，爆発事故当時に血中TCDD濃度（13歳以上，中央値）を測定した結果は表10.5のように報告されている．わが国で行われてきた血液中TCDD濃度測定結果（表10.6）とセベソ周辺住民の濃度を比較すると，わが国の平均的な濃度よりも，たとえ焼却場従業員と比べても，セベソの血中濃度のほうがはるかに高く，爆発事故はかなり高い濃度での汚染さらには健康影響を検討していることが読みとれるであろう．

セベソ爆発事故による健康被害に関しては，これまでに追跡20年度までの研究結果が報告されているが，それによると，対照地域（Zone ABR）との比較で，
  ・高汚染地域（Zone A）での食道がんによる死亡は1.5倍と中程度の増加が認め

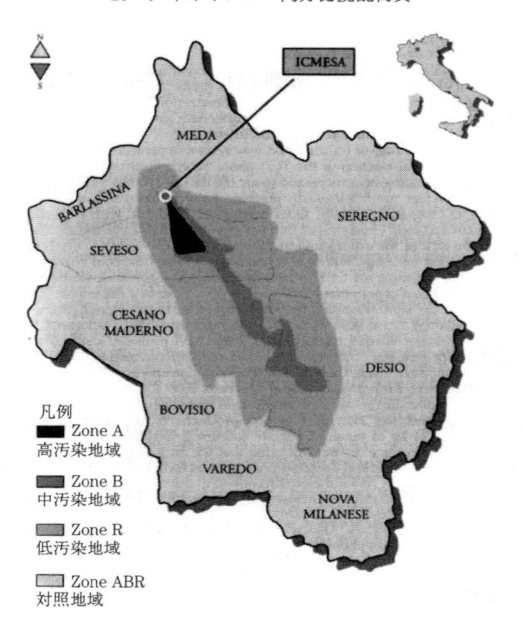

図10.8 セベソ周辺地図（Ramondetta and Respossi（Eds.），1998）

表10.4 セベソ周辺地域

高汚染地域（Zone A）：87 ha，土壌中 TCDD 濃度 15.5〜580.4 $\mu g/m^2$ 　　　　　　　　　181 家族がこの地域から立ち退く
中汚染地域（Zone B）：270 ha，TCDD 濃度＜50 $\mu g/m^2$
低汚染地域（Zone R）：1430 ha，TCDD 濃度＜5 $\mu g/m^2$ 　　　　　　　　　法的措置：Zone B および Zone C の農作物は食べない
対照地域（Zone ABR）：（濃度などの状況は不明，NA） （上記3地域周辺の非汚染地域）

表10.5 セベソ周辺地域住民の血中ダイオキシン濃度

Zone A（296人）	447.0 pg/g blood lipids（1993〜1994 年時は，73.3 pg/g blood lipids）
Zone B（80人）	94.0 pg/g blood lipids（1993〜1994 年時は，12.4 pg/g blood lipids）
Zone R（48人）	48.0 pg/g blood lipids
Zone ABR（対照，52人）	5.5 pg/g blood lipids（1993〜1994 年に採血）

られ，また中汚染地域（Zone B）でも過剰死亡が観察された（10年経過後）．
・Zone B に関しては，男性では白血病死亡が3.1倍，女性では多発骨髄腫死亡が6.6倍，ホジキン病が男性では3.3倍，女性では6.5倍であった．

表 10.6 わが国の血中ダイオキシン濃度調査結果

	TCDD[*1]	PCDD+PCDF[*2]	Co-PCBs[*2]	備考
豊能郡美化センター従業員 (1)	4.5 (2.6)	84.8 (130.2)	14.3 (10.2)	$n=92$, 血液
I群	3.8 (2.1)	34.2 (12.0)	11.9 (7.7)	$n=56$
II群	5.4 (3.9)	66.8 (20.1)	18.4 (13.3)	$n=8$
III群	5.6 (2.8)	93.3 (26.1)	21.4 (11.5)	$n=13$
IV群	8.6 (2.7)	323.3 (223.2)	23.2 (16.3)	$n=15$
豊能郡美化センター周辺住民 (2)	4.1 (2.3)	25.3 (11.3)	9.1 (6.6)	$n=46$
福岡県 (3)	1.9 (1.4)	19.7 (7.3)	30.4 (11.4)[*3]	$n=39$, 血液
東京都 (3)	0.7 (1.1)	17.9 (20.7)	—	$n=13$, 血液
東京都 (4)	1.4 (1.1)	16.3 (7.8)	15.4 (8.1)	$n=120$, 母乳
全国 (5)	?	12.2	6.2	$n=415$, 母乳

[*1] pg/g fat, [*2] pg I-TEQ/g fat (Co-PCB は 3 種類), [*3] PCDD+PCDF+Co-PCB として計算.
I群：焼却棟に立ち入らない者.
II群：焼却棟に立ち入るが, 焼却炉関連設備内作業の支援作業には従事しない者.
III群：焼却炉関連設備内の支援作業は行うが焼却炉関連設備内には立ち入らない者.
IV群：焼却炉関連設備内に立ち入って作業に従事する者.
データ出典
(1) 豊能郡美化センターダイオキシン問題に係る調査研究報告書
(2) 平成 11 年 2 月 13 日大阪府発表資料
(3) ダイオキシン類の人体曝露に関する研究（平成 9 年度厚生科学研究）
(4) 平成 10 年度母乳中ダイオキシン類濃度調査
(5) 母乳中のダイオキシン類に関する調査（平成 9～10 年度厚生科学研究）

- ほかの研究で死亡の増加が認められていた軟部組織肉腫による死亡は, 男性の低汚染地域 (Zone R) のみで増加が認められた (2.1 倍).
- 全がん死亡, および主要ながん（男性の肺がん, 女性の乳がんなど）には死亡の増加（過剰死亡）は認められなかった. しかし, 上記で見出された過剰死亡は, ほかの環境要因などによるバイアスによるものではなく, ダイオキシンとの関連性を疑わせる.

と報告されている (Bertazzi, 2001). ただいずれにせよ, 対象者数そのものが十分に多いものではないことから生じることであるが, がんで死亡した人数は多いものではなく, 偶然による影響を十分に排除できるものではない. またがんという長期影響を検討しており, まだまだ継続した研究が必要とされることも指摘されている.

b. 高濃度曝露ではない場合のダイオキシンに関する健康影響

ここまで紹介したセベソ爆発事故などは高濃度曝露による健康影響として考えられるが, 近年では一般環境レベルにおける健康被害の影響の有無, さらには影響の程度や量-反応関係を調べる研究が増えてきている. これらの研究においては, がんの発生や死亡といった健康影響よりも, 糖尿病をはじめとして, がん以外の疾患に焦点を当ててきている. また, 生殖影響や次世代影響という観点から, 女性や小児を対象とした検討も増えてきており, PCDD および PCDF に関しては小児のアトピー性皮膚

炎，甲状腺ホルモンなどについて，PCBに関しては乳がん，子宮内膜症，神経心理的影響（精神遅滞）などの研究が増えていて，ダイオキシン濃度が高いほど（セベソ事故のような濃度になるわけではないが），影響が認められるといった関連性を指摘するものも多い．

しかし，高濃度汚染から低濃度汚染へ，死亡から種々の疾患発症へと関心が移ってきたことなどから，研究に適切な対象者を選択することが難しくなり，研究結果の評価に関しては，さらなる方法論上の検討も含めた検討が必要となっているようである．

c. ダイオキシン健康影響評価の問題点

ダイオキシンの健康影響に関しては，多くの関心を集めているところではあるが，一般環境における汚染レベルによる健康影響に関しては十分把握されていないというのが現状であろう．その理由としては，以下のようなことがあげられる．

1) ダイオキシン濃度のレベル

上にも示したが，今日にわが国のダイオキシンレベルは，諸外国で問題視されて健康影響に関して研究されてきた汚染問題に比較して，決して高いものではない．また，図10.9に母乳中ダイオキシン濃度の推移を示すが，これを見てもわかるようにダイオキシン汚染レベルは以前に比べると減少傾向にあり，汚染レベルと健康影響と

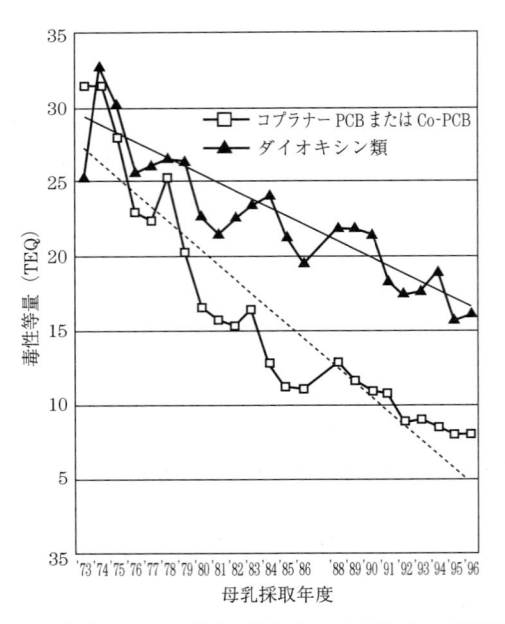

図10.9 母乳中ダイオキシン濃度の推移（1998年厚生省の中間報告より）
大阪府公衆衛生研究所が1973〜1996年に凍結保存していた母乳より測定．母乳は25〜29歳の初産婦の出産後3ヵ月未満のもの．

の関連性を調べにくくなってきている．健康影響が慢性曝露，また遅発的に生じるとしても，このような濃度変化を考慮に入れたうえで，検討していかないといけない．

なお，母乳経由のダイオキシン摂取については，以前よりもかなり減っていることが事実ではあるが，健康影響を考えなくてもよい，というのではない．まだ母乳中のダイオキシン濃度レベルは決して低いものではなく，健康影響を疑わなければいけないレベルであることには注意が必要である．

2) 汚染物質は何か

ダイオキシンには数多くの異性体が存在する．PCB も含めるとさらに多くなってしまう．そのため，TEF は定められているものの，何が影響しているのかを調べるのが難しく，また実際どのくらいの濃度にさらされているか（曝露しているか）わからないことが多いのである．

3) 十分な追跡期間と十分な対象者数か

慢性影響を把握する場合，たとえば，がん発症には長い年月が必要となる．十分に長い研究期間が確保されているか不明である．また，曝露されており，影響が生じる懸念があると考えられる人たちがどの程度いるのかも，必ずしも明確ではない．なんらかの影響があると判断するためには，ある程度の発生者数が必要であるとともに，その発生者数を生じるに足るだけの曝露集団を確保したうえで検討する必要がある．たとえば，1000 人を研究対象としたとしても，このうちどの程度の人が問題視する影響を生じるかは明確ではなく，生じたとしてもほかの影響によって健康被害を引き起こしたのかどうかはわからない．

また，近年問題視されている生殖影響や次世代影響，さらには糖尿病などの健康影響に関する研究ははじまったばかりといってよく，結論は今後にゆだねる必要があるだろう．

10.1.6 今日の対策

平成 11（1999）年 7 月に成立・公布され，平成 12（2000）年 1 月 15 日に施行された「ダイオキシン類対策特別措置法（ダイオキシン法）」により，ダイオキシン類による環境汚染の防止や，その除去などを図り，国民の健康を保護することを目的に，

表 10.7 ダイオキシン類にかかわる環境基準など

耐容 1 日摂取量*	4 pg-TEQ/kg-body wt/日
大気環境基準	0.6 pg-TEQ/m³
水質環境基準	1 pg-TEQ/l
底質環境基準	150 pg-TEQ/g
土壌環境基準	1000 pg-TEQ/g
調査指標値	250 pg-TEQ/g（土壌の必要な調査を実施する濃度レベル）

* 生涯にわたり摂取しても健康に対する有害な影響が現れないと判断される，体重 1 kg 当たりの 1 日摂取量．

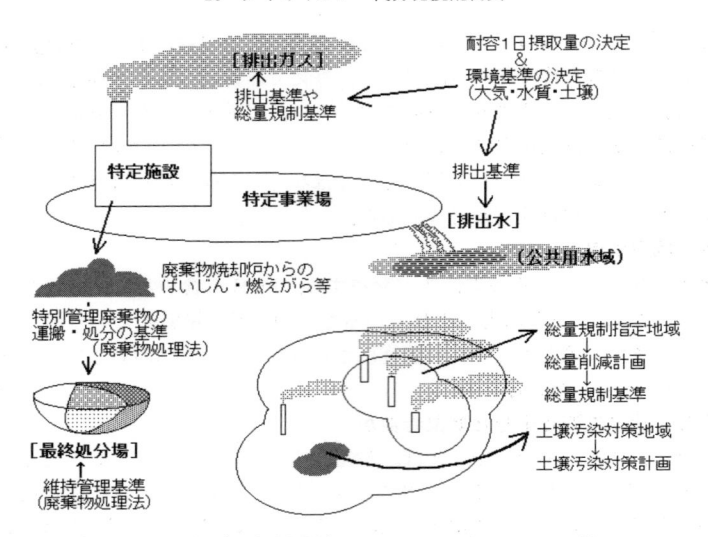

図 10.10 ダイオキシン法の概要（大阪府のホームページより；http://www.epcc.pref.osaka.jp/shidou/chem/dxn/tofumin/law_gaiyo.htm）

表 10.7 のようなダイオキシン類に関する環境基準などが定められている．

ダイオキシン法の概要は図 10.10 のように図示できるが，特定施設に対する規制措置の徹底などを図るとともに，環境中のダイオキシン類の存在状況の常時監視，そして環境基準などの設定・見直しなどに努めるものとされている．

10.2　内分泌攪乱物質

内分泌攪乱作用は，イボニシの雌の雄化（インポセックス，メスの腹足類（巻貝類）にオスの生殖器官（ペニスと輸精管）が形成されて発達する現象およびその個体のこと）や，フロリダでワニの卵の 80％ が死亡したこと，さらには多数のオスの生殖器の矮小化が観察されたことなど，ホルモン作用をもつ物質との関連性が指摘されたことから，その問題が一大クローズアップされてきた．ダイオキシンとともに，内分泌攪乱物質，というよりも環境ホルモンという用語が人口に膾炙するとともに，研究面のみならず多くのプロジェクトが立ち上げられてきた．しかし，人への影響はどの程度あるのだろうか．

10.2.1　内分泌攪乱物質，内分泌攪乱作用とは

内分泌攪乱物質は，（いわゆる）環境ホルモン，外因性内分泌攪乱化学物質などさまざまな呼び名でよばれることがあるが（英語でも environmental endocrine disruptors, endocrine-disrupting chemicals（substances）, endocrine disruptors, hormone mimics, environmental hormones など，さまざまな表記がなされる），「動物の生体内に取り込まれた場合に，本来，その生体内で営まれている正常なホルモン作用に影響を与える外因性の物質」として定義することができる．

内分泌攪乱物質の作用メカニズムとしては，ホルモンが本来結合すべき受容体に化学物質が結合することなどから，以下に示すように，遺伝子が誤った指令を受けて，活動してしまうと考えられている（図 10.11）．

① 本来ホルモンが結合すべき受容体に化学物質が結合することによって，本来のホルモンと類似の作用がもたらされる（亢進される，図の左側のような例）．
② 本来ホルモンが結合すべき受容体に化学物質が結合することによって，本来のホルモンの作用が阻害される（図の右側のような例）．
③ 化学物質がホルモン受容体に直接結合するのではなく，細胞内のシグナル伝達経路に影響を及ぼすことによって，遺伝子を活性化し機能タンパクの産生などをもたらす．

では，内分泌攪乱物質による健康影響にはどのようなものがあるだろうか．野生生物も含めて，人の健康への影響として考えられているのは表 10.8 のようにまとめられている．しかし健康影響に関しては，証拠不十分との批判も多い．

後述する ExTEND 2005 の中でも，哺乳類（ラット）を用いた 28 物質に対する実験では，ヒト推定曝露量を考慮した用量では明らかな内分泌攪乱作用は認められなかったと報告している．さらには，人そのものに関する（疫学的）検討に関しては，

「ヒト先天異常発生等調査，ヒト臍帯を用いたダイオキシンなどの化学物質曝露状況に関する調査・研究を行い，曝露状況の一端が把握できたが，出生性比調査，泌尿生殖器への影響調査，ヒト精巣重量および精子形成状態に関する研究を行ったが，ヒト健康影響として懸念された事象の評価には至らなかった．そして，一般環境における曝露状況と，健康影響として懸念される事象との関連性を

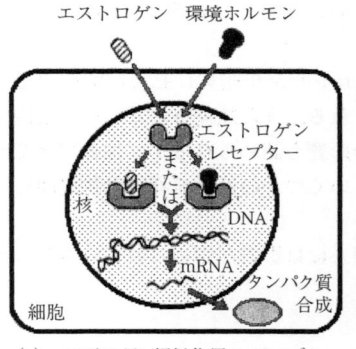

(a) エストロゲン類似作用のメカニズム　　(b) アンドロゲン作用を阻害するメカニズム

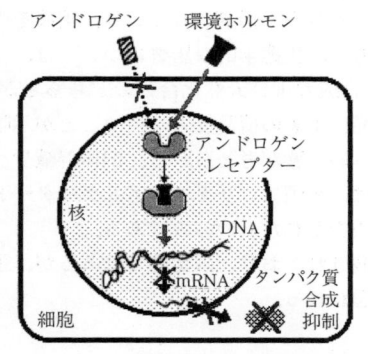

図 10.11　環境ホルモンの作用（左巻ほか，1998）

表10.8 ヒトおよび野生動物に及ぼす可能性のある影響
（クリムスキー，2001）

1. 精子数減少/受精不能
2. 精巣がん
3. 前立腺がん
4. 停留精巣（男子乳児の睾丸の下降不全）
5. 異常に短いペニス
6. 子宮内膜症（骨盤腔内に子宮内膜組織が発生する）
7. 免疫障害/自己免疫疾患
8. 精巣の発達異常
9. 早熟な乳房発達
10. 思春期の早発
11. オスの魚にビテロゲニン（卵黄たんぱく）検出
12. ステロイド生合成の低下
13. 卵の殻が薄くなる
14. 性比の変化－オスの減少
15. 累痩（急激にやせる）
16. 卵巣がん
17. 認知機能低下
18. 半陰陽（メス化または雄性の低下した個体群）
19. 乳がん
20. 甲状性ホルモンの欠乏
21. 各種の生殖・発達異常
22. 甲状腺腫
23. 胸の女性化（男性の乳腺の過剰な発育）
24. テストステロン減少
25. 胚の高死亡率
26. 尿道下裂（男性の尿道異常）
27. ADHD（注意欠陥多動性障害）などの行動異常

　　評価できるような疫学的調査を実施することは困難であった.」
として，今後のさらなる検討が必要であると述べている．しかし，一方で方法論上の問題点も数多く指摘されており，実施そのものには多くの困難がともなうのだろう．
　一方で，生態学的な影響については，
　　「合成および天然化合物のどちらもが，ホルモン介在プロセスが関連する生殖と発生事象の攪乱能力を持つことが示唆される．また短期曝露についても内分泌系への影響が考えられる．個体群減少への影響も認められるが，信頼できるデータは，米国フロリダでのアリゲーターと，いくつかの海洋無脊椎動物集団について報告されたもののみである.」
と指摘されており，限定的ではあるが，生態系には影響が認められていると考えてよいと思われる．

10.2.2　内分泌攪乱物質と量-反応関係
　健康影響を議論する際には，投与量や曝露量が増えると健康被害を受ける人数も増

える，といった量-反応関係（dose-response relationship）が認められることが多い．というよりも，直線的であれ，曲線的であれ，量-反応関係は一般的に認められると考えられている（図10.12）．しかし，内分泌系には，自己調節的なフィードバックシステムに基づいて，恒常性があり，用量が増えれば反応も大きくなるという，ふつうの単調な量-反応曲線はおおむね当てはまらないことが知られている．内分泌攪乱物質も，内分泌系に影響するという点からは同じであり，量-反応関係が成り立たないことが多い．このようなことも，内分泌攪乱物質の影響があるのかどうか，よくわからないものにしてしまっている理由の一つなのであろう．

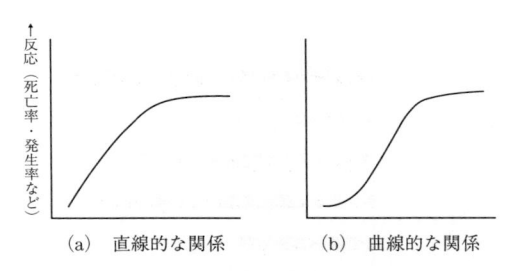

図 10.12　量-反応関係

10.2.3　内分泌攪乱作用が疑われる物質とは

ではどのような物質に内分泌攪乱作用が疑われるのであろうか．人への影響という観点からは難しいところも多いのであるが，おもに野生生物や，生態系への影響という点から考えると，ビスフェノールA，ノニルフェノールなどが内分泌攪乱作用ありとして考えられている．

人に関しては，何も影響が認められていないのだろうか．これまで，人に対して内分泌攪乱作用あるとしてコンセンサスを得ているものとして，ジエチルスチルベステロール（DES）と膣がんの関係がある．ただし，後述するように，DESは人工的に投与された薬剤と考えることもでき，環境ホルモン＝一般環境に存在，といったようなニュアンスからするとやや異なるものであることに注意すべきであるとの指摘もある．

DESは1938年に合成された化学物質で（図10.13），体内で天然エストロゲンのように作用することがわかった．そのため，1941年に米国食品医薬品庁（FDA）は，DESを更年期女性に対する治療薬とする新薬承認申請を許可した．その後FDAは，妊娠にともなうさまざまな条件下で使えるように，DESの適用範囲を拡大した．医師たちは，流産と死産の予防薬として，粉ミルクで育てたいと望む女性の母乳分泌抑制剤として，また避妊薬として，DESを処方していた．しかし，流産予防には何の効力もないことが判明し，それどころか悪影響を及ぼすことがわかり，徐々に使用されなくなっていった．そして1971年には米国で，1972年には日本で妊婦に対する使

図10.13 DESとエストロゲンの構造式

(a) DES　　(b) エストロゲン

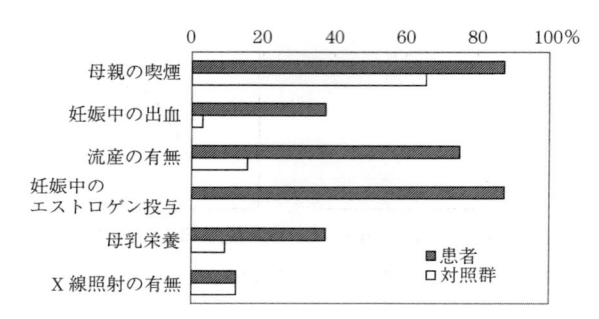

図10.14 膣がん患者と各種要因の有無（Herbst *et al.*, 1971）

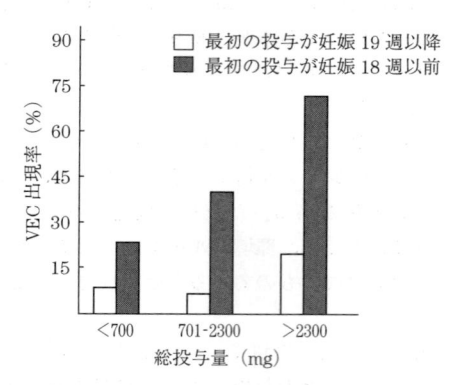

図10.15 DES投与量，投与時期とVEC（膣上皮の異常）出現の関係（O'brien et al., 1973）

用が禁止されたのである．

　このDESであるが，1966〜1969年の間に，米国ボストンの病院において，それまで高齢者でしか認められなかった膣がんの15〜22歳の患者が受診し，患者発生の集積性が認められたことから，DESとの関係が調べられた．もっとも，最初からDES

を原因として考えたうえで調査を行ったのではなく，いろいろ調べていくうちに，患者が胎児期に，その母親が治療として受けたエストロゲン様物質 DES との関連性が最も高いと認められるようになったと考えられる．DES が投与されていないとされる母親から産まれた子どもからは膣がん患者が産まれていないということが大きな決めてとなっている（図10.14）．投与された本人ではなく，その子どもに影響が生じた，ということも，注目すべき点である．もっとも，同じようにエストロゲン投与を受けていたとしても，姉妹からはがん患者は出ていないなど，検討すべき点も残されてはいた．なお，DES の寄与については投与量のみならず，妊娠前期に投与されたほうが発症率は高く，妊娠後期の投与では低いといったように，投与の時期も発症に大きく寄与しているのである（図10.15）．

10.2.4　わが国における内分泌攪乱物質に対する取組み

わが国では，「人や野生生物の内分泌作用を攪乱し，生殖機能阻害，悪性腫瘍などを引き起こす可能性のある内分泌攪乱化学物質（いわゆる環境ホルモン）による環境汚染は，科学的には未解明な点が多く残されているものの，それが生物生存の基本的条件に関わるものであり，世代を越えた深刻な影響をもたらすおそれがあることから環境保全上の重要課題」という考えのもと，また，

> 「…これまでの研究結果から見ると内分泌攪乱を生じるおそれのある化学物質は環境中に数多く存在している可能性がある．しかし，人や生態系がこれらの化学物質にどの程度曝露され，また，どの程度の曝露でどのような影響が生じるかなどの関係は明らかとなっていない．」（椎葉，1997）

との指摘から，環境庁（現環境省）により環境ホルモン戦略計画 SPEED'98 が1998年に立ち上げられ，その中で内分泌攪乱作用が疑われる物質67種（のちに65種に変更）がリストとして提案された．環境庁としては，これらの物質が，優先してその内分泌攪乱作用の有無，強弱，メカニズムなどを解明するための調査研究を推進するべきものとしていたが，あたかもこのリストに掲載されているものすべてが内分泌攪乱物質である，との誤解を与えてしまってものであることは否めない．

なお，後述する ExTEND 2005 において，このリストは廃止された．

a. 化学物質の内分泌攪乱作用に関する環境省の今後の対応方針について：ExTEND 2005（環境省，2005）

SPEED'98 では多くの検討が行われてきたが，環境省では，内分泌攪乱化学物質問題について，平成10（1998）年当時，と位置づけた．ただし，「内分泌攪乱作用は，化学物質のさまざまな作用の一面あるいはその他の生体への作用と組み合わされたものとして評価することが必要である」との立場から，SPEED'98 を全面的に改定し，ExTEND 2005（Enhanced Tack on Endocrine Disruption 2005）を策定している．この ExTEND 2005 においては，①野生生物の観察，②環境中濃度の実態把握および曝露の測定，③基盤的研究の推進，④影響評価，⑤リスク評価，⑥リスク管理，⑦

情報提供とリスクコミュニケーションなどの推進を基本的な柱としている．

いずれにせよ，今後とも内分泌攪乱作用に関する試験対象物質選定，さらには影響評価に関して検討を加えていかなければならない．環境省では，図10.16に示すようなフローチャートを作成し，実際の運用に関しては，有識者による公開の場での検討などを行ったうえで，科学的・客観的に進めることを目指している．

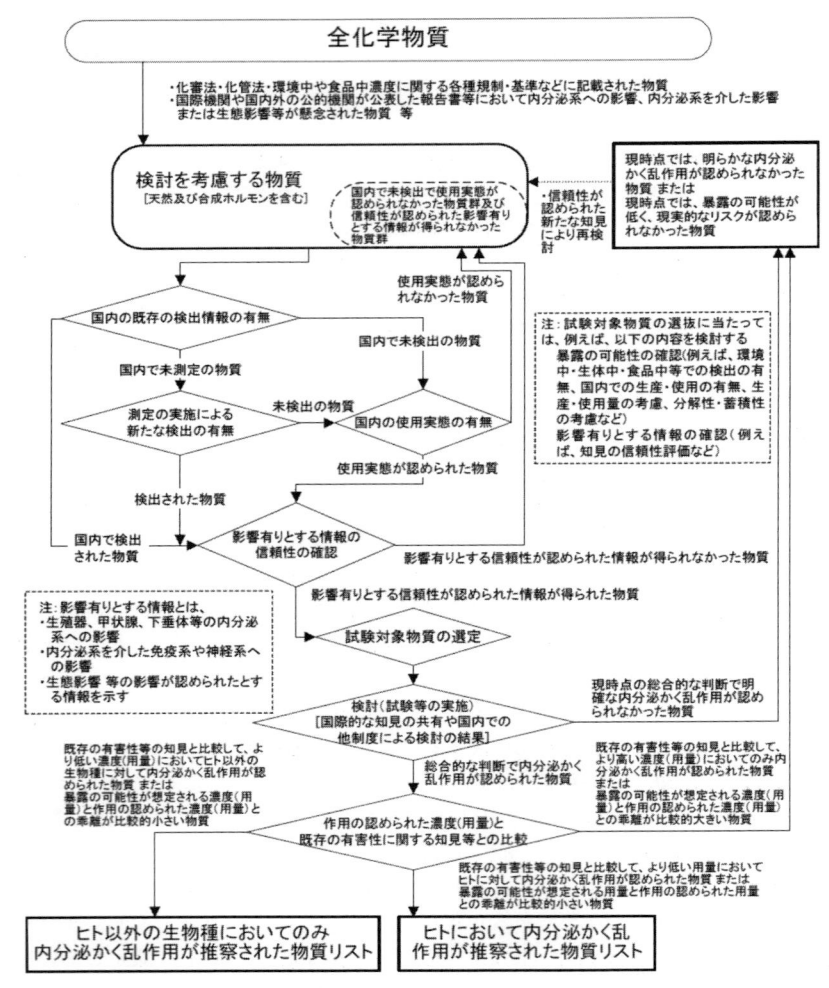

図10.16 化学物質の内分泌攪乱作用に関する試験対象物質選定と評価の流れ（環境省ホームページより；http://www.env.go.jp/chemi/end/extend 2005/01.pdf）

10.2.5 現　　状

　年代が前後するところもあるが，現時点までに得られた内分泌攪乱物質，内分泌攪乱作用に対する現状は，各種報告書や書籍から引用すると以下のようにまとめることができるだろう．

○**EPA**（米国環境保護庁）**の提示した疑問点**（1996年の報告書）
1. どの化学物質類が内分泌系に影響する可能性があるのか．
2. これらの化学物質にどの程度曝露すると悪影響が生じるのか．
3. ヒトと野生生物は，どのように曝露されているのか．
4. 複数の内分泌攪乱物質への曝露は，どんな複合的影響を生じるのか．
5. 被曝したヒトと野生生物には，現在どんな影響が生じているか．
6. 現行の化学物質試験ガイドラインは，こうした影響を適切に予言できるか．

○**NAS/NRC**（米国科学アカデミー）**の報告書案**

　　環境中の内分泌攪乱物質が国の即時対応を必要とするほど大きな脅威を一般大衆に与えているかどうか，確信をもって断言することはできない．しかしながら，内分泌攪乱物質の与えうる脅威を無視すべきではない．なぜならこれらの物質については，野生生物の個体群に悪影響を及ぼしたことがわかっており，また脊椎動物の発達と生殖の過程に影響を及ぼしうることが，実験室での研究で明らかにされているからである．また委員会は，野生生物とヒトの個体群に関する慎重なモニタリングと，外因性内分泌効果の機構に関してさらなる研究を行う必要について合意した．

○『**奪われし未来**』**より**

　　（前略）…だが，たとえ被害が明白で事実が詳細に記録されていても，環境中の汚染物質との決定的な因果関係を確立するのは不可能だろう．我々は，過去半世紀間の母親すべてが合成化学物質を抱えてきたこと，そして胎児が子宮内でそれに曝露したことを知っている．けれども個々の胎児がどのような化学物質の組み合わせで被爆したのか，そのレベルはどの程度だったのか，あるいは，比較的低濃度の被爆が障害にわたって大影響を及ぼすような，発達の重要な時期の被爆なのかどうなのかは，わからないのである．

　　…（中略）…

　　我々はまた，科学的な比較研究用に，曝露されていない真の対照群を見つけられないという問題にも直面する．汚染は蔓延しており，誰もが何らかのレベルで曝露されている．

　内分泌攪乱物質による，人への健康影響については，議論すべき点はまだまだ多い，いいかえると，文句はいくらでもつけることはできる．しかし，野生動物や動物実験では影響が認められていると考えられているものものもあり，健康影響の可能性も残されている以上，まだまだ検討は必要となる．

〔中井里史〕

■文　献

ウォーカー，アレキサンダー（丸井英二・中井里史・林　邦彦 訳）(1996). 疫学研究の考え方進め方，新興医学出版．

環境省 (2007) 平成19年版環境/循環型社会白書．

クリムスキー，シェルドン（松崎早苗・斎藤陽子 訳）(2001). ホルモン・カオス，藤原書店．

厚生労働省医薬食品局食品安全部．平成18年度厚生労働科学研究費補助金（食品の安全性高度化推進事業）「ダイオキシン類による食品汚染実態の把握に関する研究」(http://www.mhlw.go.jp/topics/bukyoku/iyaku/syoku-anzen/dioxin/sessyou06)

コルボーン，シーア　ピーターソン，ジョン・マイヤーズ　ダマノスキ，ダイアン（長尾　力 訳）(2001). 奪われし未来　増補改訂版，翔泳社．

椎葉茂樹 (1997). 内分泌攪乱化学物質問題について，臨床環境医学，6(2)，57-59．

竹内正雄・益永茂樹・今川　隆，ほか (1999). ダイオキシンと健康，三共出版．

電通 (2002). 生活者の環境意識と行動（調査報告書）2002年3月 (www.dentsu.co.jp/marketing/report/green/green2002.pdf)

中西準子・益永茂樹・松田裕之 編 (2003). 演習環境リスクを計算する，岩波書店．

左巻健男・水谷英樹・桑嶋　幹 (1998). ダイオキシン100の知識，東京書籍．

Van den Berg, M., *et al.* (1998). Toxic equivalency factors (TEFs) for PCBs, PCDDs, PCDFs for humans and wildlife, *Environmental Health Perspectives*, **106**, 775-792.

Bertazzi, P.A., Consonni, D., *et al.* (2001). Health effects of dioxin exposure : A 20-Year mortality study. *Am. J. Epidemiol.*, **153**, 1031-44.

Fingerhut, M.A., *et al.* (1991). Cancer mortality in workers exposed to 2,3,7,8- tetrachlorodibenzo-*p*-dioxin, *N. Engl. J. Med.*, **324**, 212-218.

Geyer, H.J., *et al.* (1997). *Ecotoxicol Environ Saf*, **36**(3), 213-230,

Haws, L.C., *et al.* (2006). Development of a refined potency estimates database of mammalian relative for dioxin-like compounds, *Toxicological Sciences*, **89**, 4-30.

Herbst, A.I., *et al.* (1971). Adenocarcinoma of the vagina, *New Engl Med*, **284**(16), 878-881.

Ramondetta, M. and Respossi, A. (eds.) (1998). Seveso 20 after from dioxin to the oak wood, Fondazione Lombardia per l'Ambiente,

O'brien, P.C., *et al.* (1973). Vaginal epithelial changes in young women enrolled in the national cooperative diethylstibestrol adenosis (DESAD) project, *Obstetrics & Gynecology*, **53**, 300-308.

コラム13 ● PCBとカネミ油症事件

　ポリ塩化ビフェニル（PCB）は，1881年にSchmidtとShultzによって合成された化合物で，難燃性が高い，電気絶縁性が高い，金属をほとんど腐食しない，有機溶媒に溶け水に溶けない，化学的にきわめて安定である，といった特徴をもつ．これらの特徴からコンデンサー，トランス，感圧紙などの多種多様な用途に用いられてきた．日本では鐘淵化学のカネクロールなどが製品として知られている．

　しかし，昭和43（1968）年に大阪のカネミ倉庫株式会社が製造した食用油（米ぬか油，ライスオイル）の中に，脱臭工程で熱媒体として使用されていたPCB（製品名カネクロール400）が漏れて混入し，食用油を摂取した人たちの間に，皮膚炎，発疹，肝臓疾患などを訴える人が続出した．被害は西日本一帯に及び，この一連の事件のことを「カネミ油症」事件とよぶ．同様の事件は，1970年代後半に台湾でも生じ，Yu-cheng（油症）として知られている．その後の研究により，PCBが高温に加熱されてジベンゾフランが生成され，おもにジベンゾフランを大量に摂取したことにより，ま

た長期間体内に残留することから，カネミ油症が生じたと考えられている．
　カネミ油症事件が起きたあと，PCB 汚染に対する関心が高まり，1972 年に通商産業省（当時）は製造および販売の中止を通達するとともに，さまざまな規制や指導により回収・処理が進められてきた．しかし，多くの場所で用いられてきていたこと，また化学的に安定であることが逆に災いし，廃棄処理には大きな困難がともなった．今日でも，PCB 含有のコンデンサーなどは，PCB 保管庫に保管されているが，処理が済んだというわけではない．また保管庫周辺の PCB 汚染も懸念されている．

11 環境アセスメント

11.1 環境アセスメントとは

11.1.1 環境アセスメントの意義

大規模な開発事業を行う場合，それが周辺の環境にどのような影響を与えるかについて，事業者が，事前に調査，予測および評価を行うとともに，環境を守るための対策を検討し，その対策がなされた場合における事業の与える環境への影響を総合的に評価することが求められており，これを環境アセスメント（環境影響評価，environmental impact assessment）とよぶ．つまり，地域の発展，産業の振興を図るためには開発事業が必要不可欠である．一方，効率のよい開発事業を優先させれば，地域住民の生活や健康を脅かしたり，地域の自然を破壊したりするおそれがある．そこで，両者の調和を図って調整する制度が環境アセスメントである．いいかえれば，環境アセスメントは，開発を進めたいとする企業グループとその開発に疑念を抱き，現状を維持したいと希望する住民グループの間に入って両者を調整する役割を担う．この調整のさじ加減で，地域社会に大きな影響を及ぼすことがあるので，環境アセスメントはしばしば難航して政治問題に進展することがある．

このように，環境アセスメントは社会経済的な性格が強い制度であるが，事業によっては，健康に強い影響を及ぼすことがある．ここでは，環境アセスメントについて解説するとともに，軽視されやすい健康影響についても言及する．

11.1.2 環境アセスメントの経緯

環境アセスメント制度の歴史は新しい．この制度は，1969年に米国で国家環境政策法（NEPA：National Environmental Policy Act）として構築された．その後世界各国に制度化が進展し，わが国でも，昭和47（1972）年に，「各種公共事業に係る環境保全対策について」の閣議了解を行い，本格的に環境アセスメントに取り組むこととなった．しかしながら，昭和56（1981）年に提出された環境アセスメント法の法案は審議未了の末，廃案となった．昭和59（1984）年に閣議決定によるアセスメント（いわゆる閣議アセス）が成立したが，このアセスメントは事業計画が固まってから計画内容について行政指導を行うもので，法的な拘束力はなく，本来の環境アセ

表11.1 環境影響評価法（アセス法）制定の経緯

年	事　項	関連内容
1969	米国「国家環境政策法」（NEPA）制定	世界初の環境アセスメント制度
1972	「各種公共事業に係る環境保全対策について」閣議了解	公共事業に限りアセス制度導入
1981	旧「環境影響評価法案」国会提出	法案廃案となる
1984	「環境影響評価の実施について」閣議決定	法律ではなく行政指導による制度化
1993	「環境基本法」制定	環境アセスメントを法的に位置づけ
1997	「環境影響評価法」制定	環境アセスメントの法制化
1999	「環境影響評価法」施行	

スメントとはいえない．結局，平成9（1997）年になってようやく制定され，平成11（1999）年に施行となった．その経緯は表11.1のとおりである．成立までに紆余曲折を経たのは，利害が絡む当事者にとってその内容しだいでは死活にかかわるとあって，簡単に容認できるものではなかったからである．これを法案化することができたのは，国際的な流れがあったからといわれている．一つは，1992年にリオデジャネイロで開催された「国連環境会議」で，地球環境問題が顕在化し，環境保護への機運が高まったことがある．さらに一つは，この流れを受けて，平成5（1993）年に環境基本法が制定されたことである．環境基本法第20条*1 には「環境影響評価の推進」が謳われており，環境影響評価制度の強化が求められるようになった．その結果，平成11（1999）年6月に許認可を含む強制力をもった環境影響評価法または環境アセスメント法（以下アセス法とよぶ）が誕生した．さらに，平成17（2005）年3月に基本的事項が改正され，平成18（2006）年9月に改正主務省令が施行されるに至っている（内容については後述）．

*1 環境基本法第20条は，次のとおり．「国は，土地の形状の変更，工作物の新設その他これらに類する事業を行う事業者が，その事業の実施に当たりあらかじめその事業に係る環境への影響について自ら適正に調査，予測又は評価を行い，その結果に基づき，その事業に係る環境の保全について適正に配慮することを推進するため，必要な措置を講ずるものとする．」

11.1.3　環境アセスメントの目的

環境アセスメントの目的は，これがなければどのような不都合が生じるかを考えると，理解しやすい．従来のわが国の環境に関する状況を振り返ると，国土開発と環境保全はせめぎあい，ややもすると開発が優先される傾向があった．公共事業重視の政策をとる日本においては，開発が優先されやすい土壌があった．しかし，ラムサール条約（1971年に地球的規模で自然資源の保全を目指した最初の条約で，日本は昭和55（1980）年に締約）などのように，自然保護が国際的に叫ばれるようになると，闇雲に開発を進めることが困難になってきた．しかし，法的な根拠なしに開発を抑えることは容易でない．そこで，法的拘束力のある環境アセスメント制度は，開発に歯止めをかける意味合いがある．

環境アセスメントに基本的理念として関連した法は，上記の環境基本法第20条であり，法の理念に従って，環境の保全に十分配慮した事業が行われることである．地域住民から見れば，環境保全を重視した法であると考えることができる．一方，事業者から見れば，単に環境保全重視とは受け取らず，事業遂行のためのお墨付きを得る制度として映る可能性が高い．穿った見方をすれば，環境アセスメントは事業を円滑に遂行するために，事業者を保護する意味合いを含んでいるといえなくもない．

11.1.4 環境アセスメントの考え方

制定されたアセス法では対象となる事業を，道路，ダム，鉄道，空港，発電所など13種類に定めている（表11.2）．開発を推進しようという視点に立ったとき，環境保全に対するスタンスが環境アセスメント制度の形態に影響する．評価基準を環境基準クリアに置くか，持続可能な開発に置くかで，取組み方が異なってくる．環境アセスメントはやや後者に重心をかけた考え方であると見ることができる．その場合，開発が良いか悪いかという選択よりも，どの案がよりベターかという議論が重視される．つまり，複数の代替案を示すことが必要になる．この考え方は米国のNEPAが示したもので，ミティゲーション（環境影響緩和または環境保全措置）とよばれる．ミティゲーションとなる対策は米国と日本で多少異なる（表11.3）．米国は回避，低減，代償のほかに，縮小や修復という対策も設定していることから，日本よりも現実的といえるかもしれない．

純粋に環境アセスメントの意味について考えてみると，環境アセスメントは，ある地域，地点の自然環境に，なんらかの人工的な変化を加える事業を計画したとき，その結果としてどのような影響が及ぶかを評価することである．つまり，事業自体の必要性の是非を問うものではない．たとえば，ダムの建設が企画されたとき，その必要

表11.2 環境アセスメントの対象事業

	事業項目	場　所
1	道路	高速自動車国道，首都高速道路など，一般国道，大規模林業圏開発林道
2	河川	ダム，堰，放水路，湖沼開発
3	鉄道	新幹線鉄道，鉄道，軌道
4	飛行場	
5	発電所	水力発電所，火力発電所，地熱発電所，原子力発電所
6	廃棄物最終処分場	
7	埋立，干拓	
8	土地区画整理事業	
9	新住宅市街地開発事業	
10	工業団地造成事業	
11	新都市基盤整備事業	
12	流通業務団地造成事業	
13	宅地の造成の事業	「宅地」には，住宅地，工場用地も含まれる

11.1 環境アセスメントとは

表 11.3 ミティゲーションの日米比較

	対策	日本	米国
回避	事業の全体または一部を中止することで環境への影響を回避	○	○
縮小	事業の実施の程度または規模を縮小して，影響を最小化		○
修復	影響を受けた環境を修復，再生または回復することにより影響を修復		○
低減	土地利用や施設配置・構造の変更を行うことで環境への影響を低減	○	○
代償	代替の資源や環境を置換したり，提供することにより影響を代償	○	○

性を議論するのではなく，建設される場合にどのような影響が生じるかを考え，評価することである（必要性の議論に環境アセスメントが参考にされることはある）．影響はマイナスばかりでなく，プラスのこともあるし，どちらとも評価できないこともある．また，変化は短期間に生じるとは限らないので，評価も短期間では不十分なこともある．事業が終了したら環境アセスメントも終了することにはならない．現実面で考えれば，環境保全を維持するように，まず事業内容を調整することは重要であるが，事業後の環境影響を監視し，評価することも環境アセスメントに含まれる．

11.1.5 環境アセスメントの科学的性質

科学的な環境アセスメントとは，事業による「影響の評価」に集約させることができる．ここでの影響とは，a. 地域住民の健康影響，b. 地域住民の生活への影響，c. 地域経済への影響，d. 自然環境の生態系への影響，をいう．これらの性質を比較すると，a. と d. は自然科学的な性格が強く，b. と c. は社会科学的な性格が強い．これらの評価について共通することは，正しく調査，評価がなされなければならないことである．

正しい調査とは，①調査地点，②調査時期・期間，③調査回数，④調査項目（調査対象者や影響の評価に関連する項目），⑤調査方法（分析方法を含む），⑥調査主体，⑦そのほか（関連事項）であり，正しい評価とは，①解析法，②評価法，③そのほか（関連事項），であって，これらが適切に実施されていることである．また，純粋な環境アセスメントの意味で考えれば，調査時期は事業実施時期とは限らず，終了後も考慮する必要がある．環境アセスメントを環境問題としてとらえたとき，これらの調査や評価をどのように考えるかが最も重要で，正確さが要求される．事業者，住民，行政の一方の思惑が優先されることがあってはならない．

もう少し具体的に考えてみると，まず事業計画段階においては，事業着手前と事業案や代替案について，着手により問題となりうる項目（表 11.4）を調査して，予測し，比較することである．もちろん各影響要素の必要性は個々の事業により大きく異なることに留意しなければならない．さらに，地域住民の健康が懸念されるなどの際には，長期の事後調査が必要になる場合がある．健康影響は必ずしも予測できるとはいえないので，着手後に評価できるように，健康影響調査をあらかじめ計画に組み入れておく必要がある．着手前の状態と比較できればなおよい．事業が実施されると，

表 11.4 地域住民や地域社会に影響する要素

影響要素	項目
1.住民の健康	a.大気，b.水（河川水，地下水），c.農作物，魚介類，d.騒音・振動，e.悪臭，f.ストレス，g.そのほか
2.住民の生活	a.住宅，b.収入・支出，c.交通，d.日照時間，e.ゆとり感，f.そのほか
3.地域経済	a.産業構造，b.工業，c.商業，d.農業，e.漁業，f.林業，g.そのほか
4.生態系	a.自然生態系，b.稀少生物，c.微生物，d.そのほか
5.科学的性質	a.物理的性質（光，音，熱，風，放射能），b.化学的性質（化学物質の種類，量），c.生物的性質（棲息する生物の種類，量），d.地学的性質（地質，構造）
6.その他	防災要素（災害時の危険性）など

地域住民の生活に影響を及ぼすことが少なくない．どのような影響を及ぼすかを予測し，調査しておくと，対策を講じるための資料になる．

事業の実施が地域経済に大きな影響を及ぼす可能性がある．このことは有明海の諫早湾干拓事業などでよく知られる．この問題が焦点になるとき，環境アセスメントの賛否が最も激しくぶつかりやすい．事業の規模が大きいほど，地域の自然環境の生態系を崩すことにつながる．生態系を大きく変えることは，いろいろな連鎖により予想外の大きな影響をもたらすことにもなりかねない．事業の見直しなどを含め，事業の必要性とのバランスが問題になる．事業を実施することにより，地域における物理的，化学的，地学的な性質が変化する可能性がある．これらの性質は上記の影響を示す根拠にもなるので，事業内容に即した調査が重要になる．また，事業の実施は防災上でも効果，あるいは逆効果となるような影響を及ぼすことがあるので，防災面からの視点も不可欠である．

11.2 アセス法の手続き

11.2.1 スクリーニング

環境アセスメントがどのような手続きで行われているかについて，環境省の説明によると，手続きは図11.1のようになり，大きく4つの段階（スクリーニング，スコーピング，準備書および評価書，評価書）に分かれる．その第1段階がアセスメントを行うかどうかを決めるスクリーニング手続きである．事業には第1種事業と第2種事業があり，第1種事業は，規模が大きく環境に大きな影響を及ぼすおそれがある事業をいい，環境アセスメントの手続きを必ず行うこととしている．第2種事業は，第1種事業に準ずる規模の大きさで，手続きを行うかどうかを個別に判断することとしている．つまり，第1種事業はスクリーニング手続きが省略される．

一般的なスクリーニングのプロセスは，第2種事業について，影響評価のレベルを決定するため，カテゴリー分類により①徹底した影響評価を行うもの，②それよりも低いレベルでの評価を要するもの，③影響評価が必要ないものを選別するに分けることができる．また，別の視点から見れば，スクリーニングは受け入れ不可能なプロジ

11.2 アセス法の手続き

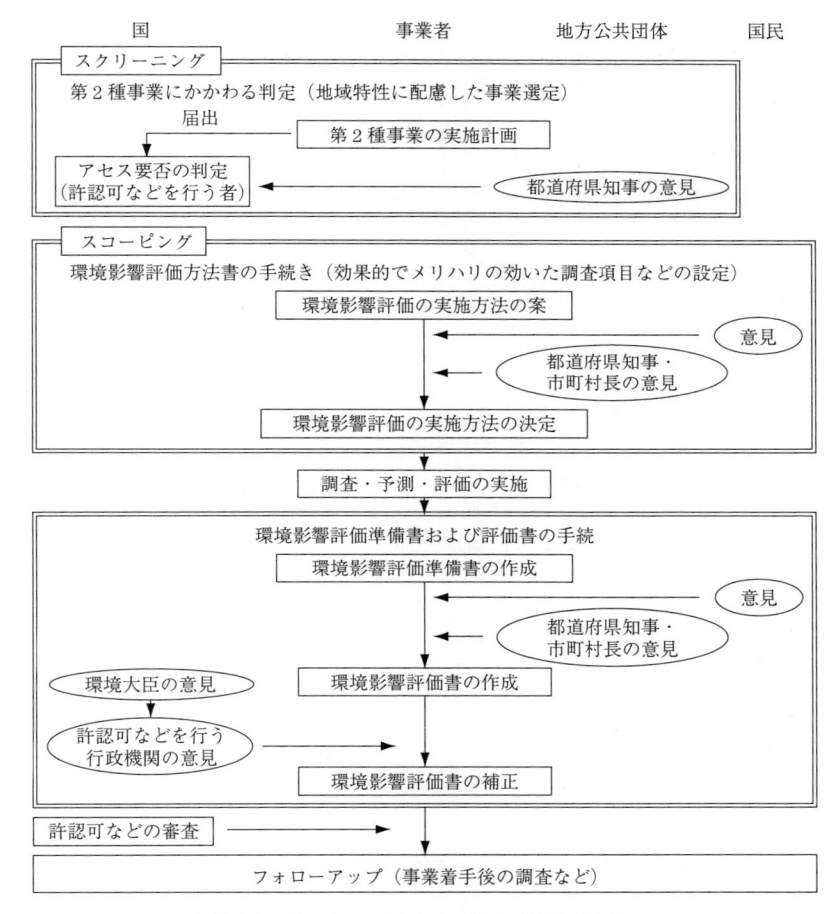

図11.1 環境アセスメントの手続き（資料：環境省）

ェクトについては最初の段階で拒否でき，環境影響評価が必要とされるプロジェクトについては，プロジェクトの環境レビューを行うことができるレベルを決定する手続きであるといえる．スクリーニング手続きの重要性は，それ以降の手続きにおいても環境配慮のレベルが決定されることである．もし，安易に低レベルの決定を下したときには，第2段階以降が低レベルの環境配慮でよいことになり，後に問題を残す可能性がある．そこで，より明確に手続きを進めるために，スクリーニングの段階から全事業種共通の基本的事項と事業種別の主務省令を分け，役割を定めることとした．それぞれの事業については主務大臣が所管し，図11.2のように位置づけられている．

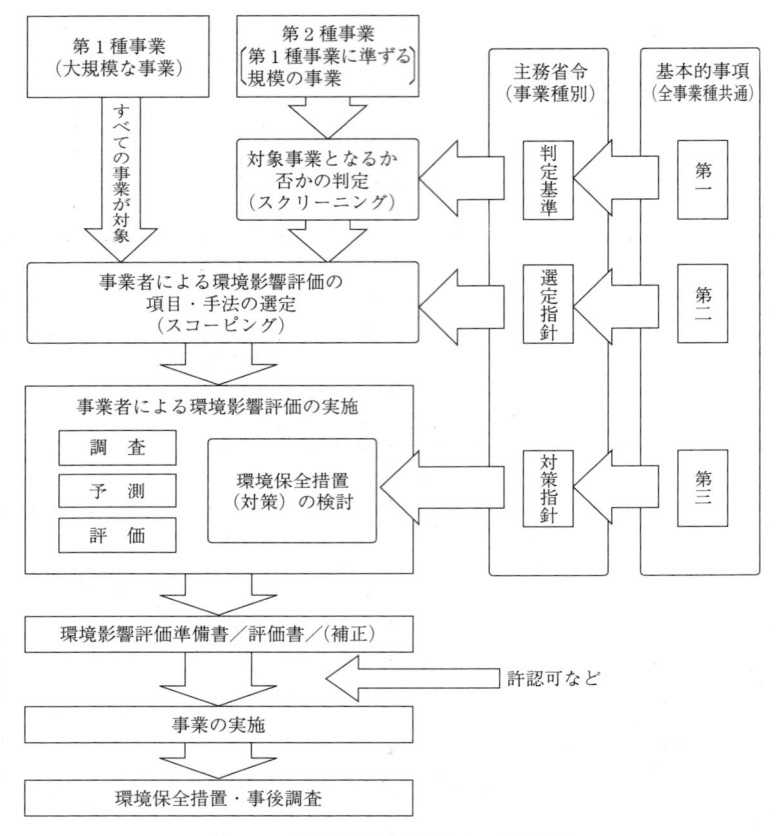

図11.2 基本的事項と主務省令の位置付け

11.2.2 スコーピング

　第2段階は，調査項目や調査方法を決める手続きで，スコーピング（方法書の手続き）とよばれる．スコーピングとは「しぼりこむ」という意味で，関係者（地方公共団体および環境保全の見地からの意見を有する住民など）の意見を聞き，事業特性および地域特性を勘案しながら，適切な環境影響評価の項目および手法を選定する手続きのことである．この手続きの流れは図11.3のようになる．従来よりも柔軟に計画変更が行われ，創意工夫も反映されるという特徴がある．方法書に記載される一般的な内容は以下のようなものである．

　① 対象事業の目的および内容
　② 対象事業が実施されるべき区域およびその周囲の概況
　③ 対象事業にかかわる環境影響評価の項目ならびに調査，予測および評価の手法

11.2 アセス法の手続き

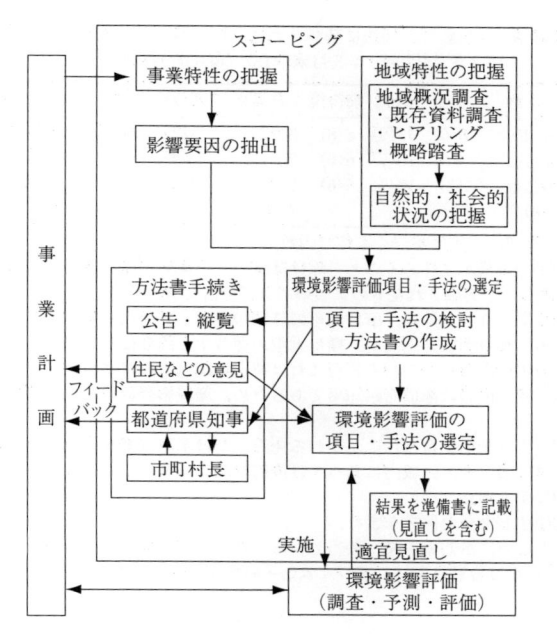

図 11.3 スコーピングの流れ

ただし，調査項目や調査方法についてどの程度詳細に記述するかについては定められていない．記載された方法書が詳細，具体的であると，意見や修正すべき箇所なども具体的になるが，作成に時間がかかることにもなる．そのため，早期の情報公開という考え方から，事業者がすでに案を決定していない場合には，調査項目程度の記述でも可とされている．1ヵ月間縦覧に供される．

方法書として望ましいのは，多くの者の意見を聞いたメリハリのある適切な実施方法を決定することと，住民などの参加をできるだけ早め，早い段階からの環境配慮の検討などに生かすことである．地方公共団体や住民は，この方法書によって事業者が実施しようとしている環境影響評価の項目，範囲，手法などに関して，調査・予測対象に漏れがないか，手法が適切かどうかを確認し，より適切な項目・手法の選定がなされるよう意見を提出することができる．その結果，事業者は新たに有用な情報を得ることが可能となり，提出された意見を集約・検討することによって，適切な環境影響評価の実施に向けて早い段階で事業計画や環境影響評価の実施計画の方向修正ができ，事前に大幅な手戻り要因となる問題点を回避することができる．

なお，平成 18 (2006) 年施行の基本的事項と主務省令の改正では，スコーピングにあたってのメリハリづけ，早期段階からの環境配慮，ベスト追求型の環境影響評価の促進，客観性・透明性・わかりやすさの向上を図り，表 11.5 のようなポイントが

表11.5 環境影響評価法に基づき実施された環境影響評価の施行状況
(平成18(2006)年3月末現在)(環境省資料)

	道路	河川	鉄道	飛行場	発電所	処分場	埋立	面整備	合計[*3]
手続き着手	67(45)[*7]	6(6)	13(9)	8(8)	39(27)[*7]	3(2)	10(7)	20(11)[*2*7]	161(111)[*7]
環境大臣意見	37(16)	3(3)	10(7)	6(6)	25(13)	—[*5]	—[*6]	12(4)[*2*4*7]	93(49)[*7]
手続き完了	35(14)	3(3)	10(7)	6(6)	23(11)	3(2)	5(3)	12[*2](5)	94(49)
手続き中に中止	7(6)[*8]	—	—	—	2(2)	—	—	2(1)	11(9)

*1 ( )内は手続当初から法に基づく案件で内数.
*2 新住宅市街地開発事業が2件あることを除けばすべて土地区画整理事業である.
*3 2つの事業が併合して実施されたものについては,合計では1件とした.
*4 土地区画整理事業のうち1件は,事業認可の許認可権者が都道府県知事であり,都市計画認可が不要であるため,環境影響評価法上,環境大臣の関与する機会はない.
*5 廃棄物最終処分場の設置にかかわる許可または特定届出(市町村が設置する一般廃棄物最終処分場に限る)の許認可権者は都道府県知事であるため,環境影響評価法上,環境大臣が関与する機会はない.
*6 公有水面の埋立て(干拓を含む)にかかわる免許または承認(国が行う埋立てに限る)の許認可権者は都道府県知事(港湾区域内にあっては港湾管理者の長)であるため,環境影響評価法上,環境大臣が関与する機会はない.
*7 手続中に事業中止となった件数を含む.
*8 規模変更にともない,法対象事業に該当しなくなり,対象事業廃止となった件数を含む.
*9 平成17年度中に環境影響評価法に基づく公告・縦覧が終了した案件

重視された.

11.2.3 準備書および評価書

第3段階は,調査,予測,評価および環境保全対策の検討結果を環境アセスメントの結果としてまとめる準備書および評価書の手続きである.準備書は,方法書について環境の保全の見地から寄せられた一般の人からの意見の概要や,環境の保全の見地から述べられた都道府県知事の意見について事業者の見解を述べたものであり,準備書は環境の保全のための措置および検討の経緯などのほか,環境影響評価の項目ならびに調査・予測・評価の手法について詳述したもので,1ヵ月間縦覧に供される.評価書は,準備書に対する意見を踏まえて,縦覧期間後に環境影響を評価した結果として,必要に応じてその内容を修正したものである.事業はこれにそって遂行されることになる.評価書も事業者が1ヵ月間縦覧に供する.この期間が終了した時点で,一般的には環境アセスメントの手続きがひととおり終了したとみなされることになる.

見方を変えれば,準備書の段階で,致命的な新たな問題点の発生がない限り,すでに事業の大幅な変更を行わないということになる.しかしながら,スコーピングの段階で問題点が必ずしも明確になるとは限らず,とくに閣議アセスの時期においては,事業計画に大きな問題点があったとしても,計画に根本的な変更を加えることが実質的に不可能で,住民側からの問題点の指摘を無視して既定の方針どおりに形式的にアセスメント手続きを進められたことがあり,この制度への批判,不満が数多く寄せられた.この状況は,アセスメントが事実上確定した単一の計画案を追認するためだけ

の「合わせメント」と評されていた．アセス法の成立以来，「合わせメント」ではなくなったが，住民側からの不満はいまだ必ずしも払拭されていない．なお，事業によっては，事前には影響予測の不確実性が大きいと判断される場合がある．この場合には，調査内容および調査結果の取り扱いに関する方針を検討し，その結果を事後調査の実施案として一覧表などに整理し，準備書，評価書においてできる限り具体的に記載することとしている．

11.2.4 事後調査

第4段階は，環境アセスメントが確定したあとの手続きになり，アセスメントの結果を許認可などの意思決定に反映させるための手続きと事業着手以降にアセスメントの不確実な部分を補ったり，予測できない事態に備えてフォローアップしたりする手続きである．基本的には，法的効果から見れば，評価書が公告・縦覧されて環境アセスメントは終了する．しかし，それでは事業が不備であった場合に十分に対処しえないことから，それを補う措置として認めた手続きである．つまり，事業の監視的な性格をもつといえる．

事後調査を行うまでの流れと基本的な内容は図 11.4 のようになる．事後調査の内容は現況調査との比較を行うことが基本であるので，調査は現況調査と同様で，たとえば，健康面においては現況調査でも住民についての健康指標を調査しなければならない．また，事業の実施により最も影響を受けることが想定される場所や，予測評価を行った地点を中心に選定することが肝要で，事業による影響の程度を把握するためには，周辺環境の長期的観測データを把握しておくことも必要である．さらに，事後調査の実施時期は，環境アセスメントにおいて予測対象とした時期や評価の前提として見込んだ環境保全措置の効果が出現する時期に対応して実施することになる．そのため，1回だけ行えばよい場合もあるが，環境保全措置の効果を考慮して，経年的に同様の調査のモニタリングが必要となる場合もある．

事後調査の結果，予測結果を上回る著しい環境影響が確認された場合には，必要に応じて環境保全措置の追加・再検討を実施しなければならない．評価書の中では，環境影響が著しいことが明らかとなった場合の対応や事後調査の結果を公表する旨を明

時期	事項	項目	内容	効果
事後調査前	事後調査内容の検討	調査対象	基本的には現況調査と同一項目	現況調査と比較
		調査範囲	調査地点，時期，回数など	事後調査必要項目
		調査手法	基本的には現況調査と同一項目	現況調査と比較
事後調査後	結果公表，追加保全措置	解析結果	結果の評価	追加措置の必要性評価
		公表方法	公表時期，手段	公平性確保
		保全措置	保全措置の実施	事業の改良
		結果活用	同種事業への資料	予測精度の向上

図 11.4 事後調査の流れと基本的内容

らかにしているので，事後調査結果から必要に応じて追加的な環境保全措置の検討をすることは，事後調査の中で重要な事項である．また，事後調査実施内容に基づき実施した事後調査結果については，調査実施後できる限り早い段階で，適切な場所において公表する必要がある．さらに，事後調査結果は，適切な調査方法の確立，予測精度の向上，客観的・定量的な環境保全措置の目標の設定根拠の取得，環境保全措置の効果の検討に関する客観的情報の提供など，将来の環境影響評価技術の向上に資する貴重な情報でもある．

11.3 環境アセスメントの施行状況

平成11（1999）年のアセス法施行以来平成18（2006）年までに，国レベルでは7年間で約160件が施行された（表11.5）．内訳は道路が最も多く，発電所がこれに次ぐ．また，環境アセスメント手続き中のおもな事業の一覧を表11.6に示す．この51件中約半数の24件が道路で，発電所が10件，土地区画整理事業が7件などとなっている．第1種事業と第2種事業の別については明らかでない．

ただ，第2種事業の場合は前に述べたように，スクリーニングを行うことになるが，過去にスクリーニングは1件も行われていない．事業者がスクリーニングを行う前にアセスメントを行う届出を出しているからである．一つには，全国の都道府県・政令指定都市すべてで環境影響評価条例が制定されており，条例の対象となることを考慮したとみなされている．また，方法書に対する意見書の少なさが指摘されており，その理由として，縦覧の告知が不十分である，記述がわかりにくい，などの意見が出されている．なお，社会問題化した有明海諫早湾干拓事業[*1]，吉野川河口堰第十堰改築事業[*2]，長良川河口堰建設事業[*3]，藤前干潟ごみ処分場建設事業はいずれもアセス法施行以前に着工した事業であり，環境アセスメントの施行例に含まれない．なお，藤前干潟については「現環境の維持は極めて困難」とする環境省見解が出されて建設が中止され，吉野川河口堰第十堰も徳島市の反対で計画は頓挫しているが，ほかの事業については，建設後も運営に関して反対運動が続いている．

環境アセスメントはアセス法だけでなく，個別法によっても行われている．港湾法，公有水面埋立法，電気事業法，都市計画法，総合保養地整備法でもそれぞれの法律に従った環境アセスメントがあるので，施行の実態は必ずしも明らかでない．

[*1] 有明海諫早湾干拓事業の概要は次のとおりである．
　目 的：諫早湾の最奥部およそ3000 haの干拓と高潮・洪水などに対する防災機能の強化．
　経 緯：昭和61（1986）年事業着工．平成3（1991）年事業内容の一部変更．平成9（1997）年に諫早湾潮受け堤防の閉め切り以降，全域に及ぶ漁業被害が発生．平成11（1999）年土地改良事業計画を変更．平成13（2001）年レビュー結果の取りまとめ公表．平成13年に1度は事業の抜本的見直しを認めたが，平成16（2004）年には推進に戻す．平成18（2006）年度に工事終了．推進派と反対派の意見対立はその後も解決していない．
　反対意見：潮受け堤防の閉鎖により深刻な漁業被害が発生．環境団体も生態系保護の視点から

11.3 環境アセスメントの施行状況

表 11.6 環境影響評価法に基づく環境アセスメント事例（2006年7月11日現在）

都道府県名	事業名称	事業区分	知事・大臣意見など
北海道	高規格幹線道路　帯広・広尾自動車道	道路	―
北海道	高規格幹線道路　日高自動車道	道路	知事済
北海道	函館圏都市計画道路 1・4・3号 新外環状線	道路	―
北海道	地域高規格道路道央圏連絡道路	道路	知事済
北海道	名寄天然ガス発電所設置事業	発電所	―
宮城県	仙台火力発電所リプレース計画	発電所	知事済
山形県	酒田都市計画道路　酒田遊佐線	道路	知事済
福島県	小名浜火力発電所	発電所	知事済
茨城県	都市計画道路潮来鉾田線	道路	知事済
群馬県	一般国道50号前橋笠懸道路	道路	―
群馬県，埼玉県	一般国道17号本庄道路	道路	知事済
埼玉県	越谷都市計画事業武蔵野操車場跡地区画整理事業	土地区画整理事業	知事済
千葉県	江川土地区画整理事業	土地区画整理事業	知事済
千葉県	一般国道468号首都圏中央連絡自動車道	道路	知事済
東京都	都市高速道路外郭環状線	道路	―
東京都，神奈川県，千葉県	東京国際空港再拡張事業	飛行場，公有水面埋立および干拓	環境大臣済
神奈川県	麻溝台・新磯野土地区画整理事業	土地区画整理事業	知事済
神奈川県	扇島パワーステーション	発電所	―
山梨県	都市計画道路甲府外郭環状道路北区間	道路	知事済
岐阜県	東海環状自動車道	道路	知事済
愛知県	三河港神野西地区（VI）埋立事業	公有水面埋立および干拓	知事済
愛知県	春日井都市計画事業土地区画整理事業	土地区画整理事業	―
愛知県	名古屋都市計画事業茶屋新田土地区画整理事業	土地区画整理事業	―
愛知県	豊川水系設楽ダム建設事業	河川	―
愛知県	衣浦港3号地廃棄物最終処分場整備事業	廃棄物最終処理場	―
三重県	東海環状自動車道	道路	知事済
大阪府	泉北天然ガス発電所	発電所	環境大臣済
兵庫県	大阪湾岸道路西伸部	道路	―
奈良県，京都府	京奈和自動車道（大和北道路）	道路	知事済
島根県	出雲仁摩道路	道路	環境大臣済
岡山県	高梁川水系高梁川総合開発事業	土地区画整理事業	知事済
岡山県	水島港（玉島地区）公有水面埋立事業	公有水面埋立および干拓	知事済
岡山県	水島発電所1号機改造計画	発電所	―
広島県	広島空港アクセス鉄道整備事業	鉄道	知事済
山口県	東ソー南陽事業所第2発電所第6号発電設備	発電所	環境大臣済
香川県	坂出発電所1号機リプレース計画	発電所	知事済
愛媛県	肱川水系山鳥坂ダム建設事業	河川	知事済
福岡県	新門司南地区公有水面埋立事業	公有水面埋立および干拓	―
福岡県，佐賀県	都市計画道路　大川佐賀線（一般国道208号）	道路	知事済
佐賀県	都市計画道路　唐津相知線	道路	知事済
佐賀県	一般国道444号佐賀福富道路	道路	環境大臣済
佐賀県	九州新幹線（新鳥栖・武雄温泉間）	鉄道	―
熊本県	嘉島東部台地土地区画整理事業	土地区画整理事業	―
熊本県	一般国道3号(南九州西回り自動車道)芦北出水道路	道路	―
大分県	一般国道57号(中九州横断道路) 大野竹田道路	道路	―
宮崎県	都市計画道路日南串間線（仮称）	道路	知事済
鹿児島県	都市計画道路串間志布志線	道路	知事済
鹿児島県	川内原子力発電所3号機増設計画	発電所	―
沖縄県	一般国道329号沖縄バイパス建設事業	道路	知事済
沖縄県	吉の浦火力発電所	発電所	知事済
沖縄県	普天間飛行場代替施設建設事業	飛行場，公有水面埋立および干拓	知事済

（出所：http://assess.eic.or.jp/3-1procedure/index.php より）

表11.7 住民と知事の意見項目

No.	住民意見項目	No.	知事意見項目
1	大気質	1	総括的事項
2	騒音・振動	2	大気汚染
3	強風による風害	3	騒音・振動・低周波音
4	低周波音	4	水質汚濁
5	地形・地質	5	土壌汚染
6	水環境	6	地盤・地形・地質
7	地盤沈下	7	水環境
8	日照被害	8	日影・風環境
9	電波障害	9	電波障害
10	動物・植物・生態系	10	生物・生態系
11	景観	11	景観
12	史跡・文化財	12	史跡・文化財
13	人と自然とのふれあいの活動の場	13	人と自然とのふれあいの活動の場
14	廃棄物など	14	廃棄物
15	選定項目以外	15	その他
16	環境一般		
17	環境影響評価制度など		
18	事業の必要性		
19	事業計画		
20	その他		

反対．反対派は堤防の開放を主張し，推進派の農民団体，自治体と対立．

*2 吉野川河口堰第十堰「改築」事業

目 的：第十堰が洪水時に堤防決壊などを招くおそれがあり，治水，利水を目的とする．なお，第十は地名であって，吉野川にある10番目の堰ではない．

経 緯：昭和57（1982）年基本計画．平成10（1998）年には第十堰審議委員会が可動堰化を妥当という答申発表．平成12（2000）年徳島市で住民投票が実施され，可動堰化が反対された．与党も白紙撤回を提言し，中断している．

反対意見：下流域に広がる干潟に壊滅的な打撃を与えるとの批判や巨額の事業費を要する公共事業への批判がある．一方，徳島市上流のおもに吉野川北岸地域は水害発生があり，地域自治体は推進意見を示している．

*3 長良川河口堰建設事業

目 的：長良川の治水と利水とともに，浚渫により塩害防止を目的とする．

経 緯：昭和43（1968）年建設基本計画が閣議決定．昭和63（1988）年堰本体工事着工．平成7（1995）年運用開始．平成10（1998）年知多半島への送水開始．

反対意見：河口域上流における植物プランクトンの発生，堰上下流部での底質の変化と酸素不足，ヨシ帯の縮小，シジミなどのベントスの（水底生物）減少，アユ，サツキマスなどの回遊魚の減少，水鳥の種類組成の変化など生態系への悪影響，流域漁業への打撃．

11.3.1 施行事例

最近の環境アセスメント施行事例について，要約された準備書をもとに概要を紹介する．事業名は，「東京都世田谷区宇奈根から練馬区大泉町間」を対象地域とする「都市高速道路外郭環状線（世田谷区宇奈根～練馬区大泉町間）事業」である．この

道路建設事業は，都市計画の中の東京都内さらには首都圏の高速道路ネットワークの一環として計画され（図11.5），平成19（2007）年9月現在で，評価書が提出され，住民意見，知事意見が聴かれている．

事業計画の基本は方法書の段階でできあがっており，それに対する住民意見，知事意見が示されている．方法書段階での住民や知事の意見の項目を表11.7に示す．都市計画決定権者（事業者）はそれに対しての意見を準備書にまとめている．住民の意見は多くが事業による環境保全維持への懸念を示し，知事の意見は必要な調査や手法への注文が多い．これらの意見を踏まえて，事業者は表11.8のような多数の環境影響評価項目を実施し，予測あるいは評価の結果を示している（予測は平成32（2020）年，42（2030）年の大気質濃度や騒音など）．結果として，いずれの項目においても，事業の実施に問題となるような予測や評価は示されなかった．景観の変化をわかりやすく表現するために，数地点の現況と完成後のイメージが対比された．図11.6はその一例である．

環境アセスメントのためにこれらの環境影響評価項目を実施することは高額の経費を要することが推察されるので，その実施結果に対して一定レベルの評価がなされることは推測できる．しかしながら，この事業が予測と評価どおりに完成するかは必ずしも保証されない．その理由の一つは技術的な精度にある．現在の測定精度，予測精度は対象項目にもよるが，必ずしも高いとはいえない．項目の種類も適切であるかが問題になる．次に，事業が計画どおり正確に実施されるかが明らかでない．さらに，新たな問題が生じたときの代替案，回避方法について示されていない．これらについ

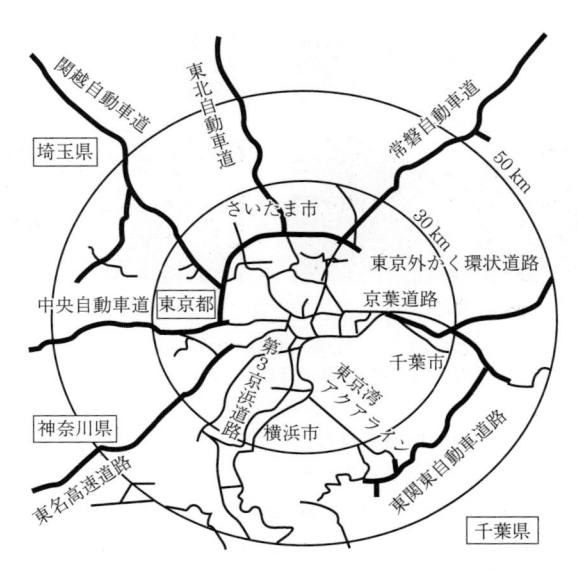

図11.5 首都圏のおもな高速道路ネットワーク

表 11.8　都市高速道路外郭環状線事業の環境影響評価項目

自然的環境要素	大気環境	大気質	二酸化窒素 浮遊粒子状物質
		騒音	騒音
		振動	振動
		強風による風害	強風による風害
		低周波音	低周波音
	水環境	水環境 水質	地下水の水位，水質 水の濁り，汚れ
	土壌環境	地形・地質 地盤 そのほか	地形・地質 地盤沈下 日照阻害 電波障害
生物的環境要素	動物		種，生息地
	植物		種，群落 緑の量
	生態系		地域生態系
自然とのふれあいの環境要素	景観		眺望点，景観資源 市街地の地域景観
	史跡・文化財		史跡・文化財
	人と自然とのふれあいの活動の場		人と自然とのふれあいの活動の場
環境への負荷による環境要素	廃棄物など		建設工事にともなう副産物

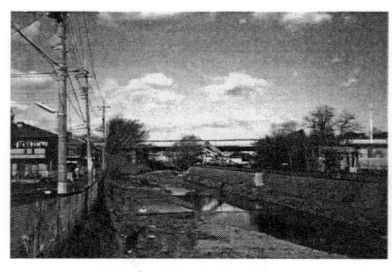

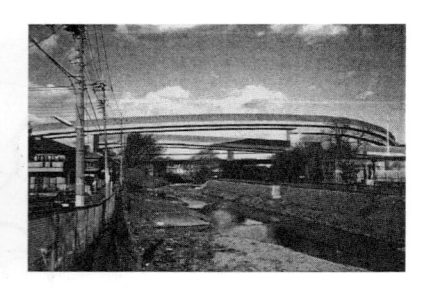

(a) 現況　　　　　　　　　　　(b) 完成後のイメージ

図 11.6　現況と事業完成後のイメージ比較（資料：都市高速道路外郭環状線（世田谷区宇奈良〜練馬区大泉町間）東京都環境影響評価要約書）

ては，今後検討されることが推察される．
　ほかの施行事例でも，問題点が皆無のケースはほとんどないと思われる．一方，あまりに多額の経費を注入すると，事業計画自体が破綻するおそれが生じる．最初に経費を決めるのではなく，環境アセスメントを考慮したうえで経費を見積もる必要がある．

11.4 環境アセスメントの影響

11.4.1 健康影響

　アセス法では，幅広い環境保全の観点から，従来の制度で対象としていた典型公害7要素および自然環境4要素に加えて，「生態系」，「温室効果ガス」などを追加した．そこで，環境アセスメントにおける環境要素として，生態系，大気質，騒音・振動，悪臭，水質，底質，地下水質，水象，地質・地形，地盤，土壌，景観，ふれあい・活動の場，廃棄物など，温室効果ガス，植物，動物について現況を調査したり，事業が実施された場合にどのように変化するかを予測したり，また，その変化が環境の保全を図るうえで問題があるかどうかを検討することになる．

　これらの環境要素の多くがその変化により健康影響を生ずる可能性をもっている．つまり，環境アセスメントを行って健康影響を科学的に評価しなければ，住民は知らされないうちに健康への危機に晒されるおそれがあるともいえる．鉱毒事件や煙害事件などの公害による重大な健康被害は，環境アセスメント制度がなかったために生じた可能性があり，この制度が十分機能しない場合には，今後も新たな健康被害を生じさせる可能性がある．なお，大気汚染，騒音・振動，水，温室効果ガスの健康影響については該当の章を参照されたい．ほかの環境要素については直接的な健康影響が小さく，環境変化が心理的影響を生じさせ，その結果健康影響を生じる場合が考えられる．

　この健康影響は多くの場合，健康指標により表される．健康指標の種類は，事業の実施に関連する環境要素が影響する可能性のある疫学的な健康指標で，死因別死亡率，特定疾患の罹患率，自覚症状有症率，生理機能など非常に多くの指標が考えられる．つまり，アセスメント対象地域における住民の健康指標が事業の実施により悪化することが懸念されるので，当該指標を事業実施前から調査項目に加えなければならない．従来の環境アセスメントでは，健康指標についての検討が必ずしも十分とはいえない．ただし，ここで問われる健康影響は，事業を実施した場合の健康指標の変化であるから，変化がないまたは微小と推測される指標については対象から除外される．おもな対象指標としては，たとえば，道路建設事業であれば，関連する環境要素は大気質，騒音・振動などであるから，呼吸器疾患，呼吸器症状，愁訴，肺機能，悪臭などの指標であり，河川堤防工事事業であれば，水質，底質，地下水質などが関連し，消化器疾患，悪臭などの指標である．大気汚染，騒音・振動，悪臭など公害の苦情件数も健康指標に含められる．

　長期的な影響を考慮して死亡増加の有無を検討する考え方もでき，年齢調整死亡率の経年変化による影響の検出を解析する手法のほか質調整生存年数（QALY：quality adjusted life year）[*1]，生命損失年数（YLL：years of life lost）[*2]，障害調整生存年数（DALYs：disability adjusted life years）[*3]のような損失余命を考慮して加工

した健康指標（上記指標については1.2節を参照）も検討されている．
* 1 QALYは生活の質（QOL：quality of life）で重みづけられた生存年数．質の重みは個人の選好，あるいは政策決定者の判断に基づいて決められる．
* 2 YLLは集団の健康状態の指標であり，ある健康リスク要因が短縮させる余命を集団で合計したもの．
* 3 DALYsは集団の健康状態の指標であり，YLLと障害生存年数（YLD：years lived with disability）の和．YLDはある健康リスク要因によって生じる障害の年数を集団で合計したもの．

ある環境条件下で環境要素と健康指標との間に量–反応関係が認められていたとき，環境条件や健康指標の条件が同様の場合には，事業の実施による環境要素の変化で生じる健康指標が予測できる．あるいは，事業の実施地域からの距離と健康指標値とが有意の関連性を有する場合にも量–反応関係を推測することができる．この関係式は統計学的手法により解析される．その最も簡単な関係が環境要素と健康指標との間に直線関係が成立する場合で，事業実施前の健康指標値をH_0，実施後をH_1，実施前のその環境要素値をd_0，実施後をd_1としたとき，危険度は，$(H_1-H_0)/(d_1-d_0)$で表され，これをユニットリスクとよび，単位は環境要素値の逆数で表される．たとえば，WHO（世界保健機関）は，ディーゼル排気微粒子（DEP：diesel exhaust particles）を動物に曝露したときのユニットリスクを報告しており（Environmental Health Criteria 171, IPCS, 1996），関連環境要素についてそれぞれのユニットリスクが得られれば，比較資料となる．

ただし，量–反応関係が認められたとしても，それだけで事業の実施が健康影響をもたらしたという因果関係を結論づけることはできない．疫学事象における因果関係の推定はいくつかの説が提案されているが，共通するのは以下の5条件である．ただし，5条件すべてを満たすことが必要条件ではなく，条件がそろうほど因果関係が強く推定されることを意味する．

① 関連の一致性：環境要素Eと健康指標Hとの間に関連性が認められた場合に，同様の関連性が異なる時期，地域，対象などでも認められること．
② 関連の強固性：関連の強さは相対危険度やオッズ比などで表される．量–反応関係が認められれば関連はより強固になる．
③ 関連の特異性：環境要素Eと健康指標Hが特異的な関係にあること．たとえば，アスベスト濃度分布と中皮腫罹患率などだが，環境アセスメント事例ではまれである．
④ 関連の時間性：環境要素Eの変化が生じたあとに健康指標Hの変化も生じること．Hが急性であれば判定しやすいが，慢性の場合は必ずしも容易でない．
⑤ 関連の整合性：従来の知見や動物実験などの結果とよく一致すること．また，この因果関係がHの現象と矛盾なく説明できること．

事業実施によって生じる環境影響は，自然環境や生態系だけでなく，住民の健康，地域産業などが相互に関係しあって必ずしも分離独立していない．そこで，これらを総合した指標としてとらえる考え方がある．その例として，製造業が製品製造の環境

責任の評価，保持のためにライフサイクルアセスメント（LCA：life cycle assessment）を行う考え方が提案された．LCA は，評価範囲を設定し，インベントリー分析（投入されるエネルギー量，材料の使用量などの環境負荷量を算出）を行い，影響評価により，結果を解釈する手法で，平成 9（1997）年に原則および枠組みが ISO 14040 として発行された．影響評価とはライフサイクル影響評価（LCIA：life cycle impact assessment）を行うことで，平成 12（2000）年に ISO 14042 として発行された．LCIA の中の被害評価法は，環境影響を被害ごとに算定し，これらの被害指標を利用して人間の健康，生物多様性といった保護対象を集約し，保護対象間の重要度を比較することで統合化を行う手法である．製造業界が行う環境アセスメントの健康影響評価手法として検討されている．

環境アセスメントを行わなければ，住民への健康影響はまったく不明であるが，行うことにより，仮に健康影響が認められたとしても，それ以上の便益が得られる場合には，健康保護を行って事業を実施するという選択肢も存在しうることになる．また，健康影響の評価は事業計画を変更や廃止に導く根拠になりうるだけでなく，ミティゲーションの必要性を浮かび上がらせる根拠になる可能性も考えられる．

11.4.2 社会経済的影響

環境アセスメントを実施する際には，健康影響とともに社会経済的影響についても十分配慮しなければならない．社会経済的影響の要素は，以下に概説する人口，産業，交通，廃棄物，文化財・景観，防災，生態系などである．また，この要素の種類や重要度は環境アセスメントを実施する際の事業内容や地域特性によって変化する．

a．人 口

環境アセスメントに最も関連する対象は事業が実施される地域の住民である．事業の種類によっては実施地域の居住人口に影響を及ぼす可能性がある．工場の移転，大規模な住宅地開発などにより地域の人口が大きく変化した例は珍しくない．人口は健康指標算出の基礎資料になり，健康影響を評価する際にもその変化は影響する．また，人口の変化はさまざまな社会変動をもたらす．図 11.7 は人口の変化により考えうる社会変動の例である．地域特性，人口変化の規模などにより多種多様の社会変動が生じうる．

b．産 業

環境アセスメントの事業自体が産業活動の一つである．さらに，事業が完成すれば，新たな事業が開始され，地域産業への振興効果が期待される．また，新たな事業の開始による波及効果も期待される．これらの効果を評価する指標として，影響力係数，感応度係数が利用される．影響力係数は，ある産業に対する需要が全産業に与える影響の度合いを示す係数で，大きいほど他産業に対する影響力が大きい．感応度係数は，全産業に対する新たな需要による特定の産業の感応度を示す係数で，大きいほど他産業による感応度が大きい．これらはある産業に対して 1 単位の最終需要が発生

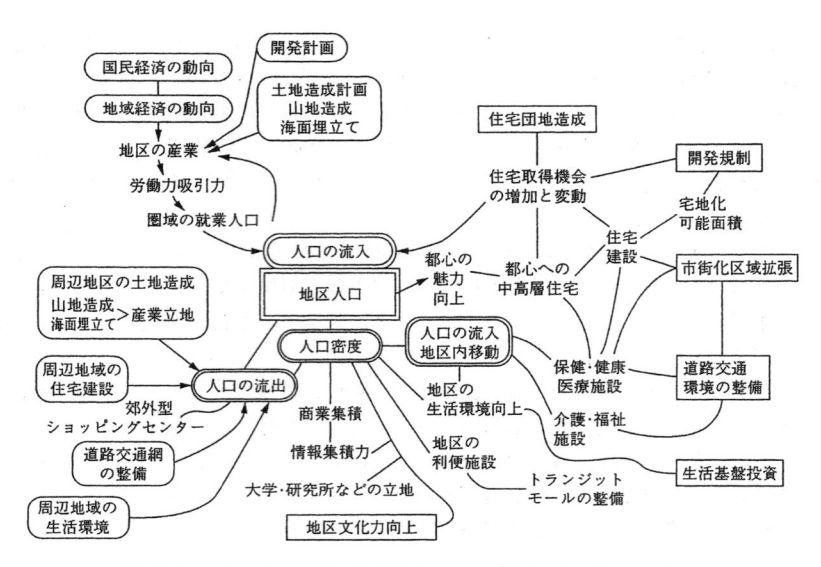

図 11.7 人口の社会変動の因果関係フロー（地方自治情報センター）

した場合，各産業がどれだけ生産すればよいか（生産波及）を示す係数（逆行列係数）を用いて算出され，いくつかの報告によれば，他産業に対する影響力，他産業から受ける感応度がともに強い業種は，電力・ガス・熱供給，パルプ・紙・木製品，そのほかの製造工業製品，建設である．

　地域の産業に影響を及ぼす事業の実施は，地域自治体の将来計画にも関連するので，自治体との合意が必要になる．また，地場産業との関係も生じうる．たとえば，有明海諫早湾干拓事業は農業の振興には役立ったが，漁業には大きな打撃となった．ある意味ではトレードオフの関係を生じさせることがある．これには立地選考も関係し，立地の適合性，整合性が考慮されねばならない．さらに，産業への影響が生じる影響力係数が大きい事業の実施は，ほかの要素にも少なからず影響が及ぶことになる．

c．交　通

　事業の実施による交通への影響は，実施中の影響と実施後の影響に分けられる．実施中は工事のための車両が走行し，大気汚染，騒音・振動，悪臭などをもたらすおそれがある．事業の種類によっては，とくに道路建設事業では交通量が実施前に比べて大きく変化することが考えられる．地域の産業構造が変化すれば，交通にも影響が波及する．

d．廃棄物

　この影響も実施中と実施後に分けられる．実施中は工事にともなう廃棄物がほとんどで，事業者が処理責任を負うことになるが，廃棄物輸送中に住民に健康被害をもた

らすことが少なくない．大規模な工場や住宅地の建設事業実施後の場合には，廃棄物への影響も重要である．廃棄物の回収は主に自治体の責任になるが，処理能力をこえない保証はない．これは排水や上下水道についても同様で，いずれも自治体が管理するので，自治体，事業者，住民をあわせた協力が必要である．

e. 文化財・景観

事業地域の文化財・景観を重視する場合には，事業が影響を及ぼす可能性のある文化財や景観の保護を考慮した事業計画を立てなければならない．また，事業の実施による影響は文化財とかかわりのある事業や観光資源にも及ぶ可能性がある．土地開発事業実施中に遺跡が発見され，事業を中断あるいは中止した例が報告されている．

観光都市や名所では景観が重視される．かつて京都市では京都タワー（昭和39（1964）年）や京都駅ビル（平成9（1997）年）の建設時に景観への影響が議論された．タワー建設時は環境アセスメントという視点がなかったが，駅ビル建設の際には，建物の巨大さ，高さに起因する圧迫感を回避し，周辺環境との調和を図るという環境アセスメントの視点が採り入れられた．

f. 防 災

河川の堤防や河口堰の建設事業は事業自体が洪水防止などの防災を目的にしている．防災を目的にしない事業でも，土地開発などの事業では地震，地下水質や地質変化に対しては防災の検討が不可欠で，建築物の建設事業においても，地震，火災に対する防災の検討が必要になる．これらの検討は科学的データに基づいて行われるが，現在の防災に関する知見は必ずしも十分でない．そのために，専門家の防災手法への評価が一致しないことがある．したがって，一致しない場合には，最新の防災技術や評価手法が継続して検討されねばならない．

g. 生態系

環境アセスメントを要する事業の多くは自然環境を一部破壊し，開発するために，事業実施前の生態系に影響を及ぼしやすい．とくに絶滅危惧種の生物が生息する地域においては，事業計画に大きく影響するので，生態系への影響を重視した環境アセスメントを行う必要がある．たとえば，平成17（2005）年3〜9月に愛知県で開催された愛・地球博開催地建設事業では，生態系調査の際に予定地の一角にある海上の森でオオタカの営巣が発見されたために，生息地の開発計画を中止し，それにより会場が分散されることになった．生態系を重視した例のようであるが，これは表向きの理由であり実は反対意見が強くなったために予定地を変更せざるをえなくなった苦肉の策であるとの意見もある．生態系の評価は容易でなく，評価手法の確立は後述のように今後の検討課題である．

生態系を保護し，修復するために平成14（2002）年12月に自然再生推進法が成立した．法律の趣旨は，過去に損なわれた自然環境を取り戻し，生態系の健全性を回復するために，行政機関だけでなく，地域住民，NPO，専門家など多様な主体の参加によって，自然再生事業を推進することにある．科学的知見やモニタリングに基づい

て事業の科学的な評価を行い，柔軟に自然再生事業を修正していくとしているが，必ずしも具体的でない．この法律が生態系への影響をどの程度保護し，修復するかは今後にかかり，まだ明らかでないが，多少の効果も期待されている．

11.5 環境アセスメントの課題と対策

環境アセスメントの課題あるいは問題点は，①環境アセスメント制度の問題点，②アセス法の手続き上の課題，に分けられる．現実問題として，吉野川河口堰や長良川河口堰，有明海諫早湾，藤前干潟，三番瀬などにおける事業のように，大きな社会問題になるのは主として，②における技術的評価である．以下，①と②それぞれについて概説する．

11.5.1 環境アセスメント制度の課題や問題点

環境アセスメント制度の問題点として，手続きシステムの細部に不備があり，未成熟であることがしばしば指摘されている．つまり，システム化するための考え方が十分定まっていないということができる．とくに，住民の理解と意見を求める問題に関して，事業の遂行には，科学技術などの分野における専門家の検討とあわせて，地域住民の意向が基本的に重要である．住民に適切な判断を可能にするような情報を提供し，全体として最も望ましい意思決定がなされるように，早期段階における情報公開や意見集約のための公聴会の条件をより明確に制度の中に採り入れる必要がある．

また，正確な調査や評価が必要であることを前述したが，そもそも環境アセスメントの手法が確立しているとはいえない．環境アセスメントを効果的に行うためには，事業の種類および事業実施地域の特質などに応じて，その手法や調査項目などが明確になっていることが必要であるが，現在の時点では必ずしも十分ではない．影響予測の方法についても，大気汚染，水質汚濁の主要問題については，シミュレーションなどによる予測方法が開発されつつあるものの，手法的にはなお問題を残している．また，自然環境への影響などはシミュレーションによる予測が困難で，今後これらをも含めた総合的な環境保全の視点に立つ環境アセスメントの手法の確立が必要となっている．これは科学技術の現状に鑑みて対処するしかないが，確立のための努力は求められる．そのためには，専門的第三者機関の設立が必要であろう．

環境アセスメントの理念は，事業の実施が環境保全を損なわないことであるから，事業が終了してもその評価は必ずしも終了しない．これは事後調査として，環境影響評価技術検討会の報告の中に一応示されてはいるが，事後調査が必要な場合として，「事業による影響予測の不確実性が大きいと判断された場合，もしくは知見の不十分な環境保全措置を講じることにより効果が不確実であると判断された場合」とされ，抽象的な表現にとどまっている．事業が大規模であるほどさまざまな影響をもたらす可能性が高くなる．事業による直接的な影響だけでなく，間接的な影響まで考慮しな

ければならない．現行の環境アセスメント制度には，事業着手までを重視する考え方が根底にある．着手前に，環境保全のために必要な対策を講じ，事業遂行の方針を決定するという考え方からである．しかし，事業が環境に及ぼす影響すべてが対象であるから，事業着手後や事業終了後であってもアセスメントの対象であることに変わりない．

もう一つ考慮すべきことは，それぞれの環境アセスメントが以後に環境アセスメントを行う場合の参考事例になることである．環境アセスメントのケースはさまざまであるにしても，同様の事業の場合，先に行われた環境アセスメントが参考になる．事業終了後に予期せぬ影響が生じたとしても，その時点まで事後調査が行われていれば，次にはそのような影響への対策を講じることができる．ここで問題になるのは，ではどの時点までを考えた環境アセスメントを行うのかということである．当事者の予期せぬ影響が生じた場合の対策まで迅速に立てられるように考えておくことが望ましいとしても，事前にあまりに長期間の計画を立てるとすれば，事業者には大きな負担になり，事業自体が行えなくなってしまう可能性がある．したがって，事後調査には，公共的性格を有する機関が一定の役割を果たさねばならない．上記の「事業による影響予測の不確実性が大きいと判断された場合」だけでなく，11.1.5項で述べたa.～d.の影響について，たとえば，第1種事業は5年間以上，第2種事業は3年間以上のように定め，事業内容により，調査項目を具体的に詰めておく必要がある．

11.5.2 アセス法の手続き上の課題

11.2節に概略の手続きを述べた．上述したように，アセス法ではスクリーニングの手続きが機能せず，現行制度の実質的な手続きはスコーピングにはじまっている．スクリーニングの必要性については制度的な課題である．また，スコーピングは早期の情報公開を目指しているので，調査項目の規定が少ない．では，実際に早期に情報公開がなされるかというと，必ずしもその保証がない．企画段階で情報公開されることはまれである．事業計画がほぼ決まった段階でのアセスメントでは遅すぎて，計画の変更が困難になる．制度の趣旨からいえば，本来事業の構想や計画の段階で，環境面を含めた調査や代替案を検討したり，環境への影響を防止するための対策を検討することが必要である．しかし，現行制度では情報公開の時期が不明なので，この趣旨が生かされるとはいえない．

次に，調査項目の規定が少ないので，公開されても，検討材料が少ない．結局方法書に対する意見も少なくなる．また，縦覧の告知が十分であるかについても疑問が残る．縦覧の方法，期間は国や地方自治体で異なっており，事業者以外の団体や個人が確実に事業計画を知りうるかは明らかでない．日本ではミティゲーションが不十分ともいわれる．

環境アセスメントの結果としてまとめる準備書および評価書は事業者が行うので，調査方法，結果の正確さなどに疑義が残る．専門家による審査機関，公聴会開催など

第三者的な審査や監視がなければ，準備書や評価書が信頼に足るものであるか判断できない．「環境アセスメントの本質は積極的な住民参加を行って，意思決定過程の透明性を高めることである」といわれる所以である．また，アセス法では代替案の規定が明示されていないので，代替案と比較することができない．この手続きにおける技術的な説明に対しては，多くの有識者が批判するところとなっている．

事後調査においても，アセス法の中で方針は示されているが，事業者に明確な責務はない．「第三者機関が事業に不備を認めた場合には，事業者はその対策を講じなければならない」などの条項が欠如しているといわざるをえない．

11.5.3 戦略的環境アセスメント

環境アセスメントは個々の事業に対して行われるが，自然環境はいろいろな要素が結合し，個々の環境アセスメントから必ずしも有効な環境保全対策が講じられるとはいえない．このことは広く認識され，近年では戦略的環境アセスメント（SEA：strategic environmental assessment）が提案されている．このSEAは，「提案された政策，計画，プログラムについて，それらの意思決定の初期の段階において，経済面，社会面で考慮されるのと同様に十分かつ明確に環境面での影響を評価する体系的な手続きである」（オランダ国土住宅環境省報告書による）と定義され，①その対象が事業（Project）ではなく，政策（Policy），計画（Plan），プログラム（Program）の3つのPを対象とすること，②環境面からの評価を記載した文書を作成し，必要に応じて環境部局や公衆との協議を行うことなどの環境面からの評価を行うための体系的な手続きを定めたものであるとしている．

日本ではアセス法導入の際の争点となったものの，結局は見送られ，附帯決議にとどまった．アセス法とSEAとを比較すると表11.9のようになる．SEAは従来の環境アセスで取り扱わなかった領域にふれることになり，利害関係者の拡大によって社会的合意形成はより困難になることが予想される．しかし，制度化を求める機運は高く，地方自治体が条例に盛り込む動きもあり，東京都，三重県，川崎市など一部自治体で取り入れられている．国際的な動向から，いずれ全国で導入することになろうが，その詳細の検討は今後の課題である．

表11.9 アセス法とSEAとの比較

	アセス法	SEA
対象	個別の即地的事業（計画）．事業種類，事業規模，事業主体によって限定される．	一般的・基本的政策，計画，プログラムの策定行為．複数の事業，累積的影響の発生の可能性にも対応．
実施時期	計画立案後	計画段階の早い時期
評価	環境面を評価	環境面だけでなく，経済，社会面も総合的に評価
代替案	－	複数の代替案を要求

前述したように，事業の実施による自然環境，とくに生態系全体への影響を評価することは容易でない．そこで，SEA を実効あるものとするために，生態系への影響を統合化する定量的生態系評価手法が考案された．その代表的な手法が HEP（habitat evaluation procedure）で，HEP は，生態系を野生生物の「ハビタット」として評価する．HEP の指標である HU（habitat unit）は，ある野生生物種のハビタットとしての適正度（HSI：habitat suitability index）とそのハビタットの面積を乗じた値である．

$$HU = 質（ハビタットの質：HSI）×量（ハビタットの面積）$$

HSI は，餌，水，繁殖などのハビタットとしての適性度を左右する限定要因の状況と当該種との関係によって 0（まったく不適）から 1（最適）までの値で示された複数の SI（suitability index）を総合的に判断したものである．HU という指標によって，開発事業によって消失する生態系の価値（ネットロス，NL）と事業（中でも代償ミティゲーション）によって創出される価値（ネットゲイン，NG）とのバランスが，NL≦NG になるようにする．図 11.8 はこれを模式化したもので，HU の経年変化の積分値（図中の斜線部分）は累積的 HU を示し，累積的 HU は生態系の質と量（空間的かつ時間的広がり）を考慮した指標といえる．実際の HEP では，図中の天秤の左右が等しくなるように代償ミティゲーション計画が形成される．ただし，HEP はあくまでもツールであり，HEP の意義は，わかりにくい生態系の価値を数量化して表現することにより，開発側，保全側，そのほかの立場の人々に開発と保全のあり方に関する議論のわかりやすい「たたき台」を提供していることである．HEP

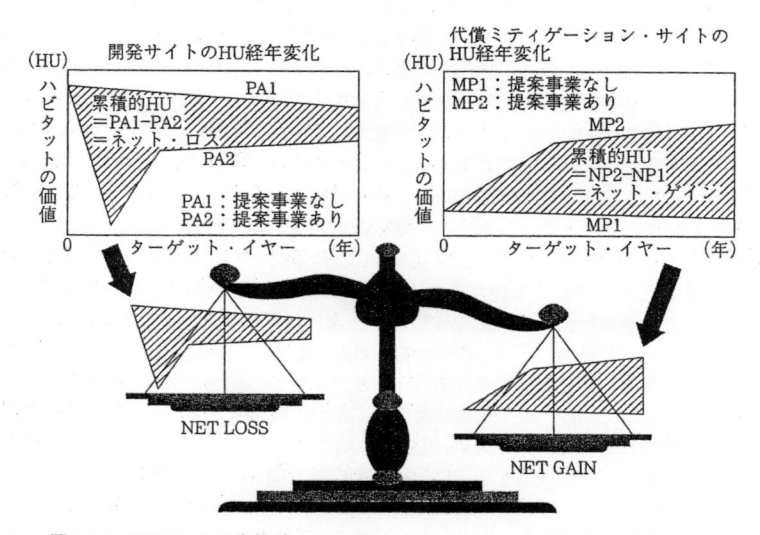

図 11.8　HEP による生態系のネットロスとネットゲインの比較（田中，1998）

は開発側と保全側の協議のための叩き台の材料を提供するものであり,生態学的に正しい答えを与えるというよりは議論のためのツールであり,自ずと限界もある.

〔牧野国義〕

■文　献

北山正文 編(2005).環境アセスメントの実施手法,日刊工業新聞社,
環境影響評価制度研究会 編(2006).環境アセスメントの最新知識,ぎょうせい.
環境省環境アセスメント研究会 編(2000).わかりやすい戦略的環境アセスメント,中央法規出版.
環境省環境アセスメント研究会 編(2002).日本の環境アセスメント,ぎょうせい.
環境庁環境アセスメント研究会 監修(1996).世界の環境アセスメント,ぎょうせい.
環境庁環境影響評価研究会・環境庁環境影響評価制度推進室(1999).遂条解説環境影響評価法,ぎょうせい.
環境庁企画調整局 編(1996).環境影響評価制度の現状と課題について,環境影響評価制度総合研究会報告書.
環境情報科学センター 編(1999).環境アセスメントの技術,中央法規出版.
日本科学者会議 編(1985).環境アセスメントの復権,北海道大学図書刊行会.
日本生態系協会 監修(2004).環境アセスメントはヘップ(HEP)でいきる,ぎょうせい.
原科幸彦(2000).環境アセスメント,放送大学教育振興会(日本放送出版協会).
舟場正富(1986).環境の選択―住民の求める環境アセスメント―,日本評論社.

コラム14 ●環境アセスメント雑感

　人間の経済・社会活動が巨大化するとともに,事業活動も巨大化してきた.これにともなう環境への影響は,われわれの生活や社会を脅かすおそれのあることが広く認められている.しかしながら,環境に影響を与えることなく経済・社会活動を営むことは困難で,事業活動は環境と調整を図らなければならない.つまり,環境アセスメントは,事業者,住民,行政など関係者,関係機関の意見調整を行う制度であるので,立場や状況などいろいろな視点からこの制度を見ることができる.その一つとして,健康影響という視点から見ると,直接的な被害をもたらす事業を監視し,実施させない機能はあるが,間接的な健康被害についてはほとんど機能しない,あるいは,評価に曖昧な点が多い.これは科学的,技術的限界がある以上やむをえない.問題はなにか健康影響の生じた可能性が認められたときの対応であり,姿勢である.現在のところ日本の制度は消極的姿勢といわれ,ミティゲーションへの取組みに消極さが現れている.

　日本の事業では計画の変更を嫌う傾向が強い.計画の変更は事業の遅延,経費の増加をもたらすことから当然ともいえるが,よほどの齟齬や反発がなければ変更を認めない.このことは事業計画に代替案を作りたがらない日本の気質とも関係し,「日本ではミティゲーションが貧弱」という評価がなされた.しかし,環境アセスメントが国際化すると,この反省が生まれ,近年代償ミティゲーションの検討が活発になってきた.これは歓迎すべきであるが,従来の気質は残っており,代償ミティゲーションを疑問視する意見も散見されている.たとえば,「効果に対する知見が不足している」,「自然の生態系を人工的な構造物で模造するには,従来の自然と同等の機能を再生する人工的造成技術が確立していない」,「代償措置の内容や効果が十分に明らかにされない」,「開発事業を進めるにあたって免罪符となる」などの意見が聞かれた.免罪符というのは環境ア

セスメント制度自体の一面である．ほかの意見は不明確さを指摘するものであるが，事業計画の不明確さは許容し，ミティゲーションの不明確さは許容しないというのは片手落ちのそしりを免れない．結局は知見を積み重ねていくほかはない．

　ほとんどの事業で大なり小なり予測できない出来事が出来する．予測できないのは同種事例についての知見が少ないことも一因となる．ある事業で環境アセスメントが行われたとき，その際の各種調査はその後の事業の環境アセスメントを行う場合の参考事例となる．環境アセスメントを要する事業に道路，ダム，発電所の建設が数多いので，参考事例として活用できるはずであるが，活用例は多くないようである．参考となる内容が乏しいか，調査項目が少ないかなどその理由は明らかでないが，活用を検討する努力は必要である．

　形態としての環境アセスメントは整ったが，その実態は机上理論的な印象がまだ拭えず，日本の環境アセスメントへの意識はまだ世界の中で先進的であるとは思われない．環境アセスメント制度は国際的な広がりを見せているので，世界の先進的環境アセスメントを目指すべく意識を高めることが期待される．

12 リスクアセスメントとリスクコミュニケーション

　ある化学物質が有害であったとしよう．では，その有害の程度はどのくらいであろうか．日常的に問題となるのだろうか．なんらかの対策をとるべきなのだろうか．放っておいてもよいのであろうか．なんらかの対策をとることで，ほかの問題を生じさせることはないのだろうか．これらの問題に答えるための手段としてリスクアセスメント（リスク評価），リスクマネジメント，リスクコミュニケーションがあり，今日，政策などを決定する際に，重要な役割を担っている．以下では，どのような考え方に基づいて行われるものであるのか，具体的にどのような場面で用いられているのか，といった点について記載する．

12.1　環境リスクアセスメントとは

　まず，リスク（risk）とは何かという点について整理しておく．これが明確にしておかないと，いろいろな齟齬を来してしまうためである．
　リスクアセスメント，さらにはリスクに関連した研究領域において，（健康）リスクは，

　　「一定の条件のもとで，特定の物質や状況により，（健康への）悪影響が発生する確率と影響の程度」

と定義される．上記の定義に従うと，どの程度の影響があるか，という量的な意味合いが含まれる．おそらく一般の読者にとってリスクとは，文字どおり「危険かどうか，有害性があるかどうか」という，いわば定性的な評価を意味しているだろう．しかし，リスク評価や関連領域の研究などを行う際，このような定性的な評価は，別途，ハザード（hazard）という用語を用いて対応しなければならない．したがって，一般的にいわれている「危険性があるかどうか」は，「リスクがあるかどうか」ではなく，「ハザードがあるかどうか」という必要がある．なお，リスクとハザードとの関係であるが，細かい点についてはもう少し整理が必要となるが，大雑把にいって，

$$リスク＝ハザード×曝露量$$

という関係が成り立っている．
　そして，リスクアセスメント（リスク評価，risk assessment）とは，上記で定義されるリスクがどの程度のものであるかを見積もることをさし，一般的には以下に示

すような4つの要素があるとされている.
　① 有害な特性を明らかにし（有害性の確認, hazard identification），
　② 量と反応の関係を求め（量-反応関係, dose-response relationship），
　③ 人あるいは環境への曝露量を明らかにし（曝露評価, exposure assessment），
　④ そこに生じるリスクの程度を明らかにする（リスクの判定, risk characterization）.

この4つの要素の関係を表したものが表12.1となる.では，それぞれの要素では，どんなことを行うのだろうか.

有害性の確認においては，どのような健康問題が生じるかを調べることになる.上述したように，ハザードがあるかどうかを調べることに相当している.

量-反応関係とは，有害要因への曝露量などが増えた場合，その要因に起因する健康影響をもつ人の割合が増えるかどうか，といった関係を調べる（第10章参照）.

曝露評価（曝露アセスメント）では，現実の世界において，人々がどのくらいの量

表12.1 リスクアセスメントに関する主要要因とその相互関係（小泉・村上，1990）

研　究	リスクアセスメント	リスクマネジメント
	（定性的リスクアセスメント）	
ある物質の健康への影響などに関する実験結果および現場での観察調査	**1　有害性の確認**　→ 化学物質の健康影響の有無の決定と種類の判定を行う	規制の種類と方法　↓　公衆衛生学的，経済的，社会倫理的，政治的などバランスの検討
	（定量的リスクアセスメント）	
外挿手法（高濃度から低濃度へ，動物から人へ）に関する情報　作用機構および代謝速度論の情報	**2　用量・反応アセスメント**（量-反応関係）→ 用量（曝露）と健康影響（反応）との定量的関係を決定する	
	4　リスクの判定　→　ヒトに対するリスクの種類と大きさを推定する	
環境試料の測定値，それから推定される曝露量，曝露集団の特徴など	**3　曝露アセスメント**（曝露評価）→ ヒトに対する曝露の程度を決定する　特定集団における健康影響の発現する確率を推定する	↓　行政処置の決定と実行

（US National Academy of Science/National Research Council 報告書，1983；化学物質調査検討会リスクアセスメント分科会，1987）

の汚染物質を，特定の期間内に吸入，摂取，あるいは吸収しているか，どのくらいの人々が曝露したのか（さらされたのか），ということを調べる．なお，曝露評価の際は，発生源解析（発生源の場所，排出量など）や種々の曝露経路（空気，水など）といったようなあらゆる側面を考慮して，総曝露量などを推計することになる．

そして，リスクの判定においては，これらの検討を通して得られた結果を用いて（統合して），どの程度の大きさのリスクがあるかを調べるのである．多くの場合，ハザード比（HQ：hazard quotient），曝露マージン（MOE：margin of exposure）などを用いてリスクを評価している．これらの尺度の意味するところに関しては，次節で説明する．

有害性の確認を定性的リスク評価，残りの3つを定量的リスク評価とよぶこともある．なお，リスク評価の手順としては，有害性の確認はそのほかのものに優先して行われるが，量-反応関係と曝露評価の検討は並行して行われることもでき，これらの結果をすべて統合するように，最後にリスクの判定を行うことになる．

12.2 健康リスクアセスメントに必要な尺度

以下に健康リスクアセスメントを行ううえで必要となってくる，基礎的な用語について概説しておく．

・**LD$_{50}$**（lethal dose 50，50% lethal dose，median lethal dose，半数致死量）

化学物質の急性毒性の指標で，実験動物集団に経口投与などにより投与した場合に，ある日数のうちに，統計学的に半数（50%）が死に至るとされる量（通常は物質量［mg/kg body wt］で示す）をいう．LD$_{50}$の値が小さいほど毒性は強い．量ではなく，濃度で検討することもあり，その場合，LC$_{50}$（50% lethal concentration，半数致死濃度）という形で表される．

・**NOAEL**（no observable adverse effect level，無毒性量，最大無毒性量）

有害影響が認められない，化学物質などの最大の投与量．つまりNOAELをこえた量を投与すると，なんらかの毒性影響が認められるということを示す．ただし実際には，NOAELは毒性実験において何段階かに定めた投与量のうち，影響が認められなかった最大の投与量として定められることになることから，必ずしも厳密な意味で最大無毒性量にはなっていないこともある．また，異なる複数の実験があった場合，複数のNOAELが存在することになる．リスク評価やリスクマネジメントを行う際には，どの値をNOAEL（あるいは以下に示す尺度）をとして使用するかも検討課題となる．

・**NOEL**（no observable effect level，無作用量，無影響量）

有害影響にかかわらず，何の影響も認められない最大の投与量のこと．一般的には，「NOAEL≧NOEL」の関係にある．

・**LOAEL**（lowest observable adverse effect level，最小毒性量）

NOAEL とは逆に，有害影響が認められた最小の投与量のことをさす．NOAEL と同様に何段階に分けた投与実験によって求められる．なお，場合によれば，NOAEL が求められていないような場合に，NOAEL の代替（後述する不確実係数 (UF) を考慮するが）として用いられることもある．

- **LOEL**（lowest observable effect level，最小影響量）

有害性にかかわらず，なんらかの影響が認められた最小の投与量のことをさし，一般的には「LOAEL≧LOEL」といった関係がある．

- **ADI**（acceptable daily intake，1日摂取許容量）

人が生涯にわたって摂取しても有害な作用を受けないと考えられる，化学物質などの1日当たりの最大摂取量のことで，体重1kg当たりの用量 (mg/kg body wt/日) で表される．

- **TDI**（tolerable daily intake，耐容1日摂取量）

人が一生涯にわたり摂取しても健康に対する有害な影響が現れないと判断される1日当たりの摂取量のこと．ADI は食品加工の過程や保存に必要とされる食品添加物や植物防疫に使われたあとの残留農薬などを評価するのに用いられる用語であるのに対し，たとえば飲料水中の汚染物質の場合にはその汚染物質に有用性はないことから耐容1日摂取量 (TDI) という用語が使われる．ADI，TDI ともに，NOAEL を不確実係数 (UF，後述) で割ったものとして計算される．「TDI（または ADI）= NOAEL/UF」．

- **RfC**（reference concentration，参照濃度），**RfD**（reference dose，参照用量）

一生涯にわたり有害な影響のリスクが生じる可能性のないと考えられるヒトへの毎日の曝露濃度（用量）の推定値．計算方法は TDI や ADI と同じであり，同義語として用いられることもある．

- **HQ**（hazard quotient，ハザード比）

非発がん性健康影響や生態系へのリスクを判定する際に用いる指標の一つ．ヒトへの推定曝露量 (EHE) と TDI の値を比較したもの．「HQ=EHE/TDI」として計算される．この値が1以上であれば，影響なしと考えられる曝露量よりも多い曝露を受けていることになり，「リスクあり」と判定される．逆に HQ が1より小さければ，影響が出ない曝露量であることが示されており，「影響なし」と判定される．

- **MOE**（margin of exposure，曝露マージン）

非発がん性健康影響や生態系へのリスクを判定する際に用いる指標の一つ．ヒトの推定曝露量が NOAEL に対してどれだけ離れているかを示す係数で，「MOE=NOAEL/EHE」により算出する．この値が大きいほど現時点の曝露量はヒトに有害性を発現するまでの余裕が大きいということを示している．安全マージン (MOS) と同義である．

ただし，NOAEL は動物実験から得られることが多いため，不確実係数が考慮されていない．そのため，リスクの判定の際には，MOE と不確実係数を比較し，

MOE の値が不確実係数以下であれば「リスクあり」と判定する．
・**UF**（uncertain factor，不確実係数），**SF**（safety factor，安全係数）

　健康リスク評価で知りたいのは，ヒトへの健康リスクであるが，必ずしもヒトに対するデータが存在せず，動物実験の結果をヒトに当てはめる（外挿する）ことも多々ある．しかし，動物とヒトの間には，また動物間であっても影響の受けやすさについて感受性に違いがあることが知られている．さらには，同じヒトであって，大人と子供のように感受性の違いが認められる（個人差と考える場合もある）．

　そのため，動物実験の結果をヒトに外挿する場合，さらにはヒトの結果についても広く結果を一般化，とくに弱者に対しても有効な評価とするために，安全面を考慮して得られた結果を操作することがある．この操作をする際に用いられる数値のことを不確実係数，あるいは安全係数とよぶ．

　動物実験の結果をヒトに当てはめるような場合，1〜10（通常は 10）の値を用いる．また種内の違いに関しては，1〜10（通常は 10）が用いられる．

　たとえば，なんらかの実験動物を用いて得られた NOAEL の値が，$10\,\mu g/kg$ body wt/日だったとしよう．この値をヒトに外挿する場合，種間の不確実係数 10，さらには種内の不確実係数 10 を考慮に入れて，

$$10\,\mu g/kg/day \div 10 \div 10 = 0.1\,\mu g/kg/day$$

と計算し，得られた $0.1\,\mu g/kg/day$ をヒトの NOAEL としようとするもので，このような検討が一般的に行われている．

　ただし，ここで示した不確実係数は，経験的に得られた数値として用いられているものであるが，必ずしも科学的に，さらには国際的に合意が得られているというものではない．リスク評価を行う機関が，妥当と思われる数値を検討して用いているものとなる．したがって，データの信頼性が不十分である場合などは，さらに不確実係数を加味したり，あるいはその逆にデータに信頼性が高い場合は，不確実係数を減らしたり，あるいは値を小さくしたりしている．

　なお，たとえば NEDO（独立行政法人新エネルギー・産業技術総合開発機構）事業における「初期リスク評価書」では，以下の項目について UFs（不確実係数積）を算出しているとのことである（http://www.safe.nite.go.jp/risk/riskdoc2.html）．

$$UFs（不確実係数積）=（種差）\times（個人差）\times（無影響量の使用）\times（試験期間）\times（修正係数）$$

各項目の不確実係数は以下のとおり．

種　差　：10（動物試験データに基づく場合）
　　　　　1（ヒトのデータに基づく場合）
個人差　：10
無影響量（NOEL）の使用
　　　　　：10（（無影響量）から NOAEL（無毒性量）に換算している場合）
　　　　　　1（NOAEL（無毒性量）使用時）

試験期間（短期間の試験データを使用したときの考慮）
：10（1ヵ月の試験期間）
　5（3ヵ月の試験期間）
　2（6ヵ月の試験期間）
　1（6か月以上の試験期間）
修正係数　：試験の種類，質などにより評価者の判断で追加する係数．追加がなければ1を設定．
評価判断の観点
：信頼性（GLP（優良試験所規範，good laboratory practice）の要件を満たしているか）
：曝露経路の違いなど（呼吸による危険度を食物によるものに換算したなど）

12.3　リスクアセスメントの考え方

　健康影響の出現の仕方には，閾値のある場合と閾値のない場合の二種類があるといわれている．後者の例としては，遺伝子損傷のある発がんや変異原性があげられており，前者はそれ以外とされている．それぞれについてリスクアセスメントの考え方・進め方は異なっており，以下で簡単に概説する．

12.3.1　閾値のある場合

　ここでいう，閾値（threshold）とは，曝露量に関して，この値をこえると影響が現れ，この値より曝露量が低いと健康影響は現れない，といった境を示す値のことで，以下のような量-反応関係が認められるような場合である（図12.1）．
　前述したように，量-反応関係を求めること自体もリスク評価の一つの要素であり，投与量を変化させた動物実験，あるいはいくつか汚染レベルの異なる状況での疫学調査などから量-反応関係を調べることになるが，ここでは量-反応関係が得られたあと

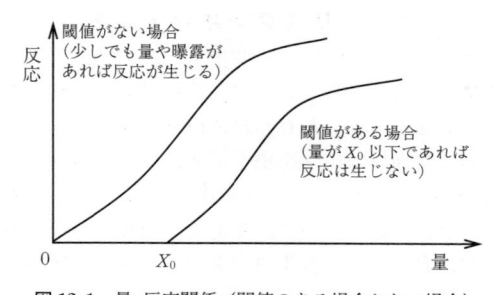

図 12.1　量-反応関係（閾値のある場合とない場合）

のことについて記述する．

閾値のある場合にリスクの判定をするということは，前述したように，HQ や MOE を用いて判定することとなるといってよい．さらに表現を変えると，TDI や ADI（後述）を求めることが，リスク評価の手段となる．

12.3.2　閾値のない場合

遺伝子損傷のある発がんや変異原性の場合は，図 12.1 の左線に示すような原点を通る量-反応関係を示すと考えられており，発症に関する曝露の閾値は存在せず，どんな小さな曝露量であっても，なんらかのリスクは存在することになる．

このような場合は，NOAEL さらには TDI を求めることはできず，閾値がある場合とは異なるアプローチをする必要がある．いいかえると，「リスクがゼロになる」ことはありえない．そのため，リスクをゼロにするような値を求めるのではなく，「この値（死亡率など）以下であれば，リスクなしとして容認しよう」といった値を定め，その値以下になるような曝露量を調べることが行われるのである．

ではどのくらいのリスクであれば，問題ない（リスクはない）と考えることができるのだろうか．これに対する答えは，人によって異なってくるだろう．一般的には，発がん発生率や死亡率の大きさが 10^{-5}（10 万人に 1 人）または 10^{-6}（100 万人に 1 人）程度であれば，それは「影響なし」と考えてよいだろうとしていることが多い．なお，リスクが 10^{-5} や 10^{-6} など，「リスクなし」と同等であるとあらかじめ定めた値になるような曝露量のことを実質安全量（VSD：virtually safe dose）とよぶ．

閾値のない場合のリスク評価は，発がんの確率を表すユニットリスク（unit risk）や単位曝露量当たりの発がん確率などを求めることになる．ユニットリスクとは，化学物質を濃度 $1\,\mu g/l$（水）または $1\,\mu g/m^3$（空気）で生涯（70 年）毎日曝露した時予測される過剰発がんリスク推定値であり，

$$\text{がんの過剰発生率} = \text{ユニットリスク}\,(\mu g/m^3)^{-1} \times \text{吸入曝露量}\,(\mu g/m^3)$$

として計算できる．そして，単位曝露量当たりのリスクが 10^{-5} などと比べて大きいか小さいか，という観点でリスクの判定を行うのである．

12.4　リスクマネジメント

しかし，リスクの判定をしたからといって，それでことがおわるわけではない．リスク評価の結果が正しいとしても，われわれの日常生活はいろいろな要素が複雑に絡み合っており，反対意見が多い，また実現不可能，などといったことから，リスク評価で得られた結果をそのまま実行することへの障害があることもままある．現実的側面を考慮すると，リスク評価に基づいて，また多くの観点から定めた優先順位や実現可能性なども考慮して，意思決定や政策決定を行っていく作業が必要となってくる．この作業のことをリスクマネジメント（risk management）とよぶ．

12.4 リスクマネジメント

リスクマネジメントとは，たとえば食品安全委員会「食品の安全性に関する用語集」によれば，

> 「リスク評価の結果を踏まえて，すべての関係者と協議しながらリスク低減のための政策・措置について技術的な可能性，費用対効果などを検討し，適切な政策・措置を決定，実施することであり，政策・措置の見直しを含む．」

とされている．リスク評価で定めた，あるいは算出したなんらかの値を現実に即した形で，実施するための過程であるといえる．リスク評価が，いろいろ議論があるにせよ，純粋に科学的行う評価と考えることができるのに対し，リスクマネジメントの過程は，意思決定の領域として考えることができる．たとえば，環境基準の設定も一種のリスクマネジメントといえる．リスク評価の手法にのっとって定めた指針値をベースとして，それが実現可能であるのか，といった点について，さまざまな領域の専門家や行政官も交えて，定めていくものとなっている．

> 「人の健康の保護及び生活環境の保全のうえで維持されることが望ましい基準として，終局的に，大気，水，土壌，騒音をどの程度に保つことを目標に施策を実施していくのかという目標を定めたものが環境基準である．」

といった表記とともに，

> 「環境基準は，『維持されることが望ましい基準』であり，行政上の政策目標である．」

ともされていることからも，純粋に科学的判断だけから定められたものではない，ということがわかるだろう．

リスク評価からリスクマネジメントに至る経緯を，表 12.1 とは異なる観点から示したものを図 12.2 に示す．またリスク評価からリスクマネジメントに至るまではさまざまな学問領域の協力体制が必要となる．たった 1 人の，あるいはある分野の専門家だけではとうてい対処できない課題なのである（図 12.3）．

いずれにせよ，個々の（領域の）判断を利用して，統合型に判断を行おうとするものが，リスク評価，リスクマネジメントであるといえる．さまざまな領域の情報が必要となってくるとともに，それらの領域の専門家，さらにはそれぞれの専門性を（合意のうえで）一つにまとめていく能力も必要となってくる．

また，リスク評価を行う際には，いろいろな仮定が置かれたうえで検討もなされており，多くの不確実性が存在する．前述した不確実係数もその一つであるが，ここでは詳述していないが，曝露評価や量-反応関係などを検討する際にはさまざまなモデルが用いられている．これらのモデルも絶対的なものではなく，新たなデータや知見が得られた際など，つねに再検討を試みる，あるいは結果には不確実性が存在しているということを認識しておく必要があるだろう．米国環境保護庁（EPA）によれば，「リスク評価の科学は，当初の手法に比べてかなり開発されている．しかし，正確な健康リスク評価に必要なデータと方法論はいまだに存在しないということが多くの人々の了解事項である」[*1] とのことなのであるから．

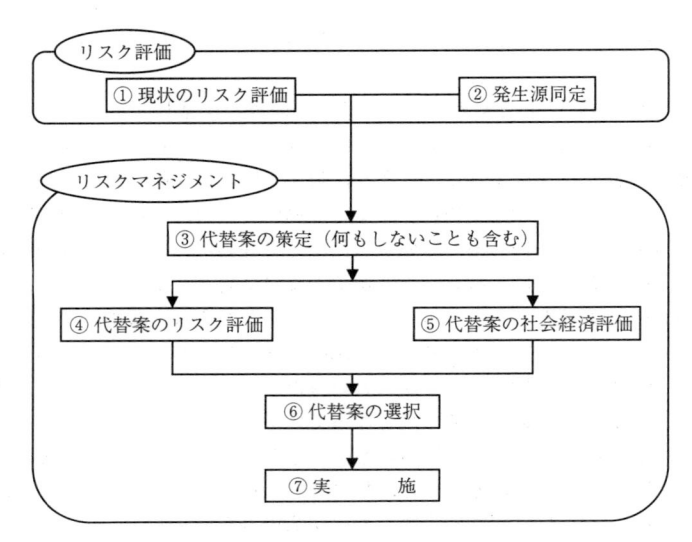

12 リスクアセスメントとリスクコミュニケーション

リスク評価
① 現状のリスク評価
② 発生源同定

リスクマネジメント
③ 代替案の策定（何もしないことも含む）
④ 代替案のリスク評価
⑤ 代替案の社会経済評価
⑥ 代替案の選択
⑦ 実施

図 12.2 リスクアセスメントからリスクマネジメントへ（中西ほか編, 2003a）

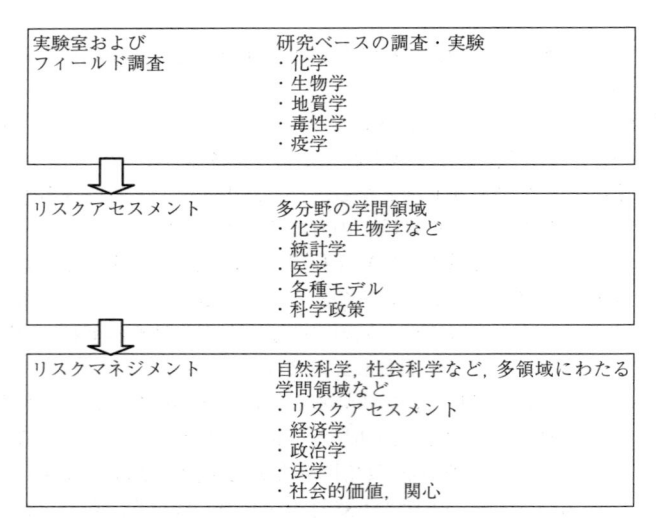

実験室および フィールド調査	研究ベースの調査・実験 ・化学 ・生物学 ・地質学 ・毒性学 ・疫学
リスクアセスメント	多分野の学問領域 ・化学，生物学など ・統計学 ・医学 ・各種モデル ・科学政策
リスクマネジメント	自然科学，社会科学など，多領域にわたる 学問領域など ・リスクアセスメント ・経済学 ・政治学 ・法学 ・社会的価値，関心

図 12.3 リスクアセスメント，リスクマネジメントに関連する学問領域（Patton, 1993）

＊1 http://www.ne.jp/asahi/kagaku/pico/precautionary/risk_assess_mass/risk_assess_mass.html

12.5 リスクアセスメント方法の展開

12.5.1 ベンチマーク用量（BMD：benchmark dose）または濃度（BMC：benchmark concentration）

動物実験などで，複数の投与群を設定して調べる NOAEL，LOAEL の手法では，投与群を離散的にしか与えることができないため，投与群の設定の仕方によっては，「影響なし」の状況から，いきなり多くの個体が死亡してしまうような状況もありうる．このような場合は，どこから影響が出はじめるのかがよくわからない．実験データに基づいて，NOAEL を求めることが困難となってくる．再度投与量を設定して，実験をやり直せばよいではないか，という意見もあろうが，手間や予算などを考えると現実的には難しい．

離散的にしか定められない投与量から生じる問題を解決する意味を込めて，図 12.4 に示すように，量-反応関係の曲線から計算されるある割合の有害影響を発現する用量（あるいはその上側信頼限界値）を BMD として，NOAEL や LOAEL の代わりに用いる方法が考案されてきた．

この方法では，通常は，ベースラインとして考えられる反応（死亡数など）から反応数が 10% 上昇する用量や濃度値を統計モデルから推定し，その値の 95% 信頼下限を採用することが多い（BMDL とよぶこともある）．そして経験的に BMD の 95% 信頼下限は NOAEL に近い値となることが知られている．この方法を使用すれば，離散的ではなく，連続変数として投与量などを考慮することができる．

しかし量-反応曲線にモデルを当てはめることから，加法モデルを用いるのか乗法モデルを用いるのか，また用いるモデル（プロビットモデルやロジスティックモデルなどが使用される）によっても，単純に 10% 上昇するところを求めるといっても得られる結果は変わってくることになる．BMD を用いる際には，モデル選択などに関して注意が必要となってくるのである．また 10% ではなく，検討すべき問題によっ

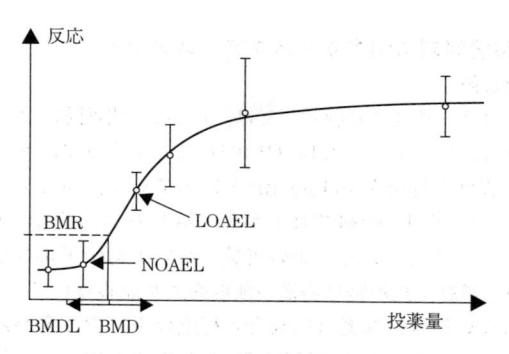

図 12.4 ベンチマーク用量算出の模式図

ては5％あるいは20％といった値で検討することもありうる．なお，BMDの計算には，EPAが開発したフリーソフトウェア[*2]などを使用することができる．

[*2] http://cfpub.epa.gov/ncea/cfm/recorddisplay.cfm?deid=20167

12.5.2 損 失 余 命

損失余命（LLE：loss of life expectancy）とは，ある要因によってどの程度余命を短くしてしまっているか，を表す尺度で，「何年」「何日」といった単位で検討することになる．生命表分析を行う際，「特定死因を除いた場合の平均余命の伸び」という尺度がある．これは，ある死因がなかったとしたら（克服したとしたら），その人は実際に亡くなった年齢よりもあとに，ほかの死因によって亡くなることになる．このとき，どのくらい余命が伸びるのかを表したもので，いいかえるとその死因によってどのくらい余命を縮めてしまっているかを意味している．たとえば平成18（2006）年簡易生命表によれば，男性の悪性新生物に関しては，悪性新生物にかかって死ななかったとしたら，0歳時からでは4.02年，65歳時では3.09年，75歳時では2.07年平均余命が延びるとされている．

特定死因を除いた平均余命は，死因といういわば，健康あるいは人間側の要素に注目したものであるが，損失余命はこの尺度を人間側の要素ではなく，健康に関する尺度は定めておいて，人間に影響する要因を変化させた場合に相当するものであるということができるだろう．

12.6 健康リスクアセスメントの例

ここでは，室内環境に関するリスク評価と水銀汚染に関するリスク評価結果に関して紹介する．それぞれのリスク評価は，異なる手法や考え方によって行われており，方法の違いや，その方法を用いたリスク評価のねらいなどを考えてもらえればと思う．

12.6.1 室内環境問題に関するリスクアセスメント
a. 室内濃度指針値

室内環境問題におけるリスク評価としては，室内濃度指針値の設定をあげることができよう．たとえば，13章の表13.14（P 404）に示すように，厚生労働省はホルムアルデヒドの室内濃度指針値を100 $\mu g/m^3$ と定めている．多くの研究において，ホルムアルデヒドへの短期間の曝露でヒトが鼻や喉に刺激を感じる最低の濃度は100 $\mu g/m^3$ とされている．また，いくつかの実験において遺伝子毒性が見られ，長期吸入曝露試験において鼻腔上皮細胞に増殖〜腫瘍発生が認められているが，低濃度かつ細胞毒性の起こらない程度の曝露（1 mg/m^3 程度以下）では発がんリスクは無視できると考えられている．そのため，NOAELとして100 $\mu g/m^3$ を採用し，またヒト

から得られた結果でもあることからとくに不確実係数を考慮することなしに，100 $\mu g/m^3$ をホルムアルデヒドの指針値として採用している．この場合，エンドポイントは，死亡などではなく，「なんらかの健康影響の発生」となっていることに気づいてほしい．

またトルエンは，ヒトの曝露研究から，神経行動機能への影響および自然流産率の上昇が認められた 332 mg/m³ をヒトでの LOAEL とした．ただし，この数値を導いた曝露条件は 8 時間/日×5 日/週であるため（1 日 8 時間就労で週 5 日間勤務での職業曝露），24 時間×7 日に平均化して曝露されたと考えると，1 週間の LOAEL は，

$$332(mg/m^3) \times 40/7(時間/日) \times 24(時間/日) = 332/4.2(mg/m^3)$$

と換算される．ただし，職業曝露であり，一般集団の曝露ではないことから，個体差として 10，NOAEL の代わりに LOAEL を用いたことから 10，ヒトの中枢神経系および生殖発生に与えうる影響の重大性を考慮し 3 の不確実係数を採用し，それぞれを掛け合わせることで最終的に 300 という不確実係数を用いることとした．このことから，上記で得られた LOAEL を不確実係数で割って，

$$332/4.2/300 \approx 260 \ \mu g/m^3$$

を求め，260 $\mu g/m^3$ をトルエンの指針値として採用している．

b． 損失余命を用いた検討

シロアリ駆除剤クロルデンとクロロピリフォスのリスクを，損失余命を用いて調べた研究がある．

クロルデンとクロロピリフォスに関する検討であるが，この背景としては，それまで使用していたクロルデンを，発がんリスクがあることから禁止し，有機リン系殺虫剤であるクロロピリフォスを用いるようになったという事情がある．しかし，クロロピリフォスには神経毒性があるため，一概にクロロピリフォスのほうがよいとはいえない．このことから，損失余命を求めることで，主たる健康影響が異なる 2 つの化学物質のリスク評価を行ったものである．両者の損失余命は表 12.2 に示されたとおりであるが，クロロピリフォスのほうが損失余命が大きい傾向にあり，影響の大きさはより甚大であることが疑われる（中西ら，2003a）．

なお，クロロピリフォスは，2003 年の建築基準法改正により，今日では使用禁止となっている．もっともあくまで新築住宅で，という条件付きであって，2003 年以前に建てられた家では使われていたわけで，この影響がどうなっているかは必ずしもわかっていない．

表 12.2 定常状態での 1 人当たりの損失余命（日）

対象者＼シロアリ駆除剤	クロルデン	クロロピリフォス
シロアリ防除作業者	0.19	3.1
処理家屋居住者	2.1	2.8
非処理家屋居住者	0.11	0

12.6.2 分布を考慮したリスクアセスメント：メチル水銀の胎児へのリスクを例に

これまで記載してきたリスクアセスメントでは，不確実係数を考慮するなどによって，その結果が安全側に傾く評価を行ってはきている．しかし，どのくらいの人がどのくらいの曝露を受ける可能性があるのか，またどのくらいのリスクがあるのかを量的に示すことはできない．そのため，乱数によるモンテカルロ・シミュレーションを用いたリスク評価も行われている．モンテカルロ・シミュレーションとは，乱数を用いる数値シミュレーションの総称で，(標本での)実測データあるいは仮定データをもとに，コンピュータを用いて，仮想母集団の分布を再現しようとするものである．コンピュータを用いて計算するが，モンテカルロ・シミュレーション用のソフトウェア[*3]もある．

[*3] リスクアセスメントの分野のソフトウェアとしては，@RISK や Cristal Ball が知られている.

図 12.5 は『演習 環境リスクを計算する』(中西ほか編，2003b)からの引用であるが，アマゾン川流域で起きた水銀汚染問題についてのリスク評価の結果である．図 12.5 (a) は実測による毛髪中水銀濃度，図 12.5 (b) が推定曝露量の分布，そして図 12.5 (d) は NOAEL 比(＝血中濃度/NOAEL＝リスク)の分布となっている．これらの結果によると，

① 実測された毛髪中水銀濃度の幾何平均値は 13.2 mg/kg，幾何標準偏差は 2.12 mg/kg である．また分布は対数正規分布で近似できると仮定している．
② 上記の仮定，および毛髪中水銀濃度：血中水銀濃度＝250：1 の関係を利用し，水銀汚染が疑われる地域住民全体での血中水銀濃度の(仮想)分布を求めた．ただし，この図は，0.2750 mg/kg で上限を区切ったものとなっている．
③ この血中濃度を利用して NOAEL 比を計算した結果によると，総試行回数(＝総人数)が 10000 回(人)のうち，1 をこえた回数(人数)が 164 人である(図右上に，はずれ値として表示)ことが認められる．つまり，この集団におけるリスクは 1.64％ と評価することができる．

さらには，規制をする段階において，曝露量などの 95 パーセンタイル値などを用いて検討することも多いが，この手法を用いると，95 パーセンタイル値のみならず，任意のパーセンタイル値も容易に計算することができ，90 パーセンタイル値，あるいは 99 パーセンタイル値などを使用したほうがよいと判断される場合など，さまざまな場面にも適用することができる．ただし，シミュレーションを行う際には多くの仮定をすることが多い(たとえば，曝露分布に対数正規分布を仮定するなど)．仮定の取り方ひとつで結果が変わってしまうことも十分ありうるし，どうしてこのようなことを仮定したのか，といった点に関して，十分な検討および説明を行わないと，得られた結果は混乱を招くだけになってしまうだろう．

モンテカルロ・シミュレーションを用いた評価方法の詳細については，中西ら(2003b)あるいは，前述の@RISK などのマニュアルなどを参照してほしい．

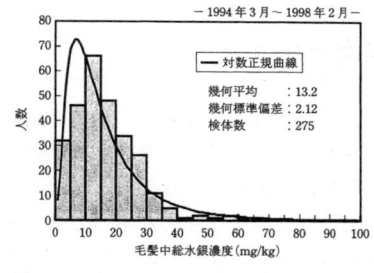

(a) パヘイアにおける毛髪中総水銀値度数分布

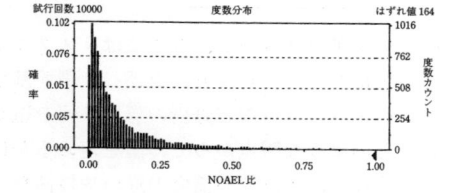

(b) NOAEL比の度数分布（アマゾン，女性）

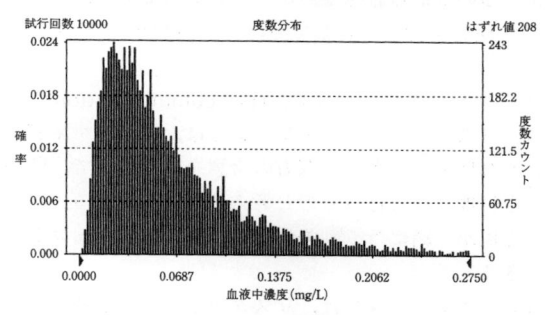

(c) 血液中濃度（推定値）の度数分布（アマゾン，女性）

図 12.5　モンテカルロ・シミュレーションを用いた水銀のリスク（中西ほか編，2003b）

12.7　リスクベネフィット分析とコストベネフィット分析

どのような際にリスク削減対策をとるべきかを判断するための手法としてリスクベネフィット分析（リスク-便益分析），コストベネフィット分析（費用-便益分析）がある．前者はリスクとベネフィットの比を求めるための分析方法で，ベネフィットはリスクと引き替えに得られる費用として計算される．たとえば，死亡者数と収入などの比となる．またベネフィットはリスクを減らす際に失われるベネフィットと考えることもでき，この場合リスクベネフィット分析はリスク削減の費用と削減されるリスクの比（死亡者の減少数とそのために使用した設備投資などのすべての費用との比），つまり単位リスク削減費用を求めることにもなる．

またこの単位リスク削減費用を別の方法で求めた単位リスク削減ベネフィットと比較することをコストベネフィット分析とよぶ．一般的に，ベネフィットは支払い意思額（リスク削減のためにどれくらいのお金を払ってもよいか）として求められると考えられているが，環境問題に関しては，このようなベネフィットがどのような社会的意味合いをもつのかについて意見が分かれるところとなっている．

12.8 リスクコミュニケーション

　リスクアセスメント，さらにはリスクマネジメントにより，なんらかの施策を講じることになったとしても，上述した環境基準の設定の際，また費用を考慮する際のリスクベネフィットなど分析の際に，何を重要視するか，またなんらかの値を定める場合，どのような観点からその値を定めるかについて，さまざまな見方があってもおかしくはなく，また社会情勢の違いや技術などの現状などから，環境基準の値などに恣意的な側面が含まれるのはある意味仕方がないところである．その結果，同じリスク評価の結果を用いた検討を行ったとしても，異なる政策などが生じることもありうる．

　そのため，リスクコミュニケーション（risk communication）とよばれる過程が必要となってくる．リスクコミュニケーションとは，リスクマネジメントの過程において，関係者が必要な情報を共有し，双方の合意を得たうえで，関係者の意見が適切に反映されることを目標として行うものと考えることができる．パブリックコメントや，政策立案側と住民が一緒に行う勉強会などもリスクコミュニケーションとして位置づけることができる．

　なお，リスクコミュニケーションは，リスクマネジメントを行う際だけのものではなく，リスク評価に関しても必要となってくる．それは，いろいろな仮定を置いたうえで，リスク評価が行われていくためである．内閣府食品安全委員会の例では，リスク評価，リスクマネジメント，リスクコミュニケーションの関係を，図12.6に示すような形で表している．いずれかが欠けると，なんらかの政策決定は行えなくなってしまう．

　また，食品安全委員会は，

　　「食の安全に関するリスクコミュニケーションは，リスク評価とリスク管理の過程において，関係者が必要な情報を共有した上で，関係者の意見が適切に反映されることを目標とし，次の点に注意して実施することが必要です．
　　関係者はそれぞれ食品の安全性に関する情報を「迅速に，必要な内容をすべて，わかりやすく，正確に」共有するとともに，各プロセスの透明性を確保する．この場合，「逃げるな，隠すな，嘘つくな」を原則とすることが重要．
　　食品のリスクとその低減措置についてすべての関係者の間で話し合って共通理解を得るように努力し，それぞれの責務，役割に応じて参加し，貢献する．」

と述べており，解が一律に定まらないような問題であっても，そのプロセスなどを明確にすることで，共通して合意，あるいは納得できるような解，あるいは考え方を得るための手段と考えるべきであろう（食品安全委員会「食の安全に関するリスクコミュニケーションの現状と課題」より）．

　近年問題視されているような，米国産牛肉の輸入問題は，リスク評価は，さまざま

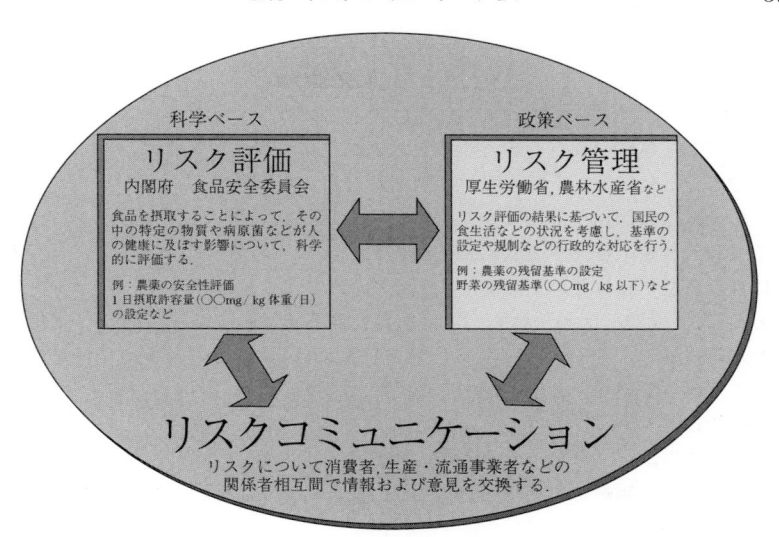

図 12.6 リスク分析の方法
（食品安全委員会季刊誌『食品安全』創刊号より，http://www.fsc.go.jp/sonota/shokuhinanzen_160729.pdf）

行われていても，ある程度同じような結果を得ることができていると思われる（すなわち，変異型クロイツフェルト・ヤコブ病（vCJD）発症リスクはさほど大きくない）．しかし，こと輸入牛肉の是非については，2008年現在，いまだ考え方について大きな違いが認められている．このような際は，リスクコミュニケーションがとても重要となってくるのである．もっとも，わが国においては確率的な考えに基づいて決定を行う，ということに違和感を覚えている人も多く，また安全の考え方について千差万別であることから，コンセンサスを得るにはまだまだ時間がかかるかとも思われる．

リスク評価を行う際は，何を目的としてリスク評価を行うかを明確にするために，エンドポイント（どうしても避けたい，よくない出来事）の設定が必要である．この設定や定義が明確でないと，何を目的として，何を行っているのかということがわからなく，また混乱のもととなる．

エンドポイントを定めたうえでそのエンドポイントを調べるためのリスク評価法の検討，リスク評価の実施，そして大局的な観点からの対策につなげていくことになる．その過程で，リスク評価者，一般の人々，行政担当者，など相互の合意や理解を得ていくリスクコミュニケーションも重要となってくる．

12.9 リスク認知

リスクコミュニケーションのところでもふれたように,リスクは,たとえ定量的な評価ができたとしても,それを受け入れるかどうかを判断するのはあくまで人であるため,さまざまな観点や評価により判断されることになり,定量的評価とはまったく異なる受け入れ対応を,つまり科学的にコンセンサスが得られた結果であっても,それとは異なる,いわば矛盾した対応をとることもある.

たとえば,「地震パラドックス」という例がある(ウォーカー,1996).大地震があったとする.このような場合,保険契約の売上は地震のあとで爆発的に伸びて,そのあと徐々に落ちていく.ところが,対照的に災害がふたたび起こるリスクは,大きな地震の直後に最も低く,時間の経過とともに増えていく(「災害は忘れた頃にやってくる」).矛盾した行動をとるのも人間の特徴なのである.

リスクの認知や判断に影響する因子は表12.3のように整理されており,一筋縄ではいかない(関沢ほか,2001).

またウォーカー(1996)によれば,リスク認知(risk perception)に関して,
① 人はリスクの絶対的レベルより,リスクの変化のほうを知覚する.
② 長期間にわたるのであれば,人はどのようなリスクのレベル下に置かれていてもそれに順応する.一方で,レベルの変化に対しては,いつも警戒する.
③ リスクを議論する際,日常生活を営む際のリスクについて定量的な議論を期待してはいけない.

表12.3 リスクの認知と判断に影響する因子(US NRC, 1989)

因　子	公衆の懸念の増加に関連する条件	公衆の懸念の現象に関連する条件
破局の可能性	死亡および傷害が時間的・空間的なグループに特化される	死亡および傷害が広く分散しており無作為である
よく知っているか	よく知らない	よく知っている
理解	メカニズムや過程がわかっていない	メカニズムまたは過程がわかっている
個人で管理できるか	管理できない	管理できる
曝露の選択可能性	選択できない	選択できる
子どもへの影響	とくに子どもへの危険性が大きい	子どもにはとくに危険性はない
影響の発現時期	あとで発現する	ただちに発現する
将来世代への影響	将来世代に対して危険である	将来世代に対して危険性はない
犠牲者の特定	犠牲者を特定できない	犠牲者を統計的に推定できる
恐ろしさ	影響が恐れられている	影響は恐れられていない
組織への信頼	責任のある担当組織への信頼が欠けている	リスクを担当する組織が信頼されている
メディアの注目度	多くのメディアが注目している	メディアの注目はほとんどない
過去の事故発生	大事故およびときに小さな事故	事故は大小いずれであれ起きない
公平さ	リスクとベネフィットの分布が公平でない	分布が公平である

と指摘しており，リスクを議論する，またリスクコミュニケーションを行う際は，
　① ミニマックス基準（予知しうる最大の損失の最小化）を受け入れる．
　② 意思決定を経済学的な用語に翻訳する．
　③ リスクでの説得力は巧妙に操作できる．
ということに注意すべきであるとも述べている．　　　　　　　　　　〔中井里史〕

■文　献

ウォーカー，アレキサンダー（丸井英二・中井里史・林　邦彦 訳）(1996)．疫学研究の考え方進め方，新興医学出版．
小泉　明・村上正孝 編 (1990)．環境保健入門，日本評論社．
食品安全委員会季刊誌 (2004)．「食品安全」182号．
関沢　純・花井荘輔・毛利哲夫 訳 (2001)．化学物質の健康リスク評価，丸善．
中西準子・蒲生昌志・岸本充生・宮本健一 編 (2003a)．環境リスクマネジメントハンドブック，朝倉書店．
中西準子・益永茂樹・松田裕之 編 (2003b)．演習 環境リスクを計算する，岩波書店．
ロス，ジョン・F（佐光紀子 訳）(2001)．リスクセンス，集英社新書．
EPA (1995). The use of the benchmark dose approach in health risk assessment, EPA/630/R-94/007.
Patton, D. E. (1993). The ABCs of Risk Assessment, *EPA Journal*, **19**, 10-15.
Science and Environmental Health Network, Risk Assessment and Risk Management (http://www.sehn.org/pppra.html)　安間　武 訳（化学物質問題市民研究会）(2003)．リスク評価とリスク管理―現状のリスク評価の批判的分析―（マサチューセッツ予防原則プロジェクト），(2003年7月15日掲載) (http://www.ne.jp/asahi/kagaku/pico/precautionary/risk_assess_mass/risk_assess_mass.html)

コラム 15 ●リスクの高低

　東京から大阪，あるいは福岡まで行く場合，飛行機を利用するか，自動車あるいは新幹線を利用するか，といった問いかけをされることもあろう．この問いかけにはいくつかの意味合いが含まれているのは，わかるだろうか．時間の節約？　お金の節約？　といった側面ももちろん含まれるが，この章は「リスク」を扱っている以上，リスクの側面からふれないわけにはいかないだろう．

　では，自動車と飛行機，どちらがリスクが高いのだろう．よくいわれるのは，「飛行機のほうが怖い（＝落ちたら死ぬ）」，「いやいや飛行機事故が起きる確率よりも自動車事故の確率のほうが高いから，飛行機のほうがよい」，云々，といった議論であろう．たいがいこれらの議論はかみあわない．はたしてどちらが正しいのだろうか．あるいは正しい，正しくない，といった議論はどの程度意味があるのだろうか．

　この章で取り扱ったリスクは，ある事象が起きる確率とその重大さの積であると定義した．いずれにせよ，両者ともにリスクはゼロではない．飛行機事故に目が向けられる人は重大さのほうに重みが置かれ，自動車事故に関しては生起確率に重みが置かれていると考えてよいだろう．本来リスクは，両者の積であるにもかかわらず，「怖い」という感覚は，重大さに依存している可能性が高い．図 12.7 は日本人学生のリスク認知について調べた結果であるが，原子炉事故，核兵器実験などは恐ろしさを示す軸の上位に

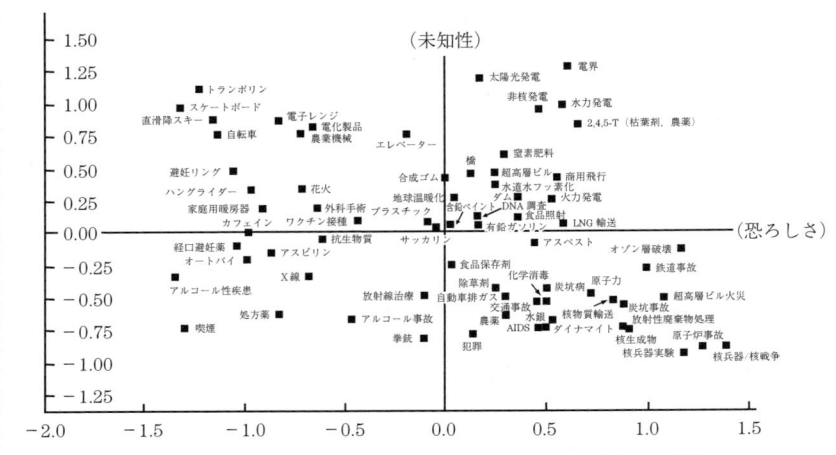

図 12.7 日本人学生のリスク認知 (Kleinhesselink and Rosa, 1991)

示されている．しかし，実際に起きる確率は？　というと，必ずしも高くないというのは間違いないだろう．リスクに関する研究や評価は，実際に客観的手順によって数値などで示されたとしても，個々人の判断が入り込むことによって，解釈や対応が変わってくる．しかも，全員が同じ判断をすることはまずない（全員が同じ判断をするということも，恐ろしいことかとは思われるが），ということを改めて認識しておく必要があるだろう．皆さん，頭の中では理解しているかとは思うが．

では，筆者は飛行機を使うのだろうか？　エネルギー消費，環境汚染といった側面にふれていないのは，問題とも思われるが，まあそのときの気分，としかいえないかもしれない．通常であれば飛行機を利用するだろうし，のんびり景色を眺めたかったり，時間があれば新幹線でもよいし，また運転し続ける気があれば車でもよい．結局のところ，人間はわがままなのだろう．

■文　献

Kleinhesselink, R. and Rosa, E. A. (1991). Cognitive representation of risk perceptions：A comparison of Japan and the United States, *Journal of Cross-Cultural Psychology*, **22**, 11-28.

第III編
室内環境

13

化 学 物 質

　昭和47（1972）年に起きたオイルショック以降，先進国を中心として，建物の省エネルギー化推進が進んだ．その結果，冷暖房効率は上昇したが，その反面，室内の空気汚染問題が注目を浴びるようになってきた．折角，省エネ化を進め，冷暖房効率もよくすることで居住環境を改善しようとしたのに，なぜ，室内の空気汚染問題が生じるのだろうか．

　省エネのためには，「冷暖房を用いない」ということが，最も簡単な対応であることはいうまでもないが，それでは快適性まで損ねてしまう．人間はわがままなもので，一度得た快適性（おもに温熱環境）を失ってまで，なんらかの行動を起こすことはほとんどないと考えられる．適切な冷暖房を行いながら，省エネ効果を高めるためには，建物の断熱性能を高めることが必要となってくる．

　では，どのように断熱効果を高めるのであろうか？「すきまかぜ」を防ぐ，という表現が最も適切であるが，外気との接触を極力抑える，つまり高気密化がその手段となる．空気汚染という観点からすると，この高気密化が問題の一つとなってくる．外気との接触を遮断するということは，逆に室内の空気も外には出ないということを意味する．そのため，室内になんらかの汚染が生じると，その汚染は外に逃げることはなく，室内に滞留することになるのである．

　しかし，高断熱化にともなう高気密化が原因のすべてだろうか．もう一つの側面もあわせて考えないといけない．それは断熱化，気密化を目指した建材や，接着剤などの開発・改良である．合板が多用され，接着剤や塗料などにより，すき間を作らないように工夫を凝らしてきたが，これらには多くの化学物質が含まれており，それらが揮発・充満した．換気量が少ないことも相まって，室内での問題を生じさせてきているのである．

　平成15（2003）年に建築基準法が改正され，住宅に対して24時間強制換気システムの導入が必須とされたが，上記のような室内環境において，強制的に換気をすることで，つねに空気の流れを，しかもどの場所でも均等に確保することが，その目的であった．

13.1 室内環境問題の推移

　一口に室内環境といっても，それはどこのことをさすのだろうか．多くの読者は，「家庭」を思い浮かべるだろうが，実際には室内環境にはさまざまな場所がある．家庭，学校（教室，実験室，部室），職場（オフィス，作業場），病院，デパート，ホールなどはすべて室内環境であり，自動車，飛行機などの乗り物の中も室内環境とよぶことができる．一口に室内環境といってもさまざまであることに注意してほしいし，それぞれの室内環境の特徴は異なっていることにも注意すべきだろう．たとえば，自宅の室内環境は自分の都合で変えることもできるが，公共施設の室内環境は窓の開閉を勝手に行うこともできない．また室内の大きさや，室内環境として問題となる原因や物質も異なってくる．

　家庭を室内環境の中心に据えたとしても，家の中もさまざまな空間に分類できる．通常考えるのは，居間や寝室となるだろうが，台所や風呂，洗面所，トイレ，さらにはタンスや押し入れなども室内環境問題として考えなければいけない空間ということもできる．

13.2 室内環境問題としての室内空気汚染？

　近年の室内環境問題への認識の高まりは，オイルショックと省エネ対策に端を発することはすでに述べたとおりである．しかし，滞在時間という，人間行動に起因する要因についても考慮する必要がある．多くの調査が示していることであるが，人は1日の80～90％を室内ですごす．実際に空気に触れるのは外の空気よりも室内の空気のほうが多くなる．そのため，屋外の汚染（大気汚染）がひどくても，場合によれば，あまり高濃度汚染にさらされることはないかもしれない．逆に，室内に屋外よりも高い濃度を示す汚染物質の存在があったとしたら，どうだろうか．滞在時間が長いことから，たとえ屋外の汚染状況がよかったとしても，高い濃度にまた大量にさらされる可能性が高いことになる．実際，外より高い濃度で，あるいは外には存在せず室内のみに存在する汚染物質も存在し，このことが近年，室内環境問題をクローズアップさせてきているもととなっている．

　しかし，室内環境問題は決して新しい問題ではない．その問題や健康影響の性質は変わっているかとは思われるが，不完全燃焼による一酸化炭素中毒をはじめとして，人が家の中で生活をしはじめてからずっと続く問題，いわば古典的な環境問題の一つである．

13.3 室内空気汚染物質

今日，問題視されている室内空気汚染物質にはどのようなものがあるだろうか．表13.1に代表的な汚染物質を示しておく．

表 13.1　代表的な室内空気汚染物質

燃焼生成物（暖房，厨房，タバコなど）	二酸化窒素，一酸化炭素，二酸化炭素など
生物的汚染物質	ダニ，カビ　（花粉）
化学的汚染物質（建材，接着剤，塗料，洗剤，殺虫剤など）	ホルムアルデヒド，揮発性有機化合物（VOC），農薬など
そのほか	粒子状物質など

13.3.1　燃焼生成物による健康影響

燃焼生成物による健康影響は，大雑把に表13.2のように整理することができる．

人が家の中で火を使うようになったのは，横穴式住居において生活をはじめた時代までさかのぼることができるといえよう．当然，燃やすものは燃焼効率の悪い動物のふんや枯木であり，不完全燃焼による一酸化炭素中毒（もちろん二酸化炭素濃度の問題も）はつねにつきまとっていただろう．しかし，横穴式住居をひきあいに出すのはおおげさであるとしても，戦前までの家は，気密性という側面からするとよいものではなかったと考えられる．家屋がすかすかの状態では，一酸化炭素が発生しても屋外に排出される，とも考えられるかとも思うが，そこは量的な側面も考慮する必要があるのである．

換気能力をこえて汚染物質が発生すれば，必要な換気量を確保することはできず，汚染物質は室内に蓄積していくことになるのである．図13.1は，明治37（1904）年の『日本衛生学会誌』第1巻第1号，しかも1ページ目から掲載された論文の一部であるが，当時，衛生問題の主たるものとして，室内での一酸化炭素の問題がとりあげられていたことがわかっていただけると思う．

一酸化炭素による室内汚染に引き続き，クローズアップされた室内環境問題は，二酸化窒素などの燃焼生成物による健康影響である．1970年代から1980年代にかけて

表 13.2　室内環境に由来する燃焼生成物の健康影響

一酸化炭素	中毒，事故．
二酸化窒素	呼吸器への影響（呼吸器疾患・症状の頻度，肺機能） 発生源の違い（暖房器具，厨房器具）により室内濃度に大きな差が認められるが，影響については必ずしも一貫した傾向は見られていない．
タバコ（主流煙，副流煙）	発がん，呼吸器への影響など．

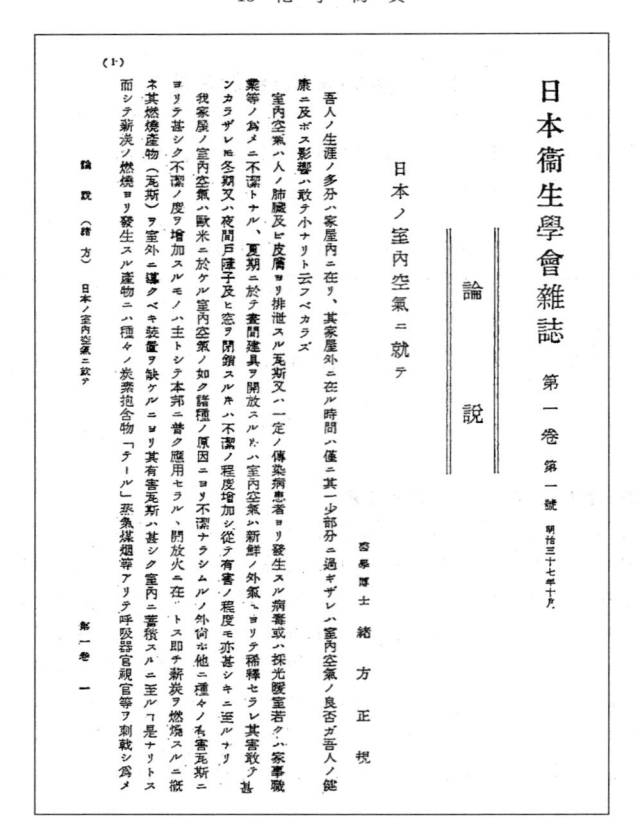

図 13.1 「日本の室内の空気について」(『日本衛生学会誌』第 1 巻第 1 号,明治 37 (1904) 年)

は,ガスストーブ研究（ここでいうストーブとは,暖房器具ではなく,厨房器具である）と称して,ガスストーブの使用の有無で呼吸器症状などに影響があるかどうかといった研究が,欧米を中心に数多く行われてきた．今日でも,大気汚染の健康影響を調べる際など,室内でのガス器具の使用の有無は検討すべき重要な点となっている．ただ,わが国においてガスストーブによる健康影響を調べた研究はさほど多くない．

もう一つ,室内に限らないが,室内での燃焼生成物といった場合,忘れてはならないものがある．それはタバコである．タバコは本人が吸う場合と吸わない場合の両方が問題となるが,環境問題として考えることが多いのは後者の,本人が吸わないのにもかかわらず,タバコの煙（主流煙と副流煙）にさらされてしまう問題をさす．本人がタバコを吸う場合の健康影響などは,健康教育の場面でとりあげられることが多いだろう．

タバコの主流煙とは,喫煙者が吸い込む,また吐き出す煙のことで,副流煙とは,

13.3 室内空気汚染物質

表 13.3 タバコに含まれる有害物質（厚生省，1993；改変）

	有害物質名	主流煙	副流煙	副流煙：主流煙
発がん性物質 (ng/本)	ベンゾ(a)ピレン	20〜40	68〜136	3.4
	ジメチルニトロソアミン	5.7〜43	680〜823	19〜129
	メチルエチルニトロソアミン	0.4〜5.9	9.4〜30	5〜25
	ジエチルニトロソアミン	1.3〜3.8	8.2〜73	2〜56
	N-ニトロソノルニコチン	100〜550	500〜2750	5
	4-(N-メチル-N-ニトロソアミノ)-I-(3-ピリジル)-I-ブタノン	80〜220	800〜2200	10
	ニトロソピロリジン	5.1〜22	204〜387	9〜76
	キノリン	1700	18000	11
	メチルキノリン類	700	8000	11
	ヒドラジン	32	96	3
	2-ナフチルアミン	1.7	67	39
	4-アミノビフェニール	4.6	140	30
	O-トルイジン	160	3000	19
そのほかの有害物質 (mg/本)	タール（総称として）	10.2	34.5	3.4
	ニコチン	0.46	1.27	2.8
	アンモニア	0.16	7.4	46
	一酸化炭素	31.4	148	4.7
	二酸化炭素	63.5	79.5	1.3
	窒素酸化物	0.014	0.051	3.6
	フェノール類	0.228	0.603	2.6

タバコの先から出る煙のことをよぶ．主流煙，副流煙の成分は表 13.3 のように報告されている．ほかの人が吸うタバコの煙を吸い込むこと，またその問題のことを受動喫煙（passive smoking，または ETS：environmental tobacco smoke）とよぶが，受動喫煙の問題は，おもに副流煙の影響としてとりあげられるが，吐き出される主流煙も受動喫煙として考えるべきである．

なお，成分を見てもわかるように，副流煙のほうに一般的に有害汚染物質と考えられているものが多く含まれている．しかし，本人が喫煙者である場合，煙（主流煙）をほぼそのまま吸い込む，つまり高濃度のまま吸い込むことになるが，副流煙は空気中に放出されると拡散し，実際に受動喫煙者が曝露する量は，表中の値よりも低いことに注意されたい．ただし，それだからといって受動喫煙の影響が回避されることに

表 13.4 受動喫煙と個別疾病との相対リスク（受動喫煙なしを 1 とした時の，受動喫煙がある人の死亡リスク）

個別疾病の相対危険度	相対リスク
肺がん死亡数（EPA，1998）	1.19
虚血性心疾患死亡数（He et al., 1999）	1.25

(http://www.mhlw.go.jp/topics/tobacco/qa/detail3.html より作成)

はならない．依然として問題は存在しており，受動喫煙による健康影響は肺がんについては，「受動喫煙なし」の人に対して1.19倍，虚血性心疾患については1.25倍の死亡が観察されるとの報告もあるのである（表13.4）．

13.4 化学物質による室内環境問題

一酸化炭素も二酸化窒素も化学物質ではあるが，今日，関心を集めている室内汚染物質は，それとは異なるものである．ホルムアルデヒド，揮発性有機化合物（VOC：volatile organic compounds，1種類の化学物質ではないことに注意），などが問題の中心となっている．

VOCとは，上にも書いたように揮発性有機化合物の総称であるが，沸点をベースにもう少し厳密に定義すると表13.5のように示すことができる．

この定義に従うと，ホルムアルデヒド，さらにはPCBなどもVOCの一種となるが，通常，VOCといった場合には，表13.5のVOC（沸点50°C以上260°C未満）のみのことをさすことが一般的である．

VOCの種類はさまざまであるが，表13.6のようなものが発生源となるとされている．VOCなどの化学物質による室内環境問題は，新築，改築といった時点の問題として指摘されることが多いが，表13.6に示されているように，殺虫剤や芳香剤のように，市販品とはいえ，居住者本人によって汚染を生じさせることもありうる．なお，それぞれのVOCについては，その挙動や毒性などには違いが認められるが，本書ではそれぞれについて細かく言及することはせず，VOCの全般的な特徴などに関して記載することとする．

表13.5 VOCの分類

沸点	名称	VOCの例
50°C未満	高揮発性有機化合物（VVOC：very volatile (gaseous) organic compounds）	メタン，ホルムアルデヒド，メチルメルカプタン，アセトアルデヒド，ジクロロメタン
50°C以上260°C未満	揮発性有機化合物（VOC）	酢酸エチル，エタノール，ベンゼン，メチルエチルケトン，トルエン，トリクロロエタン，キシレン，リモネン，L-ニコチン
260°C以上400°C未満	半揮発性有機化合物（SVOC：semivolatile organic compounds）	クロロピリフォス，フタル酸ジブチル，フタル酸ジオクチル
400°C以上	粒子状有機物質（POM：particulate organic compounds）	PCB，ベンゾピレン

表 13.6 材料と発生する VOC の例（堀，1997；花井ほか，1996；一部改変）

材料	発生する VOC の例
有機溶剤	トルエン，キシレン，ヘプタン，アルコール類，メチルエチルケトン，酢酸エチル，ブチルエーテル，ブチルアルコール
殺虫剤，防蟻剤	ケロシン，クロロピリフォス，アレスリン，ペルメトリン，フェニトロチオン，ダイアジノン
防菌・防カビ剤	チアベンダゾール（TBZ），p-クロロメタキシレノール，イソプロピルメチルフェノール，ホルムアルデヒド
防ダニ・防虫剤	エムペントリン，ヒノキチオール，フェニトロチオン，フェンチオン，TBZ，p-ジクロロベンゼン，ナフタレン，アレスリン
芳香・消臭剤	リモネン，α-ピネン，p-ジクロロベンゼン，植物抽出油
清掃剤，ワックス	エタノール，デカン，トルエン，キシレン
接着剤	ホルムアルデヒド，トルエン，キシレン，トリメチルベンゼン，ヘキサン，アルコール類，アセトン，メチルエチルケトン
難燃剤	リン酸トリブチル，リン酸トリス（2-クロロエチル）
可塑剤	フタル酸ジブチル，フタル酸ジエチルヘキシル

13.5 TVOC

　最近，VOC だけではなく，TVOC という名も耳にすることがあるだろう．TVOC とは total VOC（総 VOC）のことで，わが国では暫定指針値（目標値）が定められている．これは何を意味するものだろうか．

　TVOC の定義はさまざま存在する．「総」とついているのだから，全部の VOC をまとめたもの，といえばよいのであるが，測定に関する側面，また実際によく認められている VOC の種類を考慮して定められることもある．表 13.7 に定義の一例を示すが，一部（といってもかなりの種類ではあるが）の VOC のみを考慮しているものや，単純に濃度を足しあわせたものではなく，濃度をトルエン換算して用いているものもある．読者は TVOC といわれても，注意が必要となってくるだろう．

　なお，現在わが国では TVOC について 400 μg/m^3 という暫定指針値が定められている．これは，合理的に達成可能な限り低い範囲で決定した値であり，毒性学的知見から決定したものではない．そのため，含まれる物質のすべてに健康影響が懸念され

表 13.7 各機関で定められている TVOC の定義および測定方法

ISO 規格，JIS 規格	TenaxTA でサンプリングされ，ガスクロマトグラフ質量分析計（GC/MS）またはガスクロマトグラフ水素炎イオン化検出器（GC/FID）によって検出された，n-ヘキサンから n-ヘキサデカンの間のピークの総面積をトルエン換算したものの値
ECS（欧州共同研究）	GC/MS 法などにより測定されたピークを同定・定量し，定量された代表ガス成分（検出上位 10 ピークを含む）と，未同定ピークの総量のトルエン換算値を合算した値

るわけではないことに注意してほしい．

また，個別のVOC指針値とは独立に扱われなければならない．トルエン濃度が主となるTVOCもあれば，α-ピネンが主となっているTVOC濃度もあるのである．後者は木材から発生するものであり，木材を多用するとどうしても濃度は高くなってしまう．塗料などで用いられるトルエンと同じように評価することができないことはいうまでもないだろう．もっともα-ピネンが完全に安全であるともいえないことにも注意が必要である．

さらには，個々のVOCでは指針値をこえているのにTVOCでは暫定指針値をこえていない（上述のトルエン主体のような場合に起こりうる），あるいはその逆に指針値をこえるVOCは存在しないのに，TVOCの暫定指針値をこえてしまう（α-ピネンが主となるような場合に起こりうる），といったこともある．

暫定指針値に関しては，室内環境を総合的に評価するという観点からは有意義なものとして認められてはいるが，その値の意味するところが必ずしも明確ではないため，TVOCの暫定指針値，さらにはTVOCという考え方そのものに対しても議論が続いている．

13.6　室内環境濃度の実態

今日の室内環境の実態であるが，汚染実態調査は現在でも数多く行われている．また，厚生労働省では一般家屋内での測定に関して，文部科学省では学校での室内環境測定についてガイドラインを作成するなどしている（表13.8）．

表13.8　室内環境測定のガイドライン

1．測定方法 　厚生労働省 　　新築：30分換気→5時間以上密閉→午後2時頃30分間のポンプサンプリング 　　居住：日常生活で24時間ポンプサンプリング 　　サンプリング場所：居間・寝室，外気 　　備考：常時換気システムON，冷暖房空調ON，家具などの扉や引き出しは開放 　国土交通省，文部科学省 　　厚生労働省のガイドラインに準ずる（パッシブサンプリングも可とする，国土交通省：24時間測定，文部科学省：8時間以上の測定）
2．分析方法 　アルデヒド類：DNPH→溶媒抽出→HPLC 　VOCs：吸着剤，容器採取→加熱脱着，溶媒抽出→GC, GC/MS 　ビル管理法：簡易測定法も可

13.7　室内空気汚染の実態

わが国の室内空気汚染はどの程度のレベルなのだろうか，またどのような推移をた

どっているのだろうか．財団法人住宅リフォーム・紛争処理支援センターにより，新築住宅の室内空気質測定が継続して行われている．各年の測定値には，季節などの測定条件に違いがあることから，結果の解釈には注意が必要となってはくるが，おおよその傾向として，新築住宅におけるホルムアルデヒド濃度やトルエン濃度は減少傾向にあるが，キシレン濃度やアセトアルデヒド濃度は横ばいに近い状況となっている（図13.2）．この傾向は，単に平均値だけ，というわけではなく，最大値の濃度も同様な減少傾向を示している．濃度はばらついているわけであり，平均値だけ見てしまうと，高い濃度を示している家庭の被害（もしあれば）を見逃してしまうことにもなりうる．平均値だけでなく，最大値も減少しているということは，全般的に改善傾向にあり，よい方向に向かっているといってよいだろう．ただし，減少しているとはいえ，最大値はまだまだかなり高いといってよい濃度である．濃度が高い家を対象とした重点的な対策も必要なのである．

一方，指針値（後述）超過率という観点からすると，こちらも減少しており，今日では指針値を超過する家庭はほとんどない状況といえるだろう（図13.3）．しかし，ホルムアルデヒド濃度は時間が経ってもなかなか減衰しないことも報告されており，確かに新築家屋では指針値をこえるような濃度は認められないかもしれないが，建築基準法が改正される前に建てられた家，あるいは新しく建てられた家で指針値をこえるような家では，まだまだ高い室内濃度であることにも注意が必要だろう．いいかえると，ホルムアルデヒドの問題は新築というよりも築年数が経過した家の問題として考えなければいけないのかもしれない．

また家具から放散されるホルムアルデヒドに関しては，自主規制があるのみで，基準などは存在しない．合板を使用した家具からはかなりの量のホルムアルデヒドが放

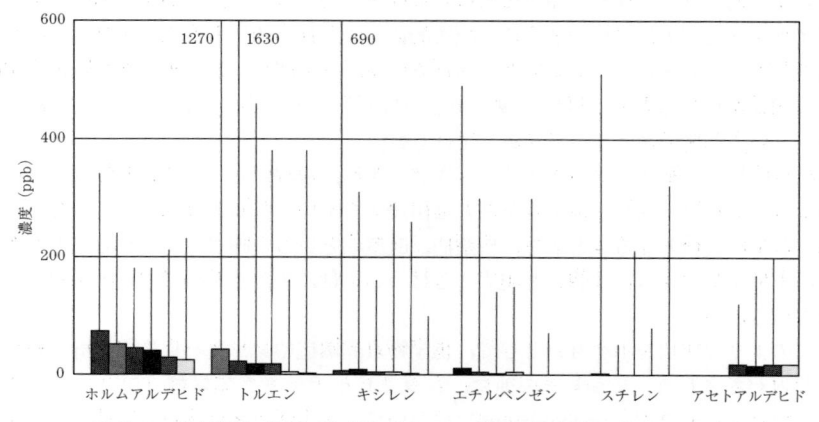

図13.2 室内濃度の推移（住宅リフォーム・紛争処理支援センター，2005）
いずれも，各々左から，2000～2005年の値

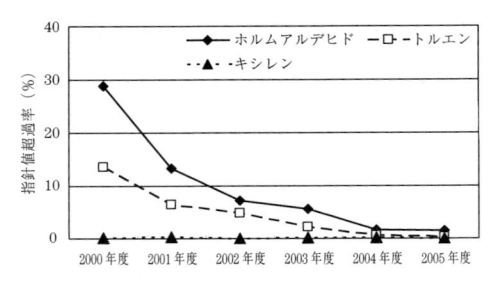

図 13.3 室内濃度指針値超過率（住宅リフォーム・紛争処理支援センター，2005）

散されることが知られており，食器棚など，扉を閉じることができるような家具を開けた際など，あるいは中にしまっておいた食器などにしみつくなど，によってなんらかの影響を受けることもありうるのである．

VOC濃度は新築直後に最も高い傾向があり，時間が経過すると濃度は減衰する．またその減衰傾向は，ホルムアルデヒドよりもかなり速い．新築時や改築時に濃度が高いのが一般的であるが，VOCも家具や生活用品など（化粧品など）からも発生することになる．そのため，居住者自身の持ち込みによって，あるいは塗装などを行うと，たとえ新築から時間が経過しても濃度が上昇することがあることに気づくべきだろう．

13.8 化学物質過敏症，シックハウス症候群とは

VOCなどに代表される化学物質による健康影響としては，どのようなものが認められるであろうか．通常，環境汚染による健康影響としては，発がんや水俣病やイタイイタイ病などの公害病のように，臨床的にもまた社会的にも優先度が高いものが検討されることが多いが，ここでとりあげる健康影響に関しては，まだまだ臨床医学的にも議論が続いており，健康影響，あるいは病気そのものを否定している場合も多い，という問題であることに注意してほしい．

具体的には，眼がちかちかする，吐き気，頭痛，視野狭窄，神経科的障害などが，おもに家を新築・改築・補修したあとに出現するといった問題を扱うことになる．新築・改築が契機となることから，新築病，改築病といった呼び方をされることもあるが，上に示したように「病」と記すことについては，まだまだ議論の余地が多く残されている．

このような症状を示すものとして，化学物質過敏症やシックハウス症候群といった呼び方がなされる．しかしその前に，シックビルディング症候群（シックビル症候群，SBS：sick building syndrome）について，多少ページを割いて整理しておくことにしよう．ただし，書き手によって整理の仕方が変わってきてしまう，というのも

これらの問題を複雑にしてしまっている一つの要因であることに注意してほしい．

シックビルディング症候群は，多くの文献において，
- 眼，とくに眼球結膜，鼻粘膜，および喉の粘膜への刺激
- 唇などの粘膜の乾燥
- 皮膚の紅斑，じんましん，湿疹
- 疲労を感じやすい
- 頭痛，気道の病気に感染しやすい
- 息が詰まる感じや気道がぜいぜい音を出す
- 非特異的な過敏症になる
- めまい，吐き気，嘔吐をくり返す

と定義されている．上記は健康影響にのみ言及しており，どこがビル（建物）と関係しているのだ，と考える向きもあろう．そのため，

> 「シックビルディング症候群は，特定の建物（1つまたは複数）に滞在した際に人々がさまざまな症状を示す現象である．症状としては，眼（乾き目／涙目），鼻（鼻水／鼻づまり），喉（咽喉乾燥／咽喉炎），皮膚（かさかさ／皮膚の腫れ）などがあり，頭痛，無気力，過敏性，集中力の欠如などをともなっている．これらの症状は一般的に誰にでも起こるものであるが，ある建物（1つまたは複数）の中で生活している人に，ほかの建物にいる人よりも多く症状が現れ，問題視されている建物から離れると症状が軽減される，あるいはそのうち症状が消失する．」

と定義し，建物に入った際の健康被害，また建物から離れた場合の軽減についてもふれているものもある（Spengler *et al.*, 2000）．しかし，もう一つ，気づいてほしいことがある．上に示した定義のいずれであっても，化学物質という表現は用いられていないということである．

一方，わが国において最近よく耳にするシックハウス症候群とは何であろうか．「ビルディング」を「ハウス」におきかえただけともいえるが，定義は若干異なっている．

> シックハウス症候群：　住宅の高気密化や化学物質を放散する建材・内装材の使用などにより，新築・改築後の住宅やビルにおいて，化学物質による室内空気汚染などにより，居住者のさまざまな体調不良が生じている状態．（厚生省生活衛生局企画課生活安全対策室，室内空気汚染問題に関する検討会中間報告書　第1〜3回のまとめ．2003年）

また，

> これまでの用語の使用実態に鑑みると，シックハウス症候群は医学的に確立した単一の疾病というよりも，「居住者の健康を維持するという観点から問題のある住宅において見られる健康障害の総称」を意味する用語であるとみなすことが妥当である．（厚生労働省健康局生活衛生課「室内空気質健康影響研究会報告書：―シックハウス症候群に関する医学的知見の整理―」2004年）

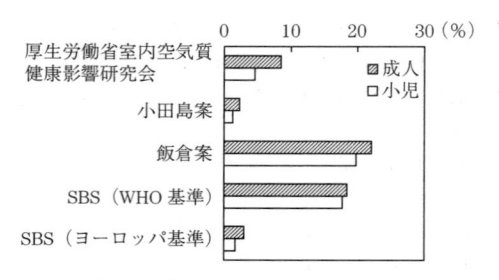

図13.4 種々の定義によるシックハウス症候群の有症率

という指摘もある．

いずれにせよ，シックハウス症候群には，まだ確定した定義は存在しない，というのが間違いない．厚生労働省室内空気質健康影響研究会が，さまざまな定義について検討して，有症率を調べた結果を図13.4に示す（室内空気質健康影響研究会，2004）．当たり前といえば当たり前であるが，定義の仕方によって結果が大きく異なってくる．

近年ではシックハウス症候群に関する研究や報告も多く行われているが，何をもってシックハウス症候群といっているのか，把握しておくことも大切なのである．

なお，この図で用いられている定義は以下のとおりである．

● **厚生労働省室内空気質健康影響研究会案**
室内環境における様々な外的環境因子の関与が想定される，皮膚粘膜症状や不定愁訴を主体とする非特異的症状

● **小田島案**
原因環境因子が想定され（病因・病態の解明されているものは除外），粘膜刺激症状を主体とするアレルギー疾患（気管支喘息，花粉症，アレルギー性鼻炎，アレルギー性結膜炎）の既往がなく，特定の建物で粘膜刺激症状や不定愁訴を中心とした症状が生じること

● **飯倉案**
特定の建物で粘膜刺激症状や不定愁訴を中心とした症状が生じること．原因環境因子の存在については問わない

● **SBS（WHO基準）**
ビルの居住者の20%以上が，不快感に基づく症状を呈するもの．新築または改築後に症状が出現し，半年ほどで症状が改善または消失するもの

● **SBS（ヨーロッパ基準）**
眼症状，鼻症状，喉の症状などが組み合わさって生じるもので，ビル関連病や感染と深い関係がある疾患は除外されるべき（WHOによる）

今日ではシックハウス症候群のほうが，人口に膾炙していると考えるが，室内空気

汚染の健康影響問題として最初にとりあげられたのは，化学物質過敏症であろう．化学物質過敏症（CS：chemicals sensitivity）とシックハウス症候群は同じものなのだろうか．

1987年に化学物質に曝露する機会の多い労働者を診察していた米国の医師のカレンが，「過去に大量の化学物質に一度曝露されたあと，または長期間慢性的に化学物質の曝露を受けたあと，非常に微量の化学物質に再接触した際に見られる不快な臨床症状」という概念のもと，これを多種化学物質過敏症（MCS：multiple chemical sensitivity）とよぶことを提唱したのがはじまりである．カレンはMCSと診断するために，次の7項目からなる定義づけを行った．

① 証明可能な環境由来の曝露，障害，または疾病に関連して発現する後天性の障害である．
② 複数臓器に症状が発現する．
③ 原因と思われる刺激に反応して症状が再発および軽減する．
④ 化学構造と中毒作用が多様な化学物質の曝露により症状が誘発される．
⑤ （低レベルであるが）証明可能な化学物質曝露により症状が生じる．
⑥ 非常に低い，すなわち人体に有害な反応を起こすことが知られている平均曝露量より数標準偏差値以上も低い曝露により症状が生じる．
⑦ 広く使われているいずれの身体機能検査でも症状が説明できない．

しかし，病気として認められていたかというと必ずしもそうではない．米国で多種化学物質過敏症（MCS）にかかわる症状をもつ人の80％は30〜50歳代，かつ職業をもった女性であったことから，また慢性疲労症候群や月経前緊張症候群などとの関連性も強く認められることなど，確固たるデータがないということから，「臨床的な事実として存在しているとは確認できない」と米国医師会では考えられてきた．

しかし，1991年1月から2月にかけて，米国をはじめとする多国籍軍がイラクを攻撃した湾岸戦争時に，戦地に配備された兵士たちに発生した湾岸戦争症候群（Gulf War Syndrome）によって，その見方が変化した．そして1999年6月に，米国政府，米国医学アカデミーによる「多種化学物質過敏症（MCS）に関する合意」（表13.9）が発表されたのである．

1989年に，MCSの臨床定義および規約について，多数の臨床経験と視点をもつ臨

表13.9 MCS診断のための合意基準（Multiple Chemical Sensitivity：A 1999 Consensus）

1. 化学物質への曝露をくり返した場合，症状が再現性をもって現れること
2. 健康障害が慢性的であること
3. 過去に経験した曝露や，一般的には耐えられる曝露よりも低い濃度の曝露に対して反応を示すこと
4. 原因物質を除去することによって症状が改善または治癒すること
5. 関連性のない多種類の化学物質に対して反応が生じること
6. 症状が多種類の器官にわたること

床医師および研究者89名によって5つの合意基準が提唱されていたが，1999年の合意では，さらに「症状が多種類の器官にわたること」という6つ目の基準が追加された．これは，最初に提唱した5つの合意基準では，ぜん息や偏頭痛などの単一器官の疾病と区別されないためであった．

この合意基準をもとに，「喘息，アレルギー，偏頭痛，慢性疲労症候群（CFS：Chronic Fatigue Syndrome），線維筋痛症（FMS：Fibromyalgia Syndrome）などのほかの病態も考慮したうえで，上記6つの合意基準が満たされるときは，多種化学物質過敏症（MCS）と診断する」ことを推奨している．

わが国では，化学物質過敏症の定義としては，

　「最初にある程度の量の化学物質に曝露されるか，あるいは低濃度の化学物質に長期間反復曝露されて，一旦過敏状態になると，その後極めて微量の同系統の化学物質に対しても過敏症状を来す者があり，化学物質過敏症と呼ばれている．」

と，厚生労働省で定義されている．なお，化学物質過敏症という呼び名に関して，この名称は不適切であり，本態性多種化学物質過敏状態，本態性環境不耐忍症，化学物質不耐状態などにすべきであるという意見もある．しかし，名称そのものに関して議論を継続することは不毛な議論であり，症状や病状に焦点を当てて，健康影響や対策面を検討すべきであろう．

化学物質過敏症の症状としては，

- 自律神経障害：発汗異常，手足の冷え，月経不順，易疲労性
- 精神障害：不眠，不安，不定愁訴，うつ状態
- アレルギー：皮膚炎，ぜん息，自己免疫疾患
- 循環器障害：不整脈，頻脈，心電図異常
- 消化器障害：下痢，便秘，悪心，胸焼け
- 末梢神経異常：運動障害，四肢末端の知覚異常
- 眼科的異常：調節障害，視神経萎縮，ぶどう膜炎，結膜炎

が指摘され，また，化学物質過敏症の例として，

- 害虫駆除担当の地方公務員．家に帰ると肩こり，不安，冷え
- 床のワックスがけ，ペンキのにおい，車の排気ガスで頭痛，吐き気，のぼせ
- 腕にモルモットのひげが触れただけでミミズ腫れ
- 塩素系洗剤の急性中毒から回復．しかしその後，台所でガスを点火しただけでも気持ちが悪くなる
- 塗装業手伝い．デパートの特売場で染料や防虫剤のにおいをかぐだけで頭痛やハアハア息をするようになる

などが報告されている（石川・宮田，(1993)）．

また化学物質過敏症の診断基準として，厚生労働省より，表13.10に示すようなものがあげられているが，必ずしも十分に診断できる状況にはまだなっていないというのが現状であろう．

表 13.10　化学物質過敏症の診断基準

A．主症状
1) 持続あるいは反復する頭痛
2) 筋肉痛あるいは筋肉の不快感
3) 持続する倦怠感，疲労感
4) 関節痛
5) アレルギー性皮膚疾患
6) 主症状の多くは風邪またはインフルエンザ，場合により最近は慢性疲労症候群などと診断されていることがある

B．副症状
1) 咽頭痛
2) 微熱
3) 腹痛，下痢または便秘
4) 羞明（まぶしさ），眼のかすみ，ぼけ，一過性の暗点出現
5) 集中力，思考力の低下，記憶力の低下，物忘れ，健忘
6) 感覚異常，臭覚・味覚異常，幻臭
7) 興奮，うつ状態，精神的な不安定，不眠
8) 皮膚の炎症，かゆみ
9) 月経過多，月経異常など

C．検査
1) 副交感神経，交感神経の機能亢進または低下を示す瞳孔異常の診断
2) 視覚空間周波数特性の明らかな閾値低下
3) 眼球運動の異常，とくに垂直面の滑動性追従運動障害（前庭神経障害を含む）
4) 神経内分泌系の異常，たとえばバスピロン（抗不安薬）投与後のプロラクチン値異常，ピリドスチグミン（コリンエステラーゼ阻害薬）投与あるいはデキサメタゾン（合成副腎皮質ステロイド）投与後の成長ホルモン値の異常変動
5) 必要とされたときは，原因とされる化学物質の微量負荷試験または治療による治験を施行する．これらの検査は心因性疾患の除外に必要である

D．診断
1) 主症状 2 項目＋副症状 4 項目が陽性であること
2) 主症状 1 項目＋副症状 6 項目＋検査所見 2 項目が陽性であること

表 13.11　化学物質過敏症診断にかかわる客観的検査法

1. 神経学的検査
   瞳孔対光反応，滑動性眼球追随運動，空間周波数特性検査（コントラスト感度検査），など
2. 免疫系検査
   リンパ球分画，ナチュラルキラー細胞活性，T8 リンパ球機能，甲状腺機能，など
3. 内分泌系検査
4. 脳血流検査
5. 誘発試験
6. 遺伝子検査

また，一部の病院でしかできない，といった問題もあるが，化学物質過敏症評価のために，客観的検査法として，表 13.11 に示すような検査も行われている．

では，シックハウス症候群と化学物質過敏症はどこが異なるのだろうか．症状など

は同じであると考えてよい．両者の区別は，原因側に帰着させる以外に手はない．
　シックハウス症候群は，「家」が原因（新築，改築など）で発症した化学物質過敏症，という整理もできるが，以下のような指摘もある．
　「厚生労働省で定められた室内濃度指針値よりも高い値の VOC で症状が出現し，問題となる住宅から離れると症状が軽快，あるいは消失するものをシックハウス症候群と呼び，室内濃度指針値の 1/10〜1/20 など，通常の人なら適応できるような極めて微量でも症状が出てしまう場合を化学物質過敏症と呼ぶ」（日本建築学会，2001）
　またシックハウス症候群がシックビルディング症候群をそのまま引き継いでいるものであるという考えに立てば，化学物質にこだわらず，生物汚染なども含めて，「家に起因する何か」で生じた健康被害一般のことをシックハウス症候群とすることもある．化学物質過敏症は，家，また室内だけにその原因を求めるには必ずしもならない，ということにもなるのである．たとえば，塗装やシロアリ駆除に携わっている方も，化学物質過敏症になりうるのである．患者対策という観点からすると，広く患者を把握する必要があるが，こと研究などの観点からすると，何が何だかわからないものを化学物質過敏症やシックハウス症候群といってしまっている可能性もあるのである．
　なお，シックハウス症候群と化学物質過敏症の共通の問題点を整理すると，以下のように考えることができるだろう．
- 診断基準が必ずしも確定していない
- どこでも誰でも診断できるというものではない
- 自覚症状に基づいた判断が主とならざるをえない
- 発症機序が明確になっていない
- 原因（化学物質）との関係（因果関係）が必ずしも明確ではない

13.9　化学物質過敏症などの治療

　対策として考えられるのは，室内環境の改善と患者対応となるが，今日の段階で指摘されている化学物質などの治療法は以下のとおりである．
　○**基本的な治療法**
　　① 診断を受けたら（自覚症状を認めたら），その日から家の中を化学物質フリーにする努力をする．
　　② 規則正しい生活を心がける．正しい食生活を採用し「化学物質の総負荷量を減らす努力」をする．
　　③ 運動やサウナ．
　○**そのほかの治療法**
　　解毒剤，ビタミン剤，アミノ酸製剤，代謝促進剤，微量元素補充などをあげることができる．ただし，万人に効く治療法は存在しない．

13.9 化学物質過敏症などの治療

別の観点から，つまり患者側の観点から考えてみよう．ギブソンら（Gibson et al., 2003）が，（自称）化学物質過敏症患者にアンケート調査を行った結果によれば，患者は自分自身でさまざまな治療法に試みているようである．有効であったと考えている治療法を表13.12に示した．この表では「とても助けになる」と「若干助けになる」をあわせた「Help」回答と，「とても害を及ぼす」と「若干害を及ぼす」をあわせた「Harm」回答との比が10をこえているものを抽出し，作成してある．これを見ると，最も有効な治療法は化学物質を避けることであることがわかる．しかし一方では，そういった住宅の建設は患者に経済的な負担を強いることになる．そのほかに，効果的な治療法として祈りや黙想があげられている．援助してくれるグループの存在も大きいようである．

表13.12 効果的な治療方法（Help/Harm比 >10）（Gibson et al., 2003；改変）

	経験した人の数(人)	とても害を及ぼす(%)	若干害を及ぼす(%)	効果なし(%)	若干助けになる(%)	とても助けになる(%)	Help/Harm比
化学物質のない住宅空間	820	0.1	0.5	4.5	38.6	56.2	155.2
化学物質忌避	875	0.5	0.3	4.7	38.0	56.5	118.6
祈り	609	0.7	0.7	34.4	35.6	28.6	48.3
黙想	423	0.7	2.1	43.3	41.2	12.6	19.2
指圧	308	1.0	3.5	28.3	46.0	21.2	14.9
タッチフォーヘルス	75	2.5	1.3	41.8	35.4	19.0	14.3
空気清浄機	786	1.8	4.2	11.8	47.5	34.6	13.7
回転食	560	1.6	4.1	22.1	44.0	28.2	12.7
乳酸菌	661	0.9	3.2	44.0	32.8	19.2	12.7
引越し	513	2.9	4.5	6.0	42.3	44.3	11.7
足や手のつぼのマッサージ	204	2.4	2.4	38.5	43.4	13.2	11.6
曝露に対抗するための個人酸素	326	2.9	4.4	14.2	39.8	38.6	10.6

表13.13 有害な治療方法（Help/Harm比 <1）（Gibson et al., 2003；改変）

	経験した人の数(人)	とても害を及ぼす(%)	若干害を及ぼす(%)	効果なし(%)	若干助けになる(%)	とても助けになる(%)	Help/Harm比
ゾロフト（抗うつ剤）	148	45.5	22.7	23.4	5.8	2.6	0.1
プロザック（抗うつ剤）	183	37.6	21.5	25.8	9.7	5.4	0.3
エラビル（抗うつ剤）	149	33.9	23.6	27.3	9.7	5.5	0.3
そのほかの抗うつ剤	306	32.4	17.6	27.2	17.6	5.1	0.5
そのほかの抗けいれん薬	76	37.6	12.9	24.7	16.5	8.2	0.5
バリウム	125	23.1	21.6	34.3	17.2	3.7	0.5
ザナックス（抗不安剤）	134	25.0	20.8	27.8	19.4	6.9	0.6
マイクロハイドリン（抗酸化剤）	57	10.8	15.4	53.8	10.8	9.2	0.8
アシクロビル（抗ウイルス薬）	68	19.8	13.6	40.7	18.5	7.4	0.8
保存料の入った薬物での誘発-中和試験	159	22.0	18.1	25.4	27.1	7.3	0.9
グルタチオン鼻内噴霧	54	16.2	17.6	35.3	25.0	5.9	0.9

一方で，逆効果となる治療法としては（Help/Harm 比が1未満），抗うつ剤などの処方薬であるという結果になっている（表13.13）．

そのほかの治療法としては，患者を化学物質フリーな施設に滞在させることで，原因物質を探したり，体内から化学物質を放出させることを促し，患者自身の体調の回復を期待する，といった以下のような方法もある．しかし，転地療養をはじめ，これらの方法に関しては，まだ十分な評価が定まっているわけではない．

○**環境コントロール施設**（EMU：environmental control unit, environmental medical unit）

化学物質フリーの状態を人工的に作る．これにより，体内から化学物質の除去を促進し健康回復を目指す．また，一部の化学物質を体に与えて反応を見ることによって原因物質を調べ，よりよい治療方針を探ることもする．この施設では，すべての患者に対して診断を行える．また，クリーンルームでなくては生活するのも厳しいような重い症状をもつ人を対象とする治療法である．

○**転地療養**

ひらたくいえば，「化学物質汚染が低い，またはない家に住まいを変えよう」ということ．

患者が化学物質汚染の低い地域，さらには建物で日常生活を行いながら，症状の改善を進め，また療養生活をするまでは気づかなかった日常生活上の問題点（生活様式，食品など）を学び，通常の日常生活に社会復帰することを手助けすることが目的となる．

ただし，化学物質過敏症やシックハウス症候群は，室内空気汚染の問題であると考えられているが，必ずしも室内だけの問題ではない．屋外環境に関しても十分な配慮が必要である．これらの病気は，近隣の工場や自動車から排出される排ガスによっても起こりうる．室内および屋外をあわせて検討しなければならない．

13.10　室内（家庭内）の空気質問題に対する考え方

室内，とくに家庭内の空気質問題は，多様な側面をかかえている．残念ながら，1つの方向性だけから検討することで解決するものではないのが現状であろう．ある化学物質が単独で用いられることはなく，いろいろな組み合わせで建材や家具などに用いられる．また，それらの化学物質は，室内の汚染を助長するために用いられるのではなく，もともとは建材などの保護などを含めて，いわば快適性を増すことを考慮して使用されている．

またダニ・カビなどをコントロールするために殺菌剤・殺虫剤が用いられるといったことからもわかるように，トレードオフの関係にあるものも少なくない．そのような事情もあり，一つの物質を排除するということは，代替品を探す，あるいは別の問題が発生するということにほかならず，一つを制御しても，すぐに次の問題が生じう

る．一方で，以前に比べて室内環境が快適になってきているという事実も否定できない．人はわがままなもので，いったん手にした快適性を手放すということは考えられず，現状を保持したままで，対応策を考えていかなければならない．

　室内の空気質問題を，後述する生物汚染との関連性も交えて記載すると，以下のようになるだろう．
- それぞれの汚染物質の存在は，相互に関連
- 単独の除去，防止だけでは対処できない可能性
- 化学物質，(微)生物，居住する人とのいたちごっこ
- 昔の家にはもう戻れない（今日の快適さを捨てることはできない）
- 少なくとも現状を維持しつつ，解決を試みなければならない

とはいっても，何もしないわけにはいかない．まず，汚染を引き起こさないということが最も基本的な対策方針であるが，汚染が生じてしまった場合の基本方針としては，
① 換気による化学物質の排出
- 換気システムがある場合は常時運転する．
- 換気システムがない場合は，トイレや風呂の換気扇を利用する．
- 換気口を開ける．
- こまめに窓を開ける．

② 汚染源の推定およびそのコントロールと除去
③ 汚染物質の分解／除去手段の使用
- 分解／除去の方法として，ベイクアウト，空気清浄機，ゼオライトや活性炭などがある．

とまとめることができる．また，行政的な立場からの対応としては，指針値の策定と（建材などに対する）使用の制限が行われている．

13.11　室内環境指針値

　指針値（guideline）とは，現状において入手可能な科学的知見に基づき，人がこの濃度以下の曝露を一生涯受けたとしても健康への有害な影響は受けないであろうとの判断により設定された値であり，行政的な判断は加えられていないものとなる．現時点で，厚生労働省により13物質に対して室内濃度指針値が定められており，その値は表 13.14 に示したものとなっている．学校保健の観点から学校施設内の室内濃度に関しても基準値が定められているが，定められている物質数はホルムアルデヒド，トルエン，キシレン，パラジクロロベンゼンと厚生労働省により定められた物質よりも少ないが，判定基準は厚生労働省の指針値と同じ値を使用することとなっている．

表 13.14 室内濃度指針値（平成 14（2002）年 3 月現在）

化学物質	毒性指標	室内濃度指針値 $\mu g/m^3$	ppm
ホルムアルデヒド	ヒト吸入曝露における鼻咽頭粘膜への刺激	100	0.08
トルエン	ヒト吸入曝露における神経行動機能および生殖発生への影響	260	0.07
キシレン	妊娠ラット吸入曝露における出生児の中枢神経系発達への影響	870	0.20
パラジクロロベンゼン	ビーグル犬経口曝露における肝臓および腎臓などへの影響	240	0.04
エチルベンゼン	マウスおよびラット吸入曝露における肝臓および腎臓への影響	3800	0.88
スチレン	ラット吸入曝露における脳や肝臓への影響	220	0.05
クロロピリフォス	母ラット経口曝露における新生児の神経発達への影響および新生児脳への形態学的影響	1（小児 0.1）	0.00007（小児 0.000007）
フタル酸ジ-n-ブチル	母ラット経口曝露における新生児の生殖器の構造異常などの影響	220	0.02
テトラデカン	C_8-C_{16} 混合物のラット経口曝露における肝臓への影響	330	0.04
フタル酸ジ-2-エチルヘキシル	ラット経口曝露における精巣への病理組織学的影響	120	0.0076
ダイアジノン	ラット吸入曝露における血漿および赤血球コリンエステラーゼ活性への影響	0.29	0.00002
アセトアルデヒド	ラットの経気道曝露における鼻腔嗅覚上皮への影響	48	0.03
フェノルカルブ	ラットの経口曝露におけるコリンエステラーゼ活性などへの影響	33	0.0038

13.12　指針値をどのように考えるか

　指針値は健康を守るためのものである．とくに室内濃度指針値は，シックハウス症候群や化学物質過敏症を念頭に定められたものではある．汚染物質の値が指針値以下に保たれているなら，現時点で健常な人が化学物質過敏症やシックハウス症候群を発症することはおそらくないと考えてよいだろう．しかし，すでに発症した患者は化学物質を避けて生活している（つまり低い濃度の中で暮らしている）わけであり，指針値の 10 分の 1 くらいでも違和感を感じたり，反応してしまうことがあることに注意すべきである（図 13.5）.
　また，
　　「指針値をわずかに上回る濃度の化学物質の曝露を受けた者が粘膜刺激症状などの症状を訴えた場合に，「シックハウス症候群」と判断される場合があるなど，本指針値を巡って「シックハウス症候群」についての誤解も見受けられる．そも

(a) ホルムアルデヒド

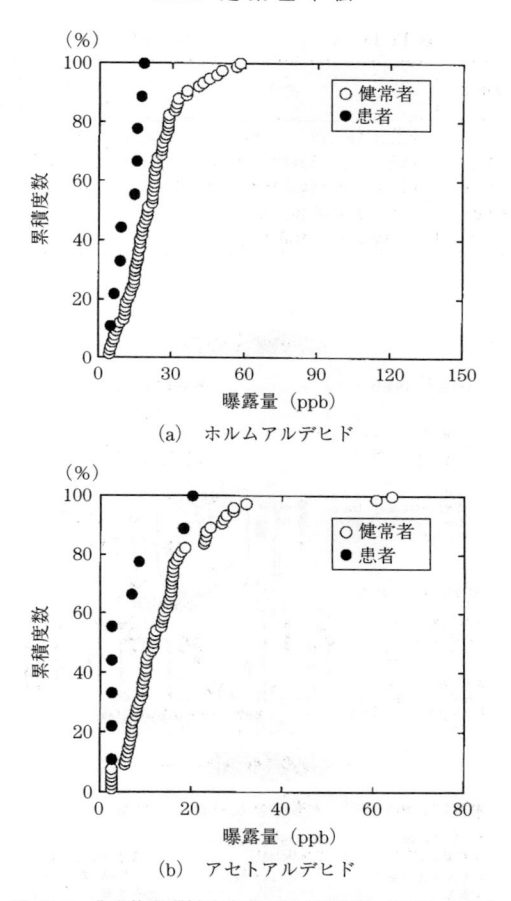

(b) アセトアルデヒド

図13.5 化学物質過敏症患者の個人曝露量（柳沢，2002）

そも指針値は，化学物質により「シックハウス症候群」を引き起こす閾値を意味する値ではない．そのため，室内環境での濃度が指針値を超過していることだけをもって，直ちに，当該化学物質が症状誘発の原因であるとすることは必ずしも適当ではなく，症状誘発の関連因子を特定するためには，慎重かつ適切な臨床診断に基づく総合的な検討が必要である．」（室内空気質健康影響研究会，2004）とも指摘されている．

13.13 建築基準法

国土交通省では，「建築物の敷地，構造，設備及び用途に関する最低の基準を定め

表13.15 ホルムアルデヒド放散量の等級

建築基準法改正前	改正後	ホルムアルデヒド放散速度（$\mu g/m^2h$）
等級4（E0・Fc0）	等級3（F☆☆☆☆相当）	5以下
等級3（E1・Fc1）	等級2（第3種建材・F☆☆☆相当）	5をこえて20以下
等級2（E2・Fc2）	等級1（第2種建材・F☆☆相当）	20をこえて120以下
等級1（そのほか）	×（廃止・使用禁止）	
	×（廃止・使用禁止）	

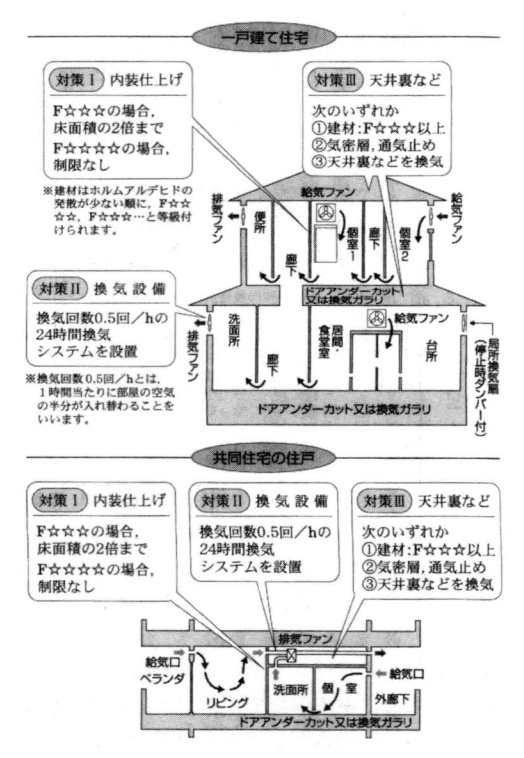

図13.6 ホルムアルデヒド使用制限模式図（国土交通省住宅局パンフレット）

て国民の生命，健康及び財産の保護を図り，もって公共の福祉の増進に資する」ために，建築基準法を定めている．建築基準法は，建築物の構造方法，防火性能，用途地域規制などに関して規定していたが，平成14（2002）年7月に建築基準法などの一部が改正され，シックハウス対策が盛り込まれた．具体的には，

① クロロピリフォスの全面使用禁止

② ホルムアルデヒドの使用制限（面積制限，天井裏なども）

から構成されている．ホルムアルデヒドは合板の接着剤に用いられているが，以前からあった放散量に基づく等級が改められ，この等級に基づき，使用面積制限がなされた．また，ホルムアルデヒド濃度を指針値以下に保つための措置として，各部屋に強制換気を設置し，24時間体制で，換気回数を0.5回/h以上に保つことを求めている．表13.15に放散量別の等級を，また図13.6に使用制限などの模式図を示しておく．

13.14 将来展望

換気などの対策に関しては，基本的には居住者自らが実施すべき対策であることに注意してほしい．とはいっても，居住者だけでできることには限りがある．また，室内環境問題は，狭い空間の環境問題ではあるが，空気質，建築，健康，といったように多くの領域にまたがった研究が必要であり，多方面からの，またさまざまな観点からの研究を行うこと，さらにはそのような人材育成をすることが必要となってくる．さらには，前述したように，指針値だけに基づく検討を行えばよいというものではないし，新築家屋だけを検討対象とすればよいというものでもなく（問題が家庭ではないこともある），そのため，原因はこれこれに違いない，あるいはこの濃度であれば問題は生じるはずがない，といったような，いわばある種の固定観念からの脱却も必要となってくる．

〔中井里史〕

■文　献

池田耕一（1998）．室内空気汚染の原因と対策，日刊工業新聞社．
石川　哲・宮田幹夫（1993）．あなたも化学物質過敏症?，農文協．
厚生省　編（1993）．喫煙と健康-喫煙と健康に関する報告書　第2版，健康・体力づくり事業財団．
国土交通省住宅局，快適で健康的な住宅で暮らすために　改正建築基準法に基づくシックハウス対策（パンフレット，http://www.mlit.go.jp/jutakukentiku/build/sickhouse.files/sickhouse_2.pdf）
室内空気質健康影響研究会　編（2004）．室内空気質と健康影響，ぎょうせい．
住宅リフォーム・紛争処理支援センター，平成17年度室内空気に関する実態調査報告書（概要版）
（http://www.chord.or.jp/shienc/houkoku/houkoku/pdf/h17pdf/h17_juutaku.pdf）
田辺新一（1998）．室内化学汚染，講談社現代新書．
中井里史（2004）．シックハウス，日本評論社．
日本建築学会　編（2001）．シックハウス事典，技報堂出版．
柳沢幸雄・石川　哲・宮田幹夫（2002）．化学物質過敏症，文春新書．
柳沢幸雄（2002）．シックハウスにおける化学物質について，全科展 in Tokyo 2002（シンポジウム3，シックハウスにおける汚染物質測定）．
Gibson, P. R. *et al.* (2003). *Environmental Medicine*, **111**(12), 1498-1504.
Spengler, J. D., Samet, J. M., and McCarthy, J. F. (eds.) (2000). *Indoor Air Quality Handbook*, McGraw-Hill.
Multiple Chemical Sensitivity : A 1999 Consensus. *Archives of Environmental Health*, **54**(3), 147-

1494, 1999.

> **コラム 16 ●室内濃度の測定について**
>
> 　厚生労働省の測定指針には,「新築住宅の測定」を行うときの必要事項として,「30分換気後に対象室内を 5 時間以上密閉し,その後おおむね 30 分間空気を採取する.採取の時刻は午後 2〜3 時頃に設定することが望ましい」とある.30 分間の換気は「室内と外気を同様のレベルにしようとするため」であるが,「どの程度まで濃度が上昇する可能性があるのか」を調べることが目的であるし,換気のあと,長時間の密閉をして室内濃度の平衡状態に達するまでの時間待つわけであるので,換気時間の長短にかかわらず,つまり室内濃度が外気濃度まで下がろうが下がるまいが,ある程度の時間が経過すると室内濃度は平衡状態に達することになる.
>
> 　また「5 時間以上密閉」とあるが,「5 時間をこえて」密閉している測定は多くない.「5 時間ちょうど密閉」することが多いようである.
>
> 　図 13.7 は,建材から一定量の放散がコンスタントに続いた場合,窓を開けたあとに室内の濃度が窓を閉め切ってからどのくらいの時間で平衡状態に達するのかを,換気回数ごとに示したものである.濃度そのものではなく,平衡状態に達した場合を強度 1 として,また外気濃度を 0 として作成したグラフであることに注意してほしい.換気回数によっては 5 時間では平衡状態に達していないものがあることに気づくだろう.確かに換気回数が 0.5 回以上であれば 5 時間程度で十分平衡に達するが,念のために 24 時間程度は窓を閉め切っておいたり,最初の窓開けはしないで,時間短縮を試みるなどのバリエーションも必要になってくるかと思うが,皆さんはいかがお考えだろうか.
>
> **図 13.7**　密閉後の室内濃度の変化

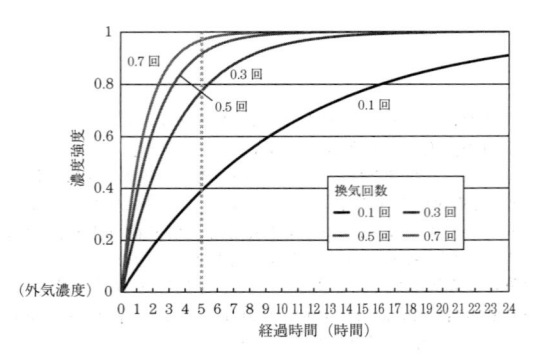

14 アスベスト

　アスベストとは，天然の鉱物繊維のことで，火山から噴出した溶岩（蛇紋石や角閃石）が水で冷やされるときに生成される．アスベストは，ギリシャ語で「不滅のもの」という意味であり，石綿（いしわた，または，せきめん）ともよばれる．吸音性，断熱性，耐腐食性，耐薬品性があり，さらには安価であることから，建設資材，電気製品，自動車（ブレーキやクラッチ板），そのほか家庭用品など3000種類以上の製品に使用されてきた（表14.1）．使用の8割以上は建築建材の原材料とされている．

　一方で，アスベストの繊維は，直径 $0.02 \sim 0.2\,\mu m$ と非常に細く，容易に空中に飛散（再飛散も含む），かつ吸入しやすくなっている．アスベストは半永久的に分解などしないため，それが工業製品としての長所ではあるが，環境影響という観点からは，環境蓄積性が高いため，問題となってくる．

　後述するように，アスベストは建築材料として多く用いられていた経緯もあり，今後それらの解体にともなって飛散するアスベスト吸入に対する関心の高まり，さらにはアスベスト関連事業場従業者や近隣住民で中皮腫（がんの一種）発生が認められる，あるいは疑われるといった報告が多くなされてきており，改めてクローズアップされている．

表14.1　アスベストの特性（森永，2005）

繊維状の構造から，糸や布に織れる（紡績性）
引っ張りに強い
摩擦や磨耗に強い
熱に強い
熱や音を遮断する
薬品に強い
電気を通しにくい
細菌・湿気に強い
ほかの物質との密着性に優れている
安価である

14.1 アスベストの種類・特徴

アスベストの種類は表 14.2 に示すようになっているが，代表的なものは，蛇紋石系のクリソタイル（白石綿），角閃石系のクロシドライト（青石綿）およびアモサイト（茶石綿）の 3 種類である．

また，それぞれの物理的・化学的性状は表 14.3 のようにまとめられている．クリソタイルの組成式は $Mg_6Si_4O_{10}(OH)_8$ であり，クリソタイルから作られるアスベスト綿を白石綿，または温石綿とよぶ．綿のように柔らかい．日本では平成 16（2004）年に原則使用が禁止され，平成 20（2008）年までには全面禁止される．クロシドライトは，針状に尖った繊維で，クリソタイルのような柔らかさはない．クリソタイルが，Si（ケイ素），Mg（マグネシウム）などを主成分であり，クロシドライトは，

表 14.2 アスベスト（石綿）の種類について

分類	蛇紋石族と角閃石族に属する繊維状水和性ケイ酸塩鉱物					
	角閃石系		蛇紋石系	角閃石系		
名称	角閃石系（クロシドライト）	茶石綿（アモサイト）	白石綿（クリソタイル）	アンソフィライト（直閃石）	トレモライト（透角閃石）	アクチノライト（緑閃石）
規制動向	平成 7（1995）年〜労働安全衛生法に基づき，製造などが禁止		平成 6（1994）年 10 月〜労働安全衛生法に基づき，製造などが禁止された．			
			建材や磨耗材などに使用されていた	産出量が少なく輸入されていない		

表 14.3 アスベストのおもな物理的・化学的特性

	クリソタイル	クロシドライト	アモサイト	アンソフィライト	トレモライト	アクチノライト
硬度	2.5〜4.0	4	5.5〜6.0	5.5〜6.0	5.5	6
比重	2.55	3.37	3.43	2.85〜3.1	2.9〜3.2	3.0〜3.2
融点（℃）	1521	1193	1399	1468	1316	1393
比熱（kcal/g/℃）	0.266	0.201	0.193	0.210	0.212	0.217
抗張力（kg/cm²）	31000	35000	25000	24000	5000 未満	5000 未満
比抵抗（MΩcm）	0.003〜0.15	0.2〜0.5	500 未満	2.5〜7.5	——	——
柔軟性	優	優	良	良〜不良	良〜不良	良〜不良
表面電荷	＋	−	−	−	−	−
耐酸性	劣	優	良	優	優	良
耐アルカリ性	優	優	優	優	優	優
脱構造水温度*（℃）	550〜700	400〜600	600〜800	600〜850	950〜1040	450〜1080
耐熱性	良．450℃ 位からもろくなる	クリソタイルと同様	クリソタイルよりやや良	アモサイトと同様	クリソタイルより良	不良

* 空気中において，脱水反応を起こし結晶構造が崩壊して，強度を失う温度をいう．
（出所：http://www2.kankyo.metro.tokyo.jp/kaizen/kisei/taiki/asbest/hisan-bousi-manual/all.pdf）

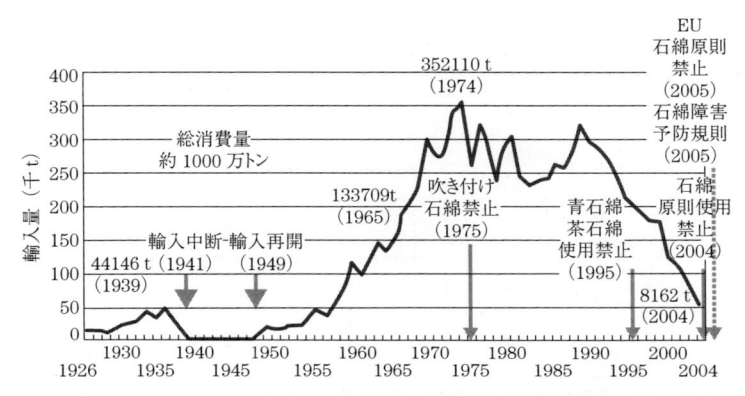

図 14.1 わが国の石綿（アスベスト）輸入量の推移と法的規制の歴史（環境再生保全機構ホームページ http://www.erca.go.jp/asbestos/what/kiso/yunyu/html）

Si，Fe（鉄）に少量の Mg，Na（ナトリウム）が含まれている（$Na_2(Fe^{2+},Mg)_3(Fe^{3+})_2Si_8O_{22}(OH,F)_2$）．青石綿とよばれるのは，含有する酸化鉄のため色が青いことからである．クリソタイルに比べ，とくに酸に強く，アルカリなどの薬品にもおかされにくい．1995（平成7）年より使用も製造も禁止されている．

なお，わが国での使用されてきたアスベストの大半は輸入に頼っており，これまでの総輸入量は 1000 万 t に達する．また 1970～1990（昭和 45～平成 2）年にかけては，最大で年間約 30 万 t という大量のアスベストが輸入されていた（図 14.1）．

14.2 アスベストの使用形態

建築物においてアスベストはどのように使用されてきたのだろうか．以下のように整理できる（表 14.4 参照）．
① 吹き付けアスベスト
  ・アスベストとセメントとを一定割合で水を加えて混合し，吹き付け施工したもの
  ・耐火被覆用，吸音・断熱用などとして，柱，壁，天井などに使用
  ・1956 年頃から 1975 年頃まで使用
② 吹き付けロックウール
  ・1975 年に吹き付けアスベストが原則禁止となって以降，吹き付けロックウールに切り替わったが，しばらくの間は，アスベストを混ぜて使用
  ・耐火被覆用と吸音・断熱用であり，使用場所なども吹き付けアスベストとほぼ同じ
  ・アスベストを混ぜて使用された期間は，1968 年頃から 1980 年頃まで．ただし，一部の工法（湿式）については，1988 年頃まで使用

表 14.4 吹き付けアスベストが使用されていたおおむねの期間（使用期間は目安）（日本建築センター（2006），日本石綿製品工業会ヒアリング）

吹き付け材の種類	アスベスト含有量など		使用期間 昭和30　昭和40　昭和45　昭和50　昭和55　平成7
吹き付けアスベスト	吸音・結露防止用（アスベスト：約70％）		昭和30 → 昭和50
	耐火被覆用（アスベスト：約60％）		昭和40 → 昭和50
アスベスト含有吹き付けロックウール	アスベスト：30％以下		昭和45 → 昭和50
	アスベスト：5％以下 1％以上	通則認定	昭和50 → 平成7
		個別人点	昭和55 → 平成7

1) 通則認定：企業の提供する製品・サービスなどにおいて，企業間の品質的な（材料，製法など）ばらつきがなく，標準・規格規定を満たしている場合，業界団体（「吹き付けロックウール」においてはロックウール工業会）が国土交通省で定める性能（耐火）試験を受け，国土交通大臣による認定を取得する制度をいう．吹き付けロックウールは，通則認定不燃材料として「不燃第1023号」に認定されている．
2) 個別認定：企業が個別に，国土交通省で定める性能（耐火）試験を受け，国土交通大臣による認定を取得する制度をいう．

③ アスベスト保温材（石綿含有保温材，耐火被覆板など）
  ・板状保温材および筒状保温材は，各種プラントの塔などの外壁や配管の定形部にボルトや針金などによって固定され使用
  ・ひも状保温材は，各種プラントの曲管部や施工しにくい部分に巻き付けて使用
  ・布団状保温材は，各種プラントのポンプ，バルブ，フランジなどの保守点検を必要とする部分などにかぶせ，その上から針金などを巻き付けて使用
  ・耐火被覆板は，吹き付けアスベストと同様に鉄骨材などの耐火性能を確保するために使用
④ アスベスト成型板（石綿スレート，パルプセメント板，石綿セメントサイディングなど）
  ・平板または波板状のものがあり，石綿スレートが代表的
  ・防火性，耐水性などに優れた性能をもつため，建物の外壁，屋根をはじめとして広い範囲で使用
⑤ そのほか
  ・石綿セメント製パイプ状製品として煙突や排気管などの低圧管と上下水道用高圧管に使用など

このうち，室内で注意する必要があるのは，壁や天井に吹き付けられたアスベストである．吹き付けアスベストはセメントなどの含有率が少ないので解体時や経年劣化とともに飛散しやすいからである．

14.3 アスベストに関する規制

昭和50（1975）年にアスベストの吹き付け作業が禁止（特定化学物質等障害予防規則）されたことにはじまり，平成16（2004）年10月労働安全衛生法施行令において，クリソタイル（白石綿）の製造，輸入，使用などが禁止されるまで，段階的に製造・使用が禁止されてきた．化学プラントの配管接合部分に使うシール材など工業用製品として代替が難しいものは，平成16（2004）年以降も使用が認められていたが，平成20（2008）年までに使用禁止となっており，アスベストは全面的に使用禁止となる（表14.5）．

表 14.5　わが国のアスベストに関する規制

年	規制内容	関連法令
1975年	アスベストの吹き付け作業禁止	特定化学物質など障害予防規則
1983年	クロシドライト（青石綿）の輸入中止	業界自主規制
1989年	特定粉じん（アスベスト）の製造施設の届出および敷地境界での測定を義務化	大気汚染防止法改正
1991年	吹き付けアスベストを特別管理産業廃棄物に指定	廃棄物処理法改正
1994年	アモサイト（茶石綿）の輸入中止	業界自主規制
1995年	アモサイト（茶石綿）とクロシドライト（青石綿）の製造，輸入，使用など禁止	労働安全衛生法施行令
1997年	吹き付けアスベストを使用する建築物の解体工事の届出，マニュアルの遵守	大気汚染防止法改正
2003年	石綿セメント円筒，押出成型セメント板，住宅屋根用化粧スレート，ブレーキパッド，ブレーキライニング，接着剤への使用禁止	労働安全衛生法施行令改正
2005年	クリソタイル（白石綿）の製造，輸入，使用など原則禁止	労働安全衛生法施行令
2006年	「石綿による健康被害の救済に関する法律」，「大気汚染防止法」や廃棄物の処理および清掃に関する法律の一部改正	

14.4 アスベストの健康影響

WHO（世界保健機関）に属する国際がん研究機関（IARC）は，アスベストを「ヒトに対する発がん性に十分な根拠のある物質（Group 1）」に分類している（表14.6）．

アスベストによる健康影響を再度整理すると，
① アスベスト肺（石綿肺）：大量のアスベスト粉じんを吸入することにより，肺が線維化する「じん肺」という病気の一種．肺の線維化を引き起こすものには，粉じんや薬品などもあるが，アスベストにより引き起こされたじん肺を，とくにアスベスト肺（石綿肺）として区別している．

② 肺がん：原発性肺がんは気管支あるいは肺胞を覆う上皮にできる悪性の腫瘍
③ 中皮腫：胸膜，腹膜，心膜または精巣鞘膜にできる悪性腫瘍
④ 良性石綿胸水（石綿胸膜炎）
⑤ びまん性胸膜肥厚

の5種類が指摘されている．アスベストを吸い込んだ場合，一部は痰などにより体外に排出されるが，繊維が細いことから容易に肺の奥まで進入する．繊維の長いものほど体内に蓄積しやすく，また変性などを起こさないため，繊維そのものが炎症を引き起こすことなどが原因となって，上記のような病気を引き起こすとされている（図14.2）．

アスベストの種類によって発がん性は異なり，角閃石族の青石綿（クロシドライト），茶石綿（アモナイト）のほうが白石綿（クリソタイル）よりも4～10倍程度高いといわれている．なお，アスベストが肺がんを引き起こすメカニズムはまだ十分に解明されていないが，アスベスト繊維の物理的刺激によりがんが発生すると考えられ

表14.6 IARC 発がん分類

グループ	評価内容	例
1	ヒトに対して発がん性がある (carcinogenic to humans)	コールタール，アスベスト，タバコ，カドミウムなど
2A	ヒトに対しておそらく発がん性がある (probably carcinogenic to human)	アクリルアミド，ベンツピレン，クレオソート（木材の防腐剤），ディーゼルエンジンの排気ガスなど
2B	ヒトに対して発がん性があるかもしれない (possibly carcinogenic to humans)	漬物，わらび，ガソリンなど
3	ヒトに対して発がん性があるとは分類できない (cannot be classified as to carcinogenic to humans)	カフェイン，お茶，コレステロールなど
4	ヒトに対しておそらく発がん性はない (probably not carcinogenic to humans)	カプラクタム（ナイロンの原料）など

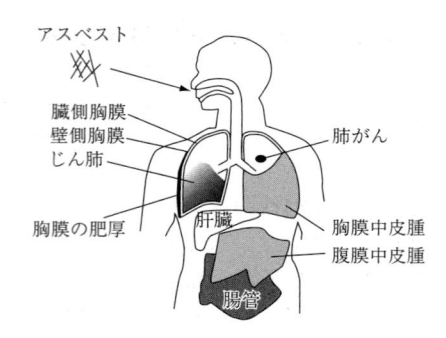

図14.2 アスベストによって起こる病気とその部位（日本石綿協会，1996）

ている．
　しかし，空気中濃度の基準として，
① 工場などの空気中のアスベストの繊維は，空気1 l 当たり150本以下（労働安全衛生法に基づく作業環境評価基準（労働省告示第79号）（昭和63（1988）年9月1日）），
② 工場の敷地境界線における大気中のアスベスト繊維は，空気1 l 当たり10本以下（大気汚染防止法・同施行規則（環大企第489-490号）（平成元（1989）年12月27日））

と規定されており，またアスベストを吸い込んだ量と中皮腫や肺がんなどの発病との間には相関関係が認められているが，どの程度以上のアスベストを，どのくらいの期間吸い込めば，中皮腫になるかということは明らかではない．

　アスベストは呼吸器からの吸入に比べ経口摂取にともなう毒性はきわめて小さく，また水道水中のアスベストの存在量は問題となるレベルにない．WHOが策定・公表している飲料水水質ガイドラインにおいても，飲料水中のアスベストについては，「健康影響の観点からガイドライン値を定める必要はないと結論できる」と指摘されている．なお，アスベストは，曝露から20年以上経過して発症することもあるため，「静かなる爆弾」ともよばれている（図14.3）．

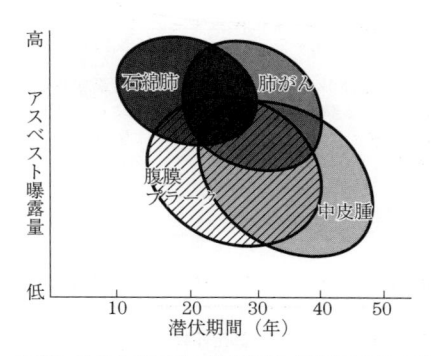

図14.3 アスベスト（石綿）粉じん曝露量と潜伏期間（環境再生保全機構ホームページより）

14.5　アスベストによる被害実態

　図14.4は，人口動態統計に基づく中皮腫死亡者数の推移を表したグラフである．中皮腫死亡者数は年々増え続けており，平成18（2006）年に中皮腫で死亡した人は1050名と，平成7（1995）年と比べて約2倍になっている．
　一方，中皮腫として労災補償を受けている人も1990年代から増えている．さらに，

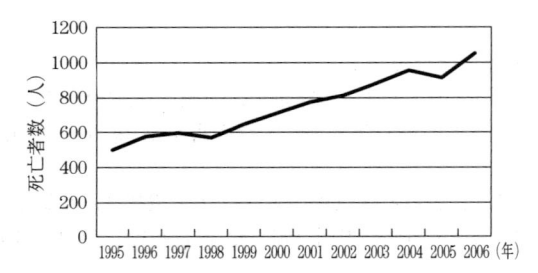

図 14.4 中皮腫死亡者数の推移（人口動態統計 ICD-10 による「悪性中皮腫」の死亡数）

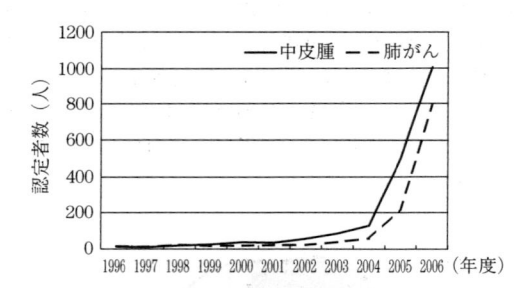

図 14.5 アスベストによる肺がん・中皮腫の年次別労災認定件数（厚生労働省）（厚生労働省「石綿による健康被害に係る給付の請求・決定状況について」より）
認定件数は当該年度に請求されたものに限るものではない．平成 13（2001）年度以前の請求件数については把握していない．

表 14.7 業種別認定件数一覧（厚生労働省，2007）

平成 18（2006）年度	認定件数	(内訳)	
		肺がん	中皮腫
製造業	802	366	436
建設業	847	361	486
交通運輸業	11	5	6
貨物取扱業	44	24	20
卸売業，小売業	23	4	19
そのほか	69	30	39
合計	1796	790	1006

注）アスベストによる肺がんおよび中皮腫について，平成 18 年度中に新規に認定を行った者の業種別内訳（単位：人）．
　　認定件数は当該年度に請求されたものに限るものではない．
　　最終のアスベスト曝露事業場により分類している．

平成18(2006)年時点で中皮腫認定数は1006人，肺がん患者は790人となり，2005年以降急増している（図14.5）．また業種別にみると，肺がん，中皮腫ともに，製造業，建設業に認定者の大半が含まれている（表14.7）．

14.6 環境中のアスベスト濃度

それでは，一般環境中のアスベスト濃度はどのくらいなのだろうか．環境省では，平成17(2005)年7月29日付け「アスベスト問題への当面の対応」（アスベスト問題に関する関係閣僚による会合決定）に基づき，アスベスト製品製造事業場の旧所在地や，現在アスベストの飛散が懸念される事業場周辺地域などを対象に大気中のアスベスト濃度の測定を行っている（表14.8）．アスベスト製品製造事業場の旧所在地におけるアスベスト濃度は，ほかと同程度であり，現時点でとくに汚染は認められなかったとともに，アスベスト製品製造事業場など，解体現場などおよび廃棄物処分場な

表14.8 平成17年度および平成18年度アスベスト大気濃度調査結果

地域分類		幾何平均値（本/l）	
		平成17年度	平成18年度
飛散懸念地域	石綿製品製造事業場など	0.31	0.19
	廃棄物処分場など	0.64	0.38
	解体現場など（大防法届出対象）（周辺）	0.26	0.26
	解体現場など（大防法届出対象を除く）（周辺）	0.36	0.25
	蛇紋岩地域	0.23	0.28
	高速道路および幹線道路沿線	0.45	0.39
一般環境	住宅地域	0.25	0.22
	商工業地域	0.23	0.27
	農業地域	0.26	0.40
	内陸山間地域	0.20	0.30
	離島地域	0.11	0.26
（参考）排気口などにおける調査結果		幾何平均値（本/l）	
		平成17年度	平成18年度
石綿製品製造事業場など（出入口付近）		0.36	0.27
解体現場など（大防法届出対象）（前室付近）		0.44	0.67
解体現場など（大防法届出対象）（排気口付近）		0.28	0.46

注1) 平成17年度と平成18年度で調査地域が異なるデータも含まれている．
 2) 解体現場などにおける「大防法（大気汚染防止法）届出対象」または「大防法届出対象を除く」とは，平成18年度調査時点での分類．平成17年度調査時点では届出の対象でなかった現場であっても，その後の法改正により届出の対象となったものについては，「大防法届出対象」に分類してある．
 3) 石綿製品製造事業場などにおける「出入口付近」のうち，平成17年度調査結果には，「排気口付近」のデータが含まれる．
出典：「環境省平成18年度アスベスト大気濃度調査結果について」より
(http://www.env.go.jp/press/file_view.php?serial = 9463&hou_id = 8280#table02)

どでは，絶対値としてはとくに高い濃度ではなく，飛散防止にかかわる管理がなされているものと考えられている．なお，一般環境においては，幾何平均値で 0.2 本/l 程度，最大値でも 2 本/l 以下のアスベスト濃度が観察されている．なお，「本/l」とはアスベスト濃度を表す単位で，1 l （リットル）の空気中にアスベスト繊維が何本観察されたかを表している．「F/l」と書くこともある（F は fibers のこと）．

また平成 7（1995）年度にも 32 地域 65 地点において調査が行われているが，その結果と比較すると，アスベスト製品製造事業場などについては，現在ほとんどがアスベスト製品の製造を中止していることもあり，アスベスト濃度は低下している．また，アスベスト製品製造事業場など以外においては，とくに一定の傾向は認められておらず，低い濃度レベルで推移しているようである（表 14.9）．

表 14.9 環境中アスベスト（石綿）濃度（平成 7（1995）年度測定）

地域分類	地域数	地点数	試料数	最小値 （本/l）	最大値 （本/l）	幾何平均値 （本/l）
石綿製品製造事業場など	5	13	39	0.11 未満	0.70	0.28
廃棄物処理場など（最終処分場）	3	6	18	0.45	2.62	1.16
蛇紋岩地域	2	4	12	0.16 未満	0.58	0.30
高速道路および幹線道路沿線	6	12	36	0.22 未満	2.50	0.53
内陸山間地域	3	5	15	0.11 未満	0.48	0.20
離島地域	1	2	6	0.11 未満	0.11	0.11
住宅地域	7	13	39	0.11 未満	1.10	0.30
商工業地域	4	8	24	0.14 未満	0.65	0.23
農業地域	1	2	6	0.11 未満	0.16	0.13
合計	32	65	195			

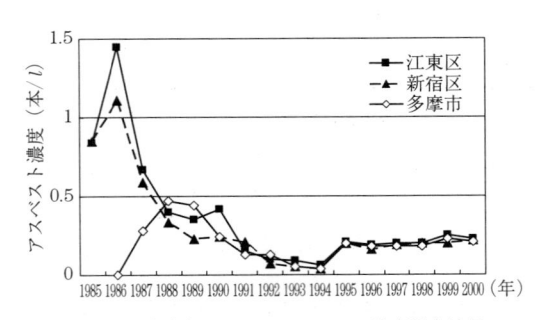

図 14.6 東京都におけるアスベスト濃度測定結果

測定地点　江東区：江東区新砂（東京都環境科学研究所），新宿区：昭和 60～平成 4（1985～1992）年度：新宿区百人町（東京都健康安全研究センター（旧東京都衛生研究所）），多摩市：多摩市愛宕（多摩一般環境大気測定局）．
平成 5～12（1993～2000）年度：新宿区高田馬場（新宿福祉作業所），平成 17（2005）年度：新宿区百人町（東京都健康安全研究センター）

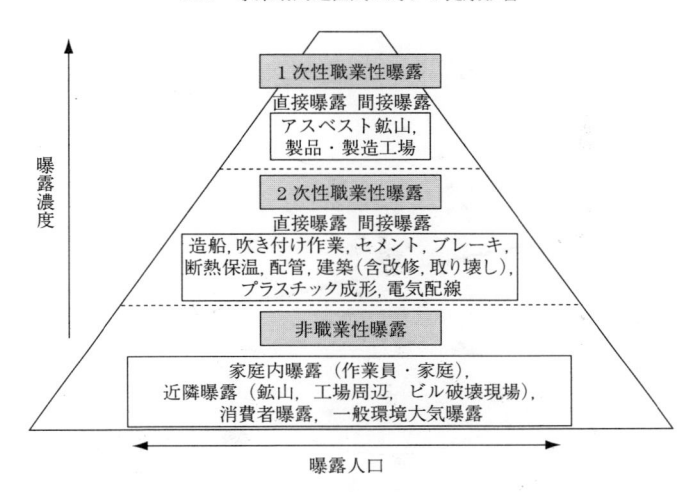

図14.7 アスベスト曝露の機会：濃度と人口（東京都福祉保健局）

より詳細に経時変化をみてみるとどうであろうか．東京都では昭和60（1985）年以降環境調査が継続して行われているが，平成2（1990）年頃から0.2本/l程度で推移しており，近年汚染状況に変化は認められていないことがわかるだろう（図14.6）．

一方で，どのような人がアスベストにさらされているのだろうか．健康影響を考える際は，濃度だけではなく，実際の人に対する曝露量や形態も考慮することが必要なのである．アスベスト曝露濃度と人口との関連性について見てみると，これまでの濃度分布で見られてきたように，アスベスト鉱山や製品・製造工場で働く人の曝露濃度が最も高く，一般環境に住む人の濃度が最も低くなっている（図14.7）．

14.7　事業場周辺住民に対する健康影響

アスベストの健康影響は，主としてアスベスト関連事業場で働く労働者について検討されてきた．しかし，事業場周辺に居住する住民への健康影響はどうなっているのだろうか．空中に容易に飛散するのであれば，近隣住民にも影響があって当然かとも考えられよう．今日生じているアスベスト禍に関する関心の発端となった尼崎市で行われた調査結果から，「居住したことがある」あるいは「職場」の位置をプロットすると，アスベスト工場から1500 m以内では中皮腫発生のリスクが高くなっており，近隣住民にも被害が認められていると考えられている（図14.8）．

環境省では，アスベスト関連事業場の周辺住民の健康不安への対応と情報収集を目的として，平成17（2005）年7月に，各都道府県などに対し保健所などにおいて環境経由の健康相談の受付を行うことおよび職業曝露に起因せず一般環境経由であるこ

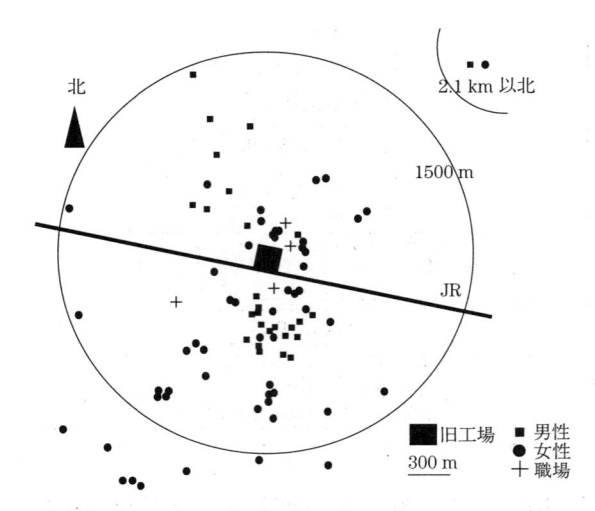

図14.8 尼崎市クボタ旧工場周辺の中皮腫患者（車谷ら，2005）

とが疑われる健康相談の事例についての報告を依頼している．職業歴，居住歴などアスベスト曝露の可能性を推定するための情報が十分でなく，これらの事例が一般環境経由によるものであるかどうかについては今後検討が必要とのことであるが，この結果においても周辺住民への影響が疑われる結果となっている（表14.10）．

14.8 アスベストに関するリスクアセスメント

アスベストへの生涯曝露によるリスクはどの程度だろうか．表14.11は，産業衛生学会による過剰発がん生涯リスク評価値である．これらの数値は米国のOccupational Safety and Health Administration（OSHA）の量-反応関係統計モデルを用いて計算されている．なお肺がんについては相対リスクモデルが，中皮腫については絶対リスクモデルが使用されている．

一方，米国環境保護庁（EPA）のIntegrated Risk Information System（IRIS）は，肺がんと中皮腫をあわせた場合，0.1 本$/l$ の生涯曝露で 2.3×10^{-5} 程度の死亡リスクがあると（表14.12），また世界保健機関（WHO）の欧州地域事務所による報告では，同様の濃度で喫煙者の場合，$4(=2+2)\times10^{-5}$，非喫煙者の場合 $2.2(=2+0.2)\times10^{-5}$ の死亡リスクがあると算出している（表14.13）．なお，WHOでは最良の推定値は 2.0×10^{-5} であろうと考えている．

14.8 アスベストに関するリスクアセスメント

表 14.10 アスベスト（石綿）にかかわる健康相談による情報収集の状況について（環境省，2005）

近隣の事業所[*1]の有無	中皮腫								肺がん								備考
	合計		男		女		不明		合計		男		女		不明		
	有り	無し不明	有り	無し不明	有り	無し不明	有り	無し不明	有り	無し不明	有り	無し不明	有り	無し不明	有り	無し不明	
秋田県		1				1											約30年前から10年間縫製工場に勤務歴あり
山形県										1		1					40年間鋳物工場に勤務歴あり
福島県		2	1			1											1例は1週間程度の水道工事に勤務歴あり
茨城県		2				2											1例は、ゴム工場に従事していた．1例は、建築業に従事していた．
東京都		1															病院で介護の仕事，自転車屋での勤務歴あり
江東区	1		1														
神奈川県		1		1													電気工事，運転手の職歴あり．
横浜市		2				2											1例は食品会社で機器取り付け業務の勤務歴あり．1例は果物や洋服の販売に従事していた．退職後は駐車場や料金所等に従事していた
新潟県（新潟市）		1				1				1		1					1例は近隣に鉄工所あり
長野県		1				1								1			1例は夫が石綿工場で勤務歴あり，また，本人はかつて石綿工場の近隣工場への勤務歴あり．1例はかつて石綿工場の近隣に居住歴あり
愛知県		3		2				1									車両会社などの勤務歴あり
滋賀県		3		2		1											1例は工場周辺に居住歴あり．1例は幼少時に兵庫県尼崎市の石綿工場の近隣でよく遊んでいた
大阪府	1	2	1	1		1											2例は近隣に石綿工場あり．1例が幼少時に熊本県の石綿工場でよく遊んでいた
大阪府（大阪市）		3		2		1											1例は，近隣にアスベストを使用した自動車工場あり．1例は，10代の頃に改修工事中のアスベスト使用建物内でよく遊んでいた．
兵庫県																	
兵庫県（神戸市）		9		7	1	1		1		2		1		1			1例は，製菓業，電話交換業の職歴があり，昭和20年代から60年代まで居宅の改築を繰り返す．夫は鉄鋼業に職歴あり．その他の例では，歯車製造業，ケーキ職人，警察官，電気工事，白アリ駆除に勤務歴あり
兵庫県（姫路市）		3		3													1例は港湾関係の勤務歴あり（荷物の運搬）．1例は，鉄鋼関係で化学分析・測定の仕事に従事していた．1例は，港湾関係の仕事に従事していた．
兵庫県（尼崎市）[*2]	37	52	26	29	9	19	2	4	20	18	10	14	9	3	1	1	重工業，溶接業，製紙会社，プレス，鍛冶屋，造船，鋼材，化学，建築，板金塗装，電気，運搬，ボイラー修理，看護師，電気配線工事，溶接関係，鉄工関係，ディーゼル関係ほか工場勤務者が含まれている
奈良県	4		1		3												
和歌山県（和歌山市）		2		2													教師，鉄鋼関係の業務に勤務歴あり
広島県										2		1		1			農業に従事
香川県		1				1											近隣に電気機械会社あり
愛媛県		1		1													鉄工所に勤務．近隣にアスベスト取扱い業者あり

14 アスベスト

												備考
高知県		1		1								30年前に2年間製材工場に勤務歴あり
福岡県		2		1		1						1例は、会社の隣にセメント工場あり 1例は、学校内の文具店に従事しており、文具店の関係者も中皮腫で死亡した旨の情報があわせて報告された。
佐賀県	1			1								アスベスト工場近隣に居住歴あり、工場内に出入りしていた
長崎県 (長崎市)		1										周辺で以前にアスベストを掘り出したところがあった
長崎県 (佐世保市)		1	1									造船修理の業務に40年間の勤務歴あり
小計	43	97	28	59	13	32	2	6	20	26	10	19	9	6	1	1
合計	140		87		45		8		46		29		15		2	

*1 「事業所」とは、経済産業省などが公表したアスベスト関連事業所のことであり、居住地の近隣にこれらの事業所があった場合には「有り」、無かったまたは不明の場合には「無し・不明」の欄に計上している。
*2 同一事例を重複して計上している可能性がある。
○各保健所に平成17年8月15日までに寄せられた健康相談のうち、一般環境経由の可能性が否定できない中皮腫と肺がんの事例についてとりまとめたもの。集計表には含まれていないが、このほか、アスベスト肺1例の報告があった。
○相談を受ける中で可能な範囲で聞き取った情報であるため、職業歴、居住歴等アスベスト曝露の可能性を推定するための情報が十分でなく、これらの事例が一般環境経由によるものであるかどうかについては今後検討を要する。なお、職歴がある者であっても、労働環境でのアスベスト曝露について具体的に言及されていない限り、集計に含まれている(備考欄参照)。また、家庭内曝露例3例については、集計に含まれていない。
(出所:http://www.env.go.jp/press/file_view.php?serial=7120&hou_id=6307)

表14.11 産業衛生学会による生涯発がんリスク

物質名	過剰生涯発がんリスクレベル	評価値
クリソタイルのみのとき	10^{-3} 10^{-4}	0.150本/ml 0.015本/ml
クリソタイル以外のアスベスト繊維を含むとき	10^{-3} 10^{-4}	0.030本/ml 0.003本/ml

表14.12 アスベスト生涯曝露による中皮腫死亡リスクの推定値

100本/m³ に曝露した際のリスク	原典に示されたリスクの値(原典での濃度値との対応で)
1.0×10^{-5}	1.0×10^{-4} (1000本/m³ 当たり)
$\sim 2.0 \times 10^{-5}$	1.0×10^{-4} ((130-800)本/m³ 当たり)
$\sim 3.9 \times 10^{-5}$	1.56×10^{-4} (400本/m³ 当たり)
$\sim 2.4 \times 10^{-5}$	2.75×10^{-3} (女性) 1.92×10^{-3} (男性) }(0.01本/ml 当たり)

表14.13 アスベスト曝露による喫煙状況別の肺がんリスク

喫煙状況	10万人当たりの肺がん死亡リスク	推定範囲
喫煙者	2.0	0.08~3.2
非喫煙者	0.2	0.008~0.32

14.9 アスベスト対策

アスベスト被害者対策の観点から，立法化されたアスベスト対策に関して整理しておくことにする．アスベストは曝露から発症までの期間が 30〜40 年と非常に長く，また建築物など，広範に利用されていることから，被害者がアスベストに曝露してい

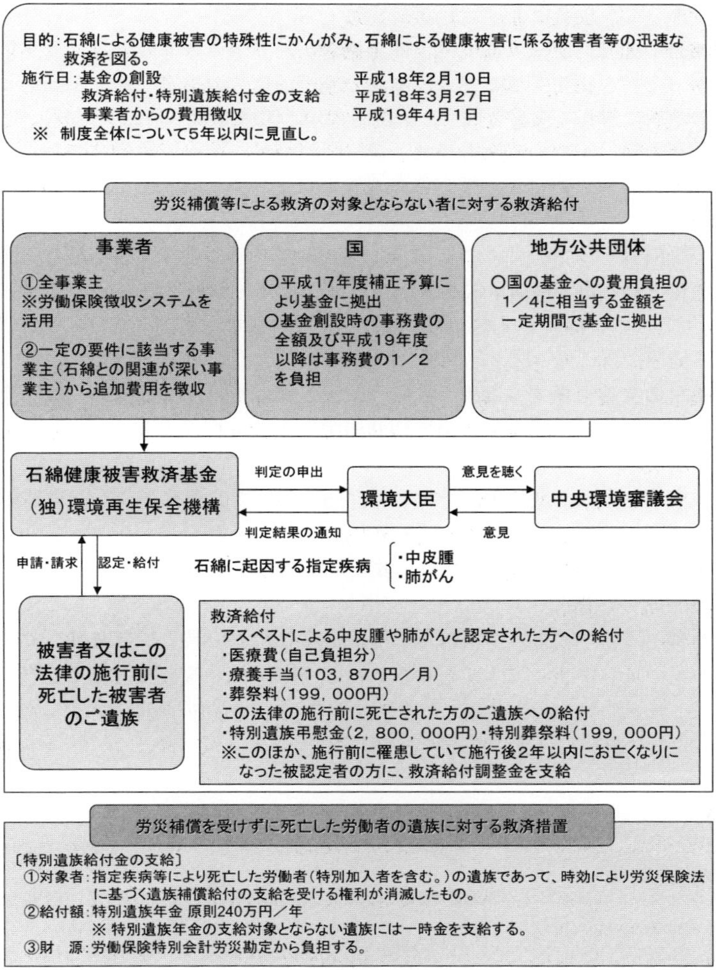

目的：石綿による健康被害の特殊性にかんがみ，石綿による健康被害に係る被害者等の迅速な救済を図る．
施行日：基金の創設　　　　　　　　　　平成18年2月10日
　　　　救済給付・特別遺族給付金の支給　平成18年3月27日
　　　　事業者からの費用徴収　　　　　　平成19年4月1日
　※　制度全体について5年以内に見直し．

労災補償等による救済の対象とならない者に対する救済給付

事業者
①全事業主
※労働保険徴収システムを活用
②一定の要件に該当する事業主（石綿との関連が深い事業主）から追加費用を徴収

国
○平成17年度補正予算により基金に拠出
○基金創設時の事務費の全額及び平成19年度以降は事務費の1／2を負担

地方公共団体
○国の基金への費用負担の1／4に相当する金額を一定期間で基金に拠出

石綿健康被害救済基金（独）環境再生保全機構 ⇄ 環境大臣 ⇄ 中央環境審議会
判定の申出／判定結果の通知　　意見を聴く／意見

石綿に起因する指定疾病
・中皮腫
・肺がん

救済給付
アスベストによる中皮腫や肺がんと認定された方への給付
・医療費（自己負担分）
・療養手当（103,870円／月）
・葬祭料（199,000円）
この法律の施行前に死亡された方のご遺族への給付
・特別遺族弔慰金（2,800,000円）・特別葬祭料（199,000円）
※このほか，施行前に罹患していて施行後2年以内にお亡くなりになった被認定者の方に，救済給付調整金を支給

申請・請求／認定・給付
被害者又はこの法律の施行前に死亡した被害者のご遺族

労災補償を受けずに死亡した労働者の遺族に対する救済措置

〔特別遺族給付金の支給〕
①対象者：指定疾病等により死亡した労働者（特別加入者を含む．）の遺族であって，時効により労災保険法に基づく遺族補償給付の支給を受ける権利が消滅したもの．
②給付額：特別遺族年金　原則240万円／年
　　　　　※特別遺族年金の支給対象とならない遺族には一時金を支給する．
③財　源：労働保険特別会計労災勘定から負担する．

図 14.9　アスベストによる健康被害の救済に関する法律の概要（環境省ホームページ，http://www.env.go.jp/air/asbestos/h180213.html より）

たかどうかの確認は非常に困難となっている．また中皮腫をはじめとしてアスベストによる健康被害として考えられている病気は，重篤かつ予後が悪いため，発症から短期間で死亡に至るケースも多い．そのため，平成 18（2006）年 2 月に，アスベストによる健康被害の迅速な救済を図ることを目的として，「石綿による健康被害の救済に関する法律」が成立・公布された．この法律の概要は図 14.9 のようになっている．改めて整理すると，

① **指定疾病**：中皮腫，肺がん，およびアスベストを吸入することによって発生する疾病であって，政令によって定めるもの．
② **救済給付**：独立行政法人環境再生保全機構が，アスベストの吸入により指定疾病にかかった旨の指定を受けた人，本法の施行前にこの指定疾病に起因して死亡した人の遺族に対して支給を行う．給付内容は，①医療費（自己負担分），②療養手当，③葬祭料，④特別遺族弔慰金，⑤特別葬祭料，⑥救済給付調整金となる．また本制度導入前に死亡した被害者の遺族に対し，特別遺族弔慰金，特別葬祭料を給付する．
③ **認定**：平成 18（2006）年 3 月 2 日付け中央環境審議会答申「石綿による健康被害の救済における指定疾病に係る医学的判断に関する考え方について（答申）」および 18 年 2 月の石綿による健康被害に係る医学的判断に関する検討会報告書「石綿による健康被害に係る医学的判断に関する考え方」が基となり認定を行う．
④ **救済給付の支給に要する費用**：独立行政法人環境再生保全機構に石綿健康被害救済基金を設け，その元本も含めて切り崩すことにより救済給付の支給を行う．費用であるが，

- 政府・地方公共団体は，予算の範囲内において，機構に対し，救済給付の費用に充てるための資金を交付・拠出．
- 救済給付の費用に充てるため，労災保険適用事業主などから，毎年度，「一般拠出金」を徴収．
- 石綿（アスベスト）の使用量，指定疾病の発生状況などを勘案して政令で定める一定の要件に該当する事業主から，毎年度，「特別拠出金」を徴収．

とされている．なお，法律の施行後 5 年以内に，この法律の施行の状況について検討を加えて，その結果について必要な見直しを行う，としている．　　　　〔中井里史〕

■**文　献**

環境再生保全機構，石綿（アスベスト）健康被害（救済給付の概要）(http://www.erca.go.jp/asbestos/index.html)
環境省「アスベスト（石綿）にかかわる健康相談による情報収集の状況について」（同省 HP より，http://www.env.go.jp/)
車谷典明，熊谷信二（2005）．クボタ旧石綿管製造工場周辺に集積した中皮腫の疫学評価と教訓，日本職業・災害医学会学術大会．
厚生労働省（2007）．石綿による健康被害に係る給付の請求・決定状況について（平成 18 年度）（厚生

労働省発表 平成19年5月25日).
東京都アスベストQ&A (http://www2.kankyo.metro.tokyo.jp/kaizen/keikaku/asbestos/Asbestos%20Q&A%20Ver.2.2.pdf)
東京都環境局,建築物の解体等に係るアスベスト飛散防止マニュアル (第2次改訂版) (http://www2.kankyo.metro.tokyo.jp/kaizen/kisei/taiki/asbest/hisan-bousi-manual/all.pdf)
東京都健康福祉局,平成18年 アスベストの基礎知識と指導マニュアル.
日本石綿協会 (1996). THE ASBESTOS せきめん読本.
日本建築センター (2006). 既存建築物の吹付けアスベスト粉じん飛散防止処理技術指針・同解説.
森永謙二 (2005). アスベスト汚染と健康被害,日本評論社.

■参照サイト
Health & Safety Executive (英国安全衛生庁 (健康安全局)) http://www.hse.gov.uk/
WHO Regional Office Europe (Denmark, Copenhagen) (2000). WHO Air Quality Guidelines 2nd Ed. Chapter 6.2 Asbestos.

コラム17 ●リスクとその対応

　花粉症の人は,花粉が飛んでいるのを感じることができるといわれる.そして,天気予報などの情報に加えて,マスクをする,外出を控えるなどの措置をとっているようである.また自動車排ガスなどの汚染物質にはにおいがあるものが多く,臭いと感じる人も少なくない.ではアスベストはどうであるか.アスベストは,においこそ感じないものの,繊維 (つまり固体) であることから,花粉と同じように体内に入ることを認識することができる,はずである.しかしアスベストの繊維は細い.そのため,飛散していることを視覚的に判断することは難しいし,高濃度である場合を除き,吸入したかどうかを判断することも難しい.予防的観点からすると,マスクなどをするなどの予防的措置をとり,また除去などの措置が必要になってくる,ともいえる.しかし,現実的には「言うは易く,行うは難し」であろうし,日常生活においては,本当にそこまで必要なのかという懸念もある.
　アスベストに限らないが,危険性に関する話題が先行・流布してしまうと,徹底的な排除と予防をすることが指摘されることになる.ただ,一般環境レベルでのアスベストが問題であるかという点もあわせて考える必要があるだろう.リスク (第12章参照) の観点も考えてほしい.「危ない」と指摘されているものを排除したら,この世の中には住めなくなってしまう.もちろん,一般環境での対応と職場環境,あるいは解体工事周辺での対応は異なってくるであろうし,知らない間に曝露してしまっている可能性があるのは間違いないし,アスベストそのものが問題であることは間違いない.何か起きた際には,早急に行動を起こさなくてはいけないことはいうまでもないが,予防的対応についても,適材適所の対応を考えていく必要があることも知っておくべきだろう.

15

微生物—化学物質といたちごっこ—

　近年，気管支ぜん息，アトピー性皮膚炎など，アレルギーの増加が指摘され，それとともに室内環境の重要性も指摘されはじめている（図15.1）．今日，室内環境として主として問題視されているのは，前述した化学物質による汚染であるが，生物的汚染は，化学物質汚染との間で一種のトレードオフのような関係で問題となっている．

　つまり，室内に化学物質を導入するということは，殺虫剤の例などを見てもわかるように，生物汚染を除去するという観点からの必要悪，という見方もできる．そのため，問題視される化学物質そのものを除去するということは，生物汚染を助長することにつながりかねない．

　このようなトレードオフに気づいている人は決して多くはないだろう．化学物質対策，さらには後述の生物汚染対策のところでも記述することではあるが，換気などの方策により化学物質や生物汚染に対する対応は，完璧ではないにせよ可能ではあるが，今日の室内空気汚染問題を単純化するとこのような状況となっていることだけは間違いないだろう．

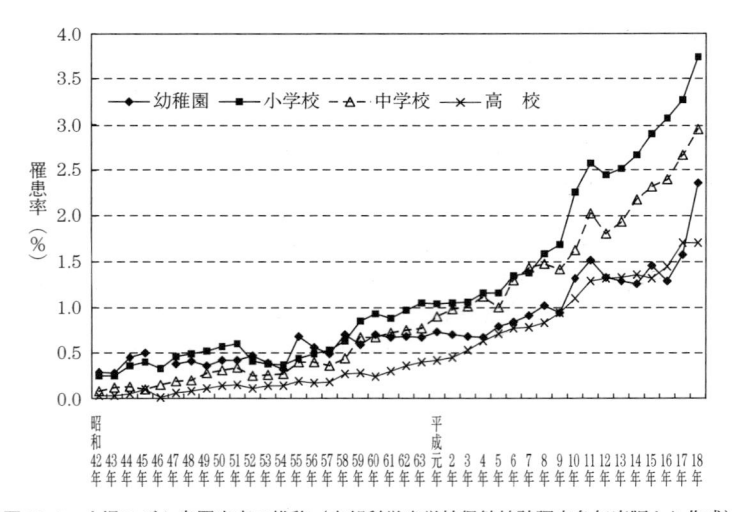

図15.1 小児のぜん息罹患率の推移（文部科学省学校保健統計調査各年度版より作成）

また，気密化が進むことで空気の流れが滞り，それとともに家の中に湿気がこもりやすくなる．また，あわせて結露などが生じやすくなることからも，ダニやカビといった生物汚染が起こりやすくなっている．

15.1　室内汚染としての生物の種類

米国学術研究会議（NRC：National Research Council）の専門家委員会では，表15.1に示すような生物が，室内環境による健康影響を考える際の曝露要因であるととりあげている[*1]．国によって気候，住居，生活様式が異なるため，必ずしも全部がわが国の問題となるか，あるいはほかにもある可能性も否定はできないが，おおよそこんなところではあるだろう．これらの生物による汚染によって，ぜん息をはじめ，感染症などを含む健康影響が指摘されているが，本章ではこのうち，今日的に関心が高いぜん息やアトピー性皮膚炎などのアレルギーの発症との関連性が強く疑われているダニとカビに焦点を当ててみたい．

*1 http://www.kcn.ne.jp/~azuma/news/March2000/000321.htm

表 15.1　室内環境問題でとりあげる対象となる生物の種類

動物（ネコ，イヌ，齧歯類，ウシ，ウマ，飼い慣らされた鳥）
ゴキブリ
イエダニ
エンドトキシン（細菌毒素）
カビ
観葉植物
花粉
感染性因子（ライノウイルス，呼吸器系合胞ウイルス（RSV），クラミジア・トラコーマ・ウイルス，クラミジア肺炎ウイルス，マイコプラズマ肺炎ウイルス）

15.2　ダニの種類

ダニやカビによる健康影響としては，吸引することによるぜん息発作などが考えられる．また近年では，床上ダスト中，さらには空中のダニアレルゲン量の調査は数多く行われている．

日本には1700種類くらいのダニが生息しているといわれるが，家屋内で見つかるのは，そのうち約100種とされている．さらに，そのうちアレルゲンとして問題視されているのは，ヤケヒョウヒダニとコナヒョウヒダニとよばれる2種類のチリダニ科のダニである（表15.2）．また図15.2にヤケヒョウヒダニとコナヒョウヒダニの特徴を示すことにする．

表15.2 ダニの種類 (吉川ほか, 1999)

ダニ (科)	餌	生息場所	アレルギー反応
ホコリダニ	カビ	畳・寝具	ぜん息 (I型)
チリダニ (ヒョウヒダニ)	フケ・アカ	床材・寝具	ぜん息・鼻炎ほか (I・IV型)
ニクダニ	カビ・食品	畳・食品ほか	ぜん息・鼻炎 (I型)
コナダニ	同上		
ツメダニ	ダニなど捕食	畳・ウール絨毯	皮膚炎 (I型)
ハリクチダニ	同上		

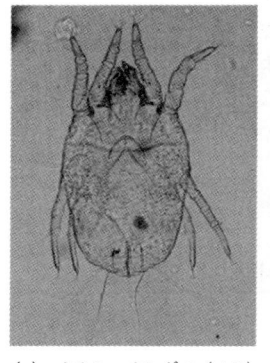

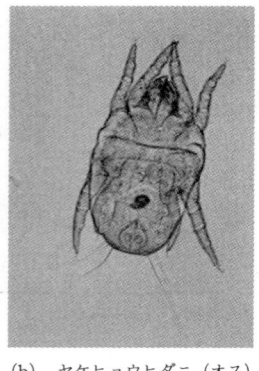

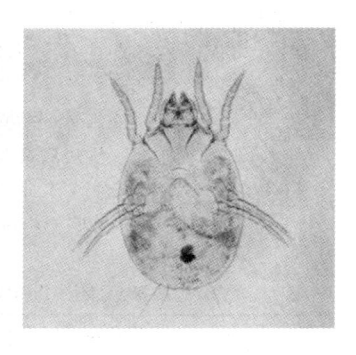

(a) ヤケヒョウヒダニ (メス)　(b) ヤケヒョウヒダニ (オス)　(c) コナヒョウヒダニ (メス)

図15.2 ヤケヒョウヒダニとコナヒョウヒダニ (松崎・武衛, 1993)

15.3 アレルギー

　ここで簡単にアレルギーを整理しておこう．アレルギーとは，ギリシア語のallos (other) とergon (action) とからなっており，「変わった作用」という意味である．生体にあらかじめ何か処置をしておくと，次に処置が行われた際，前とは異なった反応をすることを総称したものがアレルギーであるが，今日では，抗原抗体反応，あるいは抗原リンパ球反応の結果，生体に有害な作用をもたらすもの，と考えられている．
　アレルギーには，その反応性などによって，I～IV型があることが知られている（表15.3）．室内環境，あるいはぜん息などに関係するのはI型であり，IgE（免疫グロブリンE）がその反応に関与している．したがって，ヒトの観点からアレルギーを検討する場合，血液中のIgE抗体を測って，そのレベルをもとに検討を進めることも多い．たとえば，IgEの値が高いと，とくにスギに特異的に反応するスギ特異的IgEの値が高いと，スギ花粉症の素因が高く，さらには花粉症である可能性が高いと考えることができる．ただし，IgEが高くなくても症状の出る場合，あるいはその逆

表15.3 アレルギー反応の分類（クームス（Coombs）とゲル（Gell）の分類）（室内空気質健康影響研究会，2004）

	同義語	抗体	抗原	メディエーター サイトカイン	受身伝達	皮膚反応	代表疾患
I 型反応	即時型 アナフィラキシー型	IgE IgG4	外来性抗原 ハウスダスト，ダニ，花粉，真菌，TDI，TMA（ハプテン），薬剤（ハプテン）	ヒスタミン ECF-A ロイコトリエン PAFなど	血清	即時型 15～20分で最大の発赤と膨疹	アナフィラキシーショック，アレルギー性鼻炎，結膜炎，気管支ぜん息，じんましん，アトピー性皮膚炎（？）
II 型反応	細胞障害型 細胞融解型	IgG IgM	外来性抗原（ハプテン） ペニシリンなどの薬剤 自己抗原 細胞膜・基底膜抗原	補体系	血清		不適合輸血による溶血性貧血 自己免疫性溶血性貧血 特発性血小板減少性紫斑病 薬剤性溶血性貧血・顆粒球減少症・血小板減少症 Goodpasture症候群
III 型反応	免疫複合体型 Arthus型	IgG IgM	外来性抗原 細菌，薬剤，異種タンパク 自己抗原 変性IgG，DNA	補体系 リソゾーム酵素	血清	遅発型 3～8時間で最大の紅斑と浮腫	血清病 SLE，RA 糸球体腎炎 過敏性肺炎（III+IV？） ABPA（I+III+IV？）
IV 型反応	遅延型 細胞性免疫 ツベルクリン型	感作T細胞	外来性抗原 細菌，真菌 自己抗原	リンホカイン IL-2 IFN-γ サイトカイン	T細胞	遅発型 24～72時間で最大の紅斑と硬結	接触性皮膚炎 アレルギー性脳炎 アトピー性皮膚炎（？） 過敏性肺炎（III+IV？） 移植拒絶反応 結核性空洞，類上皮細胞性肉芽腫

にIgEが高値でも症状を示さない場合があるので，単に数値の大小だけでは判断できないといったやっかいな側面もある．なおIgEには正常値はなく，標準値という値が用いられている．成人の場合250 IU/ml以下（総IgEに関して）となっている．

なお，アレルギーをもたらす抗原のことをアレルゲンとよび，一般的には以下のようなものが代表的アレルゲンとして知られている（表15.4）．

また，アレルゲン別の陽性率については図15.3のように報告されているものがあるが，気管支ぜん息，アレルギー性鼻炎，アトピー性皮膚炎患者において，おおよそ75％以上の人が室内塵やダニに対して，またアトピー性皮膚炎患者で，25％以上の人がアスペルギルス（*Aspergillus*）やカンジダといった真菌類に陽性反応を示しており，環境中のアレルゲン対策などが重要となってくる．

表 15.4 代表的アレルゲン

一般的アレルゲン
　吸入性アレルゲン
　　室内塵（ハウスダスト．ヒョウヒダニの虫体やふんなどが主）
　　皮屑（フケ．とくにイヌ，ネコなどのペットのフケなど）
　　花粉（スギ花粉，イネ科花粉，キク科花粉など）
　　真菌（カビのたぐい．とくにアルテルナリア）
　　昆虫（ユスリカ，ゴキブリなど）
　刺咬性アレルゲン（ハチに刺されるなど）
　食餌性アレルゲン（大豆，卵，牛乳など）
　薬剤性アレルゲン（注射・内服．ペニシリンなど）
　職業性アレルゲン（吸入または接触性）
動物の体成分・排泄物
植物性微細物質（小麦粉や木材加工の際の粉じんなど）
薬剤（ペニシリンなど）

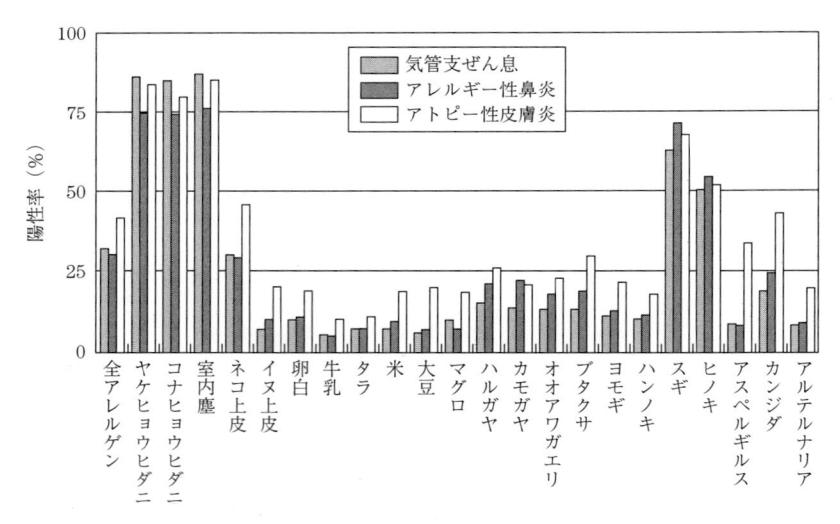

図 15.3　アレルゲン別陽性率（東京都，2004）

15.4　ダニアレルゲンの評価

室内環境中のダニアレルゲンによる汚染の評価法としては，
　① ダニ虫体を形態学的に識別，同定して計数する方法
　② ダニ類などに共通する窒素性の最終代謝物であるグアニンを測定する方法

③ ヒョウヒダニ主要アレルゲンを免疫化学的に定量する方法

がよく知られている．今日では，このうち免疫化学的な方法を利用して，アレルゲン量を定量的に把握することが，多く用いられている．

また，ダニアレルゲン量を評価する際に「Der 1」，「Der 2」といった記載がよく示されている．これらは，ダニによる汚染を表す世界共通の尺度であるが，いったい何のことであろうか．

Der 1 はダニグループ 1 アレルゲンということであり，ダニふん由来のアレルゲンのことをさし，Der 2 とはダニ虫体（生虫および死骸）由来のアレルゲンのことをさす（ダニグループ 2 アレルゲン）．Der 2 に関しては，ダニの虫体の量と考えてもらってもほとんど問題はない．しかし，アレルゲンとしてより重要と考えられるのは，Der 1 のほうで，虫体のみならずふんもアレルゲンとなり，Der 2 よりもアレルギー活性が高く，また量が多いことがその理由としてあげられる．

なお，ヤケヒョウヒダニ由来の Der p 1（または Der p 2）と，コナヒョウヒダニ由来の Der f 1（または Der f 2）と分けて測定することができるが，今日では両方を合計した Der 1，Der 2 として評価することが一般的となっている．

汚染レベルを表す単位であるが，たとえば同じ面積から床上採塵したとしても，単位室内塵中のアレルゲン量で表す方法（μg/g dust）と，単位面積当たりのアレルゲン量で表す方法（μg/m^2）の 2 つがある．目的などにより使い分ける必要があるが，掃除機の採塵能力の違いを考慮するために単位室内塵量当たりで表すことが，データの比較をする際や疫学調査の際に一般的となっている（室内空気質健康影響研究会，2004）．

ダニアレルゲン量の目安としては，Der 1 量が 2 μg/g dust をこえると気管支ぜん息に感作する危険性がある値（閾値）として，そして 10 μg/g dust がぜん息発作誘発の閾値であるという提唱もあり，この値をこえないようにすることが，室内環境整備の観点から一つの目的となっている．また表 15.5 を見てもわかるように，寝具からは高い Der 1 量が観察されており，寝具対策も重要な課題となってくる．

床上のダニアレルゲンは，寝ているとき，または乳幼児のように床に近いところで生活している場合には，それを吸い込んでしまう可能性が高い．

表 15.5　世界各地域の寝具中ダニアレルゲン（Der 1）量の比較
（室内空気質健康影響研究会，2004）

Der 1 量 (μg/g dust)	例数（カッコ内は%）			
	日本 $n=98$	ベルリン $n=133$	ストックホルム $n=158$	サンパウロ $n=20$
>10	79 (80.6)	50 (37.6)	10 (6.3)	18 (90.0)
2〜10	13 (13.3)	33 (24.8)	3 (1.9)	2 (10.0)
0.4〜2	6 (6.1)	23 (17.3)	7 (4.4)	0 (0)
<0.4	0 (0)	27 (20.3)	138 (87.4)	0 (0)

ところで，ダニアレルゲンが浮遊し，それを吸引することはあるのだろうか．一般的には，ダニアレルゲンは重いため，空中にとどまらず，床上に落ちてしまう．そのため，人が住んでいない，あるいは長期間人の出入りがない部屋で空中ダニアレルゲンを測定してもほとんど観察されないことが指摘されている．では，ダニアレルゲンを吸引することはないのだろうか．床上に落ちたダニアレルゲンは，人が歩くなどの活動により，再浮遊することになる．したがって，床上アレルゲンのほうが重要性が高いと考えられるが，実際に人が住んでいる家では，空中にも浮遊していることになり，吸引してしまう危険性も十分ありうるのである．

15.5 ダニアレルゲン対策

ダニアレルゲンによる汚染を防除するための措置にはどのようなことがあるだろうか．
  ダニ（アレルゲン）の駆除
  生ダニの死滅
  ダニの死骸やふん塊など蓄積されたダニアレルゲンの除去
  生ダニの再侵入ならびに再繁殖防止（予防）
といったところが大きな課題となるが，いずれにせよ，ダニそのものだけに目を向けるのではなく，ダニの繁殖などを助長する室内の温度，湿度，栄養分（ヒトの汗，フケ，また食べ残しなども含む）を，掃除や風通しをよくすることなどによって整えておくことが最も重要となる．

また，健康影響の観点からの対応として，最も有効なのは，アレルゲンから回避することであり，上記のように環境的側面の対策に加えてぜん息などを発症した，とく

表15.6 家庭の物理的環境調整表（室内空気質健康影響研究会，2004）

1. 空調システム	
	・セントラル方式，電気暖房，床暖房，ファン式空気清浄機が望ましい
	・温度20℃，湿度50％以下がダニ増殖を抑えるが，快適さとの関係で設定が難しい
2. 寝具に対する注意	
	・防ダニシーツ，布団乾燥機を用いる
	・防ダニ加工製品の信頼性は確認されていない
3. 掃除方法	
	・セントラル方式がよく，ほこりの溜まらない床材料を使う
	・1週間に1回は仕事率200W以上の紙パック式掃除機で1m²当たり20秒間の掃除をする
4. 収納庫の多設・拡大	
	・ほこりの蓄積を避け，掃除をしやすくするため
5. そのほか	
	・室内飼育動物（ネコ，イヌ，ハムスター）は飼わない．どうしてものときは週1回以上，しっかりシャンプーをする
	・殺ダニ剤，防ダニ剤の有効性と長期安全性とは確認されていない

に小児などへの対応として，防ダニ布団の使用なども行われているところである．ただ，環境面を整えるだけではなく，一般の居住者には難しいことではあるが，定量的評価も行うことで，その効果に関して検討を進めていく必要があるとされている．室内でのダニ汚染に関連する要因に対する対応法は，表15.6のようにまとめられている．

15.6　真菌（カビ）

室内のカビは，ぜん息などに対する吸入性アレルゲンとしての存在としてよりも，皮膚疾患（感染症）への影響のほうが一般的には関心が高いと考えられよう．しかし，欧米などでは，生活様式，さらには建物などに違いはあるものの，ダニアレルゲンなどと同様に，あるいはダニアレルゲン以上に，アレルゲンとしての関心が高い．わが国でも，住宅の欧米化，気密化などに伴って，カビによる汚染も増えることが考えられ，またアレルゲンとしてのカビの重要性も指摘されるようになってきている．

15.7　室内汚染としてのカビ

室内で観察されるカビは，図15.4にあるように，生育環境の違いから，好乾性カビから好湿性カビまである．

好乾性カビは相対湿度65％以上で生育し，中湿性カビは相対湿度80％以上で，そして好湿性カビは相対湿度90％以上で生育するといわれている．したがって，生育しているカビの種類によって，該当する部屋などの相対湿度の大きさがわかることにもなる．

通常，好湿性のカビは，浴室や流し台など，ほかの場所と比べて水分が多いところ

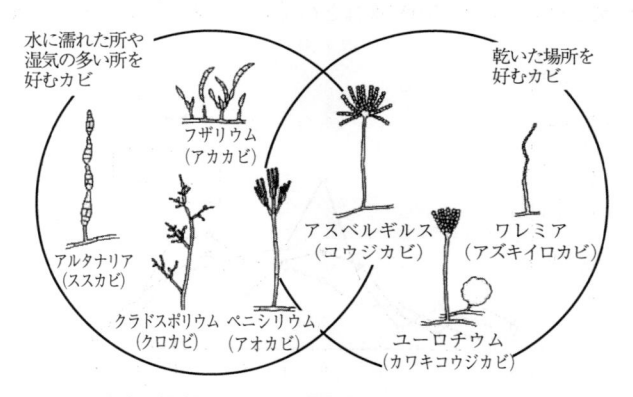

図15.4　室内で観察されるカビ（好乾性，好湿性）（吉川ほか，1999）
水回りと収納箇所では，育つカビの種類が違う．

表 15.7 室内で検出されるカビ（小倉・永倉，1998）

屋内環境	主要真菌
風呂	*Cladosporium*（クロカビ），*Alternaria*（ススカビ），*Phoma*，*Aureobasudium*（黒色酵母様菌），酵母
台所	*Cladosporium*，*Fusarium*（アカカビ），*Aureobasidium*，酵母
トイレ	*Cladosporium*，*Penicillium*（アオカビ），*Fusarium*
押入れ	*Cladosporium*，*Penicillium*，*Eurotium*（カワキコウジカビ），*Aspergillus*（コウジカビ），*Fusarium*
壁（乾性）	*Penisillium*，*Aspergillus*，*Eurotium*，*Cladosporium*，*A.restrictus*（レストリクタスコウジカビ）
壁（結露）	*Cladosporium*，*Alternaria*，*Fusarium*，*Aurebasidium*，酵母
畳	*Penicillium*，*Aspergillus*，*A.restrictus*，*Eurotium*，*Wallemia sebi*（アズキイロカビ），放線菌，*Trichoderma*（ツチアオカビ）
下駄箱	*Cladosporium*，*Penisillium*，*Eurotium*，*Aspergillus*
水溜まり	酵母，*Mucor*（ケカビ），*Geotrichum*（ミルク腐敗カビ），*Fusariumu*

で発生している．大雑把にいうと，好湿性のカビはクロカビ，好乾性のカビはアオカビとして考えることができる．

家庭内で検出できるカビについては，*Cladosporium*（クラドスポリウム，クロカビ），*Asperguillus*（アスペルギルス，コウジカビ），*Alternaria*（アルテルナリア，ススカビ），*Fusarium*（フザリウム，アカカビ）や *Penicillium*（ペニシリウム，アオカビ）が多いとの報告が多い（表15.7）．しかし，菌数の多さと病原性の強さは必ずしも一致していないのである．

15.8 室内での真菌濃度

では，一般家庭におけるカビの濃度はどのくらいであろうか．カビ汚染度測定は，

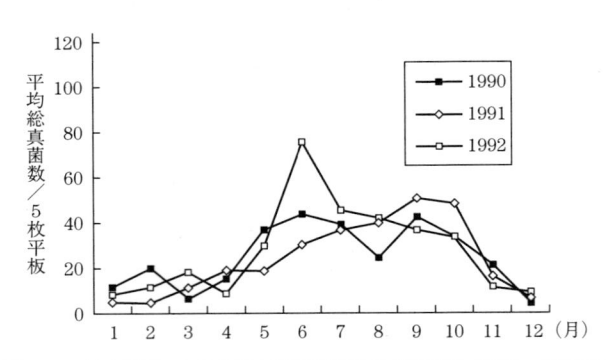

図 15.5 屋内環境における空中浮遊真菌数の月別推移（1990〜1992年）（小倉・永倉，1998）

浮遊真菌，落下真菌，そして壁や床上などから拭き取るようにカビを採取して測定を行うが，ここでは浮遊真菌を用いて，CFUにより濃度の検討をした結果を示すこととする．CFUとは，colony forming unitの略で，「集落形成単位」のことをさす．通常は，ダスト1g当たりや，1m³中室内空気中のCFUを調べ，値が多いほど，カビ汚染が大きいと判断する．以下では，「CFU/m³」と，空気中のコロニー（集落）数を調べている．

どの程度の濃度が高いと判断できるのだろうか．室内の真菌濃度の基準値は存在しない．しかし，1000 CFU/m³をこえるとカビ汚染が進んでいると判断しようという提言もある．

なおカビ汚染の季節変動であるが，春期（4～6月）と秋期（9～10月頃）に汚染のピークを迎えるともいわれているが，必ずしも同様の結果は得られないが（図15.5），おおむね夏期から秋期にかけて高くなる傾向があろう．

15.9　カビの生育と対策

上述したようにカビは湿度が65%以上の環境で，そしてさらには，温度が20℃以上，栄養分の存在により生育・汚染が起きると考えてよい．対策とすれば，これら3つの要因を避ける，あるいは除去することをあげることができる．要は，ダニ対策とほぼ同様な対策が必要となると考えられるだろう．カビの一部はダニの餌にもなり，このような場合は，カビ対策をすることがダニ対策に直結することにもなるのである．

さらには，「結露を防ぐ」といったことがカビ対策では重要である．結露は，寒い日に窓に水滴がつくことからもわかるように，温度差があるところで生じる．そのため，室内にはできるだけ温度差を作らない，そしてできるだけ乾燥させるといった対策が必要である．もっとも，乾燥させすぎは，ぜん息発作を助長することにもなり，適度な湿度範囲に抑えるべきといったほうがよいだろう．しかし，「適度な」湿度範囲は定まっていない．カビが生えるほど高くなく，乾燥感を感じるほど低くない範囲は，おおよそ室温20℃程度の場合，相対湿度40～60%というのが目安になると思われる．

なお，これらの対策は室内（居室など）だけではなく，結露が起こりやすい場所すべてにいえるものであり，たとえば，エアコンの中は，湿度も温度も適度にあることから，エアコンの時期が終了した際には，十分に通気させて乾燥させておくなどの措置も必要となる．さもないと，エアコン停止時期にエアコン，さらにはダクトの中でカビやダニが繁殖し，次回，エアコン使用開始時には，ダクト中の生物を室内にばらまくことにもなりかねない．

15.10 そのほかの室内アレルゲン

　昆虫（ダニ，チャタテムシ，ユスリカなど），ペット（イヌやネコ），さらには化学物質についてもアレルゲンとなることが知られている．昆虫の対応策については，ダニやカビと同様に，温湿度管理，さらには繁殖を妨げるため，栄養分のできるだけ取り除き，清潔にしておくことがあげられる．昆虫だけに限らないが，殺虫剤などをまく，洗剤などを使用して掃除して，取り除くというのが，一般の居住者にとって，最も容易にできる対策ではあろう．しかし，前述したように，生物汚染と化学物質による汚染はトレードオフの関係にあり，必要以上に殺虫剤などに頼ると，新たに化学物

表 15.8　家庭および公共施設・交通機関内の Fel d1 量（小倉・永倉，1998）

		Fel d1 (μg/g dust)	
家庭		ネコのいる家庭	ネコのいない家庭
英国	マットレス	0.06〜3400(55)	0.06〜2.3(0.25)
	寝室のカーペット	0.06〜2304(55)	0.06〜2.24(0.24)
	居間のカーペット	2.8〜3000(237)	0.06〜33.9(0.9)
	毛足の長い生地に覆われた家具	7.1〜6000(380)	0.06〜61.9(1.21)
米国	高地：ロスアラモス　95% CI	53.2〜122.8(80.8)	2.3〜4.4(3.2)
	市内		0.039〜3.75 (median：0.258)
カナダ	床	0.3〜26.3(6.16)	0.25〜13.7(1.25)*
			0.07〜6.65(0.63)**
	マットレス	0.46〜17.3(5.25)	0.11〜13.9(0.97)*
			0.01〜9.68(0.46)**
病院			
英国	毛足の長い生地に覆われた座席	4.5〜58(22.9)	
学校			
スウェーデン	椅子の表面	0.632〜1.626(0.953)	
	机の上	0.029〜1.579(0.525)	
	床	<0.016〜0.567(0.134)	
保育園			
フランス	マットレス	0.1〜4.5	27% が>2.0
	床	0.1〜2.4	13% が>2.0
公共施設			
英国			
（学校 5，ホテル 6，映画館 4，パブ 6，バス 3，列車の車内 2）			
	毛足の長い生地で覆われた座席	95% CI　11.57〜18.84(14.88)	
	カーペット（床）	95% CI　0.59〜0.19(0.75)	

注）Fel d1 量の（　）内は幾何平均，CI：信頼区間
* ネコ飼育中の友人宅を訪問する場合，** ネコ飼育中の友人宅を訪問しない場合．

質汚染を引き起こす危険性もあることに注意されたい．化学物質過敏症患者やシックハウス症候群患者は，殺虫剤などを使用することができない，という現実もあるのである．

　ペットの場合は，アレルギーの予防，さらにはアレルギー患者へのケアとして，できるだけ室内で飼わないことが一番の，また唯一の解決法であると考えられるが，現実的には，すでに飼育を行ってしまっている際など，難しい面が多々認められるだろう．またネコアレルゲンであるFel d1は，量そのものはネコを飼っている家より低い傾向にはあるが，ネコを飼っていない家でも観察されるという特徴がある（表15.8）．これはFel d1はさまざまな大きさの粒子として存在はしているものの，多くのFel d1は粒径 $2.5\,\mu m$ 以下で存在し，ダニアレルゲンなどと比べても空中に浮遊しやすいものとなっている．そのためアレルゲンは容易に移動しやすい，またネコを飼育している家庭を訪問した人の衣服に付着することで運ばれたりして，多くの場所で観察されるようになるためである．　　　　　　　　　　　　　　〔中井里史〕

■文　献

小倉二六・永倉俊和 編（1998）．気管支ぜん息に関わる家庭内吸入性アレルゲン，公害健康被害補償予防協会．
室内空気質健康影響研究会（2004）．室内空気質と健康影響―解説シックハウス症候群―，ぎょうせい．
東京都（2004）．アレルギー疾患ガイドブック 2004（改訂版）．
中川武正・宮本昭正・秋山一男ほか（1996）．LUMIWARDイムノアッセイシステムの臨床的有用性の検討．アレルギー，45，637-648．
松崎沙和子・武衛和雄（1993）．都市害虫百科，朝倉書店．
吉川　翠・阿部恵子・小峰裕己・松村年郎（1999）．住まいQ&A 室内汚染とアレルギー，井上書院．

コラム18 ●生物汚染と化学物質汚染

　皆さんは「虫も食わない」家を希望されるだろうか．確かにダニ，カビにはじまり，シロアリなどもいない家は快適だろう．しかし，ちょっと待ってほしい．どうして虫がいないのだろう．そんなの決まっているじゃない，それだけ清潔だということだよ，という答えも返ってくるかもしれない．では，どうしてそれだけ清潔なのだろうか．虫がいない，ということはそんなによいことなのだろうか．いる，いない，で判断したら，いないほうがよいに決まってる．しかし，「全然いない」というのは，考えものではないのだろうか．

　農薬を考えてほしい．虫が食っていない野菜というのは，しっかりと農薬がかかっている野菜で，農薬の使用をやめた途端に，虫食いがはじまった，という話はよく聞くことだろう．では，虫食いのない野菜はよいことなのだろうか？　農薬そのものが全面的によくない，などというつもりは毛頭ない．農薬の使用によって，恩恵をこうむっているのもまた事実である．しかし，しっかり農薬がまかれ，「きれいに」なっている野菜は，過剰に農薬を摂取してしまうなどの観点から問題であるということは，近年多くの場面で指摘されてきていることだろう．

では，家についてはどうだろうか．野菜と同じことがいえるのではないだろうか．全然虫などがいない，というのは，虫が住めないようなものがしっかりと加えられている，ということとも考えられる．もちろん，自然界の中にも，虫が寄ってくるものを妨げるものはある．たとえば，ヒノキやヒバなどはシロアリ防止のために有効であり，日本では家の土台として古くから用いられてきている．しかし，それに何かを加えて虫を防除することは，野菜と同様に，問題が生じる可能性があるのではないだろうか．虫に影響して，人に影響しないものは，それほど多くないだろう．

　農薬と同様に，適度（といってもどの程度が適度であるのかがわからないというのも確かで，人によっても異なるだろうが）に使用して，虫と共存しながら対応をとっていくことも必要ではないだろうか．掃除をする，風通しをよくする，湿気を低く保つ，などによっても，ある程度生物汚染を防ぐことは可能であることも，感覚としては理解されていると思う．アレルギーなどをもっていらっしゃる方とそうでない方では言い分も異なるとは思うが，それぞれの人が認容できる範囲でのバランスを考えることも必要であろう．

16 電磁波

16.1 電磁波とは

16.1.1 電磁波の歴史
　電磁波の歴史は，19世紀中頃から後半にかけて，ファラデー（Michael Faraday）が電磁波の概念を提唱し，マックスウェル（James C. Maxwell）が数学的に論証し，ヘルツ（Heinrich Hertz）が実験的に確認したといわれている．ファラデーは，電気や磁気はまわりに場を作ってその力をまわりに及ぼすと考えた．電流が磁石に力を及ぼすことは知られていたが，それだけでなく，逆に磁気が電気に影響を及ぼすのではないかと考え，電磁誘導を発見した．現在では電荷や電流はそのまわりに場を作り，場はそのまわりに力を及ぼすと理解されている．マックスウェルはファラデーの場の考えを受け継ぎ，電気磁気の現象を現在マックスウェル方程式とよばれている4つの法則にまとめ，数学的に電気磁気の現象が波動を生じさせることを示し，電磁波と名づけたのである．

　彼らの理論は，ヘルツによって実験的に確認されて，初めて認められるようになった．光が電磁波の一種であると考えたのも，電磁波の波動の進む速さの計算値が光の速さの測定値と一致したからである．20世紀に入る頃になって，無線をはじめ，電磁波の利用技術は急速に進歩するようになった．しかしながら，健康影響に関しては，ほとんど研究されることがなく，1966年の世界保健機関（WHO）の「磁界に関する環境保健基準」で，50ガウス以下の電磁界では，有害な生物学的な影響は認められていないと報告するにとどまっている．なお，この50ガウスという値は，白血病を引き起こすという閾値の1万倍以上であり，現在とはかけ離れた認識であった．

16.1.2 関連用語と電磁波の定義
　電磁波に関連する用語として，電波，磁波や電界，磁界があり，「界」を「場」といいかえた電場，磁場という言葉もある（工学系では「界」を，物理系では「場」を使用しており，ここでは工学系の用語を用いる）．電界とは電気のある場所のことで，電気を流すと，そのまわりに磁界が生じる．電磁波とは，簡単にいえば，電界と磁界が相互に作用しあって，空間を波として遠くまで伝播していく波動である（図

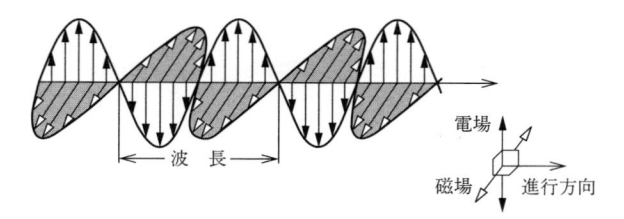

図 16.1 電磁波の伝播

16.1)．磁波は磁気によって生じる波動であるが，電波は電気によって生じる波動ではなく，後述する特定周波数域の電磁波のことで，誤解しやすい．また，電磁波の真空中の伝播速度は，光速の $c=2.9979\times 10^8$ m/秒であり，波の性質によって周波数 ν と波長 λ の間に $c=\lambda\nu$ の関係がある．つまり，周波数と波長は反比例する．どちらも利用されるが，最近は周波数（ヘルツ，Hz）で表されることが多い．

16.1.3　電磁波の種類

一口に電磁波といっても，γ 線や X 線などの電離放射線とよばれる高周波から，それよりも周波数の低い非電離放射線とよばれる電磁波があり，非電離放射線もマイクロ波から家庭電化製品などに使用される極低周波まで非常に幅広い．この電磁波の種類，周波数，波長，利用例を表 16.1 に示した．上述した電波とは，おおむねマイクロ波から超長波までをさしている．ここで，周波数と波長は概略値である．また，

表 16.1 電磁波の種類

電磁波	種類	周波数 (Hz)	波長	利用例
放射線	ガンマ線	3×10^{18}	100 pm	医療
	エックス線	3×10^{16}	10 nm	材料検査・エックス線写真
光線	紫外線	3×10^{15}	100 nm	殺菌灯
	可視光線	3×10^{13}	10 μm	工学機器
	赤外線	3×10^{12}	100 μm	赤外線ヒーター
電波	サブミリ波	3×10^{11}	1 mm	光通信システム
	ミリ波（EHF）	3×10^{10}	1 cm	レーダー
	センチ波（SHF）	3×10^{9}	10 cm	衛星放送，電子レンジ，PHS
	極超短波（UHF）	3×10^{8}	1 m	携帯電話，警察・消防通信，テレビ通信
	超短波（VHF）	3×10^{7}	10 m	FM 放送，テレビ放送
	短波（HF）	3×10^{6}	100 m	アマチュア無線
	中波（MF）	3×10^{5}	1 km	AM 放送
	長波（LF）	3×10^{4}	10 km	海上無線
	超長波（VLF）	3×10^{3}	100 km	潜水艦通信
電磁界	極超長波（ELF）	50	6000 km	送電線，家庭電化製品

pm（ピコメートル），nm（ナノメートル），μm（マイクロメートル）はそれぞれ 10^{-12} m，10^{-9} m，10^{-6} m の大きさを表す（巻末の付表を参照）．

16.1.4 電磁波の単位

電磁波の量を表す単位も，周波数の違いにより電磁波の性質が違ってくるので，低周波か高周波かで異なっている．電化製品などの低周波の場合は1つの波（波長）が大きいので，電界と磁界を分け，磁界ではガウス（ガウスは磁束密度の単位で，1 cm² 当たりの磁力線の数）またはテスラ（1万 G（ガウス）＝1 T（テスラ））が用いられる．ただし，磁束密度の国際単位は，平成9（1997）年にガウスからテスラに変更された．電界の強さを表す単位としては，キロボルト/メートル（kV/m）やボルト/センチメートル（V/cm）が用いられる．一方，マイクロ波などの高周波の場合には，電磁波の伝わる方向に対して垂直な単位断面積当たりの通過電力（単位：mW/cm² など）が用いられる．また，磁界強度の単位として単位長当たりのアンペア（A/m）が使用される．磁界強度を磁束密度と換算すると，1 A/m＝1.2 μT となる．

近年，普及がめざましい携帯電話など人体頭部のそばで使用する無線機器から送出される電磁波については，局所 SAR（specific absorption rate，比吸収率とも記される）という単位が基準になる．局所 SAR とは，人体が電波に曝露されることによって，任意の10 g 当たりの組織に6分間に吸収されるエネルギー量ワットの平均値（W/kg）で表される．

16.1.5 遠方界と近傍界

たとえば，300 MHz の周波数は波長が1 m になるので，波源から1 m 以上離れると，1波長以上になる．30 MHz では10 m になる．少なくとも1波長以内の距離では，電界と磁界が複雑に絡み，距離によって電界分布の形が異なり，両方の影響を考慮しなければならない．一方，1波長以上十分離れた距離では電界分布の形が一定になる．したがって，電界と磁界の一方が得られると他方を換算することができる．前者を近傍界，後者を遠方界とよぶ．日常生活の電気製品で使用される 50，60 Hz については，1波長が 5000 km 以上となり，国内ではどこでも近傍界に含まれる．300 MHz のテレビなら2 m 以上離れると遠方界領域になる．遠方界での電磁界の強さは波源からの距離に逆比例する．900 MHz の携帯電話は波源から 33 cm 以内が近傍界になり，通常使用であればほとんどがこれに含まれることになる．

16.2 生活内の電磁波利用

われわれの生活の中で，電磁波とりわけ電波はいろいろな分野で使用されている（図 16.2）．図に示されるように，電波は通信，放送をはじめとして，測位・隔測や

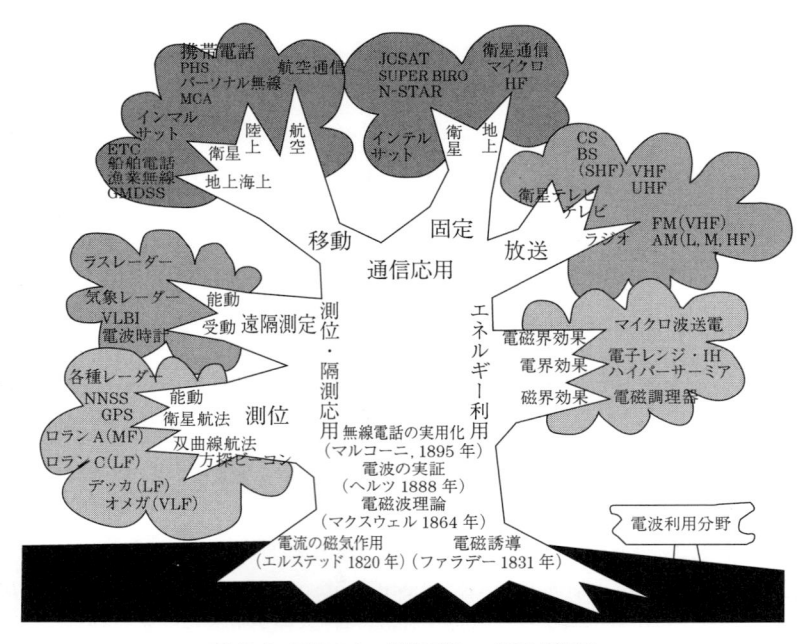

図16.2 電波の木―樹齢百年―（総務省資料）

エネルギー利用にも用いられ，現代社会に必要不可欠な存在となっている．用途別に見ると，γ線やX線は医療機器として利用されており，紫外線や赤外線は分析機器のほか，殺菌あるいは暖房用の機器などに利用されている．以下に，周波数帯域ごとの電磁波の利用状況をまとめておく．

1） サブミリ波（300～3000 GHz）

波長が1 mm以下の1～0.1 mmでサブミリ波とよばれる．マイクロ波の中で最も高周波域の電波．リモートセンシングやレーザー通信などの通信機器に利用される．まだ用途は限定的だが，情報の大容量伝送を可能にすることから，今後の技術開発が期待されている．一方，大気中の水蒸気に吸収されやすいといった特徴があるので，大気が安定した場所での近距離利用に適している．

2） ミリ波（30～300 GHz）（EHF：extremely high frequency）

波長が10～1 mmであることからミリ波とよばれる．天文台の電波望遠鏡，各種のレーダーや衛星通信，簡易型地上通信などに利用されている．なお，サブミリ波同様に波長がきわめて短いので，大気中での減衰が大きく，悪天候時には雨や霧による影響を強く受ける．そのため用途は現在のところ限定的で，大容量・長距離の伝送を可能とする技術や無線装置の小型化・低価格化など，利用促進に向けた技術の研究開発が行われている．

3) センチ波（3〜30 GHz）（SHF：super high frequency）

波長が1〜10 cmになるのでセンチ波とよぶ．センチ波はマイクロ波の主体帯域で，中継や衛星放送，PHSさらには電子レンジなどにも利用されている．また5.8 GHz帯は国際的にさまざまなITSサービスに利用される傾向にある．5 GHz帯は屋外の無線アクセスシステム用として平成14（2002）年秋に国内で新たに制度化され，屋外でも利用可能で，通信事業者向けに免許制で提供されるようになった．ただし，現在はまだ基地局と加入者局間のアクセスに限定されている．近年の無線LANも一部はセンチ波が利用されている．

4) 極超短波（300 MHz〜3 GHz）（UHF：ultra high frequency）

航空用レーダーをはじめ，パーソナル無線，気象無線（ラジオゾンデ），タクシー無線，アマチュア無線，無線LANなどの無線は極超短波を利用する．さらに，テレビ放送，テレターミナルシステムのほか，携帯・自動車電話，コードレス電話も極超短波域にある．携帯電話の爆発的流行で，気象観測システムに影響を及ぼしているともいわれている．サブミリ波から極超短波までをマイクロ波とよぶ．

5) 超短波（30 M〜300 MHz）（VHF：very high frequency）

極超短波域の各種無線はその種類により超短波域でも利用される．直進性があり，電離層で反射しにくい性質もあり，山や建物の陰にもある程度回り込んで伝わることができるので，アナログテレビ放送，FM放送，航空管制通信など通信分野の広い用途に利用される．

6) 短波（3 M〜30 MHz）（HF：high frequency）

駅の自動改札や入退室管理は短波が利用されている．また，短波の特徴として，約200〜400 kmの高度に形成される電離層のF層に反射し，地表との反射をくり返しながら地球の裏側まで伝わっていくことができるので，ラジオの短波放送，外国向け放送，アマチュア無線，船舶・航空機通信などにも利用されている．

7) 中波（300 k〜3 MHz）（MF：medium frequency）

中波は電波の伝わり方が安定していて遠距離まで届くことができ，AMラジオ放送，航空機ビーコン，船舶通信，アマチュア無線などに利用されている．送信機や送信アンテナは大規模なものが必要になるが，受信機は簡単なもので済むという利点がある．

8) 長波（30 k〜300 kHz）（LF：low frequency）

短波通信が発展したために，大規模なアンテナと送信設備が必要な長波は，電信用には近年あまり用いられなくなってきた．現在この帯域は航空移動通信，海上無線，無線航行などに利用されている．

9) 超長波（3 k〜30 kHz）（VLF：very low frequency）

超長波は波長が長く，地表面にそって伝わり，低い山をもこえることができる．また，水深の浅い（10〜40 m）水中では減衰率が少ないので，潜水艦との通信に利用される．

10) **極超長波，超低周波**（3 Hz〜3 kHz）（ELF：extremely low frequency）

電磁界（EMF：electric and magnetic field）ともよばれる．極超長波以下の周波数帯域は通信には利用されないため，電波とはよばれない．送電線や家庭での電化製品などに利用される．なお，無線通信用に利用される電波（10 kHz〜100 GHz）をラジオ波（RF：radio frequency）とよび，高周波の別称とされることがある．

16.3 電磁波の健康影響

16.3.1 電磁波の人体への効果

上述したように，電磁波といっても非常に幅広い周波数域があるので，人体への影響も分けて考えねばならない．周波数が最も高いγ線やX線などの電離放射線は，それ自体が細胞内の遺伝子DNAを損傷する強いエネルギーがあり，深刻な健康影響を及ぼす．それだけに，放射線は厳重に管理されるわけである．DNAの損傷については，①塩基に起きる損傷（塩基損傷），②DNA鎖のうち1本が切れるもの（一本鎖切断），③DNA鎖の2本が両方とも同じ場所で切れるもの（二本鎖切断），の3説がある．

放射線がDNAに傷を付けるメカニズムとしては，放射線が直接DNAに傷を作るという直接作用と，水に活性酸素を作って傷を付ける間接作用の2種類があり，直接作用が約5%，DNAに直接水素結合をしている水が活性酸素を発生して傷ができる作用が約25%，DNAとは離れたところにある水が活性酸素を発生して傷ができる作用が約70%といわれている．

では，どの程度の強度なら安全かというと，遺伝学的な論点から，「どのように低曝露でも少なくとも影響が出る可能性がある」，「曝露量と影響度は直線の関係にある」，「threshold（閾値，影響が出ない強さの限界点のこと）は存在しない」，が放射線防護にかかわる科学的な通説となってきた．しかし，ラジウム温泉などの効能に見られるように，低レベルの放射線はかえって健康によい影響を与えているという研究報告もある．

「閾値が存在しない」という通説に対しても，疑問が提起されている．塩基損傷と一本鎖切断はほとんど修復されるが，二本鎖切断は約10%しか修復されないので，二本鎖切断が重要とされてきた．問題は修復不能な傷の数で，理論計算では，日常的な活性酸素による損傷が自然放射能による損傷よりも1000倍も多い．つまり，自然界では「直線に関係になく，閾値が存在する」という意見である．「微弱放射能はDNA修復機能がある」という意見すらある．したがって，この問題はまだ十分な解明がなされたとはいえない．

周波数が低くなるに従い，エネルギーも小さくなる．紫外線は電離放射線ほどの健康影響を及ぼすことはないが，長時間曝露されると，皮膚がんを生ずることが知られている．皮膚への長時間によりDNAが損傷し，突然変異が生じるために皮膚ががん

16.3 電磁波の健康影響

化すると考えられている．曝露オゾン層破壊による紫外線量増加が皮膚がんや白内障をもたらす可能性がある．紫外線曝露による活性酸素産生は皮膚のタンパクを変性させ，シワ，シミを作るだけでなく，白内障も引き起こす．

赤外線やマイクロ波領域になると，代表的な人体への効果として熱効果（熱作用ともいう）がある．また，30〜300 MHz のある周波数では共振現象が起き，比較的弱い出力でも人体では大きな発熱作用を生ずることがある．さらに，全身曝露でも，眼，睾丸，乳房など血液の流れの少ない部位に局所的に発熱作用が生じることもある（ホットスポット効果とよぶ）．強熱を加えられた細胞ががん化する可能性もあながち否定できない．問題は出力（あるいは曝露量）である．マイクロ波は熱効果のほかに非熱効果があり，タンパクを変性させるとの報告もなされている．

また，近年マイクロ波領域にある携帯電話の健康影響が問題になっている．携帯電話の健康影響については基地局のアンテナからの影響とハンドセット（送受話器）からの影響が考えられるが，前者についてはあまり問題にされない（対策については後述）．後者の場合，ほとんど近傍界に含まれ，容易に評価できない．とくに，脳に近い耳に密着して長時間使用することがあるので，電磁波の発生量が微弱であるとしても脳への影響が明確には否定できない．

マイクロ波より下から極超長波（ELF）または電磁界（EMF）までの周波数域では非熱効果が知られている．非熱効果は刺激作用とも表現され，熱効果とともに周波数との関係の概念図（図 16.3）では，熱効果と刺激作用は数十 kHz を境に逆転するとしている．脳細胞からのカルシウムの流出がその代表で，この現象は特定の周波数と強度でしか起こらないといわれている．そのほか，神経・内分泌変化，免疫学的変化，リンパ球活性低下なども報告されている．しかし，これも最近は疑われており，明確でない．

極超長波領域では，波長が非常に長いので，電界と磁界の作用が異なってくる．両者を分けて考えてみると，電界は人体の内部にはあまり浸透しない．皮膚などの外部との境界面に大きく集中する．身体の深部にある臓器や脳の中でも松果体などへの影響は少ない．電界の存在する場所に人体があると，電界の分布が乱される．一方，磁界に対しては，空気も木材も人体も普通の金属もまったく同じ性質をもっている．磁

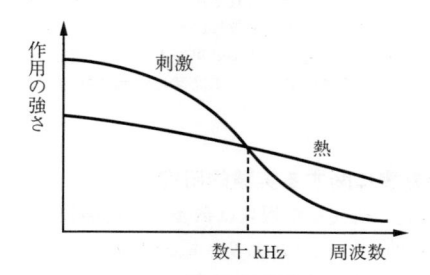

図 16.3 電磁波の周波数と熱効果，刺激作用（電気学会，1998）

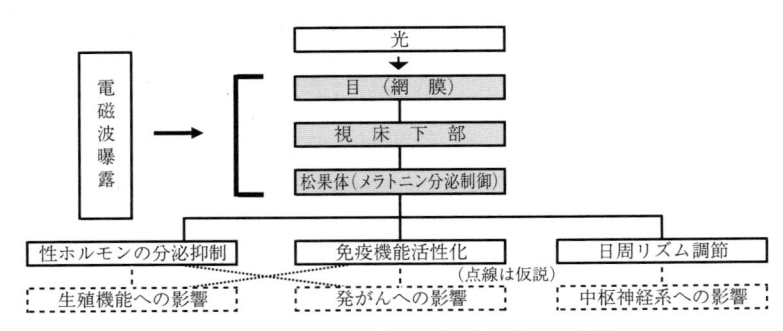

```
         ┌─────────────────┐
         │       光        │
         └────────┬────────┘
                  ↓
┌──────┐  ┌─────────────────┐
│ 電磁 │  │   目（網　膜）  │
│ 波曝 │→ ├─────────────────┤
│  露  │  │   視　床　下　部│
└──────┘  ├─────────────────┤
          │松果体(メラトニン分泌制御)│
          └─────────────────┘
```

性ホルモンの分泌抑制	免疫機能活性化	日周リズム調節
生殖機能への影響	(点線は仮説) 発がんへの影響	中枢神経系への影響

図16.4　メラトニンの作用と電磁波曝露による影響

界のある場所に人がいても，磁力分布はまったく変化しない．磁界は人の外でも内部でも同じ強さで分布する．磁界のある場所に人体があれば，人体に磁界の強さに応じた体内誘導電流が発生する．人体は電気的に動作しており，人体には電流が流れているのであるから，それにより健康に影響が及ぶ可能性がある．

軽視しえない可能性の一つとして，電磁波曝露によるメラトニン[*1]などのホルモンの分泌抑制が考えられた．メラトニンは活性酸素から身体を守る抗酸化剤としての働きがあり，その効果はほかの抗酸化物質の数倍であって，そのほかにがん予防，血圧降下，血糖値低下，白内障予防，皮膚のシワ予防などの効果があるといわれる．したがって，電磁波により正常な分泌が抑制されれば，健康に有害な影響を及ぼすことになる．メラトニンの作用と電磁波曝露による影響の関連を図16.4に示した．図の点線は可能性の仮説を表す．しかしながら，この影響を検出することは容易でない．

なお，第26回生体電磁学会（2004年）（The 26th Annual Meeting of the Bioelectromagnetics Society, Washington, D.C.）および"*Bioelectromagnetics*"誌によれば，携帯電話端末から発せられる電波が睡眠・覚醒のサイクルへの作用などと密接に関係するメラトニンの合成に及ぼす影響は認められないと報告された．ただし，電磁波の健康影響事態を否定してはいない．

[*1] メラトニンは，脳のほぼ中央部にある松果体とよばれる器官でセロトニン（食事で摂取される必須アミノ酸トリプトファンから合成される神経伝達物質で，精神を安定させる作用がある）から合成されるホルモンであり，睡眠・覚醒のサイクルに対する作用（夜間に多く分泌され，睡眠を促す）のほか，抗酸化作用や抗腫瘍効果をもつことが知られている．副作用もなく高価なビタミン剤やそのほかの抗酸化剤に比べて非常に安価な物質で，理想の睡眠薬として話題を集めたことがある．

16.3.2　電磁波の影響に関する実験的研究

電磁波の影響を実験的に研究した報告は数多い．電磁波の影響を認めたとする実験的研究報告は1990年以前にいくつかあり，電磁波照射によるがん細胞の増殖効果などが報告された．照射によりがん細胞を攻撃するナチュラルキラーTリンパ球が減

16.3 電磁波の健康影響

少したこと(Lyle et al., 1987), 培養器中のヒトのがん細胞に電磁波を照射すると, 増殖速度が高まったこと(Phillips, 1986)などがある. そこで, 電磁波はがんのプロモーター作用があるのではないかと疑われた. また, 上記のメラトニンについても, ラットに電磁波を照射した実験で, メラトニンとセロトニンが減少したとの報告がある(Wilson et al., 1981). これらの研究により, 電磁波の影響が着目されることになり, その後も多くの研究がなされたのである.

その中でも米国の RAPID 計画[*2]では大規模な実験が行われた. しかし, 顕著な影響は実験結果から認められていない. 日本でも産業総合医学研究所が, 超低周波磁場の姉妹染色分体交換の頻度に対する影響, 超低周波磁場の細胞質遊離カルシウムイオン濃度に対する影響, 超低周波磁場がヒト末梢血単核細胞に与える影響, などを研究したが, いずれも電磁波の影響は確認されなかった. 経済産業省資源エネルギー庁が電力中央研究所に委託した動物実験による研究でも, 「日常生活で体験することが想定されるレベルからそれを上回るレベルまでの強度の商用周波磁界が動物の生殖に影響を及ぼすとの証拠を示すデータは得られなかった」としている. このように, 近年の実験的研究では電磁波の影響について疑問を呈する報告が多くなった. その理由は必ずしも明確ではないが, 実験条件がより厳密に管理され, より現実に近づいた電磁波の曝露量で実施されたことが推測される.

近年は ELF に注目が集まり, ELF の細胞レベル, あるいは動物実験での研究報告が目立っている. これらの研究は ELF の影響についてのメカニズムを解明するうえで重要である. しかしながら, これについても十分な成果を得るに至っていないというのが現状で, 少なくとも一般生活で曝露される出力レベルで影響が見られるという報告は得られていない. そのほか, 遺伝毒性, 乳がん細胞増殖作用, カルシウムの代謝, 松果体機能への影響などさまざまな実験的研究がなされているが, 一部に影響を示唆する報告があるものの, 同時に否定する報告もあり, メカニズムを解明するまでの成果は乏しい. ELF の低出力, 長期曝露の研究から容易に成果を得ることが困難であることは予想されていたことであり, 今後も粘り強く研究を積み重ねていく必要がある.

[*2] RAPID (Research and Public Information Dissemination, 研究および公衆への情報普及)計画とは, 米国がエネルギー政策法(1992年)に基づき, 電磁界に関する調査研究と広報活動を実施した国家プロジェクトで, 米国環境健康科学研究所(NIEHS)が主管官庁となり, 1993年から6000万ドルの予算で6年間行われた. プロジェクトの目的は,
1) 電磁界の健康影響に関する生物学的研究と, 電磁界の測定・特性の解明・管理などを目的とする工学的研究を通じて, 健康影響の調査に焦点を絞った研究の実施
2) パンフレットの作成, 広報活動, 一般大衆とコミュニケーションをとるための電磁界情報電話サービスを通じた, 情報の収集編纂および普及
3) 健康影響評価, 電磁界曝露調査
 プロジェクトの結果として, 電磁界の健康影響について, 多くの生物学的研究(動物実験・細胞実験)では否定的な結果が示されたものの, 小児白血病および成人の慢性白血病に関する疫学研究結果を重視し, 電磁界を「発がん性がある可能性がある」に分類す

ることが安全との判断であると結論づけた．

16.3.3 電磁波の影響に関する疫学調査

電磁波の影響に関しては，疫学的な調査報告に端を発している．電磁波とくにELFの影響に関する疫学調査が行われるようになったのは1970年代以降であるが，その疑いは1940年代，第2次世界大戦中からもたれていた．当時の米国で，レーダー技術者やパイロットの間に，「レーダー波を浴びると子どもができなくなる」という噂が広がった．また，白内障にかかりやすいことも噂された．軍当局はこれらを否定したが，あとになって，いずれもマイクロ波の発熱作用が影響を及ぼしたものと指摘されている．

よく知られた疫学調査として，まず1979年のワルトハイマー報告（Weltheimer and Leeper, 1979）がある．これによると，米国デンバーにおいて，送電線付近に居住する住民の小児がんの死亡率はほかの地域よりも1.6〜2.2倍高く，白血病では3倍高いとのことであった．この研究は1987年に再調査したサビッツ報告（D. A. Savitz）でも確認されている．さらに，1992年にはスウェーデンのカロリンスカ研究所が，送電線から50 m以内に居住する子どもが白血病になるリスクはほかの子どもの2.9倍高いことを発表し，大きな話題となった．調査対象が約50万人にも及ぶので，信頼性が高いといわれている．このほかにもELFの健康影響に関しては多くの疫学調査が報告されている．1980年代から2006年までの研究報告事例を表16.2に示した．表にもあるように，影響が認められたもの，認められないものが混在して電磁波の健康影響に関して，現在までのところ明確な結論は得られていない．

不明確であっても，電磁波の健康影響として恐れられたのが発がん性で，表にも影響が認められたとした報告があった．国際がん研究機構（IARC：International Agency for Research on Cancer）は2002年にヒトへの発がん性に対する分類を発表した（表16.3）．そこでは，極低周波電界，静磁界，静電界をグループ3に分類したが，ELF磁界の発がん性を2Bに分類した．なお，このIARCの評価結果に関して，規制や立法についての作業は各国の行政府や国際機関にゆだねられている．ボランティアによる直接曝露実験では，磁界曝露とメラトニン・免疫変化，磁界曝露と生理機能に与える影響に関する研究が多く行われ，通常の居住環境レベルの磁界曝露では影響はないと結論づけられた．

日本では電磁波の健康影響に関する疫学調査はあまり行われていない．わずかに，2003年に国立環境研究所と国立がんセンターの研究班がまとめた報告があり，子ども部屋の平均磁界レベルが4 mG（0.4 μT）以上になったときに白血病の発症リスクが上昇することが示された．ただし，文部科学省の科学技術・学術審議会の研究評価部会は，「調査症例数が少なく」，「研究結果が一般化できるとは判断できない」，「情報などの整理が不十分な現状では本研究の科学的価値は低い」と指摘している．

文部科学省だけでなく，日本の電力関係者も疫学調査の結果についてはおおむね信

16.3 電磁波の健康影響

表16.2 ELFの健康影響に関する疫学調査

No.	筆頭研究者	年	出典	関連性	疾患／死因
1	S Milham	1982	NEJM 307：249	あり	白血病
2	WE Wright	1982	Lancet 8308（Vol II）	あり	白血病
3	S Bastuji-Garin	1990	Eur J Cancer 26：1119-1120	あり	白血病
4	T Tynes	1990	Lancet 336：1596	あり	不妊症
5	PA Demers	1991	Amer J Epidem 134：340-347	あり	不妊症
6	GM Matanoski	1991	Lancet 337：737	非有意	不妊症
7	DP Loomis	1992	Lancet 339：1482-1483	非有意	不妊症
8	GM Matanoski	1993	Amer J Epidem 137：609-619	非有意	白血病
9	B Floderus	1993	Cancer Causes Control 4：463-476	あり	白血病
				なし	脳腫瘍
10	JD Sahl	1993	Epidemiology 4：104：114	非有意	全がん
				非有意	白血病
				非有意	脳腫瘍
11	P Guenel	1993	Br J Indust Med 50：758-764	非有意	白血病
				非有意	脳腫瘍
12	G Theriault	1994	Amer J Epidem 139：550-572	なし	白血病
				なし	脳腫瘍
				なし	不妊症
13	T Tynes	1994	Amer J Epidem 139：645-653	非有意	白血病
				非有意	脳腫瘍
14	PF Rosenbaum	1994	Amer J Epidem 139：30-36	なし	不妊症
15	DP Loomis	1994	J Natl Cancer Inst 86：921-925	あり	不妊症
16	B Armstrong	1994	Amer J Epidem 140：805-820	あり	肺がん
				あり	全がん
17	T Tynes	1994	Scand J Work Environ Health 20：339-344	なし	白血病
				なし	脳腫瘍
				なし	全がん
18	SL London	1994	Amer J Indust Med 26：47-60	あり	白血病
19	B Floderus	1994	Cancer Causes Control 5：189-194	なし	白血病
				なし	不妊症
20	DA Savitz	1995	Amer J Epidem 141：123-134	あり	全がん
				なし	白血病
				あり	脳腫瘍
21	KP Cantor	1995	J Natl Cancer Inst 87：227-118	なし	不妊症
22	PF Coogan	1996	Epidemiology 7：456-464	非有意	不妊症
23	HM Firth	1996	Int J Epidem 25：14-21	非有意	白血病
				非有意	脳腫瘍
24	AB Miller	1996	Amer J Epidem 144：150-160	なし	全がん
				あり	白血病
25	P Gruenel	1996	Amer J Epidem 144：1107-1121	あり	全がん
				なし	白血病
				あり	脳腫瘍
26	D Baris	1996	Occup Environ Med 53：25-31	なし	全がん
27	JM Harrington	1997	Occup Environ Med 54：7-13	なし	脳腫瘍
28	M Feychting	1997	Epidemiology 8：384-389	あり	白血病
				なし	脳腫瘍
29	LI Kheifets	1997	Amer J Epidem 146：87-90	なし	白血病
30	DA Savitz	1997	Occup Environ Med 54：396-402	なし	肺がん
				なし	肺がん
31	C Johansen	1998	Amer J Epidem 147：548-555	なし	白血病
				なし	不妊症
				なし	脳腫瘍
32	DA Savitz	1998	Epidemiology 9：398-404	なし	アルツハイマー病
				非有意	パーキンソン病
33	P Cocco	1998	Occup Environ Med 55：599-604	なし	不妊症
34	SA Petralia	1998	Amer J Indust Med 34：477-483	なし	不妊症
35	Y Rodvall	1998	Eur J Epidem 14：563-569	非有意	脳腫瘍
36	DA Savitz	1999	Amer J Epidem 149：135-142	あり	心疾患
37	C Johansen	1999	Neurology 52：1279-1282	なし	多発性硬化症
38	AB Graves	1999	Alzheimer Dis Assoc Disord 13：165-170	なし	アルツハイマー病
39	PJ Villeneuve	2000	Occup Environ Med 57：249-258	あり	白血病
40	E van Wijngaarden	2000	Occup Environ Med 57：258-263	不明	自殺
41	ICNIRP	2001	EHP, 109, Supplement 6	あり	白血病
42	KC Soderberg	2002	Epidemiology, 13：45-49	あり	白血病
43	M Goodman	2002	Epidemiology, 13：50-58	なし	肺がん
44	JJ McDevitt	2002	J Expo Anal Environ Epidemiol. 12：1-8	なし	個人曝露量
45	JD Brain	2003	Environ Health Perspect, 111, 562-70	あり	白血病
46	RWY Habash	2003	Crit Rev Biomed Eng, 31, 141-195	なし	全がん
47	J Kliukiene	2004	Amer J Epidem, 159-162	なし	肺がん
48	UM Forssen	2005	Amer J Epidem, 161, 250-259	なし	肺がん
49	C Fatigoni	2005	Environ Toxicol, 20, 585-591	あり	遺伝子毒性
50	JM Elwood	2006	Bioelectromagnetics, 27：112-118	なし	白血病

注）雑誌名は略称

表 16.3　IARC のヒトへの発がん性に対する分類

分類	分類の基準	分類されるおもな物質や電磁界
1	発がん性がある	アスベスト，ベンゼン，カドミウムとその合金，内服の避妊薬，γ線，X線，アルコール飲料，コールタール，タバコ，ダイオキシンなど
2A	おそらく発がん性がある	紫外線，ディーゼルエンジン排ガス，PCB，クレオソート（木材防腐剤），男性ホルモン，ホルムアルデヒドなど
2B	発がん性があるかもしれない	カーボンブラック，クロロホルム（全身麻酔剤），ガラス繊維，鉛，コーヒー，ガソリン，アジアの漬物，極低周波電磁界など
3	発がん性を分類できない	カフェイン，原油，水銀，お茶，水道水，静磁界，静電界，極低周波電界など
4	発がん性はおそらくない	ナイロンの原料であるカプロラクタム

用しないとの姿勢が多い．どちらが正しいかということよりも，リスクをどのように受け止めるかの姿勢の違いであると考えられる．電磁波を一定程度以上に曝露していれば，なんらかの健康影響が生じても不思議ではない．ただし，通常の曝露状態ではその可能性は決して高くない．たとえば，カロリンスカ研究所の研究者も述べていたが，小児の白血病自体が発現の可能性が低い．軽視してはいけないが，ほかの要因に比べれば，電磁波の及ぼす影響が認められたとはいえ，その割合は必ずしも高くない．つまり，相対リスクは高いが，絶対リスクは低いということを留意しなければならない．

　近年の携帯電話の利用者急増で，携帯電話からの電磁波の影響が懸念され，日本を含めた13ヵ国が参加した携帯電話に対する国際的な健康影響調査が実施されている．しかしながら，使用開始から高々10年で，明確な結果や結論は得られていない．重大なリスクがあるとは推測しがたいが，なんらかのリスクは観測される可能性もある．

　家電製品の電磁界からの健康影響として，ハッチらの報告がある（Hatch et al., 1998）．急性リンパ性小児白血病患者640名と対照640名との患者対照研究で，母親が妊娠中に電気毛布やマットレスを使用した場合のオッズ比は，1.59（95%信頼区間は1.11～2.29），子どもが電気毛布やマットレスを使用した場合は，2.75（95%信頼区間は1.52～4.98）と統計学的に有意であった．しかし，母親が電動ミシンを使用した場合は，0.76（95%信頼区間は0.59～0.98）とオッズ比が減少した．以上の結果からは，小児白血病が電磁波に起因するか明らかとはいえない．

16.3.4　電磁波過敏症

　近年，電磁波過敏症という言葉が巷間で聞かれるようになった．電磁波過敏症とは，身のまわりにある微弱な電磁波を浴びただけで発症する頭痛や吐き気などの症状のことで，米国の医学者レイ博士（William J. Rea）によって命名された．レイ博士

16.3 電磁波の健康影響

表 16.4 電磁波過敏症の症状分類

1.	眼の症状	見にくい,眼が痛い,眼がうずくなど
2.	皮膚の症状	乾燥する,赤くなる,できものなど
3.	鼻の症状	鼻づまり,鼻水など
4.	顔の痛み	顔がほてる,むくむ,水泡,ヒリヒリする
5.	口の症状	口内炎,ざらざらした味がする
6.	歯や顎	歯や顎の痛み
7.	粘膜の症状	乾燥,異常な渇き
8.	頭痛	単なる頭痛のみならず記憶喪失やうつ症状まで
9.	疲労	異常な疲れ,集中力の欠如
10.	めまい	気を失いそうな感覚,吐き気
11.	関節痛	肩こり,腕や関節の痛み
12.	呼吸	呼吸困難,動悸
13.	しびれ	腕や足のしびれ,まひ

による電磁波過敏症の症状分類は表16.4のとおりである.日本ではまだ認知されていないが,スウェーデン,デンマークでは電磁波過敏症は認知され,公的保険の対象となっている.

電磁波過敏症について早くから研究に着手したのはスウェーデンで,1990年代の前半に報告されているが,1998年に発行した報告書の中には,

① 最も顕著な電磁波過敏症はVDT作業によって中程度の顔面皮膚異常を呈する.
② 電磁波過敏症の人と関連する要素との密接な関連性は見つかっていない.
③ VDT作業による電磁波過敏症は物理的,人間工学的,精神的な要素など多彩な要素が絡んでいる.
④ VDT作業に関連する電磁波で,電界が影響しているとの研究があるが,結論は出ていない.

このように,影響の可能性を示唆するものの,明確な因果関係を支持するわけではない.2000年のロシアとスウェーデンの電磁波過敏症などに関する共同研究ワークショップでも,電磁波過敏症20名を対象に60 Hzの磁界10 μT を曝露したが,過敏ではなく,電磁波過敏症といわれる人は,物理的,精神的な外部要因に敏感であるとの結果であったとしている.2005年の英国で行われた文献調査からのメタ解析では,7件の研究でなんらかの関連性が報告され,31件の研究で725人の電磁波過敏症との結果を得たが,24件の研究では,「生理・医学的な過敏症の存在を支持する確証は得られなかった」としている.以上の結果を総合すると,電磁波過敏症は確かに存在するが,発症のメカニズム,量-反応関係,関連要因の種類と関連の強さなど具体的な問題に関してはほとんど明らかでないということになり,明確でない.

また,電磁波過敏症の人は同時に化学物質過敏症(CS)である場合が多い.その原因についても,まだ解明されていないが,電磁波によるカルシウムイオン流出や脳中心部の松果体からの分泌ホルモンの抑制で,免疫機能が低下してアレルギー状態になりやすいことが原因ではないかと考えられている.しかし,シックハウス症候群の

症状と類似しており，CS との関係など未解明の部分が多い．日本での認知の遅れは科学的に不明な部分の多いことが原因の一つと考えられるが，日本でも発症者が報告されており，今後の早急な解明が望まれる．

16.4 電磁波問題の対策

16.4.1 電波防護指針

電磁波対策として最も重要であるのは，電磁波の及ぼす健康影響の解明であるが，現在のところ，未解明の部分が非常に多く，不安をもつ人も多い．かといって，電磁波製品はわれわれにとって必需品であるので，使用禁止になっては困る．したがって，安全利用のための防護指針が求められる．そこで，日本では1990年に郵政省（現総務省）が電波防護指針というガイドラインを示し，1999年に電波法を改正して，法的な強制力をもたせるようになった．

その内容としては，例外的な無線設備（平均電力が $20\,\mathrm{mW}$ 以下，移動無線局，非常事態における臨時開設無線局）を除いて，無線設備に発射される電波の強度の基準値（6分間当たり）を表16.5のように設定した．たとえば，周波数 $20\,\mathrm{kHz}$ の磁界への曝露限度値は $72.8\,\mathrm{A/m}$ であり，換算すると $91.4\,\mu\mathrm{T}$ となる．これは $914\,\mathrm{mG}$ と等しい．また，発射電波はこれ以上の強度であっても，曝露強度がこれ以下となるように立ち入り制限を設ければよいとされている．なお，$10\,\mathrm{kHz}$ 以下の電磁界に関しては，電波法の適用外ということで，電波法では規定されていない．

送電線や家電などの ELF に関して，日本においては，電界の基準は設定されているが，磁界の指針値は設定されていない．送電線については「電気設備に関する技術水準を定める省令」で $3\,\mathrm{kV/m}$ 以下としている．磁界の指針値が設定されていない明確な理由は不明であるが，設定すべき根拠となる資料が得られていないことによると推測される．一方，世界においては，1998年に作られた国際非電離放射線防護委員会（ICNIRP：International Commission on Non-Ionizing Radiation Protection）のガイドラインがある（表16.6）．この指針は一般公衆と労働者を，健康影響から防護するために設定されたもので，電磁界によって引き起こされる神経や組織への刺激

表 16.5　電波の強さ（平均時間6分間）の基準値

周波数 (f)	電界強度の実効値 $E\,[\mathrm{V/m}]$	磁界強度の実効値 $H\,[\mathrm{A/m}]$	電力束密度 $S\,[\mathrm{mW/cm^2}]$
$10\sim30\,\mathrm{kHz}$	275	72.8	
$30\,\mathrm{kHz}\sim3\,\mathrm{MHz}$	275	$2.18/f$	
$3\sim30\,\mathrm{MHz}$	$824/f$	$2.18/f$	
$30\sim300\,\mathrm{MHz}$	27.5	0.0728	0.2
$300\,\mathrm{MHz}\sim1.5\,\mathrm{GHz}$	$1.585\sqrt{f}$	$\sqrt{f}/237.8$	$f/1500$
$1.5\sim300\,\mathrm{GHz}$	61.4	0.163	1

16.4 電磁波問題の対策

表 16.6 国内外の電磁界に関する規制値

		制定年	電界 [kV/m]	区分	磁界 [μT]	区分
国際レベル	ICNIRP	1998	5.0 (50 Hz) 4.2 (60 Hz)	ガイドライン	100 (50 Hz) 83 (60 Hz)	ガイドライン
国レベル	日本	1976	3	規制	—	—
	米国[*1]	—	—	—	—	—
	ドイツ	1997	5	規制	100	規制
	イタリア	1992	5	規制	100	規制
	スイス	2000	5	規制	100[*2]	規制
	オーストリア	1994	5	ガイドライン	100	ガイドライン
	スウェーデン	—	—	—	—	—
	英国	1993	12 (50 Hz) 10 (60 Hz)	ガイドライン	1600 (50 Hz) 1333 (60 Hz)	ガイドライン

規制：法規に基づいた義務的な基準，ガイドライン：法的な拘束力をもたない自発的な基準・方針．
*1 米国には国レベルの規制はないが，州レベルでは規制を設けているところもある．
*2 スイスでは本規制値以外に住宅，病院，学校などのとくに防護が必要な場所において，予防原則に基づいた磁界の規制値（1μT）を設定している．

を根拠に安全係数をとって設定されている．ICNIRP は一般市民を対象とした急性影響（ELFでは体内誘導電流による神経刺激，高周波では発熱作用による白内障などへの影響）について，「50 Hz では電界が 5 kV/m，磁界は 1 G」（60 Hz の場合はそれぞれ 4.2 kV/m，0.833 G）を安全基準としている．欧州連合（EU）やドイツ，英国，スウェーデン，スイス，イタリア，オーストリア，イスラエルなどの諸国もおおむね ICNIRP にそった基準を採用している．米国でも州ごとに磁場の規制があり，4 mG の独自規制をするところが増えて，米国食品医療品局では，携帯電話業界に対して電波の曝露を最低限にするように要請している．

以上のように，電磁波対策は，国際的に見ると日本が非常に消極的であるとの印象を受ける．2001年の生体電磁環境研究推進委員会中間報告では，「電波防護指針値をこえない強さの電波で，健康に悪影響を及ぼすという確固たる証拠は認められない．現時点ではこの電波防護指針値をただちに改訂する必要はない」と報告しており，産業振興への影響を考慮すると，根拠が薄弱な健康影響について「慎重な回避」や「予防的原則」に基づいた規制強化は好ましくないと判断していると推測される．

16.4.2 電磁波対策

電磁波対策に消極的といわれる日本でも，世界的な電磁波対策の流れを受けて，平成 11（1999）年に無線局の開設者に電波の強さに対する安全施設を設けることを義務づけることとした．これは携帯電話など無線使用の需要が急増しているので，無線局を開設する場合に，電波の強さに対する安全施設であることを確保する目的である．具体的には，人が通常出入りする場所で，無線局から発射される電波の強さが基

表 16.7 代表的な無線局の基準値をこえる範囲（標準的な条件での例）

局　種	基準値をこえるおそれのある範囲
携帯・自動車電話基地局（900 MHz 帯，96 W）	アンテナから指向方向に 0.25 m 以内
	アンテナから上方に 0.7 m 以内
	アンテナから下方に 0.7 m 以内
PHS 基地局（1.9 GHz 帯，2 W）	アンテナから 0.03 m 以内（垂直コリニアアレー）
	アンテナから 0.2 m 以内（パッチ（平面）アンテナ）
中波放送（594 kHz，300 kW）	アンテナから 15 m 以内
短波放送（17.9 MHZ，300 kW）	アンテナから前方に 55 m 以内（カーテンアンテナ）
FM 放送（ERP 44 kW）	アンテナから 27 m 以内
TV 放送（大出力局）（VHF，ERP 85 kW），	アンテナから 28 m 以内（VHF）
（UHF，ERP 110 kW）	アンテナから 23 m 以内（UHF）
TV 放送（サテライト局）（VHF，ERP 50 W），	アンテナから 0.69 m 以内（VHF）
（UHF，ERP 50 W）	アンテナから 0.31 m 以内（UHF）

（平成 10（1998）年 11 月電気通信技術審議会答申）

準値をこえる場所がある場合（表 16.7）には，無線局の開設者が柵などを施設し，一般の人々が容易に出入りできないようにすることにしている．ただし，以下の施設は規制の必要性が低い，あるいは規制することによる障害が大きいなどの理由により適用が除外される．

① 平均電力が 20 mW 以下の無線局の無線設備
② 移動する無線局の無線設備
③ 地震や台風などの非常事態が発生，または発生するおそれのある場合において臨時に開設する無線局の無線設備

われわれの生活環境の中には，電気製品があふれており，以下には，これらについての対策または電磁界の漏洩実態について述べる．

a．VDT

VDT とは表示端末装置（visual display terminal）のことで，ほとんどがコンピュータに搭載されるディスプレイ装置をさす．コンピュータの主力となっているパソコン（パーソナルコンピュータ）の出荷台数を見ると，初期の 1980 年代には 200 万台/年以下であったが，1990 年代に急増し，平成 12（2000）年には 1000 万台/年を突破し，以後はほぼ同程度を推移して，業務用としてだけでなく，個人用としても普及している．初期のディスプレイ装置はブラウン管式の CRT（cathode ray tube）モニターであったが，1990 年代前半には液晶パネル（LCD：liquid crystal display）が製造されて急速に伸び，平成 13（2001）年には，CRT モニターの出荷台数は液晶パネルの 3 分の 1 近くまで減少した．こうした傾向は今後も続くと推察される．

VDT からの電磁波がスウェーデンの報告などから懸念され，調査がなされた．CRT モニターからは X 線，紫外線，赤外線，マイクロ波，低周波電磁界が漏洩していることが報告され，液晶パネルからも X 線以外の電磁波の漏洩が確認されている．ただし，これらはいずれも微弱で，問題にされていない．CRT と LCD の両方式を

16.4 電磁波問題の対策

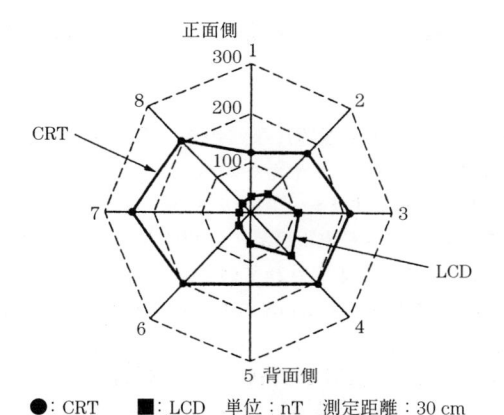

図16.5 CRTとLCDモニターからのELF磁界漏洩の例

表16.8 スウェーデンと日本のVDTに関連する電磁界の規定

電磁界周波数		スウェーデン MPR II	日本（JEITA） JEITA-G-15-1996 JEITA-G-15-1996
磁界	バンドI (5 Hz〜2 kHz)	250 nT： 正面，周囲50 cm	250 nT： 正面，周囲50 cm
	バンドII (2〜400 kHz)	250 nT： 正面，周囲50 cm	250 nT： 正面，周囲50 cm
電界	バンドI (5 Hz〜2 kHz)	25 V/m： 正面50 cm	クラスI： 50 V/m クラスII：250 V/m 正面50 cm
	バンドII (2〜400 kHz)	2.5 V/m： 正面，周囲50 cm	10 V/m： 正面，周囲50 cm
静電気		+/−500 V	+/−500 V

比較すると，ELF電磁界漏洩計測例（図16.5）のように，LCDのほうがかなり低い．
　400 k〜3 GHzの高周波電磁界については，情報処理装置等自主協議会が自主規制を決めている．5〜400 kHzの低周波電磁界については，バンドI（5〜2 kHz）とバンドII（2〜400 kHz）に分けて，電子情報技術産業協会（JEITA：Japan Electronics and Information Technology Industries Association）が，当該分野の先駆であるスウェーデンの規制（MPR II）を参考にして規制値を決めている（表16.8）．クラスI機器はアース接地があり，クラスII機器はアース接地がない．17インチCRTモニターの30 cmの距離での計測結果では，$0.2\,\mu$Tとの計測結果があるが，一般的であるかは明らかでない．また，アースをとることにより，漏洩電磁界がかな

り減少することが確認されているので，特定位置に固定して長期間使用する場合は，アース接地が望ましい．

b．家電製品

電子レンジや電磁調理器（IH 調理器）などからの電磁波が健康影響を及ぼすのではないかという懸念がいくつかの書籍やホームページなどに掲載されている．電子レンジはマイクロ波によって発生する分子内での双極子の回転，振動による内部発熱（マイクロ波加熱）を利用している家電製品で，家電製品としては日本で唯一安全基準（電気用品安全法技術基準）が規定されている．

動作している時の器体の表面から 5 cm のあらゆる箇所での漏洩電波の電力密度が，扉を閉めている状態で 1 mW/cm^2，マグネトロンの発振停止装置が動作する直前の最大の位置まで扉を開いた状態で 5 mW/cm^2 に適合することとなっており，アース接地を前提としている．唯一規定されたのはそれだけ注意を要する家電製品であるともいえる．さらに，電子レンジを動作させると，無線 LAN やアマチュア無線にも（発振周波数の直下がアマチュア無線の 2.4 GHz バンド）影響を与える場合が多いことに注意する必要がある．

家電製品協会ではいろいろな家電製品について低周波磁界漏洩の測定値を報告している．平成 19 年度の調査では 10～400 kHz の低周波で，代表的な磁界測定値とその周波数を示している（家電製品協会ホームページ，http://www.aeha.or.jp/02/pdf/denjihasokutei_shiryo.pdf）．近接使用を前提とした電気カーペット，電気こたつ，電動歯ブラシが電子レンジと同等ないしそれ以上の値を示している．なお，電子レンジには側面，背面の値が示されていない．これらの値が基準以上との民間の意見がある．ただし，民間の測定値には測定法が正確でないものも含まれ，その意見を鵜呑みにはできない．

家電製品について共通していえる対策は，少なくとも頭部を家電製品に密着して使用しないこと，できるだけ距離を置くこと，使用時間を少なめにすることである．また，電子レンジ以外の家電製品についても，安全基準の設定を検討することが望ましい．これは家電業界が検討すべき今後の課題である．また，心臓ペースメーカーを使用している場合，電磁界の発生はいずれもペースメーカーに影響を及ぼす可能性があり，できるだけ影響を受けないように配慮する必要がある．

16.4.3 WHO 環境保健基準

WHO は平成 18（2006）年の秋に，電磁波に関する初の本格的国際基準として，電磁波対策の必要性や具体策を明記した「環境保健基準」をまとめ，加盟各国に勧告することになる．電磁波に関する環境保健基準原案で WHO が明確に打ち出したのは，「疑わしきは回避せよ」という「予防原則」のメッセージである．現状では，各国の調査研究は健康被害を立証しきれていない．アルコールや喫煙など健康に対するリスクは，身のまわりにたくさんある．警戒する対象は電磁波だけではない．しか

し，電磁波については，根拠のない健康への不安が先行したり，逆にまったく無関心だったりすることもある．最新の科学情報に基づく電磁波の特徴や影響を正しくとらえている人が意外と少ないことは残念である．

　原案は，電磁波による健康被害の有無は「現時点では断言できない」としながらも，発がん性について「(30 cm 離れたテレビから受ける最大電磁波の 5 分の 1 程度にあたる) $0.3 \sim 0.4 \mu T$ 以上の電磁波に常時さらされ続ける環境にいると，小児白血病の発症率が 2 倍になる」とする米国や日本などの研究者の調査結果を引用した．科学的証明を待たずに被害防止策を進める「予防原則」の考え方に立ち，対策先行への転換を促している．また，各国の事情に応じ，送電線などを建設する際の産業界，市民との協議を求めており，対策例として，送配電線の地下化や遮へい設備の設置などをあげている．

　日本政府は電磁波について，「健康被害との因果関係が認められない」として，現状以上の対策に消極的であったが，基準公表を受け，環境，経済産業省など関係 6 省による連絡会議を開催する方針である．環境省環境安全課は，「費用対効果を勘案し，有効な予防策を考えたい」とし，電磁波研究に携わっている財団法人，電気安全環境研究所は，「電力会社や家電メーカーも対応を考えざるを得ない．電磁波防護の費用が価格に跳ね返る可能性もあり，消費者に十分説明して理解を求める必要がある」と指摘している．　　　　　　　　　　　　　　　　　　　　　　　〔牧野国義〕

■文　献

大朏博善 (1997)．電磁波白書，ワック出版．
シャリタ，ザミール・P (2004)．電磁波汚染と健康，緑風出版．
田中祀捷 (1997)．電磁波はこわくない，エネルギーフォーラム．
電気学会 編 (1998)．電磁界の生体影響に関する現状評価と今後の課題，電磁界生体影響問題調査特別委員会．
電気学会 編，(2003)．電磁界の生体影響に関する現状評価と今後の課題　第 2 報告書，電磁界生体影響問題調査特別委員会．
東京都生活文化局 編 (1997)．電磁波・電磁環境が人体に与える影響に関する海外論文調査，東京都生活文化局．
三浦正悦 (2004)．電磁界の健康影響，東京電機大学出版局．
Hata, K., Yamaguchi, H., Kagita G., *et al*. (2005). Short term exposure to 1439 MHz pulsed TDMA field does not alter melatonin synthesis in rats, *Bioelectromagnetics*, **26**(1), 49-53.
Lyle, D. B., Fuchs, T. A., Casamento, J. P. *et al*. (1997). Intracellular calcium signaling by Jurkat T-lymphocytes exposed to a 60 Hz magnetic field. *Bioelectromagnetics*, **18**, 439-445.
Phillips, J. L., Winters, W. D., Rutledge, L. (1986). In vitro exposure to electromagnetic fields changes in tumour cell properties, *Int J Radit Biol Relat Stud Phys Chem Med*, **49**, 463-469.
Savitz, D. A., Wachtel, H., Barnes, F. A. *et al*. (1988). Case-control study of Childhood cancer and exposure to 60 Hz magneticfields. *Am J Epidemiol*, **128**, 21-38.
Wilson, B. W., Anderson, L. E., Hilton, D. I. (1981). Chronic exposure to 60-Hz electric fields effects on pineal function in the rat. *Bioelectromagnetics*, **2**, 371-380.
Weltheimer, N. and Leeper, E. (1979). Electrical wiring configurations and childhood cancer,

Amencan Epidmiologt, **109**, 273-284.

> ### コラム 19 ●電磁波の健康影響
>
> 　電磁波の健康影響については，電離放射線と非電離放射線に分けて考える必要がある．電離放射線が健康に有害な影響を及ぼすおそれがあることは周知の事実といえる．一方，非電離放射線については，紫外線による炎症のように，熱作用が皮膚などに影響を及ぼすことなどが知られているものの，非熱作用については明らかでない．とくに低周波電磁界（ELF）に関して意見が分かれている．市民サイドの人々は，有害であることを報告したいくつかの疫学調査からの結果を根拠に，危険性があると判断している．一方，電気関係の産業関係者は，曝露レベルの低さ，実験的研究結果を根拠に，危険性が低いと判断している．一見すると意見が分かれ，相反する判断のようである．しかし，よく考えると，この判断自体は矛盾しない．
>
> 　栄養素を考えてみると，人体に不可欠の栄養素も摂りすぎれば害になる．ELF は人体に必須であるとはいえないが，健康サンダルや磁気の貼付剤などがあるように，微弱な量の場合，必ずしも有害でない．つまり，両論とも成り立つ可能性がある．問題は 2 つあり，一つは曝露レベルである．これが明確でない．蓄積性や閾値についてもはっきりしない．この問題は今後の課題で，科学的解明が可能であるので，将来的に解明されることが期待される．しかしながら，あくまで健常者を電磁波曝露の対象にしている．乳幼児，病弱者，高齢者，電磁波過敏症を有する人といったハイリスクグループの可能性がある人については考慮されていない．どういう人が電磁波に対してハイリスクグループかという検討もいまだ十分でない．これを検討したうえで，ハイリスクグループへの影響についても考慮されねばならない．
>
> 　もう一つは選択の可否だ．「タバコを喫う人が電磁波の健康影響を議論するのはおかしい」という意見があった．しかし，タバコを喫うかどうかは本人が選択できる．自分の子どもが送電線の下にある学校に通う場合にはほとんど選択できない．裁量の自由が乏しい状態で電磁波曝露を受ける場合には，因果関係が明らかでなくても，曝露量の規制を厳しくすべきであろう．
>
> 　電気は文明の利器であるので，それを享受するからにはある程度の犠牲はやむをえないという考え方がある．確かに，現在のわれわれの生活に電気は不可欠であり，電気を止められては生活が成り立たなくなる．しかし，電磁波過敏症になると，普通に電気を使う社会生活ですら苦痛になる．だから，できるだけ本人の裁量で，選択肢のある選択をできることが望ましい．どのような選択肢が可能かを呈示する議論が今後必要ではないだろうか．

17

温熱条件，換気・空気調和

17.1 住まいの暖かさ，涼しさ

　住まいやオフィスビルに居住した場合の「暖かさ」，「涼しさ」の作り方と，室内環境としての空気環境が及ぼす健康影響について述べる．

　南北に2000数百kmにも及ぶ日本列島では，南北間に気候の差はあっても，地域的に場所が違っていても春夏秋冬という四季がある．春には人々は木々の息吹や，心地よいそよ風に驚き，楽しみにしていた春の到来に歓喜し日常の生活を送ってきた．しかし，21世紀を迎えた今日では，夏には涼しさを得るため冷房を行い，冬には暖かさを求めて暖房設備を完備している．人は年間を通じて「暑くもなく，寒くもない」快適な人工環境を求めて生活している．また，外界の夏の暑さや冬の寒さ，快適な春，秋の中間期などを含めた室内外の環境の中でいかに暮らすか，人体の温熱環境に対する快適性をも加味した快適環境の作り方や使い方について述べる．

　日本では東北，北海道や沖縄を除くほとんどの地域では，1年のうち春と秋の中間期を加えた150日程度は，窓を開け自然換気による通風を利用して室内の快適性を確保することができる．また，年間を通じて冷房を必要とする期間は100日程度，暖房を必要とする期間も100日程度といわれている．

　しかし，札幌など高緯度の地域では，冬の期間は長く夏は短い．これに反して亜熱帯に属する沖縄や，九州の南端鹿児島などでは，寒さが肌身にこたえる冬はほとんどなく夏は長い．暑い寒いはその土地の気象条件によって左右されるので，どの程度の太陽放射がその土地に届くか，室内の温熱環境と人体の熱平衡などが明らかになれば，自然エネルギーを利用しながら「暑くなく，寒くない」快適環境を作り出すことができる．

　また，人体の熱平衡に対して，体内で生産される熱量が周囲の環境にとられる熱量より多い場合は冷房が，反対に少ない場合には暖房が必要となり，年間を通じて室内をどのような状態に保つことが必要であるかが決まってくる．

　それゆえ，人間と室内環境，その温熱条件について明らかにするには，室内環境の把握と制御調整だけではなく，室内環境に与える外部環境の影響，たとえば，①太陽と太陽放射，②太陽放射と地球，③人の熱平衡，④空気の性質，⑤湿り空気と乾き空

気などと快適性に対する基本事項について知る．また，太陽放射や外気温度外風速など外部環境の影響などを最も受けやすいガラス建築も例題としてとりあげ，熱負荷と日射遮へいや，建物外皮の断熱性能と日射遮へい，省エネルギーの関係などについても明らかにする．人工的な処置が必要なときは，換気や冷暖房設備や空調設備を用いて室内環境の改善を図ることが必要であるので，その方策についても述べる．

室内の明るさと自然採光にかかわる光環境として利用の多い可視光線についても述べる．太陽放射として地上に届く 380〜780 nm の短波長の可視光線は，地面で物に当たるとその波長は 2〜60 μm 程度に伸び長波長になる．可視光線は，光として間断なく地表に届くが，地表に届くと瞬時に波長が伸びて長波長（熱）となり，地球表面全体から長波長放射として宇宙に向かって放熱する．なお，光（可視光放射）については，18章で述べる．

17.2　室内の空気の汚れと健康影響

人が室内に居住するときや，もの作りをするときは，室内環境を清浄な状態で維持することが要求される．また，WHO（世界保健機関）が決めた健康の定義では，「健康とはただ病気や身体の異常がない状態だけではなく，身体的にも，精神的にも，そして社会的にも，良好な状態にあることである」と定めている．ここでいう，社会的にも良好な状態とは，勤務先で問題を起こさず，住んでいる地域にうまく溶け込み，仕事が順調で生活が安定している状態のことをいう．

これを可能にするには，
① 室内での居住者や作業者である人が埃や有害物質を発生させない環境作り
② 室内空間を構成する建材や内装材が施工後有害ガスや有害物質を発散させない
③ 日常の生活に利用する湯沸器やガスレンジ，ファンヒーターなど建築設備機器が室内で有害ガスや有害物質を発生させない対策

が必要である．

とくに最近，石油ストーブの故障による発火や，ガス湯沸かし器の不完全燃焼による死亡事故，パソコンなど情報関係に用いるバッテリーの発熱および出火などで，商品の回収を行う例が多く，室内での普段の生活において「安全性と安心感」が得られる室内環境作りが求められている．また，快適な室内環境を作るには，まず室内の環境を左右する汚染質をとりあげ，この汚染質が室内環境負荷としてどのように関係しているかを知ることが大切である．室内環境負荷となる主要汚染質として，人や動物の代謝，清掃，殺虫剤，趣味などに関するものや，建材，内装仕上げ材，建築設備機器，土壌に関するものについて表17.1に示す．また，この中で健康影響に関連する日常用語について下記に述べる（関連内容が，6, 10, 13, 14章にもあるので参照されたい）．

表 17.1 室内環境負荷としての主要汚染質（池田，1998；一部改変）

(a) 室内居住者・作業者またはこれに関連する事項

番号	項目	主要汚染質	備考
①	人・動物の代謝	感染源，アレルゲン，アンモニア	アレルギー原因物質
②	掃除機による清掃	有害ガス，臭気，水蒸気，粉じん	
③	洗剤使用による清掃	真菌・細菌，有機化合物	真菌：カビ・酵母など，細菌：単細胞からなる微生物
④	殺虫剤使用	有機化合物	
⑤	タバコ	有機化合物，粉じん，CO，窒素酸化物，ホルムアルデヒド，シアン化水素，放射性元素，有機化合物，ほか	
⑥	趣味など	有機化合物，粉じん，アスベスト（使用禁止している）	

(b) 建材・内装仕上げ材

番号	項目	主要汚染質	備考
①	パーティクルボード	ホルムアルデヒド	
②	天井タイル	ホルムアルデヒド	
③	塗料	有機化合物，気化水銀	
④	カーペット，カーテン	ホルムアルデヒド，有機化合物，真菌・細菌，ダニ・カビ，粉じん	
⑤	コンクリート，石膏ボード	ラドン	

(c) 建築設備機器など

番号	項目	主要汚染質	備考
①	冷却塔	真菌・細菌	
②	ガス・石油式解放型燃焼器具	$CO \cdot CO_2$，NOx，SOx，アルデヒド類，有機化合物	ファンヒーター含む
③	静電式空気清浄機，コピー機	オゾン	
④	加湿器	真菌・細菌	

(d) 土壌に関連する事項

番号	項目	主要汚染質	備考
①	土壌	ラドン，レジオネラ菌，水蒸気	レジオネラ菌：20～50°C で繁殖

1) 暑さ，熱さ

夏の「涼しさ」は人の心を和やかにしてくれる．室温が 28°C をこえてくると「暑く」感じる．おもに暑さは住まいの環境として気温が高い場合に用いるが，それ以外の熱い風呂，「おつゆが熱いので気をつけて」などの「あつい」は「熱い」と書く．また，暑い環境の中で汗をかくと涼しくなる．これは汗が蒸発する場合，皮膚表面から蒸発潜熱を奪い涼しくなるので，体温上昇を防ぎ，心理的生理的にも効果がある．

2) 二酸化炭素（carbon dioxide）

分子式は CO_2 と書く．炭素を含む燃料が燃焼したとき発生する無色無臭の気体で，

高濃度でない限り人体に対する影響はない．普通の大気中には 370 ppm 存在するが，建物内部では在室者が発生する CO_2 によって濃度は外気に比べて高くなる．それゆえ，CO_2 は換気の程度を判定するための目安となっている．建築基準法や建築物衛生法では，建物内の CO_2 濃度を 1000 ppm 以下に抑えることが要求されている．地球環境問題では，地球温暖化の最大原因物質であり，世界的規模で排出物削減に向けて取り組んでいる．

3) 一酸化炭素 (carbon monoxide)

分子式は CO と書く．無色無臭の気体で，酸素の供給が不十分な状態で燃料が燃焼するとき発生する．吸入すると毒性がある．建物内の許容濃度は 10 ppm 以下．

4) 一酸化炭素中毒 (carbon monoxide poisoning)

肺で血液中のヘモグロビンが一酸化炭素と結合してその機能を失い，酸素を体内に取り入れることができなくなり中毒が起こる．0.02〜0.04% で前頭痛，吐き気，0.1% でめまい・けいれん，2〜3 時間で死亡．1% では 10 分以内に死亡．気密な建物内での燃焼器具の不完全燃焼によるので，換気には十分注意する．

5) オゾン (ozone)

分子式は O_3 と書く．自然大気中に微量に存在する．無色で少し臭気のある気体で，酸化力が強く，強力な殺虫作用，脱臭作用，酸化分解作用がある．電気放電によって人工的に製造できる．成層圏中にあるオゾンは，太陽からの紫外線を吸収し，地表面の生物を保護している．

6) 臭気 (odor)

臭気そのものは疾病の直接原因ではないが，不快さによる心理的原因になる．臭気の特性には，臭気強度（臭気に対する感覚の大きさで濃度の 0.25〜0.70 乗に比例），受容性（快・不快の程度），性質（臭気の種類），検出性（臭気の持続性）の 4 つの特性がある．

7) 湿気（水蒸気分圧）(partial vapor pressure)

湿気を含んだ空気（湿り空気）を理想空気としたとき，湿り空気と同容積を占有している水蒸気の圧力をいう．建築基準法では室内の許容湿度を 40〜70% 以内に押さえることになっている．

8) 浮遊粉じん（浮遊粒子状物質）(SPM：suspended (airborne) particulate matter)

大気中に長時間浮遊する微粒子をいい，煤煙，粉じん（ダスト），ミスト（液滴）のほか，微生物粒子を含む．これらは人体の健康に多かれ少なかれ有害な作用を及ぼし，建築物の屋根，壁，各種物体の表面に付着して汚れを作り汚くする．室内環境基準では，0.15 mg/m^3 以下にする．

9) アスベスト（石綿）(asbestos)

耐熱，断熱，耐摩耗，耐薬品，吸音などに優れた特性を有する繊維性鉱物，建材やガスケットとして使用されてきたが，短繊維であるので人が飛散繊維を吸い込んだ場

合に呼吸器系の悪性疾患を起こす危険性が指摘され，製造や使用が禁止されている（14章参照）．

10） 微生物（microorganism）

ほとんど肉眼では観察できない微小な生物で，細菌類，ウイルス，単細胞性藻類，原生動物，および真菌類（カビ菌）などが原因となり健康に影響を及ぼす．

11） 喫煙（smoking）

日本人の喫煙率を図17.1に示したが，男性では昭和40（1965）年頃には80％程度であった．約30年後の1995（平成7）年には53.6％になり，30年間で約25％も喫煙者の数が減少した．ただし，図17.2に示したようにタバコの害が広く認知されている米国，英国と比較するとわが国では約2倍になっている．日本では女性の喫煙者は低いが，20歳代の若い女性の喫煙率は，上昇していることがわかる．

また，日本たばこ産業株式会社（JT）のタバコのケースには，

「煙草の煙は，貴方の周りの人，特に乳幼児，子供，お年寄りなどの健康に悪影響を及ぼします．喫煙の際には，周りの人の迷惑にならないよう注意しましょう．」

また，ケース裏面には，

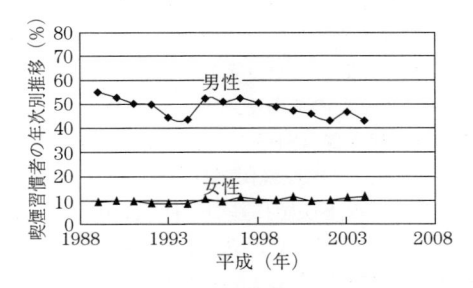

図17.1 日本人の平均喫煙率（厚生労働省「国民栄養の現状：国民栄養調査結果」）男女とも20歳から70歳以下の人を対象

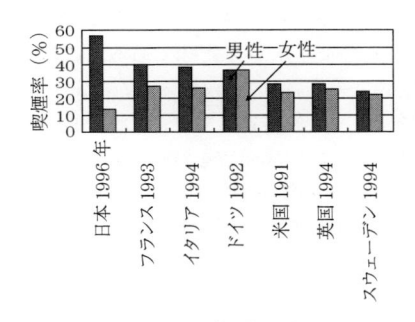

図17.2 男女別に見た各国の喫煙率（WHO, 2002）

「喫煙は，あなたにとって心筋梗塞の危険性を高めます．疫学的な統計によると，喫煙者は心筋梗塞により死亡する危険性が非喫煙者に比べて約 1.7 倍高くなります．」

と書かれている．当然のことながら喫煙は健康に有害であるが，平成 13（2001）年の日本での喫煙者数は，男性約 48%，女性は 10% 程度，男女合わせた平均は 33% 程度でさらに減少している．

また，タバコの成分として，タール，一酸化炭素（CO），ニコチンの 3 大成分が含まれている．タールには，発がん物質，毒性物質などが含まれている．またタールとは，タバコに含まれる粒子分子のうち，フィルターに茶色く付着する，ヤニのようなものの総称で，ベンツピレンなどをはじめとして，100 種類以上の発がん物質やニコチンを含む粒子で，煙中ではエアロゾル（浮遊粒子）状になっている．

一酸化炭素（CO）は動脈硬化を促進させる原因となる．一酸化炭素は，酸素に比べ 200 倍も強く酸素を運ぶ血液中の成分であるヘモグロビンと結合し，全身に酸素欠乏状態を引き起こす．また，これ以外にも血管壁や血小板を傷つけるほか，肝臓でのコレステロールの代謝を阻害するので，動脈硬化を促進させるといわれている．

また，タバコ依存の主役は，ニコチンだといわれている．ニコチンは「多幸感」といわれる精神作用ももっているが，コカインなどの薬物と同様の作用をする．人がタバコを吸うのはその作用を欲するためで，ニコチン毒性が強く，非常に短時間に吸収される．初めてタバコを吸った時，フラッとしたり，気分が悪くなったりするのは，ニコチンの急性毒性症状によるものである．

12）　シックビルディング症候群（SBS：sick building syndrome）

シックビル症候群ともいう．米国環境保護庁（EPA）の定義によると，①そのビルの居住者の 20% 以上が急性の不快感に基づく症状を申し出る，②それら症状の原因（因果関係）は明確である必要はない，③それら症状のほとんどは，当該ビルを離れると解消する，の 3 つの要件を満たしている場合のことである．症状は後述のシックハウス症候群と同じで，化学物質過敏症である（13 章参照）．

13）　シックハウス症候群（SHS：sick house syndrome）

シックビルディング症候群（SBS）をもじった和製英語である．この言葉の意味するところは，「住宅における SBS」という意味である．この言葉は社会的に知られているわりには，内容の定義は確立されていない（17.4.5，17.4.7 項参照）．厚生労働省の「室内空気質健康影響研究会報告書」では，①医学的に確立した単一の疾病ではなく，住居に由来するさまざまな健康障害を意味する言葉である．②おもな症状は，(a) 皮膚や眼，咽頭などの粘膜刺激症状，(b) 全身の倦怠感，頭痛・頭重などの不定愁訴，③発症関連要因は，ホルムアルデヒドなど化学物質，カビ，ダニなどである（13 章参照）．

14）　新築病

気密ビル症候群ともいわれる．この問題に対処するため，厚生労働省は，13 物質

についての指針を策定したほか，国土交通省も建築基準法を改正した．

15) ダニ（mite）

昆虫の遠縁にあたり，クモの親戚で，生物学の分類では節足動物に属している．体は丸く，八本足であり，頭部・胸部・腹部の一部が1つになっている．羽はなく，空を飛ぶことはできない．刺す種類のダニはツメダニといわれ，刺されるとかゆいのでその存在を確認できる．刺さないダニの大部分はチリダニで，これは人を刺さないが，その死骸や生きているときにする排泄物が粉々になって舞い上がり，アレルゲンとなってアレルギー患者にさまざまな症状をひきおこす（13章参照）．

16) 菌類（fungus）

光合成を行わない下等植物の総称で，細菌・藻菌などをさす．狭義にはカビ・酵母・キノコに代表される真菌類をいう．自然界に広く分布し，あるものは発酵・醸造などの工業分野で利用されている．少数のものは病原性を有し，身体の抵抗力が低下すると難治性の感染症（新菌症）を起こす．

17) ホルムアルデヒド（formaldehyde）

刺激臭を有する無色の気体．水によく溶け，水溶液はホルマリンとして殺虫剤として使用される．メラミン樹脂接着剤，フェノール樹脂接着剤からホルムアルデヒドが発生するので，これらの接着剤やこれらを用いた合板などで内装された室内は，ホルムアルデヒドが高くならないよう換気する．

17.3　住まいと日当たり

17.3.1　住まいと日当たり

a．日当たりと暑さ，寒さ

地球上に温室効果ガスがなく，人の活動もないと仮定すると，地球の平均気温は$-18°C$程度といわれている．これに人の活動が加わり人がエネルギーを消費するようになると，地球をとりまく温室効果ガスの影響によって温度は徐々に上昇する．60数億人が住む今日では，自動車や冷暖房の排熱と温室効果ガスで覆われた1951年から1980年までの30年間の地球の平均気温の推定値は14°C程度であるともいわれている．

室内環境を理解するには，まず太陽，地球，太陽放射，住まい，についての理解が必要である．

図17.3に示す太陽は，生まれてから50億年を経た恒星（天球上で相互の位置をほとんど変えず，星座を作る天体）で，毎秒$3.85×10^{26}$J（ジュール：1 kcal＝4.186 kJ）の放射エネルギーを宇宙空間に放出している．天文学的数字であるので理解しにくいが，太陽が宇宙に向かって1秒間に放出するこのエネルギー量は，全人類が100万年かかって使用するエネルギー量に匹敵する．

このように膨大なエネルギーを放出する太陽は，宇宙空間に漂うガス球でその組成

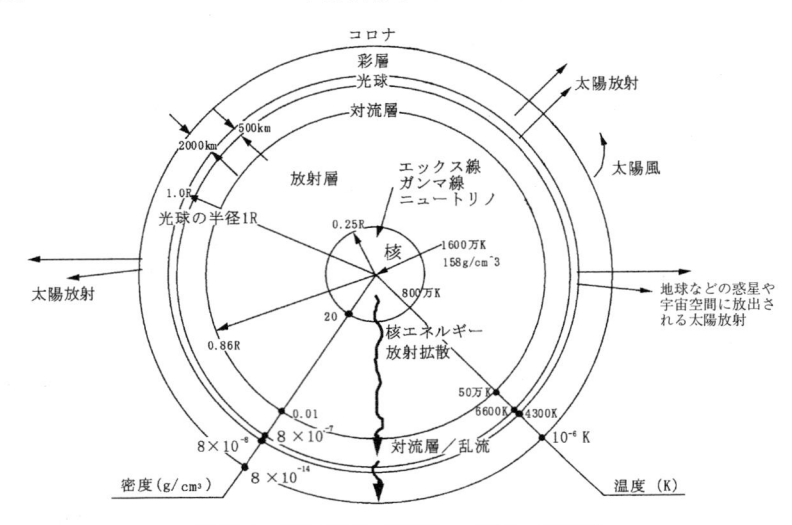

図17.3 太陽の内部（日江井，1990；一部改変）

は，水素71%，ヘリウム27%，そのほかの元素は2%程度である．また，その直径は140万kmで地球の約100倍，地球から月までの距離に換算すると3.6倍程度あり，その質量は地球の33万倍である．また，太陽は地球と同じように，北極と南極を軸として自転しているが，赤道では約25日，極に近いところでは約33日程度と遅く，この回転を太陽の差動回転または差分回転という．

図17.3に示したが太陽の中心温度は約1600万K（ケルビン：絶対温度）という超高温で核融合反応を起こし，多量のエネルギーを放出すると同時に，X線，γ線やニュートリノを放出し，水素がもつ4個の陽子から1個のヘリウムが作られ，発熱と同時に水素はヘリウムへと変わる．太陽の中心部では，毎秒6億7000万tの水素が燃焼し6億5250万tのヘリウムが作られるが，この差1750万tの質量が，質量とエネルギーの等価原理に相当したエネルギーとして太陽内部で発熱し，太陽表面から地球など惑星への太陽放射として放出される．また，太陽を構成する水素の10%程度は正常に核融合反応を起こすと考えられているので，現在の水素の消費量からすると，あと50億年の寿命があると推定されている．

太陽の中心・核の部分で核融合を起こして生じた膨大な熱は，γ線やX線によって太陽の中心から外部の方向に運ばれるが，太陽の外表面近くでは紫外線や可視光線として運ばれる．また，われわれが地上から肉眼で見ることができる円盤状に見える部分を光球といい，光球の半径Rを1とすると中心から0.8R前後の放射層では放射によってエネルギーが運ばれその温度は50万K程度である．この外側は対流層として乱流によって熱が運ばれ，その温度は4300～6600K程度にまで下がる．また，太陽の中心部の密度は160g/cm³程度であるが，外部に行くに従ってその値は下が

り光球の表面では 8×10^{-8} g/cm³ 程度にまで下がる．

太陽と地球の間に月が位置する場合を日蝕というが，皆既日蝕ではこの光球の部分が月によって隠され，その外側の光るものを彩層といい，その厚さは 2000 km にも及ぶ．彩層の外側にはコロナがあり日蝕のとき初めてその姿を見ることができる．

b．日当たりのよい住まい

太陽と地球の位置関係を図 17.4，表 17.2 a，b に示す．太陽と地球の距離は近日

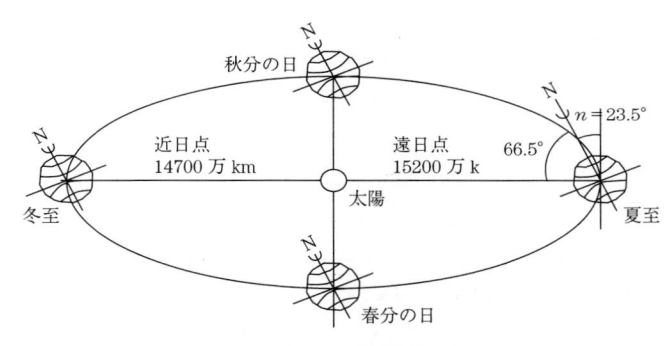

図17.4 地球の四季と太陽の位置
地球と太陽の距離が最も近づいた日を1月1日としている．

表17.2（a） 太陽の構成（日江井，1990；一部改変）

項　目	組　成	数量	単位	備　考
平均密度		1.4	g/cm³	
表面温度		約 5800	K	ケルビン温度 $K=\theta°C+273.15$
中心温度		1550 万	K	
中心密度		約 160	g/cm³	
組成	水素	71	%	ガス球
	ヘリウム	27	%	
	そのほかの元素	2	%	
半径		70 万	km	地球の約 100 倍
質量				地球の約 33 万倍
自転周期		約 27	日間	
エネルギー量	1億 t の 100 万倍の灯油燃料に匹敵			ヘリウムが増加．45 億年が経過
太陽定数	$=1164$ kcal/(m²·h·°C)	1353	W/m²	地球にくる全エネルギー
光球面	円盤状に見える表面			黒点や米粒状の粒状斑，白斑などが見られる
光球面の外側	彩層やコロナなどの希薄な大気がある			
光球および外層部分	地場が強く，黒点やフレアなどの活動的な現象から判断できる			地場の極性は 22 年間周期で変化し，黒点やフレアなどは 11 年間で増減する

地球の受熱量：1353 W/m² が地球にくる全エネルギー．

表17.2（b） 地球の構成

項　目	組　成	数量	単位	備　考
放射量	太陽定数	1353	W/m²	地球にくる全エネルギー量
赤道半径		6378	km	
衛星数	月	1		
密度		5.52	g/cm³	
質量		5.974×10^{24}	kg	
脱出速度		11.18	km/s	
自転周期		0.9973	日	
太陽傾斜角		23.44	°	
反射能		0.3		

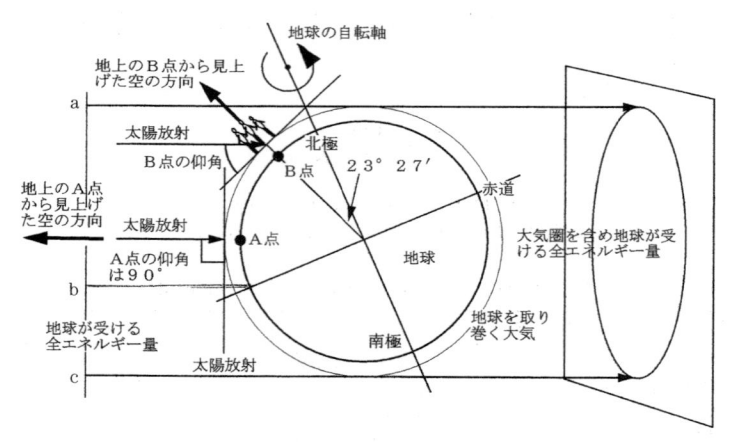

図17.5　地球が太陽から受ける全エネルギー
太陽定数：A点から空を見上げた大気圏外で受ける単位面積当たりの全受熱量（太陽定数ともいう）1353 W/m² のこと．

点で約1億4700万 km，遠日点で1億5200万 km の距離にあり，地球は1日に1回自転を行いながら太陽のまわりを365日と6時間をかけて1周する．これを公転というが，ほぼ円形に近い楕円軌道をとり，地球が太陽に最も近づいた日を1月1日と定めている．

太陽から宇宙に向かって電磁波として放出される太陽エネルギーは，0.3～5 μm（300～5000 nm）程度の固有の分光分布をもって地球の大気圏外に到達する．図17.5 に地球が受ける全受熱量（太陽放射）を示したが，①北半球の受熱量は a–b 間，②南半球の受熱量は b–c 間で，この両者を合計した a–c 間の受熱量が太陽から地球に到達する全エネルギー量（太陽放射）で，約1353 W/m² である．これを太陽定数といい，常時地球が受けているエネルギー量である．この図では，ab＞bc であるので，

南半球に比較して北半球の受熱量が大きく夏期の状態を示している．半年後には太陽と地球の位置関係が反転し，太陽放射が右側からくることになるので，bc＞ab となって南半球は夏，北半球は冬の状態になる．しかし，年間を通じて太陽から地球への受熱量は季節には関係なく一定で，右側の壁に生じた影の部分に相当する．

たとえば，B点の大気透過率を 0.7 とすると地表面に到達する熱量は，図 17.5 のB点の法線面で約 $0.48\ kW/m^2$（$411\ kcal/hm^2$）程度となる．

太陽放射は，われわれが空気とよんでいる大気圏内に入ると，空気中の空気そのものや水蒸気，炭酸ガス，塵埃などによってその一部は散乱・反射または吸収され，減衰しながら地上に到達する．地球に到達するこれらの太陽放射のすべてを含めたものを日射というが，図 17.6 に示したように，分光分布の波長域を $0.38\ \mu m$（380 nm）までの紫外線域，$0.38 \sim 0.78\ \mu m$（380〜780 nm）の可視光線域，$0.78\ \mu m$（780 nm）以上赤外線域の3域に分けて取り扱っている．一般に，波長の短い紫外線はラジオやテレビの電波，医療用のX線などがこれに相当するが，晴天日には殺菌作用を利用して布団を干すなどは古来から利用されてきた方法である．可視光線は光として見ることが可能な電磁波で，波長の長いほうから短いほうに向かって赤・橙・黄・緑・青・藍・紫の視感があり，人間が色彩としてその色を感じることができる．また，赤外線は熱線で太陽放射を受けると暖かさを感じる．

このエネルギー量によって海面や地表面などから水が蒸発し，この上昇気流によって風が生じる．また，地球の自転によるコリオリの力の影響を受けて海流が生じ，水中への酸素の供給が行われ，水中にも生物が生息できる環境を構築している．地球上の空気の流れ，海流，動植物を含めたすべての諸活動はこの太陽エネルギーに依存している．

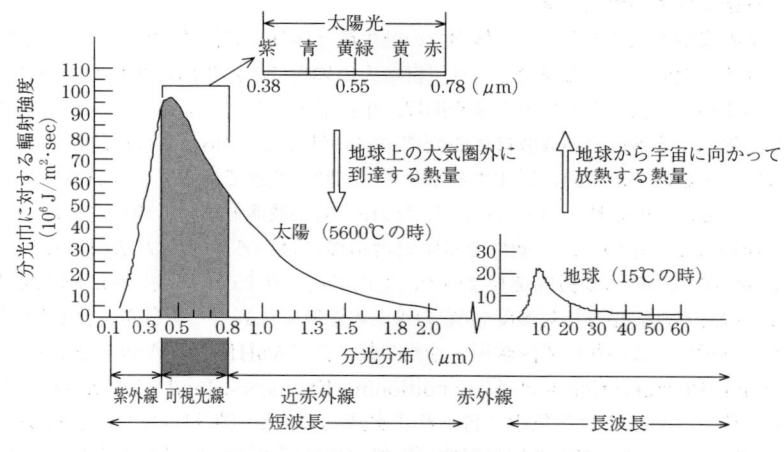

図 17.6 地球にくる熱量と出ていく熱量

生物の住むこの地球上の空間をバイオスフィアー（biosphere）というが，地球は，太陽に対して23°27′（23.45°）の傾きを保ちながら1日に1回自転し，365日と6時間，すなわち約1年をかけて太陽のまわりを1回転している．

また，図17.6の右側に示したように，地球全体から2〜60μm前後の長波長として宇宙に熱を放出しているが，その放熱量は地球のどの場所においてもほとんど一定である．地表面では，極地より赤道に近い場所での受熱量は大きいが，大気の循環によって赤道近くで余った熱は極地に運ばれ熱平衡が保たれているので，地域における特異な気候変動は生じない．

c. 空気や水は住まいの断熱材

建築分野では，空気は断熱材といわれている．地球が受ける太陽放射は，短波長で空気中を通過しながら，その分光分布の一部は徐々に空気中の水蒸気などに吸収され減衰しながら地表面や建物表面，人体などに到達する．屋根や壁などの不透明材利用や半透明ガラス，プラスチックなどの半透明材料では，その表面で太陽放射（電磁波）を受けると一部は反射し，残りはその表面で波長が伸び，長波長となる．この長波長となったものが熱である．水やガラスなどの透明材料では，太陽放射のほとんどは通過し，水面やガラス表面では熱にならないが，透過後に当たった不透明材利用の部分，たとえば，水泳プールなどでは，プール本体の側壁や床など不透明材料の部分で長波長になり熱となる．ガラスの屋根をもつ屋内プールでは，この熱によってプールの水温は上昇し，夏期では30°Cをこえる状態になるプールもあり問題を生じている．また，室内の空気系に対して，室内で長波長になった熱は，空気中の水蒸気，二酸化炭素などに阻まれ外部への流出がしにくくなり室内に溜まる．それゆえ，冬期の外気温が低い東北，北海道においても晴天日の日中は，ある程度の室温の確保が可能であることが明らかになっている．

d. 快適な住まいの温湿度

ある室内環境の条件のもとで，体内での熱生産と体外への熱放散がバランスしたとき，人はその環境を快適な環境という．日本人の体内での熱生産は平均65 W/(h人)程度であるが，心臓のポンプの容量や揚程，生活活動におけるエネルギー代謝量によっても変化し，体外への熱放散は体表面積や着衣量を示すclo（クロ）値の大小によっても変化するので，室内に居住する100人が同時に快適であるという環境は存在しない．そこで，一般に快適環境とは，大半の在室者が快適と感じる環境，または不快でない環境のことをいう．快適性を示す総合指標にはいろいろな方法があるが，図17.7に軽い着衣の成人が労働をしないで，室内風速が0.25 m/sの室内に長時間滞在したときの感じ，温感を相対湿度50%の線上の温度で代表した新有効温度ET*で表したものを示す．この図は米国暖房・冷凍空調学会（ASHRAE：American Soeiety of Heating Refrigerating and Aivconditioning Engineers, Inc.）で提案されたものである．ET*≧30°Cでは空気中に含まれる水蒸気の重量（絶対湿度）の影響が大きいが，ET*≦25°Cでは空気の相対湿度（一般にいう湿度）の影響が大きいといわれ

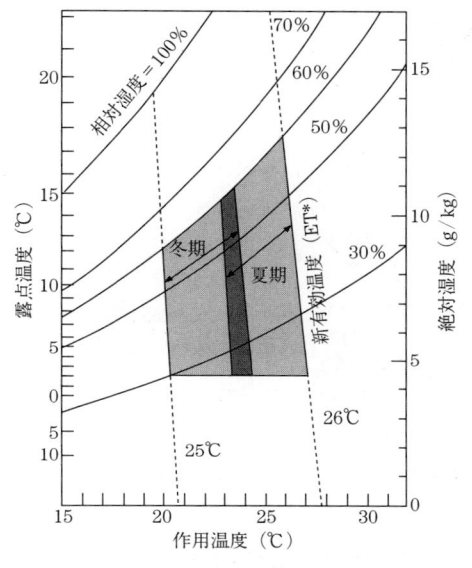

図 17.7 新有効温度（ET*）

ている．また，作用温度 OT（℃）とは，気温，気流，輻射などによる温熱感覚を示すもので，日本の住宅のような熱容量の少ない建物では，空気の温度 θ_a と壁平均表面温度 θ_w の和の平均値を示し，湿度の影響は考慮していない．ただし，西欧などでレンガや石造りなど熱容量の大きい建物では，作用温度として $(\theta_a+2\theta_w)/3$ を用いる場合がある．これを環境温度というが，快適性に対する空気の影響が3分の1，壁の表面温度が3分の2であることを示している．

e．ガラスを多用した建物の熱と光の調整

透明ガラスが太陽放射を受けた場合の熱量の配分を図17.8に示す．太陽からの受熱量①を100%とすると，このうち82.2%は短波長②のまま直接ガラスを透過し，直射光のまま室内に入る．ガラス表面③で短波長のまま反射するものが7.4%ある．残りの10.4%はガラス表面で長波長，つまり熱となってガラスに吸収される．ガラスに吸収された熱④は，室内外のガラス表面に生ずる空気の流れと熱放射によって室内⑤，室外⑥に分けられ放出する．室内側3.8%，室外側6.6%と室外側のほうが大きいが，これは，室内側のガラス表面の気流速度は自然対流であるが，室外側は3 m/s 程度の外風速があるとして計算したためである．結果として，室内側に入る熱負荷は86%程度になり，室外側へは14%程度が放出される．たとえば，日射遮へい物を室外側に設けた場合は，太陽放射①の85%程度は室外に放散され，室内への熱負荷は15%程度になり，夏期などの熱負荷の減少に大いに役立つことがわかっている．

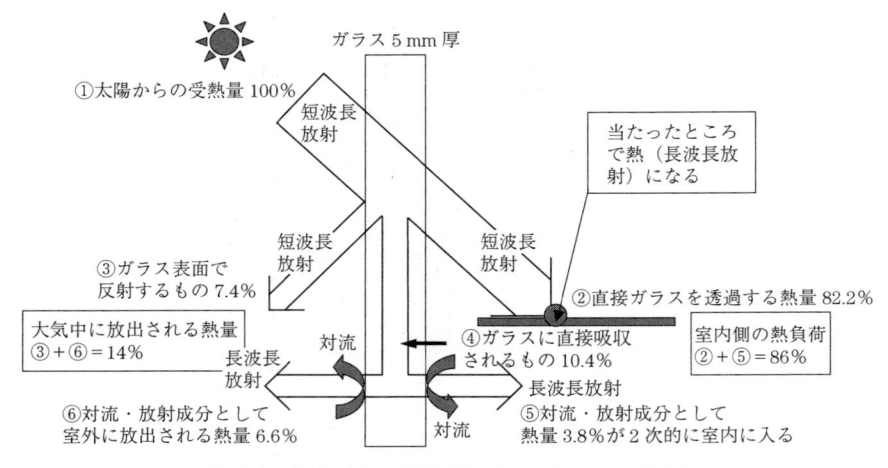

図17.8 ガラスを透過する熱量（5 mm 厚透明板ガラス）

図中の記述：
- ①太陽からの受熱量 100%
- 短波長放射
- ガラス5 mm 厚
- 当たったところで熱（長波長放射）になる
- ③ガラス表面で反射するもの 7.4%
- ②直接ガラスを透過する熱量 82.2%
- 大気中に放出される熱量 ③+⑥=14%
- ④ガラスに直接吸収されるもの 10.4%
- 室内側の熱負荷 ②+⑤=86%
- ⑥対流・放射成分として室外に放出される熱量 6.6%
- ⑤対流・放射成分として熱量 3.8%が2次的に室内に入る
- 長波長放射、対流

表17.3 建物外皮のパラメータ

①建物と建物外皮	②気象要素	③室内環境としての制御項目	④熱・光の制御	⑤建物のエネルギー消費と維持管理
外壁 屋根	太陽放射 外気温度 外気湿度 外風速	室温 室内湿度 内壁の表面温度 室内照度 輝度 換気回数	日射遮へい 昼光利用 建物の断熱 空調・換気方式	建物表面からの熱授受 暖房熱量 冷房熱量 人工照明 省エネルギーの方法

f. ガラスを多用した建物外壁の構成

　ガラスを多用した建物が増えているが，ガラスの使用にあたっては，太陽放射や空気の性質，ガラスの特性などを十分把握したうえで計画することが望まれる．

　建物外皮を通して室内に熱や光が入る建物部位はファサードである外壁と屋根である．この建物外皮に関係のするパラメータ（媒介変数）を表17.3の①〜⑤に示した．たとえば②の気象要素は，太陽放射，外気の温湿度，外風速などが，③の室内環境としての制御項目が決められたときに影響を受ける項目であり，④の熱・光の制御，⑤の建物のエネルギー消費や維持管理に影響を及ぼす．それゆえ，この表に示したパラメータについて建築，環境・設備計画について検討すればよいことになる．

　建物外壁の基本構成を表17.4に示す．この表では壁のタイプをa（透明ガラス），b（半透明ガラス），c（不透明材料）の3種類に分け，番号1〜4の単層・単材から複合材・複合シェルの4種類に整理した．たとえば，番号1のa，b，cでは，aが透明の安全ガラスを支持材で受けたタイプ，bが半透明のガラスブロック，cが不透明

表17.4　建物外壁の基本構成

番号	記号	材料	外皮の構成	各層の材質 1	2	3	4	5	6
1	1-a	単層・単材	単層・単材・透明ガラス	安全ガラス	支持材/安全ガラス				
	1-b		単層・単材・半透明ガラス	ガラスブロック					
	1-c		単層・単材・不透明材	コンクリート壁					
2	2-a	単材・複合材	単材・複合材・透明ガラス	ETFEクッション，透過光を再透過する3層透明ガラス	周囲を空気緩衝装置で覆ったもの				
	2-b		単材・複合材・半透明ガラス	フロートガラス	粒状のエアロゲル	フロートガラス			
	2-c		単材・複合材・不透明材料	アスベストセメント板	断熱材	コンクリートレンガ積み			
3	3-a	複合材・単層シェル	複合材・単層シェル・透明ガラス	安全ガラス	空気層	ポリカーボネイトリブパネル/透明			
	3-b		複合材・単層シェル・半透明ガラス	カセドラルガラス/半透明	空気層	カセドラルガラス/半透明			
	3-c		複合材・単層シェル・不透明材料	ブロック仕上げ	空気層	軽量コンクリート壁			
4	4-a	複合材・複合材シェル	複合材・複合材シェル・透明ガラス	安全ガラス，合成ガラス，フロートガラス	空気層/ブラインド内蔵	安全ガラス，合成ガラス，フロートガラス			
	4-b		複合材・複合材シェル・半透明ガラス	日射遮蔽フィルム，安全ガラス，背部エナメル塗り	安全ガラス，合成ガラスラミネート（日射遮へい薄膜貼り）				
	4-c		複合材・複合材シェル・不透明材料	リサイクルブロック	空気層	ウインドスクリーン	断熱材	砂・石灰ブロック	室内プラスター塗り

注) 上記の記号で，a：透明ガラス，b：半透明ガラス，c：不透明ガラスを示す．

材料としてのコンクリート壁を示している．また，上段横に示した1〜6は，外気側から室内側への外壁の構成を示している．

g. 住まいと太陽エネルギーの利用

表17.5に建物としての太陽エネルギーの利用方法について示した．太陽熱の利用方法には，温度差換気や外風速を利用した自然換気，採光や採熱などにより直接利用する方法，集熱板，ヒートポンプや蓄熱槽などの機械類を用いて暖房・給湯用として

表17.5 建物としての太陽エネルギー利用方法

太陽エネルギーの利用形態	適用	システムの選定
直接利用	自然換気（温度差換気・外風速による換気）	窓の開閉による換気 立てシャフトによる換気 空気流の上手な使い方
	採光	ガラス窓を付ける 太陽光の偏向（鏡・プリズム・格子板） 光の集光（レンズなど）
	採熱	伝統的な日当たり 蓄熱システムと利用 トロンブ壁
間接利用	暖房，給湯	集熱システム ヒートポンプ 蓄熱システム
	冷房	蓄熱式ヒートポンプ 熱-化学ストレージシステム 雨水利用システム
	通風・採光・採熱	電気式太陽熱集熱板 風力発電 パラボラ鏡＋スターリングモーター

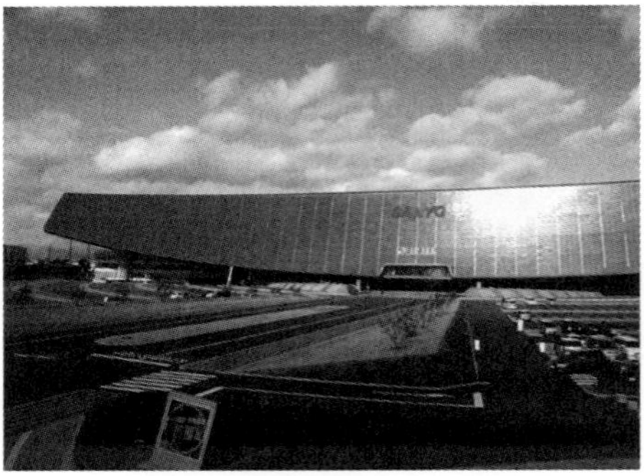

図17.9 太陽光発電の例（筆者撮影）

間接利用する方法がある．そのほかとして，通風・換気などに利用する方法もある．ソーラーシステム給湯・風力発電などは経済的に採算がとれ，一般に普及している．太陽光発電については，最近，住宅，公園の屋外照明や標識，移動式非常用照明，時計，電卓の電池などの電源として，小規模な太陽光発電は，広く採用され普及している．

太陽光発電の特徴は，太陽光を利用する再生可能エネルギーであるため，資源をとり尽くす心配がない．温室効果ガス（GHG：greenhouse（effect）gas）排出量の削

減効果がある．出力のピークが昼間の需要ピークに対応する．ただし，発電電力が天候に左右され，夜間は発電できない．可動部分がないため，基本的にメンテナンスフリーである．現在日本の太陽光発電パネルの生産は世界一であり生産量の3分の2は海外に輸出されている．またインバータや発電モジュールの性能も向上している．最大の欠点は導入コストがまだ比較的高いことである．太陽光発電の例を図17.9に示す．

ガラスを多用した建物が増加している現在，太陽光発電パネルを日射遮へい物として用いる例が多くなることが想定される．半透明パネルなども開発され，壁や屋根の外側または内側など取り付け位置はさまざまであるが，取り付け位置と熱回収量，室内への熱負荷軽減など取り付けにあたっては，多面的な検討が必要である．

17.3.2 住まいの温熱条件

a. 住まいの温熱環境と快適性について

住まいの温熱環境と快適性についてまとめたものが表17.6である．快適性に影響を与える環境要素として，環境工学の基本である光，空気，水，音とこれらにリンクする熱の5要素がある．室内環境と快適性に対して美的要素，心理的要素，生理的要素，機能的要素などの要因として影響を与えている．それゆえ，室内環境や温熱条件などと快適性や健康影響について述べるときは，表中に掲げた環境要素と人および人にとっての美的な，心理的な，生理的な，機能的な快適要素として必要なパラメータについて検討すればよい．

b. 住まいと人の生理

ここでは，人と室内の動作空間，人の生理と室内環境とのかかわりあいについて解説する．

人は仕事を行うために室内環境や作業環境を改善したり，安全性を得ることを目的として働き，生活してきた．この考え方は人間工学の考え方であり，機械や道具を使

表17.6 環境に影響を及ぼす5要素

環境要素	美的要素・心理的要素	生理的要素	機能的要素
光	眺望，デザイン，照明，採光，色彩	明視（照度，グレア），健康，殺菌	ガラス，ライトアップ，室内照明
空気	そよ風，香り	O_2，CO_2，NO_2，塵埃，臭気，病原菌，気流	換気，冷暖房
水	マイナスイオン，水辺，池，散水，滝	入浴，洗浄	排水，消火
音	音響効果（残響，音質），音楽	音響障害（エコー）明瞭度，騒音，衝撃音，振動	遮音，防音，消音
熱	日光浴	気温，周壁温（放射），湿度	断熱，換気，開口

表17.7 成人男女の人体寸法（小原ほか，2000）

番号	測定部位	性	長さ(mm)	番号	測定部位	性	長さ(mm)	番号	測定部位	性	長さ(mm)
①	身長	男	1711	⑧	前報方腕長	男	824	⑮	座位臀幅	男	349
		女	1584			女	760			女	339
②	眼高	男	1598	⑨	肩幅	男	415	⑯	座位臀膝膕間距離	男	467
		女	1470			女	380			女	454
③	肩峰高	男	1357	⑩	胸幅	男	268	⑰	座位臀膝蓋骨前縁距離	男	577
		女	1252			女	269			女	549
④	肘頭高	男	1072	⑪	下腿高	男	429	⑱	座位下肢長	男	974
		女	988			女	385			女	909
⑤	指先端高	男	637	⑫	座高	男	944		体重(kg)	男	61
		女	586			女	879			女	50
⑥	上肢長	男	719	⑬	座面肘頭距離	男	269				
		女	667			女	264				
⑦	指極	男	1713	⑭	座位膝蓋骨上縁高	男	497				
		女	1583			女	452				

備考）平成7（1995）年度「体力・運動能力調査」によると，平均身長は男子171.1 cm，女子158.4 cm程度，以降今日まであまり伸びていない．測定部位の長さ（mm）は小原（2000）を比例的に変更した．

いやすく，また作業を能率よくするために，人間の解剖学や生理学，心理学としての特性について研究することを目的とした科学であり，人の寸法や，生理，心理などが室内環境に及ぼす影響について述べる．

1) 人の寸法

ここでは人の寸法について示す．人の寸法を知るには，静止した寸法と生活行為を中心として人の行動に必要な動作空間や家具などとの複合空間があるが，ここでは人そのものの基本的な動作寸法がわかればよいことにする．

第2次世界大戦後は，食事の洋風化などにともない身長は過去最高の水準になっている．1980年代以降は，身長の伸びは頭打ちとなり，表17.7に示したように，男性は平均170 cmくらい，女性は平均158 cm程度で今日までほとんど変わっていない．

2) 人のエネルギー代謝と人が放出する顕熱，潜熱

地球が大気圏外で受ける太陽からの受熱量は図17.5の法線面で約1353 W/m²（1164 kcal/h·m²）である．たとえば，大気透過率を0.7とすると地表面に到達する

熱量は，図17.5のB点の法線面で約 0.94 kW/m² (815 kcal/h·m²) 程度となる．この熱と地球が自転しながら太陽のまわりを公転していることによって，海洋や地上にある水が蒸発し，風や海流が生じ，大気や海水の循環が起きる．また，人間を含めた動植物などもすべて太陽エネルギーを利用して生きている．

それでは人間はどのようにしてこの地球上で生きているのであろうか．まず日常生活を1日の生活スタイルにそってひもといてみる．

標準的な生活の例であるが，1日は朝起きることにはじまる．トイレに行き，洗面・食事をし，大人は仕事場である会社へ，児童・学生は学校へ，仕事と勉強をするとお昼，食事をして午後はまた仕事，仕事のあとは家路につき，入浴・食事，就寝などで1日はおわる．この中で人間は活動し，仕事や勉強をして1日がおわることになるが，この原動力は三食にあり，食事をすることによって食べたものが酵素の手助けを受け，食べたものと血液の循環によって運ばれた酸素が結合することによって熱を発生させ体温を維持している．すなわち食物として摂取した炭水化物などは，酸素と結合して，二酸化炭素と水に分解するが，これと同時に熱も発生する．

空気中には酸素が21%ある．ある物がこの酸素と結合すると体外・体内を問わず熱が発生しこれを酸化反応という．酸化反応は最も身近な化学反応である．たとえば，冬に手足の冷えを防ぐ使い捨てカイロはセロハン状の袋に入っているときはFe_2O（一酸化二鉄）の状態で外気と遮断されているので不安定な状態であるが発熱はしない．袋を破ると空気中の酸素と結合し，安定したFe_2O_3（酸化鉄）となって同時に発熱し，手足や腰などの補助暖房器具として利用されている．

紙や木が燃えるのは炭水化物が酸素と結びつき二酸化炭素と水と熱に変わるからであり，燃焼する量が多い場合には，発光と発熱をともない燃焼する．また，鉄を空気中に放置すると，酸素と結合して酸化鉄となり茶色くさびる．これは化学反応によって多少の熱が発生するが，さびるのに時間がかかるので，単位時間当たりの発熱量は微々たるものであり，発熱していることを実感することができない．

体内でも同じことが起こるのは前述のとおりであるが，食物と肺呼吸で搬送された酸素が結合すると熱が発生し，そのエネルギーによって体温を保ち，仕事を行い，体表面から熱を放散する熱器官であると考えられている．

体温は常時 36〜37℃ 程度の範囲に保たれている．絶対安静時の熱生産を基礎代謝量といい，個人差はあるが日本人の平均は 65 W/人 (56 kcal/(h·人)) 程度の熱生産となる．仕事をするとその量は増加するが，作業程度を表すものとしてエネルギー代謝率 (RMR：relative metabolic rate) があり，次式で示される．

$$RMR = \frac{作業時代謝量 - 安静時代謝量}{基礎代謝量}$$

ここで，安静時代謝量は平均すると基礎代謝量の20%程度増となるが，各種作業に対する RMR を表 17.8 に示す．また，室温と人体の温度差による顕熱および潜熱放熱量を表 17.9 に示す．

表17.8 各種作業に対するエネルギー代謝率（建築システムデザイン編集委員会，1997）

作業	RMR	作業	RMR
徒歩	1.5〜2.2	工場巡視	1.5〜2.0
駆け足	5	化学分析	1
家事一般	1.5	紡糸	2.4
事務一般	0.5	自動車組立	2.5〜2.8
書類整理	1	郵便区分	0.8
電話交換	1.2	看護師介助	1.5

注）RMR：relative metabolic rate

表17.9 室温と人体の温度差による顕熱および潜熱放熱量（SH：顕熱，LH：潜熱）（建築システムデザイン編集委員会，1997）

作業状態	例	室温 全発熱量	28℃ SH	28℃ LH	26℃ SH	26℃ LH	24℃ SH	24℃ LH	22℃ SH	22℃ LH	20℃ SH	20℃ LH
静座	劇場	92	44	48	51	41	58	34	65	27	72	20
軽作業	学校	106	48	58	55	51	62	44	69	37	76	30
事務作業，軽い歩行	事務所，ホテル，デパート	119	47	72	55	64	63	56	71	48	79	40
立体，座位，歩行	銀行	131	48	84	56	76	64	67	73	58	80	51
座業	レストラン	145	51	94	59	86	69	77	78	67	86	59
着席作業	工場の軽作業	198	50	148	63	135	76	122	88	109	101	97
普通のダンス	ダンスホール	226	55	171	69	157	83	143	97	129	110	115
歩行（4.3 km/h）	工場の重作業	264	70	194	84	157	99	165	114	150	128	136
ボーリング	ボーリング場	383	112	271	124	258	137	246	150	233	163	220

c．室内外での暑さと温熱快適性

「あつさ」を表す言葉には，「暑さ，熱さ，うだるような熱さ，蒸し暑さ，さわやかな熱さ」，などさまざまな言葉がある．また，この熱さを快適に過ごす方法などについて考えてみる．人は体温が高いときや，高温の物体が近くにあるときや，その物体にさわったときなどに「暑い」という．これは住まいや気象の環境用語で，これ以外のときは，「熱い風呂」，「熱いお茶」など「熱い」を使う．

また，汗は乾くときは皮膚から気化熱を奪うので，涼しく感じる．同時に体温が上昇するのを防ぐので，さわやかで発汗の効果は大きい．

真夏の晴天日の屋外は，炎天下といわれるように焼けつくような暑さである．

ある室内環境の条件のもとで，体内での熱生産と体外への熱放散がバランスしたとき，人はその環境を快適な環境という．しかし，体内での熱生産は，心臓のポンプの容量や揚程（押し出し圧力）．生活行動におけるエネルギー代謝量によっても変化し，体外への熱放散は体表面積や着衣量を示すclo値の大小によっても変化するので，室

表17.10 人体の温熱感覚に対する総合指標

総合指標の名称	記　号	室内温熱環境の指標
不快指数	DI：discomfort index	$DI=0.72(t_a-t_w)+40.6$　　t_a：乾球温度（℃） 　　　　　　　　　　　　　　t_w：湿球温度（℃） $DI≦70$：不快を感じない，$75<DI<85$：50% 程度の人が不快，$DI≧85$ 全員が不快を感じるといわれている．
効果温度	OT：operative temprature	$OT=\{(MRT)+t_a\}/2$，$MRT≒\Sigma(t_kA_k)/\Sigma A_k$ MRT：平均放射温度（℃），t_a：乾球温度（℃） t_k：壁体表面の温度（℃），A_k：壁体の表面積（m²） 気温，気流，放射などによる温熱感覚を示す．湿度の影響は考慮していない．
有効温度	ET：effective temperature	人体に感じる温感などの感覚に対して温度，湿度，気流の影響を一つにまとめた快適性の指標をいう．
新有効温度	ET*：effective temperature	軽い着衣の成人が労働をしないで，室内風速が0.25 m/s の室内に長時間滞在したときの温湿度の感じ・温感を相対湿度50% の線上の温度で代表したもの．$ET^*≧30$℃では空気の絶対湿度の影響は大きいが，$ET^*≦25$℃では空気の温度の影響が大きい．式は省略（図15.5 参照）
予測平均申告	PMV：predicted mean vote	被服を通して人体が感じる暑さ・寒さを，空気温度・湿度・周壁から受ける放射熱の影響，運動や着衣の状態と発汗などによる定常状態での人体の熱収支（L）として求める．$-3～3$ の7段階評価で冷温感を評価する．

内に居住する 100% の人が，同時に快適であるという環境は存在しない．それゆえ，一般に快適な環境とは，大半の在室者が快適と感じる環境，または不快でない環境のことをいう．表17.10に人体の温熱感覚に対する総合指標を示したが，環境構成要素として，温度・湿度・気流分布，周壁や床・天井，窓ガラスなどを通して外部の表面と人体の間の低温放射熱の授受，着衣量としての clo 値などが考えられる．

不快指数は，夏期の天気予報などに用いられ，比較的ポピュラーである．また，効果温度は環境温度ともいわれ，室内の空気の温度と室内の平均放射温度（RMT：mean radiant temperature）との関係を示したもので，それぞれ 50% 程度の影響があるとした指標であるが，西欧などでコンクリートや石製の家屋で壁が厚く熱容量の大きい建物では，周壁からの放射熱の影響が大きいのでこれを3分の2，室温の影響を3分の1とし，環境温度として（$2/3・RMT+1/3・t_a$）を用いる場合がある（t_a は乾球温度（℃））．

次に環境評価指標の正確性を期すため，ヤグロウ（C. P. Yaglou）らが提案した有効温度（ET：effective temperature）を改良し，1972 年に米国暖房・冷凍空調学会（ASHRAE）によって提案された新有効温度（ET*）がある．図17.7に ET* を示すが，図中の網かけ部分が ASHRAE が推奨する快適室内条件である．菱形の内部はカンサス大学の推奨値で，米国人を対象にしたものであるが，わが国においても空

表17.11 予測平均申告 (PMV)

$$PMV = (0.303e^{-0.036M} + 0.028)[(M-W) - 3.05 \cdot 10^{-3} \\
\times \{5733 - 6.99(M-W) - p_a\} - 0.42\{(M-W) - 58.15\} \\
- 1.7 \cdot 10^{-5} M(5867 - p_a) - 0.0014 M(34 - t_a) - 3.96 \cdot 10^{-8} f_{cl} \\
\times \{(t_{cl} + 273)^4 - (\bar{t}_r + 273)^4\} - f_{cl} h_c (t_{cl} - t_a)]$$

ここで，

$$t_{cl} = 35.7 - 0.028(M-W) - 0.155 l_{cl}[3.96 \cdot 10^{-8} f_{cl}\{(t_{cl} + 273)^4 \\
- (\bar{t}_r + 273)^4\} + f_{cl} h_c (t_{cl} - t_a)]$$

$$h_c = \begin{cases} 2.38(t_{cl} - t_a)^{0.25} & (2.38(t_{cl} - t_a)^{0.25} > 12.1\sqrt{v_{ar}} \text{ のとき}) \\ 12.1\sqrt{v_{ar}} & (2.38(t_{cl} - t_a)^{0.25} < 12.1\sqrt{v_{ar}} \text{ のとき}) \end{cases}$$

$$f_{cl} = \begin{cases} 1.00 + 0.2 l_{cl} & (l_{cl} < 0.5 \text{ clo のとき}) \\ 1.05\sqrt{v_{ar}} & (l_{cl} > 0.5 \text{ clo のとき}) \end{cases}$$

M：代謝量（W/m²）：体表面積1m²当たり 1 Met=58.15 W/m²
W：外部仕事（W/m²）
f_{cl}：裸体時の表面積に対する着衣時の表面積の比
h_c：対流熱伝達率（W/m²K）
l_{cl}：衣服の熱抵抗（clo）（1 clo=0.155 m²K/W）
p_a：水蒸気分圧（Pa）
t_a：空気温度（℃）
t_{cl}：衣服表面温度（℃）
$\bar{t}_r$：平均放射温度 MRT（℃）
v_{ar}：相対風速（m/s）

気調和・衛生工学会などが中心になって，人間-熱環境系の研究がなされている．

また，最近ではデンマークのファンガー（J. O. Fanger）によって提唱された予測平均申告（PMV：predicted mean vote）による室内温熱環境の快適性指標がある．着衣を通して人体が感じる暑さ・寒さを−3～3の7段階評価とし，空気の温湿度・周囲の表面から受ける放射熱の影響・運動量や着衣の状態・発汗などを含めた人体の熱収支として求めるもので，ISO-7730規格ではSI単位で表し，表17.11の式で示される．

17.4 住まいと風通し

通常建物を使用するとき，気象条件などによって夏には建物内に熱が侵入し室温が上昇すれば，窓を開けて涼しい外気を取り入れるか，換気扇をまわして熱い空気を排出し涼しい外気を取り入れ室内環境の改善を図る．また室内で発生する浴室の水蒸気や有害物質となる厨房での燃焼ガスを室外に排出するなど，室内環境を清浄な状態に保つために室内から汚れた空気を排気し，清浄な外気を取り入れることを換気という．換気の目的をまとめると以下に示すとおりである．

① 在室者や燃焼機器の燃焼のために，必要とする酸素を供給する．居室，湯沸かし室，ボイラー室などが対象となる．

②室内で発生する熱，臭気，水蒸気，有害物質を室外に排出し室外から清浄な空気を取り入れ室内環境を保つ．居室，トイレ，厨房などが対象となる．
③夏などの暑いシーズンは，窓を開放して通風を取り入れ，体感温度の低下に努める．

17.4.1 換気の方式

　これらの室内環境汚染要素を排出するために必要な換気方式には，機械換気と自然換気がある．機械換気はファンを用いて換気するが，自然換気は建物上下に開口を設け，外風速や建物上下開口の温度差によって換気する方法で，換気ファンは設けない．
　第1種換気，第2種換気，第3種換気と自然換気の方法があり，表17.12に示す．

1) 第1種換気

給気側と排気側に送排風機を用いる方式をいい，室内圧は給気側・排気側の風量を調整することによって正圧（＋），負圧（－），等圧（±0）のいずれの方法にもすることができ，大型倉庫や営業用厨房などの室内圧制御を必要とする大規模換気などに用いる．

2) 第2種換気

給気側に送風機，排気側にガラリを用いる方式をいう．室内圧は（＋）で，室内圧を正圧にすることによって，建物外部や隣室からのすき間風を防止したい半導体工場，製薬工場や病院の手術室の換気に用いられる．

3) 第3種換気

給気側に給気ガラリ排気側に送風機を用いる方式をいう．室内圧は（－）で，住宅の厨房や浴室，トイレの換気，室内で発生する燃焼ガスや臭気の排出などに用いられる．

4) 自然換気

自然換気は，給気・排気のいずれにも送排風機は用いず自然の外風速による風力換気，と室内への入り口空気・排気空気の高低差による出入り口の温度差によって生じる温度差換気を加えたものをいう．

17.4.2 住まいの必要換気量

室内空気を清浄な状態に保つには，「汚染物質の室内からの除去」が必要である．
　省エネルギー・省資源のかけ声が高く，近年住宅はますます高断熱高気密住宅となり室内空気の汚染が考えられる．健康影響も出てきており，換気の重要性はますます高くなっている．

a．人に必要な換気量

人体に必要な酸素量は，
① 人体に必要な酸素量　67 l/h・人（0.067 m³/h・人）（工場での重労働を想定）
② 大気中の酸素量　21％，呼気排気の残留酸素量　19％

表 17.12 機械換気の種類

換気方式	第1種機械換気	第2種機械換気	第3種機械換気
系統図	室内圧：正圧(＋),負圧(－) または等圧(±0)	室内圧：正圧(＋)	室内圧：(－)
室内圧力	室内圧：正圧(＋),負圧(－) または等圧(±0)	室内圧：正圧(＋)	室内圧：負圧(－)
特徴	・給気側と排気側に送風機を用いる方式 ・確実な換気量確保 ・室内圧制御を必要とする大規模換気 ・大規模倉庫,営業用厨房など	・給気側に送風機,排気側にガラリを用いる方式 ・汚染空気の流入を許さない清浄室 ・手術室,半導体工場,製薬工場など	・給気側にガラリ,排気側に送風機を用いる方式 ・ほかに汚染空気を出さない ・室内で発生する熱,燃焼ガス,臭気を排出する ・住宅のトイレ,厨房,浴室,塗装室,感染病室など

$$Q = \frac{0.067}{0.21 - 0.19} = 3.35 \ (\mathrm{m^3/h \cdot 人})$$

となる．

b． 二酸化炭素を対象とした必要換気量

同様に，人体の排出二酸化炭素量から求めると，
① 二酸化炭素発生量　$15 \ l/\mathrm{h \cdot 人}$（就寝・休憩など）：$k$
② 大気中の二酸化炭素 300 ppm（0.03%）：P_0
③ 長期滞在する室内の二酸化炭素許容濃度 700 ppm（0.07%）：P_r

とすると，サイデルの式より，

$$Q = \frac{k}{P_r - P_0}$$

$$= \frac{15 \times 10^{-3}}{(0.07 - 0.03) \times 10^{-2}}$$

$$= 37.5 \ (\mathrm{m^3/h \cdot 人})$$

となる．この値は，労働安全規則（労働省令第 9 条）の許容値（如限度）として採用されている．また，建築基準法では，空気中の二酸化炭素の含有率を 1000 ppm（0.1%）とし，

$$= \frac{15 \times 10^{-3}}{(0.1 - 0.03) \times 10^{-2}}$$

$$= 21.4 \ (\mathrm{m^3/h \cdot 人})$$

$$\fallingdotseq 20 \ (\mathrm{m^3/h \cdot 人})$$

20 m³/h·人を如限度として採用している．

人体に必要な酸素量は，二酸化炭素を常時許容値以下にするため必要な空気量よりもはるかに小さい．それゆえ，人体に必要な換気量は，室内の二酸化炭素濃度を上限値以下にするための換気量によって決まる．

表 17.13 1 人時間当たりの換気量

室名	在室密度	在室者	必要換気量	
			換気のみ	空調あり
	m²/人	人/m²	m²/(h·人)	m²/(h·人)
事務室（個室）	5.0	0.2	6.0	4.0
事務室（一般）	4.2	0.2	7.2	4.8
商店売場	3.3	0.3	9.1	6.1
デパート（一般売場）	1.5	0.7	20.0	13.3
デパート（特設売場）	0.5	2.0	60.0	40.0
宴会場	0.8	1.3	37.5	25.0
ホテル客室	10.0	0.1	3.0	2.0
小会議室	1.0	1.0	30.0	20.0
住宅・アパート	3.3	0.3	9.1	6.1
食堂（営業用）	1.0	1.0	30.0	20.0

また，各種建物にはどの程度の換気が必要であるか，単位時間に入れ替わる空気量を換気量といい，この風量を室容積で除したものを換気回数といい，次式で表せる．

$$N = \frac{Q}{V}$$

ここで，N：換気回数（回/h），Q：必要換気風量（m³/h），V：室容積（m³）．

また，居室の在室密度と必要換気量を 30 m³/h・人とした場合と，空調設備がある場合の新鮮空気量 20 m³/h・人を供給する場合の 1 人時間当たりの換気量を表 17.13 に示す．

17.4.3　建築物における衛生的基準の確保に関する法律（ビル管法）

居室内では，清浄な空気の中での生活が望ましい．われわれの生活は，オフィスでの仕事やデパートでの買い物など，建物内ですごす時間が多くなっている．建物内は閉鎖的・人工的な空間であるので，建物を快適に衛生的に保つことは，快適な生活や健康的な生活を維持するのに必要なことである．それゆえ，多数の人が使用する大きい建物は，「建築物における衛生的基準の確保に関する法律（ビル管法）」という法律によって適正な管理をすることが義務づけられている．

この法律は，経済の高度成長や建築技術の進歩によって高層ビルや大規模ビルが建てられたが，これらの建物を維持管理していくうえで，すなわち環境衛生面に対する十分な配慮という面では，多くの問題をかかえていた．とくに高層ビルでは，同じ建物の中に無数の事務所や店舗が存在し，これを個別的に規制することは困難であり，このような高層・大規模建物を含めた建物に対する一般法の制定が必要として定められた法律である．

この法律によって，多数の人が使用または利用する大きな建物を「特定建築物」として，環境衛生面に配慮した維持管理が行えるようになった．

17.4.4　特定建築物

建築基準法，「建築物における衛生的環境の確保に関する法律（ビル管法）」では，下記に示すのべ床面積 3000 m² 以上の建物を特定建築物としている．

　① 興行場，百貨店，集会場，図書館，博物館，美術館または遊技場
　② 店舗または事務所
　③ 8000 m² 以上の学校教育法第 1 条に規定する学校以外の学校（研修所を含む）
　④ 旅館

また，ビル管法では，「建築物環境衛生管理基準」が定められており，①空気環境の調整，②給水の管理，③排水の管理，④清掃，⑤ネズミの防除に関して定められている．

ここでは空気環境の調整について述べる．表 17.14 に示す空気調和設備の性能，室内環境基準が定められている．ただし，病院は院内感染防止を目的として，清浄域・

17.4 住まいと風通し

表17.14 室内環境基準（ビル管理法）

①	浮遊粉じんの量	空気1 m^3 につき 0.15 mg 以下
②	一酸化炭素の含有量	100万分の10以下（10 ppm 以下）
③	二酸化炭素の含有量	100万分の1000（1000 ppm 以下）
④	温度	1. 17℃以上28℃以下 2. 居室における温度を外気の温度より低くする場合は，その差を著しくしないこと．
⑤	相対湿度	40%以上70%以下
⑥	気流	1秒間につき0.5 m 以下
⑦	ホルムアルデヒド	0.1 mg/m^3 以下

注）のべ床面積3000 m^2 以上の建物，8000 m^2 以上の学校に適用

非清浄域など室内圧との関係など，特別な技術を要するので規制の対象外である．これら以外の建物およびこの規定に抵触しない規模である施設は規制の対象外であるが，おおむねこの基準にそうことが望ましい．

17.4.5　シックハウス対策にかかわる改正建築基準法

居室内における化学物質の発散に対する衛生上の措置（建築基準法第28条の2）によって，平成15（2003）年7月1日着工分から，住宅・学校・店舗など居室がある建築物は，シックハウス対策のため機械換気設備や建築材料に新たな基準が設けられた．

シックハウスにかかわる建築基準法の改正によって以下の規制が設けられた．

① 規制対象とする化学物質：クロルピリフォス[*1]およびホルムアルデヒド[*2]とする．

② クロルピリフォスに関する規制：居室を有する建築物には，クロルピリホスを添加した建材の使用を禁止する．

③ ホルムアルデヒドに関する規制
　i）内装の仕上げの制限：居室の種類および換気回数に応じて，内装仕上げに使用するホルムアルデヒドを発散する建材の面積制限を行う．
　ii）換気設備の義務づけ：ホルムアルデヒドを発散する建材を使用しない場合でも，家具からの発散があるため，原則としてすべての建築物に機械換気設備の設置を義務づける．
　iii）天井裏などの制限：天井裏などは，下地材をホルムアルデヒドの発散の少ない建材とするか，機械換気設備を天井裏なども換気できる構造とする．

[*1] クロルピリフォス：おもにシロアリ予防などに使われる有機リン系の殺虫剤
[*2] ホルムアルデヒド：建材・家具・接着剤などに使われる刺激臭のある揮発性化学物質

17.4.6　改正建築基準法に対する対策

対策1：内装仕上げの制限について

① 内装仕上げにホルムアルデヒドを発散する建材がある場合は，面積制限がある．
② 居室の種類・換気回数・建材の等級によって使用可能な面積が決まる．
対策2：機械換気設備の設置の義務づけについて
① 居室に常時換気が可能な機械換気設備が義務づけられた．
② 換気は機械換気設備によるものが必要．
③ ムク材などホルムアルデヒドを含まない建材だけを使用した場合でも家具などの設置があるので換気回数0.5回/hの機械換気設備が必要．
対策3：天井裏などの制限について
① 天井裏から居室へ，ホルムアルデヒドの抑制するための対策．
② 建築材料による措置または機械換気設備による措置が必要．
詳細な規制については，建築基準法第28条の2を参照すること．

17.4.7 シックハウス対策（24時間換気）

シックハウス対策にかかわる規制の適用として，改正建築基準法（シックハウス対策）が施行され，24時間機械換気設備の設置が義務づけられた．住宅では家具や日用品などからさまざまな化学物質が発散するので，換気設備の設置が義務づけられている．

換気の目的は，熱や臭気，塵埃，湿気以外に，建材や家具から出る化学物質や汚れた空気を屋外に排出すると同時に，新鮮な外気と室内空気を入れ替え，在室者に健康で快適な室内空気環境を提供するとともに，結露やカビなどから建物を守ることをいう．ここでは，戸建て住宅と集合住宅の24時間換気システムの設計計画について解説する．

また，計画にあたって配慮することは，住宅全体に換気風量が行きわたるよう，各

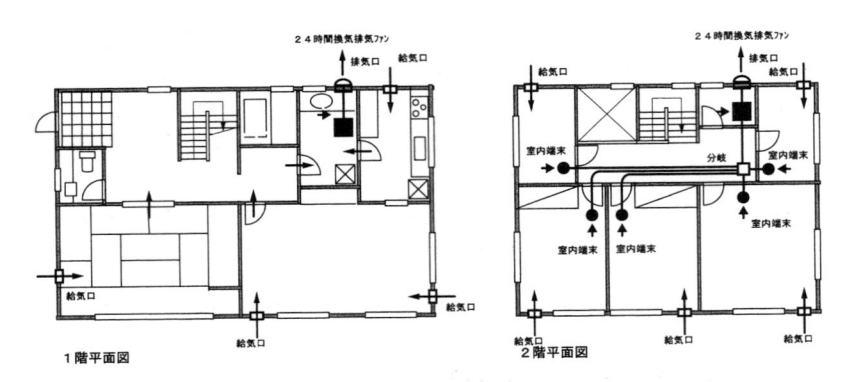

図17.10　24時間換気の実施例（戸建て住宅）
　　　　　ダクト経路の設定例（第3種換気設備）．

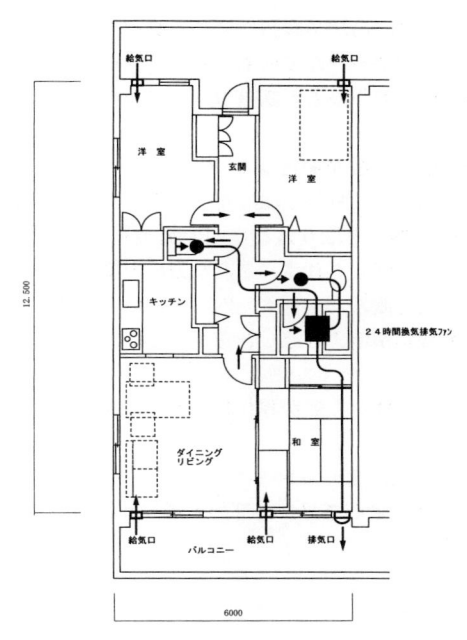

図 17.11 24 時間換気実施例（集合住宅）（リビングアメニティー協会）

室の給気口・排気口の位置を決める．給気口から排気口までの換気経路を確保するため，出入り口の扉には 100〜150 cm² の開口またはアンダーカットを設ける．ふすま・シャッターなど周囲に隙間の多い建具は，そのままで換気経路として有効である．また，小館住宅および集合住宅の 24 時間換気の例を図 17.10，17.11 に示す．

各居室の給気口から新鮮な空気を取り入れ，室内の汚れた空気は浴室，トイレなどに集め，排気ダクトから排気するダクト方式の第 3 種換気システムで，浴室天井に埋込み，浴室，洗面所，トイレから同時に換気するタイプや，サニタリー部分の天井裏にファンを設置し，ダクトを用いて吸い込み口を浴室，トイレなどに設けて排気するタイプがある．浴室乾燥暖房機でこの機能を持ち合わせたシステムも多数ある．また，各居室に給排気兼用の熱交換器（ロスナイなど）を設置して居室ごとの 24 時間換気を行うこともある．

17.5　涼しい住まい，暖かい住まい

室内環境として夏は涼しい住まいに，冬は暖かい住まいに住みたい．また，春から夏，夏から秋の季候のよい中間期には，窓を開け自然環境をおおいに利用して換気し，快適に住みたいというのが願いである．しかし，夏は高温多湿，冬は東北北海道

などの寒地を含む日本では，冷房や暖房なくして快適に住まうことは不可能であるといえる．ここでは，集合住宅や戸建て住宅，および一般の事務所ビルなどの涼しさ・暖かさなど快適な室内環境の作り方と調整の方法について述べる．

17.5.1 涼しい住まい，暖かい住まいとは

夏が過ぎて秋がくる頃には，外気の温度が下がり涼しさが感じられる．こんなときは，必要なだけ窓を開け外気を取り入れ室内の暖かくなった空気を外部に排出すれば，室温は下がり涼しさが感じられる．こんな方法を換気というが，窓を開け風が吹いたときや冷たい飲み物を飲んだときも，内面からひんやりとした涼しさを感じることができる．体からの放熱が増すと涼しさを感じるが，エネルギーを使わないでできればなおさら望ましい．

人が涼しく感じるのは，体から熱が奪われるときである．エネルギーが奪われる方法として，
① 空気の温度が人の温度より低いとき
② 壁や床，窓ガラスを通して見た外部の風景や建物の表面温度が低いとき
③ 風が吹いたとき
④ 汗が乾くとき
⑤ 冷たいものに触れたとき

などがある．体温が37℃程度とすると，手や裸足の皮膚温は32〜35℃程度，軽装であれば空気の温度が30℃以下になると多少涼しくなるが，湿度のあるなしによって涼しさは大分違う．また，汗をかいている状態で風が吹くと汗が蒸発し，皮膚表面から蒸発潜熱をとるので一段と涼しさは増すが，風邪などを引かないような注意が必要である．

また，空気中の水蒸気が多くなると，室内の湿度が高くなるので，汗をかいても空気中へ蒸発する量が減るので涼しさは感じられない．さらに湿度が増すと体表面から水蒸気は蒸発しにくくなる．夏の夕方などで気温が下がってくるとべたべた感が残り不快になるが，冬に湿度が増すと暖かく感じる．

夏の湿度を下げる方法は，室内を冷房し吹出し空気の温度を15℃程度まで下げると吹出し空気中の水蒸気を取り除くことができ，室温は26〜27℃程度まで下がり，室内の湿度も50％程度まで下がって居住快適性は増す．これを冷房サイクルというが，室内空気の冷却除湿ができ快適になる反面，たくさんの消費エネルギーが必要となるので，省エネルギーを考えた計画が必要となる．

暖かい住まいとは，おもに冬期を対象とした省エネルギーで暖房が完備していれば，寒い冬でも体を温めることができるが，冷えた体を暖めるため入浴をしたり，1枚セーターなどを余分に着るのも一つの方法である．また，冬の寒い夜は，窓ガラスのカーテンを閉めると，カーテンの室内側表面温度が高くなり，人体から放射によって失われる熱量が少なくなるので，暖かく感じることができる．また，温かいものを

食べるのも一つの方法であると考えられる．スリッパを履くことも足を暖めることが暖かさに影響を与えているといえる．どの家でもスリッパの用意があるということは，冬期に足が冷えることを意味しており，住宅の1階部分に，パネルヒーティングを設ける例も増えてきている．そのほかに，冬期の採暖機器としてこたつ，ストーブ，ガス湯沸かし器＋パネルヒーティング，空冷ヒートポンプ方式などがあるが，いろいろの装置を複合的に組み合わせた暖房システムについて検討することが望ましい．

17.5.2 涼しい住まい，暖かい住まいと空気調和

夏には涼しい住まいを作り，冬には暖かい住まいを作る装置を，専門用語で空気調和設備（air conditioning）という．室内にある人や物に対して，室内の温度，湿度，気流分布，塵埃や有害物質の量，バクテリアの量などを最適な条件に保つことをいう．また，換気とは，室内で発生する熱，水蒸気，臭気，燃焼ガスなどの有害物質を外部に排出するため，自然または機械的手法を用いて室内の空気と外気を入れ替えることをいい，ventilation または air ventilation という．

空気調和とは，建物内に人が居住するとき，人に対して保健衛生的に室内空気が清浄で，快適であるものと，製品の製造や保管をするときに室内空気が清浄であることを要求される工業用空気調和に分けられる．快適空調は，室内に居住する在室者を対象としたもので，事務所，デパート，劇場，美術館，図書館，資料館などの博物館建物などの人間を対象とした建物に用いられる．工業用空気調和は，工業製品の品質保持，機械，器具などの信頼性保持などを目的として，工場，倉庫，作業所などを対象とした原料，製品のための産業用空気調和（industrial air conditioning）と作業者用快適空気調和（comfort air conditioning）に分けられる．

ここでは，おもに人を対象とした保健衛生用空気調和について述べる．

保健用空気調和と産業用空気調和の違いは，±2°C 程度の室温の変動や±5～10％程度の湿度の変動があっても人間の感覚がある程度鈍感であるので人には影響がほとんどないが，産業用空気調和では，温湿度の少しの変動でも製品の歩留まりに影響が出ることがある．また，博物館建物に収蔵されている博物品の保存などでは，とくに湿度の変動が収蔵品の老化に関係するといわれているので，非常に繊細な制御が必要となる．

17.5.3 涼しさ，暖かさと人工的な制御のはじまり

暖かさ，涼しさを人工的に調整するシステムを空気調和という．

空気調和という用語を初めて使用したのは，米国のスチュワート W. クレーマー（Stuart W. Cremer）で，紡績工場の製品の品質を高めるため水噴霧の加湿装置を開発したが，この水噴霧装置で空気を加湿することを空気調和と名づけた．

また，米国のウィリス H. キャリア（Willis H. Carrier）が，1920 年にブルックリ

ンの印刷工場のためにアンモニア冷凍機を既存の温風加熱装置に組み込み，空気の加熱，冷却，加湿，減湿を可能にしたのが空調のはじまりである．

このように製品の歩留まりを高めるために工業用空気調和としてはじまるが，この技術が夏期の暑さを防止するため，1921年にロスアンジェルスのメトロポリタン映画劇場に採用され保健衛生用空気調和の分野にも空気調和の技術が登場する．

わが国では，古くは大阪のT百貨店にエアワッシャ（水噴霧空気冷却装置）を用いた冷房装置が出現したが，以降保健衛生用空気調和の技術は発達し，今日を迎えるに至っている．

現代では，冷房用熱源機器として，ターボ冷凍機，吸収冷凍機，ヒートポンプ冷凍機，冷温水発生器などが出現し，高度な技術の開発が可能となっている．

また，ここ数十年，ヒートポンプ技術の発達はめざましく，各室に1台から数台の室内ユニットを設け，屋外には1台の室外ユニットでまかなえるマルチタイプ（多室冷房・暖房方式）の空調システムが開発され，その販売台数を増やしている．中小規模の空調には，ヒートポンプシステムが多用されている．新築の建物には，その時代の最新の技術を駆使した新商品が採用されてきたが，竣工後20〜30年が経過すると，設備の機能は陳腐化し，耐久性がなくなり，リフォームや設備更新を行う建物が増える．建物の寿命（ライフサイクル）を60年前後とすると，建物の1ライフサイクルに対して，設備は2〜3回程度の設備更新が必要になる．

17.5.4 涼しさ，暖かさと清浄な空気

今日のように，冷房や暖房のなかった昔の日本の住宅は，兼好法師の『徒然草』にもあるように「夏を旨」として建てられた．

夏の暑い日には，1階部分の障子や蔀戸などの開口部や建物頂部に設けられた煙出しなどを開け，自然通風や自然換気に頼って涼をとる工夫をした．また，ブリーズソレイユ（日除け）を巧みに採用して進入する日射を遮り，晴天の夕方は，打ち水をして蒸発冷却により低温になった空気を用いて換気を行うなどの対策を立てて涼をとった．

春や秋などの冷暖房の不要な中間期には自然通風や自然換気を行って快適な居住環境を確保したが，冬期はなるべく開口部を閉ざし，室内からの熱損失を抑える方法やこたつやストーブを用いて局部的に暖をとる方法を生活の知恵として取り入れてきた．

しかし，今日のように建物が密集した都会では，大規模な事務所ビル，劇場，展示場などでは冷房設備なくして室内の快適環境を維持することは不可能に近い．

また，冬期には，建物外皮を通じて室内から外部へ熱が放散されるので，自然室温の状態では室温が低下し，快適な室内環境の維持が難しくなる．そこで，ボイラー，空冷ヒートポンプなどで発生させた熱を温風として室内に供給するか，蒸気や温水を熱媒として空調機や室内の放熱器に供給して温風を作り，これを室内に吹き出して快

適な室内環境を維持する方法がある．

空気調和の目的は，
  ① 人や物品に対して室内を快適な条件に保つこと
  ② 空気中に含まれる水分を増減させて空気の湿度を制御すること
  ③ 空気の加熱，冷却によって空気の温度を制御すること
  ④ 空気の洗浄や浄化によって空気の清浄度を保つこと
  ⑤ そのほか空気の動きと換気を制御すること
である．

工学的には，室内の温度・湿度・気流分布・浮遊塵埃・二酸化炭素・一酸化炭素・バクテリア・臭気・有害物質などを許容値以下に抑えるような空気調和を目的とした設備を空気調和設備という．また，室内の冷房および暖房を目的とした設備を冷暖房設備といい，グレードの高い空気調和設備と単に暖め・冷やすことを目的とした冷暖房設備に分けて考える．両者を比較すると空気質（AQ：air quality）に関して違いがあるので，室内の使用目的に応じた計画が望まれる．

17.5.5 涼しさ，暖かさのシステム

涼しさ暖かさのシステム（空気調和設備）の成り立ちを図 17.12 に示す．室内の空

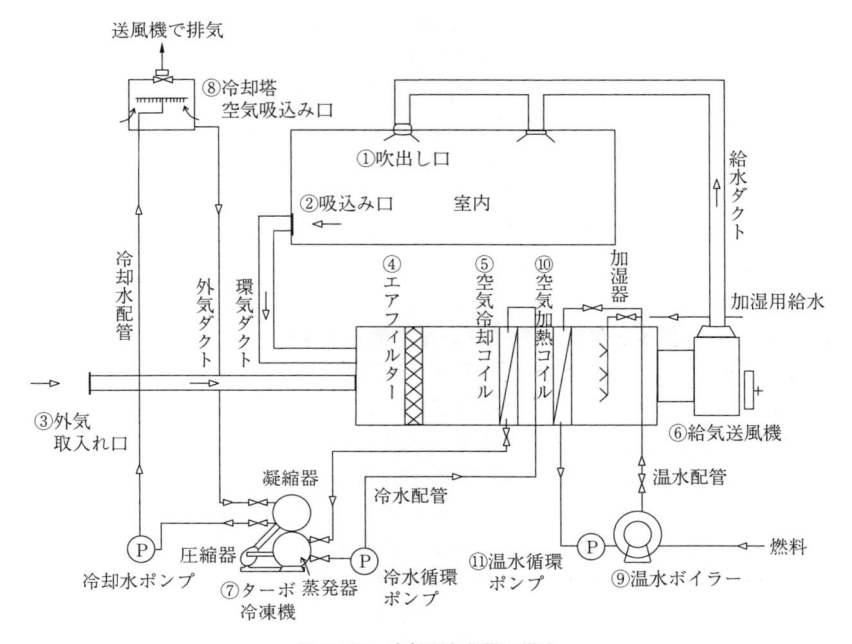

図 17.12 空気調和設備の構成

気質を高め，快適な室内環境を作り出すため，「ビル管理法」では，室内の温度・湿度・気流分布・浮遊塵埃量，二酸化炭素・一酸化炭素の如限量ホルムアルデヒドなどに対して規制がある．設計にあたって，これらの事項は設計値として定められている．

ここで，夏期に冷房を必要とする居室の温湿度に着目すると，夏期は窓・壁・屋根などの外皮を通じて室内に熱が流入し，室内の発生熱とあわせて室温を上昇させる要因となり，室内の冷房負荷となる．これを防止するため，①から15℃程度の冷風を吹き出す．①から吹き出された空気は室内の熱負荷を処理し26℃，50%前後の還り空気②となって空調機に還る．在室者に新鮮空気を供給する必要があるので②の空気は③の外気と混合して④のフィルターで除塵されて⑤の冷却コイルを通り15℃前後の空気となって⑥の送風機で①の吹出し口から室内に供給される．⑤の冷却コイルは⑦のターボ冷凍機から5～7℃程度の冷水を受けるが，空気側の熱負荷を受けて10～12℃の還りとなって⑦の冷凍機に還る．冷凍機の蒸発器側に与えられた熱負荷は，冷凍サイクルを経て凝縮器側に移り，32℃の冷却水が，37℃前後の冷却水となって⑧の冷却塔（クーリングタワー，CT：cooling tower）の上部から滴下し，冷却塔上部に設置されている送風機で吸い込まれた空気と熱交換し，32℃程度となり，再び冷却水ポンプで⑦の冷凍機の凝縮器側に供給される．

すなわち，室内で発生した冷房負荷は，最終的には冷却塔から蒸発冷却（EC：evaporative cooling）によって大気中に排熱される．冬期には室内から逃げる熱負荷を補うため⑨の温水ボイラーから温水を⑩の加熱コイルに供給し，送風空気を暖めて⑥の送風機で①の吹き出し口から室内に供給する．加熱コイル⑩に供給された温水は⑪の温水循環ポンプでボイラーに還水する．冷却サイクルでは冷凍機の圧縮機での電力消費があり，この熱も冷却塔から大気中に放出されるので建物を一つの系とした時，消費電力による排熱も含めて都市の気温が上昇しヒートアイランド現象を引き起こす原因となる．冬期は室内から熱が逃げるのでボイラーを焚くことになるが，この排熱によって，都市の気温は上昇する傾向にある．

17.5.6 夏の湿った空気，冬の乾いた空気と湿度の表示

室内や外気にあって湿った空気を湿り空気という．窒素（N_2）や酸素（O_2）アルゴン（Ar），二酸化炭素（CO_2）など表17.15に示す乾き空気（DA：dry air）と気体の状態で空気中に存在する水，すなわち水蒸気の混合気体をいう．

空気中に含まれる水蒸気量は，空気の乾球温度（DB：dry-bulb temp.）の影響を受けて常時変化するが，水を取り除いた乾き空気（DA：dry air）の組成はほとんど変わらない．次に，表17.16に湿度の表し方について示した．一般に温度が上がれば湿度は下がり，温度が下がれば湿度は上がるといわれているが，これは相対湿度のことを示している．また，空気中に含むことができる飽和水蒸気量（kg/m^3（DA））は，温度が上がるほど増加し，温度が下がるにつれて減少する．これを絶対湿度

17.5 涼しい住まい，暖かい住まい

表17.15 乾き空気の標準組成（大気圧：760 mmHg）

成　分	N_2	O_2	Ar	CO_2
容量組成（％）	78.09	20.95	0.93	0.03
重量組成（％）	75.53	23.14	1.28	0.05

注）1）上記の成分のほかにも Ne，He などが含まれるが，微量なので省略する．
　　2）燃焼排気などにより CO_2 の濃度は局部的にこれより大きな値を示すこともある．
　　3）室内の空気では人体の代謝などにより CO_2 の濃度はこれより一般に大きな値を示す．

表17.16 湿度の表し方

	記号	単位	定義
絶対湿度	x	kg/kg(DA)	乾き空気1kgを含む湿り空気中の水蒸気量（kg）
水蒸気分圧	h p_U	mmHg kPa	湿り空気中の水蒸気の分圧
相対湿度	φ	％	水蒸気圧分 h（または p_U）と，同じ湿度の飽和空気の水蒸気分圧 h_d（または p_s）との比をパーセントで表したもの $\varphi=100(p_U/p_s)=100(h/h_d)$
比較湿度	ψ	％	絶対湿度 x と，同じ温度の飽和空気の絶対湿度 x_c との比をパーセントで表したもの $\psi=100(x/x_0)$
湿球温度	t'	℃	湿球温度計の示す温度
露点温度	t''	℃	湿り空気を冷却したとき飽和状態になる温度

（AH：absolute humidity）という．そのほか空気の濡れている程度を示すものとして，比較湿度または飽和度（％）がある．また，湿球温度計の示す温度を湿球温度（WB：wet bulve temp.），空気中の水蒸気が結露しはじめる温度を露点温度（DP：dew point temp.）といい，ケルビン温度（K）を用いて表した温度を絶対温度（AT：absolute temp.）といい，K＝℃＋273.16 の関係がある．

図17.13は湿った空気，乾いた空気の計算図表（ノモグラフ）である．横軸に乾球温度（DB），縦軸に絶対湿度（AH）・水蒸気分圧（Pu），右上がりの曲線として相対湿度（RH）・湿球温度（WB）・比エンタルピー（SE：specific entropy），右下がりの直線は比容積を示したものである．

また，左上部の半円は比エンタルピーと絶対湿度との変化の比を示したものである．この図は計算図表であるので，空調系統と対比させ，たとえば乾球温度と相対湿度がわかれば，空調系統の水蒸気分圧，絶対湿度，比容積，湿球湿度といったそのほかの状況値を読みとることができる．顕熱と全熱の比として顕熱比を求められる．また，表17.17に湿り空気線図と空気調和の空気系で用いられる用語について解説したので，図17.13の湿り空気線図とあわせて理解するのが望ましいと考えられる．

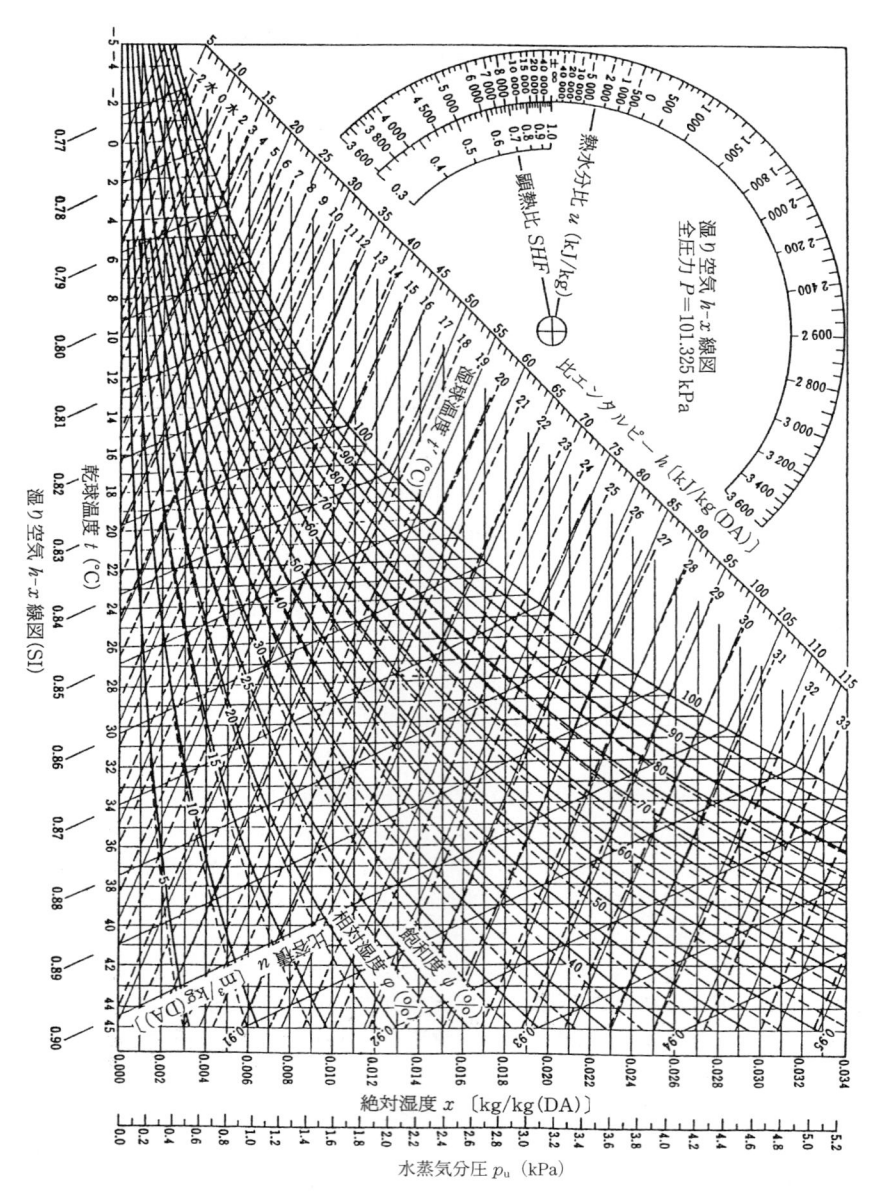

図7.13 湿り空気線図（藤田稔彦作成）

表 17.17 空気調和の空気系で用いられる用語

用 語	記号	単 位	諸式および内容
比容積	v	m³/kg(DA)	乾き空気1kgを含む湿り空気の容積：大気圧，20℃で0.83 m³/kg(DA)．この標準空気1kgの温度を1℃上げるのに必要な熱量（重量比熱）は0.279 W/kg ℃
比重量	y	kg(DA)/m³	湿り空気1kgに含まれる乾き空気の重量：大気圧20℃で1.2 kg(DA)/m³．この標準空気1m³の温度を1℃上げるのに必要な熱量（容積比熱）は0.337 W/m³ ℃である
顕熱と潜熱	S_h, L_h	kW	顕熱とは，加熱・冷却などを行うと温度に比例する熱量をいい，潜熱とは，水が水蒸気や氷に，水蒸気や氷が水に状態変化するときに起こる熱の移動量のこと
比エンタルピ	h	kJ/kg(DA)	温度0℃，湿度0℃の空気がもつ熱量を0としたとき，ある状態の湿り空気がもつ単位重量当たりの熱量のこと
熱水分比	u	kJ/kg(DA)	湿り空気の状態変化で，エンタルピーと絶対湿度との変化の比のこと
水蒸気分圧	p_v	kPa	湿り空気がもつ全圧 P kPa に対する水蒸気の圧力
顕熱比	SHF	—	湿り空気がもつ顕熱量を全熱量で除した実数値

注）圧力の単位は大気圧を基準とする．1気圧＝1.0135×10⁵Pa，湿り空気の基準単位は乾き空気1 m³(DA)とする．

17.5.7 冷暖房・空気調和の方式

室内を冷房したり暖房したりするときは，部屋の方位，使用時間帯，インテリア部分（外壁からの熱的影響を受けない室内部分）とペリメーター部分（外壁から熱的影響を受ける建物外周・窓まわり部分）などによって，空調域を分けることが望ましい．空調域を使用条件によって分けることをゾーニングというが，このゾーンごとに採用される空調方式の一例を表17.18に示す．これらの方式は，1つの建物に1つの方式が用いられるのではなく，部屋の使用状況に応じていくつかの方式を組み合わせて使用する．たとえば，快適な室内環境としての最小空間は，1人の人が居住できる最小空間の快適な空気質が確保できればよいと考える．住宅では6畳一間の居室などを想定し，空調方式は，空冷ヒートポンプを用いた個別方式が考えられる．また，大規模な事務所ビルでは，外気から進入する熱負荷や室内の発熱量が，方位や時間によって異なるので，インテリア部分とペリメーター部分に分け，インテリア部分は全空気方式の単一ダクト方式，ペリメーター部分はファンコイルユニット方式などとする．

a．ユニタリー（個別）方式

機器ごとに運転・停止，や冷房・暖房が行える空調機で，小型店舗，小規模事務所などに適合するような方式で，図17.14に示すパッケージ型空気調和機，マルチエアコン，ルームクーラーなどがある．

b．セントラル方式，またはサテライト（分散）方式

熱源機器，空調機，送排風機，自動制御装置の監視・操作機器などを中央に集中し

表17.18　空気調和の各種方式の例

方式	熱媒の種類と方式	室内の空調方式	特徴
ユニタリー方式（個別方式）	冷媒	・空冷ヒートポンプパッケージ方式	室内機パッケージと室外機が1：1で，小規模店舗などで使用
		・空冷ヒートポンプ天井カセット，天井吊り方式	室外機と室内機の台数が1：1または1：2程度で設置．小規模店舗，住宅などで使用
		・マルチ型空冷ヒートポンプ方式	数台から10数台の屋内ユニットと1台の屋外ユニットで構成．中小規模の建物で採用
セントラル方式またはサテライト方式	全空気方式	・定風量単一ダクト方式（CAV方式という）	各階の熱負荷の状態によりゾーニングを行い各ゾーンに1台設置する．大規模事務室などで多用
		・可変風量単一ダクト方式（VAV方式という）	熱負荷に応じて送風量を変える．ファン動力の削減が可能．大規模事務室などで多用
		・二重ダクト方式	温風・風冷を2本のダクトで同時に送り，部屋の負荷に応じて温風と冷風を混合して吹き出す方式．ミキシングロスがあり，最近はあまり使用されていない
	空気・水方式	・インテリアは単一ダクト方式，ペリメーターはファンコイルユニット方式	インテリアは空気方式，ペリメーターは水方式とし，熱負荷を処理．大規模事務室などで多用
		・インダクションユニット方式	1次空気で室内の2次空気を誘引し空調を行う方式．最近はあまり使用されていない
	水方式	・ファンコイルユニット方式	ホテルの客室，事務室のペリメータ負荷の処理などに多用されている．熱媒はセントラルの機械室から供給

たセントラル方式図17.12がある．ユニタリー方式とは，図の中央部分にある空調機系統が2以上，多数に分かれた場合をいい，大規模な建物の空調方式として用いられる．ここの方式は，保守管理には有利であるが，建物の1カ所または数カ所でまとめてその区域（ゾーン）を対象として運転するので，ゾーン内に退社などをして使用していないゾーンがあると運転費や個別制御の面で，そのゾーンの空調を停止することができずエネルギー消費の面から考えて不利になる場合もあり不経済である．

c．空調・冷暖房負荷と省エネルギー計画

エネルギーを無駄なく効率的に使うことをいう．建築・設備分野では，エネルギー利用の合理化に関する法律（省エネルギー法）に基づいて，新時代の建物・設備の性能基準と運用時のエネルギー管理が要求されている．空調・冷暖房負荷については，経済産業省・国土交通省告示に基づく建築主の判断の基準が定められている．特定建

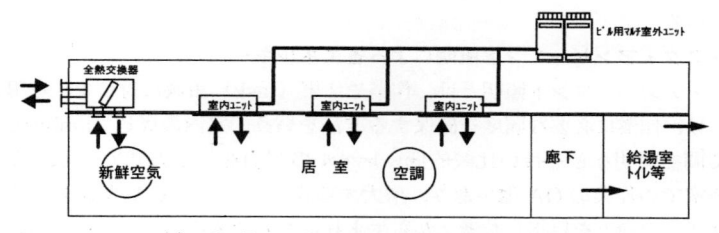

(a) ビル用マルチエアコン（天井カセット方式）

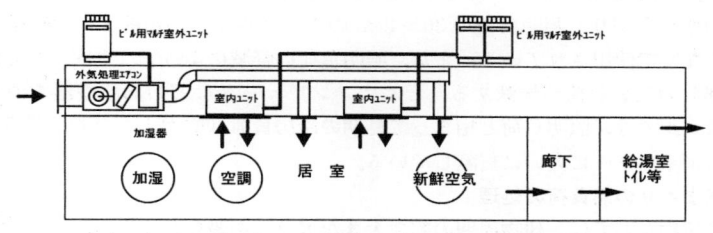

(b) 新鮮空気ダクト方式＋室内ユニット方式（室内機は2系統）

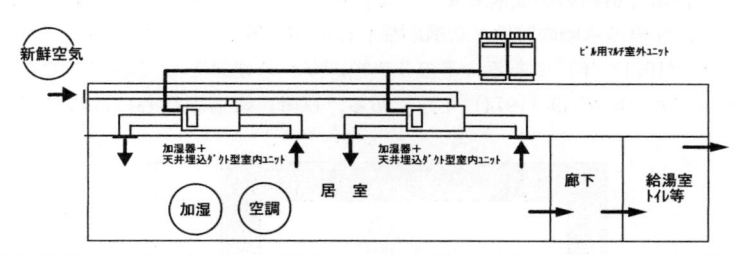

(c) 空冷ヒートポンプエアコン（室内ユニット：5馬力×2台，室外ユニット：10馬力）

図17.14　ユニタリー方式（個別方式）

築物（のべ床面積 3000 m² 以上で住宅以外の建築物）を建設しようとする建築主は，①建築物の外壁，窓などを通しての熱の損失の防止のための措置，②建築物に設ける空気調和設備，換気設備，照明設備，給湯設備，昇降機にかかわるエネルギーの効率的利用のための措置に努めることを要求しており，確認申請届出の際，PAL (perimeter annual load) や CEC (coefficient of energy consumption) などの算定結果を記載した省エネルギー計画書を提出することになっている．後者に関しては，一定量以上の年間熱エネルギーを消費する事業者，もしくは電力を消費する事業者は，第一種エネルギー管理指定管理工場の指定を受け，各々エネルギー管理技師またはエネルギー管理員を専任するとともに，エネルギー消費に関する定期的な報告，エネルギー消費に関する中長期計画書や合理化計画書の提出など，適切なエネルギー管理を実践することを求められている．詳細については，JISZ 9212, JISB 8628 に規

定されている．

d. タスク・アンビーエント照明による省エネルギー

タスク・アンビーエント照明とは，作業や仕事（task）領域に対して，専用の局部照明を設け，作業に必要な照度を確保する方法をいう．室内の周辺（ambient）環境に対して間接照明などを行い比較的低いレベルの照明を行う方式である．この方式は，事務室での作業のOA化が進み，増大する作業に対してOA機器を有効に利用し，事務能率の向上を目指した考えから生まれたものである．この方式を用いると昼食や外出時間はtask照明が不要である，task照明は机上の近くに設けられているので照明効率が上がり，照明負荷の30～40%の省エネルギーが可能で，大規模なオフィスビルなどで使用されている．また，照明負荷の軽減によって，室内，とくにインテリア部分の空調負荷が軽減する．とくにコンピュータなどのOA機器を使用するオフィスビルでは，照明負荷と相まって夏期の冷房負荷は増大するので，照明負荷の軽減が省エネルギーに大いに貢献している．

e. 窓まわりの熱負荷の処理

大規模建物などでは，建物周囲の窓に大きなガラスを設けた建物が増えている．わが国では，日本で最初の超高層ビルとして，霞ヶ関ビルが昭和39（1964）年に竣工した．また，淀橋浄水場の跡地・新宿副都心に最初に竣工した建物は京王プラザホテル（昭和46（1971）年）である．その3年後，ガラス建築として最初にできた建物が新宿三井ビル（昭和49（1974）年）である．以降，新宿副都心には超高層建物が

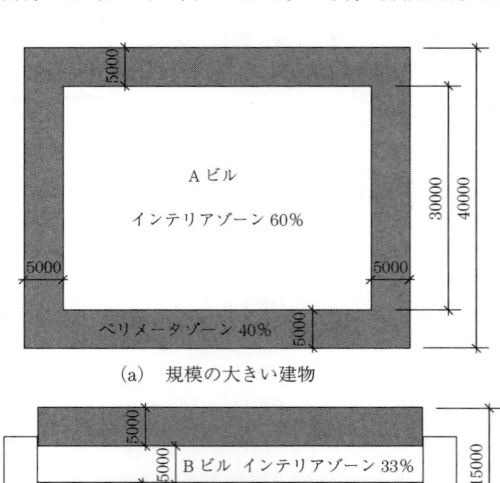

(a) 規模の大きい建物

(b) 奥行きの小さい建物

図17.15 ペリメーターゾーンとインテリアゾーン（単位：m²）

17.5 涼しい住まい，暖かい住まい

順次竣工する．また，第4次中東戦争/ペルシャ湾岸OPEC6ヵ国の値上げ（昭和48（1973）年），イラン革命によりイランでの石油生産中止（昭和53（1978）年）の2回にわたりオイルショックの影響を受ける．石油資源のないわが国では，1980年に省エネルギー法が施行され，この影響を受けて，施行以前はおおらかであった窓の大きさも法案の施工と同時に小さくなりはじめた．省エネ法の施行で採用された建築物の年間熱負荷係数（PAL：perimeter annual load），空調・換気・照明・給湯・エレベーターの効率的利用にかかわるエネルギー消費係数（CEC：coefficient of energy consumption），などによって評価する．それでは外壁を構成する窓と省エネルギーの関係は，PALやCECの空調・換気・照明と密接な関係にあり，建物構造体や室内熱負荷などに大きく関係する．

図17.15に建物基準階の平面図のペリメーターゾーンとインテリアゾーンの概略を

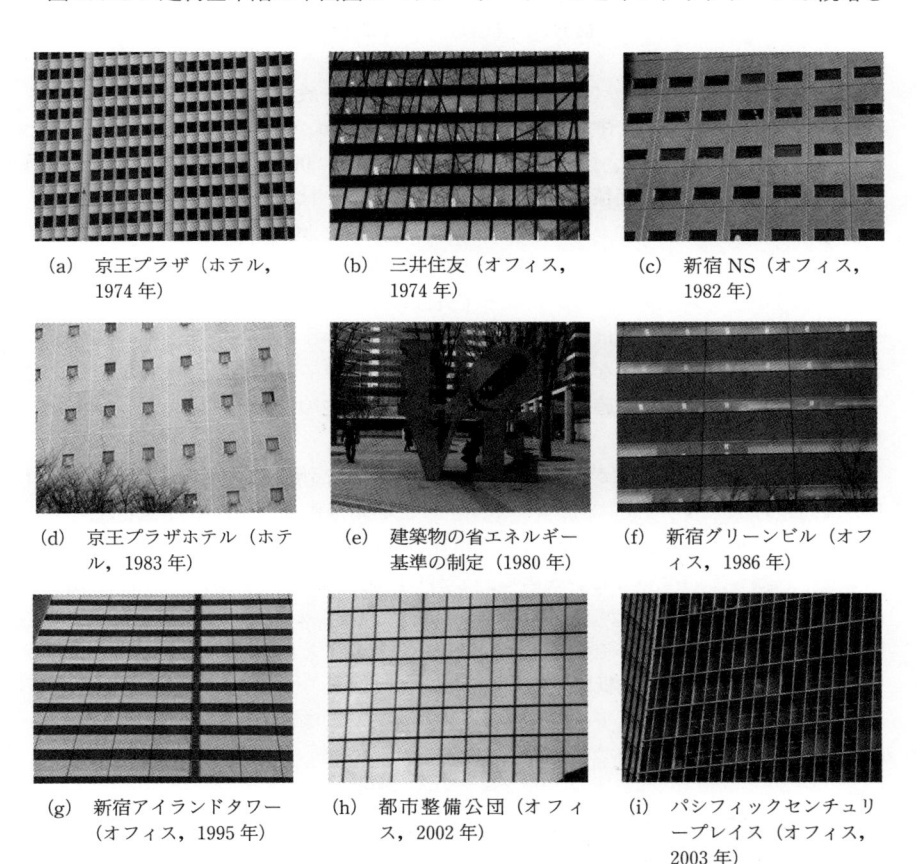

(a) 京王プラザ（ホテル，1974年）
(b) 三井住友（オフィス，1974年）
(c) 新宿NS（オフィス，1982年）
(d) 京王プラザホテル（ホテル，1983年）
(e) 建築物の省エネルギー基準の制定（1980年）
(f) 新宿グリーンビル（オフィス，1986年）
(g) 新宿アイランドタワー（オフィス，1995年）
(h) 都市整備公団（オフィス，2002年）
(i) パシフィックセンチュリープレイス（オフィス，2003年）

図17.16 それでも窓を大きくしたい（筆者撮影，カッコ内は竣工年）

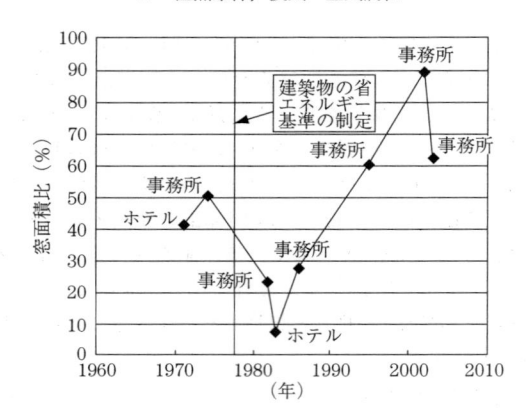

図17.17 超高層ビルの窓面積比

示したものである．建物のペリメーターゾーンとは，一般に太陽放射や室内外の温度差など外乱の影響を受けやすい部分のことをいい，ガラス面から室内側に計った0～5 m程度の範囲をいう．「Aビル」は50 m×40 m＝2000 m²の基準階をもつ建物で，ペリメーター部分の面積は40％である．「Bビル」は，建物の両側にエレベーターや階段室，トイレなどのコア（core）をもつ建物で，奥行きが15 mあるのでペリメーターゾーンは67％である．しかし，この状態で奥行きが10 m以下になるとすべての部分がペリメーターゾーンになって外乱の影響をより多く受けることになる．小規模の建物は，床面積のほとんどがペリメーターという建物が多く，窓ガラスを大きくすると熱負荷も大きくなり，天候の変動に対応できる制御も必要になるなど安定した温熱環境や照度を常時確保することは難しく，室内の快適性は幅をもって多少変動するといえる．

それゆえ，どの程度の窓が適当な大きさであるか超高層ビルの窓面積比の例を図17.16，17.17に示す．1980年に省エネルギー法が施行されるが，施行年度は，ホテルや事務所ビルの外壁面積に対する窓面積比は40～50％程度と大きく，省エネルギーなどを意識していないことが読める．しかし，施行後の4～5年は一時的に窓面積が10～20数％に激減したが，以降はもとどおりの60％または全面ガラスの90％程度の建物も出現している．その理由として考えられることは，設備技術が向上し全面ガラスにしても省エネ法に抵触しなくなったと考えられる．また，のべ5000 m²以下の建物に対して，省エネルギー計算を行う場合ポイント法が施行され，ますます容易に熱負荷計算のチェックができるようになった．

15.5.8 窓まわりの空調方式

規模の小さい建物では，ペリメーターゾーン，インテリアゾーンの区分けはなく一つの空間として冷房や暖房をしてきた．しかし規模が大きくなるにつれて，ペリメー

17.5 涼しい住まい，暖かい住まい

(a) ファンコイルユニット方式そのほか
    （典型的なペリメーター方式）

(b) ダブルスキン方式

(c) エアーフローウィンドウ

(d) 簡易エアーフローウィンドウ

(e) エアーバリアー方式

図 17.18　ペリメーター用空調方式

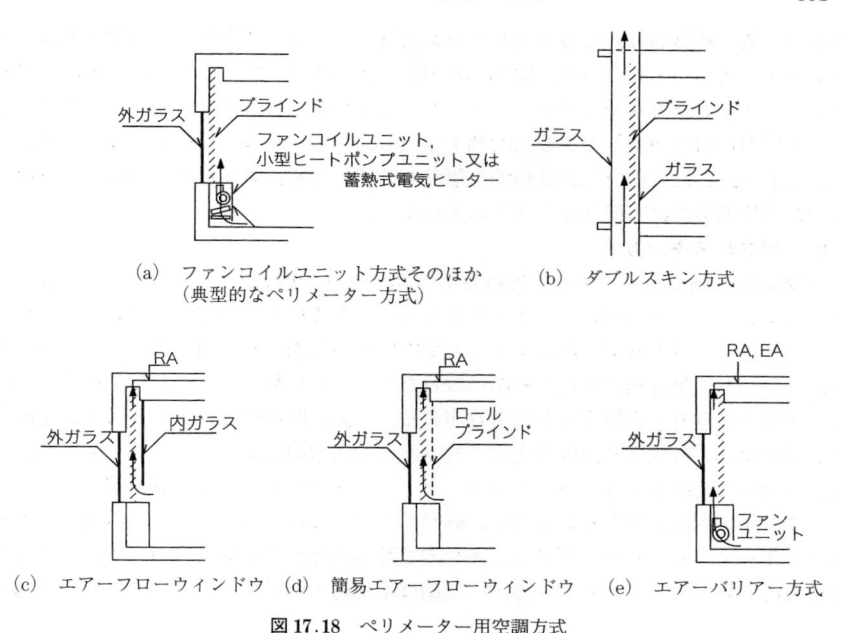

ターとインテリア部分の負荷形態は異なり，四季に合わせてペリメーターゾーンは夏は冷房，冬は暖房，春や秋の中間期は換気のみを行い，図 17.18 a に示したように，個別にファンコイルユニットや小型ヒートポンプユニット，蓄熱式電気ヒーターなどを設置して，単独でペリメーターの負荷処理を行う空調方式を採用してきた．

一方，大規模なインテリアゾーンをもつ建物では，室内の熱負荷は照明や OA 機器，在室者などであり，年間を通して冷房負荷であり，一般にはインテリア専用の空調機で冷房する．

もとに戻るが，ペリメーター空調方式の図 17.18 (b)～(e) は，その後に考案された窓まわりの空調方式を示すもので，その概要は下記のとおりである．

a. ペリメーターレス空調

建物の外部からガラス面を通して室内に入る熱負荷は，直接入射する放射熱，外壁および窓ガラスを通して，室外の温度が室温よりも高い場合は，伝導対流によって室内側に熱が入るが，反対に室温のほうが高い場合は，室内から外気側に熱が出ていく．また，窓サッシなどにすき間のある場合には，すき間風の出入りがあり，この 3 つが窓まわりにおける熱の出入りである．空調方式を考えるとき，これらの負荷を取り除く熱処理方法を作らなければならない．従来はこれらの熱負荷に対応するために，それ専用の空調機を設置して対応してきた．たとえば図 17.18 a に示すファンコイルユニット方式や，専用空調機方式などが採用されてきた．これに対して，室内の

排気の一部を建築的に窓まわりのリターン空気として通し空調機を設けない方式をペリメータレスシステムという．図 17.18 (b)〜(e) に示すダブルスキン方式，エアーフローウィンドウ方式やエアーバリアー方式などがそれに該当するもので，ガラス窓からの透過日射や通過熱および放射熱を除去し，なるべく外皮負荷を少なくするシステムである．またこの方法は機械的な駆動部分が少なく，エネルギー消費量も少ないので，地球環境的にも優れたシステムといえる．

b．ダブルスキン方式

外壁面の外側に 0.3〜数 m の奥行きで建物の外壁全面にわたってガラスを設けダブルスキン化し，その間にブラインドやルーバーを設けたもので，冷房時はダブルスキン内で貯めた熱を外部に排出することで内部への熱取得を軽減する．またこの方式は，リターン空気を通す場合と外部に設けたダンパーを解放し，直接外気を導入し，自然通風力で屋外に排気するシステムがある．一方，暖房時は，ダブルスキンを温室として利用し，外気より温度を上昇させ室内への冷放射と室内からの熱損失を軽減する．室内への日射を避けたいときには，ダブルスキン内のブラインドを閉めることによってスキン内の温度上昇に寄与し，外壁の外側に設ける外ブラインド方式よりも省エネルギーになる．また，ダブルスキン内で貯めた熱を空調機に利用して，空調機の暖房負荷を軽減することもできる．中間期は冷房時と同様に，ダブルスキンの下部と

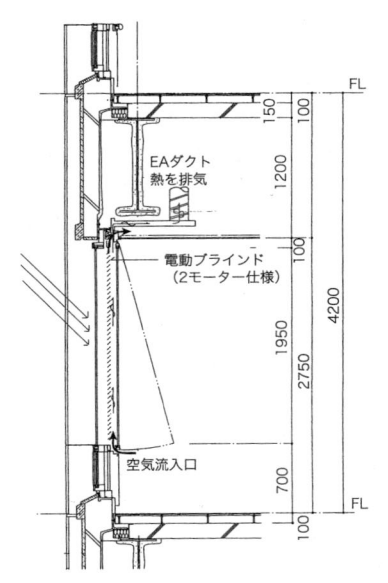

図 17.19　エアーフローウィンドウの構造（日本電気本社ビル，設計：日建設計）（日本建築学会，2004）

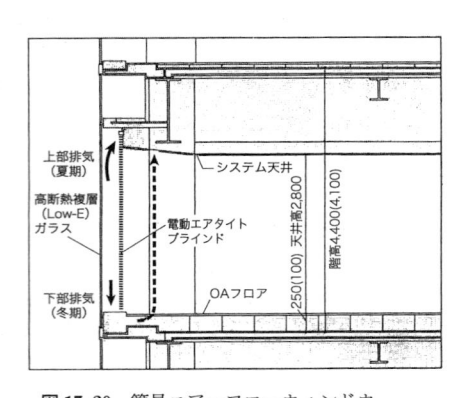

図 17.20　簡易エアーフローウィンドウ（パシフィックセンチュリープレイス丸の内ビル，設計：日建設計）
エアータイトブラインドを使用し，夏期は上部に，冬期は下部から吸い込み，天井内に導いている．

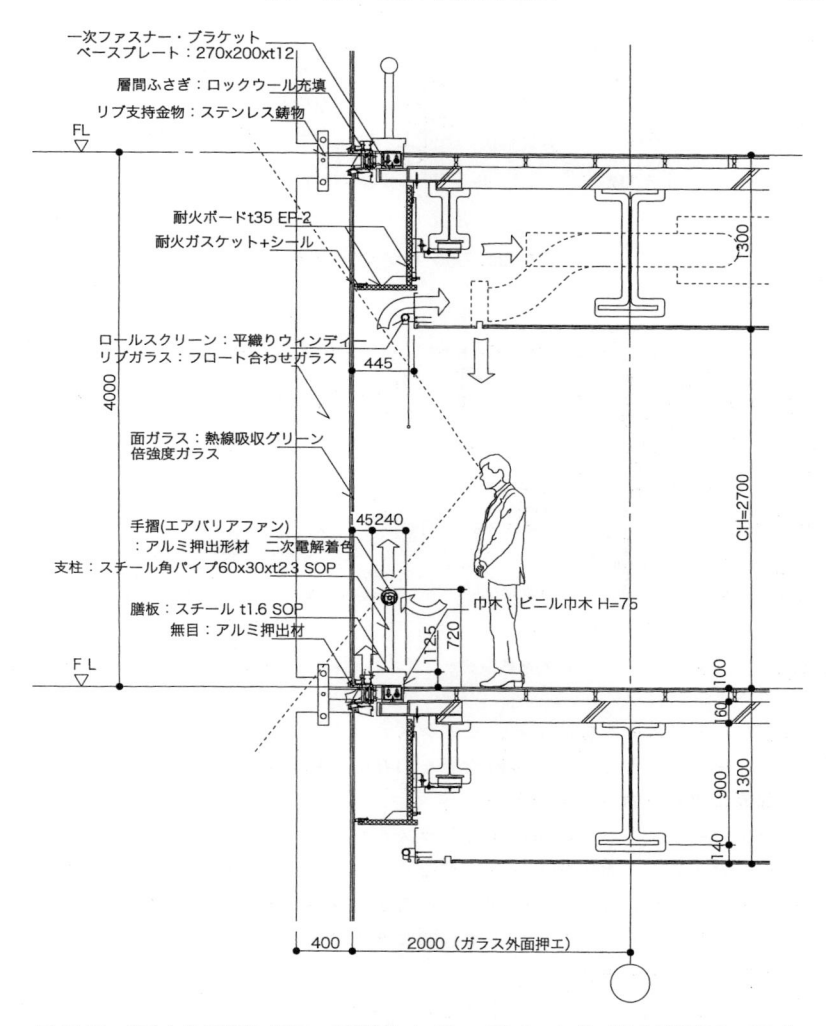

図 17.21 窓まわりの空調（タワー矩形図）（エアーバリアー方式）（日本建築学会，2004）（泉ガーデンタワー，設計：櫻井潔（日建設計））

上部の開口部を開放し，自然痛風力で換気を行う場合が多い．

c．エアーフローウィンドウ

2重ガラスで構成され内部にブラインドが設けられている．この方式は2重ガラス内に空調のリターン空気または排気を通し，暖房時には断熱性能の向上および窓ガラス面からの冷放射とコールドドラフトを軽減する．冷房時および中間期には，断熱性能を向上させるだけではなく，日射を遮ったブラインドの表面温度を下げ，さらに室

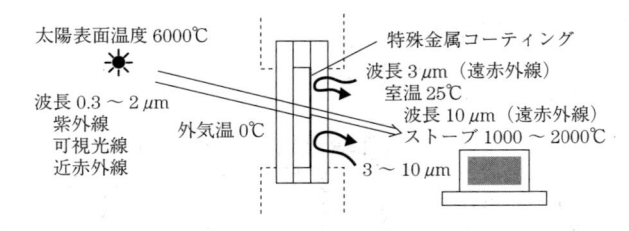

図17.22 Low-E ガラスの断熱性

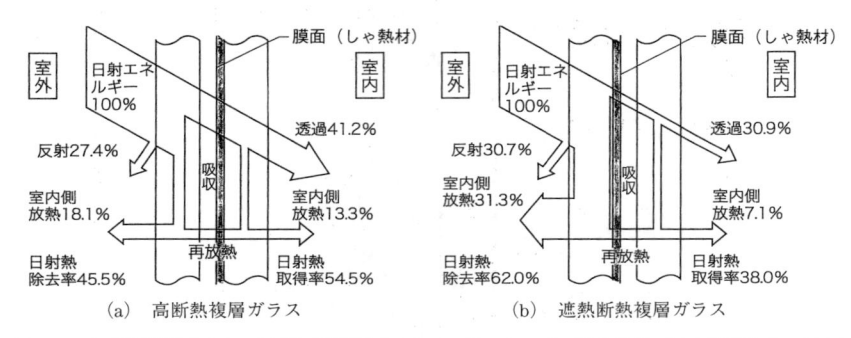

図17.23 高断熱複層ガラスと遮熱断熱複層ガラスの熱エネルギー収支比較（日本建築学会，2004）

内側の窓からの熱放射を軽減する．このシステムを採用するとペリメーター空調が実現でき，在来の方式と比べても良好な窓まわりの温熱環境が得られる（図17.19）．

d．簡易エアーフローウィンドウ

エアーフローウィンドウの室内側のガラスをやめロールスクリーンやブラインドを使用したものがある．室内側のガラスがなくなるので，建設費が安くなる，窓ガラスの清掃に手間がかからないなどの利点があるが，機密性のある室内側のガラスがブラインドなどにおきかえられるので，すき間などもでき多少性能は落ちる（図17.20）．

e．エアーバリアー方式

プッシュプル方式ともよばれ，床近辺に置いたファンユニットによる送風空気を窓ガラスにそって上方に吹き上げ，窓とブラインドの間を通過させることによって窓周りの熱環境を改善するシステムである．簡易エアフロータイプと比較して，ガラス窓とブラインドの間の下部から空気を吹き出し上部で吸い込む方法であるので，通過空気量も確実でコールドドラフトの低減にも寄与している（図17.21）．

上述したように，窓ガラスまわりの空調設備は時代とともに進化し，省エネルギー計画にも寄与しているところは大きい．その結果として，省エネ法によるPAL，CECに対する影響も小さく，省エネルギー効果は大きくなってきたので，建物外皮を構成する窓ガラスをある程度大きくしても省エネ法の規定値以下であり，最近では

コラム

外壁の全面がガラスでできた建物も増えてきている．

　また，上記に示したペリメーターゾーンに使用されるガラスであるが，図17.22は複層ガラスの低放射ガラス（Low-E）で省エネルギーガラスとして多用されている．また，図17.23に示したように，暖房負荷の小さい東京以南は，二重ガラスの間の膜面（しゃ熱材）を室内側ガラスに貼り付け，bの遮熱断熱ガラスを用い，冬期に沢山の太陽放射を取り入れたい東北北海道などでは，aの高断熱複層ガラスを用いる．複層ガラス内のしゃ熱材をaの室内側または，bの外気側ガラス内表面に貼る．aの場合この膜面（しゃ熱材）に当たった電磁波（太陽放射）が短波長のまま室内に41.2％の熱が入射し暖房効果は大きい．また室内側ガラス内表面に貼ると太陽放射は，遮熱膜面で熱となり長波長となってその大半は室外に放出されるので，室内に入る熱量は30.9％と少なくなる．bのガラスは一般的には東京以南の温暖地域に採用する．また，外壁のガラス面積が大きくなるとガラスを透過する熱負荷が大きくなるので，複層ガラスを用いるのが望ましい．　　　　　　　　　　　　　　　　〔佐野武仁〕

■文　献

池田耕一（1998）．室内空気汚染の原因と対策，日刊工業新聞社．
小原二郎ほか（2000）．人体と寸法，小原二郎・安藤正雄・加藤　力　編，インテリアの計画と設計　第2版，彰国社，pp.43-59．
空気調和・衛生工学会 編（2006）．空気調和・衛生用語事典　第2版，オーム社．
建築設備システムデザイン編集委員会（編集），(1999)．建築設備システムデザイン―快適環境と設備の知識―第2版，理工図書．pp.105-119, 200 p．
厚生労働省　国民栄養の現状（国民栄養調査結果）
佐野，桜井，新井，髙井，村尾ほか：日本建築学会 編著（2004）．ガラスの建築学―光と熱と快適環境の知識―，学芸出版社．pp.15-20, 76-77, 110-119, 126-135．
日江井栄二郎（1990）．「太陽物理学」が描き出した太陽活動最新理論，学研，pp.28-35．
松下電器産業株式会社　換気カタログ

■参照ウェブサイト

禁煙指導研究会　　http://www.nosmoking.jp/introduction/base.html#zu3
たばこと健康　厚生労働省の最新たばこ情報　　http://www.health-net.or.jp/tobacco/product/pd100000.html
ビル管理教育センター　　http://www.bmec.or.jp/
リビングアメニティー協会　換気ユニット委員会　　http://www.alianet.org/homedock/kanki/2-1.html

コラム20 ●暑さ，寒さと健康

　本章ではおもに住宅，オフィスビルを中心とした温熱環境，温熱条件と，システムとしての換気設備や冷暖房，空調設備，制御などについて解説し快適な環境作りと，快適な環境の中で暮らすことを考えてきた．しかし，人に対する健康影響を考えるとき，快適な人工環境を作る以前に，「暑さをすごす工夫，寒さをすごす工夫」について，我慢の限度を明らかにし，それでも耐えられない場合は，冷房・暖房をする．たとえば，夏

はなるべく運動などをして汗をかき汗腺を増やすこと，冬は衣服をもう1枚着用し，暖かさを工夫するなどの方法ある．冷房や暖房がなかった時代のことを思い出し，その対処方法を表17.19にまとめたが，これが人に対する快適な健康影響であったと考えられる．

情報化時代を迎えた今日，冷房・暖房のない住まい方は考えられないが，健康影響を考えるとき，なるべく冷暖房のない生活に重きを置き，どうしても耐えられないときに，人工的な最小限の冷房・暖房をすることで，住まいでの生活や小規模オフィスなどの生活が成立すれば，地球環境に配慮した，省エネルギーで省資源な，健康的な生活ができると確信する．

表17.19 暑さ，寒さをすごすには

暑さをすごすには	寒さをすごすには
着る物を工夫する	風呂に入る
ぬるめのシャワーを浴びる	体を動かす
薄着をする	厚着をする
木，石など冷たい仕上げ	カーペットなど敷物，カバー
裸足の生活	スリッパを履く
冷房範囲を狭く効率的に	暖房してみんなで同じ部屋にいる
扇風機をつける	太陽熱を取り入れる
植樹をして日影を作る	日の当たる部屋にいる
戸を閉めておく	雨戸やシャッターを閉める
自然換気を利用する	すきま風を少なくする
ブラインドをして日除け	厚手のカーテン
寒色系のインテリア	インテリアを暖色系にする
建物内の扉を開け放つ	換気を最小限にする
窓を大きく開け放つ	こたつで局所暖房
床は板の間仕上げ	ホットカーペット
冷たい食べ物	暖かい食べ物
冷たい飲み物を飲む	お酒を飲む
クーラーをつけ冷房する	暖房する
そのほか	そのほか

18

採光・照明，色彩

18.1 採光・照明，色彩とは

　住まいやオフィスビルに居住した場合の「明るさや物の見え方」と「人間の行動」について明らかにし，室内環境としての光環境や，熱環境が及ぼす健康影響について述べる．

18.1.1 人の視覚と行動

　人が行動するとき，眼は素晴らしい機能をもっている．眼はどのようにして光を捕らえ行動に結びつけているか．

　人の基本的な感覚には，視覚，聴覚，触覚，味覚，嗅覚の五感があり，とくに人が得ることのできる生活情報の大半は眼から入ってくるといわれている．視覚は85％，聴覚が7％程度で，この2つをあわせると92％にもなり，人間の行動にとって視覚，聴覚が重要な項目であると同時に必要不可欠なものであるといえる．また，人間が物を見るとき，その物が正確によく見える条件として，

① 見る物があること
② その物を照らす光があること
③ 見る物の大きさ
④ 見る時間

の4つがあげられる．物と光があって初めて，物や色の存在が人の眼によって確認でき，その信号が物の存在を認識できる形として脳が確認し，瞬時に反射的な人の行動として，「自立する，動く，活動する，仕事をする，スポーツをする」などの行為が可能となる．本章では，地球にくる太陽放射と光，眼の構造と知覚，知覚と色彩健康影響などについて述べる．

18.1.2 住まいと光，熱

　太陽から地球にくる熱量（太陽放射）と出ていく熱量の関係を図17.5に示したが，地球にくる熱量は340 nmまでの紫外線，380〜780 nmの可視光，780 nm以上の近赤外線・赤外線・遠赤外線などによって構成されている．このうち，可視光に値する

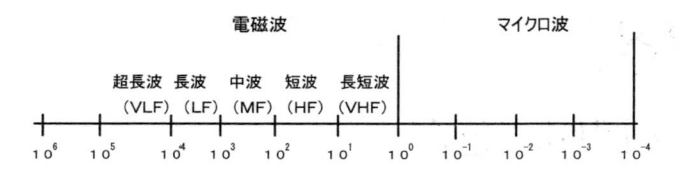

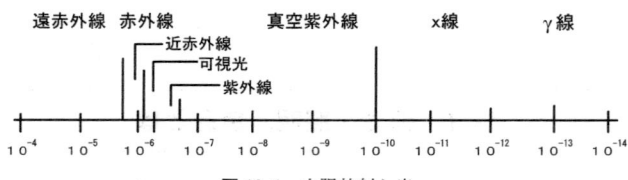

図 18.1 太陽放射と光

範囲が人の眼で見ることができる光である．

人の眼に入ってくる太陽放射は，太陽内部での水素分子の核融合によって，α線，β線，ニュートリノなどを放出するが，電磁波として太陽から宇宙に向かって放射される．光もこの太陽熱の一部であるので，約 30 万 km/s の速さで地球にもやってくる．地球から太陽までの距離を約 1 億 5000 万 km とすると，8 分 20 秒程度で地球に到達する．熱も光も太陽からやってくる電磁波であり，熱と光は同じような働きをするので，ここでは光についてとりあげることにする．

地球に到達した光が建物の外壁に当たり，壁表面で光の波長に変化がなく 380～780 nm の短波長のままであるとすると，次々と連続して到達した光が壁表面に溜まることになる．壁表面は可視光線，いいかえると光の溜まり場となるので，その面は溜まる光によって徐々に明るくなるはずであるが，そのようにはならず太陽の輝きが一定のときには，ほぼ一定で同じ明るさを保っている．電磁波である太陽放射の性質として，短波長である光（可視光線）が物に当たると瞬時に波長が数倍～100 倍程度に伸び，1～60 μm の長波長（遠赤外線）になる．可視光の波長域は 380～780 nm であるので，物に当たった光は，可視光域から大きくはずれ遠赤外域の長波長域の熱におきかわるので肉眼では見えなくなる．いいかえると，壁にくる短波長の光は，壁に当たると次から次へと熱に移行するので壁表面の明るさは変わらず一定であり，長波長に変わった熱の一部が壁に溜まり，壁の温度が上昇する機構になっている．太陽放射の成り立ちを図 18.1 に示す．

18.1.3 人の眼と光と物の見え方

私たちの眼は素晴らしい機能をもっている．眼はどのようにして光をとらえ，人の行動と結びつけているのだろうか．

人の眼の構造を図 18.2 に示す．この図は左眼を水平に切った断面図である．角

18.1 採光・照明，色彩とは

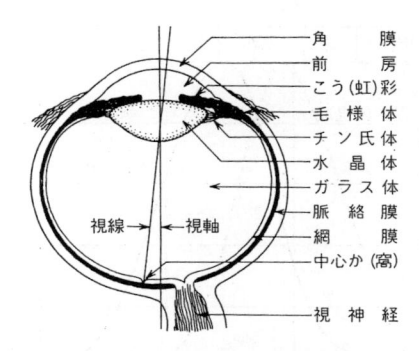

図 18.2 眼球水平断面図（左眼）（日本建築学会編，1978）

膜・前房・水晶体レンズからなる調光調節部と網膜という感光部から構成されている．角膜を通って入った光は，外部が明るい日中などでは，網膜上の視神経に近い中心か（窩）といわれる錘状体に焦点を結ぶ．参考までに中心かの位置より手前に焦点がくると近視，奥にきた状態が遠視である．夜間や映画館の客席では，照明がほとんどないので眼に入ってくる光の量が少なくなるため，網膜上の中心窩に与える刺激が少なくなり，物や色は見えない．このように光量が少なくなると虹彩の孔の面積を大きく開いて光を採り入れやすくし，網膜全体に広がっている桿状体全体で弱い光を集めて像を作り脳細胞に伝えて人の行動が行われる．明るいところでは錘状体，暗い夜などは桿状体で光をとらえ，このいずれかの刺激を受けて人は行動する．

　また，放射エネルギーを光や色として感じる見やすさを視感度といい，その最大値を 1.0 としたとき，ほかの光や色がもつ波長と比較したとき，最大値との比を比視感度（図 18.3）という．

　日中など明るいところ（明所視，photopic vision）で見た比視感度 1.0 とは 555 nm の値で 683（lm/W）と決められている．また，暗いところで見た比視感度（暗所視，scotopic vision）も明所視の状態と同様のことがいえるが視感度が最大となる波長は 500 nm である．なお，この明所視と暗所視の視感度のずれをプルキンエシフト（Purkinje shift）という．

　また，光と視感覚に対する特徴を示すと下記のことがいえる．
① 室内環境に影響を及ぼす光環境には，太陽放射による自然光と照明器具を用いた人工光があり，室内の「明るさ・暗さ」の調整はこの両者を巧みに利用して快適な室内環境を作る．表 18.1 に各作業状態の適正照度を示す．
② 読書や日常の家事，絵画や製図の仕事などを行うときは，必要な明るさがある．スタンドや白熱電球などの点光源では，その距離が倍になれば明るさは 4 分の 1，3 倍になれば 9 分の 1 というように距離の 2 乗に反比例して暗くなる．
③ 太陽の直射光の下で読書などをすると，明るすぎ・まぶしすぎて物が見えにくくなり，眼に障害を起こす可能性があるので，反射板などを巧みに利用して拡

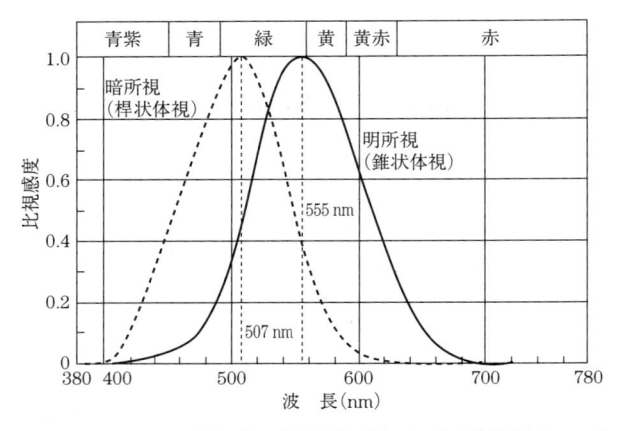

図 18.3 明所視および暗所視の標準比視感度（日本建築学会編，1978）

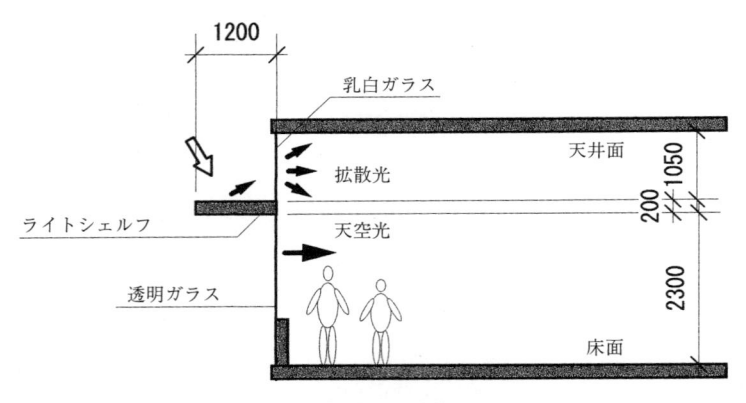

図 18.4 南面採光の建築的工夫

散光に加工し適度な明るさのもとで使用するのがよい．太陽光の間接光としての利用方法の一例を図 18.4 に示す．

④ 室内照明を行うとき，通常の光として，直射光など方向性の強い光と拡散性の強い間接光や和紙などの半透明材料として透過した透過光が併存すると物の見え方や空間の雰囲気が変わる場合が多い．直射光など方向性の強い光は物がはっきり見えるが，影などもはっきりし，多少堅い感じがする．これに反して間接光や紙など繊維質系の材料を透過する拡散性の強い光は，視覚的には柔らかい感じを与えるが，陰影は少なく物がたいらに見えるきらいがある．

⑤ 表面が磨きのかかった鏡面仕上げの家具などでは，見る方向によってはまぶしさが生じて見えにくくなる場合があり，これをグレアという．

18.1 採光・照明, 色彩とは

表18.1 照度基準 (JIS Z 9110:1979 抜粋)

照度段階 (lx)	照度範囲 (lx)	事 務 所	工場・(共通*2)	学 校	旅館・ホテル
2000	3000〜1500	—	○選別 a ○設計,制御盤	—	—
1000	1500〜750	事務室 a*1, 営業室 設計室, 玄関ホール	○検査 b, 選別 b 設計室, 製図室	○精密製図 ○ミシン縫 ○キーパンチ ○黒板	○フロント ○帳場
500	750〜300	事務室 b, 役員室 会議室, 応接室	○検査 c, 選別 c ○包装 a, 倉庫内事務	教室, 実験室 実習工場 図書閲覧室 教職員室	○客寄せ, 会議事務室 ○客室机, 洗面鏡
200	300〜150	書 庫 講 堂	○包装 b ○荷造 a	電気室 出入口	事務室, 広間 食堂, 調理室
100	150〜75	宿直室 倉 庫	○包装 c ○荷造 b, c	通 路 洗面所	娯楽室, 脱衣室 客室, 廊下, 階段	宴会場 ロビー・便所
50	75〜30	屋内駐車場	非常階段 屋外動力設備	非 常 階 段	非常階段 廊下(深夜)	浴室 庭

*1 a を選ぶことが望ましい。
*2 事務管理部門については事務所を参照。
(備考)
1) ○印の作業の場合は、局部照明を併用してこの照度を得てもよい。この場合、全般照明の照度は局部照明の10分の1以上が望ましい。
2) 作業面 (一般には床上85cm、座業のときは床上40cm、廊下、屋外などは床面または地面) における水平面照度を示すが、作業内容によって、鉛直面または傾斜面の照度を示す。
3) 同種作業名について、a は細かいもの、暗色のもの、対比の弱いもの、衛生に関係あるもの、とくに高価なもの、高精度を要求されるもの、作業時間の長い場合などを示す。b は、a と c の中間のもの。c は、粗いもの、明色のもの、対比の強いもの、頑丈なもの、さほど高価でないものを表す。

18.2 採光・照明と色彩の健康影響

18.2.1 人間の五感と照明

人間の五感には，視覚，聴覚，触覚，嗅覚，味覚がある．これらの情報量の中で，人の生活に最も大きな影響を与えるのが視覚で，情報量全体の85%程度を占めるといわれている．聴覚は7%程度でこの両者を合わせると90%をこえ，「見ること」と「聞くこと」が人にとって必要不可欠であり，とくに人に視覚を生じさせる光が最も大切な要素であるといえる．

光には太陽から来る自然光（昼光）と照明器具などによる人工光がある．19世紀の中ごろまでは，焚火，ろうそく，燈明，ガス灯などが人工光源として用いられてきたが，1897（明治12）年にエジソンによって炭素電球が発明され，実用的な人工照明の時代を迎えた．

照明設備とは，電気エネルギーを光エネルギーに変換して，日没後の夜間や日当たりのよくない日中に人工照明を利用して十分な視環境を確保し，人間の生活に寄与する設備をいう．

18.2.2 照明と健康影響

採光・照明と色彩の健康影響について下記に述べる．

1) 見やすさ

何か物を見ようとするとき，明るさによって見やすかったり見にくかったりする．ここでは，明るさと見やすさの関係について述べることにする．

よい採光・照明とは，眼に負担をかけることなく見たいと思っている物をよく見せてくれる採光・照明のことである．たとえば，1万ルクス（後述）程度の曇天日は，視覚的にも適度な明るさで，快適で健康に好影響を与えるといえる．一方，もっと明るければ明るいほど視力は増すが，10万ルクスもある晴天下では，明るすぎてまぶしいばかりであり，眼にはあまりよくなく，健康影響は免れない．ここでは，採光・照明，色彩の健康影響について述べる．

2) 照度と均斉値

小学校から大学までの教室では，40～400人程度を収容する教室がある．室内の照度をなるべく均一であるようにする．室内の最低使用度を最高照度で除した値・均斉値が3分の1以内を目安とすると，眼は疲れない．

3) ある方向から見た光源や面の明るさ

電灯などの光源や教室の黒板の反射面をある方向から見たときの明るさを表す量を輝度という．このコントラスト（対比）が強くなりすぎると眼の順応のバランスが崩れて見づらくなる．弱すぎると立体感がなくなる．一般に最大輝度対最小輝度の比は2～6：1の範囲がよいとされている．

4) グレア

ある物を見ようとしたとき，その近くに高輝度の物があるとまぶしく感じ，見にくくなる現象をグレアという．今読書灯で本を読んでいるとき，本の表面が100ルクスの明るさがあっても，高輝度の光源が眼に入ると電灯の輝きがじゃまをして60ルクス程度に見えることがある．このまぶしさによって眼が疲れる．

5) 眼のレンズの劣化

眼球のレンズは，人間の成長とともにその中心部から作られていき，速度は遅くなるが，生きている限り成長し続けている．それゆえレンズ中心が一番古くなり，しだいに細胞が硬くなってその形を容易に変化させることができなくなる．この調節力の低下とともに眼鏡が必要になってくる．

6) アーク溶接と色彩

アーク溶接を行うとき，太陽放射と同様，溶接アークから紫外線，可視光線，赤外線などが発生している．アーク光には，人工的にしか発生しないUV（ultraviolet）-C波を含む紫外線が至近距離から大量に発生している．溶接アーク光は強烈な紫外線放射で有害な作用があるので，眼，顔面，首，腕，露出した皮膚など一定量以上の照射を受けると，眼の炎症や皮膚の熱傷を引き起こすので，保護具や保護作業服を使用することになっている．

7) 住まいと間接照明

間接照明を行うと光は柔らかく，安らぎがあり，心が癒される．光の一部は壁や床，天井などで吸収され残ったものが反射し，最終的には机上の照度に寄与することになるが，直接照明より室内の照度は暗くなるので，あまり暗い場合は視力に影響を及ぼす場合がある．しかし間接照明には安らぎがあり，気持ちよく眠って気持ちよく起きることができるほか，癒しの空間や光と影のコントラストによる癒しの効果などによる効果は大きい．間接照明と生活リズムを考えると，昼働いて夜眠るという優れた効果もあり，健康影響としてよい照明方式である．

また，建築の仕上げなどと組み合わせ，建築と照明が一体となった照明方式を建築化照明といい，間接照明となるおさまりが多いが，住宅などではよく使われている方式である．

8) 西欧と日本の照明事情と健康影響

ヨーロッパでは，住宅照明として白熱電球がおもに用いられているが，蛍光灯などに比較してエネルギー効率はあまりよくなく消費電力量も多いので，省エネルギーのために，電力消費量の少ない蛍光灯の普及に力を入れたいとのことである．

日常使用している白熱電球を蛍光灯におきかえるとき，W数換算で4分の1の物を選択したとき，光量で比較すると白熱電球よりも明るくなるが，5分の1の物を選択したとき，光量で比較すると白熱電球と同程度の明るさになる．国によって違いはあるが，蛍光灯の普及は進展すると考えられる．また一部の国では，白熱電球からより省エネルギーなLED照明という考えも出てくる．

一方，日本では，住宅照明として蛍光灯が非常に普及している．ただし，最近の例として東京湾岸に建つ集合住宅などでは，蛍光灯をやめて白熱灯を使用する例が増えてきた．照明の方式には，「事務能率を上げる機能的照明」と「室内の雰囲気を高める雰囲気照明」がある．省エネルギー先進国の日本では雰囲気照明を，ヨーロッパでは省エネルギーに配慮した蛍光灯に移行するのか，また消費電力の少ないLEDが主流となるのかが検討がなされている時代である．白熱灯，蛍光灯，LEDの色温度と照明効果によって，最適な住宅照明が決まってくると考えられる．

照明器具の色温度は，白熱電球は約 2800 K，曇りの日の北の空の光が約 6500 K，晴れた日の北の空は空の色の影響も受けるので約 10000 K となる．一般には「青みのある光」の色温度は高く「冷たい感じの光」，「赤っぽい光」の色温度は低く「温かみのある光」といわれている．

思うようによく眠れない睡眠リズム障害，季節性うつ病などは，体内時計が狂って起こるいろいろな症状に対して，1 日 10〜15 分程度患者に光を当てると症状の緩和が図れる「光療法」が有効であるといわれている．オフィス照明でも「光療法」としての照明光の生理効果を活用して，執務者の覚醒水準を高めることができれば作業効率の向上などが期待できる．

そこで，生理的効果のある短波長光を多く出すような照明器具を使えば，低い照度レベルでも効果があることがわかっている．使われた蛍光灯の色温度は 17000 K で，白を通り越してかなり青に近い色になっている．

18.3　住まいと採光・照明のデザイン

18.3.1　採光と照明の用語

光・照明分野で使用する用語と測光量について解説する．また，測光量についてまとめたものを表 18.2 に示す．

1）　放射スペクトル

太陽放射（sun radiation）など放射を波長順に並べた物をスペクトル（spectre）という．このうち人間の眼で見ることのできるスペクトルは 380〜780 nm（ナノメートル，10^{-9} m）でこれを可視光（VI：visible light），これより短いものを紫外線（UV：ultraviolet rays），長いものを赤外線（IR：infrared rays）という．また，この 3 つはいずれも熱であり，紫外線は 5%，可視光は 50% 強，赤外線は 50% 弱程度で大気透過率（atmosphere penetration percentage）などによってその割合は変化する．

2）　光束 F

図 18.5 に示す光源 O から出た光 380〜780 nm の波長ごとの分光分布に比視感度をかけたものの総和を光束 F（lm，ルーメン）といい，下式で示される．

18.3 住まいと採光・照明のデザイン

表 18.2 照明の用語と測光量（建築システムデザイン編集委員会，1999 の記述を元に作成）

用 語	記号	単位	内 容
放射スペクトル			太陽放射（太陽からくる熱や光）は紫外線，可視光，赤外線によって構成されている．この放射を波長の順に並べたものをスペクトルという．スペクトルとして，人間の目に感じるものを可視光といい，スペクトルの範囲は，380～780 nm（ナノメータ，10^{-9} m），これより短いものを紫外線，長いものを赤外線という．
光 束	F	lm，ルーメン	目に感じる光の量をいう．白熱電球 100 W は 1520 lm，蛍光灯 40 W は 3100 lm
光 度	I	cd，カンデラ	光源の光の強さをいう．光度は光源からの方向によって一様でない場合が多いので，立体角（ω，オメガ）を用い，ある方向の単位立体角に含まれる光束（F）で示し，$I=F/\omega$，$\omega=S/R^2$，$S=$半径 R の球体表面の立体角 ω の面積 S，太陽は 3.15×10^{27}，月は 6.45×10^{15}，白熱電球 100 W は 127，蛍光灯 40 W は 352 cd
照 度	E	lx，ルクス	光源によって照らされた面の明るさの程度，$E=F/S$，S は面積（m²），晴天日の日向の自然光の照度は 10^{15}，日影は 10^4 lx，満月の夜は 0.24 lx といわれている．照度には，法線面照度，水平面照度，鉛直面照度がありこれらの計算法は，逐点法とよばれている．
光束発散度	M	lm/m²，または rlx	照らされた面の目に感じる明るさ．照度に光の反射率，透過率を掛けた値としても求められる．
輝 度	L	cd/m²，または nt，ニト	光源の輝き，まぶしさの程度をいう．太陽は 2.24×10^9，月は 3400，白熱電球 100 W は 280000，蛍光灯は 6000～10000 といわれている．
色温度	K	ケルビン	標準である黒体（入射した放射を完全に吸収する熱放射体）を加熱すると温度が高くなるにつれて，赤・白・青へと色を変え，色温度の低い赤は赤っぽく，高い青は青っぽく，ランプの光色を表す指標のこと．太陽は 6500，満月は 4125，白熱電球 100 W は，2900，蛍光ランプ昼白色は 6500 といわれている．
演色性			物の色の見え方の違いをいう．同じ色の物体でも太陽光のもとで見た色と水銀灯や蛍光灯のもとで見た色は違う色に見える．光源の色再現性を表す指標として演色評価数がある．
グレア（まぶしさ）			視野内に極端にまぶしいものがあると，光彩の調節がうまくできなくなり，まぶしさ（グレア）を感じる．減能グレアとは目がくらんで物が見えなくなることをいい，不快グレアとは心理的に不快感を感じ，目が疲れたりする程度のグレアをいう．物を真中に見たときの立体角 30°の範囲をグレア帯域といい，この範囲内にあるものはまぶしく見えやすい．
モデリング（かげ）			物を立体的に見せるには適度な影が必要である．この影により立体感を得ることをモデリングという．光束発散度の比（明るい部分と暗い部分の比）が 2：1 以下では影がなくなり，3～4：1 が最適といわれている．
順 応			明るくなったり暗くなったりすると目の感度レベルが調節されて変化に対応する．明るいところから暗い所に入ると見えにくくなることを暗順応，この逆を明順応という．暗順応には 5～10 分程度かかるが，明順応は 1 分程度で物がよく見えるようになる．

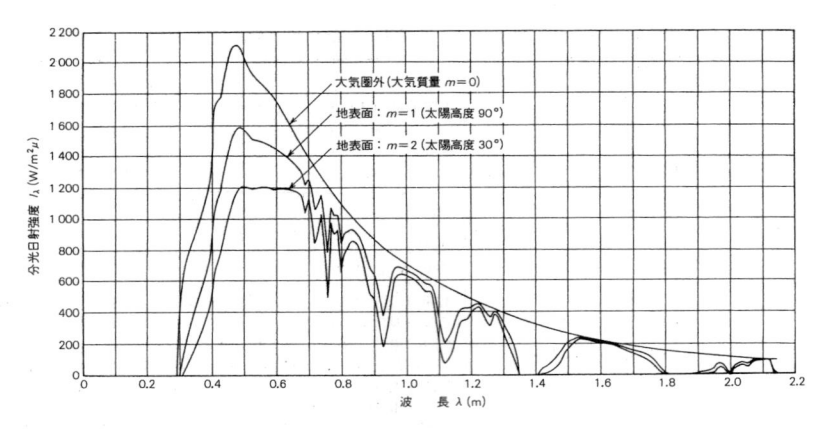

図 18.5 太陽放射の波長ごとの分光分布（日本建築学会編，1978）

$$F = \int_{780}^{380} f(\lambda) v(\lambda) d\lambda \tag{18.1}$$

ここで，$f(\lambda)$：波長（分光）ごとの放射束（W/nm），$v(\lambda)$：波長（各色彩）ごとの標準比視感度（0～1.0）．

面積を S_1，S_2 とし，光源からの距離をそれぞれ 1m，2m とする．半径 r_1 を 1 とすると面積 $S_1 = \pi r^2$，$r_2 = 2r_1$ となるので，面積 $S_2 = \pi (2r_1)^2 = 4\pi r_1^2$ となり，$S_2 = 4S_1$ となり，S_2 の面積は S_1 の面積の 4 倍になる．光源 O から発した光（光束）は，S_1 を通過したあと S_2 を通過するが，S_2 の面積は S_1 の 4 倍あるので，S_2 の単位面積当たりの光束は S_1 の 4 分の 1 となるので明るさも 4 分の 1 となる．すなわち，光源からの距離の 2 乗に反比例して明るさは減少する．

3) 光度 I

光源の光の強さをいう，光源からの方向によって一様でないことが多いので，図 18.6 に示すある方向の立体角 ω に含まれる光束として表し単位は cd（カンデラ）である．

$$I = \frac{F}{\omega} \tag{18.2}$$

4) 照度

光源によって照らされた面・受光面 S（m²）の明るさの程度（lm/m²）をいい単位はルクス（lx）である（図 18.7）．大気圏外に届く太陽放射は 13 万 lx 程度，大気圏を通り地球に到達する照度は晴天日で 8 万〜10 万 lx 程度，日影は 1 万 lx 程度，満月の夜は 0.24 lx 程度といわれている．

$$E = \frac{F}{S}, \quad \text{lm/m}^2 \ (\text{lx}, \ \text{ルクス}) \tag{18.3}$$

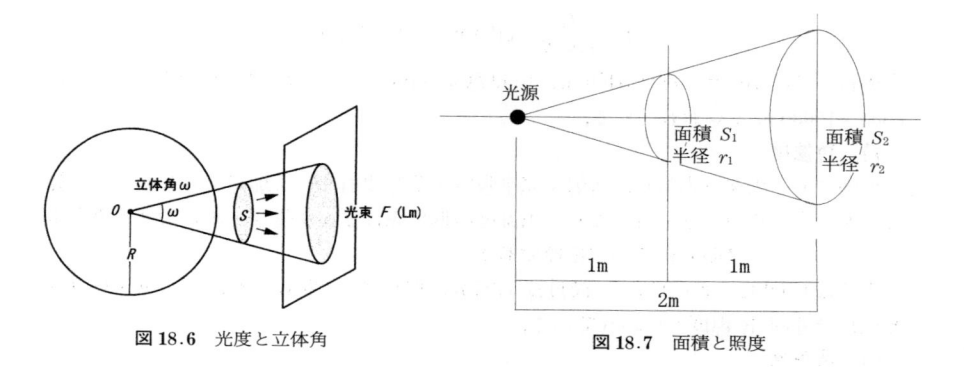

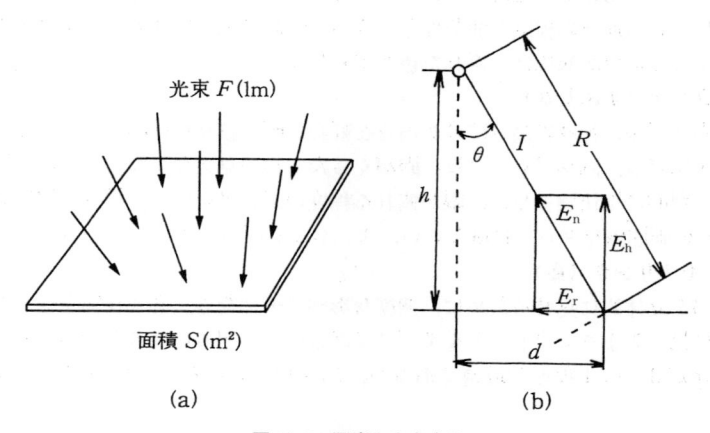

18.3 住まいと採光・照明のデザイン

図 18.6 光度と立体角

図 18.7 面積と照度

図 18.8 照度と光束成分

また，照度には，法線面照度 E_n，水平面照度 E_h，鉛直面照度 E_r があり，図 18.8 (b) によって計算する．

5) 光束発散度

ガラス面を通して室内に太陽放射が入るなど，ガラス面を見た場合に眼が感じる明るさをいう．これは照度に光の反射率，または透過率を掛けた値としてとらえることができる．

$$R = \frac{F}{S} \quad \text{(rlx，ラドルクス)} \tag{18.4}$$

照度を受ける反射面の反射率を ρ すると，その面の R は下記のとおりになる．

$$R = \rho E$$

6) 輝度

光源の輝き，まぶしさの程度をいう．

$$I = \frac{I\theta}{\cos\theta} \quad \text{cd/m}^2 \quad (\text{nt, ニト})$$

太陽は 2.24×10^9 nt，月は 3400 nt，白熱電球（100 W）は 280000 nt，蛍光ランプは 6000～10000 nt といわれている．

7） 色温度

標準である黒体（入射した放射を完全吸収する熱放射体）を加熱すると温度の上昇とともに赤から白を経て青くなる．色温度の低い光は赤みを帯び，高い物は青みを帯びるなど，ランプの光色を示す指標である．

太陽は 6500 K（ケルビン），満月は 4125 K，白熱灯（100 W）2900 K，蛍光灯（昼光色）は 6500 K 程度といわれている．

8） 演色性

同じ色でも太陽光や蛍光灯，水銀灯の下で見た色はそれぞれ違った色に見える．物の色の見え方の違いの程度を演色性というが，光源の色再現性の程度を表す指標で太陽光の下で見た色が演色性に優れた色と定義している．

9） グレア（まぶしさ）

視野内に極端に輝度の高い部分があると虹彩（眼の絞り）の調整がうまくいかず，グレアを感じる．減脳グレアとは，眼がくらんで物が見えなくなること，不快グレアとは，心理的に不快感を与え，眼が疲れる程度のグレアをいう．視野の注視線をかこむ約 30°の範囲内をグレア帯域といい，まぶしさを感じやすい部分である．

10） モデリング（影）

ある物を立体的に見せるために，適度な影が必要になる．必要な影を作りある物が立体的に見えるようにすることをモデリングという．明るい部分と暗い部分の光束発散度の比が 3～4：1 程度が最適であるが，2：1 以下になると立体感がなくなり平板

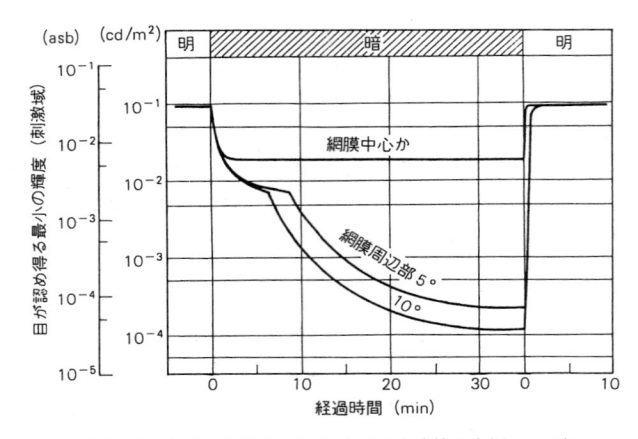

図 18.9　明暗順応経過（模式図）（日本建築学会編，1978）

に見える．

11) 順　応

明るさが変化すると眼の感度レベルが調整され変化に対応することをいう．昼間上映中の映画館に入ったときなどは，すぐには室内が暗くて見えないが，時間が経つにつれて虹彩が開き室内の様子がわかるようになる．これを暗順応といい室内に入って室内の暗さになれるまでに10～20分程度かかる．反対に映画館から明るい外部に出ると，出てすぐはまぶしいが2～3分程度で室外の明るさになれる．これを明順応という．図18.9に明暗順応経過（模式図）を示す．

18.3.2　住まいと採光のデザイン

室内の光環境を維持するため人工照明にのみ依存すればよいかといえば，否であり，室内環境といえどもまず昼光や天空光を利用することを考え，自然光でまかなえないときは，人工照明を併用するのがよい．

採光利用は昼間の輝度の高い空から光を取り入れることが望ましい．また，直射光は間接光に加工して使用するのが望ましい．天空光は拡散光として安定しているので，利用する価値がある．また，全天空照度は晴天時より明るい曇天時のほうが空気中での乱反射が大きくなるので，室内は明るくなる．

自然採光を利用し室内を明るくするには，窓は高い位置に設けたほうが室奥の昼光率は大きくなり明るくなる．天頂部分の明るい光を取り入れるので，水平面床面や作業面などの昼光率を高めることができる．また建築基準法では，天窓を開けて採光をすると垂直のガラス面から採光するのに比べ3倍の有効性があると規定している．しかし，天窓は最上階にしか設けられないし，雨仕舞，補修，開閉がしにくい，眺望，遮熱，通風を行うのに操作が不便であるなどの理由で，一般に窓は側壁に設けられている．

18.3.3　住まいと照明のデザイン

a．光源の種類

照明に用いる光源には，熱放射光源とルミネセンス光源がある．

熱放射光源は，物体を加熱すると，温度上昇と同時に色彩をともなった可視光を発する現象をいい，白熱電球・ハロゲン電球などが該当する．ルミネセンス光源とは，熱放射以外の発光現象を総称したもので，気体放電による分子の発光現象をいい，低圧放電ランプや高圧放電ランプなどがある．

一般に光源自体を「ランプ」，照明器具と組み合わせたものを「灯」という．また，光源の種類をまとめたものを表18.3に示す．

1) 白熱電球

タングステンフィラメントに通電して2700～2800Kまで昇温して発生する熱放射によって照明する電球をいう．電球内でフィラメントが燃焼しないようにアルゴンに

表18.3 光源の種類と特性（建築システムデザイン編集委員会，1999）

光源		容量 (W)	効率 (lm/W)	色温度 (K)	演色性 Ra	平均寿命 (h)	おもな特長	おもな用途
白熱電球	一般電球	5〜1000	15 (100 W)	2850	約100	1000	高輝度で，暖かみのある光色，演色性がよく，安価である	比較的狭い場所での全般照明．アクセント的局部照明，大型のものは高天井，各種投射照明
	ハロゲン電球	75〜1500	21 (500 W)	3000	約100	2000	高輝度指向性であり，小型，高効率，長寿命である	
低圧放電ランプ	蛍光ランプ	4〜220	75〜78 (40 W 白色)	4200 (白色)	63〜99	3000〜10000	低輝度である．光色は比較的よく調節できる．熱放射は少ない	屋内，屋外，全般照明，局部照明
高圧放電ランプ	水銀ランプ	40〜2000	53〜59 (400 W)	3300〜4100	44〜55	6000〜12000	高輝度，配光制御は容易．1灯当たり大光束が得られる．長寿命である	高天井，投光照明，道路照明
	メタルハライドランプ	125〜2000	48〜80 (400 W)	3800〜6000	63〜92	6000〜9000	高輝度，配光制御は容易．連続スペクトルで自然色とほとんど同じ光色で良演色性である	良演色性を要求される高天井，屋外照明
	高圧ナトリウムランプ	220〜940	108〜128 (360 W)	2000	22	9000〜12000	黄赤の単一光である	道路照明，トンネル照明

窒素を数〜10%程度混合した不活性ガスを使用している．白熱電球が消費するエネルギーを100%とすると，光になるものは7%程度，残りの93%は熱となって電球のまわりの空気を暖める．また，白熱電球の光源は点光源であるので，電球が発する光は直進し，壁や床などにものの影がはっきりと写る．100 Wの白熱電球の効率は15 lm/W，光束発散度は1500 lm/本である．

2) ハロゲン電球

1958（昭33）年，GE社（米国）が開発したもので，電球内のバブル（不活性気

体）はハロゲン元素またはハロゲン化合物を使用している．500 W のハロゲン電球の効率は 21 lm/W で，光束発散度は 21×500＝10500 lm/本である．

3) 蛍光ランプ

低圧水銀蒸気中の放電で生じる 235.7 nm の紫外線放射を，放電管壁に塗布した蛍光体によって可視光に変換する放電ランプをいう．

1938（昭 13）年，GE 社が開発した．形状は直管型，環型（サークライン）があるが，最近では電球型，コンパクト型（U 字 4 本チューブ），3 波長域発光型（色温度 5000 K，3 種類の発光体）などが開発されている．蛍光ランプを点灯させるには，フィラメントの予熱機構，予熱完了後の両電極に電圧を加えるスタータ，放電開始後の電流を一定に制限するための安定器が必要である．また，蛍光灯の消費エネルギーを 100% とすると，光として 22%，熱に 78% 程度がなる．40 W の白色蛍光灯の効率は 75〜78 lm/W であるので，光束発散度は 75×40＝3000 lm/本となる．

4) 高圧放電ランプ

光源は，1 気圧前後の金属蒸気中の放電発光を利用したもので HID ランプ（high intensity discharge lamp）という．常温で始動後，発光管の温度が徐々に上昇して，蒸気圧が定常値になるまで 2〜3 分かかる．振動などを加えると，点灯中に消灯することがあるが，消灯すると蒸気圧が常温程度まで下がらないと再始動しない．

i) 水銀ランプ　石英ガラス製の発光管に水銀と電極を封じ込めたランプで，発光管から出る水銀スペクトルだけを利用するものと，365 nm K の紫外線を管外内面に塗った蛍光体を用い赤色光に変換して，可視水銀スペクトルに加えて利用するタイプがある．

ii) メタルハライドランプ　高圧水銀ランプとほぼ同じ構造をしている．発光管内に水銀アルゴンのほか，ハロゲン化金属（メタルハライド）を封入したランプである．

iii) 高圧ナトリウムランプ　圧力約 10 気圧の水銀・ナトリウム混合蒸気中の放電を利用したランプである．光の色温度は 2000 K で，青や緑の色の見え方はよくないが，光率がきわめて高い．メタルハライドと併用し，体育施設などで使用されている．また，ナトリウム蒸気圧を高めてスペクトル幅を広くした高演色高圧ナトリウムランプもこの分野に含まれる．

b. 照明器具の形

室内の光環境を作るには，自然採光以外に照明器具を用いた人工照明がある．照明器具を大きく分類すると，どの方向にどれだけの光が出ていくかという照明器具の配光による分類，および取りつけ位置による分類がある．

1) 照明器具の配光による分類

照明器具から光束がどの方向にどれだけ出るかを表したものが配光である．図 18.10 に配光曲線などの一例を示す．光束が照明器具の水平面から上下に出ているが上方向に出るものを上半球光束，下に出るものを下半球光束という．照明方式の分類

分類	直接照明方式			半直接照明方式	全般拡散照明方式	半間接照明方式	間接照明方式	
配光割合 上半球光束(%)	0			10	40	60	90	100
下半球光束(%)	100			90	60	40	10	0
配光曲線								

図 18.10 照明器具の配光による分類（日本建築学会編，1978：p 79）

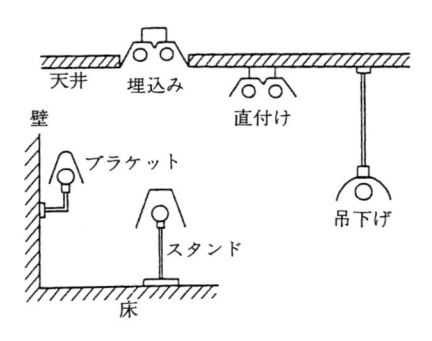

図 18.11 照明器具の取りつけ位置
（建築システムデザイン編集委員会，1999）

は5つに分かれているが，上または下半球に出ていく光束の割合によって分けられている．照明効率は直接照明方式が最も高く，机上面の明るさを最も多くとることができ事務室の全体照明などに適しているが，間接照明方式は効率の最も低い方式であるが，光は柔らかく雰囲気照明などに向いているといえる．

2) 器具の取りつけ位置

照明器具の取りつけ位置を図18.11に示す．人間の眼の左右の視野が重なる範囲は，図18.12に示す注視点である視線から30°程度のグレアゾーンで，それ以外の範囲はあまり見えないはずであるが，実際には眼は速やかに動き頭の運動もともなってかなり広範囲まで見ることができる．器具の取り付けにあたっては，なるべくグレアゾーンを避けて配置するのがよい．また，最近の傾向として，建築の一部に照明を組み込んだ光壁，光天井（図18.13），間接照明なども採用されているので，計画にあたって配慮したいテーマである．

c. 照度基準

表18.4に日本工業規格「JIS Z 9110」に各種建物の照明設計を行う場合に必要な照度が決められている．この規格では，事務所，工場，学校，旅館・ホテルなど13施設の視作業を対象とした使用度基準を示しているが，この値は社会情勢や時代的背景，経済性などの影響を受けて決められた推奨値であり，時代の変遷によって変わる可能性がある．またこの値は，諸作業を行う場合の最低照度を示しているので，照明使用後の経時変化による保守率，減光率などを配慮した照明計画が必要であり，必要照度の1.2～1.6倍程度の初期照度として計画しておくことが望ましい．

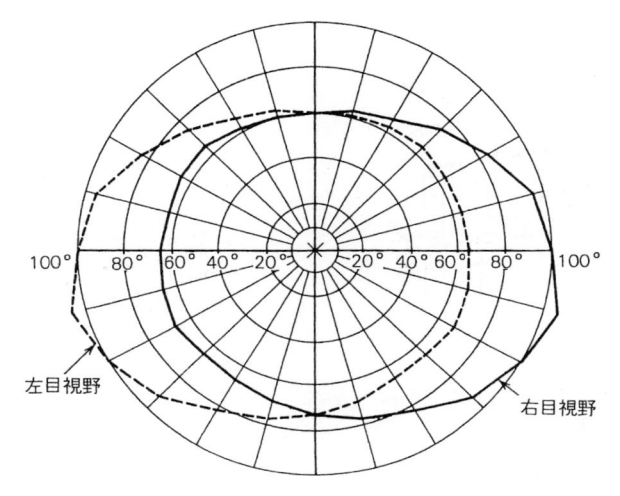

図18.12 視野（日本人）（二村ほか，1955）

d．照明方式
　人工照明を行うことによって物がはっきりとよく見え，快適であり，安全性の高い，高効率で高演色性を満足させることのできる照明方式であり，視環境や作業環境の質的ニーズを満たすことができる照明方式を計画することが望ましい．

18.3.4　照明方式の分類
a．照明方式の分類
1）全般照明方式
　室内全般を照明する方法で基本的な照明方式として多用されている．学校の教室などで，蛍光灯を使用して照明する場合は，席に座って教壇および黒板を見たとき，右手が手暗がりにならないよう，窓からの採光が左側から入ってくるようにする．また，蛍光灯は窓に直角に取りつけ，天井を見上げたとき，グレアが眼に感じられないようにする．
2）局部照明方式
　室内で行われる作業が多岐にわたり，個々の照度を変える必要があるときは，室内の全体照明はある程度低く抑え，個々の局部照明（手元照明）を作業の状態によって変える照明方式をいい，精密機械工場などで採用されている．
3）局部的全般照明方式
　全体照明で必要照度の異なる大空間を照明するとき，作業内容によって場所ごとに照度を変えたい．高照度を必要とする空間と普通照度で間に合う空間を区画し，高照度必要空間を局部的に明るく照明する方式をいう．

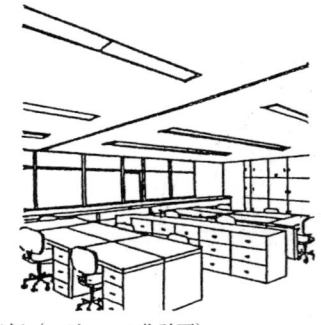

蛍光灯（モジュール化計画）
・天井照明：システム天井に取りつけられたモジュール化された照明
・スイッチ：出入り口に取り付ける．照明のON・OFFのゾーンの計画
・コンセント：机上でのOA機器が使用できるよう床からの取り出しが可
・情報設備（電話, FAX）：床からの取り出しが可

(a) 一般事務室

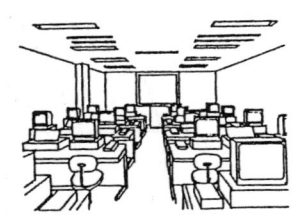

蛍光灯：なるべく照度は下げてOA機器への写り込みを防止する．
・ライト：画面の反射やまぶしさがないような照明
・スイッチ, コンセント, OA機器用電源：床からの取り出しを可とする．

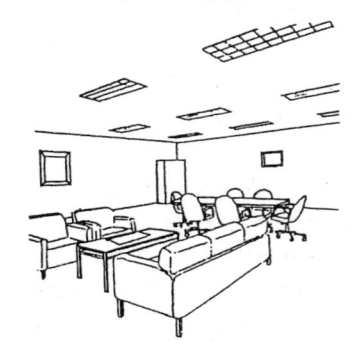

(b) OA専用室

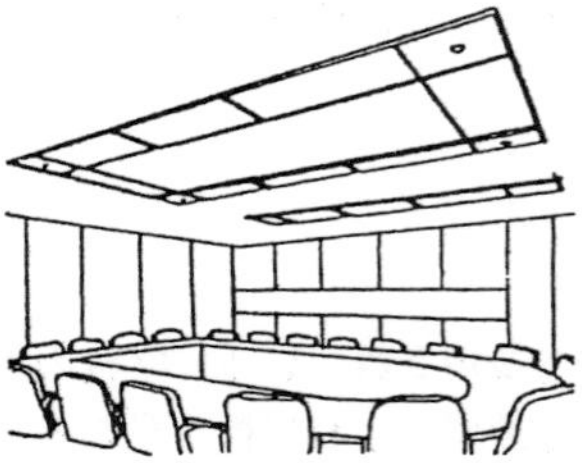

光天井
・ライト：明るいがまぶしさひかえめの照明
・スイッチ・コンセント
・視聴覚設備：OHP, スライド, 音響装置の電源, 映写機などの電源

(c) 会議室

蛍光灯（雰囲気照明）
・ライト：雰囲気のある照明
・スイッチ, コンセント：壁, 床などに不足しないように設置する．

(d) 応接室

図18.13 事務所ビルの照明設備

4) タスク・アンビエント照明方式 (task and ambient lighting)

室内で行われる個々の仕事に対して，作業領域（task）と室内空間を分けた照明（ambient）を行う．オフィスビルなどでは，室内空間は300〜400 lx程度の補助的照

表18.4　照明基準（抜粋）（日本工業規格 JIS Z 9110-1978 照度基準（案）より作成）

照度基準 (lx)	3000	2000	1500	1000	750	500	300	200	150	100	75	50	30	20	10	5	2
事務所	設計*・製図*・タイプ*・計算*・キーパンチ*			事務室・役員室・会議室・応接室・診察室・印刷室・電話交換室・電子計算機室・制御室・受付		集会室・応接室・待合室・食堂・調理室・娯楽室・化粧室・守衛室・エレベータ・ホール		喫茶室・休憩室・宿直室・更衣室・倉庫・玄関（車寄せ）				屋内非常階段					
工場[3]	精密機械・電子部品製造・印刷工業の色調校正・化学工業の分析など細かい視作業 組立a*・検査a*・試験a*・選別a*・設計*・製図*・制御室などの計器盤・制御盤	繊維工業の選別・検査 印刷工業の植字・校正 通常の視作業 組立b*・検査b*・試験b*・選別b 倉庫内の事務・設計室・製図室・制御室		一般製造工程などでの普通の視作業 組立c・検査c・包装a・選別c 倉庫内の事務 制御室		小物製品の包装などの粗な視作業		大きな品物の包装などの粗な視作業 荷造りb・荷造りc・電気室・空調機室		荷積み・荷造りa・出入口・廊下・通路・作業を伴う倉庫・便所	屋外（原料・材料などの置場・屋内非常階段・倉庫・通路・作業を伴わない倉庫・便所）					
学校[4]					製図室・被服教室・電子計算機室・精密実験室・実験実習室・研究室・ミシン室・キーパンチ室・図書閲覧室・精読コーナー	美術工芸製作*・板書*・けんび台による計量*	教室・実験実習室・実習工場・図書閲覧室・書庫・事務室・職員室・会議室・食堂・給食調理室・保健室・印刷室・放送室・守衛室・屋内運動場		講堂・集会室・休憩室・便所・昇降口・廊下・階段・洗面所・公共室・渡り廊下	倉庫・車庫・非常階段・器具体操場・徒手体操場・バレーボールコート・ラグビー・ハンドボール・ソフトボールグラウンド		構内通路				
住宅・共同住宅[5]				手芸・裁縫*・ミシン*		勉強*・読書*・書斎・勉強室		読書・化粧*・電話*（居間・寝室） 手芸・工作	団らん・娯楽・遊び・テーブル・ソファ・飾り	全般（子供室・勉強室・家事室・応接・台所・食堂・洗面室・玄関・洗面室・バー・カウンタ・くつぬぎ）	全般[6]（居間・廊下・浴室・便所・テラス・車庫・押入・階段・玄関・寝室）	全般（納戸・物置）	全般（寝室）		通路	深夜防犯

1) 事務室は細かい視作業をともなう視作業の場合および昼光の影響により窓外が明るく，室内が暗く感じる場合はaを選ぶことが望ましい。
2) 玄関ホールでは昼間の屋外自然光による数万lxの照度に眼が順応しているので，ホール内部の明暗を配慮する照度にすることが望ましい。
3) 表中のa，b，cは細かいもの，対比の弱いもの，とくに高価なもの，作業対象物の反射率の低いもの，相対色の暗いものに適用する。
4) 視力が聴力が弱い児童・生徒が使用する教室，実験実習室などの場合は2倍以上の照度とする。
5) それぞれの場所の用途に応じて全般照明と局部照明を併用することが望ましい。
6) この照度は，応接室・寝室については調光を可能にすることが望ましい。
*印の作業は，主として視作業面（とくに視作業面の指定がないときは，床上85 cm，座業のときは床上40 cm，廊下・屋外などでは床面または地面）における水平面照度とする。

明とし，机上の手元灯は専用の局部照明を設け，作業面の照度を必要照度の700 lx程度に抑え照明する方法をいう．結果として，省エネルギーになることを目的とした照明方式で，OA機器化された事務所ビルで開発された方式で，30〜40%程度照明電力の省エネルギー化が可能となっている．

b．視覚情報装置（表示端末装置）の照明

OA化が進みオフィスビルでは，表示端末装置（VDT：visual display terminal）が多用されはじめ，政府からもガイドラインが発表されている．VDT作業の一つであるブラウン管式のCRT（cathode ray tube）作業は，画面への照明器具の写り込みがあると視覚的な疲労が大きく，これを防止するため，照明器具の遮光角を30°確保したり，反射板の輝度を低輝度に抑え，CRTの表示面に写り込まないようにしている．

c．グレア（まぶしさ）の少ない照明の方法

グレア（まぶしき）は，水平方向の視線上に見える照明器具や輝度の高い面を見たことによって引き起こされる．それゆえ照明器具学会では，照明器具グレアの程度を次の3段階に分類している．

　G1：グレアが十分制限されている照明器具
　G2：グレアが制限されている照明器具
　G3：グレアが十分制限されていない照明器具

また，照明器具から受ける不快グレアを防止するには，次の方法がある．

　a) 水平方向の光（光源）が見えにくい照明とする
　b) 蛍光灯を用いた照明では見る方向（視線）に対して縦方向に配置するとまぶしさは減る
　c) 照明器具の取り付け高さを高くして，なるべく光源が眼に入らないようにする
　d) 照明器具の見かけの発光面を大きくして，単位面積から出る光の量（光束発散度）を低くする
　e) 室内の照度を高くして全体の輝度を増し，輝度対比を少なくする

d．オフィスの機能と照明

オフィスの機能とOA化に対応した照明環境の整備が必要，表18.5にオフィスの部門とオフィス照明についてまとめた．

e．明るさのデザイン

自然の光と照明など人工の光を上手に組み合わせ，省エネルギーで眼に負担の少ない照明計画をする．

壁に開ける窓の大きさを同じとしたとき，室内に対して窓の形を縦型にするか，横型にするかによって光の届き方は違ってくる．図18.14に示したように，縦型にすると光は室内の奥まで届く．横型にすると窓に近い面の照度は高くなるが，奥は暗くなるので，人工照明と併用した照明方式が望ましい．また，室内の面積が広い時は，窓をいくつかに分けて配置すると明るさが平均化し効果的である．

18.3 住まいと採光・照明のデザイン

表 18.5 オフィス照明の機能の例

部位	おもな機能	視作業の特長 / 環境の特長	照明のねらい（タスク）/ 照明のねらい（アンビエント）	希望イメージ	照明要件	照明手法
執務エリア	デスクワーク OA作業 コミュニケーション	書類，人の顔，CRTなど多様	書類が見やすい 人の顔が見やすい CRTが見やすい	ニュートラル〜 ややクール ややソフト〜 ややハード	水平面照度 750〜1500 lx 色温度 4200〜5000 K	グレア規制型 VDT作業用照明器具
		落ち着きがある すっきりしている	まぶしさ対策 CRTへの写り込み防止			
会議室エリア	議事進行 ディスカッション 決議，会食 集中〜リフレッシュ	司会者，相手の顔，書類，スクリーン 料理	状況に応じた照明状態が設定できる	かなりウォーム〜 かなりクール かなりソフト〜 ややハード	水平面照度 50〜750 lx 色温度 3000〜5000 K	ダウンライト〜 光天井 調光機能が必要
		活動的〜 落ち着き				
営業室エリア	受発注 電話 討論	書類，人の顔，CRT	書類が見やすい 人の顔が見やすい CRTが見やすい	ややウォーム〜 ニュートラル かなりソフト〜 ややハード	水平面照度 750〜1500 lx 色温度 3000〜5000 K	グレア規制型 VDT作業用照明器具 光天井
		活動的	まぶしさ対策 CRTへの映込み防止			
幹部エリア	応接面談 意思決定 ステータス リッチ ゆとり	書類，人の顔 絵画，観葉植物	書類が見やすい 人の顔が見やすい	ややウォーム〜 ニュートラル かなりソフト〜 ややハード	水平面照度 750〜1500 lx 色温度 3000〜5000 K	グレア規制型 大型パネル付き 光天井・間接照明
		やすらぎ〜威厳	ステータスの表現			

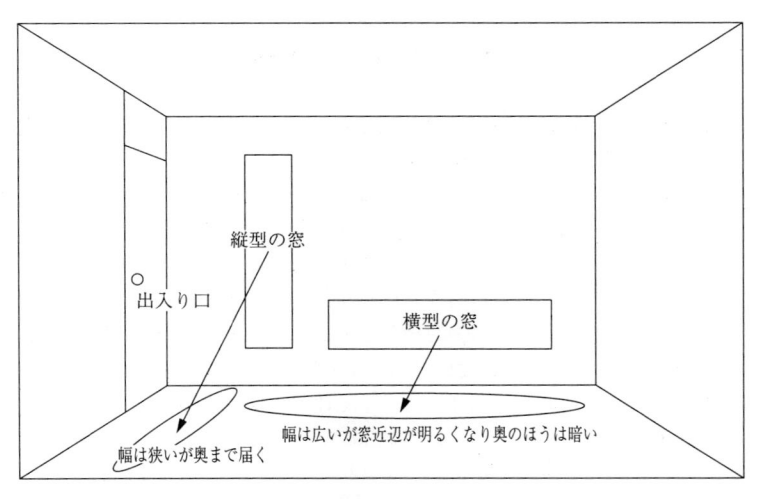

図 18.14　縦窓，横窓と室内の照度分

部屋が奥に深く人工照明を用いる場合の点滅は，窓側から室内廊下側までをいくつかのゾーンに分けてスイッチを設け，ゾーンごとに入切ができる方式とすると明るさの制御ができると同時に，部分的に消灯したときは，省エネルギーにつながる．

f．人工照明の形と光

白熱電球を用いた照明か，蛍光灯か，水銀灯か，ヨウ素ランプか，照明方式によって部屋の雰囲気は変わるので，部屋の使用目的にあった照明方式や照明器具を採用する．照明方式として，直接照明，間接照明，白熱灯を用いた全般拡散照明，使用エネルギーに配慮したタスクアンビエント照明などがある．また，白熱灯を用いると消費電力の 7% が光になるが，蛍光灯は 22% が光になる．蛍光灯は省エネルギーになるが，白熱灯の光線は少し黄色がかっているので，照度が低くても明るく感じる性質がある．

事務所の照明には蛍光灯を用いる．蛍光灯の取り付け方法は，外壁窓面に直角に灯具（照明器具）を取り付け，窓側からの自然光と併用する．事務机の配置は，席についたとき，窓からの自然採光が左手側から入ってくるようにすると，事務をするときに手暗がりにならないなどの利点があり，心理的にも安心のできる配置である．

また，この方法を最もうまく採用したものとして，学校の教室がある．天井高さは 3 m h，外壁の窓は大きくとり，黒板は前方，自然採光は左側から入ってくるようにする．

集合住宅の照明は，公団住宅ができた昭和 20 年代から今日まで，蛍光灯を使用してきたが，ここ数年，雰囲気照明として白熱灯を利用する場合が増えてきた．ただし，子供の勉強部屋は，勉強の効率を上げる蛍光灯が望ましく，白熱灯を用いた雰囲気照明は，眠気を誘うので避けたほうがよい．

18.4　住まいと色彩

空や地上の樹木，建物の外観や景色を見ても，すべての物に有彩色または白や黒灰色など無彩色の色がある．室内の壁・床・天井など室内の内装材などにも多種多様の色が使われている．家具にしても然りである．このように色彩は人間の日常生活に大きく関係し，心理面，生理面などにおいて人間に与える影響は大きい．

ここでは，日常生活の中で普通に出てくる色彩をとりあげ，色彩とはなにかについて解説する．また人間は，照明器具やテレビなどから発する光そのものとしての光源色を見るか，または不透明物体の表面色とこの表面から放散される反射光によって色彩（色）を感じる．色には「流行色」があり，好みに対する個人差もある．色を表現する方法として，マンセル，オストワルト，CIE-XYZ 表色系（色度図），日本色研配色大系（PCCS）などがある．ここでは色の表し方について解説し，色の対比，色の見え方，色の心理的・生理的効果と色彩調和などについて解説する．

18.4.1 色の表し方

色には照明器具やテレビなどそれ自体が光を発する光源色と,ある物にほかから光が当たりそのものの表面から反射する光を受けて感じる物体色がある.物体色のうち,反射によって色を表すものを表面色という.人間の眼で識別できる色は赤・橙・黄色・緑,…,黒などというように無数の色があり,人間の眼で識別できる色は750万種もあるといわれている.この色を判別する方法として考えられたものが,マンセル,オストワルト,CIE-XYZ表色系(色度図)などである.

a. マンセル表色系

マンセル表色系の3属性として色相(ヒュー),明度(バリュー),彩度(クロマ)で表示する.視覚的に表示する方法として図18.15に示す色立体がある.中心の鉛直軸上下に明度(バリュー)をとり,上側が白(N9),下側が黒(N1)とした.また,円筒上に色相(ヒュー),中心軸から各色相ごとに伸びた放射線上に彩度(クロマ)の尺度を示している.

マンセル色立体の色票配列を平面的に示したものがマンセル色相環(図18.16)である.R,Y,G,B,Pの間を順次分割した.市販の色票は2.5間隔のものが多い.

また,慣用色名が「あさぎ」の色名表記方法は「2.5 B 5/8」で,色相は2.5,明度は5,彩度は8を示す.一般に用いられている慣用色名を表18.6に示す.

b. オストワルト表色系

物体色を黒・白・純色3つの要素の混合量(B,W,C)(B+W+C=1)として表したものである.図は省略するが黄(yellow),青紫(ultramarine blue),赤(red),黄緑(sea green)の4つを原色とした色相環がある.

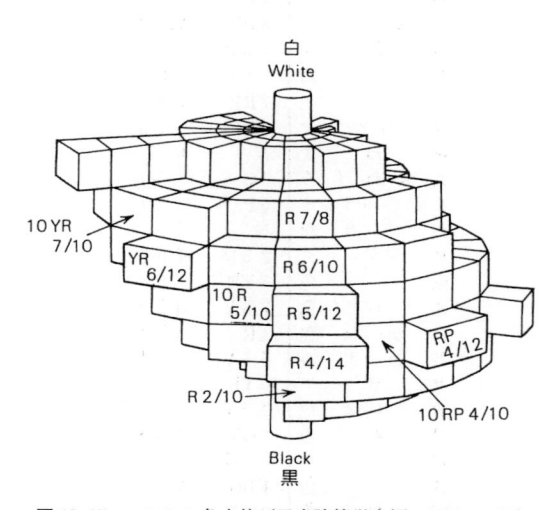

図18.15 マンセル色立体(日本建築学会編,1978:p 89)

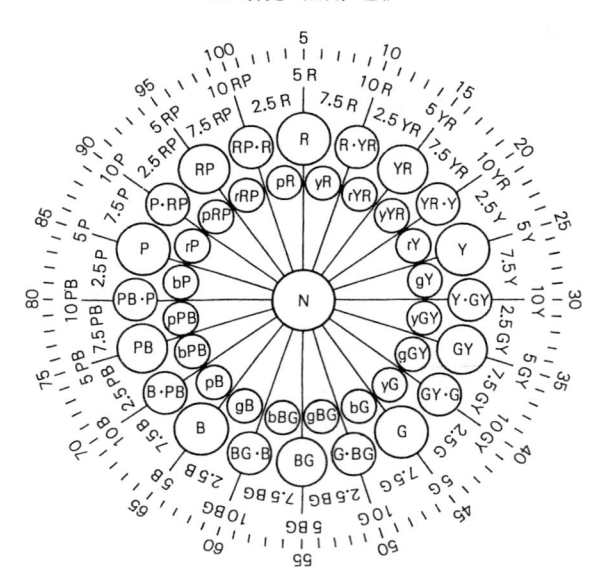

図 18.16 マンセル色相環（松浦，1971）

表 18.6 慣用色名の例（川上，1979）

慣用色名の例	代表的な値	
あさぎ	2.5 B	5/8
納戸色	4 B	4/6
ネービーブルー	6 PB	2.5/4
古代紫	7.5 P	4/6
なす紺	7.5 P	2.5/2.5
とき色	7 RP	7.5/8
ローズピンク	10 RP	7/8
銀ねず	N	6.5
利久ねずみ	3 G	5/1
チャコールグレイ	6 P	3/1
ねずみ色	N	5.5
ピンク	2.5 R	7.0/5
茶色	5 YR	3.5/4
オリーブ色	7.5 Y	3.5/4
あかね色	4 R	3.5/10.5
茶ねずみ	6.5 YR	6/1
セピア	10 YR	2.5/2
象げ色	2.5 Y	8/1.5
びわ色	1 GY	7.5/8
青磁色	2.5 G	6.5/4
鉄色	1 BG	2.5/2.5
新橋色	2.5 B	6.5/5.5

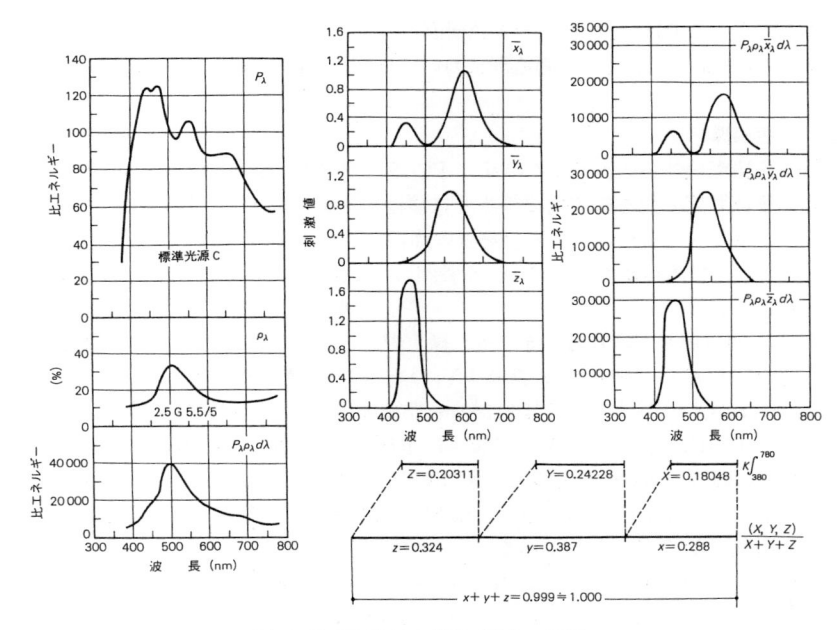

図 18.17 X,Y,Z の算出（川上，1979）

c．CIE-XYZ 表色系（色度図）

色刺激を X, Y, Z の3つの虚色刺激の混合量で表す．

$$x = \frac{X}{X+Y+Z}$$

$$y = \frac{Y}{X+Y+Z}$$

$$z = \frac{Z}{X+Y+Z}$$

を色度座標とする．この色は物体色と光色（光源色）のいずれにも使用できる．

　青磁色（2.5G 5.5/5）の色度図の計算をする．図 18.17 にスペクトル3刺激値，x，y，z の算出方法および計算結果を示す．ただし，ここに示した図は光色と物体色のいずれにも使用でき，X，Y，Z の計算方法が多少異なるが，ここでは省略する．

　青磁色（2.5G 5.5/5）に標準光源 C を照射しスペクトル3刺激値の積が，右上端の図になり x，y，z が求まる．この和は 1.0 であるので x，y，z の割合は右下の図のようになる．

d．日本色研配色体系（PCCS）

　この配色体系は，財団法人日本色彩研究所が，カラーハーモニーの問題をシステマティックに解決することを主な目的として開発し，1964 年に発表したカラーシステ

ムである．ここでは，PCCS（日本色研配色体系：Practical Color Co-ordinate System）をもとに色の働きと色彩心理についてまとめた色相環とその色調和の概要について示す．

1) 色相環

日本色研配色体系のカラーシステム PCCS の色相環は，日本色研の解説では，24色相の最高彩度の色を知覚的に等歩度に移行するように配列したもので，1964年に発表したカラーシステムである（解説の詳細および，実際の24色相環，色の三属性については，日本色研ホームページを参照のこと）．また24色相は，以下のように定められている．

① 心理四原色とよばれる，赤，黄，緑，青のそれぞれの中心と考えられる色相を色相環に示す（赤-2：R，黄-8：Y，緑-12：G，青-18：B）．

② 先に決定した基本となる4色相の心理補色色相を色相環の対向位置に示す（青緑-14：BG，青紫-20：V，赤紫-24：RP，黄みのだいだい-6：yO）．

各色相の間隔が知覚的に等歩度に移行するように上記の8色相に4色相を加え，12色相を定め，さらにその中間色相を内挿して24色相としている．配色を計画するための色相環も24色相環としている．

色相環の中で，16：gB，24：RP，8：Y の3色は，色料（染料や印刷インキ）の三原色であるシアン，マゼンタ，イエローの色相にあたる（減法混色の三原色）．また，色光の三原色（加法混色の三原色）の赤，緑，青を色票で示すことは無理ではあるが，減法混色の三原色と混色すると無彩色になるような物理補色に相当する色相を色光の三原色の色相として選べば，色相環の中では，3：yR，12：G，19：pB の3色がそれらに近い色相としてあげられる．

2) 明度と彩度

① 明度（lightness）

白と黒との間を知覚的に等歩度となるように分割したもので，明度記号はマンセルシステムの明度に合わせ，白を9.5，黒を1.5とし，その間を0.5ステップで17段階としている．

② 彩度（saturation）

PCCSでは各色相の代表色（ビビッドトーン）をすべて同じ彩度（9s）として，そこから無彩色までの変化を知覚的に等間隔に感じられるように分割している．PCCSの彩度は，ほかの体系と区別するため，飽和度を意味する saturation の頭文字「s」をつけ，1s，2s〜9s と表記している．

③ 三属性の表示

色の三属性で色を表す場合，色相・明度・彩度の順に「2：R-4.5-9s」というように，それぞれの尺度値と記号で表す．無彩色の場合は，無彩色を表す「n」に，明度を示す数値を付けて，「n-5.5」というように表す．

18.4.2　色彩と調節

照明学会副会長をしたことのある東堯氏の雑誌『照明および色彩』の中で次のような話がある．

「米国の病院で壁を白く塗ってあったため，医者が眼の疲労を訴え，デュポン社に相談した．デュポン社で色々研究をして，壁を薄緑に塗ったところ疲労がとれた．また，サービスもよく，料理も美味しいレストランであるのに客があまり入らない．よく考えてみると壁に塗ってある色が，最も食欲をそそらない色であったので，これを灰青と，うす黄の縞模様にしたところ，客はひっきりなしに入り繁盛した．また，日本通運のトラックは現在黄色であるが，昔は黒かったのではないかという．これを黄色に塗ってからは事故の件数は非常に減ったと言われている．黄色は非常に見えやすい色であり，背景になっている建物や木は，明度の低いくすんだ色であるので，かなり遠方からでもトラックの色が見えて注意を引くからだといえる．自動車の数が急増している今日，通行者は絶えず自動車に注意していなければならないので眼はさらに疲れ事故は起きる．」

このように色は人の生活に潤いを与え，使いようによってはますます人の生活を充実したものにしてくれるといえる．このような色の性質について以下にまとめてみた．

18.4.3　色の心理的，生理的効果と健康影響

こころが健康な状態とはどういう状態なのか．こころの病気とはいったい何だろう．人間のこころと健康に重要な関係にある「ストレス」とはどういうものなのか．といった，現代社会において身近な問題になりつつある「メンタルヘルス」に関する「こころの健康」をテーマとした情報が適用されている．それゆえヒトに対する健康影響を考えるとき，医学や栄養学，心理学，社会学，運動体育学など，健康に関する科学を総合的に取扱うと同時に，これらに関する積極的なコミッショニング（検証）が必要である．すなわち，健康はほかから与えられるものではなく，人々が日々の暮らしの中で年齢や体力，生活様式などを基準として自分に合ったものが何であるかを認識し，守っていくものだといえる．

以上のようなことを勘案し，色にはどんな心理的影響があるかについて検討した．カーテンや壁紙の色を変えると気分が一新したり，明るい服を着ると気持ちまで明るくなったりする．このような色が与える心理的な効果は，私たちの誰もが思い当たる．このような色と感情の関係に，初めて注目したのはゲーテ（Johann Wolfgang von Goethe；1749-1832）であるといわれている．ゲーテはすべての色は白と黒の対立で表されるという『色彩論』を発表し，この中で次の提言をしている．

① 青色は明るく・強く・暑く・近くに見える．「プラスの性質」をもつと同時に，青は暗く・弱く・冷たく・遠く見えるという「マイナスの性質」をもち，たがいに対立する色であるという．

② 赤は鮮血の色で興奮作用がある．
③ 緑は森林浴と同じ鎮静効果がある．

このような色による心理効果は，ファッション界や医療現場では早くから積極的に取り入れられてきた．またこれまで，

④ 手術用には白布や白衣が使用されてきたが，現在では血の色が目立たないように緑色になっている．
⑤ 集中管理室やICUでは，手術室後の患者の神経を静めるために，壁には緑色が使われる場合が多い．

このように色には色の働きと色彩心理に影響を与えるものがある．赤，橙，黄などは，明るく膨張色であるのでものが大きく見えるが，逆に緑や青は収縮色でものが小さく見える．このように色には，色そのものがもつプラスのイメージとマイナスのイメージがある．表18.7は，色のもつイメージについて，よく指摘されていることをまとめたものである．これは一例で，色の組合せによるイメージもあるので，種々の書籍なども参考にされたい．

また，赤や橙系の暖色系の色，緑や青などの寒色系の色に分類すると，①～④に示す大小感，暖冷感，軽重感，前述したように医療効果のある色彩などがある．

a． 大小感

灰色を背景とした紙の上に，同じ大きさに切った黄色と青色の円形の紙を置いて遠くから見ると黄色は飛び出して大きく見えるが，青色は後退して小さく見える．これを色の進出膨張，収縮後退という．今，室内の内壁の仕上げに青色を塗とする．青色は後退色であるので，対面する壁は遠くに見え，部屋は広くなったように感じる．また，黄色は膨張色であるので，同じ部屋に塗ると対面する壁は近くに見え部屋自体が小さくなったように見える．色を膨張色から伸縮色の順に並べると，黄色と白が最も大きく見え，続いて赤・緑・青の順になる．

b． 暖冷感

暖かい・寒いは皮膚感覚によるものであるが，視覚的な色によっても暖味・涼味を感じることができる．また，実際に容器に温度の同じ赤い水と青い水を作り手を入れると，赤い水の方が青い水より暖かく感じる．また，室内の壁紙の色を変えても体感的に赤味のある部屋は青みのある部屋より高く感じられると言われている．それゆえ，南や西の部屋は涼味のある寒色系の色を塗り，北の部屋は暖色系のある色を塗ると良い．また，高温で作業をする工場内や湿気の多い蒸し暑く感じる部屋には涼味のある彩色が望ましい．

c． 軽重感

昔のモーターは黒い塗装がされていたが，今はネズミ色をしたものが多い．両者を視覚的に比較したとき，黒い色のものは重く，明るい色のものは軽く感じる．軽重感は一般に明度に準じて変わる．政府や皇室などが利用する公用車も黒色が多いのは，軽重感に関係しているものと思われる．

18.4 住まいと色彩

表 18.7 いろいろな色と色のイメージ

色	内容	色のイメージプラスとマイナス	
		プラス	マイナス
赤	目に付きやすい色でインパクトが強く気分を高揚させ,食欲を刺激する.強さ,エネルギー,自発性,外交性,リーダーシップを表す.元気と回復力を与えてくれる.	情熱,活発	危険,派手
赤黄(橙)	活発,元気といった陽のイメージ.食物や果物,焼き物などに多く見られ食欲をそそる色.暖かさを感じさせる暖色の代表.黒や暗い色と組み合わせるとエネルギッシュ.	陽気,快活	落ち着きがない,低俗
黄	光に最も近い色で,気持ちを前向きに元気にさせる.進出色,膨張色で目立ち注意を喚起する色.快活,開放感,明るさ,カジュアルさの強い色.	進出色,膨張色	
緑	若さ,成長,希望,安全,衛生,非難,救護の意味を表す.眼に優しくストレスをやわらげる.暖色にも寒色にも属さず,温度感がないので場所を選ばない.	さわやかさ,平和	未熟,平凡
青	寒色の代表でありクールで静のイメージをもち,英知,誠実,沈黙,空や海の色を連想させ,すがすがしく好感の持てる色.気持ちを沈静させ,集中力を増す.	明朗,躍動	軽率,情緒不安定
紫	高貴,質的,古風,優雅,神秘を表す.使い方で上品にも下品にも,派手にも地味にもなる.	上品,優雅	孤独,不吉
赤紫	女性的で華やか,青紫は神秘的.	華やか	
白	清潔感や潔白を表し,どんな色とも相性がよく,配色を明るくクリアに見せる.色みのない真っ白はベースカラーとしてよりも,アクセントカラーやサブカラーとして使うと無難.	清潔感	
黒	不安,暗黒,恐怖などほかの色と違った強い個性をもつ.ほかの色との相性がよく,配色に黒が入るとダイナミックになる.環境色彩では暗く重く不安な印象になり,大面積には用いない.		不安,暗黒,恐怖
灰色	白や黒のようにはっきりとした性格がないため他の色とあわせやすい.環境色彩では色味のない灰色は人工的に冷たい印象.高彩度色との配色はモダンな印象になる.	高彩度色はモダン	ハッキリとした性格なし
ピンク	女性らしさ,優しさ,可愛いらしさ,穏やかな温かさを表し,精神的な充足感を与えて円満な気持ちにしてくれる.	優しさ,可愛らしさ	
ベージュ	ソフトで安心感のある色.存在感や個性が弱いので誰にでも好まれ秋が来ない.人の肌や木肌を連想させ自然な柔らかさが精神をリラックスさせる.	ソフト,安心感	
茶	木の幹や大地のような自然を感じさせ,気分を落ち着かせる色.バリエーションも豊富で控えめな色なので,ほかの色を引き立たせる脇役になることが多い.	気分を落ち着かせる	

表18.8 安全色彩の種類(大井・川崎,2007)

色名	表示事項	参考値
赤	防火・停止・禁止	7.5 R 4/15
黄赤	危険・保安施設	2.5 YR 6/14
黄	注意	2.5 Y 8/14
緑	安全・衛生・進行	10 G 4/10
青	用心	2.5 PB 3.5/10
赤紫	放射能	2.5 RP 4/12
白	通路・整頓	N 9.5
黒	(補助色)	N 1.0

d. 医療効果のある色彩

赤や橙色は活動色であり,緑色は血圧を鎮め,青色は高めるので,これを利用して医療に役立てられている.病院の病室などでは薄緑を使った施設が入院患者に安らぎを与え,治療効果を上げている例もある.

18.4.4 安全色彩

安全色彩とは,色の心理的,生理的作用に連想作用を加えたもので表18.8に示す.日本工業規格では,安全色彩使用通則(JIS Z 9101),安全標識および安全標識板(JIS Z 9103)として規定されている以外に,配管識別標準(JIS Z 9102)が規定されており,事故の防止,装置の保守点検などの分野で活躍している.

18.4.5 色彩調和

色彩の調和・不調和に関する研究は,Moon, Spencerによる理論が発表されて以来,一般の人でもこの原理をうまく使えば,配色のデザインができるようになり,その後の色彩調和に大いに役立った.

色相の組み合わせには同等の組み合わせ(identity),類似の組み合わせ(similarity),対比の組み合わせ(contrast)があり,同等の組み合わせと類似の組み合わせの間に同等であるか類似であるか判別しにくい曖昧な範囲があり,類似組み合わせと対比組み合わせの間にも曖昧な範囲がある.前者を第1不調和(1st ambiguity),後者を第2不調和(2nd ambiguity)という.マンセル立体色では明度,彩度についても同様な区分ができる.なお無彩色に対しても第1不調和,第2不調和などがある.

18.4.6 建物内部とインテリアの色

鉄筋コンクリート造,鉄骨造,木造など建物の種類によっても変わる.また,建物使用用途が住宅,店舗,病院,事務所,図書館など建物種別によっても変わる.また,建物を使用する従業員として男性が多いか,女性が多いかによっても変わるし,作業内容によっても作業に適した色を選択することが必要である.間違って彩色した

18.4 住まいと色彩

表18.9 建物内部の色彩計画（出所，http://www.kensoudan.com/soudann/sodann3.html）

番号	項　目	適　用
1	同系色	色相が近い色を組み合わせ，色相は変えず，明度と彩度の異なる色を組み合わせると，個性は出しにくいが，全体がまとまりやすく，最も使われる組み合わせであり単調になりやすい．反対色をアクセントに使ってうまく変化を出すか，広い面積に同じ色を用いると色のイメージが強調されるので彩度を落としたほうが無難である．
2	類似色	色相環で，隣かその次ぐらいまでが類似色に相当し，これらの色で組み合わせる．同一色相配色より，色相の違いとあわせて，明度や彩度による色調の変化と色相の違いによってさまざま組み合わせができる．しかし，同一色相配色ほどではないが色相は異なっても共通性があるので比較的まとめやすい．しかし，似た色相どうしでメリハリがつきがたいので配分に工夫が必要である．
3	反対色	色相環で向かい合う色で組み合わせ，おたがいが補色する関係にある．主張色や強調色として部分的に使用する例が多い．おたがいの色が強調しあうので，鮮やかな色の量が多すぎるとまぶしく感じたり落ち着かないことがある．色の彩度を落としたり，広い面に使う側を無彩色を使用するなど強弱，明暗，面積比の工夫が必要である．
4	同一トーン	同じトーンの色で組み合わせると，色相環で異なる色どうしでもまとまりやすくなる．また，色数が多くてもトーンを合わせるとトーンのもつイメージで統一感を表すことができる．明るいトーンは生き生きとしたイメージに，淡いトーンには癒されるイメージに，暗いトーンならシックな感じになる．部屋の用途や個人の趣味によってイメージをそろえることができる．
5	進出色と後退色	暖色系の色は実際より近くに感じるので進出色，寒色系の色は遠くに感じるので後退色という．また，高明度のときは進出色，低明度では後退色という．
6	膨張色と収縮色	暖色系の色は実際より大きく見えるので膨張色，寒色系の色は小さく見えるので収縮色という．

場合は逆効果になるので十分な注意が必要である．建物内部の色彩計画を表18.9に示す．

a．色　相

室内の色相は暖味・涼味・中間味系の3種類があり，先にあげた室内の使用目的に合わせて使用している．暖味系は北向きの部屋，女子従業員の部屋などで利用されている．涼味系・中間味系も気候要素などを含め，部屋の使用状況に応じて利用している．

b．明　度

壁は室内で最も大きい面積を占める．壁面の明るさを作業面の明るさと同じ程度にすると，作業する人の眼を一定の順応に保つことができるが，両者の明るさが異なる場合は，作業台から壁，壁から作業台に眼を移すたびに虹彩（眼の絞り）の調節が必要となり眼が疲労する結果となる．一般に作業台の明度はマンセル $V=7.5〜8$ 程度

にするのがよいといわれているので，壁面の明度も $V=8$ 程度にするとよい．また，壁の下部に設ける腰板などは，汚れを目立たなくすることと，部屋に安定感をもたらすことを考え，少し暗めの $V=6～6.5$ 程度にするのがよい．

　天井は昼光利用や内部照明からの光を反射させ，窓側と室内側の照度差をなるべく小さくしたいので，$V=9.5$ 程度にしたいが，病室などでは天井を見る機会が多いので，明度はあまり下げず薄い有彩色にすることがよい．床は家具類の明るさより少し低めの $V=4～6$ 程度とし，周囲が明るければ $V=5～6$，落ち着きが必要な場合は壁の明度も下げ，$V=4$ 程度にする．また，工場などで床上で機械を組み立てる場合は，組み立て作業を容易にするため床の明るさを $V=7～8$ 程度にする．

c．彩　　度

　壁の彩度が強くなると彩度が強くなるので避ける．米国ではマンセル $C<4$ を推奨しているが，日本では $C<3$ が一般的に用いられている．また無彩色の場合，$V=5～6$ を用いると，$C=0～4$ 程度になる．

d．そのほかの色

　建築のインテリアを主体とした色の中には，衣服の色，食卓の色などがある．これらの色が建物の中で，人間の生活を楽しませてくれる方法などについても研究を進めていきたい．

〔佐野武仁〕

■文　献

東　堯（1964）．改訂版　照明および色彩，コロナ社．
大井義雄・川崎秀昭・日本色彩研究所（監修）（2007）．色彩（カラーコーディネーター入門）改訂増補版，日本色研事業．
小原二郎（2000）．採光と照明，小原二郎・安藤正雄・加藤　力 編，インテリアの計画と設計　第 2 版，彰国社，pp.72-76．
川上元郎（1979）．色の常識，日本規格協会．
建築設備システムデザイン編集委員会編（1999）．建築設備システムデザイン—快適環境と設備の知識—第 2 版，理工図書．
ゲーテ，J.W.V.（著），木村直司（訳）（2001）．色彩論，ちくま学芸文庫．
日本建築学会（編）（1978）．建築設計資料集成 1　環境，丸善．
二村・前田・小木曽・勝田・小島・日置（1955）．熱・空気・色，新訂建築学大系 8，彰国社，p.111．
松浦邦男（1971）．建築照明（大学講座建築学　環境編），共立出版．

■参照サイト

COIE（国際照明委員会）の Conference から http://blog00.y4su0.com/2007/07/12/cie2007-1/
1B-P15：Pop（Romania）Residential energy efficient lighting, promoting actions under the frame of national and European projects
2B-P8：Schlangen（Netherland）Health and well-being effects of high color temperature lighting
日本色研事業株式会社ホームページ　http://www.sikiken.co.jp/pccs/index.html
メンタルヘルス雑学サイト http://www.s3wam.net/mental-health/health/he_xcont02.html

コラム 21 ●採光・照明・色彩と健康

　本章ではおもに住宅，オフィスビルを中心とした光環境と物の見やすさ，窓の工夫，人工照明と自然採光のハイブリッド化，生理的・心理的影響を含めた健康影響や，光環境のシステムと制御について解説し，快適な環境作りと快適な環境の中での暮らし方について述べてきた．

　しかし，人に対する健康影響を考えるとき，照明器具などを用いて快適な人工環境を作る前に，「自然採光の取り入れの工夫や，人工光源の利用方法，両者をあわせたハイブリッドな方法」について，正しく理解し，それでも暗くて，または明るくて耐えられないときは，室内の照度や輝度を調整する．また，自然採光や人工照明の技術が十分でなかった時代のことを思い出し，その対処方法として表 18.10 にまとめた．

　情報化時代を迎えた今日，採光や人工照明のない住まい方は考えられないが，健康影

表 18.10　明るさ，暗さの調整

明るさを調整するには	暗さを調整するには
住まいやオフィスに太陽放射・太陽光を適度に取り入れ，明るさと見やすさを確保する	すき間から漏れる光を遮断する
直達日射による光と影のデザイン	
天空日射・拡散光の適度な利用，影の生じない北向きの窓	
ある方向から見た面の明るさを輝度という．明るい面と暗い面の対比（輝度対比）が 2〜6：1 程度が見やすいとされている	
植樹をして日影を作る	
ブラインドをして日除け	
視感度と寒色系の壁，天井	
建物内の扉の開閉	
まぶしさ（グレア）と見にくさ．見ようとしている物のそばに輝く物があると，視対象物は見にくくなる	雨戸やシャッターを閉める
明るいところになれる明順応	暗いところになれる暗順応
室内の明るいところと暗いところの照度比を 3 分の 1 以下にする．これを均斉度という	暗幕や厚手のカーテンを用い光が漏れないようにする
窓を均等に大きく配置すると均斉度がよくなり眼が疲れない	
縦長の窓は室の奥まで明るくなる．横長の窓は，窓近辺のみが明るくなり室奥は暗い	
直接照明，全般拡散照明，間接照明をうまく利用し，雰囲気を作る	直接照明，全般拡散照明，間接照明をうまく利用し，雰囲気を作る

響を考えるとき，なるべく人工照明のない生活に重きを置き，どうしても耐えられないときに，人工的な適度の照明をすることによって，住まいでの生活や小規模オフィスなどの生活が成立するなら，地球環境に配慮した，省エネルギーで省資源な，健康的な生活ができるといえる．自然エネルギへの活用と，人工エネルギーの軽減が求められる時代である．

付表　大きさの表現

付表1　SI (The International System of Units) 基本単位など

SI 基本単位			ほかのおもな単位		
量	名称	記号	量	名称	記号
時間	秒	s(sec)	時間	分，時	min, h
長さ	メートル	m	長さ	ミクロン	μ
				オングストローム	Å
質量	キログラム	kg	質量	トン	t(ton)
電流	アンペア	A	電力	ワット	W
熱力学温度	ケルビン	K	力	ニュートン	N
			仕事	ジュール	J
物質量	モル	mol	流量	リットル	ℓ
光度	カンデラ	cd	照度	ルクス	lx

付表2　SI 単位の乗数，接頭語，記号

乗数	接頭語	記号	乗数	接頭語	記号
10^{1}	デカ	da	10^{-1}	デシ	d
10^{2}	ヘクト	h	10^{-2}	センチ	c
10^{3}	キロ	k	10^{-3}	ミリ	m
10^{6}	メガ	M	10^{-6}	マイクロ	μ
10^{9}	ギガ	G	10^{-9}	ナノ	n
10^{12}	テラ	T	10^{-12}	ピコ	p
10^{15}	ペタ	P	10^{-15}	フェムト	f
10^{18}	エクサ	E	10^{-18}	アト	a
10^{21}	ゼタ	Z	10^{-21}	ゼプト	z
10^{24}	ヨタ	Y	10^{-24}	ヨクト	y

付表3 漢数字表記

乗数	表記	乗数	表記
10^1	十	10^{-1}	分
10^2	百	10^{-2}	厘(りん)，釐(り)
10^3	千	10^{-3}	毛(もう)，毫(ごう)
10^4	万	10^{-4}	糸，絲(し)
10^8	億	10^{-5}	忽(こつ)
10^{12}	兆	10^{-6}	微(び)
10^{16}	京(けい，きょう)	10^{-7}	繊(せん)
10^{20}	垓(がい)	10^{-8}	沙(しゃ)
10^{24}	秭(し)，秭(じょ)	10^{-9}	塵(じん)
10^{28}	穣(じょう)	10^{-10}	埃(あい)
10^{32}	溝(こう)	10^{-11}	渺(びょう)
10^{36}	澗(かん)	10^{-12}	漠(ばく)
10^{40}	正(せい)	10^{-13}	模糊(もこ)
10^{44}	載(さい)	10^{-14}	逡巡(しゅんじゅん)
10^{48}	極(数)(ごく)	10^{-15}	須臾(しゅゆ)
10^{52}	恒河沙(ごうがしゃ)	10^{-16}	瞬息(しゅんそく)
10^{56}	阿僧祇(あそうぎ)	10^{-17}	弾指(だんし)
10^{60}	那由他(なゆた)	10^{-18}	刹那(せつな)
10^{64}	不可思議(ふかしぎ)	10^{-19}	六徳(りっとく)
10^{68}	無量大数(むりょうたいすう)	10^{-20}	虚空(こくう)
		10^{-21}	清浄(せいじょう)
		10^{-22}	阿頼耶(あらや)
		10^{-23}	菴摩羅(あんまら)
		10^{-24}	涅槃寂静(ねはんじゃくじょう)

注）「恒河沙」以降の指数は，「塵劫記」寛永11年版による．

付表4 本書で使用されるほかの単位や換算例

量	名称	記号	換算・基本単位による表現
濃度，割合	パーセント	%, ppc*	百分の1，$1/10^2$
		ppm*	100万分の1，$1/10^6$
		ppb*	10億分の1，$1/10^9$
長さ	インチ	in	1 in=0.0254 m
	フィート	ft	1 ft=0.3048 m
	ヤード	yd	1 yd=0.9144 m
圧力	パスカル	Pa	1 Pa=1 kg・/(m・s^2)
	気圧	atm	1 atm=1013.25 hPa=760 mmHg
周波数	ヘルツ	Hz	1 Hz=1/s
熱量	カロリー	cal	1 cal=4.1868 J(ジュール)
磁束密度	テスラ	T	1 T=kg/s^2・A(アンペア)

＊ parts per cent, million, billion の略

索　　引

ア　行

アイスコア　3
アウグスト乾湿計　140
青石綿　410
阿賀野川　236
明るさのデザイン　526
アーク溶接　513
アジェンダ21　77, 129
足尾銅山　185
アスベスト　209, 222, 288,
　　409, 462
　　——に関する規制　413
　　——に関するリスク評価
　　　420
　　——による被害実態　415
　　——の健康影響　413, 419
　　——の濃度　417
アスベスト関連事業場　419
アスベスト処理　281
アスベスト対策　422
アスベスト曝露　419
アスマン通風乾湿計　140
アセス法　339
圧電天秤法　196
アナウンスメント効果　41
アネロイド気圧計　142
雨水　182
　　自然の——　112
アメダス　147
アモサイト　410
アラル海　101
アリルハイドロカーボン活性
　　320
アルカリイオン水　256, 266
アルカリ性単純温泉　260
アルミニウム　127
アルミニウム脳症　267

アルミニウム濃度　124
アレルギー　428
アレルギーコップ　228, 233
アレルギー症状　155, 223
アレルギー性鼻炎　223
アレルギー反応　227
アレルゲン　227, 230, 427,
　　429
合わせセメント　347
暗所視　509
安全係数（SF）　368
安全色彩　536
　　——の種類　536
安全マージン（MOS）　367
安定化シナリオ分析　36
硫黄酸化物　113, 128, 185,
　　190, 199, 205
閾値　369
　　タイプ1の——　13
　　タイプ2の——　14
諫早湾干拓事業　348, 356
異常気象　8, 20, 136, 159, 169
　　——による健康影響　23,
　　　167
　　——の原因　160
　　——の定義　159
　　——の発生数　20
　　——の被害　45
　　世界の——　166
　　日本の——　164
異常気象対策　171
石綿　281, 288, 409, 462
石綿による健康被害の救済に
　　関する法律　422
イタイイタイ病　237
委託基準　281
1次花粉　227
一次林　80

1日摂取許容量（ADI）　367
一過性閾値上昇（TTS）　301
一酸化炭素　180, 191, 200,
　　206, 462, 464, 491
　　——の健康影響　207
一酸化炭素中毒　181, 387,
　　462
一酸化窒素　191, 199
一般廃棄物　274, 276
移動発生源　188, 189, 209
移動発生源対策　217
癒し　513
医療廃棄物　279
色
　　——のイメージ　535
　　——の医療効果　533
　　——の軽重感　534
　　——の健康影響　533
　　——の三属性　532
　　——の大小感　534
　　——の暖冷感　534
　　照明器具の——　514
色温度　518
インセンティブ効果　41
インテリアゾーン　499
インテリアの色　536
インベントリー分析　355
飲料水　253
飲料水汚染　263

ウィリーウィリー　143
ウイルス　154
ウィーン条約　63
運行規制　218

エアーバリアー方式　504
エアーフローウィンドウ
　　503
エアロゾル　6, 162, 464

索　引

永久性閾値上昇（PTS）　301
永久凍土　33
影響閾値　13,14
影響・適応評価　10
英国気象研究所　81
疫学調査　448
エコタウン事業　287
越境汚染対策　128
越境環境問題　134
エネルギー消費係数（CEC）　499
エネルギー使用量　8
エネルギー代謝率（RMR）　477,478
エル・ニーニョ　31,82,102,162,163
演色性　518
遠赤外線　508
遠赤外線放射セラミックス処理水　257
塩素系有機溶剤　265
塩素消毒　249
塩素注入法　251
塩素要求　251
エンドトキシン　267
遠方界　441
煙霧　115
塩類化　94
塩類集積　94

おいしい水　254,268
——の要件　254
欧州モニタリング評価プログラム（EMEP）　129
欧州連合（EU）　131
大雪　170
オキシダント　203
オージオメーター　301
汚水処理　272
オストワルト表色系　529
オスロ議定書　120,129
汚染者負担の原則（PPP）　275
オゾン　182,462
——の健康影響　211
——の特性　53
オゾン減少物質（ODS）　63
オゾン処理　271
オゾン水　258
オゾン全量　59
　日本国内の——　58

オゾン層　49
——の回復予測　67
——の破壊メカニズム　50,54
オゾン層観測手法　66
オゾン層観測ネットワーク　66
オゾン層破壊　52,70
オゾン層破壊物質　53,54,65
オゾン層破壊ポテンシャル（ODP）　54,55
オゾン層保護法　65
オゾントレンドパネル　51
オゾンホール　56
オゾン量の変化　59
音　292
——の大きさ　292
音の強さ　292
——のレベル　292
オフィス　526
——の照明　527
汚物　273
音楽療法　312
温室効果ガス（GHG）　5,7,33,36,53,72,177,474
——の長期削減目標　34
温泉の条件　260
温泉療法　260
温暖化　89（地球温暖化も見よ）
——とマラリア　31
——の影響　12
——の経済評価　47
——の原因　5
——の健康影響　22,25
——の健康影響（地域別）　27
——のメカニズム　5
——のもたらす好・悪影響　21
人為的な——　3
温暖化影響の全体像　16
温暖化防止　33
温暖化防止推進計画　40
温度　491
　人体と——　152
温度計の特徴　138
温度測定　138
温熱快適性　477
温熱環境　459
温熱条件　459

カ　行

海域　239,242
海水による吸収　181
海水浴場　261
改正大気汚染防止法　202
快適環境　459
快適な住まい　470
海洋深層水　258,267
海洋大循環　15,32
海流　144
化学処理水　258
化学的酸素要求量（COD）　239
化学的調節　153
化学的劣化　94
化学物質　385
化学物質汚染　437
化学物質過敏症（CS）　394,397,451
——の診断基準　399
——の治療　400
化学物質過敏症診断にかかわる客観的検査法　399
閣議アセス　338
火山噴火　162
華氏　137
可視光　50,508
可視光線　460,508
可視光線域　469
加重等価平均感覚騒音レベル　295
ガス交換　179
ガスストーブ研究　388
風通し　480
ガソリン　189
可聴周波数　292
渇水　170
活性汚泥　253
活性水素水　256
活性炭処理　271
家庭ごみ焼却　288
家電リサイクル法　66,286
カドミウム　127,237
カナダ　129
カナリア　181
カネミ油症事件　317,336
可能蒸発散量（PET）　91
カビ　155,433
花粉症　83,151,222,223

索　引

――の健康対策　232
――の対策　230
――のメカニズム　227
――の歴史　224
花粉症四大症状　228
花粉による健康影響　227
神岡鉱山　237
ガラス　471
ガラス建築　460
カルシウム　265
枯草熱　224
枯葉剤　316
がん　61
簡易エアーフローウィンドウ
　　503
簡易水道　245
感音性難聴　301
かんがい　100
換気回数　483
換気の方式　481
環境アセスメント　338
――の影響　353
――の考え方　340
――の事例　349
――の施行状況　348
――の手続き　343
――の目的　339
環境影響緩和　340
環境影響評価　338
――の項目　344
環境影響評価技術　348
環境影響評価法　339
環境温度　479
環境基準　212,219,221,371
――の適合状況　213
世界の――　214
騒音の――　295,297
環境基本法　212,220,339
環境コントロール施設
　　（EMU）　402
環境省　130
環境水　235
環境保全措置　340
環境ホルモン　328
環境ホルモン戦略計画
　　SPEED'98　333
環境レベル　109
還元水　256
桿状体　509
緩衝能　124
乾性沈着　111,182

間接照明　513
感染症　22,24,30,61
感染性廃棄物　279
感染性廃棄物処理マニュアル
　　280
乾燥地　90
――の土地利用　97
――の分布　97
――の分類　91
――の面積　97
乾燥度　91
緩速ろ過法　249
寒波　167,169
干ばつ　90,92,102,170
γ線　442
寒冷順化　153

気圧　140
――の低下と発病　150
人体と――　156
気温　137
――の復元データ　4
気温減率　138
機械換気　481
気候　144
世界の――　147
日本の――　144
気候安定化　34
気候システムのエネルギー収
　支　6
気候順応　151
気候変動に関する政府間パネ
　ル（IPCC）　46,72,172
気候変動枠組条約　34,85
気候変動枠組条約締約国会議
　　（COP 11）　40
気候予測　10
稀釈　183,252
気象　136
気象観測システム　147
気象災害（日本の）　171
気象庁　143,147
気象病　150,151
気象要素　137
――の計測　149
規制スケジュール　64
季節と健康　151
季節病　150,151,151
季節風　143
基礎代謝（量）　153,477
気団　144

喫煙　230,463
喫煙率　463
喫煙量　210
輝度　512,517
機能水　256
機能性難聴　302
揮発性有機化合物（VOC）
　　117,197,390
逆浸透膜　249,267
キャップ・アンド・トレード
　方式　133
救済給付　423
95％信頼下限（BMDL）　373
給水原価　272
急速ろ過法　249
共同実施　34
京都議定書　34,35,85,86
京都議定書目標達成計画　37
京都メカニズム　34,40
共有地（コモンズ）の悲劇
　　93
極域成層圏雲　58
局所SAR　441
局地風　143
局部照明　511
局部照明方式　523
局部的全般照明方式　523
居住快適性　488
気流分布　491
筋運動　153
均斉値　512
近傍界　441
菌類　465

空気　177,470
――と人体　178
――の自浄作用　181
空気環境の健康影響　459
空気質　491
空気中の酸素濃度　179
空気調和設備　489,491
空気調和の方式　495
空気動力学的沈着　208
空冷ヒートポンプ　495
空冷ヒートポンプエアコン
　　497
クリアランス　208
クリソタイル　410
クリプトスポリジウム　264
クリーン開発メカニズム
　　（CDM）　34

グレア 513,518,526
クロ (clo) 153,470
クロシドライト 410
グローバリゼーション 93
クロルアクネ 288,323
クロルニトロフェン（CNP）316
クロルピリホス 485
クロロフルオロカーボン類 56

景観 357
蛍光ランプ 521
経済開発協力機構（OECD）128
下水処理 252,253
下水道 251
下水道普及率 252
血液毒 206
結合残留塩素 250
結膜花粉症 223
結露 139
ゲーテ 533
ケルビン温度 138
限界負荷量 119
限界負荷量の定義 119
健康影響 22,353,432
　アスベストの── 413,419
　異常気象の── 23,167
　一酸化炭素の── 207
　色の── 534
　オゾンの── 211
　温暖化の── 22,25,27
　空気環境の── 459
　砂漠化の── 100
　酸性雨の── 127
　紫外線による── 60
　森林減少の── 81
　騒音の── 299
　大気汚染の── 203
　電磁波の── 458
　二酸化硫黄の── 206
　燃焼生成物の── 387
健康指標 353
健康の定義 460
建設作業騒音 298
建設騒音 294
懸濁物質 253
建築基準法 385,405,406
建築物環境衛生管理基準 485

建築リサイクル法 286
顕熱 476,478

高圧・低圧環境 157
高圧ナトリウムランプ 521
高圧放電ランプ 521
高温・低温環境 156
公害国会 221
公害訴訟 188,209
公害対策基本法 220,221
効果温度（OT） 479
光化学オキシダント 197,202,210
光化学スモッグ 184,187,191
　──の被害者数 211
光化学スモッグ対策 218
好乾性カビ 433
高気密化 385
工業用水 262
航空機騒音 297,298
光源 520
抗原抗体反応 228
光源色 528
黄砂 108,209
鉱山 287
高山病 158
好湿性カビ 433
高湿・低湿環境 157
工場騒音 294
恒常風 142
硬水 265
高成長型社会 11
鉱泉水 268
光束 514
光束発散度 517
高断熱化 385
高断熱複層ガラス 504
高張性脱水 264
交通需要マネジメント（TDM） 217,218
交通騒音 294
光度 516
高度処理 253
鉱物土壌 122
合流式下水道 252
呼吸器症状（疾患） 205
国際がん研究機構（IARC） 413,448
国際自然保護連合（IUCN） 76
国際熱帯木材協定（ITTA） 76,77
国際非電離放射線防護委員会（ICNIRP） 452
極超短波（UHF） 443
極超長波 444,445
極低周波 440,448
国内総生産 8
国連開発計画（UNDP） 235
国連環境開発会議（UNCED） 84,103
国連環境計画（UNEP） 76,201
国連気候変動枠組条約（UNFCCC） 105
国連砂漠化会議（UNCOD） 91
国連人間環境会議（UNCHE） 128
国連貿易開発会議（UNCTAD） 76
湖沼 239,241
　──の酸性化 121
　──の水質汚染のタイプ 123
　──の特徴 123
湖沼生態系 122
　──への影響 123
湖沼や河川の表流水の酸性化 124
コスト-ベネフィット分析 377
ゴダード宇宙研究所（GISS） 32
固定発生源 188,189,209
固定発生源対策 216
コナヒョウヒダニ 427,428
コプラナーPCBs（Co-PCBs） 315
ごみ 273
　──の総排出量 276
ごみ焼却施設数 276
ごみ処理 276
固有振動数 310
コラーゲン 266
コルチ器 300
コールドドラフト 504
コレラ 31

索　引

サ　行

災害　169
災害性難聴　301
サイクロン　46, 143
採光　507, 512, 514
　　——のデザイン　519
最小毒性量（NOAEL）　367
再植林の定義　73
最大無毒性量（NOAEL）　366
彩度　529, 532, 538
サウナ　157
作業環境測定　303
作業者対策　305
作業者用快適空気調和　489
サテライト方式　495, 496
砂漠化　90, 94
　　——の悪循環　98
　　——の影響　98
　　——の原因　92, 93
　　——の健康影響　100
　　——の実態　96
　　——の食料生産への影響　100
　　——の定義　91
　　——の水資源への影響　99
　　——への国際的対応　95
砂漠化対処条約（UNCCD）　103
砂漠化対処の技術　105
砂漠化防止行動計画（PACD）　91, 103
砂漠化防止の効果　106
サビッツ報告　448
サブミリ波　442
サーベイランス　219, 220
サーベイランスシステム　220
サヘル　102
作用温度　470
3 R　287
産業廃棄物　274, 278
　　——の処理責任　277
　　——の総排出量　277
産業廃棄物管理票（マニフェスト）　281
産業用空気調和　489
参照濃度（RfC）　367
参照用量（RfD）　367

酸性雨　111, 182
　　——の影響　118, 120
　　——の健康影響　127
　　——の現状　114
　　——の対策　130
　　——の定義　111
　　——の発生源　112
　　——の歴史的建造物などへの影響　126
　　——への取組み　128
　　アジアの——　115
　　米国の——　114
　　ヨーロッパの——　115
酸性雨プログラム　131
酸性雨モニタリング　114
酸性雨モニタリングネットワーク（EANET）　115
酸性降下物の限界負荷量　120
酸性ショック　125
酸性沈着　111
酸素　182
酸素欠乏　179
酸素欠乏症　203
　　——の症状　180
酸素分圧　158
暫定指針値　391
残留塩素　269

ジエチルスチルベストロール（DES）　331
ジェット気流　161
磁界　439, 441
　　——に関する環境保健基準　439
紫外線（UV）　49, 50, 442, 444, 445, 454
　　——による健康影響　60
　　——の特徴　59
紫外線域　469
紫外線処理水　257
紫外線量　58
視覚　507
視覚情報装置　526
自家用水道　245
四季　144
色彩　513, 528
色彩計画　537
色彩調和　536
『色彩論』　533
磁気処理水　257

色相　529, 537
色相環　532
色度図　529
事業系廃棄物　274
ジクロロメタン　202
資源有効利用促進法　286
事後調査　347
自浄作用　252
市場を活用した対策　131
地震パラドックス　380
静かなる爆弾　415
自然換気　481
自然起源　192, 193
自然光　509
自然災害　20
自然採光　519
自然の雨水　112
自然発生源　188
持続可能な発展　134
持続的発展型社会　11
シックハウス症候群　394, 395, 464
シックハウス対策　485, 486
シックビルディング症候群（SBS）　394, 464
湿気　462
実質安全量（VSD）　370
湿性沈着　111, 182
質調整生存年数（QALY）　353
湿度　139, 154, 488, 491
　　——の表し方　493
　　人体と——　154
室内アレルゲン　435
室内汚染　427
室内環境　459
室内環境基準　484
室内環境指針値　403
室内環境測定のガイドライン　392
室内環境濃度　392
室内環境負荷　460
室内環境問題　386
室内空気汚染　386, 392
室内空気汚染物質　387
室内濃度指針値　374
室内濃度の測定　408
室内の照度　527
シップバック　286
指定疾病　422
指定有害廃棄物　278

自動車NOx・PM法 222
自動車NOx法 187,214,222
自動車排気ガス 187
自動車排気ガス規制 187
自動車リサイクル法 66
し尿 273,287
死の湖 123
シベリア 83
事務所ビルの照明設備 524
締め付け障害 157
湿り空気 492
湿り空気線図 494
視野 523
車種規制 217
遮熱断熱複層ガラス 504
臭気 462
重金属類 121
重曹泉 260
臭素化ダイオキシン 315
集落形成単位（CFU） 435
収斂効果 261
受動喫煙（ETS） 389
主要汚染質 460
主流煙 388
循環型社会 286
順応 519
省エネルギーガラス 504
省エネルギー技術 39
省エネルギー計画 496
障害調整生存年数（DALYs） 24,353
浄化槽 287
硝酸イオン 113
浄水 248
浄水場 249
上水道 244,245
照度 512,516
照度基準 511,522
消毒 265
消毒副生成物 246,250
照明 512,514
―のデザイン 519
照明器具の色温度 514
照明器具の形 521
照明器具の配光 521
照明基準 525
照明事情と健康影響 513
照明方式 522
―の分類 523
将来気候の予測 10
食塩泉 260

職業性難聴 302
植生の変化 17
食品安全委員会 378
食品衛生法 255
食品リサイクル法 286
植物による炭酸同化作用 182
植物の栄養分 121
植物プランクトン 182
植物への影響 62
植林 80,182
暑熱環境 156
暑熱順化 153
暑熱ストレス 169
自律神経 156
シルテーション（シルト化） 91,100
白石綿 410
人為的起源 192,193
人為的な温暖化 3
新エネルギー・産業技術総合開発機構（NEDO） 368
新幹線鉄道騒音 296,298
新規植林の定義 73
真菌 433
真菌濃度 434
人工化学物質 53
人工光 509
人工照明 521,528
人工発生源 188
人体と温度 152
人体と気圧 156
人体と湿度 154
新築病 464
神通川 237
振動 307
―の規制 308
―の測定と評価 307
振動規制基準 308
振動苦情 309
振動障害 310,311
振動障害の予防 311
振動曝露 311
新有効温度 ET* 470,479
森林 125
―などの吸収源 86
―の機能 74
―の枯死 121
―の重要性 72
―の多面的機能 75
―の炭素貯留 84

―の定義 72,73
―の分類 73
森林火災 81
アジアの―― 115
インドネシアの―― 82
米国西部の―― 81
森林管理 89
森林吸収源 87
森林吸収源対策 87
森林減少 72,76
――と健康影響 81
――の原因 74,77
――の実態 78
――の定義 73
――の特徴 80
――のメカニズム 78
森林原則声明 77,84,85
森林認証ラベル 109
森林伐採 48
森林保全の基本原則 85
森林・林業基本計画 87

水銀 128
――のリスク 377
水銀汚染 118
水銀気圧計 142
水銀ランプ 521
水質汚染 287
水質汚濁 238
――に係る環境基準 238-240
水質汚濁防止法 238
水質管理目標設定項目 245
水質基準 244,245,246,253
水蒸気分圧 462
錘状体 509
水食 94
水素イオン濃度 111
水道水料金 272
水道普及率 244
水道法 244
水分補給 263
水浴場水質判定基準 262
スギ 224
スギ花粉 223,230
――の実態 224
――の飛散時期 226
スギ花粉症 224
すき間風 501
スクイーズ 157
スクリーニング 342,348,

索　引

359
スコーピング　342,344,359
　──の流れ　345
スターン・レビュー　47
住まいの暖かさ　459
住まいの温熱条件　475
住まいの涼しさ　459
スモーク　192

生活環境　243
生活騒音　294
脆弱なシステム　12
清浄空気法　184
成層圏オゾン　49
成層圏変化検出のためのネットワーク（NSDC）　66
生態系　92,357
　──の酸性雨に対する感受性　119
生体の段階的評価モデル　204
静電気　155
生物汚染　426,437
生物化学的酸素要求量（BOD）　239
生物多様性　80,106
生物への影響　62
生命損失年数（YLL）　353
世界気象機関（WMO）　66,137
世界経済　13
世界自然保護基金（WWF）　76,110
世界食糧農業機関（FAO）　72
世界の異常気象　166
世界の環境基準　214
世界の気候　147
世界保健機関（WHO）　24,61,235,354,413,439,460
赤外線　442,445,454
赤外線域　469
咳反射　208
石綿　281
　（いしわたも見よ）
石灰　125
石灰散布　122
摂氏　137
絶対湿度　139,493
セベソ爆発事故　323
セルシウス　137

ゼロ・エミッション構想　287
セロトニン　446,447
全球オゾン観測システム（GO₃OS）　66
全球気温上昇レベルと影響　16
全国酸性降下物調査計画（NAPAP）　129
ぜん息　427
センチ波（SHF）　443
セントラル方式　495,496
潜熱　476,478
全般照明（方式）　511,523
専用水道　247
戦略的環境アセスメント　360

増悪因子　230
騒音　294
　──の環境基準　295,297
　──の許容基準　304
　──の健康影響　299
　──の測定と評価　297
騒音規制法　295
騒音源対策　305
騒音職場　301
騒音性難聴の予防対策　304
騒音対策　305,306
騒音特殊健康診断　302
騒音特殊検診　303
騒音レベル　293
相対湿度　139,493
総量規制　187
測光量　514
粗大粒子（CPM）　193
ソフィア議定書　120,129
損失余命（LLE）　353-357

タ　行

第1種換気　481
ダイオキシン（類）　213,284,314
　──の健康影響　322
　──の摂取　317
　──の耐容1日摂取量（TDI）　284
　──の毒性　320
ダイオキシン法　327
ダイオキシン類対策特別措置

法（ダイオキシン法）　284,315,327
体温　152
体温調節機能　154
体温調節作用　152
代替データ　4
体感音響装置　312
大気　177
　──の組成　178
大気汚染　32,127,183,228
　──の健康影響　203
　──の現状　199
　──の歴史　184
大気汚染物質　190
　──の性状　190
　──の濃度上昇　204
　──の発生源　188
　──の有害性　204
大気汚染物質モニタリング　219
大気汚染防止技術　133
大気汚染防止法　221
大気大循環　147
大気中の汚染物質　182
大気透過率　469
第2種換気　481
第3種換気　481
代償ミティゲーション　361
耐暑性　152
代替・相補医療　261
タイプ1の閾値　13
タイプ2の閾値　14
台風（熱帯低気圧）　46,143,170
太陽　465
　──の構成　467
耐容1日摂取量（TDI）　284,367
太陽エネルギー　468
　──の利用　473
太陽活動　161
太陽光発電　474
太陽定数　468
太陽放射　459,466,469,470,514
対流　472
対流圏オゾン　49,117
多環芳香族炭化水素（PAH）　188,194,233
多元化社会　11
タスク・アンビエント照明

（方式）498, 523
ダスト　192
脱水症　264
建物外壁　471, 473
建物内部の色彩計画　538
建物の寿命　490
建物の断熱性能　385
建物の熱　471
ダニ　155, 427, 464
ダニアレルゲン　430
　　――の対策　432
タバコ　463
タバコ煙　210, 388
ダブルスキン方式　502
多様性条約（CBD）　105
タール　464
炭酸同化作用　182
淡水資源　106
炭素循環　83
炭素税　41
炭素の吸収源　84
単体規制　217
断熱材　470
短波（HF）　443
短波長　460, 470

地域気候モデル（MM5）　32
地域共存型社会　11
地下水　262
地球温暖化　3, 117
（温暖化も見よ）
　　――の海面上昇の影響　19
　　――の高山植物への影響　18
　　――の生態系への影響　17
　　――の雪氷や生態系の影響　17
　　――の日本への影響　16, 19
　　――の農業・食料需給への影響　18
　　――のメカニズム　5
地球温暖化指数（GWP）54, 55
地球サミット　77, 91
地球の構成　468
地球の年平均気温　9
地上オゾン　51
地上気温の変動　4
窒素酸化物　113, 186, 191, 194, 199, 206, 218

窒素酸化物対策　217
窒素酸化物濃度　199
　　――の上昇　187
チッソ水俣工場　236
チトクローム P-450（CYP）320
地方風　143
チームマイナス6%運動　39
茶石綿　410
中波（MF）　443
聴覚　299
聴覚管理　304
腸管出血性大腸菌感染症（O-157）264
長距離輸送大気汚染条約　119
超高層ビル　498
　　――の窓面積比　500
超短波（VHF）　443
超長波（VLF）　440, 443
超低周波（ELF）　444
超低周波音　307
長波（LF）　443
長波長　460, 470
超微小粒子（UPM）　193
聴力計　301
聴力障害　299, 312
聴力低下　301
超臨界水　258
貯留炭素量　80
沈殿・ろ過　249

使い捨てカイロ　477

逓減率　138
低公害車　218
低酸素症　158
低周波音　306, 313
低振動型建設機械　310
定性的リスク評価　366
ディーゼルエンジン　188, 189, 194, 222
ディーゼル排気微粒子（DEP）228, 354
ディーゼル微粒子　194
低体温症　157
低炭素社会　43
低張性脱水　264
低放射ガラス　504
定量的生態系評価手法　361
定量的リスク評価　366

豊島　289
テスラ　441
テトラクロロエチレン　202, 265
デノボ合成　316
伝音性の難聴　301
電界　439, 441
電解水　256
天気記号　136
天気の種類　136
電気分解水　256
デング出血熱　31
デング熱　30
デング熱ウイルス　31
電磁界（EMF）　439, 444, 445
電子情報技術産業協会（JEITA）　455
電磁調理器　456
電磁波　439, 508
　　――の影響　446
　　――の健康影響　458
　　――の単位　441
電磁波過敏症　450
電磁波曝露　446
電磁波問題の対策　452
転地療養　402
伝播経路対策　305
電波防護指針　452
電離放射線　440, 444

銅　128
等価騒音レベル　297
東京大気汚染訴訟　234
透析　267
透析脳症　267
等張性脱水　264
動揺病　310
等ラウドネス曲線　293
道路交通振動　308
毒性等価係数（TEF）　320
毒性等量　322
特定化学物質等障害予防規則　413
特定家庭用機器商品化法　286
特定建設作業　308, 309
特定建築物　484
特定工場　298
特別管理一般廃棄物　276
特別管理産業廃棄物　276

索　引　551

特別管理産業廃棄物管理責任者　281
特別管理廃棄物　275,276
　――の処理　278
都市気候　162
土壌汚染　287
土壌侵食　94
土壌の酸性化　121
土壌の生産能力　99
トリクロロエチレン　202,265
トリハロメタン　250,265
土呂久　237

ナ　行

内分泌攪乱物質　328
長良川河口堰建設事業　348
ナチュラルウォーター　254,255
ナノ粒子（NPM）　193
生水　263
なりゆきシナリオ（BaU）　36,47
南極オゾンホール　57
南極パラドックス　182
南極ボストークアイスコア　4
軟水　263,265,269
難聴　299,301
　伝音性の――　301
南方振動　31,101,163
南面採光　510
新潟水俣病　236
にがり　258
ニコチン　464
二酸化硫黄　199,203,213
　――の濃度　184
　――の健康影響　206
二酸化炭素　3,5,461,481,491
二酸化窒素　191,199,213
　――の健康影響　207
2,3,7,8-四塩化ジベンゾ-p-ジオキシン（2,3,7,8-TCDD）　315
2次花粉　227
24時間換気　486
日蝕　466
日本各地の気温，降水量の平年値　146
日本色研配色体系（PCCS）　531
日本の異常気象　164
日本の温室効果ガス排出量　37
日本の気候　144
日本の気象災害　171
日本の酸性雨　116
日本の大気汚染　185
日本の廃棄物分類　274
日本の水資源　235
日本のミネラルウォーター分類　254
2,4,5-トリクロロフェノキシ酢酸（2,4,5-T）　316
2,4-ジクロロフェノキシ酢酸（2,4-D）　316
人間活動　162

熱塩循環　15
熱効果　445
熱ストレス　27
熱帯雨林キャンペーン　76
ネッタイシマカ　31
熱帯低気圧　143
熱帯病　156
熱帯木材機関（ITTO）　77
熱帯林行動計画（TFAP）　77
熱帯林の減少（アマゾンの）　81
熱中症　24,167
熱中症患者　29
熱中症患者平均搬送数　29
熱波　22,27,167,169
　――の影響（日本）　29
　――の早期警戒システム（PWWS）　28
　――の予測　29
熱波影響への適応策　28
熱波対策　28
熱放射光源　519
熱力学的沈着　208
年間熱負荷係数（PAL）　499
燃焼生成物　387
　――による健康影響　387

野焼き　288
乗り物酔い　310

ハ　行

廃石綿等　281
ばい煙　184,185,216
ばい煙規制法　221
排煙脱硝装置　187,217
排煙脱硫装置　185
ばい煙発生施設　189
ばい煙防止規制　185
バイオハザードマーク　280
バイオマス　88
媒介生物　30
媒介動物　30
廃棄物　273,356
　――と健康　287
　――のリサイクル　286
廃棄物処理　277,288
廃棄物処理法　273
廃棄物分類（日本の）　274
廃棄物輸出　285
排出規制　200
排出許容量　131
排出権　131
排出シナリオ　10
排出量（権）取引　34,48,133
排水基準　238,243
ハイドロクロロフルオロカーボン類　56
ハイブリッドカー　189
排糧取引　48
破局的な現象　13,32
白熱電球　519
曝露アセスメント　366
曝露マージン（MOE）　367
ハザード　364
ハザード比（HQ）　367
バーゼル条約　285
パチニ小体　307
発汗作用　157
発がん性　450
発汗量　154
発生源対策　216
ハドレーセンター　81
ハドレー循環　160
バナジウム　266
パネルヒーティング　488
ハリケーン　45,143
ハロゲン電球　520
ハロン　56
半数致死濃度（LC$_{50}$）　366

半数致死量（LD$_{50}$）366

日当たり　465
ピエゾバランス法　196
被害者の保護　221
東アジア酸性雨モニタリング
　ネットワーク　130
光環境　509, 539
光散乱法　197
比吸収率　441
比視感度　509, 510
微小粒子（FPM）193
微生物　426, 463
ヒ素汚染　237
ビタミンD　61
必要換気量　481, 484
非電離放射線　440
ヒートアイランド　162
人のエネルギー代謝　476
人の寸法　476
ヒトへの推定曝露量（EHE）
　367
非熱効果　445
皮膚　266
　――への影響　60
非木製品（NWFP）80
ヒューム　192
表示端末装置　454
氷床　33
費用-便益分析　377
ビル管法　484
貧困　93

ファラデー　439
ファーレンハイト　137
フィルター振動法　196, 197
風向　142
風食　94
風速　142, 143
フェレル循環　160
不快指数（DI）479
不確実係数（UF）368
不感蒸散　263
不感蒸泄　154
輻射成分　472
副流煙　388
藤前干潟ごみ処分場建設事業
　348
ブタクサ花粉　224
物体色　528
物理的調節　153

物理的劣化　94
不法投棄　278, 284, 289
浮遊塵埃量　491
浮遊粉じん　462
浮遊粒子状物質（SPM）
　193, 462
　――の年平均濃度　200
浮遊粒子状物質測定法　196
ブラウンクラウド　134
プランテーション　80
ブリンクマン指数　210
プール　261
ふるえ　153
プールの衛生基準　261
不連続点　250, 251
ブロッキング現象　161
フロン回収破壊法　66
フロン類（CFCs）50
粉じん　192, 216
粉じん発生施設　189
分流式下水道　252

米国　129
米国科学アカデミー　335
米国学術研究会議（NRC）
　427
米国環境保護庁（EPA）131
米国国家環境政策法
　（NEPA）338
米国食品医薬品庁（FDA）
　331
米国西部の森林火災　81
米国の酸性雨　114
閉鎖性水域　253
平年値　146, 147, 160, 167
ヘクトパスカル　140
別子銅山　185
ペットボトル　286
ペリメーターゾーン　499
ペリメーターレス空調　501
ヘルシンキ議定書　129
ヘルツ　439
ペンシルバニア州ドノラ市
　183
偏西風　142, 147, 161
ベンゼン　198, 202
ペンタクロロフェノール
　（PCP）316
ベンチマーク用量（BMD）
　373
偏東風　147, 161

ポイント予報　149
貿易風　142, 161
防災情報センター　172
放射強制力　6
放射強制力要素　7
放射スペクトル　514
放射線　444
芒硝泉　260
飽和水蒸気圧　139
保健衛生用空気調和　489
保険金支払額　20, 45
北極オゾンホール　58
ホッケースティック論争　4
ホットスポット効果　445
ボディソニック　312
ボトルドウォーター　254
ホメオスターシス　153
ポリ塩化ジベンゾ-p-ジオキ
　シン（PCDDs）314
ポリ塩化ジベンゾフラン
　（PCDFs）314
ポリ塩化ビフェニル（PCB）
　282, 315
ホルムアルデヒド　390, 406,
　465, 485

マ　行

マイクロ波　440, 442, 445,
　454, 456
マグネシウム　265, 271
マスキー法　185
マスキング　294
マックスウェル　439
窓まわりの空調方式　500
窓まわりの熱負荷　498
窓面積比　500
マニフェスト　278
まぶしさ　518
マラケッシュ合意　87
マラリア　30
慢性ヒ素中毒　237
慢性閉塞性肺疾患（COPD）
　204
マンセル表色系　529

水系感染症　24
水資源　99, 235, 262
　日本の――　235
水ストレス　99
水治療法　260

索　引

ミスト　192
水と健康　262
水の硬度　265
水の消毒　249
水の値段　272
水の文化センター　269
水不足　99
ミティゲーション　340,355,
　　362
水俣病　236
ミニマックス基準　381
ミネラル　259
ミネラルウォーター　255,
　　265,268,272
　——の分類　254
耳の構造　300
ミューズ渓谷　183
ミリ波（EHF）　442
ミリバール　140
ミレニアム・ディベロプメン
　　ト・ゴール（MDG）　24

無影響量（NOEL）　366
無過失責任　221
無作用量（NOEL）　366
無毒性量（NOAEL）　366

明所視　509
明度　529,532,537
メタルハライドランプ　521
メチル水銀　236,237
メット（met）　153
眼のアレルギー　223
眼の構造　508
眼への影響　60
メラトニン　446,447,448
免疫機能への影響　61
免疫グロブリンE　428

モデリング　518
モニタリング　219
モンゴル　83
モンスーン　143
モンテカルロ・シミュレーシ
　　ョン　376

モントリオール議定書　55,
　　63

ヤ　行

薬剤性難聴　302
薬品沈殿　249
ヤケヒョウヒダニ　427,428

有害廃棄物の越境移動　285
有機汚染　239
有効温度（ET）　479
有毛細胞　300
遊離塩素　265
遊離残留塩素　250
優良試験所規範（GLP）　369
ユニタリー方式　495-497
ユニットリスク　354,370

吉野川河口堰第十堰改築事業
　　348
予測平均申告（PMV）　479
ヨーロッパの酸性雨　115
ヨーロッパの森林被害状況
　　（酸性雨による）　126
四塩化炭素　56
四大公害　236
四大公害病　220

ラ　行

ライフサイクルアセスメント
　　（LCA）　355
ライフスタイルの変更　40
ラジオ波（RF）　444
ラ・ニーニャ　162,163

リサイクル　286
リスク　233,364
リスクアセスメント（リスク
　　評価）　220,364
リスクコミュニケーション
　　378
リスク認知　380
　日本人学生の——　382

リスクベネフィット分析
　　377
リスクマネジメント　220,
　　371
リデュース　286
粒径　193
粒径分布　193
硫酸イオン　113
硫酸エアロゾル　6
硫酸ピッチ　289
硫酸ミスト　191
粒子拡散　208
粒子状物質（PM）　6,117,
　　184,188,192,194,198,
　　200,205,207,218,227,
　　229,233
リユース　286
量-影響関係　204,206,209
量-反応関係　204,206,330,
　　365,420
リン酸塩　121

ルミネセンス光源　519

冷夏　170
レイノー現象　310
レイ博士　450
冷房負荷　492
冷房用熱源機器　490

ロスビー循環　160
露点温度　493
ローボリウムアンダーセンサ
　　ンプラー　196
ローボリウムエアーサンプラ
　　ー　196
ロンドンスモッグ（事件）
　　183,209

ワ　行

惑星風　142
ワルトハイマー報告　448
湾岸戦争症候群　397

欧　字

β線吸収法　196, 197

ABC (Asia Brown Cloud)　134
ADI (acceptable daily intake)　367
Ah受容体　320
AMeDAS　147
AQ (air quality)　491
A特性　297
A1Bシナリオ　30

BaU (business as usual)　36, 47
BMD (benchmark dose)　373
BMDL　373
BOD　269
B領域紫外線　49

C5 dip　301
Ca　271
CBD (Convention of BioDiversity)　105
CEC (coefficient of energy consumption)　497, 499
CFCs (chlorofluorocarbons)　50
CFU (colony forming unit)　435
CIE-XYZ表色系　529
clo (値)　470, 478
CMB法　201
CO　462
CO濃度の年次推移　201
CO_2　461
COD　253
COP　104
COPD (chronic obstructive pulmonary disease)　204
CPM (coarse particulate matter)　193
CRT (cathode ray tube)　454
CS (chemicals sensitivity)　397

DALYs (disability adjusted life years)　24, 353
DEP (diesel exhausts particles)　188, 194, 195, 209, 354
Der 1　431
Der 2　431
DI (discomfort index)　479
DNA　444

EANET (Acid Deposition Monitoring Network)　115
EHF (extremely high frequency)　442
ELF (extremely low frequency)　444, 445, 447, 458
──の影響　448
EMF (electric and magnetic field)　444, 445
EMU (environmental control unit)　402
ENSO (El Niño and Southern Oscillation)　31, 101, 163
EPA　131, 196, 335, 420, 464
ET (effective temperature)　479
ETS (environmental tabacco smoke)　389
EU　131
ExTEND 2005　333

FAO (Food and Agriculture Organization)　72
FPM (fine particulate matter)　193

GDP (gloss domestic product)　8
GHG (greenhouse gas)　5, 36, 72, 474

GISS (Goddard Institute of Space Science)　32
GO_3OS (Global Ozone Observing System)　66
GWP (global warming potential)　54

HEP (habitat evaluation procedure)　361
HF (high frequency)　443
HQ (hazard quotient)　367
HSI (habitat suitability index)　361
HU (habitat unit)　361

IARC (International Agency for Research on Cancer)　413, 448
ICNIRP (International Commission on Non-Ionizing Radiation Protection)　452
IgE (抗体)　227, 228, 428
IH調理器　456
IPCC (Intergovernmental Panel on Climate Change)　5, 34, 72, 172
IPCC第3次評価報告書　12, 39, 45
IPCC第4次評価報告書　9, 21, 46
ITTA (International Tropical Timber Agreement)　76
ITTO (International Tropical Timber Organization)　77
IUCN (World Conservation Union)　76

JEITA (Japan Electronics and Information Technology Industries Association)　455

K　138

索　引

K値規制　216

LC_{50}　366
LCA (life cycle assessment)　355
LD_{50} (lethal dose 50)　366
LED照明　513
LF (low frequency)　443
LLE (loss of life expectancy)　374
LOAEL (lowest observable adverse effect level)　367
LOEL (lowest observable effect level)　367
Low-E　504

MF (medium frequency)　443
MM5　32
MOE (margin of exposure)　367

NAPAP (National Acid Precipitation Assessment Program)　129
NAS/NRC　335
NEDO　368
NO_2濃度の年次推移　200
NOAEL (no observable adverse effect level)　366, 375
NOEL (no observable effect level)　366
NPM (nano particulate matter)　193
NRC (National Research Council)　427
NSDC (Network for the Detection of Stratospheric Change)　66
NWFP (non wood forest products)　80

O-157　264
O_3　117
ODP (ozone depleting potential)　54
ODS (ozone depleting substances)　63
OECD (Organization for Economic Co-operation and Development)　128
OSHA (Occupational Safety and Health Administration)　420
OT (operative temprature)　479

PACD (Plan of Action to Combat Desertification)　91, 103
PAH (polycyclic aromatic carbon)　188, 194, 195, 234
――の性状　198
PAL (perimeter annual load)　497, 499
PAN (peroxy acethyl nitrate)　197, 210
PCB　336
PCB処分施設　284
PCB廃棄物　282
PCCS (Practical Color Co-ordinate System)　531
PET (potential evapo-transpiration)　91, 286
pH　111
PM (particulate matter)　117, 121, 184, 188, 192
PM 10　196, 197, 209, 213
PM 2.5　188, 209
PMV (predicted mean vote)　479, 480
PPP (polluter-pays principle)　275
PTS (permanent threshold shift)　301
PWWS (Philadelphia hot weather-health watch/warning system)　28

QALY (quality adjusted life year)　353

RAPID計画　447
RfC (reference concentration)　367
RfD (reference dose)　367
RF (radio frequency)　444
RMR (relative metabolic rate)　477
RO膜　249, 267

SBS (sick building syndrome)　394
SEA (strategic environmental assessment)　360
SF (safety factor)　368
SHF (super high frequency)　443
SI単位　140
SO_2　115
SO_2濃度の年次推移　200
SPM (suspended particulate matter)　193, 196, 197
SPM濃度の年次推移　201
SRESシナリオ　29
SRES排出シナリオ　11
SS　253

TDI (tolerable daily intake)　284, 367
TDM (transportation demand management)　217, 218
TEF (toxicity equivalency factor)　320
TEQ (toxic equivalents)　322
TFAP (Tropical Forestry Action Plan)　77
TSP (総粉塵)　213
TTS (temporary threshold shift)　301
TVOC (total VOC)　391

UF (uncertain factor)　368
UHF (ultra high frequency)　443
UNCCD (United Nations Convention to Combat Desertification)　103
UNCED (United Nations Conference of Environment and Development)　84, 103
UNCOD (United Nations Conference of Desertification)　91

UNCTAD (United Nations Conference on Trade and Development) 76
UNDP 235
UNEP (United Nations Environmental Program) 76, 201
UNFCCC 105
UPM (ultrafine particulate matter) 193
UV (ultraviolet rays) 49

VDT (visual display terminal) 454

VDT 作業 451
VHF (very high frequency) 443
VLF (very low frequency) 443
VOC (volatile organic compounds) 117, 197, 198, 222, 390
VSD (virtually safe dose) 370

WHO (World Health Organization) 24, 235, 245, 354, 413, 439, 456, 460
WHO 環境保健基準 456
win-win policy 118
WMO (World Meteorological Organization) 66, 137, 159, 172
WWF (World Wildlife Fund) 76, 110

X 線 442

YLL (years of life lost) 353

著者略歴

牧野国義 1946年 岐阜県に生まれる
　　　　　1969年 早稲田大学理工学部卒業
　　　　　　　　　東京都健康安全研究センターなどを経て
　　　　　現　在 環境影響研究所代表・医学博士

佐野武仁 1940年 兵庫県に生まれる
　　　　　1973年 早稲田大学大学院理工学研究科修士課程修了
　　　　　現　在 昭和女子大学大学院生活機構研究科教授・博士（工学）

篠原厚子 1954年 東京都に生まれる
　　　　　1982年 東京薬科大学大学院薬学研究科博士課程修了
　　　　　現　在 清泉女子大学文学部人文科学研究所教授・薬学博士

中井里史 1961年 神奈川県に生まれる
　　　　　1989年 東京大学大学院医学系研究科博士課程修了
　　　　　現　在 横浜国立大学大学院環境情報研究院教授・保健学博士

原沢英夫 1954年 群馬県に生まれる
　　　　　1978年 東京大学大学院工学系研究科博士課程修了
　　　　　2005年 国立環境研究所社会環境システム研究領域領域長
　　　　　現　在 内閣府政策統括官付参事官（環境・エネルギー担当）
　　　　　　　　 工学博士

環境と健康の事典

2008年5月30日　初版第1刷
2009年4月30日　　　第2刷

　　　著　者　牧　野　国　義
　　　　　　　佐　野　武　仁
　　　　　　　篠　原　厚　子
　　　　　　　中　井　里　史
　　　　　　　原　沢　英　夫
　　　発行者　朝　倉　邦　造
　　　発行所　株式会社　朝　倉　書　店
　　　　　　　東京都新宿区新小川町6-29
　　　　　　　郵便番号　162-8707
　　　　　　　電　話　03(3260)0141
　　　　　　　FAX　03(3260)0180
　　　　　　　http://www.asakura.co.jp

〈検印省略〉

© 2008〈無断複写・転載を禁ず〉　　新日本印刷・渡辺製本

ISBN 978-4-254-18030-5　C 3540　　Printed in Japan

T.デイ著　前東大 木村龍治監訳　元常磐大 藪 忠綱訳 海をさぐる1 **海 の 構 造** 10611-4　C3340　　A4判 96頁　本体3900円	"The Physical Ocean"の翻訳。海の構造について，科学的かつ平易にカラーで解説した入門書。〔内容〕海の構造／青い惑星／海洋の誕生／姿を変える海洋／地球規模のジグソーパズル／海洋の解剖／珊瑚礁／海流／他
T.デイ著　東大 太田 秀監訳　元常磐大 藪 忠綱訳 海をさぐる2 **海 の 生 物** 10612-1　C3340　　A4判 84頁　本体3900円	"Life in the Ocean"の翻訳。海の多様な動植物をその生きる環境と共にカラーで紹介。〔内容〕生命の始まり／生物の爆発的増加／食物連鎖／植物・動物プランクトン／魚類／は虫類／海鳥／ほ乳類／深海生物／クジラ／磯の生物／暗黒帯／他
T.デイ著　前ハワイ大 宮田元靖監訳 元常磐大 藪　忠綱訳 海をさぐる3 **海 の 利 用** 10613-8　C3340　　A4判 84頁　本体3900円	"Uses of the Ocean"の翻訳。利用・開発・探検といった海における人間の営みを歴史と共にカラーで紹介。〔内容〕昔の航海者たち／帆船から蒸気船へ／海洋学の誕生／水中音波探知機と人工衛星／海中養殖／海洋の保全／他
前お茶の水大 太田次郎監訳　元常磐大 藪 忠綱訳 図説科学の百科事典1 **動 物 と 植 物** 10621-3　C3340　　A4変判 176頁　本体6500円	多様な動植物の世界について，わかりやすく発生・形態・構造・進化が関わる様々な事項をカラー図版を用いて解説。〔内容〕壮大な多様性／生命の過程／動物の摂餌方法／動物の運動／成長と生殖／動物のコミュニケーション／生物学用語解説
前お茶の水大 太田次郎監訳　元常磐大 藪 忠綱訳 図説科学の百科事典2 **環 境 と 生 態** 10622-0　C3340　　A4変判 176頁　本体6500円	ヒトと自然環境のかかわりあいを，生態学の視点からわかりやすく解説する。〔内容〕生物が住む惑星／食物連鎖／循環とエネルギー／自然環境／個体群の研究／農業とその代償／人為的な影響／生態学用語解説・資料
前お茶の水大 太田次郎監訳 長神風二・谷村優太・溝部　鈴訳 図説科学の百科事典3 **進 化 と 遺 伝** 10623-7　C3340　　A4変判 176頁　本体6500円	急速に進んでいる遺伝研究を，DNAからヒトゲノム計画まで，わかりやすく解説。〔内容〕生命の構造／生命の暗号／遺伝のパターン／進化と変異／地球上の生命の歴史／新しい生命をつくること／人類の遺伝学／遺伝学用語解説・資料
前日赤看護大 山崎　昶監訳　宮本恵子訳 図説科学の百科事典4 **化 学 の 世 界** 10624-4　C3340　　A4変判 180頁　本体6500円	現代の日常生活に身近な化学の基礎知識を，さまざまなトピックをとおしてわかりやすく解説する。〔内容〕原子と分子／化学反応／有機化学／ポリマーとプラスチック／生命の化学／化学と色／化学分析／化学用語解説・資料
前東大 有馬朗人監訳　広井 禎・村尾美明訳 図説科学の百科事典5 **物 質 と エ ネ ル ギ ー** 10625-1　C3340　　A4変判 176頁　本体6500円	物理学の基本事項を，多様で身近なトピックと技術応用の面からわかりやすく解説。〔内容〕物質の特性／力とエネルギー／電気と磁気／音のエネルギー／光とスペクトル／原子の中／物理学用語解説・資料
前神奈川大 桜井邦朋監訳 永井智哉・市來淨與・花山秀和訳 図説科学の百科事典6 **星 と 原 子** 10626-8　C3340　　A4変判 176頁　本体6500円	宇宙と星について，理論や法則，ビッグバンから太陽系までの多彩な現象をとりあげてわかりやすく解説する。〔内容〕法則の支配する宇宙／ビッグバン宇宙／銀河とクェーサー／星の種類／星の生と死／宇宙の運命／天文学用語解説・資料
国立天文台 佐々木晶監訳　宮城大 米澤千夏訳 図説科学の百科事典7 **地 球 と 惑 星 探 査** 10627-5　C3340　　A4変判 176頁　本体6500円	大地の構造や現象から太陽系とその惑星まで，地球科学の成果をもとにわかりやすく解説。〔内容〕宇宙から／太陽の家族／熱エンジン／躍動する惑星／地理的ジグソーパズル／変わりゆく大地／様々なはじまりとおわり／地質学用語解説・資料

E.J.ホームヤード著　元東経大 大沼正則監訳 科学史ライブラリー ## 錬金術の歴史 ―近代化学の起源― 10571-1 C3040　　　　A5判 272頁 本体5500円	錬金術の起源と発展を記述し基礎にある哲学を解説。錬金術にまつわるロマンスも描く。図版多数〔内容〕ギリシア／中国／イスラム／初期の西洋／記号・象徴・秘521／パラケルスス／イギリス／フランス／ヘルヴェティウス／他
R.M.ウッド著　法大 谷本　勉訳 科学史ライブラリー ## 地球の科学史 ―地質学と地球科学の戦い― 10574-2 C3340　　　　A5判 288頁 本体4800円	大陸移動説とプレートテクトニクスを中心に，地球に関するアイデアの変遷史を，生き生きと描く〔内容〕新石器時代／巨大なリンゴ／大陸移動説論争／破綻／可動説vs静止説／海洋の征服／プレートテクトニクス／地球の年齢／地質学の没落／他
P.J.ボウラー著 三重大 小川眞里子・中部大 財部香枝他訳 科学史ライブラリー ## 環境科学の歴史 I 10575-9 C3340　　　　A5判 256頁 本体4800円	地理学・地質学から生態学・進化論にいたるまで自然的・生物的環境を扱う科学をすべて網羅する総合的・包括的な「環境科学」の初の本格的通史。〔内容〕認識の問題／古代と中世の時代／ルネサンスと革命／地球の理論／自然と啓蒙／英雄時代他
P.J.ボウラー著 三重大 小川眞里子・阪大 森脇靖子他訳 科学史ライブラリー ## 環境科学の歴史 II 10576-6 C3340　　　　A5判 256頁 本体4800円	II巻ではダーウィンによる進化論革命，生態学の誕生と発展，プレートテクトニクスによる地球科学革命，さらに現代の環境危機・環境主義まで幅広く解説。〔内容〕進化の時代／地球科学／ダーウィニズムの勝利／生態学と環境主義／文献解題他
前オタゴ大 河内洋佑訳 科学史ライブラリー ## ライエル地質学原理（上） 10587-2 C3340　　　　A5判 232頁 本体4900円	現代地質学を確立した「地質学の父」とされるチャールズ・ライエルの古典的名著を，地質学史研究の第一人者ジェームズ・シコードが縮versed，詳しい解説を付したもの。地質学・地球科学・生物学（進化）・科学史に関心のある人々の必読書。
前オタゴ大 河内洋佑訳 科学史ライブラリー ## ライエル地質学原理（下） 10588-9 C3340　　　　A5判 248頁 本体4900円	自然界に一定して働いている作用によって世界がかたち作られている，というライエルの見方は，ダーウィンの進化論をはじめ自然科学諸分野に大きな影響を及ぼした。本書は，日本の読者に読みやすくわかりやすい形で，古典的名著をまとめた
前東大 髙橋鷹志・東大 長澤　泰・東大 西出和彦編 シリーズ〈人間と建築〉1 ## 環境と空間 26851-5 C3352　　　　A5判 176頁 本体3800円	建築・街・地域という物理的構築環境をより人間的な視点から見直し，建築・住居系学科のみならず環境学系学の学生も対象とした新趣向を提示。〔内容〕人間と環境／人体のまわりのエコロジー（身体と座，空間知覚）／環境の知覚・認知・行動
前東大 髙橋鷹志・前東大 長澤　泰・阪大 鈴木　毅編 シリーズ〈人間と建築〉2 ## 環境と行動 26852-2 C3352　　　　A5判 176頁 本体3200円	行動面から住環境を理解する。〔内容〕行動から環境を捉える視点（鈴木毅）／行動から読む住居（王青・古賀紀江・大月敏雄）／行動から読む施設（柳澤要・山下哲郎）／行動から読む地域（狩野徹・橘弘志・渡辺治・市岡綾子）
前東大 髙橋鷹志・前東大 長澤　泰・新潟大 西村伸也編 シリーズ〈人間と建築〉3 ## 環境とデザイン 26853-9 C3352　　　　A5判 192頁 本体3400円	〔内容〕人と環境に広がるデザイン（横山俊祐・岩佐明彦・西村伸也）／環境デザインを支える仕組み（山田哲弥・鞆田茂・西村伸也・田中康裕）／デザイン方法の中の環境行動（横山ゆりか・西村伸也・和田浩一）
東大 西村幸夫編著 ## まちづくり学 ―アイディアから実現までのプロセス― 26632-0 C3052　　　　B5判 128頁 本体2900円	単なる概念・事例の紹介ではなく，住民の視点に立ったモデルやプロセスを提示。〔内容〕まちづくりとは何か／枠組みと技法／まちづくり諸活動／まちづくり支援／公平性と透明性／行政・住民・専門家／マネジメント技法／サポートシステム

前気象庁 新田　尚・東大住　明正・前気象庁 伊藤朋之・
前気象庁 野瀬純一編

気象ハンドブック（第3版）

16116-8　C3044　　　　B5判　1032頁　本体38000円

現代気象問題を取り入れ、環境問題と絡めたよりモダンな気象関係の総合情報源・データブック。[気象学]地球／大気構造／大気放射過程／大気熱力学／大気大循環[気象現象]地球規模／総観規模／局地気象[気象技術]地表からの観測／宇宙からの気象観測／応用気象]農業生産／林業／水産／大気汚染／防災／病気[気象・気候情報]観測値情報／予測情報[現代気象問題]地球温暖化／オゾン層破壊／汚染物質長距離輸送／炭素循環／防災／宇宙からの地球観測／気候変動／経済[気象資料]

前気象庁 山岸米二郎監訳

オックスフォード辞典シリーズ

オックスフォード気象辞典

16118-2　C3544　　　　A5判　320頁　本体7800円

1800語に及ぶ気象、予報、気候に関する用語を解説したもの。特有の事項には図による例も掲げながら解説した、信頼ある包括的な辞書。世界のどこでいつ最大の雹が見つかったかなど、世界中のさまざまな気象・気候記録も随所に埋め込まれている。海洋学、陸水学、気候学領域の関連用語も収載。気象学の発展に貢献した重要な科学者の紹介、主な雲の写真、気候システムの衛星画像も掲載。気象学および地理学を学ぶ学生からアマチュア気象学者にとり重要な情報源となるものである

防災科学研 岡田義光編

自然災害の事典

16044-4　C3544　　　　A5判　708頁　本体22000円

〔内容〕地震災害−観測体制の視点から（基礎知識・地震調査観測体制）／地震災害−地震防災の視点から／火山災害（火山と噴火・災害・観測・噴火予知と実例）／気象災害（構造と防災・地形・大気現象・構造物による防災・避難による防災）／雪氷環境防災（雪氷環境防災・雪氷災害）／土砂災害（顕著な土砂災害・地滑り分類・斜面変動の分布と地帯区分・斜面変動の発生原因と機構・地滑り構造・予測・対策）／リモートセンシングによる災害の調査／地球環境変化と災害／自然災害年表

日本雪氷学会監修

雪と氷の事典

16117-5　C3544　　　　A5判　784頁　本体25000円

日本人の日常生活になじみ深い「雪」「氷」を科学・技術・生活・文化の多方面から解明し、あらゆる知見を集大成した本邦初の事典。身近な疑問に答え、ためになるコラムも多数掲載。〔内容〕雪氷圏／降雪／積雪／融雪／吹雪／雪崩／氷／氷河／極地氷床／海水／凍上・凍土／雪氷と地球環境変動／宇宙雪氷／雪氷災害と対策／雪氷と生活／雪氷リモートセンシング／雪氷観測／付録（雪氷研究年表／関連機関リスト／関連データ）／コラム（雪はなぜ白いか？／シャボン玉も凍る？他）

お茶の水大 河村哲也編著

環境流体シミュレーション
〔CD-ROM付〕

18009-1　C3040　　　　A5判　212頁　本体4700円

地球温暖化、砂漠化等の環境問題に対し、空間・時間へスケールの制約を受けることなく、結果を予測し対策を講じる手法を詳説。〔内容〕流体力学／数値計算法／環境流体シミュレーションの例／火災旋風／風による砂の移動／計算結果の可視化

前東大 萩原幸男・大阪短大 糸田千鶴著

地球システムのデータ解析

16040-6　C3044　　　　A5判　168頁　本体3200円

身近な現象のデータを用い、処理法から解析まで平易に解説〔内容〕まずデータを整えよう／入力から出力を知る／サイクルシステムを解く／相関関係を調べる／周期分析をする／フィルタあれこれ／2次元データを処理する／時空間の変化を追う

東大 松島綱治・京府医大 酒井敏行・
東大 石川　昌・富山大 稲寺秀邦編

予 防 医 学 事 典

30081-9 C3547　　　　B 5 判 464頁 本体15000円

「炎症・免疫，アレルギー，ワクチン」「感染症」「遺伝子解析，診断，治療」「癌」「環境」「生活習慣病」「再生医療」「医療倫理」を柱として，今日の医学・医療において重要な研究テーマ，研究の現状，トピックスを，予防医学の視点から整理して解説し，現在の医療状況の総合的な把握と今後の展望を得られるようにまとめられた事典。
医学・医療・保健・衛生・看護・介護・福祉・環境・生活科学・健康関連分野の学生・研究者・実務家のための必携書。

国立感染症研究所学友会編

感 染 症 の 事 典

30073-4 C3547　　　　B 5 判 336頁 本体14000円

人類の歴史は，その誕生以来細菌・ウイルスなどの病原体によるさまざまな感染症との闘いの連続であるともいえる。ペスト，天然痘，結核，赤痢，そして最近ではO157など数えればきりがない。本書は，新興・再興の感染症に関する基礎研究の中心的存在である国立感染症研究所の学友会を編集母体として，代表的な100余の感染症について，概要，病原体，疫学，臨床所見，病原体診断などについて図・表，電子顕微鏡写真を用いてわかりやすく解説した五十音配列の事典である。

溝口昌子・大原國章・相馬良直・高戸　毅・
日野治子・松永佳世子・渡辺晋一編

皮 膚 の 事 典

30092-5 C3547　　　　B 5 判 388頁 本体14000円

皮膚は，毛・髪・爪・汗腺などの付属器をも含めて，からだを成り立たせ，外界からの刺激に反応し対処するとともに，さまざまなからだの異変が目に見えて現れる場所であり，人の外見・印象をも左右する重要な器官である。本書は，医学・生物学的知識を基礎として，皮膚をさまざまな角度から考察して解説するもの。皮膚のしくみ，色，はたらき，発生，老化，ヒトと動物の比較，検査法，疾患，他臓器病変との関連，新生児・乳児，美容，遺伝，皮膚と絵画・文学など学際的内容。

高戸　毅・天笠光雄・葛西一貴・古郷幹彦・
須佐美隆史・鈴木茂彦・谷口　尚・新美成二編

口 と 歯 の 事 典

30091-8 C3547　　　　B 5 判 436頁 本体15000円

口と歯は，消化管の入口として食物の摂取や会話など多くの機能を有するとともに，外見や印象にも大きく影響を与え，生物学的にも社会的にもヒトの生存および生活にとって，たいへん重要な器官である。本書は，医学，歯学，生物学的知識をベースにして，口と歯にまつわるさまざまな現象をとりあげ，学際的・総合的な理解を通じて，人々の健康保持・増進の願いにこたえられる成書としてまとめられたもの。医療，保健，看護，介護，福祉，美容，スポーツ，心理など広範な内容。

東邦大 有田秀穂編

呼 吸 の 事 典

30083-3 C3547　　　　A 5 判 744頁 本体24000円

呼吸は，生命活動の源であり，人間の心の要である。本書は呼吸にまつわるあらゆる現象をとりあげた総合的事典。生命活動の基盤であるホメオスタシスから呼吸という行動まで，細胞レベルから心を持つヒトのレベルまで，発生から老化まで，しゃっくりの原始反射から呼吸中枢まで，睡眠から坐禅という特殊な覚醒状態まで，潜水から人工血液まで，息の文化からホリスティック医療までさまざまな呼吸関連の事象について，第一線の研究者が専門外の人にも理解しやすく解説したもの

前東大 不破敬一郎・国立環境研 森田昌敏編著

地球環境ハンドブック（第2版）

18007-7　C3040　　　A5判　1152頁　本体35000円

1997年の地球温暖化に関する京都議定書の採択など、地球環境問題は21世紀の大きな課題となっており、環境ホルモンも注視されている。本書は現状と課題を包括的に解説。〔内容〕序論／地球環境問題／地球・資源・食糧・人類／地球の温暖化／オゾン層の破壊／酸性雨／海洋とその汚染／熱帯林の減少／生物多様性の減少／砂漠化／有害廃棄物の越境移動／開発途上国の環境問題／化学物質の管理／その他の環境問題／地球環境モニタリング／年表／国際・国内関係団体および国際条約

愛知大 吉野正敏・学芸大 山下脩二編

都　市　環　境　学　事　典

18001-5　C3540　　　A5判　448頁　本体16000円

現在、先進国では70％以上の人が都市に住み、発展途上国においても都市部への人口集中が進んでいる。今後ますます重要性を増す都市環境について地球科学・気候学・気象学・水文学・地理学・生物学・建築学・環境工学・都市計画学・衛生学・緑地学・造園学など、多様広範な分野からアプローチ。〔内容〕都市の気候環境／都市の大気質環境／都市と水環境／建築と気候／都市の生態／都市活動と環境問題／都市気候の制御／都市と地球環境問題／アメニティ都市の創造／都市気候の歴史

産総研 中西準子・産総研 蒲生昌志・産総研 岸本充生・産総研 宮本健一編

環境リスクマネジメントハンドブック

18014-5　C3040　　　A5判　596頁　本体18000円

今日の自然と人間社会がさらされている環境リスクをいかにして発見し、測定し、管理するか——多様なアプローチから最新の手法を用いて解説。〔内容〕人の健康影響／野生生物の異変／PRTR／発生源を見つける／*in vivo*試験／QSAR／環境中濃度評価／曝露量評価／疫学調査／動物試験／発ガンリスク／健康影響指標／生態リスク評価／不確実性／等リスク原則／費用効果分析／自動車排ガス対策／ダイオキシン対策／経済的インセンティブ／環境会計／LCA／政策評価／他

産業環境管理協会 指宿堯嗣・農業環境技術研 上路雅子・製品評価技術基盤機構 御園生誠編

環　境　化　学　の　事　典

18024-4　C3540　　　A5判　468頁　本体9800円

化学の立場を通して環境問題をとらえ、これを理解し、解決する、との観点から発想し、約280のキーワードについて環境全般を概観しつつ理解できるよう解説。研究者・技術者・学生さらには一般読者にとって役立つ必携書。〔内容〕地球のシステムと環境問題／資源・エネルギーと環境／大気環境と化学／水・土壌環境と化学／生物環境と化学／生活環境と化学／化学物質の安全性・リスクと化学／環境保全への取組みと化学／グリーンケミストリー／廃棄物とリサイクル

太田猛彦・住　明正・池淵周一・田渕俊雄・眞柄泰基・松尾友矩・大塚柳太郎編

水　の　事　典

18015-2　C3540　　　A5判　576頁　本体20000円

水は様々な物質の中で最も身近で重要なものである。その多様な側面を様々な角度から解説する、学際的かつ実用的な情報を満載した初の総合事典。〔内容〕水と自然（水の性質・地球の水・大気の水・海洋の水・河川と湖沼・地下水・土壌と水・植物と水・生態系と水）／水と社会（水資源・農業と水・水産業・水と工業・都市と水システム・水と交通・水と災害・水質と汚染・水と環境保全・水と法制度）／水と人間（水と人体・水と健康・生活と水・文明と水）

上記価格（税別）は2009年3月現在